EPIDEMIOLOGIA

Nota: O conhecimento médico está em constante evolução. À medida que a pesquisa e a experiência clínica ampliam o nosso saber, pode ser necessário alterar os métodos de tratamento e medicação. Os autores e editores deste material consultaram fontes tidas como confiáveis, a fim de fornecer informações completas e de acordo com os padrões aceitos no momento da publicação. No entanto, em vista da possibilidade de erro humano por parte dos autores, dos editores ou da casa editorial que traz à luz este trabalho, ou ainda de alterações no conhecimento médico, nem os autores, nem os editores, nem a casa editorial, nem qualquer outra parte que se tenha envolvido na elaboração deste material garantem que as informações aqui contidas sejam totalmente precisas ou completas; tampouco se responsabilizam por quaisquer erros ou omissões ou pelos resultados obtidos em consequência do uso de tais informações. É aconselhável que os leitores confirmem em outras fontes as informações aqui contidas. Sugere-se, por exemplo, que verifiquem a bula de cada medicamento que pretendam administrar, a fim de certificar-se de que as informações contidas nesta publicação são precisas e de que não houve mudanças na dose recomendada ou nas contraindicações. Esta recomendação é especialmente importante no caso de medicamentos novos ou pouco utilizados. Alguns dos nomes de produtos, patentes e *design* a que nos referimos neste livro são, na verdade, marcas registradas ou nomes protegidos pela legislação referente à propriedade intelectual, ainda que nem sempre o texto faça menção específica a esse fato. Portanto, a ocorrência de um nome sem a designação de sua propriedade não deve ser interpretada como uma indicação, por parte da editora, de que ele se encontra em domínio público.

Todos os direitos reservados. Nenhuma parte desta publicação poderá ser reproduzida ou transmitida por nenhum meio, impresso, eletrônico ou mecânico, incluindo fotocópia, gravação ou qualquer outro tipo de sistema de armazenamento e transmissão de informação, sem prévia autorização por escrito.

EPIDEMIOLOGIA

Quinta Edição

Leon Gordis, MD, MPH, DrPH

Professor Emeritus of Epidemiology
Johns Hopkins University Bloomberg School of Public Health
Professor Emeritus of Pediatrics
Johns Hopkins University School of Medicine
Baltimore, Maryland

Thieme
Rio de Janeiro • Stuttgart • New York • Delhi

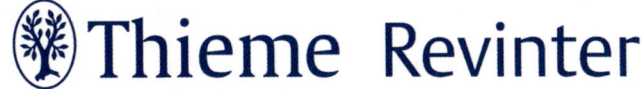

Dados Internacionais de Catalogação na Publicação (CIP)

G661e

   Gordis, Leon
     Epidemiologia/Leon Gordis; tradução de Cid Vaz Ferreira; Juliana de Azambuja; Paulo Marcos Ribeiro Sampaio; et al. – 5. Ed. – Rio de Janeiro – RJ: Thieme Revinter Publicações, 2017.

     404 p.: il; 18,5 × 27 cm
     Título original: *Epidemiology*
     Inclui Referências e Índice Remissivo
     ISBN 978-85-67661-23-0

     1. Epidemiologia. 2. Sistema epidemiológico.
   I. Título.

                               CDD: 614.4
                               CDU: 616-036.22

Tradução:

CID VAZ FERREIRA (Cap. 1)
Acadêmico da FO-UFRGS
Professor de Língua Inglesa desde 2012
Bolsista de Iniciação Científica na Área de Periodontia desde 2015/2 – FO-UFRGS

JULIANA DE AZAMBUJA (Caps. 2 e 3)
Médica pela FAMED/UFRGS
Residente em Radiologia e Diagnóstico por Imagem no Hospital de Clínicas de Porto Alegre, RS

PAULO MARCOS RIBEIRO SAMPAIO (Caps. 4 e 5)
Médico pela FAMED/UFRGS
Residente de Patologia Cirúrgica no Hospital de Clínicas de Porto Alegre, RS

FERNANDO NEVES HUGO (Cap. 6)
Diretor do Centro de Pesquisas em Odontologia Social
Professor Adjunto do Departamento de Odontologia Preventiva e Social da FO-UFRGS
Professor do Programa de Pós-Graduação em Odontologia e do Programa de Pós-Graduação em Saúde Coletiva da UFRGS
Mestrado em Gerontologia Biomédica pela PUCRS
Doutorado em Odontologia (Saúde Coletiva) pela UNICAMP

JULIANA BALBINOT HILGERT (Cap. 7)
Mestrado e Doutorado em Epidemiologia pela FAMED/UFRGS
Professora Adjunta do Departamento de Odontologia Preventiva e Social da UFRGS
Professora do Programa de Pós-Graduação em Odontologia da FO-UFRGS
Professora do Programa de Pós-Graduação em Epidemiologia da FAMED/UFRGS
Bolsista de Produtividade em Pesquisa do CNPq – Nível 2

MARIA GABRIELA LONGO (Cap. 8)
Médica-Radiologista pelo Hospital de Clínicas de Porto Alegre, RS
Mestrado em Ciências Médias pela FO-UFRGS

ALEXANDRE BAUGARTEN (Caps. 9 e 10)
Cirurgião-Dentista pela FO-UFRGS
Mestrado em Epidemiologia pelo Programa de Pós-Graduação em Epidemiologia da UFRGS
Aluno do Curso de Especialização em Odontologia para Pacientes com Necessidades Especiais da Associação Brasileira de Odontologia
Graduação em Odontologia pela UFRGS

JULIANO CAVAGNI (Caps. 11 e 12)
Professor Adjunto de Periodontia na FO-UFRGS
Especialista em Periodontia, Mestrado e Doutorado em Clínica Odontológica – Periodontia (UFRGS)

VANESSA DOS SANTOS BRUM (Cap. 12)
Acadêmica de Odontologia da FO-UFRGS
Bolsista de Iniciação Científica na Área de Periodontia – FO-UFRGS

TIAGO FIORINI (Caps. 13, 14 e 15)
Professor Adjunto da FO-UFRGS
Especialista em Periodontia (UFRGS) e Implantodontia (PUCRS)
Mestrado e Doutorado em Clínica Odontológica – Periodontia (UFRGS)

EDUARDO GAIO (Cap. 16)
Professor Adjunto de Periodontia na FO-UFRGS
Mestrado e Doutorado em Clínica Odontológica – Periodontia pela FO-UFRGS

SARA CIOCCARI (Cap. 16)
Especialista em Periodontia pela UFRGS
Mestrado em Periodontia pela UFSM
Doutorado em Periodontia pela UFRGS
Pós-Doutorado na Academic Centre for Dentistry Amsterdam (Holanda)

AUGUSTO BINOTTO (Caps. 17 e 18)
Cirurgião-Dentista pela FO-UFRGS
Mestrado em Odontologia – Saúde Bucal Coletiva (UFRGS)
Doutorando em Epidemiologia – UFRGS

RAMONA FERNANDA CERIOTTI TOASSI (Cap. 19)
Graduação em Odontologia
Especialização em Odontologia em Saúde Coletiva
Mestrado em Saúde Coletiva
Doutorado em Educação pela ULBRA
Professora Adjunta no Departamento de Odontologia Preventiva e Social da FO-UFRGS
Coordenadora do Núcleo de Avaliação da Faculdade de Odontologia (NAUODONTO) – UFRGS
Coordenadora do Grupo de Pesquisa Educação em Saúde Bucal (UFRGS)
Membro Externo do Comitê de Ética em Pesquisa do Grupo Hospitalar Conceição – Porto Alegre, RS

JOÃO PEDRO BIACHI ALMEIDA (Cap. 20)
Aluno do Curso de Especialização em Cirurgia e Traumatologia Bucomaxilofacial pela PUCRS
Graduado em Odontologia pela PUCRS

Revisão Técnica e Coordenação Geral da Tradução:
PAULO C. PETRY
Doutorado em Epidemiologia pelo Programa de Pós-Graduação em Epidemiologia da FAMED/UFRGS
Mestrado em Saúde Coletiva e Epidemiologia pelo Centro de Pesquisas em Epidemiologia da FAMED/UFPEL, RS
Professor-Associado do Departamento de Odontologia Preventiva e Social da FO-UFRGS

Copyright © 2014, 2009, 2004, 2000, 1996 by Saunders, an imprint of Elsevier Inc.
This edition of Epidemiology, 5th edition by Leon Gordis is published by arrangement with Elsevier Inc.
Esta edição de Epidemiology, 5th edition, de autoria de Leon Gordis, foi publicada conforme acordo com Elsevier Inc.
ISBN 978-1-4557-3733-8

© 2017 Thieme Revinter Publicações Ltda.
Rua do Matoso, 170, Tijuca
20270-135, Rio de Janeiro – RJ, Brasil
http://www.ThiemeRevinter.com.br

Thieme Medical Publishers
http://www.thieme.com

Impresso no Brasil por Intergraf Indústria Gráfica Eireli.
ISBN 978-85-67661-23-0

Para Dassy

Prefácio

Nos últimos anos, a Epidemiologia tem aumentado cada vez mais a sua importante participação na abordagem das questões de saúde pública e da prática clínica. Epidemiologia é a ciência básica da prevenção de doenças e desempenha importante papel no desenvolvimento e avaliação de políticas públicas relacionadas com a saúde e com as questões sociais e legais. Juntamente com pesquisas laboratoriais, a Epidemiologia, na atualidade, é utilizada na identificação de fatores de risco ambientais e genéticos de diferentes doenças, além de identificar os mecanismos envolvidos na patogênese das mesmas. O maior peso da atenção da mídia que a Epidemiologia vem recebendo recentemente tem cada vez maiores implicações para gestores e agentes públicos e formuladores de políticas públicas de saúde bem como para os epidemiologistas. Como resultado disto, abordagem, metodologia e usos da Epidemiologia ganham cada vez mais interesse por parte de vários grupos de profissionais de diferentes áreas, assim como do público em geral.

Este livro é uma introdução à Epidemiologia e às formas de abordagens epidemiológicas aos problemas de saúde e doença. Os princípios básicos e métodos epidemiológicos são apresentados conjuntamente com muitos exemplos da aplicação da Epidemiologia em saúde pública e na prática clínica.

A quinta edição deste livro mantém a organização geral e a estrutura das edições anteriores. Nesta edição, uma lista de objetivos de aprendizado foi adicionada ao início da maioria dos capítulos, a fim de auxiliar diretamente a atenção dos leitores às principais questões que serão encontradas em cada capítulo, e um número de novas questões de revisão foi incluído ao final de certos capítulos.

A quinta edição constitui-se de três seções. A Seção I foca na abordagem epidemiológica para o entendimento das doenças e o desenvolvimento de bases para a intervenção, a fim de modificar e melhorar suas histórias naturais. O Capítulo 1 fornece amplo contexto e perspectivas para a disciplina; o Capítulo 2 discute como as doenças são transmitidas e contraídas. Os Capítulos 3 e 4 apresentam as medidas usadas para avaliar a frequência e importância das doenças, e demonstram como estas medidas são utilizadas na vigilância destas enfermidades, um dos principais aspectos da Epidemiologia em saúde pública. O Capítulo 3 discute as medidas de morbidade, e o 4, as de mortalidade. O Capítulo 5 aborda o crítico tema de como distinguir pessoas que têm uma doença daquelas que não têm, e como avaliar a qualidade dos testes de rastreamento e diagnóstico utilizados com este propósito.

Uma vez identificadas as pessoas que têm determinada doença, como caracterizar, em termos quantitativos, a história natural desta enfermidade? Elas morrerão de sua doença ou desenvolverão alguns outros desfechos importantes? Sua doença poderá ser tratada com sucesso? Isto é essencial se pretendermos identificar qualquer alteração que poderá ocorrer com o passar do tempo com relação à gravidade e sobrevivência ou com as mudanças resultantes de intervenções preventivas e/ou terapêuticas (Capítulo 6). Uma vez que o nosso principal objetivo é incrementar a saúde do ser humano pela modificação da história natural da doença, o próximo passo é eleger as mais apropriadas e efetivas medidas de intervenção, idealmente, utilizando-se resultados de ensaios clínicos randomizados preventivos ou terapêuticos (Capítulos 7 e 8).

A Seção II trata do uso da Epidemiologia na identificação das causas das doenças. O Capítulo 9 discute o delineamento dos estudos de coorte; o Capítulo 10 trata dos estudos de casos-controle, casos-controle aninhados, delineamento de casos-coorte, delineamento com cruzamento de casos e estudos transversais. Os Capítulos 11 e 12 discutem como os resultados destes estudos são usados para estimativas de risco. Fazemos isto para determinar se existe associação entre exposições e doenças como reflexo de aumento no risco nas pessoas expostas comparadas às não expostas. Após uma breve revisão e comparação entre os principais tipos de delineamentos utilizados em Epidemiologia (Capítulo 13), o Capítulo 14 discute como partimos da evidência epidemiológica de uma associação para a resposta de uma importante questão: A associação observada reflete uma relação causal? Para isto, é importante considerar questões relativas a vieses, fatores de confusão e interações, que serão discutidas no Capítulo 15. O Capítulo 16 descreve o uso da Epidemiologia, frequentemente em conjunto com a biologia molecular, para avaliação da contribuição relativa dos fatores genéticos e ambientais no processo causal das doenças. Os excitantes avanços dos últimos anos com relação ao Projeto Genoma Humano e suas inter-relações com o pensamento e abordagens epidemiológicas também são apresentados neste capítulo.

A Seção III discute diversas e importantes aplicações da Epidemiologia nas principais questões de saúde. O Capítulo 17 aborda uma das maiores contribuições da Epidemiologia, que é a avaliação da efetividade de diferentes tipos de serviços de saúde e variadas formas de promovê-los. O Capítulo 18 revisa o uso da Epidemiologia na avaliação da qualidade e efetividade de programas de rastreamento de doenças. O Capítulo 19 considera o papel da Epidemiologia na formulação e avaliação de políticas públicas. Estas diversas aplicações têm reforçado a importância da Epidemiologia; mas, ao mesmo tempo, trouxeram novos problemas tanto éticos quanto profissionais na condução dos estudos epidemiológicos e na utilização de seus resultados. Vários destes aspectos são discutidos no capítulo final (Capítulo 20).

Em cada edição deste livro, ilustrações e gráficos foram fartamente utilizados para ajudar o leitor no entendimento dos princípios e métodos da Epidemiologia, além de reforçar a apresentação dos exemplos descritos no texto. Esta abordagem continua na quinta edição.

A maior alteração da quarta edição foi a publicação do livro em cores. O uso da cor trouxe novas possibilidades de ilustração de importantes princípios e métodos. A quinta edição apresenta muitas novas figuras em cores, enquanto muitas das figuras previamente utilizadas foram revisadas a fim de aumentar a sua capacidade de esclarecimento e qualidade. As cores de muitas destas figuras também foram modificadas para melhor entendimento do leitor.

Os dados citados e os exemplos usados nesta edição foram atualizados sempre que possível, e novos exemplos foram adicionados com o objetivo de esclarecer ainda mais os princípios e métodos epidemiológicos. Algumas seções foram ampliadas, e outras adicionadas, e numerosas revisões e acréscimos foram feitos ao longo de todo o livro. Dois novos assuntos foram adicionados ao primeiro capítulo. O primeiro é sobre aspectos da integração da prevenção e terapia; e o segundo, sobre a questão de quem merece crédito quando a frequência de uma doença declina ao longo do tempo. Entre outras seções novas ou ampliadas, na quinta edição existem várias a respeito de ensaios clínicos randomizados, incluindo o principal propósito da randomização, aplicação dos resultados destes ensaios no paciente individual, recrutamento e retenção de participantes e eficácia comparativa da pesquisa. Discussões ampliadas incluem a história da inferência causal e recentes avanços na pesquisa genética e seus *links* com a abordagem epidemiológica para estudar as doenças. Discussão sobre validade de testes de diagnóstico e os passos envolvidos no cálculo do *kappa* também foram ampliados. Questões de revisão foram incluídas ao final da maioria dos capítulos ou tópicos.

A sequência das três seções deste livro foi projetada para dar ao leitor um entendimento básico dos métodos e delineamentos dos estudos e o papel da Epidemiologia na medicina preventiva, na prática clínica e na investigação de doenças. Após o término deste livro, o leitor será capaz de avaliar a adequação do delineamento e de conduzir os estudos apresentados, bem como a validade das conclusões alcançadas em artigos publicados. Espero que a quinta edição deste livro continue transmitindo aos leitores a emoção da Epidemiologia, seus conceitos básicos e todo seu arcabouço metodológico, assim como a apreciação da importância vital e crescente de seu papel na melhoria das políticas de saúde tanto dos indivíduos quanto das comunidades.

Por fim, alguns comentários sobre a ilustração da capa do livro. A bela pintura de Georges-Pierre Seurat (1859-1891), intitulada *Uma Tarde de Domingo na Ilha de La Grande Jatte*, encontra-se na excelente coleção do Instituto de Arte de Chicago. Ela foi pintada pelo artista de 1884 a 1886. O quadro não é só uma obra-prima de cor e composição, mas também é um exemplo maravilhoso do estilo de pintura chamado de Pontilhismo que ficou popular no período final do Impressionismo.

A figura é altamente apropriada à capa de um livro-texto de Epidemiologia. O artista mostra-nos uma tarde típica no parque sendo aproveitada por uma variedade de pessoas: casais, famílias e crianças. O principal objetivo da Epidemiologia é contribuir para o desenvolvimento de novas medidas de prevenção e tratamento, para que os sérios efeitos das doenças possam ser minimizados ou prevenidos em todos os subconjuntos da população. Ao fazê-lo, membros das muitas comunidades ao redor do mundo serão capazes de aproveitar momentos idílicos em diversas atividades em ambientes maravilhosos livres do peso de muitas doenças.

Ao discutir esta pintura, Andrea Vosburgh, especialista em desenvolvimento de conteúdo da Elsevier, acrescentou outra ideia para a conecção entre a pintura e a Epidemiologia, ao enfocar o paralelismo no estilo e método de ambos. Ela apontou que somente um talentoso artista pontilhista como Seurat poderia criar esta maravilhosa pintura partindo de aglomerados de diferentes pontos de luz, cores e tons, e que a Epidemiologia trabalha utilizando-se de diferentes dados obtidos de diversas fontes, e que ultimamente todos estes dados estão integrados no processo de responder a importantes questões relacionadas com doenças e sua prevenção.

Finalmente, uma nota pessoal: eu sempre amei esta magnífica pintura e espero que os leitores deste livro possam apreciar este quadro tanto quanto eu. Este ambiente calmo e relaxante oferece uma calorosa recepção aos estudantes de Epidemiologia. Além do mais, é, certamente, uma eloquente expressão do quanto nós queremos que a Epidemiologia contribua com o mundo em que vivemos. É bom lembrar dos muitos prazeres comuns da vida como os de uma tarde no parque, muitas vezes com a família ou amigos, que esperam pessoas de todas as condições sociais, particularmente se estiverem vivendo com altos níveis de saúde geral. Este é um dos maiores desafios da Epidemiologia no século 21.

Leon Gordis
Abril de 2013

Agradecimentos

Este livro tem como base a minha experiência de ensinar em dois cursos de introdução à Epidemiologia na Universidade Johns Hopkins por mais de 30 anos. O primeiro curso foi o de Princípios de Epidemiologia para estudantes na Faculdade de Higiene e Saúde Pública Johns Hopkins, agora Faculdade de Saúde Pública Bloomberg, e o segundo curso foi o de Epidemiologia Clínica para estudantes na Faculdade de Medicina Johns Hopkins. Nas palavras do sábio Talmude Rabi Hanina, "Tenho aprendido muito com meus mestres, mais com meus colegas, porém, a maioria com meus estudantes". Sou grato pelos mais de 17.000 estudantes que tive o privilégio de ensinar durante este tempo. Com suas questões e comentários críticos, contribuíram significativamente para o conteúdo, estilo e configuração deste livro. Seus comentários inestimáveis a respeito das primeiras quatro edições foram de ajuda extraordinária no preparo desta quinta edição do livro.

Fui estimulado, inicialmente, a prosseguir os estudos em Epidemiologia pelo meu antigo mentor e amigo, Dr. Milton Markowitz. Ele foi professor de Pediatria na Faculdade de Medicina Johns Hopkins. Durante este tempo ele também se sobressaiu na prática privada da Pediatria em Baltimore. Tornou-se, então, diretor do Departamento de Pediatria da Faculdade de Medicina da Universidade de Connecticut e, por muitos anos, foi guia e inspiração para mim. Anos atrás, quando estávamos iniciando um estudo para avaliar a efetividade de cuidados clínicos integrais para crianças em Baltimore, ele me incitou a obter o treinamento necessário para delinear e conduzir um rigoroso programa de avaliação. Mesmo naquele tempo, ele reconhecia que a Epidemiologia era uma abordagem essencial para avaliação dos serviços de saúde. Ele, então, sugeriu que eu falasse com o Dr. Abraham Lilienfeld, que naquela época era diretor do Departamento de Doenças Crônicas, e mais tarde assumiu o Departamento de Epidemiologia, na Faculdade de Higiene e Saúde Pública Johns Hopkins. Como resultado das nossas discussões, entrei como estudante em seu departamento, onde ele se tornou meu orientador e amigo. Ao longo de muitos anos, até sua morte, em 1984, Abe teve o talento maravilhoso de ser capaz de comunicar aos seus estudantes e colegas a excitação que encontrou na Epidemiologia, e compartilhou a emoção de descobrir novos conhecimentos usando métodos de base populacional. Para com ambos mentores, Milt Markowitz e Abe Lilienfeld, tenho muitas dívidas de gratidão.

Desde que me iniciei na Faculdade Johns Hopkins, cerca de 40 anos atrás, tenho tido o privilégio de trabalhar com proeminentes líderes em ambas as Faculdades, Johns Hopkins e Bloomberg. Os decanos John C. Hume, D. A. Henderson, Alfred Sommer e Michael Klag, na Faculdade de Saúde Pública Johns Hopkins Bloomberg, e os decanos Richard S. Ross, Michael M. E. Johns e Edward D. Miller, na Faculdade de Medicina Johns Hopkins, sempre suportaram, entusiasticamente, o ensino da Epidemiologia em ambas as escolas.

Ao escrever as várias edições deste livro, tenho sido afortunado em receber suporte de muitos colegas e amigos maravilhosos. Nos últimos anos, tenho recebido o calor do interesse pessoal do Dr. David Celentano, que foi o diretor do nosso Departamento de Epidemiologia. Sou muito grato ao David por sua benevolência e amizade, que são expressas a mim de várias maneiras. Tendo formação em Pediatria, também sou muito grato ao Dr. George Dover, diretor do Departamento de Pediatria da Faculdade de Medicina Johns Hopkins, pelas estimulantes discussões que temos tido e por facilitar a minha participação como membro do seu departamento ao longo dos anos.

Muitos outros colegas e amigos têm feito valiosas contribuições para o desenvolvimento deste livro e suas revisões subsequentes. Tenho uma grande dívida com o falecido Dr. George W. Comstock, professor de Epidemiologia na Johns Hopkins, que foi meu professor, colega e amigo até sua morte em 2007. Também quero agradecer ao Dr. Jonatham Samet, que dirigiu o Departamento de Epidemiologia depois que me aposentei desta posição, e que sempre foi um apoiador entusiasmado deste livro e suas revisões. Jon é, invariavelmente, um crítico cuidadoso, construtivo e amigo.

Embora sempre exista o risco de omissão em nomear as pessoas, quero expressar meus agradecimentos a muitos colegas, incluindo os Drs. Keri Althoff, Haroutune Armenian, Alfred Buck, Josef Coresh, Manning Feinleib, Kathy Helzlsouer, Michel Ibrahim, Barnett Kramer, Lechaim Naggan, Javier Nieto, Neil Powe, Moyses Szklo e Paul Whelton, que despenderam seu tempo discutindo muitas questões conceituais comigo e, ao fazê-lo, ajudaram-me a encontrar as melhores maneiras de apresentá-las na introdução à Epidemiologia. Nesta edição também pude adicionar muitas contribuições feitas às edições anteriores por meu colega Allyn Arnold. Agradeço, também, a ajuda graciosa e perita de Christine Ruggere, Diretora Associada e Curadora da Coleção Histórica do Instituto Johns Hopkins de História da Medicina. Sou grato, também, ao auxílio do Dr. Willian Adih e Dr. Richard Selik da Seção de Incidência e Vigilância de Casos de HIV, Divisão de Prevenção de HIV/AIDS do Centro de Controle e Prevenção de Doenças (CDC), por sua ajuda na revisão de vários gráficos excelentes do CDC, tornando possível sua adaptação a este livro. O Dr. J. Morel Symons realçou esta edição com seu bom trabalho no desenvolvimento do *site* associado, no qual incluiu explicações para as respostas das questões de revisão encontradas no final da maioria dos capítulos deste livro.

Outros colegas, tanto em nosso departamento quanto em outros, também têm sido muito generosos com seu tempo e talento na discussão de muitas questões que surgiram, primeiro no ensino, e depois na preparação e revisão do livro. Muitas vezes sugeriram exemplos específicos que ajudaram a esclarecer vários conceitos discutidos. Seus esforços têm contribuído significativamente para melhorar este volume. Peço desculpas por não nomeá-los individualmente e sou grato a eles. Suas sábias sugestões, comentários e questões pertinentes foram inestimáveis.

Ao preparar a quinta edição deste livro, tive sorte por ter contado com a assistência de dois extraordinários doutorandos do Departamento de Epidemiologia da Faculdade de Saúde Pública da Johns Hopkins Bloomberg, Jennifer Deal e Heather McKay. Jennifer completou seus estudos de doutorado e se juntou à faculdade em nosso departamento, e Heather não está longe de concluir seu trabalho de doutorado em nosso departamento. Ambas, Jennifer e Heather, têm tido grande experiência no ensino em muitos de nossos cursos no departamento, o que engrandeceu suas contribuições para a preparação desta quinta edição. Embora eu tenha recrutado Jennifer e Heather separadamente por suas contribuições críticas na revisão do livro, desde o primeiro dia vi que elas funcionavam como uma equipe afinada. Ambas foram amplamente comprometidas em reexaminar todos os aspectos das edições prévias e sugerir modificações que permitiram esclarecer a quinta edição de todos os modos possíveis. Agradeço a ambas por sua grande ajuda em muitos aspectos do preparo desta quinta edição. Elas atualizaram muitos dos exemplos utilizados neste livro e fizeram inúmeras contribuições criativas, além da revisão da edição do manuscrito, corrigindo os rascunhos destas páginas. Também ajudaram a resolver muitos dos novos desafios envolvidos na revisão das figuras em cores desta edição e no desenvolvimento de novas figuras que auxiliaram no esclarecimento de conceitos desafiadores. Ambas demonstraram grande criatividade em muitos aspectos da revisão, incluindo a reorganização de certas partes do texto em diferentes partes do livro, sempre com enorme graciosidade e carinho e sempre com grande entusiasmo. Tive o privilégio de trabalhar nesta revisão com estas duas maravilhosas e talentosas jovens colegas. Estou convencido de que o futuro, a longo prazo, da Epidemiologia e sua liderança será brilhante e está em muito boas mãos.

Gostaria de agradecer ao meu editor, James Merritt, do Setor de Educação Médica da Elsevier. Jim não é apenas um editor talentoso e experimentado, mas profundo conhecedor dos novos rumos em publicação de livros e suas potenciais implicações. Jim também tem sido mais que um editor; tem sido um amigo cuidadoso e que me apoia já há muitos anos. Andrea Vosburgh, especialista em desenvolvimento de conteúdos da Elsevier, desempenhou um papel importante na realização da quinta edição deste livro. Ela demostrou, invariavelmente, um gracioso e gentil envolvimento no que diz respeito a uma variedade de questões em que necessitei de sua sabedoria para apropriada resolução. Também sou profundamente grato a Lou Forgione, *designer* de livros da Elsevier, por seu magnífico talento, refinada e gentil contribuição para o *design* do livro e sua capa. Quero agradecer, também, a Rhoda Brontrager, Gerente de Projetos da Elsevier, que coordenou as muitas fases críticas da edição do original, por meio da criação de páginas, impressões de provas e produção final. No decorrer de todas estas fases, ela demonstrou suas excelentes habilidades e entendimento. Juntamente com sua paciência, graça e sensibilidade, Rhoda, com suas soluções soberbas e afiadas, foi de imensurável ajuda na manutenção da nossa agenda e na resolução de variados desafios que surgiram durante a produção deste livro. Ela sempre soube acomodar as solicitações de diversos autores no que diz respeito à configuração das páginas e capítulos, melhorando e esclarecendo a formatação na maior extensão possível. Sou afortunado em ter Rodha como Gerente de Projetos neste livro e é um prazer para mim agradecer a todos os seus maravilhosos esforços e seu cuidado tão profundo a tantos detalhes que afetam a qualidade do produto final.

Finalmente, fui abençoado com uma família que tem sido constante fonte de amor, inspiração e incentivo para mim. Meus filhos me encorajaram a escrever este livro e me deram seu apoio entusiasmado no preparo de cada revisão. Anos atrás, minha esposa, Hadassah, apoiou-me fortemente em meus estudos, primeiro em Medicina e depois em Epidemiologia e Saúde Pública. Desde essa época ela tem sido uma sábia e admirável amiga e conselheira, encorajando-me constantemente em todas as minhas atividades profissionais, mesmo quando isso envolve sacrifícios pessoais de sua parte. Ela foi entusiástica desde o início da preparação desta obra. Por sua paciência, aparentemente ilimitada, e visão otimista, facilitou-me escrever o livro e, então, me ajudou na preparação da segunda até a quarta edições e agora na revisão da quinta edição. Durante vários meses, do início ao fim, cedeu graciosamente a nossa mesa de jantar para uma avalanche infinita de papéis que envolveram a preparação desta revisão. Com sua mente aguçada e crítica, ela sempre me deixava pensando e reconsiderando questões que, primeiramente, eu achava simples e que, depois, acabava reconhecendo que eram consideravelmente mais complexas e desafiadoras. Ela tem uma esplêndida habilidade de ver o cerne das questões em qualquer área. Ela é meu complemento e tornou a revisão deste livro possível. Com a aproximação do nosso 58º aniversário de casamento, reconheço o quão verdadeiramente afortunado tenho sido nestes anos tendo seu amor e apoio, juntamente com sua sabedoria e compreensão. Agradeço a ela muito mais do que estas palavras podem expressar.

Leon Gordis
Junho de 2013

Sumário

SEÇÃO I
ABORDAGEM EPIDEMIOLÓGICA PARA DOENÇA E INTERVENÇÃO

CAPÍTULO 1
Introdução — 2

CAPÍTULO 2
Dinâmica da Transmissão das Doenças — 19

CAPÍTULO 3
Ocorrência de Doenças:
I. Vigilância das Doenças e Medidas de Morbidade — 38

CAPÍTULO 4
Ocorrência de Doenças:
II. Mortalidade e Outras Medidas de Impacto de Doenças — 61

CAPÍTULO 5
Determinação da Validade e Confiabilidade de
Testes de Diagnóstico e Rastreamento — 88

CAPÍTULO 6
História Natural da Doença: Maneiras de Expressar o Prognóstico — 116

CAPÍTULO 7
Avaliação das Medidas Preventivas e Terapêuticas: Ensaios Randomizados — 138

CAPÍTULO 8
Ensaios Clínicos Randomizados: Algumas Questões Adicionais — 155

SEÇÃO II
USO DA EPIDEMIOLOGIA PARA IDENTIFICAR AS CAUSAS DAS DOENÇAS

CAPÍTULO 9
Estudos de Coorte — 179

CAPÍTULO 10
Estudos de Casos-Controle e Outros Delineamentos — 189

CAPÍTULO 11
Risco Estimado: Há Associação? — 215

CAPÍTULO 12
Mais Informações sobre Risco: Estimativa do Potencial de Prevenção — 230

CAPÍTULO 13
Uma Pausa para Revisão: Comparação entre Estudos de Coorte e de Casos-Controle — 239

CAPÍTULO 14
Da Associação à Causa: Inferências Causais em Estudos Epidemiológicos — 243

CAPÍTULO 15
Mais Informações sobre Interferências Causais: Viés, Fator de Confusão e Interação — 262

CAPÍTULO 16
Identificação do Papel de Fatores Genéticos e Ambientais na Causa das Doenças — 279

SEÇÃO III
APLICAÇÃO DA EPIDEMIOLOGIA PARA AVALIAÇÃO E POLÍTICAS

CAPÍTULO 17
Uso da Epidemiologia na Avaliação de Serviços de Saúde — 308

CAPÍTULO 18
Abordagem Epidemiológica para Avaliação de Programas de Rastreamento — 326

CAPÍTULO 19
Epidemiologia e Políticas Públicas — 351

CAPÍTULO 20
Questões Éticas e Profissionais em Epidemiologia — 367

Respostas para as Questões de Revisão — 379

Índice Remissivo — 381

EPIDEMIOLOGIA

Seção I

Abordagem Epidemiológica para Doença e Intervenção

Essa seção começa com uma visão geral dos objetivos da epidemiologia, algumas das abordagens utilizadas e exemplos de aplicações nos problemas de saúde humana (Capítulo 1). Então, discute-se como as doenças são transmitidas (Capítulo 2). Doenças não surgem do nada; elas resultam de uma interação dos seres humanos com o seu ambiente. Um entendimento dos conceitos e mecanismos subjacentes à transmissão e à aquisição de doenças é fundamental para explorar a epidemiologia da doença humana, prevenir e controlar muitas doenças infecciosas.

Para discutir os conceitos epidemiológicos apresentados neste livro, precisamos desenvolver uma padronização da linguagem, particularmente para descrever e comparar morbidade e mortalidade. O Capítulo 3, portanto, discute morbidade e o importante papel da epidemiologia na vigilância de doenças e mostra, então, como medidas de morbidade são usadas tanto na clínica médica quanto na saúde pública. O Capítulo 4 apresenta a metodologia e as abordagens para o uso de dados de mortalidade em investigações relativas à saúde pública e à prática clínica. Outras questões relativas ao impacto de doenças, incluindo qualidade de vida e projetando o futuro impacto de uma doença, são, também, discutidos no Capítulo 4.

Munidos do conhecimento de como descrever morbidade e mortalidade em termos quantitativos, voltamos à questão de como avaliar a qualidade de testes de diagnóstico e rastreamento que são usados para determinar quais as pessoas da população têm determinada doença (Capítulo 5). Depois de identificarmos pessoas com a doença, precisamos de meios para descrever a história natural da doença em termos quantitativos; o que é essencial para estimar a gravidade de uma doença e avaliar os possíveis efeitos na sobrevivência de novas intervenções terapêuticas e preventivas (Capítulo 6).

Tendo identificado pessoas que tenham uma doença, como decidimos quais intervenções – tratamentos, medidas preventivas ou ambos – deveriam ser usadas na tentativa de modificar a história natural da doença? Os Capítulos 7 e 8 apresentam os ensaios clínicos randomizados, estudo com delineamento criterioso e inestimável, geralmente considerado o "padrão ouro" para avaliar a eficácia e potenciais efeitos colaterais de novas intervenções terapêuticas ou preventivas. Outros tipos de delineamentos de estudos são apresentados nos capítulos posteriores.

Capítulo 1

Introdução

Eu odeio definições.
— Benjamin Disraeli (1804-1881, Primeiro Ministro Britânico 1868 e 1874-1880)

O QUE É EPIDEMIOLOGIA?

Epidemiologia é o estudo da distribuição das doenças nas populações e os fatores que influenciam ou determinam essa distribuição. Por que uma doença se desenvolve em umas pessoas e não em outras? A premissa subjacente à epidemiologia é que a doença, enfermidade e problemas de saúde não são distribuídos aleatoriamente em populações humanas. Ao contrário disso, cada um de nós tem determinadas características que nos predispõem ou protegem de uma variedade de diferentes doenças. Essas características podem ser, primeiramente, de origens genéticas ou o resultado de exposições a determinados riscos ambientais. Talvez, mais frequentemente, estejamos lidando com uma interação de fatores genéticos e ambientais no desenvolvimento das doenças.

Uma definição mais ampla do que é epidemiologia do que a apresentada acima tem sido amplamente aceita: "é o estudo da distribuição e de determinantes de estados ou eventos relacionados com a saúde em populações especificadas e com a aplicação desse estudo para controlar problemas de saúde."[1] O que deve ser visto com atenção nessa definição é que inclui tanto as descrições do conteúdo da disciplina quanto proposta ou aplicação para as quais as investigações epidemiológicas são realizadas.

OBJETIVOS DA EPIDEMIOLOGIA

Quais são os objetivos específicos da epidemiologia? Primeiro, identificar a *etiologia* ou a *causa* de uma doença e os fatores de risco relevantes – isto é, fatores que aumentam o risco de uma pessoa para a doença. Queremos saber como a doença é transmitida de uma pessoa para outra ou de um hospedeiro não humano para uma população humana. Nosso objetivo final é intervir para reduzir a morbidade e a mortalidade de uma doença. Queremos desenvolver uma base racional para programas de prevenção. Se pudermos identificar os fatores etiológicos ou causais para doenças e reduzir ou eliminar a exposição a esses fatores, podemos desenvolver uma base para programas de prevenção. Além do mais, podemos desenvolver tratamentos e vacinas apropriados, que podem prevenir a transmissão da doença.

Segundo, para determinar a extensão da doença encontrada em uma comunidade. Qual é a relevância da doença na comunidade? Essa questão é importante para planejar serviços e ações de saúde e para o treinamento de futuros agentes de saúde.

Terceiro, para estudar a história natural e o prognóstico da doença. Claramente, certas doenças são mais graves do que outras; algumas podem ser rapidamente letais enquanto outras podem apresentar maior tempo de sobrevivência. Ainda, outras podem não ser fatais. Queremos definir a história natural de uma doença em termos quantitativos para, então, desenvolvermos novos modelos de intervenção, tanto por meio de tratamentos ou de novas maneiras de prevenir complicações, podendo comparar seus resultados aos dados de referência para determinar se foram realmente efetivos. Quarto, avaliar medidas preventivas e terapêuticas e modelos novos ou existentes de assistência à saúde. Por exemplo, triar homens com câncer de próstata usando o teste do antígeno prostático específico (PSA) melhora a sobrevida desses homens com câncer de próstata? O crescimento da administração de cuidados e de outros novos sistemas de promoção de saúde e de planos de saúde teve impacto nos desfechos de saúde dos pacientes envolvidos e em sua qualidade de vida? Se sim, qual foi a natureza desse impacto e como pode ser medido?

Quinto, para fornecer fundamentos para o desenvolvimento de políticas públicas relacionando problemas ambientais, questões genéticas e outras no que diz respeito à prevenção de doenças e promoção da saúde.

Por exemplo, a radiação eletromagnética emitida por cobertores térmicos, almofadas elétricas, placas de aquecimento e outras ferramentas domésticas são um perigo para a saúde humana? Os elevados níveis atmosféricos de ozônio ou de outras partículas constituem-se em causas adversas, agudas ou crônicas, à saúde das populações humanas? O radônio em residências apresenta risco significativo para o ser humano? Que profissões estão associadas ao aumento do risco em trabalhadores e que tipos de leis de proteção são necessárias?

MUDANDO OS PADRÕES DE PROBLEMAS DE SAÚDE NA COMUNIDADE

O papel principal da epidemiologia é fornecer uma pista para mudanças que acontecem ao longo do tempo nos problemas de saúde apresentados na comunidade. A Figura 1-1 mostra um aviso no cemitério de Dudley, Inglaterra, em 1839. Naquela época, o cólera era a maior causa de mortes na Inglaterra; o cemitério da igreja estava tão lotado, que enterros de pessoas que haviam morrido de cólera não seriam mais permitidos dali em diante.

O aviso traduz a importância do cólera na consciência pública e no espectro dos problemas de saúde pública no início do século 19. Evidentemente, o cólera não é um problema nos Estados Unidos hoje, mas em muitos países do mundo permanece sendo uma séria ameaça. Muitos países reportam, periodicamente, surtos de cólera que se caracterizam pelo grande índice de mortes, frequentemente como resultado de uma assistência médica inadequada.

Vamos comparar as principais causas de morte nos Estados Unidos em 1900 e em 2009 (Fig. 1-2).

As categorias de causa estão codificadas por cor, como indica a legenda desta figura. Em 1900, as principais causas de morte foram pneumonia e *influenza*, seguidas por tuberculose, diarreia e enterites. Em 2009, as principais causas de morte foram doenças coronarianas, câncer, doenças crônicas do trato respiratório inferior e acidente vascular encefálico (doenças cerebrovasculares). Que mudanças ocorreram? Durante o século 20 houve uma mudança drástica nas causas de morte nos Estados Unidos. Em 1900, as três principais causas de morte eram doenças infecciosas; entretanto, hoje estamos lidando com doenças crônicas que, na maioria das situações, não parecem ser contagiosas ou de origem infecciosa. Consequentemente, os tipos de pesquisa, intervenções e serviços de que necessitamos hoje diferem muito daqueles que precisávamos nos Estados Unidos em 1900.

O padrão de ocorrência de doença observado em países em desenvolvimento hoje é, frequentemente, similar ao observado nos Estados Unidos em 1900: doenças infecciosas como os maiores problemas. Na medida em que os países se industrializam, expressam os padrões de mortalidade observados atualmente em países desenvolvidos, com a mortalidade por doenças crônicas se tornando o maior desafio. Entretanto, mesmo em países industrializados, com o surgimento da infecção pelo vírus da imunodeficiência humana (HIV) e o aumento da tuberculose, as doenças infecciosas estão se tornando, novamente, os maiores problemas de saúde pública. A Tabela 1-1 mostra as 15 principais causas de morte nos Estados Unidos em 2009.

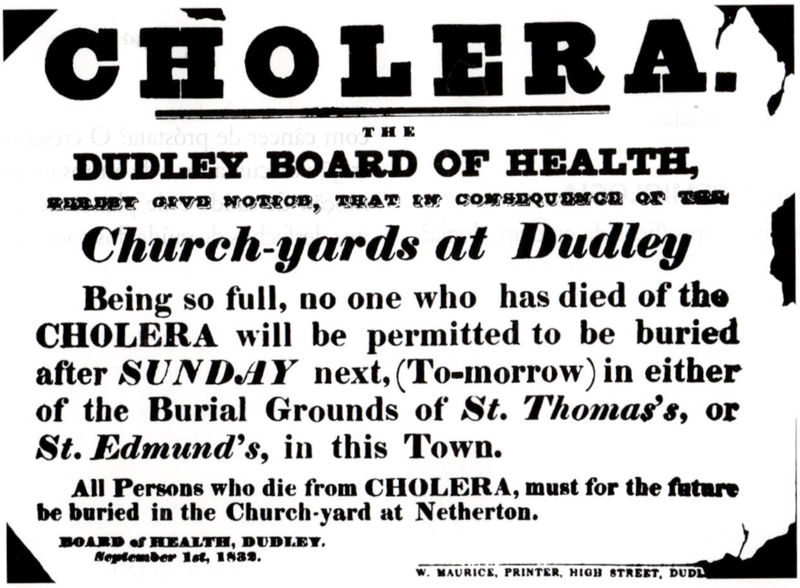

Figura 1-1. Aviso no cemitério em Dudley, Inglaterra, em 1839. (Da Biblioteca Pública de Dudley, Dudley, Inglaterra.)

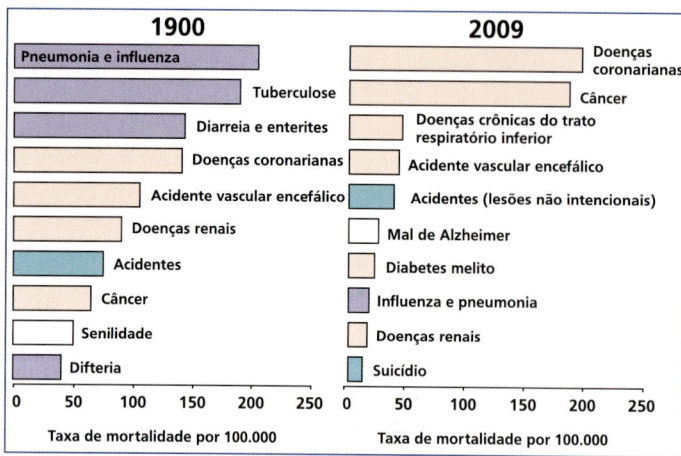

Figura 1-2. Dez principais causas de morte nos Estados Unidos em 1900 e 2009. Embora as definições das doenças nessa figura não sejam exatamente comparáveis em 1900 e 2009, as barras nos gráficos estão codificadas por cor para mostrar doenças crônicas (rosa), doenças infecciosas (roxo), lesões (verde) e doenças do envelhecimento (branco). (Adaptada de Grove RD, Hetzel AM: Vital Statistics Rates of the United Sates, 1940-1960. Washington, DC, US Government Printing Office, 1968; e National Center for Health Statistics, National Vital Statistics Report, Vol. 59, No. 4, March 16, 2011.)

As três principais causas – doenças coronarianas, câncer e doenças cerebrovasculares – representam quase 55% de todas as mortes, uma observação que sugere alvos específicos para prevenção se o objetivo é alcançar uma redução significativa da mortalidade.

Outra demonstração de mudanças que tem ocorrido ao longo do tempo é apresentada na Figura 1-3, que mostra os anos remanescentes de vida nos Estados Unidos ao nascer e aos 65 anos, nos anos de 1900, 1950 e 2007, por raça e sexo.

A expectativa de vida ao nascer aumentou dramaticamente em todos esses grupos, e o maior aumento ocorreu de 1900 para 1950, crescendo menos desde então. Se olharmos a expectativa de vida aos 65 anos, um progresso muito pequeno é observado de 1900 para 2007.

TABELA 1-1. As 15 Principais Causas de Morte e seus Percentuais de Todas as Mortes, Estados Unidos, 2009

Ranking	Causas de morte	Número de mortes	Percentual (%) do total de mortes	Taxa de mortalidade*
	Todas as causas	**2.437.163**	**100**	**741,1**
1	Doenças coronarianas	599.413	24,6	180,1
2	Neoplasias malignas (câncer)	567.628	23,3	173,2
3	Doenças crônicas do trato respiratório inferior	137.353	5,6	42,3
4	Doenças cerebrovasculares	128.842	5,3	38,9
5	Acidentes (lesões não intencionais)	118.021	4,8	37,3
6	Doença de Alzheimer	79.003	3,2	23,5
7	Diabetes Melito	68.705	2,8	20,9
8	*Influenza* e pneumonia	53.692	2,2	16,2
9	Nefrites, síndrome nefrótica e nefroses	48.935	2	14,9
10	Suicídios	36.909	1,5	11,8
11	Septicemia	35.639	1,5	10,9
12	Doença crônica do fígado e cirrose	30.558	1,3	9,2
13	Hipertensão e doença renal hipertensiva	25.734	1,1	7,7
14	Doença de Parkinson	20.565	0,8	6,4
15	Assalto (homicídios)	16.799	0,7	5,5
	Todas as outras causas	469.367	19,3	

*As taxas são por 100.000 habitantes, e a idade foi ajustada à população estandartizada dos EUA para o ano de 2000.
Nota: os percentuais podem não totalizar 100%, em razão dos arredondamentos.
Dados do Centers for Disease Control and Prevention: National Vital Statistics Reports, Vol. 60, No. 3, December 29, 2011.
http://www.cdc.gov/nchs/data/nvsr/nvsr60/nvsr60_03.pdf. Acesso em: 11 de abril de 2013.

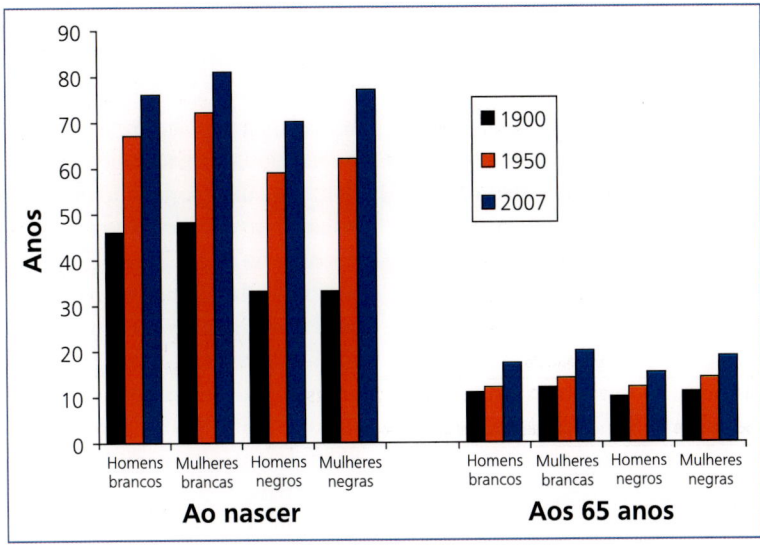

Figura 1-3. Expectativa de vida ao nascer e aos 65 anos de idade, por raça e sexo, Estados Unidos, 1900, 1950 e 2007. (Adaptada do National Center for Health Statistics: Health, United Sates, 1987 DHHS publication no. 88-1232. Washington, DC, Public Health Service, March 1988; and National Center for Health Statistics: National Vital Statistics Report, Vol. 58, No. 19, May 20, 2010.)

O que contribui, primeiramente, para o aumento na expectativa de vida no nascimento é a redução na mortalidade infantil e por doenças da infância. Em termos de doença que acometem adultos, obtivemos muito menos sucesso na extensão da vida e isso continua sendo um grande desafio.

EPIDEMIOLOGIA E PREVENÇÃO

O principal objetivo da epidemiologia é identificar os subgrupos da população que têm maior risco de adoecer. Por que deveríamos identificar tais grupos de alto risco? Primeiro, se pudermos identificar esses grupos de alto risco, poderemos direcionar esforços preventivos, como programas de triagem para detecção precoce de doenças, para populações que possam ser mais beneficiadas por intervenções que são desenvolvidas para a doença.

Segundo, se pudermos identificar tais grupos, poderemos ser capazes de identificar os fatores específicos ou as características que os coloquem em alto risco e, então, tentar modificá-los. É importante ter em mente que tais fatores de risco podem ser de dois tipos. Características como idade, sexo e raça, por exemplo, não são modificáveis, embora nos permitam identificar grupos de alto risco. Por outro lado, características como obesidade, dieta e outros fatores comportamentais (estilo de vida) podem ser potencialmente modificáveis e talvez tenhamos a oportunidade de desenvolver e introduzir novos programas preventivos, com o objetivo de reduzir ou modificar as exposições específicas ou os fatores de risco.

Prevenção Primária, Secundária e Terciária

Ao discutir prevenção, é importante distinguir entre prevenção primária, secundária e terciária (Tabela 1-2). *Prevenção primária* significa uma ação para prevenir o desenvolvimento de uma doença em uma pessoa que está bem e não tem (ainda) a doença em ques-

TABELA 1-2. Três Tipos de Prevenção

Tipo de prevenção	Definição	Exemplos
Prevenção primária	Prevenir o *desenvolvimento inicial* da doença	Imunização, redução de exposição ao fator de risco
Prevenção secundária	Detecção precoce de uma *doença existente* para reduzir sua gravidade e complicações	Triagem para câncer
Prevenção terciária	Reduzir o *impacto da doença*	Reabilitação para acidente vascular encefálico

tão. Por exemplo, podemos imunizar uma pessoa contra certa doença, de forma que essa doença nunca se desenvolva. Ou, se a doença é induzida pelo meio ambiente, podemos prevenir a exposição da pessoa ao fator ambiental envolvido e, desta forma, prevenir o desenvolvimento da doença. Prevenção primária é nosso objetivo final. Por exemplo, sabemos que a maioria dos cânceres de pulmão é passível de prevenção. Se pudéssemos fazer com que pessoas parassem de fumar, eliminaríamos 80 a 90% dos cânceres de pulmão em humanos. Contudo, embora o objetivo principal seja a prevenção de doenças que ocorrem na população humana, para muitas delas não temos ainda dados biológicos, clínicos e epidemiológicos para a base de programas efetivos de prevenção primária. *Prevenção secundária* envolve identificar as pessoas em que o processo de doença já tenha começado, mas que ainda não desenvolveram sinais clínicos e sintomas. Esse período na história natural da doença é chamado de *fase pré-clínica* da doença e é discutido no Capítulo 18. Uma vez que uma pessoa desenvolva sinais clínicos e sintomas, supõe-se que, sob circunstancias ideais, a pessoa buscará e obterá assistência médica. Nosso objetivo com a prevenção secundária é diagnosticar a doença mais cedo do que teria sido detectada com os cuidados usuais. Com essa detecção, em um estágio inicial da história natural da doença, frequentemente através de rastreamento, espera-se que o tratamento seja mais fácil e/ou mais efetivo. Por exemplo, a maioria dos casos de câncer de mama em mulheres mais velhas pode ser detectado pelo autoexame e pela mamografia. Vários estudos recentes indicam que testes de rotina para sangue oculto nas fezes pode detectar câncer de cólon tratável precocemente em sua história natural. A racionalidade para prevenção secundária é que se pudermos identificar a doença mais cedo em sua história natural do que ocorreria normalmente, medidas de prevenção serão mais efetivas. Talvez possamos prevenir a mortalidade e complicações da doença usando tratamentos menos invasivos, ou menos dispendiosos à intervenção. A avaliação de rastreamento para doenças e o papel de cada intervenção na prevenção de doenças são discutidos no Capítulo 18.

Prevenção terciária denota prevenir complicações em pessoas que já desenvolveram sinais e sintomas de uma doença diagnosticada – isto é, pessoas que estejam na fase clínica de suas doenças. Isso geralmente é atingido pelo pronto e apropriado tratamento da doença, combinado com abordagens auxiliares, como fisioterapia, indicadas para prevenir complicações como contraturas articulares.

Duas Abordagens para Prevenção: Uma Visão Diferente

Duas possíveis abordagens para prevenção são aquelas baseadas na população e no alto risco.[2] Na abordagem populacional, uma medida preventiva é amplamente aplicada a uma população inteira. Por exemplo, aconselhamento dietético para prevenção de doenças coronarianas ou recomendações contra tabagismo podem ser fornecidas a uma população inteira. Uma abordagem alternativa é focar um grupo de alto risco com a medida preventiva. Assim, triagem para colesterol em crianças pode ser restrita a crianças provenientes de famílias de alto risco. Claramente, a medida que será aplicada a uma população inteira deve ser relativamente barata e não invasiva. Uma medida a ser aplicada a um subgrupo de alto risco de uma população pode ser mais cara e, frequentemente, mais invasiva ou inconveniente. Abordagens populacionais podem ser consideradas como medidas de saúde pública, enquanto abordagens em grupos de alto risco exigem, com maior frequência, uma ação clínica para identificar o grupo de alto risco a ser direcionado. Na maioria das situações, uma combinação de ambas as abordagens é o ideal. Essas abordagens são discutidas mais tarde, no Capítulo 19.

EPIDEMIOLOGIA E PRÁTICA CLÍNICA

A epidemiologia é crucial não apenas na saúde pública, mas também na prática clínica. A prática da medicina é dependente de dados populacionais. Por exemplo, se um médico ouve um murmúrio sistólico apical, como poderá saber se isso representa regurgitação mitral? Onde esse conhecimento originou-se? O diagnóstico é fundamentado na correlação dos achados clínicos (como auscultação com estetoscópio), com os achados cirúrgicos ou autópsia e de cateterização e angiografia em um grande grupo de pacientes. Sendo assim, o processo de diagnóstico é de base populacional (ver Capítulo 5). O mesmo se aplica ao prognóstico. Por exemplo, um paciente pergunta ao seu médico, "Quanto tempo de vida eu tenho, doutor?" e o médico responde, "de seis meses a um ano". Com que base o médico fez o prognóstico? Com base na experiência em grandes grupos de pacientes com a mesma doença, que foram observados no mesmo estágio de evolução e que receberam o mesmo tratamento. Novamente, o processo de prognóstico é fundamentado em dados populacionais (ver Capítulo 6). Finalmente, a seleção da terapia apropriada também é baseada na população. Ensaios clínicos randomizados que estudam os efeitos de um tratamento em grandes grupos de pacientes são os ideais para identificar as terapias apropria-

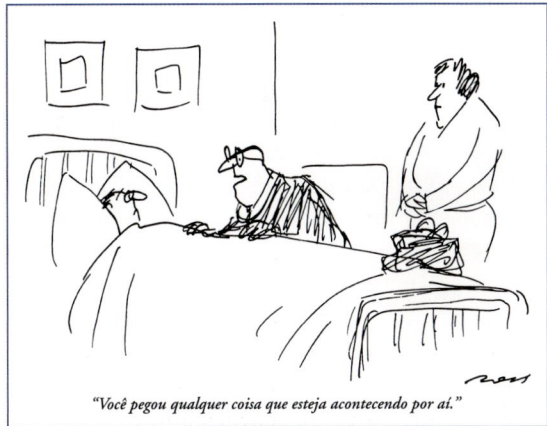

Figura 1-4. "Você pegou qualquer coisa que esteja acontecendo por aí." (© The New Yorker Collection 1975. Al Ross from cartoonbank.com. Todos os direitos reservados.)

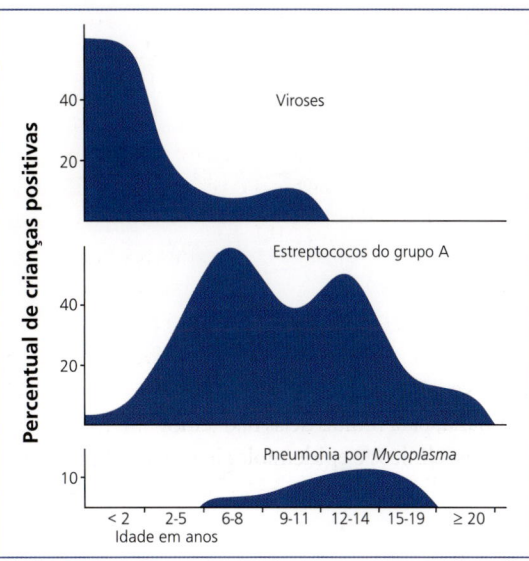

Figura 1-5. Frequência de agentes, por idade, em crianças com faringite, 1964-1965. (De: Denny FW: The replete pediatrician and the etiology of lower respiratory tract infections. Pediatr Res 3:464-470, 1969.)

das (ver Capítulos 7 e 8). Deste modo, conceitos e dados baseados em populações ressaltam um processo crítico para prática clínica, incluindo diagnóstico, prognóstico e seleção da terapia. Com efeito, os médicos aplicam um modelo de probabilidades com base em dados populacionais nos pacientes que estão deitados na mesa de exames.

A Figura 1-4 apresenta um médico demonstrando que a prática clínica da medicina baseia-se fortemente em um conceito populacional. O que está retratado humoristicamente é um comentário verdadeiro de um aspecto da pediatria – um pediatra frequentemente faz um diagnóstico com base no que os pais lhe contam pelo telefone e nas doenças, infecções virais ou bacterianas que sabe "estar ocorrendo" na comunidade. Desse modo, dados disponíveis sobre uma doença em uma comunidade podem auxiliar bastante na sugestão de um diagnóstico, mesmo que não seja conclusivo. Dados relativos à etiologia da dor de garganta, de acordo com a idade da criança, são particularmente relevantes (Fig. 1-5). Se a infecção ocorrer precocemente, pode ser de origem viral. Se ocorrer entre 4 e 7 anos, provavelmente, será estreptocócica. Em uma criança mais velha, o *Mycoplasma* é a causa mais importante. Embora esses dados não façam o diagnóstico, eles podem prover ao médico ou outro agente de saúde uma boa pista de qual é o agente ou agentes suspeitos.

ABORDAGEM EPIDEMIOLÓGICA

Como o epidemiologista procede para identificar a causa de uma doença? O raciocínio epidemiológico é um processo que envolve múltiplos passos. O primeiro passo é determinar se existe associação entre a exposição a um fator (p. ex., exposição ambiental) ou uma característica da pessoa (p. ex., aumento no nível de colesterol) e o desenvolvimento da doença em questão. Fazemos isso estudando as características dos grupos e as dos indivíduos.

Se encontrarmos que realmente existe associação entre a exposição e a doença, é, necessariamente, uma relação causal? Não, nem todas as associações são causais. O segundo passo, portanto, é buscar inferências apropriadas sobre a possível relação causal dos padrões de associação que foram encontrados. Esses passos são discutidos em detalhes nos próximos capítulos.

A epidemiologia geralmente inicia com dados descritivos. Por exemplo, a Figura 1-6 mostra taxas de gonorreia nos Estados Unidos em 2010, por estado. Claramente, há uma marcada variação regional no relato dos casos de gonorreia. A primeira questão quando vemos tais diferenças entre dois grupos ou duas regiões ou ao longo do tempo é, "Essas diferenças são reais?" Em outras palavras, os dados de cada área são de qualidades comparáveis? Antes de tentarmos interpretar os dados devemos estar certos de que são válidos. Se as diferenças são reais, então perguntamos, "Porque elas ocorreram?" Existem diferenças ambientais entre áreas de alto e baixo risco, ou essas diferenças estão nas pessoas que moram nessas áreas? É aí que a epidemiologia inicia a sua investigação.

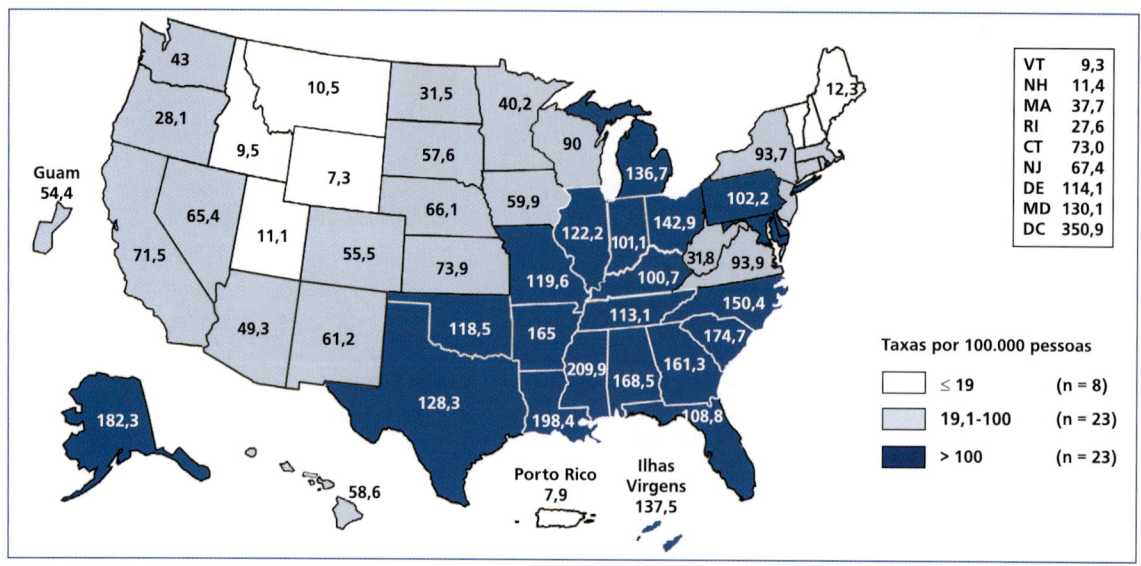

Figura 1-6. Gonorreia: casos reportados por 100.000 pessoas, Estados Unidos e territórios, 2010. (Gonorrhea – Rates by State, United States and Outlying Areas, 2010. http://www.cdc.gov/std/stats10/figures/17.htm. Acesso em 24 de Janeiro de 2013.)

Muitos anos atrás foi observado que, em comunidades em que o nível natural de flúor na água de abastecimento era diferente, havia, também, diferença na frequência de cárie dental em dentes permanentes de seus residentes. Comunidades que tinham baixos níveis de flúor apresentavam altos níveis de cárie, e as que tinham altos níveis de flúor mostravam baixos níveis de cárie (Fig. 1-7). Esses achados sugeriram que o flúor poderia ser uma prevenção efetiva se fosse adicionado artificialmente à água de abastecimento. Um estudo foi feito para testar esta hipótese. Embora o ideal fosse randomizar um grupo de pessoas que recebia ou não o flúor, isso não foi possível com a água potável, pois cada comunidade, geralmente, compartilha as mesmas fontes de abastecimento. Por conseguinte, duas comunidades similares, ao norte de Nova Iorque, Kingston e Newburgh, foram escolhidas para o estudo. O índice DMF, uma contagem de dentes cariados, perdidos e obturados, foi utilizado. Dados iniciais foram coletados em ambas as cidades e, ao início do estudo, os índices DMF foram similares, em cada grupo nas duas comunidades. A água em Newburgh foi, então, fluoretada e as crianças foram reexaminadas. A Figura 1-8 mostra, em cada grupo etário, que o índice DMF em Newburgh caiu significativamente por 10 anos ou mais, enquanto em Kingston não houve mudanças. Isso constituiu forte evidência de que o flúor previne cáries.

Esse foi um passo adiante na tentativa de demonstrar a relação causal entre a ingestão de flúor e o declínio da cárie dental. A questão da fluoretação das águas de abastecimento tem sido extremamente controversa e, em certas comunidades em que a água é fluoretada, houve consultas populares para interromper a fluoretação. Mesmo após avaliar o índice DMF, em comunidades como Antigo, Wisconsin, em que o flúor era adicionado, após um referendo popular, a fluoretação foi interrompida. Como se vê na Figura 1-9, após o flúor ser removido, o índice DMF aumentou. Isso forneceu, então, uma evidência adicional de que o flúor realmente atua na prevenção da cárie dental.

DE OBSERVAÇÕES A AÇÕES PREVENTIVAS

Nessa seção, são discutidos três exemplos que demonstram como observações epidemiológicas conduziram medidas preventivas eficazes em populações humanas.

1. Ignáz Semmelweis e Febre Puerperal

Ignáz Semmelweis (Fig. 1-10) nasceu em 1818 e iniciou como estudante de direito até deixar essa faculdade para prosseguir estudando medicina. Especializou-se em obstetrícia e interessou-se por um problema da maior relevância clínica e de saúde pública na época: a febre puerperal, também conhecida como febre pós-parto.

No início do século 19, a febre puerperal foi a principal causa de morte entre mulheres logo após o parto, com alta taxa de mortalidade, cerca de 25%. Muitas teorias para a causa de febre puerperal se tornaram populares naquela época, incluindo toxinas at-

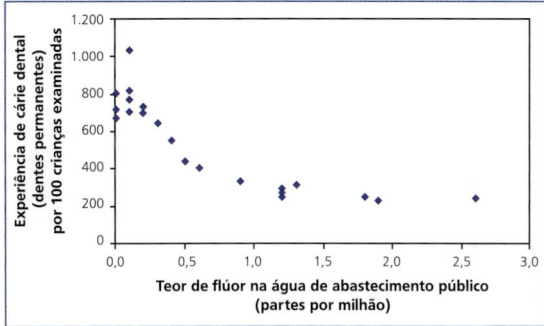

Figura 1-7. Relação entre taxas de cárie dental em dentes permanentes de crianças e o teor de flúor na água de abastecimento público. (Adaptada de Dean HT, Arnold FA Jr, Elvove E: Domestic water and dental caries: V. Additional studies of the relation of fluoride in domestic waters to dental caries experience in 4.425 white children aged 12 to 14 years of 13 cities in 4 states. Public Health Rep 57:1155-1179, 1942.)

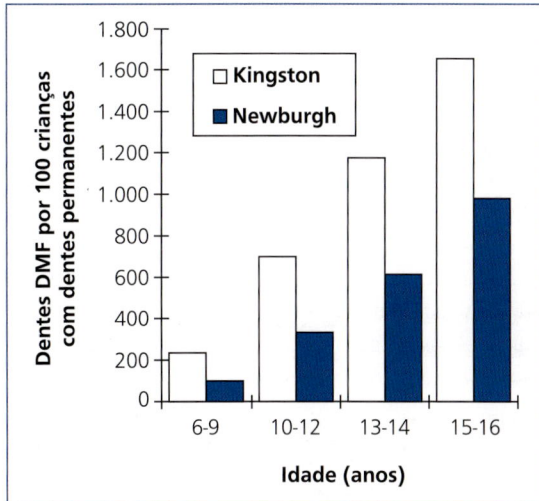

Figura 1-8. Índices DMF após 10 anos de fluoretação, 1954-1955. DMF, dentes cariados, perdidos e obturados. (Adaptada de Ast DB, Schlesinger ER: The conclusion of a 10-year study of water fluoridation. Am J Public Health 46:265-271, 1956. Copyright 1956 by The American Public Health Association. Adaptada com permissão.)

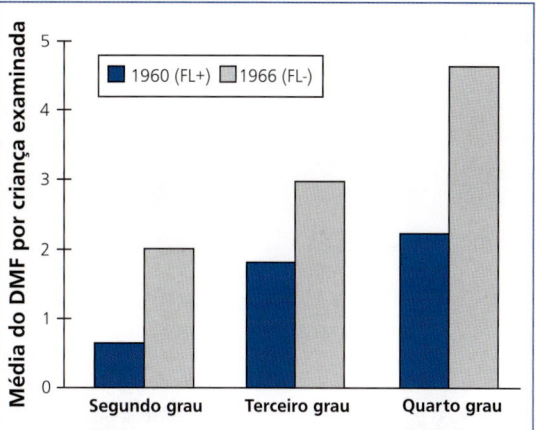

Figura 1-9. Efeito da descontinuidade da fluoretação em Antigo, Wisconsin, Novembro de 1960. DMF, dentes cariados, perdidos e obturados; FL+, durante a fluoretação; FL–, após a fluoretação ser interrompida. (Adaptada de Lemke CW, Doherty JM, Arra MC: Controlled fluoridation: The dental effects of discontinuation in Antigo, Wisconsin. J Am Dental Assoc 80:782-786, 1970. Reimpressa com permissão da ADA Publishing Co., Inc.)

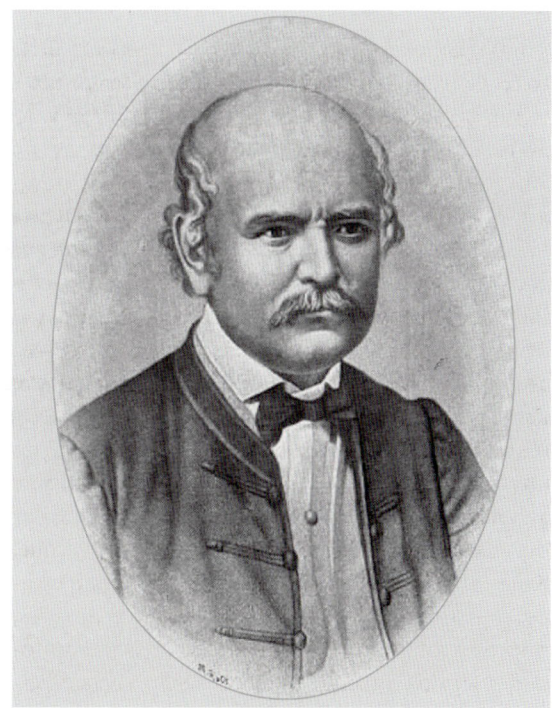

Figura 1-10. Retrato de Ignáz Philipp Semmelweis. (De: The National Library of Medicine.)

mosféricas, "natureza epidêmica" de algumas mulheres, ar pútrido ou influências solares e magnéticas. Esse foi um período de crescente interesse em anatomia patológica. Como a causa para febre puerperal permanecia um mistério, surgiu grande interesse em correlacionar os achados das autópsias de mulheres que haviam morrido da doença com manifestações clínicas características de antes de suas mortes.

Semmelweis foi designado para comandar a Primeira Clínica Obstétrica de Allgemeine Krankenhaus [Hospital Geral], em Viena, julho de 1846. Naquele tempo havia duas clínicas obstétricas, a Primeira e a Segunda. Mulheres grávidas foram admitidas para o parto na Primeira ou na Segunda Clínica, alternadamente, por 24 horas. A Primeira Clínica era constituída por uma equipe de médicos e estudantes de medicina, e a Segunda Clínica por parteiras. Médicos e estudantes iniciaram realizando autópsias em mulheres que haviam morrido de febre puerperal, eles, em seguida, prestavam cuidados clínicos às mulheres hos-

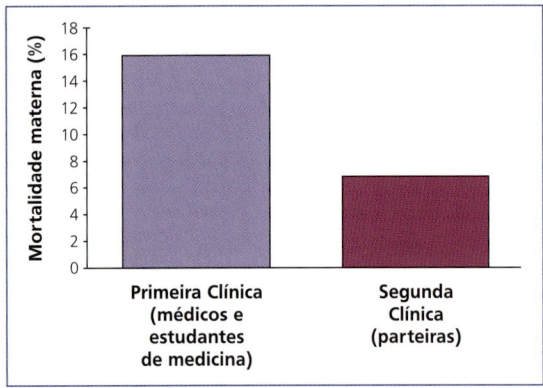

Figura 1-11. Mortalidade materna por febre puerperal, Primeira e Segunda Clínicas, Hospital Geral, Viena, Áustria, 1842. (Adaptada de Centers for Disease Control and Prevention: Hand hygiene in health care settings – Supplemental. www.cdc.gov/handhygiene/download/hand_hygiene_supplement.ppt. Acessada em Abril de 2013.)

pitalizadas na Primeira Clínica para seus partos. As parteiras, na Segunda Clínica, não faziam autópsias. Semmelweis ficou impressionado com as taxas de mortalidade nas duas clínicas em 1842 (Fig. 1-11). A mortalidade na Primeira Clínica foi cerca de duas vezes mais alta do que a mortalidade na Segunda Clínica – 16% comparado a 7%.

Semmelweis acreditou que a mortalidade foi mais alta na Primeira Clínica do que na Segunda por que os médicos e estudantes de medicina vinham diretamente das autópsias para atender suas pacientes. Muitas das mulheres em trabalho de parto receberam múltiplos exames feitos por médicos e estudantes que estavam aprendendo obstetrícia. Frequentemente, esses exames traumatizavam os tecidos da vagina e do útero. Semmelweis sugeriu que as mãos dos médicos e estudantes estavam transmitindo partículas causado-ras da doença, dos cadáveres para as mulheres que estavam prestes a parir. Sua suspeita foi confirmada em 1847, quando seu amigo e colega Jakob Kolletschka morreu de uma infecção contraída quando ele foi puncionado, acidentalmente, por uma lâmina de um estudante que fazia uma autópsia. A autópsia feita em Kolletschka mostrou uma patologia muito similar à das mulheres que estavam morrendo de febre puerperal. Semmelweis concluiu que médicos e estudantes de medicina estavam carregando a infecção da sala de autópsias para as pacientes da Primeira Clínica e isso estava contribuindo para o aumento da mortalidade por febre puerperal nessa clínica. As taxas de mortalidade na Segunda Clínica continuaram baixas, pois as parteiras que lá trabalhavam não tinham contato com a sala de autópsias.

Por essa razão, Semmelweis desenvolveu e implementou uma política para médicos e estudantes de medicina na Primeira Clínica, uma política destinada à prevenção da febre puerperal. Ele pediu a todos da Primeira Clínica que lavassem suas mãos e escovassem sob as unhas após terminarem as autópsias, antes de entrarem em contato com qualquer uma das pacientes. Como mostra a Figura 1-12, a mortalidade na Primeira Clínica caiu de 12,2 para 2,4%, taxa comparável à da Segunda Clínica. Quando Semmelweis, mais tarde, foi substituído por um obstetra que não seguia suas teorias, e que eliminou a política de lavagem de mãos, as taxas de mortalidade subiram novamente na Primeira Clínica – adicional evidência no suporte à relação causal.

Infelizmente, por muitos anos, Semmelweis recusou-se a apresentar suas conclusões nas principais reuniões científicas ou a apresentar seus relatos em periódicos médicos. Sua falha em fornecer comprovação

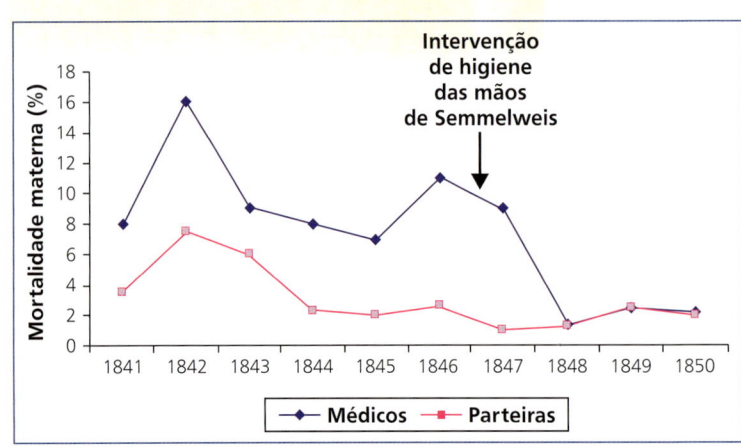

Figura 1-12. Mortalidade materna causada por febre puerperal, por tipo de cuidado recebido, Hospital Geral, Viena, Áustria, 1841-1850. (Adaptada de Mayhall GC: Hospital Epidemiology and Infection Control, 2nd ed. Philadelphia, Lippincott Williams & Wilkins, 1999.)

TABELA 1-3. Aquiescência na Higienização das Mãos entre Médicos, por Especialidade (University of Geneva Hospitals)

Especialidade médica	Número de médicos	Aquiescência na higienização das mãos (% de observações)
Medicina interna	32	87,3
Cirurgia	25	36,4
Unidade de cuidados intensivos	22	62,6
Pediatria	21	82,6
Geriatria	10	71,2
Anestesiologia	15	23,3
Emergência	16	50,0
Outros	22	57,2

Dados de Pittet D: Hand hygiene among physicians: Performance, beliefs, and perceptions. Ann Intern Med 141(1):1-8, 2004.

científica às evidências foi, pelo menos em parte, responsável pela não aceitação, por parte da comunidade médica, de sua hipótese causal para febre puerperal e sua proposta de intervenção (lavagem das mãos) entre exames de pacientes. Entre outros fatores, aumentando a resistência às suas propostas esteve a relutância dos médicos em aceitar a conclusão de estarem transmitindo os agentes responsáveis pela febre puerperal, sendo, inadvertidamente, responsáveis pela morte de um grande número de mulheres. Além disso, os médicos reclamaram que a lavagem das mãos antes de atenderem cada paciente consumiria muito tempo. Outro fator importante é que Semmelweis foi, para dizer o mínimo, não diplomático, e esteve afastado de muitas figuras ilustres da medicina da época. Como consequência de todos esses fatores, muitos anos se passaram antes que a política de lavagem de mãos fosse amplamente adotada. Uma excelente biografia de Semmelweis foi publicada por Sherwin Nuland em 2003.[3]

As lições dessa história para sucesso da implementação de políticas são, ainda hoje, relevantes para o desafio de reforçar a aceitação tanto pública quanto profissional das políticas de prevenção baseadas em evidências. Essas lições incluem a necessidade de apresentar comprovação científica com base em evidências para uma proposta de intervenção, para sua implementação, essa intervenção deve ser percebida como factível e alicerçada no apoio dos profissionais, comunidade e suporte político.

Anos depois, a principal causa de febre puerperal foi reconhecida como sendo uma infecção por estreptococos. Os principais achados e recomendações de Semmelweis tiveram efeitos na prática da medicina mundial. Espantosamente, suas observações e intervenção sugerida precederam o conhecimento da teoria dos germes. É também interessante, contudo, que embora a necessidade de lavar as mãos seja universalmente aceita, recentes estudos têm demonstrado que muitos médicos em hospitais dos Estados Unidos e em outros países desenvolvidos ainda falham no atendimento a essa recomendação (Tabela 1-3).

2. Edward Jenner e a Varíola

Edward Jenner (Fig. 1-13) nasceu em 1749 e se interessou muito pelo problema da varíola, que era um flagelo universal. Por exemplo, no final do século 18, 400.000 pessoas morriam de varíola, a cada ano, e um terço dos sobreviventes ficavam cegos como resultado

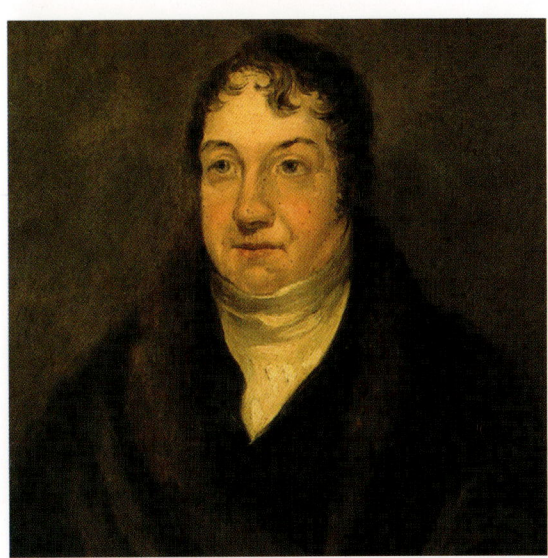

Figura 1-13. Retrato de Edward Jenner. (De: The Wellcome Historical Medical Museum and Library, London.)

de infecções na córnea. Era sabido que aqueles que sobreviviam à varíola estavam, posteriormente, imunes à doença e, consequentemente, isso foi uma prática comum de prevenção – infectar indivíduos saudáveis com varíola pela administração de material retirado de pacientes com varíola, um procedimento chamado de *variolização*. Entretanto, esse não era o método ideal: muitos desses indivíduos morreram como resultado da varíola, infectando mais pessoas ou desenvolvendo outras infecções.

Jenner interessou-se em encontrar uma melhor e mais segura abordagem para a prevenção de varíola. Ele observou, como outros antes dele, que algumas empregadas domésticas, jovens mulheres que ordenhavam vacas, desenvolviam uma doença mais branda, chamada varíola bovina. Mais tarde, durante surtos de varíola, a doença parecia não se desenvolver nessas jovens. Em 1768, Jenner ouviu a seguinte afirmação de uma delas: "Eu não posso pegar varíola porque já tive a varíola bovina". Esses eram dados de observação e não estavam baseados em nenhum estudo rigoroso, mas Jenner ficou convencido de que a varíola bovina poderia, realmente, ser um fator de proteção à varíola e decidiu testar sua hipótese.

A Figura 1-14 mostra uma pintura de Gaston Melingue apresentando Edward Jenner ao realizar a primeira vacina em 1796. (O termo "vacina" é derivado de *vacca*, a palavra latina para "vaca".)

Nessa pintura, uma empregada doméstica, Sarah Nelmes, está colocando uma bandagem em sua mão após ter sido removido material da varíola bovina, que é administrado em um "voluntário" de 8 anos, James Phipps. Jenner estava tão convencido de que a varíola bovina seria protetora, que 6 semanas depois, para testar sua convicção, inoculou na criança material que havia removido recentemente de uma pústula de varíola. A criança não contraiu a doença. Não discutiremos, nesse capítulo, questões éticas e implicações desse experimento. (Obviamente, Jenner não teve que justificar seu estudo diante de um comitê institucional!) O que se seguiu aos resultados da primeira vacinação foi o salvamento de milhões de vidas humanas, em todo o mundo, da invalidez e morte causadas pelo flagelo da varíola. Um ponto importante é que Jenner não sabia nada sobre o vírus e nada sobre a biologia da doença. Ele operou apenas com dados observacionais que lhe forneceram base para a intervenção preventiva.

Em 1967, a Organização Mundial da Saúde (WHO) iniciou esforços internacionais para erradicar a varíola, usando vacinas com o vírus da varíola bovina. Estimava-se que, naquela época, a varíola afligia 15 milhões de pessoas por ano ao redor do mundo, sendo que 2 milhões morriam e outros milhões ficavam cegos ou desfigurados. Em 1980, a WHO certificou que a varíola havia sido erradicada. O programa de erradicação da varíola,[4] dirigido pelo Dr. D. A. Henderson (Fig. 1-15), foi uma das maiores conquistas de prevenção de doenças na história da humanidade. A WHO estima que 350 milhões de novos casos tenham sido prevenidos em um período de 20 anos. Contudo, após os ataques terroristas que mataram cerca de 3.000 pessoas no World Trade Center, na cidade de Nova Iorque, em 11 de setembro de 2001, desenvolveu-se uma preocupação mundial sobre o potencial do bioterrorismo. Ironicamente, a possibilidade de que o vírus da varíola possa ser usado com esse propósito reabriu questões em relação à varíola e sua vacinação que muitos pensavam já terem sido relegados, definitivamente, para história de sucesso na erradicação da doença. A magnitude da ameaça do bioterrorismo pela varíola, juntamente com questões do risco à vacina – para ambos, pessoas vacinadas e aquelas em contato com vacinados, especialmente em ambiente hospitalar – estão entre muitas das que têm sido discutidas. Frequentemente, contudo, somente dados limitados ou equivocados estão disponíveis nesses assuntos para guiar o desenvolvimento de relevantes políticas de prevenção em saúde pública rela-

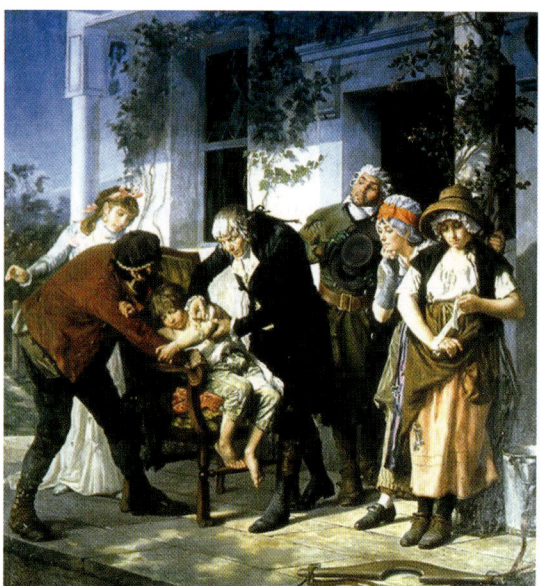

Figura 1-14. Une des premières vaccinations d'Edward Jenner [Uma das primeiras vacinas por Edward Jenner], por Gaston Melingue. (Reproduzida com permissão da Bibliothèque de l'Académie Nationale de Médecine, Paris, 2007.)

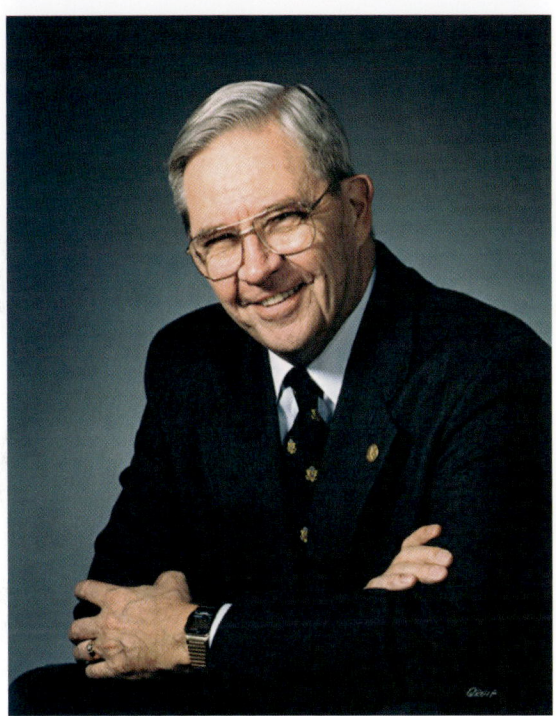

Figura 1-15. Fotografia do Dr. D. A. Henderson, que dirigiu o programa de erradicação da varíola da Organização Mundial da Saúde.

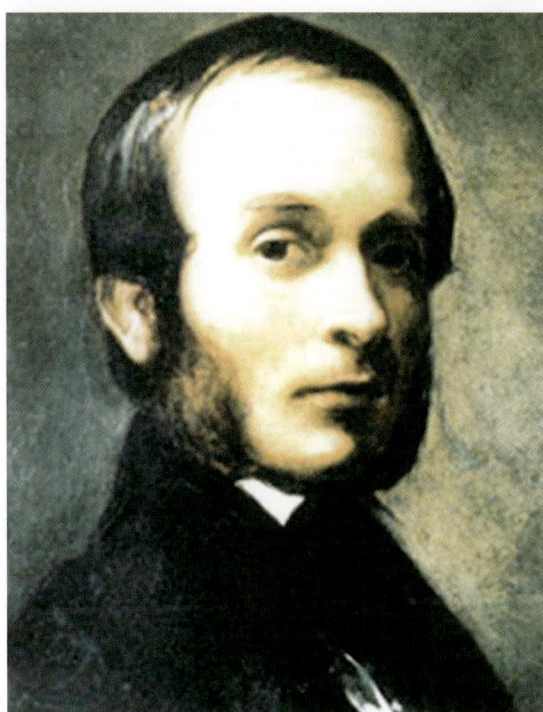

Figura 1-16. Retrato de John Snow. (Retrato em óleo de Thomas Jones Barker, 1847, in Zuck D: Snow, Empson and the Barkers of Bath, Anaesthesia 56:227-230, 2001.)

cionadas com a ameaça potencial de bioterrorismo usando a varíola como arma.

3. John Snow e o Cólera

Outro exemplo da transposição de observações epidemiológicas em políticas públicas foi imortalizado por John Snow, cujo retrato é visto na Figura 1-16. Snow viveu no século 19 e foi muito conhecido como o anestesiologista que administrou clorofórmio à Rainha Vitória durante um parto. Entretanto, a verdadeira paixão de Snow foi a epidemiologia do cólera, doença que foi o principal problema na Inglaterra na metade do século 19. Na primeira semana de setembro de 1854, cerca de 600 pessoas que moravam a poucos quarteirões da Broad Street, em Londres, morreram de cólera. Naquele tempo, o Registro Geral era dirigido por William Farr. Snow e Farr discordavam completamente sobre a causa do cólera. Farr aderiu à chamada teoria *dos miasmas* da doença. De acordo com essa teoria, muito aceita na época, a doença era transmitida por um miasma, ou nuvem, que passava rente à superfície terrestre. Se essa teoria fosse verdadeira, esperaríamos que pessoas que vivessem em baixas altitudes teriam maior risco de contrair a doença, transmitida pela nuvem, do que aquelas que viviam em elevações. Farr coletou dados para apoiar sua hipótese (Tabela 1-4). Os dados são bastante compatíveis com sua hipótese: quanto menor a elevação, maior a taxa de mortalidade. Snow não concordava; ele acreditava que o cólera era transmitido através da água contaminada (Fig. 1-17). Nesse tempo, em Londres, uma pessoa obtinha água contratando uma das companhias de abastecimento. A captação de água era feita em pontos muito poluídos do rio Tâmisa. Em dado momento, uma das companhias, a Lambeth Company, por razões técnicas, e não de saúde, transferiu sua captação de água mais acima do Tâmisa, uma área menos poluída do rio, e as outras companhias não moveram seus locais de captação de água. Snow raciocinou, então, que com base em sua hipótese de contaminação da água, a taxa de mortalidade do cólera deveria baixar nas pessoas que recebiam água da Lambeth Company em relação àqueles que obtinham água de outras companhias. Ele fez o que chamamos hoje de "epidemiologia do sapato de couro" – indo de casa em casa, contando as mortes por cólera em cada uma delas, e determinando qual a companhia que fornecia a água em cada casa.

Os achados de Snow são vistos na Tabela 1-5, que mostra o número de casas, o número de mortes por cólera e as mortes em 10.000 casas. Embora essa não seja a taxa ideal, pois uma casa pode conter nú-

TABELA 1-4. Mortes por Cólera em 10.000 Habitantes, por Elevação da Residência acima do Nível do Mar, Londres, 1848-1849

Elevação acima do nível do mar (em pés)	Número de mortes
< 20	120
20-40	65
40-60	34
60-80	27
80-100	22
100-120	17
340-360	8

Dados de Farr W: Vital Statistics: A Memorial Volume of Selections from the Reports and Writings of William Farr (editada por Sanitary Institute of Great Britain by Noel A. Humphreys). London, The Sanitary Institute, 1885.

o registro de cada distrito no sul de Londres da companhia que abastecia cada casa em que houvesse uma pessoa morta por cólera. Convém recordar que, na época de Snow, o *Vibrio Cholerae* era desconhecido. Não se sabia nada sobre a biologia da doença. A conclusão de Snow de que a contaminação da água estava associada ao cólera foi baseada inteiramente em dados observacionais.[5]

A questão é que, embora seja extremamente importante maximizar nosso conhecimento de biologia e patogenicidade da doença, nem sempre é necessário conhecer cada detalhe do mecanismo patogênico para sermos capazes de prevenir uma doença. Por exemplo, sabemos que quase todos os casos de febre reumática e doença coronariana reumática seguem uma infecção por estreptococo. O estreptococo é a bactéria que tem sido estudada e analisada mais intensamente, mas continuamos sem saber como e por que provoca a febre reumática. Sabemos que após uma grave infecção por estreptococos, como a observada em recrutas militares, a febre reumática não se desenvolveu em 97 dos 100 infectados. Em populações civis, como crianças em idade escolar, em que a infecção é menos grave, a febre reumática desenvolveu-se em apenas 3 de cada 1.000 infectados, mas não nos 997 remanescentes.[6] Por que a doença não se desenvolveu nos 97 recrutas e 997 crianças se eles foram expostos ao mesmo organismo? Não sabemos. Não sabemos se

meros diferentes de pessoas, essa não é uma má aproximação. Vemos que nas casas abastecidas pela Southwark e Vauxhall Company, que captavam água na parte poluída do Tâmisa, a taxa de mortalidade foi de 315 por 10.000 casas. Nas casas abastecidas pelas Lambeth Company, que havia reposicionado seu ponto de captação de água, a taxa foi de apenas 38 mortes por 10.000 casas. Seus dados foram tão convincentes que levaram Farr, do Registro Geral, a exigir

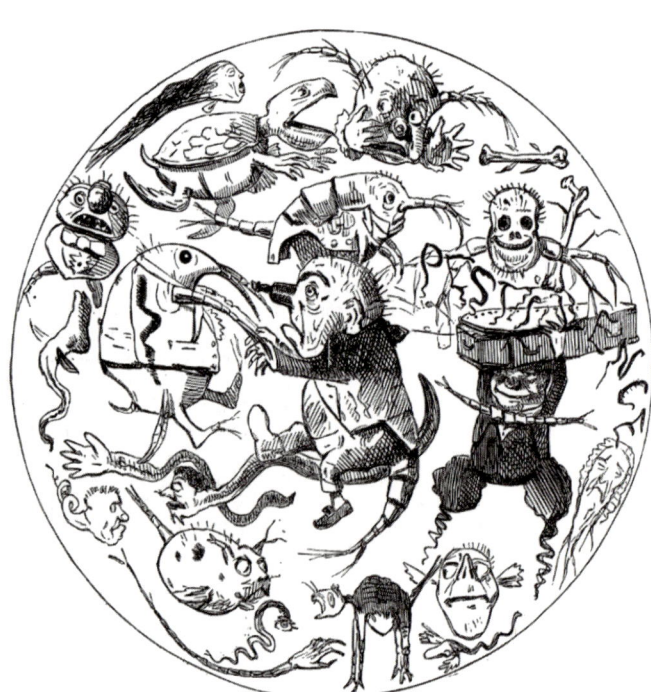

Figura 1-17. Uma gota da água do Tâmisa, representada por *Punch* em 1850. (De: Extracts from Appendix (A) to the Report of the General Board of Health on the Epidemic Cholera of 1848 and 1849, publicada por HMSO, London, 1850. Int J Epidemiol 31:900-907, 2002.)

UMA GOTA DA ÁGUA DE LONDRES

TABELA 1-5. Mortes por Cólera por 10.000 Casas, Conforme a Fonte de Abastecimento de Água, Londres, 1854

Abastecimento de água	Números de casas	Mortes por cólera	Mortes por 10.000 casas
Companhia Southwark e Vauxhall	40.046	1.263	315
Companhia Lambeth	26.107	98	38
Outros distritos em Londres	256.423	1.422	56

Dados adaptados de Snow J: On the mode of communication of cholera. In Snow on Cholera: Reimpresso por Two Papers by John Snow, M.D. New York, The Commonwealth Fund, 1936.

a doença é um resultado de uma diferença não detectada no organismo ou se é causada por um cofator que facilite a aderência dos estreptococos às células epiteliais. O que sabemos é que, mesmo sem entender plenamente a cadeia da patogênese, a partir da infecção pelo Estreptococo, até a febre reumática, podemos prevenir praticamente todos os casos se prevenirmos ou tratarmos pronta e adequadamente as infecções por estreptococos. A ausência do conhecimento biológico sobre a patogênese não deve ser um entrave ou desculpa para a não implementação de serviços preventivos efetivos.

Considere o tabagismo e o câncer de pulmão. Não sabemos qual o componente específico do cigarro que causa câncer, mas sabemos que 75 a 80% dos casos de câncer de pulmão são causados pelo fumo. Isso não significa que não devamos conduzir pesquisas laboratoriais para melhor entender como os cigarros causam câncer, mas, novamente, em paralelo com essas pesquisas, devemos organizar efetivos programas comunitários e de saúde pública com base nos dados observacionais disponíveis até o momento.

A Figura 1-18 mostra dados de mortalidade por câncer de mama e de pulmão em mulheres nos Estados Unidos. A taxa de mortalidade por câncer de mama permaneceu relativamente constante por muitas décadas, mas mostrou evidência de declínio nos primeiros anos do século 21. Contudo, a mortalidade por câncer de pulmão em mulheres tem aumentado paulatinamente, embora tenha começado a esta-

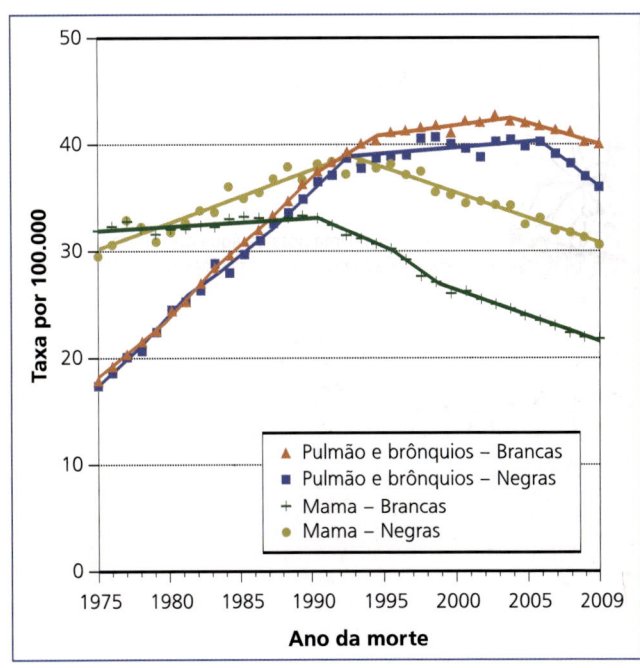

Figura 1-18. Mortalidade por câncer de mama *versus* mortalidade por câncer de pulmão: mulheres brancas *versus* mulheres negras, Estados Unidos, 1975-2009, idades ajustadas para a população estandartizada de 2000. (De: Howlader N, Noone AM, Krapcho M, *et al.* [eds]: SEER Cancer Statistics Review, 1975-2009 [Vintage 2009 Populations], National Cancer Institute, Bethesda, MD. Based on November 2011 SEER data submission, posted to the SEER web site, April 2012. http://seer.cancer.gov/csr/1975_2009_pops09/. Acesso em 11 de abril de 2013.

bilizar-se nos últimos anos. Desde 1987, mais mulheres têm morrido a cada ano de câncer de pulmão do que de mama. Deste modo, estamos frente a um quadro trágico de um câncer prevenível, o de pulmão, resultado de um hábito pessoal, o fumo, que é a principal causa de mortes por câncer em mulheres americanas.

Além disso, em 1993, o fumo no ambiente (fumo passivo) foi classificado como um conhecido carcinógeno humano pela Agência de Proteção Ambiental, que atribuiu cerca de 3.000 mortes por câncer de pulmão em indivíduos não fumantes, a cada ano, ao fumo passivo.

QUANDO A FREQUÊNCIA DE UMA DOENÇA DIMINUI, QUEM MERECE O CRÉDITO?

Nos últimos 100 anos, as taxas de mortalidade de muitas doenças infecciosas comuns diminuíram nos Estados Unidos. Por exemplo, mortes por infecções na infância, como difteria, coqueluche e escarlatina (uma infecção estreptocócica), diminuíram drasticamente. Além do mais, mortes por tuberculose caíram significativamente.

Pode ser tentador atribuir essas quedas às melhorias em tratamentos ou vacinas que se tornaram disponíveis para essas doenças durante essa época. Entretanto, em 1971, Edward Kass publicou os gráficos mostrados na Figura 1-19.[7] Esses gráficos demonstram que para cada uma dessas doenças, o maior declínio na mortalidade ocorreu muitos anos antes de qualquer tratamento efetivo ou vacina se tornarem disponíveis. A Figura 1-20 mostra uma apresentação semelhante de tendências de mortalidade ao longo do tempo para febre reumática no século 20.[8] Claramente, a maior parte da redução da mortalidade por febre reumática ocorreu bem antes da penicilina e outros tratamentos antiestreptocócicos tornarem-se disponíveis.

O que pode explicar esses declínios drásticos mesmo antes de qualquer vacina ou tratamento estarem disponíveis? Teoricamente, é possível que quando observamos uma redução na mortalidade de uma doença infecciosa, a exposição humana aos organis-

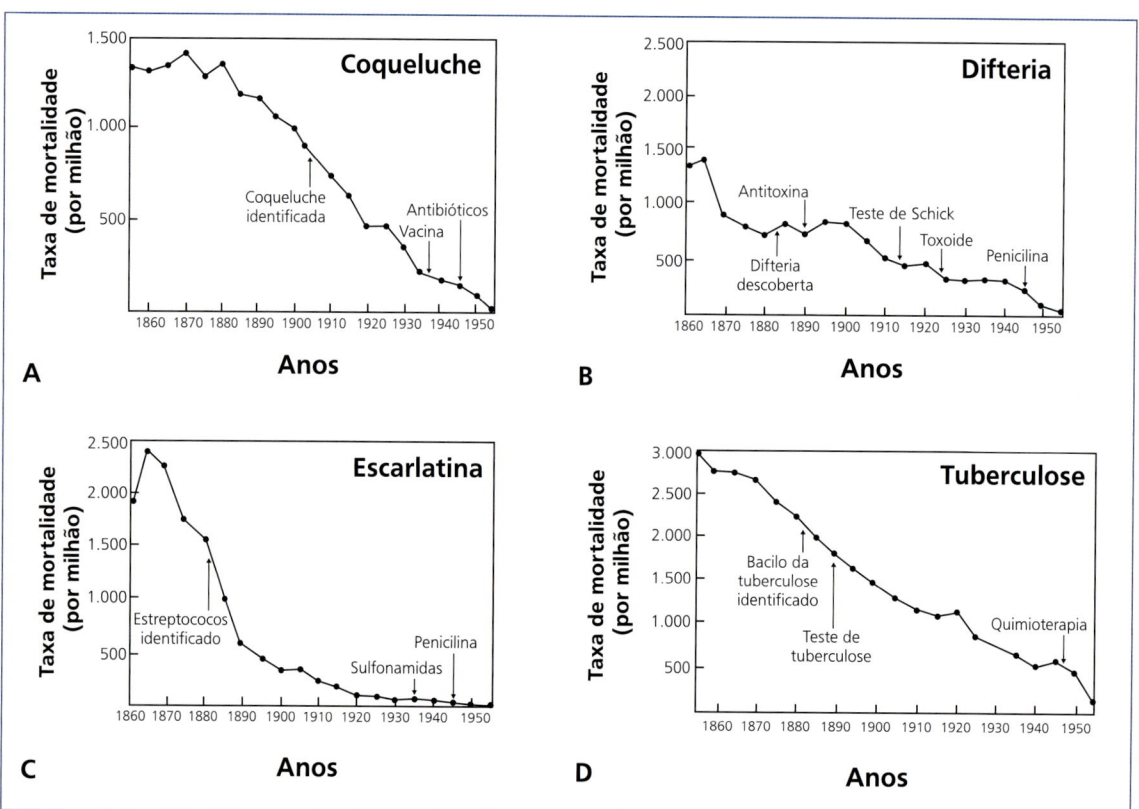

Figura 1-19. Redução das taxas de mortalidade na Inglaterra e País de Gales para (**A**) coqueluche, (**B**) difteria, (**C**) escarlatina (crianças com menos de 15 anos) e (**D**) tuberculose. (De: Kass EH: Infectious diseases and social change. J Infect Dis 123:110-114, 1971.)

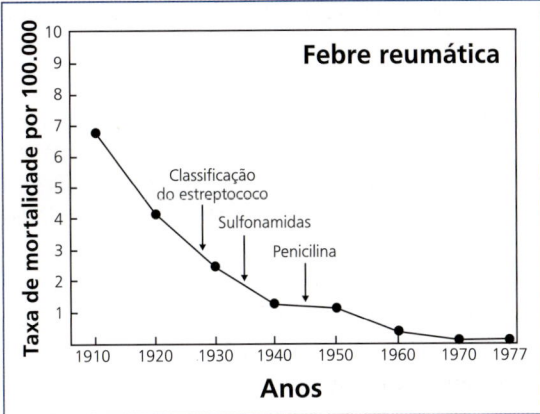

Figura 1-20. Redução da taxa bruta de mortes por febre reumática, Estados Unidos, 1910-1977. (De: Gordis L: The virtual disappearance of rheumatic fever in the United States: lessons in the rise and fall of disease. T. Duckett Jones Memorial Lecture. Circulation 72:1155-1162, 1985.)

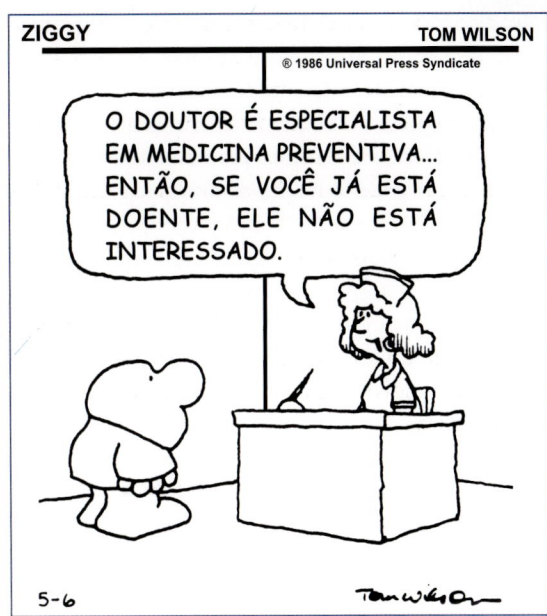

Figura 1-21. Prevenção e terapia vistas como atividades mutuamente excludentes. (De: Wilson T: Ziggy cartoon. © Universal Press Syndicate, 1986.)

mos envolvidos pode ter caído, ou a virulência do organismo pode ter diminuído. Entretanto, uma explicação mais provável para a queda na mortalidade nesses exemplos é que eles foram, primariamente, o resultado de melhorias nas condições sociais e não relacionadas com qualquer intervenção médica. De fato, Kass intitulou seu artigo de 1971, no qual os gráficos na Figura 1-19 apareceram, "Doenças Infecciosas e Mudança Social". Embora os fatores específicos que estavam, provavelmente, envolvidos não sejam sempre claros, melhorias na habitação, incluindo saneamento e melhor nutrição, além de mudanças simultâneas no estilo de vida, são os principais fatores que provavelmente tenham contribuído significativamente para a redução.

Frequentemente, ansiamos atribuir declínios temporais em mortalidade às intervenções médicas. Entretanto, a lição ilustrada pelos exemplos nesses gráficos é que deveríamos ser cuidadosos antes de concluirmos que qualquer redução na mortalidade é resultado de uma intervenção médica. Em vista das dificuldades em derivar inferências sobre a efetividade de cuidados médicos unicamente por quedas na mortalidade de toda a população, estudos epidemiológicos rigorosos são claramente essenciais para avaliar a efetividade de diferentes intervenções. Algumas abordagens usadas e o delineamento de tais estudos para avaliar serviços de saúde são discutidos no Capítulo 17.

INTEGRANDO PREVENÇÃO E TRATAMENTO

Prevenção e terapia são muito frequentemente observadas como atividades mutuamente exclusivas, como mostrado na Figura 1-21. Está claro, entretanto, que a prevenção não é apenas integrante da saúde pública, mas também faz parte da prática clínica. O papel do médico é manter a saúde, bem como tratar a doença, mas mesmo tratamentos de doenças incluem um componente de prevenção. Sempre que tratamos uma doença estamos prevenindo a morte, prevenindo complicações no paciente ou prevenindo uma infinidade de efeitos sobre a família do paciente. Assim, muito da dicotomia entre terapia e prevenção é uma ilusão. Terapia envolve prevenção secundária e terciária, este último denotando a prevenção de complicações como incapacidades. Assim, todo o espectro da prevenção deveria ser visto como integral tanto para saúde pública quanto para a prática clínica.

Duas decisões muito diferentes em 2012 colocaram mais ênfase na relação entre prevenção e tratamento. Em julho de 2012, a Food and Drug Administration (FDA), nos Estados Unidos, aprovou o uso de uma droga, a Truvada (combinação das pílulas [antivirais] tenofovir e emtricitabine; Gilead Science), para prevenção da infecção por HIV em pessoas que estão sob alto risco de contaminação. Desde 2004, a droga tinha sido comercializada somente para o tratamento de indivíduos já infectados com o HIV.

A segunda decisão, anunciada em maio de 2012, foi a de que um ensaio clínico de 5 anos para prevenir uma forma da doença de Alzheimer determinada geneticamente seria conduzido pelos Institutos Nacionais de Saúde. Investigadores estudarão 300 pessoas que são cognitivamente normais, mas estão sob alto risco de desenvolver doença de Alzheimer. A maioria dos participantes do estudo será de uma grande família em Medellín, Colômbia, que está sob alto risco para a forma geneticamente determinada da doença de Alzheimer, caracterizada pelo começo precoce da perda cognitiva seguida de demência completa, aproximadamente, aos 53 anos. A droga estudada, o Crenezumab (anticorpos contra dois tipos de beta-amiloides humanos; Genentech), está, atualmente, sendo avaliada em dois outros ensaios clínicos em pessoas que já têm demência leve ou moderada para determinar se o acúmulo de amiloide ou a redução cognitiva podem ser retardadas. Assim, tanto no estudo do HIV, discutido no parágrafo anterior, quanto neste estudo sobre a doença de Alzheimer, drogas que têm sido usadas por pacientes com diagnósticos claros das doenças em questão estão agora sendo avaliadas como drogas que poderiam prevenir essas doenças em pacientes de alto risco. Ambos os estudos enfatizam a necessidade de conectar prevenção e tratamento no desenvolvimento deste ponto de vista também para outras doenças.

CONCLUSÃO

A epidemiologia é uma ferramenta inestimável para fornecer uma base racional em que programas de prevenção efetivos podem ser planejados e implementados. A epidemiologia tem também valor inestimável para conduzir investigações clínicas para avaliar tanto terapias novas quanto aquelas que têm sido utilizadas por algum tempo, bem como intervenções desenvolvidas recentemente para prevenção de doenças. O último objetivo é melhorar o controle de doenças por meio da prevenção e do tratamento que irão prevenir mortes pela doença e aumentarão a qualidade de vida daqueles que desenvolveram uma doença séria. Os delineamentos de estudos utilizados em epidemiologia são discutidos em capítulos posteriores.

REFERÊNCIAS

1. Porta M: A Dictionary of Epidemiology, 5th ed. New York, Oxford University Press, 2008.
2. Rose G: Sick individuals and sick populations. Int J Epidemiol 14:32-38, 1985.
3. Nuland SB: The Doctors' Plague: Germs, Childbed Fever and the Strange Story of Ignáz Semmelweis. New York, WW Norton, Atlas Books, 2003.
4. Fenner F, Henderson DA, Arita I, et al: Smallpox and Its Eradication. Geneva, World Health Organization, 1988.
5. Johnson S: The Ghost Map: The Story of London's Most Terrifying Epidemic—and How It Changed Science, Cities, and the Modern World. New York, Riverhead Books, 2006.
6. Markowitz M, Gordis L: Rheumatic Fever, 2nd ed. Philadelphia, WB Saunders, 1972.
7. Kass EH: Infectious diseases and social change. J Infect Dis 123:110-114, 1971.
8. Gordis L: The virtual disappearance of rheumatic fever in the United States: Lessons in the rise and fall of disease. Circulation 72:1155-1162, 1985.

Capítulo 2

Dinâmica da Transmissão das Doenças

*Eu mantenho seis servidores honestos
(eles me ensinaram tudo o que eu sei);
Seus nomes são O que, Por que,
Quando, Como, Onde e Quem.*
— Rudyard Kipling[1] (1865-1936)

Objetivos de aprendizado

- Introduzir conceitos relacionados com a transmissão de doenças pela abordagem epidemiológica para doenças transmissíveis como um modelo
- Definir termos importantes relacionados com a ocorrência de doenças na população
- Calcular uma taxa de ataque e ilustrar como pode ser usada para mensurar a transmissão pessoa a pessoa de uma doença
- Descrever as etapas na investigação de um surto e introduzir como a tabulação cruzada pode ser utilizada para identificar a fonte

As doenças humanas não surgem do vácuo. Resultam de interações entre hospedeiro (pessoa), agente (p. ex., bactéria) e meio ambiente (p. ex., fonte de água contaminada). Embora algumas doenças sejam de origem amplamente genética, quase todas resultam de uma interação entre fatores genéticos e ambientais, com o equilíbrio exato variando conforme as diferentes doenças. Muitos dos princípios subjacentes que fundamentam a transmissão das doenças são mais claramente demonstrados utilizando-se doenças transmissíveis como modelo. Desse modo, este capítulo usa, basicamente, tais doenças como exemplos na revisão desses princípios. Contudo, os conceitos discutidos são também aplicáveis a doenças que não parecem ter origem infecciosa.

As patologias têm sido classicamente descritas como o resultado de uma tríade epidemiológica demonstrada na Figura 2-1. De acordo com esse diagrama, são o produto da interação de um hospedeiro humano, um agente infeccioso ou de outro tipo e o ambiente que promove a exposição. Vetores como mosquitos ou carrapatos estão frequentemente envolvidos. Para tal interação ocorrer, o hospedeiro deve estar suscetível. A suscetibilidade humana é determinada por uma variedade de fatores, incluindo antecedentes genéticos e características nutricionais e imunológicas. O estado imunológico de um indivíduo é determinado por muitos fatores, incluindo experiências prévias tanto com infecções naturais quanto imunização.

Os fatores que podem causar doenças no ser humano incluem fatores biológicos, físicos e químicos, bem como de outros tipos, como estresse, que podem ser mais difíceis de classificar (Tabela 2-1).

MODOS DE TRANSMISSÃO

As doenças podem ser transmitidas *direta* ou *indiretamente*. Por exemplo, uma doença pode ser transmitida de pessoa para pessoa (transmissão direta) por contato direto. A transmissão indireta pode ocorrer por meio de um veículo comum, como contaminação atmosférica ou fonte de abastecimento de água, ou por um vetor, como um mosquito. Alguns dos modos de transmissão são mostrados na Tabela 2-2.

A Figura 2-2 é uma fotografia clássica que mostra a dispersão de gotículas depois de um espirro. Ela demonstra, vividamente, o potencial de um indivíduo

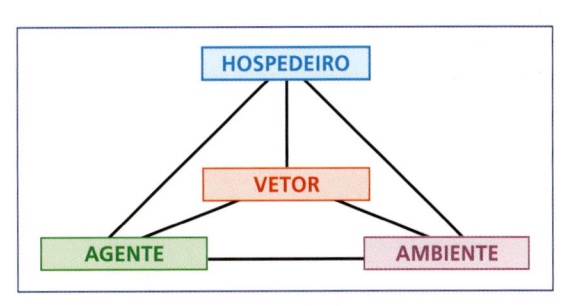

Figura 2-1. Tríade epidemiológica das doenças.

TABELA 2-1. Fatores que Podem Ser Associados a Aumento do Risco de Doença em Humanos		
Características do hospedeiro	Tipos de agentes e exemplos	Fatores ambientais
Idade	Biológicos	Temperatura
Sexo	Bactérias, vírus	Umidade
Raça	Químicos	Altitude
Religião	Veneno, álcool, fumo	Aglomeração
Hábitos	Físicos	Moradia
Ocupação	Trauma, radiação, fogo	Vizinhança
Perfil genético	Nutricionais	Água
Estado civil	Deficiência, excesso	Leite
Antecedentes familiares		Alimentação
Doenças anteriores		Radiação
Estado imunológico		Poluição atmosférica
		Ruído

TABELA 2-2. Modos de Transmissão das Doenças

1. Direto
    a. Contato de pessoa para pessoa
2. Indireto
    a. Veículo comum
        (1) Exposição única
        (2) Exposição múltipla
        (3) Exposição contínua
    b. Vetor

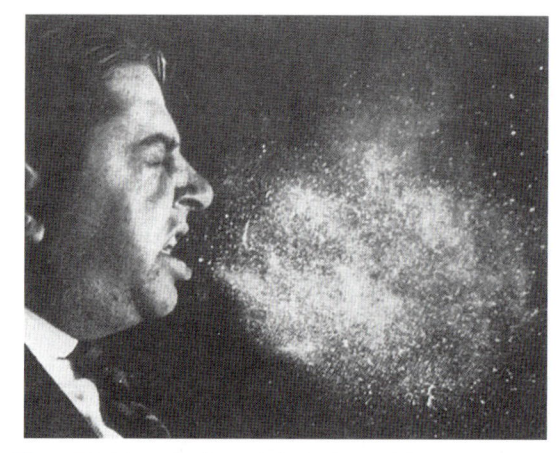

Figura 2-2. Dispersão de partículas após um violento espirro. (Reimpressa com permissão de Jennison MW: Aerobiology 17:102, 1947. Copyright 1947 American Association for the Advancement of Science.)

para infectar um grande número de pessoas em um rápido período de tempo. Como Mims definiu:

> Um indivíduo infectado pode transmitir gripe ou resfriado comum a muitos outros, no curso de uma inocente hora, em uma sala lotada. Uma infecção venérea também pode se espalhar progressivamente de pessoa para pessoa, caso se mantenha na natureza, mas seria uma tarefa formidável transmiti-la nessa escala.[2]

Assim, diferentes organismos disseminam-se de maneiras variadas, e o potencial de determinados organismos em espalhar-se e produzir surtos depende de suas características, como taxa de crescimento e via pela qual é transmitido de uma pessoa para outra.

A Figura 2-3 é um diagrama esquemático das superfícies do corpo humano como sítio e abrigo de infecção microbiana. O trato alimentar pode ser considerado um tubo aberto que cruza o corpo, e os sistemas respiratório e urogenital podem ser vistos como tubos fechados. Cada um deles oferece oportunidades para infecções.

A pele é outra importante porta de entrada para agentes infecciosos, principalmente através de arranhões ou lesões. Entre os agentes que frequentemente entram através da pele, incluem-se estreptococos ou estafilococos e fungos, como *tinea* (micoses). Duas considerações devem ser feitas em relação a isso: primeiro, a pele não é porta de entrada exclusiva de muitos desses agentes, e infecções podem ser contraídas por mais de uma rota. As mesmas vias também servem como pontos de entrada para agentes causadores de doenças não infecciosas. Por exemplo, toxinas ambientais podem ser ingeridas, inspiradas durante a respiração ou absorvidas diretamente pela pele. As características clínicas e epidemiológicas em muitas condições infecciosas e não infecciosas frequentemente relatam o local da exposição a determinado organismo ou substância ambiental e sua porta de entrada no corpo.

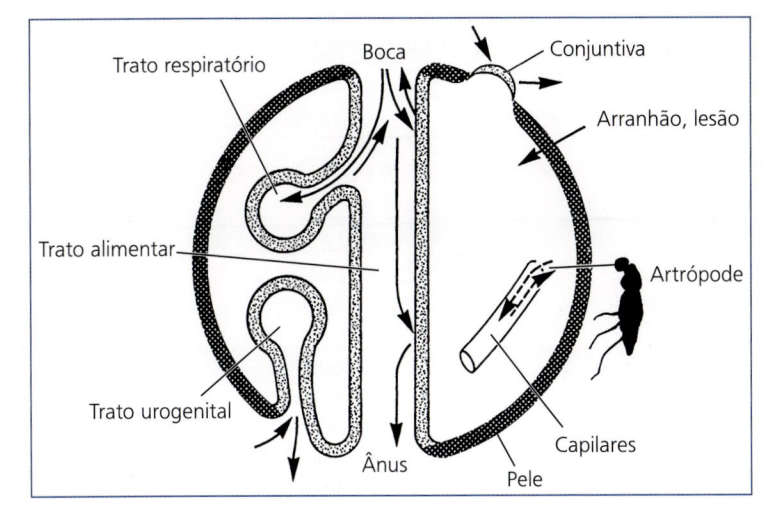

Figura 2-3. Superfícies corporais como sítio e abrigo de infecção microbiana. (De: Mims CA, Nash A, Stephen J: Mims' Pathogenesis of Infectious Disease, 5th ed. London, Academic Press, 2001.)

DOENÇA CLÍNICA E SUBCLÍNICA

É importante reconhecer o largo espectro de gravidade das doenças. A Figura 2-4 mostra o conceito do *iceberg* para doenças. Assim como a maior parte de um *iceberg* está submersa e escondida, apenas com sua ponta visível, tal qual as doenças: apenas a fase clínica é aparente (como visto na coluna da resposta do hospedeiro na Figura 2-4, à direita). Mas infecções sem doença clínica são importantes, particularmente para a rede de transmissão das doenças, apesar de não serem clinicamente visíveis. Na Figura 2-4, os estágios biológicos correspondentes à patogenia e doença em nível celular podem ser vistos à esquerda. O conceito do *iceberg* é importante porque não é suficiente contar apenas os casos clinicamente visíveis; por exemplo, muitos dos casos de poliomielite nos dias anteriores à vacina eram subclínicos – ou seja, muitas pessoas que contraíram a infecção da poliomielite não apresentaram manifestações clínicas. No entanto, estas pessoas ainda eram capazes de transmitir o vírus para outros indivíduos. Sendo assim, não podemos compreender e explicar a disseminação da pólio, a menos que o reservatório de casos não aparentes seja reconhecido.

A Figura 2-5 mostra o espectro de gravidade para várias doenças. A maioria dos casos de tuberculose, por exemplo, não é aparente. Entretanto, pelo fato de serem capazes de transmitir a doença, devem ser identificados para o controle de sua disseminação. No sarampo, muitos casos são de gravidade moderada e somente poucos são não aparentes. Em outro extremo, sem intervenção, a raiva não apresenta casos não aparentes e a maioria dos casos não tratados é fatal. Assim, temos um espectro de padrões de gravidade que varia conforme a doença. Essa gravidade parece estar relacionada com a virulência do organismo (o quanto é capaz de produzir doença) e com o local do corpo onde se multiplica. Todos esses fatores, assim como as características do hospedeiro e respostas imu-

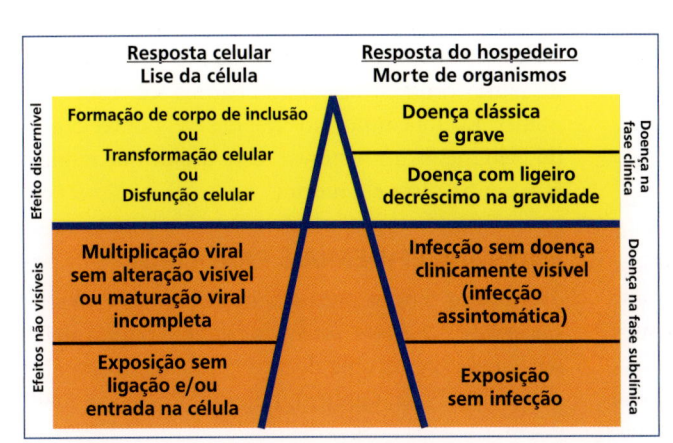

Figura 2-4. Conceito de *iceberg* para doenças infecciosas ao nível da célula e do hospedeiro. (Adaptada de Evans AS, Kaslow RA [eds]: Viral Infections of Humans: Epidemiology and Control, 4th ed. New York, Plenum, 1997.)

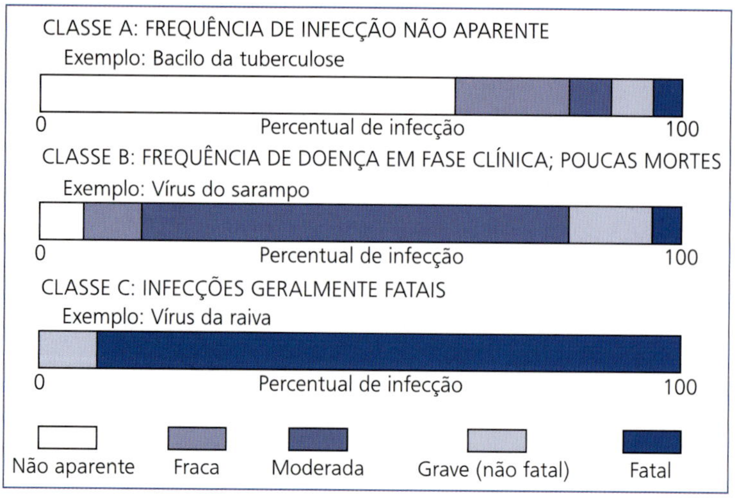

Figura 2-5. Distribuição da gravidade clínica para três classes de infecção (não apresentadas em escala). (Adaptada de Mausner JS, Kramer S: Epidemiology: An Introductory Text. Philadelphia, WB Sauders, 1985, p. 265.)

nológicas, precisam ser considerados para o entendimento de como as doenças se disseminam de um indivíduo para outro.

Como os conhecimentos clínico e biológico têm aumentado ao longo dos anos, aumentou também nossa capacidade de distinguir diferentes estágios das doenças. Isso inclui doenças em fase clínica e subclínica.

Doença na Fase Clínica

A doença na fase clínica é caracterizada por apresentar sinais e sintomas.

Doença na Fase não Clínica (não Aparente)

A doença na fase não clínica pode incluir:

1. *Doença em Fase Pré-Clínica.* A doença ainda não é clinicamente aparente, mas está destinada a evoluir para uma fase clínica.
2. *Doença em Fase Subclínica.* A doença não é clinicamente aparente e não está destinada a tornar-se clinicamente aparente. Esse tipo de doença frequentemente é diagnosticada por respostas sorológicas (anticorpos) ou culturas do organismo.
3. *Doença Persistente (Crônica).* Uma pessoa não consegue "se livrar" da infecção, e ela persiste por anos, ou até mesmo por toda a vida. Recentemente, um fenômeno interessante tem sido a manifestação de sintomas, muitos anos depois de se pensar que a infecção havia sido resolvida. Alguns adultos que se recuperaram de poliomielite na infância e agora relatam fadiga grave e fraqueza; esse fenômeno tem sido chamado de síndrome pós-poliomielite na vida adulta, tornando-se, desse modo, casos de fase clínica, embora um pouco diferente da manifestação inicial da doença.
4. *Doença Latente.* Uma infecção sem multiplicação ativa do agente, quando o ácido nucleico viral é incorporado ao núcleo da célula como um provírus. Ao contrário da infecção persistente, somente a mensagem genética está presente no hospedeiro, não um organismo viável.

ESTADO DE PORTADOR

Um portador é um indivíduo que abriga o organismo, mas não está infectado, conforme verificado por estudos sorológicos (sem evidência de resposta a anticorpos) ou por evidência clínica de doença. Esta pessoa ainda pode infectar outras, embora a infectividade seja, frequentemente, mais baixa do que em outras infecções. O estado de portador pode ter uma duração limitada ou ser crônico, com duração de meses ou anos. Um dos exemplos mais conhecidos de um portador a longo prazo era Typhoide Mary, que portava *Salmonella typhi* e morreu em 1938. Durante muitos anos, ela trabalhou como cozinheira na área da cidade de Nova Iorque, trocando de bairros sob diferentes nomes. Ela foi considerada responsável por ter causado pelo menos 10 surtos de febre tifoide que resultaram em 51 casos e 3 mortes.

ENDEMIA, EPIDEMIA E PANDEMIA

Três outros termos precisam ser definidos: *endemia*, *epidemia* e *pandemia*. *Endemia* é definida como a presença habitual de uma doença em determinada área geográfica. Pode, também, referir à ocorrência usual de determinada doença dentro de uma área. *Epidemia*

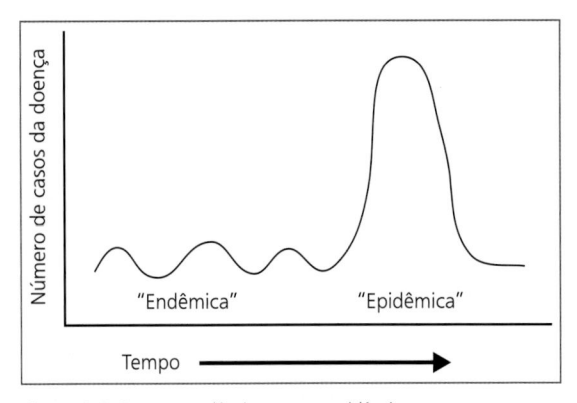

Capítulo 2 ■ DINÂMICA DA TRANSMISSÃO DAS DOENÇAS

Figura 2-6. Doença endêmica *versus* epidêmica.

é definida como a ocorrência em uma comunidade ou região de um grupo de doenças de natureza similar, excedendo claramente a expectativa normal, derivada de uma fonte comum de propagação (Fig. 2-6). *Pandemia* refere-se a uma epidemia de dimensões mundiais.

Como podemos saber quando temos um excesso além do que é esperado? Na verdade, como sabermos o quanto esperar? Não existe uma resposta precisa para essas perguntas. Através de uma vigilância permanente, podemos determinar quais são os níveis usuais ou esperados. No que se refere ao excesso, às vezes um "teste visual" pode ser convincente: a diferença é tão clara que salta aos olhos.

Dois exemplos demonstrarão como a pandemia e o medo da sua ocorrência relacionam-se com o desenvolvimento de políticas públicas. Em dezembro de 1952, um denso nevoeiro desceu sobre Londres (Fig. 2-7). De 6 a 9 de dezembro, a névoa se tornou tão densa que a visibilidade foi reduzida a cerca de 9 metros em algumas áreas de Londres. Os pedestres tinham dificuldades para acharem seus caminhos, mesmo em áreas conhecidas. Por vezes as pessoas não conseguiam ver suas próprias mãos e pés. A Figura 2-8 mostra tendências, na época, das taxas de mortalidade e níveis de dióxido de enxofre (SO_2). A quantidade de SO_2 serve como um indicativo útil de níveis gerais de poluição atmosférica. Como visto na Figura 2-8, o nevoeiro foi acompanhado de um rápido aumento na taxa de mortalidade, excedendo claramente as taxas normais. Essa taxa permaneceu elevada por algum tempo após a névoa dissipar-se. Mais de 4.000 mortes foram atribuídas ao nevoeiro. Recentemente, análises adicionais sugeriram que cerca de 12.000 mortes além do esperado ocorreram de dezembro de

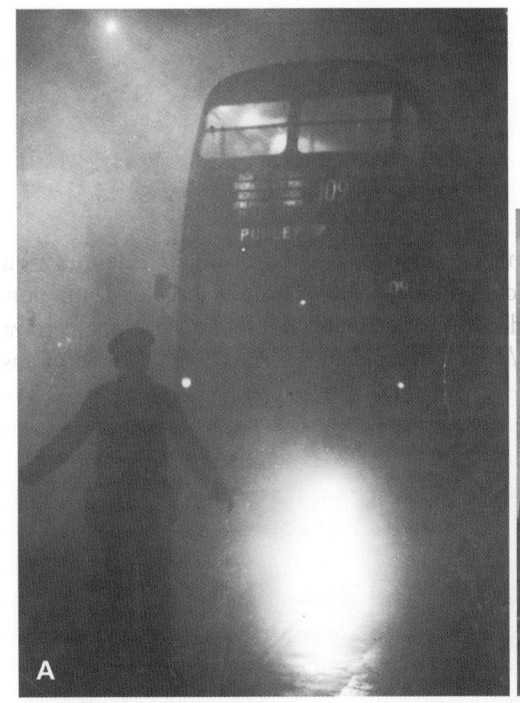

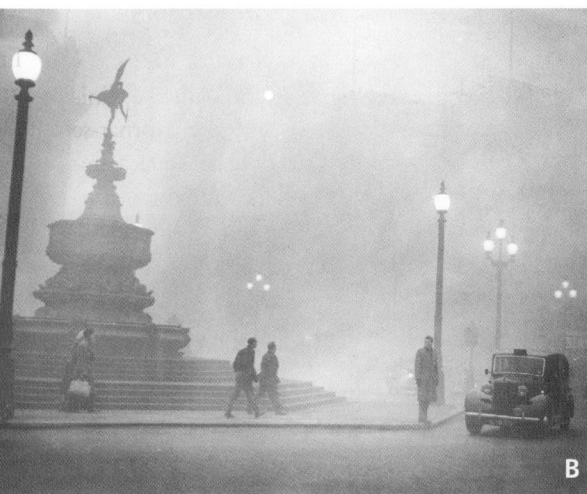

Figura 2-7. Fotografias tiradas, durante o dia (10h30), da poluição tóxica da Grande Neblina. **A.** Em razão da visibilidade reduzida, um ônibus é guiado por um funcionário (inferior esquerda, na silhueta) com uma lanterna. **B.** A imagem arredondada laranja-acinzentada no céu é o sol. (**A** de Keystone/Hulton Archive, Getty Images. **B** de Central Press/Hulton Archive, Getty Images.)

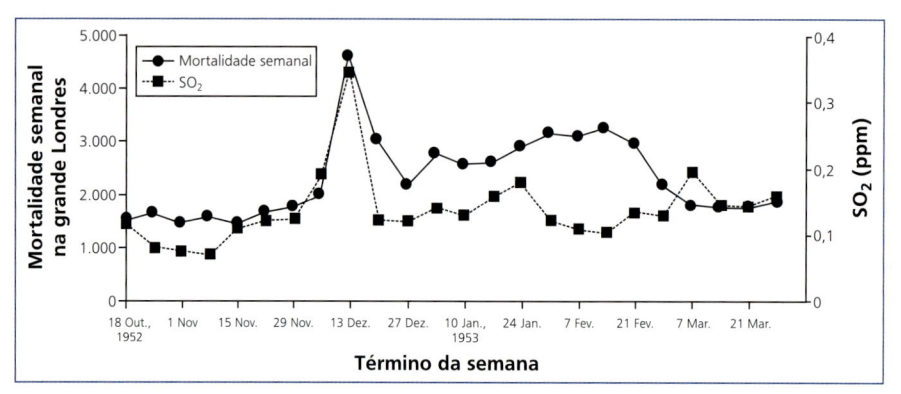

Figura 2-8. Mortalidade semanal aproximada e concentração de SO_2 na Grande Londres, 1952-1953. (De: Bell ML, Davis DL: Reassessment of the lethal London Fog of 1952: Novel indicators of acute and chronic consequences of acute exposure to air pollution. Environ Health Perspect 109[Suppl 3]:389-394, 2001.)

1952 até fevereiro de 1953.[3] Muitas dessas mortes ocorreram em pessoas que já sofriam de doenças crônicas pulmonares ou cardiovasculares. O desastre do nevoeiro londrino, ou A Grande Névoa, como ficou conhecido, desencadeou a formulação de leis, incluindo o "Atos de Ar Limpo" de 1956 e 1968, que baniu as emissões de fumaça negra e exigiu que residentes de áreas urbanas e operadores de fábricas convertessem suas máquinas de combustíveis para produzirem menos fumaça.

O segundo exemplo envolve uma questão que surgiu em 2011, relacionada com a pesquisa laboratorial sobre H5N1, ou vírus da "gripe aviária" (Fig. 2-9). Embora a transmissão de ocorrência natural do H5N1 tenha sido primariamente limitada àqueles com contato direto com animais infectados, em casos não usuais nos quais as pessoas adquiriram a infecção de animais, a doença é, frequentemente, muito grave com mortes frequentes. Por conseguinte, tem havido preocupação que certas mutações do vírus podem aumentar a transmissibilidade do vírus para os seres humanos e, portanto, podem resultar em uma pandemia. A fim de compreender plenamente a possibilidade de tal mutação e o potencial de preveni-la, dois laboratórios financiados pelo governo, um no Centro Médico Erasmus, na Holanda, e um segundo na Universidade de Wisconsin's-Madison, nos Estados Unidos, criaram cepas H5N1 geneticamente alteradas que poderiam ser transmitidas entre mamíferos (furões) pelo ar.

Depois de analisar os dois estudos, pela primeira vez na sua história, o Conselho Consultivo Científico Nacional para a Biossegurança dos Estados Unidos foi contra a publicação dos detalhes das metodologias utilizadas nestes estudos. O Conselho citou a potencial utilização indevida por "aqueles que buscam prejudicar" através da participação em atividade bioterrorista. Outros cientistas, no entanto, incluindo membros de um painel de especialistas reunidos pela Organização Mundial da Saúde (WHO), discordaram, afirmando que o trabalho foi importante para os esforços de saúde pública para prevenir uma possível pandemia em humanos. Em janeiro de 2012, uma moratória em alguns tipos de pesquisa do H5N1 foi autoimposta pelos pesquisadores a fim de dar tempo à discussão dessas preocupações por especialistas e pelo público. Os resultados dos dois estudos foram posteriormente publicados em maio e junho de 2012.[4,5]

A grande questão não resolvida é se os benefícios potenciais para a sociedade a partir dos resultados desses tipos de estudo superam os riscos de propagação descontrolada do vírus mutante, resultando tanto em lapsos de biossegurança no laboratório (libertação acidental do vírus) quanto em atividade bioterrorista (libertação intencional do vírus). Os cientistas e formuladores de políticas precisam desenvolver os méto-

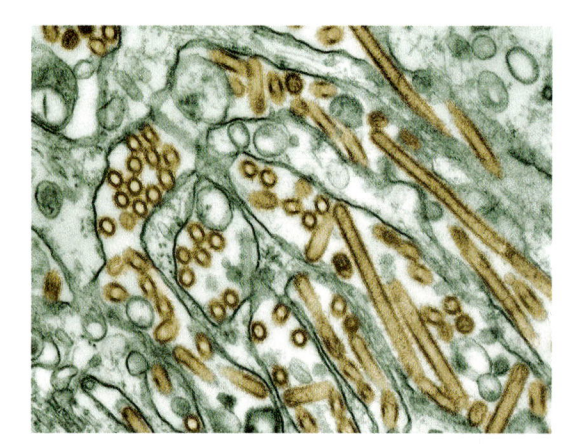

Figura 2-9. Micrografia eletrônica colorida de transmissão da gripe aviária vírus *influenza* A H5N1 (observados em dourado) cultivados em células MDCK (observados em verde). (De: Centers for Disease Control and Prevention, cortesia de Cynthia Goldsmith, Jacqueline Katz e Sherif R. Zaki.)

dos para avaliar os riscos e os benefícios da realização de diferentes tipos de pesquisa experimental. Além disso, esses eventos ilustram que a censura e a liberdade acadêmica na ciência continuam a ser questões altamente relevantes na atualidade.

SURTOS DE DOENÇAS

Vamos assumir que um alimento esteja contaminado por um microrganismo. Se um surto ocorre em um grupo de pessoas que ingeriram o alimento, isso é chamado de *veículo comum de exposição*, pois todos os casos desenvolvidos foram em pessoas expostas ao alimento em questão. O alimento pode ser servido uma única vez, por exemplo, o almoço de um fornecedor, resultando em *uma única exposição* para as pessoas que o ingeriram; ou o alimento pode ser servido mais de uma vez, resultando em uma *exposição múltipla* para as pessoas que o ingeriram mais de uma vez. Quando uma fonte de abastecimento de água é contaminada por esgoto, em razão de vazamentos, a contaminação pode ser também *periódica*, causando múltiplas exposições como resultado da mudança nas pressões dos sistemas de suprimento de água que podem causar contaminação intermitente, ou *contínua*, em que o vazamento constante leva a uma contaminação persistente. O quadro epidemiológico manifestado depende de a exposição ser única, múltipla ou contínua.

Para os propósitos dessa discussão, focalizaremos na *exposição única com veículo comum*, pois as questões discutidas são vistas com maior clareza nesse tipo de surto. Quais as características desse tipo de surto? Primeiro esses surtos são explosivos, ou seja, há um aumento rápido e repentino no número de casos da doença na população. Segundo, os casos são limitados às pessoas que compartilham a mesma exposição. Isso é evidente, pois na primeira onda de casos não poderíamos esperar que a doença se desenvolvesse em pessoas que não foram expostas, a menos que existisse outra fonte na comunidade. Em terceiro, em um surto de origem alimentar, raramente ocorrem casos em pessoas que contraem a doença de um caso primário. A razão para esses casos secundários serem raros neste tipo de surto não está bem entendida.

Nos Estados Unidos, a principal causa de doença de origem alimentar é a contaminação com norovírus (da família dos *Norwalk* vírus). Nas décadas recentes, um número crescente de surtos de gastroenterites agudas (AGE) tem ocorrido a bordo de navios de cruzeiro. Durante os primeiros 11 meses de 2002, o Centro de Controle e Prevenção de Doenças (Centers for Disease Control and Prevention, CDC) recebeu 21 relatos de surtos de gastroenterites agudas, dos quais 9 foram confirmados por exames laboratoriais de fezes e estavam associados a noroviroses. Um desses surtos é mostrado na Figura 2-10.[6] Em 25 de outubro, um navio de cruzeiro com 2.882 passageiros e 944 tripulantes deixou a Espanha para um cruzeiro de 14 dias até a Flórida. Em 28 de outubro, 70 (2,5%) passageiros procuraram a enfermaria com gastroenterite aguda. Em 2 de novembro, 106 passageiros (5%) e 25 (3%) tripulantes haviam relatado a doença. A Figura 2-10 mostra o rápido crescimento do número de casos e a forma pontiaguda da curva epidêmica, típica de surtos com exposição única e veículo comum. Os resultados dos exames de fezes de quatro dos seis passageiros foram positivos para uma cepa de norovírus,

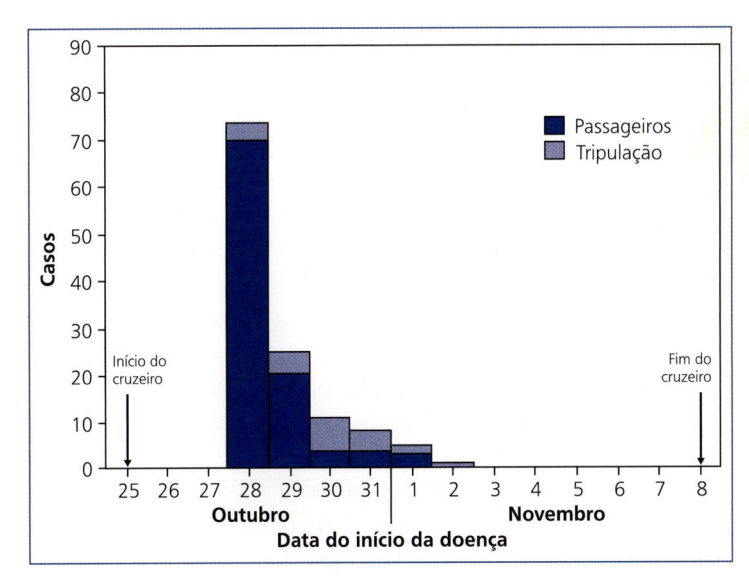

Figura 2-10. Número de passageiros e membros da tripulação que se reportaram à enfermaria do navio com sintomas de gastroenterite aguda durante um cruzeiro de 14 dias, por data do início da doença, da Espanha para a Flórida, de 25 de Outubro a 8 de Novembro de 2002. (De: Centers for Disease Control and Prevention: Outbreaks of gastroenteritis associated with noroviruses on cruise ships – United States, 2002. MMWR 51:1112-1115, 2002.)

diferente dos observados em surtos anteriores em navios de cruzeiro. Os tripulantes ficaram em quarentena até não apresentarem sintomas por 72 horas, o navio foi desinfetado e os cuidados sanitários reforçados. Nenhum outro surto foi relatado em cruzeiros subsequentes nesse navio.[6] O Programa de Saneamento de Navios do CDC monitora surtos em navios de cruzeiro e trabalha para prevenir a transmissão da doença a bordo destes navios. Os dados de cada surto estão disponíveis no *site* http://www.cdc.gov/nceh/vsp/

IMUNIDADE E SUSCETIBILIDADE

A quantidade de doença em uma população depende de um equilíbrio entre o número de pessoas susceptíveis na população e, portanto, sob risco de doença, e o número de pessoas não susceptíveis, ou imunes e que, portanto, não estão sob risco. Elas podem ser imunes, por já terem apresentado a doença anteriormente ou por terem sido imunizadas. Podem, também, não ser susceptíveis por razões genéticas. Certamente, se toda a população for imune, nenhuma epidemia se desenvolverá. Mas o equilíbrio normalmente está posicionado em algum ponto entre imunidade e susceptibilidade e quando se move em direção à susceptibilidade, a probabilidade de um surto aumenta. Isto tem sido observado, particularmente, em populações isoladas que foram expostas à doença. Por exemplo, no século 19, Panum observou que o sarampo ocorreu nas Ilhas Faroe de forma epidêmica quando indivíduos infectados entraram em contato com a população isolada e susceptível.[7] Em outro exemplo, graves surtos de infecções na garganta causadas por estreptococos desenvolveram-se quando novos recrutas susceptíveis chegaram a Estação Naval dos Grandes Lagos.[8]

IMUNIDADE COLETIVA

A *imunidade coletiva* pode ser definida como a resistência de um grupo de pessoas ao ataque de uma doença, para a qual grande proporção dos membros do grupo é imune. Se um alto percentual da população for imune, toda a população, provavelmente, será protegida, e não apenas aqueles que são imunes. Por que ocorre a imunidade coletiva? Ela acontece porque a doença se dissemina de uma pessoa para outra em qualquer comunidade. Uma vez que certa proporção de pessoas na comunidade seja imune, é pouco provável que uma pessoa infectada encontre outra susceptível para transmitir a infecção; a maioria desses encontros será com pessoas imunes. A presença de grande proporção de pessoas imunes na população diminui a possibilidade de um doente vir a entrar em contato com um indivíduo susceptível.

Por que o conceito de imunidade coletiva é tão importante? Quando conduzimos programas de imunização, pode não ser necessário atingir 100% nas taxas de imunização para se obter sucesso. Podemos alcançar proteção altamente efetiva pela imunização de grande parcela da população; a parte remanescente será protegida pela imunidade coletiva.

Para existir a imunidade coletiva, certas condições devem ser alcançadas. O agente da doença deve-se restringir a uma única espécie de hospedeiro dentro do qual a transmissão ocorre, e a transmissão deve ser relativamente direta de um membro da espécie para outros. Se tivermos um reservatório em que o organismo possa existir fora do hospedeiro humano, a imunidade coletiva não ocorrerá, pois outros meios de transmissão estarão disponíveis. Além disso, as infecções devem induzir uma imunidade sólida. Se a imunidade for apenas parcial, não construiremos uma grande subpopulação de pessoas imunes na comunidade.

O que isso significa? Que a imunidade coletiva opera se a probabilidade de uma pessoa infectada encontrar cada um dos *outros indivíduos* da população (combinação aleatória) for a mesma. Mas se a pessoa for infectada e todas as suas interações forem com pessoas susceptíveis (*i.e.,* não existe combinação aleatória da população), ela provavelmente transmitirá doença a outras pessoas susceptíveis. A imunidade coletiva funciona de forma otimizada quando a população está constantemente se combinando. Esse é um conceito teórico, pois, obviamente, as populações nunca são completamente combinadas de forma aleatória. Todos temos mais contato com familiares e amigos, por exemplo, do que com estranhos. Entretanto, o grau de obtenção da imunidade coletiva depende da extensão em que a população se aproxima de uma combinação aleatória. Assim, podemos interromper a transmissão de uma doença mesmo que nem todos na população sejam imunes, desde que um importante percentual dela o seja.

Qual percentual da população deve ser imune para acontecer a imunidade coletiva? Esse percentual varia de doença para doença. Por exemplo, no caso do sarampo, que é altamente transmissível, estima-se que 94% da população deve estar imune antes que a cadeia de transmissão seja interrompida.

Vamos considerar a imunização da poliomielite e a imunidade coletiva. De 1951 a 1954, em média 24.220 casos de paralisia por poliomielite ocorriam nos Estados Unidos a cada ano. Dois tipos de vacinas estão disponíveis. A vacina antipólio via oral (OPV) não apenas protege aqueles que são vacinados, mas também outros na comunidade através da imunização secundária, produzida quando indivíduos vacinados espalham o vírus ativo da vacina a outros com quem mantém contato. Na realidade, os contatos são imunizados pela propagação do vírus espalhado pelas pessoas vacinadas. Se uma quantidade suficiente de pessoas na comunidade estiver protegida dessa forma, a cadeia de transmissão será interrompida. Contudo, até mesmo a vacina com o vírus inativado da pólio (IPV), que não produz imunidade secundária (não propaga o vírus), pode produzir imunidade coletiva se uma quantidade suficiente da população for imunizada; mesmo aqueles que não foram imunizados serão protegidos, pois a cadeia de transmissão na comunidade foi interrompida.

De 1958 até 1961, somente a vacina com IPV estava disponível nos Estados Unidos. A Figura 2-11A mostra o número de casos anuais esperados se a vacina tivesse protegido somente os que a receberam. A Figura 2-11B mostra o número de casos de pólio realmente observados. Claramente, o número de casos ocorridos foi muito menor do que o esperado apenas pelo efeito direto da vacina. A diferença entre as duas curvas representa o efeito da imunidade coletiva da vacina. Assim, indivíduos não imunizados podem obter alguma proteção de ambas as formas da vacina OPV ou IPV.

PERÍODO DE INCUBAÇÃO

O período de incubação é definido como o *intervalo entre a infecção e o início da fase clínica da doença*. Se você se infectou hoje, a doença pode não se desenvolver por alguns dias ou semanas. Durante esse tempo, *o período de incubação*, você se sentirá completamente bem e não apresentará nenhum sinal da doença.

Por que a doença não se desenvolve imediatamente após a infecção? O que conta para o período de incubação? Ele pode refletir o tempo necessário que o organismo requer para reproduzir-se suficientemente, antes de atingir uma massa crítica necessária para resultar na fase clínica da doença. Provavelmente também está relacionado com o local do corpo onde o organismo se reproduz, superficialmente, perto da superfície da pele ou mais profundamente no corpo. A dose do agente infeccioso no momento da infecção também pode influenciar na duração do período de incubação. Com uma grande dose, o período de incubação pode ser menor.

O período de incubação é, também, interessante historicamente, pois está relacionado com o que pode ter sido o único avanço médico associado à Peste Negra na Europa. Em 1374, quando as pessoas estavam terrivelmente amedrontadas com a Peste Negra, a República Veneziana designou três oficiais responsáveis pela inspeção de todos os navios que entravam no porto para excluírem todos os que tivessem pessoas doentes a bordo. Esperavam que essa intervenção protegesse a comunidade. Em 1377, no porto italiano de Ragusa, viajantes foram detidos em uma área isolada por 30 dias (*trenti nigiorni*) após sua chegada, para ver se a infecção se desenvolvia. Esse período foi considerado insuficiente e ampliado para 40 dias (*quarente giorni*). Essa é a origem da palavra *quarentena*.

Por quanto tempo deveríamos isolar uma pessoa? A isolaríamos até que não fosse mais capaz de infectar outros. Quando uma pessoa está clinicamente doen-

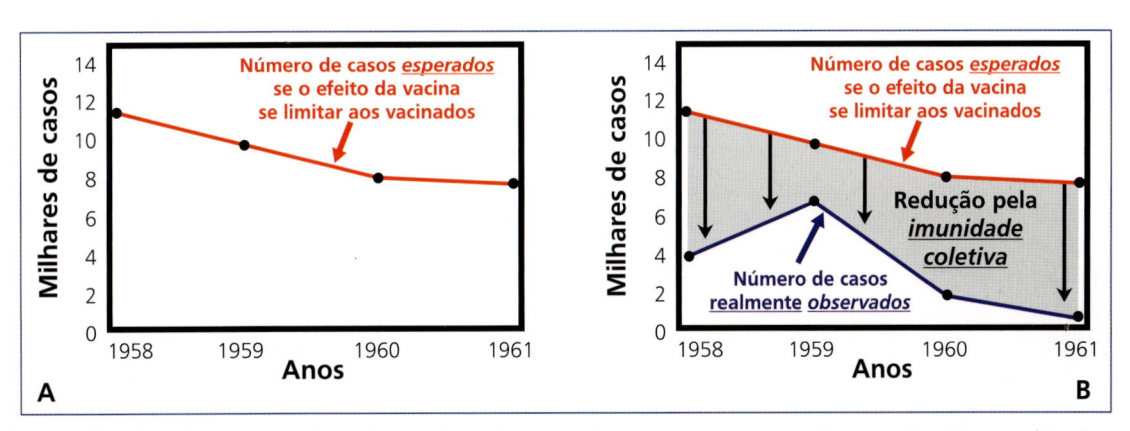

Figura 2-11. Efeito da imunidade coletiva, Estados Unidos, 1958-1961: **A.** Número de casos de paralisia por poliomielite se o efeito da vacina fosse limitado às pessoas imunizadas. **B.** Número de casos observados como resultado da imunidade coletiva. (Adaptada de American Academy of Pediatrics News. Copyright 1998. De Stickle G: Observed and expected poliomyelitis in the United States, 1958-1961. Am J Public Health 54:1222-1229, 1964.)

te, em geral, temos sinais claros de seu potencial de infectividade. Um problema importante surge *antes* de a pessoa se tornar clinicamente doente – isso é, durante o período de incubação. Se soubéssemos quando foi infectada, também saberíamos a extensão geral do período de incubação da doença e isolaríamos os infectados durante esse período, para prevenir a transmissão da doença. Na maioria das situações, no entanto, não sabemos que uma pessoa foi infectada e poderemos não saber até que os sinais da doença em sua fase clínica se manifestem.

Isso leva a uma questão importante: Vale a pena colocar em quarentena – isolar – um paciente, como uma criança com catapora? O problema é que, durante pelo menos parte do período de incubação, quando a pessoa ainda está livre da fase clínica da doença, ela pode transmiti-la a outros. Assim, temos pessoas que não estão (ainda) clinicamente doentes, mas que foram infectadas e são capazes de transmitir a doença. Para muitas das doenças comuns da infância, no momento em que a doença em sua fase clínica se desenvolve na criança, ela já transmitiu a doença a outras. Portanto, isolar uma pessoa no momento em que ela está clinicamente doente, não será, necessariamente, efetivo. Por outro lado, o isolamento pode ser muito valioso. Em fevereiro de 2003, uma séria doença respiratória foi primeiramente relatada na Ásia (tendo ocorrido em 2002) e foi denominada *Síndrome Respiratória Aguda Severa* (SARS). A doença é caracterizada por febre acima dos 38°C, dor de cabeça, desconforto geral e, depois de 2 a 7 dias, desenvolvimento de tosse e dificuldade de respirar em alguns pacientes. A causa da SARS foi apontada como sendo uma infecção com um *coronavírus* previamente desconhecido, chamado *coronavírus associado à SARS*.

A SARS parece difundir-se pelo contato de pessoa para pessoa. Como as viagens modernas, particularmente as aéreas, facilitam a rápida e ampla propagação da doença, em poucos meses a doença se espalhou para mais de duas dúzias de países das Américas do Norte e do Sul, Europa e Ásia. Entretanto, no final de julho de 2003, nenhum caso novo foi relatado e o surto foi considerado controlado. Contudo, persiste a possibilidade de um surto de SARS ocorrer outra vez no futuro.

A Organização Mundial da Saúde relatou que, em todo o mundo, 8.437 pessoas adoeceram de SARS durante o surto de novembro de 2002 a julho de 2003, das quais 813 morreram (Tabela 2-3). As diferenças nas taxas de letalidade (a proporção de casos com a doença que morreram em decorrência da doença) entre diferentes países foram atribuídas, pelo menos parcialmente, ao preenchimento mais completo dos casos relatados (notificação) e à variação internacional da definição e diagnóstico da SARS. A principal colaboração para o controle da epidemia foram, provavelmente, as fortes medidas implementadas precocemente para isolar possíveis casos de SARS e a redução de contatos interpessoais de pessoas com história de viagens às áreas altamente afetadas.

Diferentes doenças têm períodos de incubação distintos. Um período de incubação preciso para determinada doença não existe; no entanto, uma amplitude dos períodos de incubação é característica para aquela doença. A Figura 2-12 mostra a amplitude dos períodos de incubação de várias doenças. Geralmente a duração de um período de incubação é característica do organismo infectante.

TABELA 2-3. Prováveis Casos de Síndrome Respiratória Aguda Grave (SARS), Mortes Relacionadas com a SARS e Percentual de Letalidade por SARS, por País, 1º de Novembro de 2002–31 de Julho de 2003

País	Número cumulativo de casos	Número de mortes	Taxa de letalidade (%)
Canadá	251	43	17,0
China	5.327	349	7,0
China, Hong Kong	1.755	299	17,0
Singapura	238	33	14,0
Taiwan	346	37	11,0
Estados Unidos	27	0	0,0
Vietnam	63	5	8,0
Todos os outros países	89	8	9,0
Todos os países	8.096	744	9,6

Dados obtidos da Organização Mundial da Saúde, http://who.int/crs/sars/country/table2004_04_21/en/index.html. Acessado em 27 de maio de 2013.

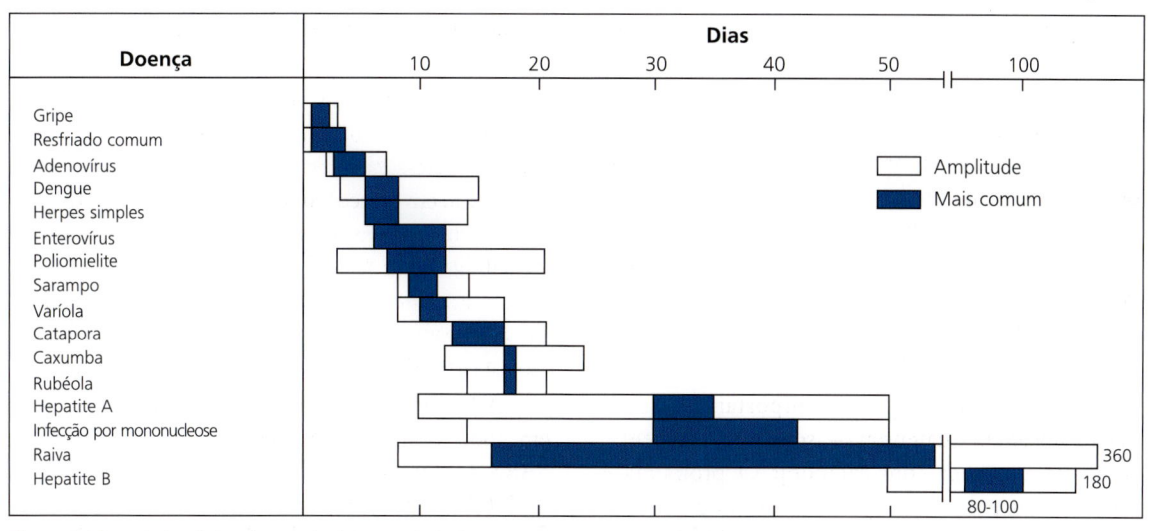

Figura 2-12. Períodos de incubação de doenças virais. (De: Evans AS, Kaslow RA [eds]: Viral Infections of Humans: Epidemiology and Control, 4th ed. New York, Plenum, 1997.)

O período de incubação de uma doença infecciosa é análogo ao de doenças não infecciosas. Assim, mesmo quando um indivíduo for exposto a um carcinógeno ou outra toxina, a doença, em geral, se manifesta somente depois de meses ou anos. Por exemplo, mesoteliomas resultantes da exposição ao amianto podem acontecer de 20 a 30 anos após a exposição.

A Figura 2-13 é uma representação gráfica de um surto de *Salmonella typhimurium* em uma conferência médica no país de Gales, em 1986. Cada barra representa o número de casos desenvolvidos da doença, em determinados pontos do tempo após a exposição; o número de horas desde a exposição são mostradas ao longo do eixo horizontal. Se desenhássemos uma linha unindo os topos das barras ela se chamaria de *curva epidêmica*, que é definida como a distribuição dos casos conforme o início da doença. Em uma *epidemia por exposição única a um veículo comum*, a curva epidêmica representa a distribuição dos períodos de incubação. Ela deveria ser intuitivamente aparente: se a infecção aconteceu em determinado ponto, o intervalo, desse ponto, até o início da doença de cada caso é o período de incubação dessa pessoa.

Como visto na Figura 2-12, houve um rápido e explosivo aumento no número de casos nas primeiras 16 horas, o que sugere uma epidemia por exposição única a um veículo comum. De fato, esse é o padrão clássico da curva epidêmica de surtos por exposição única a um veículo comum (Fig. 2-14, *esquerda*). A razão para essa configuração não é conhecida, mas

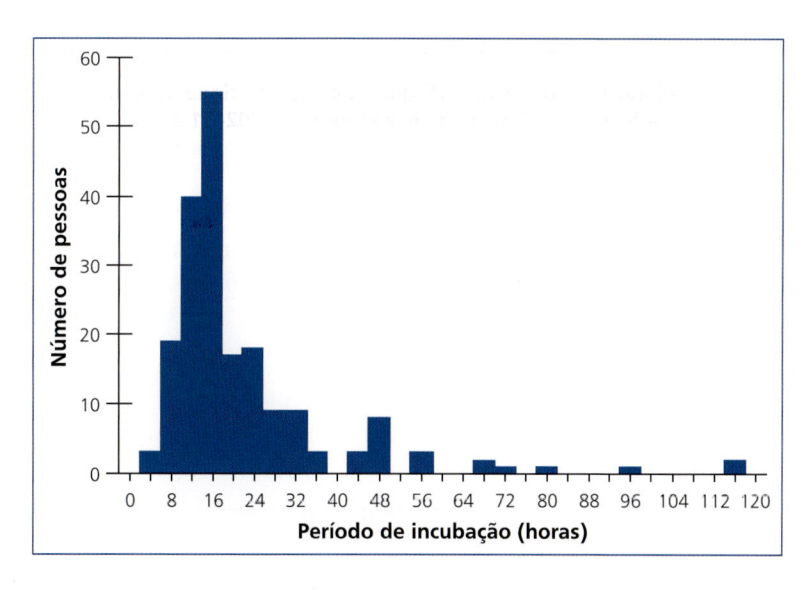

Figura 2-13. Períodos de incubação de 191 delegados afetados pelo surto de *Salmonella typhimurium* em uma conferência médica no País de Gales, 1986. (Adaptada de Glynn JR, Palmer SR: Incubation period, severity of disease, and infecting dose: Evidence from a Salmonella outbreak. Am J Epidemiol 136:1369-1377, 1992.)

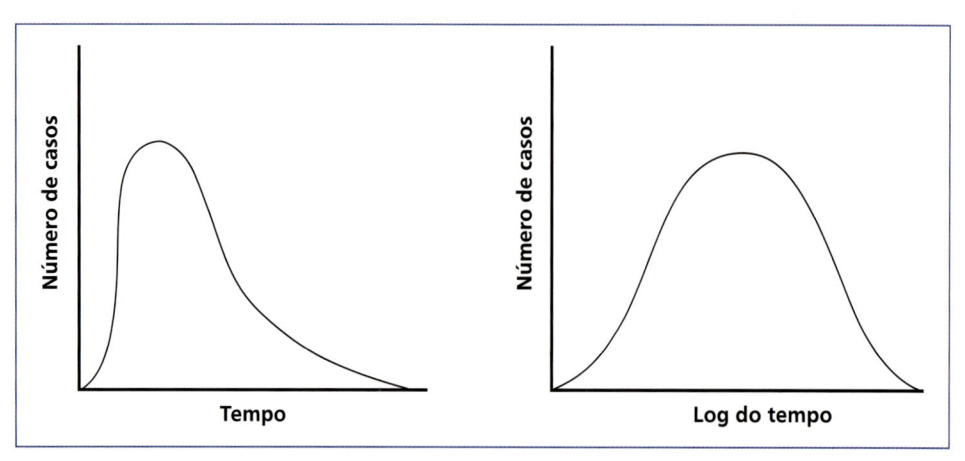

Figura 2-14. Número de casos traçados pelo tempo e logaritmo do tempo.

apresenta uma propriedade interessante: se a curva for traçada pelo logaritmo do tempo, em vez de pelo tempo, ela se torna uma curva normal, que apresenta propriedades estatísticas úteis (Fig. 2-14, *direita*). Se for traçada em escala logarítmica normal, obtemos uma linha reta e a estimativa da mediana do período de incubação será facilitada.

As três variáveis críticas na investigação de um surto ou epidemia são:

(1) Quando a exposição ocorreu?
(2) Quando a doença começou?
(3) Qual o período de incubação da doença?

Se conhecermos duas dessas variáveis, poderemos calcular a terceira.

TAXAS DE ATAQUE

Uma taxa de ataque é definida como:

$$\frac{\text{Número de pessoas sob risco em que certa doença se desenvolve}}{\text{Número total de pessoas sob risco}}$$

A taxa de ataque é útil para comparações do risco de doença em grupos com diferentes exposições. A taxa de ataque pode ser específica para uma determinada exposição. Por exemplo, a taxa de ataque em pessoas que consumiram certo tipo de alimento é chamada *taxa de ataque por alimento específico*. Ela é calculada por:

$$\frac{\text{Número de pessoas que consumiram certo tipo de alimento e ficaram doentes}}{\text{Número total de pessoas que consumiram o alimento}}$$

Em geral, o *tempo* não é explicitamente especificado em uma taxa de ataque, uma vez que, normalmente, sabe-se quanto tempo depois da exposição a maioria dos casos se desenvolve, o período de tempo está implícito na taxa de ataque. Exemplos de cálculos de taxas de ataque são vistos na Tabela 2-5 na página 36.

Uma pessoa que contraiu a doença de uma exposição (p. ex., de um alimento contaminado) é chamada de *caso primário*. Uma pessoa que contrai a doença da exposição de um caso primário é chamada *caso secundário*. A *taxa de ataque secundário* é, portanto, definida como a taxa de ataque em pessoas suscetíveis que foram expostas a casos primários. Esta é uma boa medida de disseminação da doença de pessoa para pessoa, após a doença ser introduzida em uma população, e pode ser considerada como uma onda disseminando-se a partir do primeiro caso. Frequentemente calculamos a taxa de ataque secundário em membros da família do caso de base.

A taxa de ataque secundário também se aplica a doenças não infecciosas, quando membros da família são examinados para determinar a extensão em que a doença se concentra entre parentes de primeiro grau de um caso base, o que pode dar indícios das relativas contribuições genéticas e de fatores ambientais para a causa da doença.

EXPLORANDO A OCORRÊNCIA DAS DOENÇAS

Os conceitos descritos nesse capítulo formam as bases para exploração da ocorrência das doenças. Quando uma doença parece ter ocorrido além de um nível endêmico e desejamos investigar essa ocorrência, perguntamos:

Quem foi atacado pela doença?
Quando ocorreu a doença?
Onde surgiram os casos?

Sabe-se bem que os riscos das doenças são afetados por todos esses fatores.

Quem

As características do hospedeiro humano estão claramente relacionadas com o risco de doença. Fatores como sexo, idade e raça apresentam os principais efeitos.

Gonorreia

Como demonstrado na Figura 2-15, as taxas de gonorreia têm sido historicamente maiores em homens do que em mulheres e essa diferença entre os sexos é observada, pelo menos, desde 1960 (não mostrada no gráfico). Como a mulher tem maior probabilidade de ser assintomática, nela, a doença, provavelmente, tem sido sub-relatada. As taxas têm diminuído tanto em homens quanto em mulheres nas últimas décadas e, nos anos recentes, a diferença entre os sexos tem desaparecido, possivelmente como resultado do aumento de rastreamentos em mulheres.

Coqueluche

A incidência de coqueluche nos Estados Unidos atingiu o pico em 2004; a taxa alcançou 8,9 casos por 100.000 pessoas, mais do que o dobro reportado em 2003. Em 1994, a taxa foi de 1,8. O número de casos em 2004 foi o maior desde 1959. Embora sejam altos os níveis de cobertura da vacina da coqueluche na infância nos Estados Unidos, a doença continua a ser causa de morbidade. Parte desse aumento pode ser resultado da melhora do diagnóstico, bem como do reconhecimento e notificação dos casos. Como visto na Figura 2-16, as menores taxas de coqueluche nos Estados Unidos foram observadas entre 1979 e 1981.

Embora a incidência em 2009 não tenha sido tão alta quanto em 2004, as taxas de incidência aumentaram entre 2008 e 2009, permanecendo maiores do que as dos anos 90.

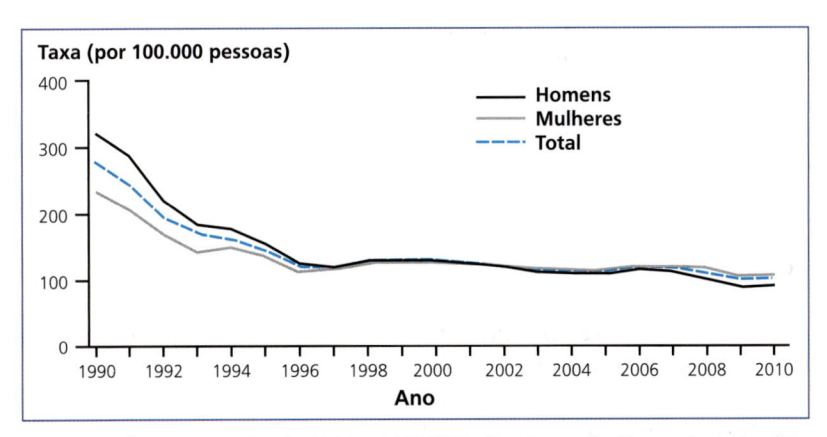

Figura 2-15. Gonorreia, taxas conforme o sexo, Estados Unidos, 1990-2010. (De: Centers for Disease Control and Prevention: Sexually transmitted disease surveillance 2010. Atlanta: U.S. Departament of Health and Human Services; 2011. http://www.cdc.gov/std/stats10/figures/15.html Acessado em 11 de abril de 2013.)

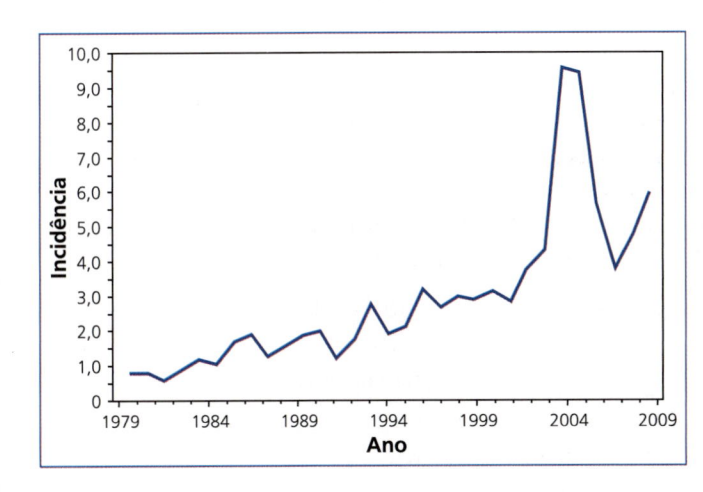

Figura 2-16. Incidência de coqueluche, por 100.000 pessoas por ano, Estados Unidos, 1979-2009. (De: Centers for Disease Control and Prevention: Summary of notifiable diseases, United States: 2009. MMWR Morb Mortal Wkly Rep 58:1-100, 2011.)

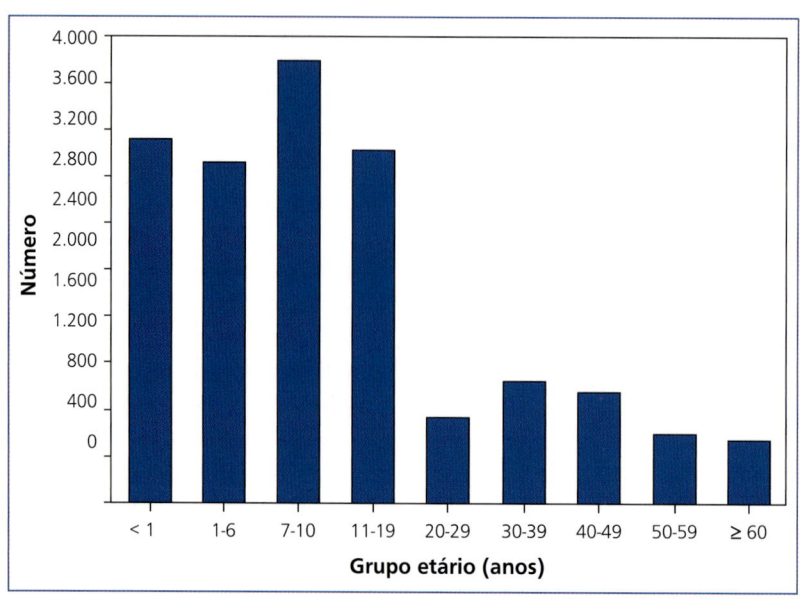

Figura 2-17. Coqueluche, número de casos relatados por grupo etário, Estados Unidos, 2009. (De: Centers for Disease Control and Prevention: Summary of notifiable diseases, United States, 2009. MMWR Morb Mortal Wkly Rep 58:1-100, 2011.)

A ocorrência de coqueluche está claramente relacionada com a idade (Fig. 2-17). Embora as maiores *taxas* de coqueluche ocorram em crianças com menos de 6 meses de idade (126,9 por 100.000 pessoas), o *número* de casos relatados é maior em crianças de 7 a 10 anos (números de casos relatados de coqueluche são demonstrados na Fig. 2-17). Nos últimos anos, a porcentagem do total de casos composta por crianças de 7 a 10 anos tem aumentado, de 13% em 2007 para 23% em 2009. Aproximadamente metade dos casos relatados de coqueluche em 2009 foram em adolescentes de 10 a 19 anos e em adultos com mais de 20 anos de idade. Embora a causa específica deste fenômeno seja desconhecida, pode ser resultado de uma diminuição da proteção 5 a 10 anos após a imunização contra coqueluche.

Quando

Certas doenças ocorrem com certa periodicidade. Por exemplo, a meningite asséptica apresenta picos anuais (Fig. 2-18). Frequentemente existe um padrão sazonal na variação temporal. Por exemplo, doenças diarreicas são mais comuns durante os meses do verão e doenças respiratórias durante os meses de inverno. A questão de *quando* também é avaliada pela análise das tendências da incidência das doenças ao longo do tempo. Por exemplo, nos Estados Unidos, tanto incidência quanto mortes por síndrome da imunodeficiência adquirida (AIDS) aumentaram por muitos anos, mas começaram a declinar em 1996, como resultado de novas terapias e esforços educativos em saúde.

Onde

As doenças não são aleatoriamente distribuídas no tempo ou espaço. Por exemplo, a Figura 2-19 mostra a distribuição geográfica da doença de Lyme (borreliose) nos Estados Unidos, por município, em 2009. Há uma clara concentração de casos ao longo da costa nordeste, na parte centro-norte do país e na região da costa do Pacífico. Os estados nos quais se estabeleceram ciclos enzoóticos de *Borrelia burgdorferi*, o agente causal, têm contabilizado 94% dos casos. A distribuição da doença está intimamente ligada à de seu vetor, um carrapato dos cervídeos.

Um exemplo dramático da disseminação de uma doença é o caso do Vírus do Nilo Ocidental (WNV) nos Estados Unidos.[9] O WNV foi primeiramente isolado e identificado em 1937, na região do Oeste do Nilo, em Uganda, e por muitos anos foi encontrado somente no hemisfério leste. O ciclo básico da doença é pássaro–mosquito–pássaro. O mosquito se infecta quando pica um pássaro infectado. Quando os mosquitos que picam pássaros e humanos, se infectam, eles constituem uma ameaça para as pessoas. A maioria das infecções em humanos é subclínica, mas aproximadamente 1 em cada 150 infecções nos últimos anos resultou em meningite ou encefalite. O risco de doenças neurológicas aumenta significativamente em pessoas com mais de 50 anos de idade. Outros sintomas incluem febre, náusea e vômitos, erupções cutâneas, dores de cabeça e fraqueza muscular. A taxa de letalidade, ou a proporção de pessoas que desenvolvem, doença (casos) e, então morrem dela, pode ser superior a 14%. A idade avançada é

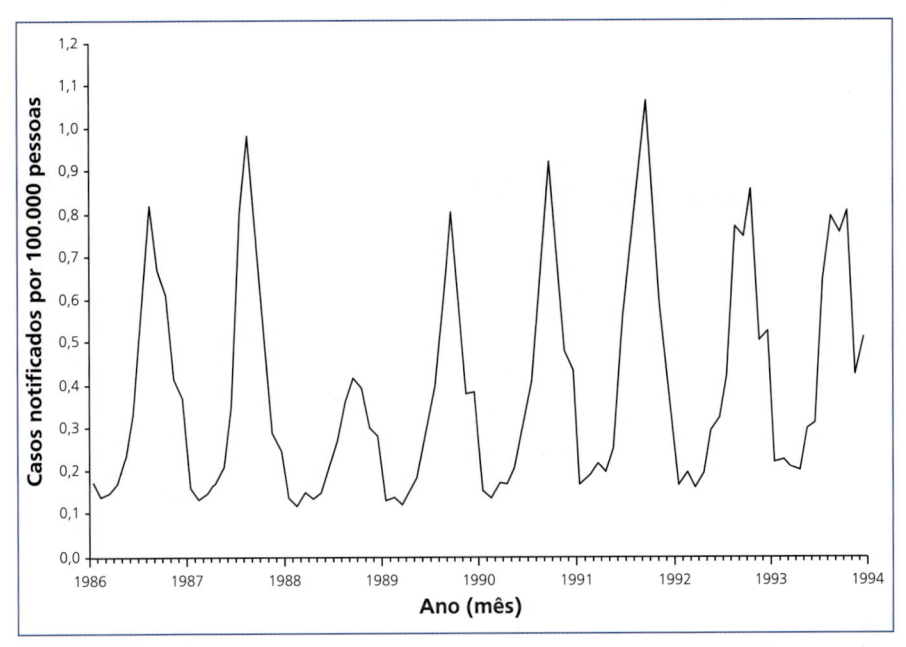

Capítulo 2 ■ **DINÂMICA DA TRANSMISSÃO DAS DOENÇAS**

Figura 2-18. Meningite asséptica, casos relatados por 100.000 pessoas/mês, Estados Unidos, 1986-1993. (De: Centers for Disease Control and Prevention: Summary of notifiable diseases, United States, 1993. MMWR 42:22, 1994).

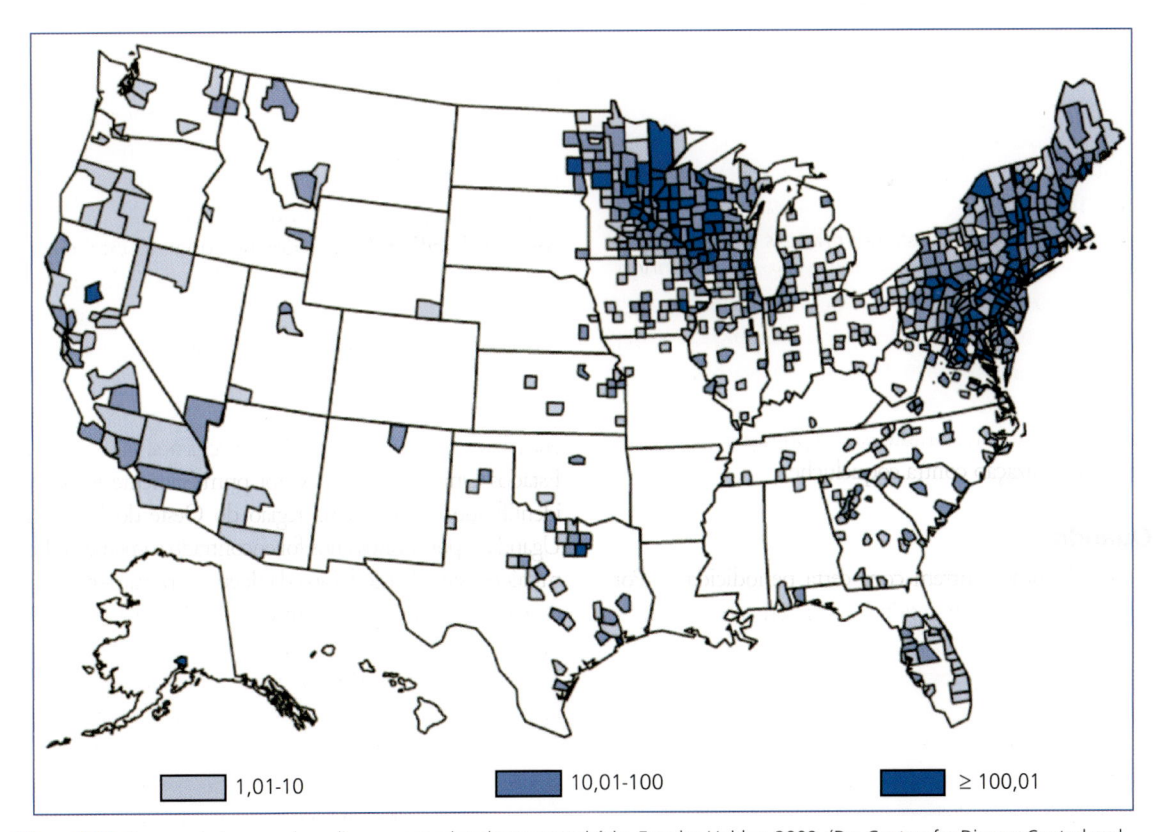

Figura 2-19. Doença de Lyme ou borreliose, casos relatados por município, Estados Unidos, 2009. (De: Centers for Disease Control and Prevention: Summary of notifiable diseases, United States, 2009. MMWR Morb Mortal Wkly Rep 58:1-100, 2011.)

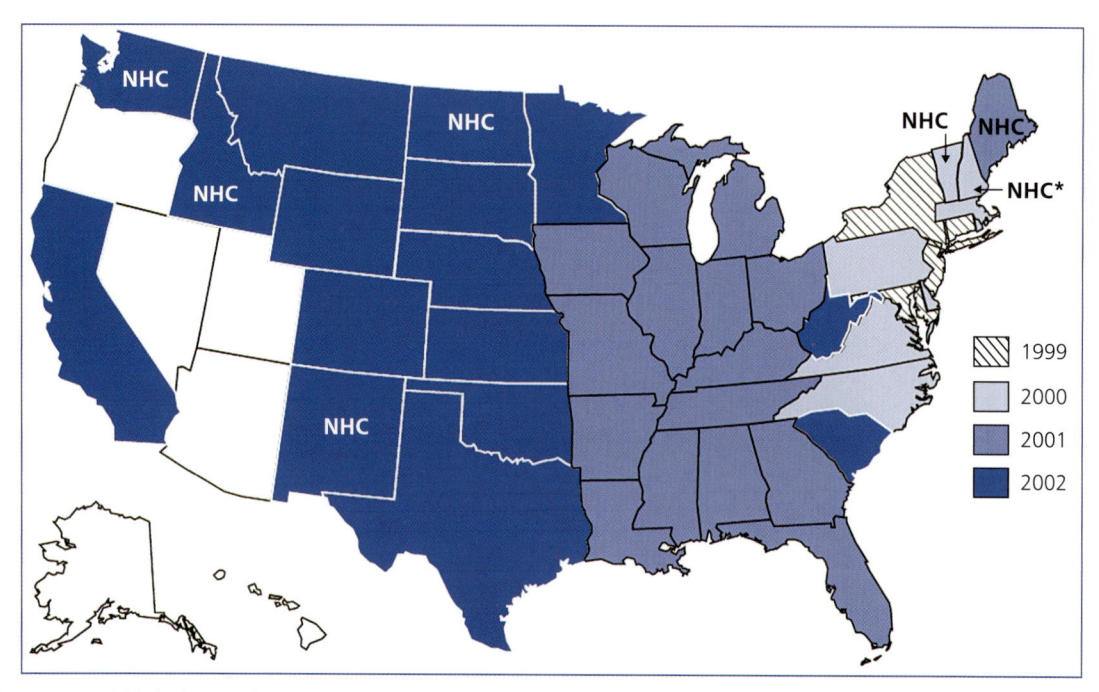

Figura 2-20. Atividade do Vírus do Nilo Ocidental por estado, Estados Unidos, 1999-2002. Nenhum caso em humanos (NHC). (De: Centers for Disease Control and Prevention: Provisional surveillance summary of the West Nile Virus epidemic, United States, January-November, 2002. MMWR 51:1129-1133, 2002.)

o principal fator de risco para morte por WNV, sendo que um estudo mostra que o óbito é 9 vezes mais frequente em idosos comparados a pacientes jovens. O tratamento é de suporte e a prevenção é mais amplamente voltada ao controle do mosquito e ao uso de repelentes. O rastreamento da distribuição da doença depende da vigilância dos casos em humanos, monitoramento de pássaros e animais e mortes pela doença. Vigilância será discutida com mais detalhes no Capítulo 3 na página 38.

O WNV foi inicialmente identificado na cidade de Nova Iorque em 1999. A Figura 2-20 mostra sua rápida disseminação pelos Estados Unidos, de 1999 até 2002. Em 2002, casos em humanos foram notificados em 619 municípios de 37 estados e no Distrito de Colúmbia. Dos 3.389 casos de doença associada ao WNV notificados, 2.354 pacientes (69%) desenvolveram a meningoencefalite do Nilo Ocidental. Olhando os dados de 2002, do surto de meningoencefalite WNV, na Figura 2-21, vemos que a epidemia teve seu pico em agosto, ocorrendo uma semana antes no Sul (barras em cinza) do que no Norte (barras em azul). Nove por cento das pessoas que desenvolveram a meningoencefalite do Nilo Ocidental morreram. Resta ainda muito a se aprender sobre essa doença para facilitar seu tratamento, prevenção e controle.

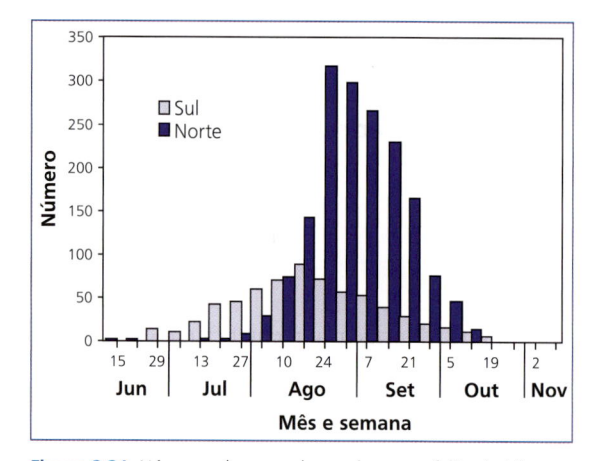

Figura 2-21. Números de casos de meningoencefalite do Nilo Ocidental, por localização, semana e mês do início da doença, Estados Unidos, junho a novembro de 2002. (De: Centers for Disease Control and Prevention: Provisional surveillance summary of the West Nile Virus epidemic, United States, January-November, 2002. MMWR 51:1129-1133, 2002.)

INVESTIGAÇÕES DE SURTOS

As características discutidas anteriormente são as questões centrais em praticamente todas as investigações de surtos. Os passos para a investigação de um surto seguem esse padrão geral (Tabela 2-4).

> **TABELA 2-4. Etapas da Investigação de um Surto Agudo**
>
> A investigação de um surto pode ser primariamente dedutiva (*i.e.*, raciocínio a partir de premissas ou proposições previamente provadas), ou indutiva (raciocínio a partir de fatos particulares para uma conclusão geral), ou a combinação de ambas.
>
> Importantes considerações na investigação de surtos agudos de doenças infecciosas incluem a determinação de um surto ocorrido de fato e definição da extensão da população sob risco, determinação da propagação e do reservatório e caracterização do agente.
>
> As etapas comumente utilizadas são listadas abaixo, mas, dependendo do surto, a ordem exata pode ser diferente:
>
> 1. *Definir o surto e validar sua existência*
>   a. Definir o "numerador" (casos)
>   (1) Aspectos clínicos: a doença é conhecida?
>   (2) Quais os aspectos sorológicos ou de cultura?
>   (3) As causas são parcialmente entendidas?
>   b. Definir o "denominador": qual a população sob risco de desenvolver a doença (*i.e.*, suscetível)?
>   c. Determinar se o número observado de casos excede, claramente, o esperado
>   d. Calcular as taxas de ataque
> 2. *Examinar a distribuição dos casos, como a seguir:*
>   a. Tempo ⎤
>   b. Local ⎦ avaliar as interações tempo e local
> 3. *Observar as combinações (interações) de variáveis relevantes*
> 4. *Desenvolver hipóteses com base em:*
>   a. Existência de (algum) conhecimento da doença
>   b. Analogia com doenças de etiologias conhecidas
>   c. Achados da investigação do surto
> 5. *Testar hipóteses*
>   a. Análise posterior dos dados existentes (estudos de casos e controles)
>   b. Refinar a hipótese e coletar dados adicionais pode ser necessário
> 6. *Recomendar medidas de controle*
>   a. Controle do surto atual
>   b. Prevenção de futuros surtos similares
> 7. *Preparar um relatório escrito da investigação e seus achados*
> 8. *Comunicar os achados aos envolvidos no desenvolvimento e implementação de políticas e ao público*

Tabulação Cruzada

Quando vários possíveis agentes causadores são confrontados, como frequentemente ocorre nos casos de surtos por intoxicações alimentares, um método muito útil na determinação dos prováveis agentes causadores é chamado de *tabulação cruzada*. Isso é ilustrado por um surto de origem alimentar causado por estreptococos em uma prisão da Flórida, relatado alguns anos atrás pelo Centro de Controle e Prevenção de Doenças (CDC).[10]

Em agosto de 1974, um surto de faringite estreptocócica por estreptococos β-hemolíticos do grupo A, afetou 325 dos 690 detentos. Em um questionário, aplicado a 185 detentos selecionados aleatoriamente, 47% relataram dores de garganta entre 16 e 22 de agosto. Com base em um segundo questionário, taxas de ataque específicas por alimento para os itens servidos entre os detentos aleatoriamente selecionados, mostraram associação significativa entre dois itens alimentares e o risco de desenvolver inflamação na garganta: bebidas e salada de ovos servidas no almoço de 16 de agosto (Tabela 2-5).

Na Tabela 2-5, para cada exposição suspeita (bebida e salada de ovos), a taxa de ataque foi calculada para aqueles que consumiram ou beberam os itens (expostos) e os que não consumiram ou beberam os itens (não expostos). Para ambos, bebida e salada de ovos, a taxa de ataque foi claramente maior entre aqueles que ingeriram ou beberam o item, do que entre os não expostos. Entretanto, essa Tabela não permite determinar se a bebida ou a salada de ovos causaram o surto.

Para responder a essa questão, usamos a técnica da tabulação cruzada. Na Tabela 2-6, novamente examinamos as taxas de ataque naqueles que consumiram a salada de ovos comparados com aqueles que não o fizeram, mas, dessa vez, separadamente dos que ingeriram ou não a bebida.

Observando os dados por colunas, vemos que entre os que consumiram ou não a salada de ovos, a bebida não aumentou a incidência da doença estreptocócica (75,6% *versus* 80 e 26,4% *versus* 25%, respectivamente). Contudo, observando os dados da tabela horizontalmente, vemos que o consumo da sala-

TABELA 2-5. Taxas de Ataque Específicas por Alimentos, de Itens Consumidos em 16 de Agosto de 1974, Dados da Prisão do Município de Miami

	CONSUMIRAM			NÃO CONSUMIRAM			
Item consumido	Doentes	Total	% de doentes (taxa de ataque)	Doentes	Total	% de doentes (taxa de ataque)	P
Bebidas	179	264	67,8	22	50	44,0	< 0,010
Sanduíche de salada de ovos	176	226	77,9	27	73	37,0	< 0,001

De: Centers for Disease Control and Prevention: Outbreak of foodborne streptococcal disease. MMWR 23:365, 1974.

TABELA 2-6. Tabela Cruzada para Análise de Salada de Ovos e Bebidas Consumidas em 16 de Agosto de 1974, Dados da Prisão do Município de Miami

	CONSUMIRAM SALADA DE OVOS				NÃO CONSUMIRAM SALADA DE OVOS			
	Doentes	Bem	Total	% de doentes (taxa de ataque)	Doentes	Bem	Total	% de doentes (taxa de ataque)
Consumiram bebidas	152	49	201	75,6	19	53	72	26,4
Não consumiram bebidas	12	3	15	80,0	7	21	28	25,0

De: Centers for Disease Control and Prevention: Outbreak of foodborne streptococcal disease. MMWR 23:365, 1974.

da de ovos aumentou de modo significativo a taxa de ataque da doença, tanto nos que ingeriram a bebida (75,6 versus 26,4%) quanto nos que não ingeriram (80 versus 25%). Assim, a salada de ovo está claramente implicada. Uma discussão mais aprofundada da análise e interpretação da tabulação cruzada pode ser encontrada no Capítulo 11.

Esse exemplo demonstra o uso da tabulação cruzada em surtos de doenças infecciosas com origem alimentar, mas o método apresenta ampla aplicabilidade para qualquer condição em que múltiplos fatores etiológicos são suspeitos. Isto será discutido mais adiante, no Capítulo 15.

CONCLUSÃO

Esse Capítulo revisou alguns conceitos básicos que norteiam a abordagem epidemiológica para doenças transmissíveis agudas. Muitos destes conceitos podem, igualmente, ser aplicados às doenças não agudas, que, até o momento, não parecem ter origem infecciosa. Além disso, para um número crescente de doenças crônicas que originalmente se pensava não serem infecciosas, a infecção parece exercer algum papel. Assim, a infecção por hepatite B é a principal causa de câncer primário de fígado. As papilomaviroses têm sido associadas ao câncer de colo de útero, e o vírus Epstein-Barr relacionado com a doença de Hodgkin. Os limites entre a epidemiologia das doenças infecciosas e não infecciosas está obscuro em muitas áreas. Além disso, mesmo para doenças que não são de origem infecciosa, os padrões de disseminação compartilham muitas das mesmas dinâmicas e as questões metodológicas para estudá-las são similares. Muitas dessas questões serão discutidas em detalhes na Seção II.

REFERÊNCIAS

1. Kipling R: Just-So Stories: The Elephant's Child, 1902. Reprinted by Everyman's Library Children's Classics. New York, Alfred A Knopf, 1992, p 79.
2. Mims CA: The Pathogenesis of Infectious Disease, 3rd ed. London, Academic Press, 1987.
3. Bell ML, Davis DL: Reassessment of the lethal London Fog of 1952: Novel indicators of acute and chronic consequences of acute exposure to air pollution. Environ Health Perspect 109(Suppl 3):389-394, 2001.
4. Imai M, Watanabe T, Hatta M, et al: Experimental adaptation of an influenza H5 HA confers respiratory droplet transmission to a reassortant H5 HA/H1N1 virus in ferrets. Nature 486:420-428, 2012.
5. Herfst S, Schrauwen EJ, Linster M, et al: Airborne transmission of influenza A/H5N1 virus between ferrets. Science 336:1534-1541, 2012.

6. Centers for Disease Control and Prevention: Outbreaks of gastroenteritis associated with noroviruses on cruise ships—United States, 2002. MMWR 51:1112-1115, 2002.
7. Panum PL: Observations Made During the Epidemic of Measles on the Faroe Islands in the Year 1846. New York, Delta Omega Society, Distributed by the American Public Health Association, 1940.
8. Frank PF, Stollerman GH, Miller LF: Protection of a military population from rheumatic fever. JAMA 193:775, 1965.
9. Petersen LR, Marfin AA: West Nile virus: A primer for the clinician. Ann Intern Med 137:173-179, 2002.
10. Outbreak of foodborne streptococcal disease. MMWR 23:365, 1974.

QUESTÕES DE REVISÃO DO CAPÍTULO 2

1. *Endemia* significa que uma doença:
   a. Ocorre claramente em excesso da expectativa de normalidade
   b. Está habitualmente presente em populações humanas
   c. Afeta grande número de países simultaneamente
   d. Exibe um padrão sazonal
   e. É prevalente entre animais

As questões 2 e 3 são baseadas na informação a seguir:

A primeira Tabela mostra o número total de pessoas que consumiram dois dos itens alimentares específicos, que foram, possivelmente, contaminados com estreptococos do grupo A. A segunda Tabela mostra o número de pessoas doentes (com dor aguda de garganta) que ingeriram cada uma das várias combinações dos itens alimentares.

Número Total de Pessoas que Consumiram as Combinações Específicas de Itens Alimentares

	Consumiram atum	Não consumiram atum
Consumiram salada de ovos	75	100
Não consumiram salada de ovos	200	50

Número Total de Pessoas que Consumiram as Combinações Específicas de Itens Alimentares e, mais Tarde, Ficaram Doentes (Dor Aguda de Garganta)

	Consumiram atum	Não consumiram atum
Consumiram salada de ovos	60	75
Não consumiram salada de ovos	70	15

2. Qual é a taxa de ataque de dor de garganta em pessoas que consumiram salada de ovos e atum?
   a. 60/75
   b. 70/200
   c. 60/135
   d. 60/275
   e. Nenhuma das anteriores

3. De acordo com os resultados mostrados nas tabelas anteriores, qual é o item alimentar (ou combinação de itens) que mais provavelmente esteja contaminado?
   a. Somente o atum
   b. Somente a salada de ovos
   c. Nem atum nem a salada de ovos
   d. Ambos, atum e salada de ovos
   e. Não se pode calcular a partir de tais dados

4. Em estudos de surtos de doenças infecciosas, fazer a plotagem de uma curva epidemiológica é útil porque:
   a. Ajuda a determinar que tipo de surto (p. ex., fonte única, pessoa para pessoa) ocorreu
   b. Mostra se ocorreu imunidade coletiva
   c. Ajuda a determinar a mediana do período de incubação
   d. Estão corretas *a, c*
   e. Estão corretas *a, b, c*

5. Quais das seguintes características são de um surto de exposição única e veículo comum?
   a. Casos secundários frequentes
   b. Aumento da gravidade com o aumento da idade
   c. Explosivo
   d. Casos incluem tanto pessoas que foram expostas quanto não expostas
   e. Todas as anteriores

Capítulo 3

Ocorrência de Doenças: I. Vigilância das Doenças e Medidas de Morbidade

Devemos todos os grandes avanços no conhecimento àqueles que se esforçaram para descobrir o quanto há de algo.
— James Maxwell, físico (1831-1879)

Se você consegue medir o que está falando e pode expressar isso em números, você sabe algo de seu assunto, mas se você não pode medir isso, seu conhecimento é pobre e insatisfatório.
— William Thomson, Lord Kelvin, engenheiro, matemático e físico (1824-1907)

Objetivos de aprendizado

- Descrever a importância do papel da epidemiologia na vigilância das doenças
- Comparar diferentes medidas de morbidade, incluindo taxas de incidência, incidência cumulativa, taxas de ataque, prevalência e risco pessoa-tempo
- Ilustrar porque os dados de incidência são necessários para mensurar risco
- Discutir a inter-relação entre incidência e prevalência
- Descrever as limitações na definição dos numeradores e denominadores das medidas de incidência e prevalência

No Capítulo 2, discutimos como as doenças são transmitidas. Ficou evidente, naquela discussão, que para examinar a transmissão da doença nas populações humanas precisamos ser capazes de medir a frequência tanto da ocorrência das doenças quanto das mortes causadas por elas. Nesse capítulo, descreveremos a vigilância das doenças na população humana e sua importância ao fornecer informações sobre a morbidade de uma doença. Discutiremos como usar taxas para expressar a extensão da morbidade resultante de uma doença e, no próximo (veja Capítulo 4), expressaremos a extensão da mortalidade em termos quantitativos.

VIGILÂNCIA

A vigilância tem um papel fundamental na saúde pública. Pode ser realizada para monitorar mudanças nas frequências das doenças ou alterações nos níveis dos fatores de risco. Muitas das nossas informações a respeito de mortalidade e morbidade de doenças foram obtidas de programas de vigilância sistemática de doenças. Vigilância é mais frequentemente realizada para doenças infecciosas, mas nos últimos anos tem-se tornado progressivamente mais importante na monitorização de mudanças em outros tipos de condições, como malformações congênitas, câncer, asma, intoxicação química, lesões e enfermidades após desastres naturais como furacões ou terremotos. A vigilância também é usada para monitorizar a abrangência da cobertura vacinal e proteção de uma população e a prevalência de organismos resistentes aos medicamentos, como a tuberculose e a malária.

O Centro de Controle e Prevenção de Doenças (Centers for Disease Control and Prevention, CDC) definiu vigilância epidemiológica como a "coleta contínua e sistemática, análise e interpretação de dados essenciais para planejamento, implementação e avaliação das práticas de saúde pública, integrados com a divulgação destes dados para aqueles que necessitam da informação."[1]

Um importante elemento desta, bem como de outras definições de vigilância, está fornecendo a gestores em saúde orientações para desenvolver e implementar as melhores estratégias para programas de prevenção e controle de doenças. A fim de permitir que países ou estados desenvolvam abordagens coordenadas de saúde pública, mecanismos de intercâmbio de informações são essenciais. Consequentemente, definições padronizadas de doenças e critérios diagnósticos são necessários para que possam ser aplicados em diferentes países. Os formulários utilizados nos relatórios também devem ser padronizados.

Vigilância Passiva e Ativa

Vigilância passiva indica vigilância em que são utilizados os dados disponíveis sobre doenças de notificação compulsória, ou cujos relatórios são requisitados ou solicitados, com a responsabilidade para comunicação muitas vezes recaindo sobre a autoridade de saúde, prestador de cuidados ou distrito de saúde. Este tipo de relatório também é chamado de *relatório passivo*. Assim, a abrangência e a qualidade dos dados apresentados dependem, em grande parte, da pessoa ou equipe que os coletaram, que, muitas vezes, assumem este papel sem financiamentos ou recursos adicionais. Como resultado, os relatórios estão sujeitos à subnotificação e falta de dados completos; para minimizar este problema, os instrumentos de comunicação devem ser simples e breves. Quando o relatório passivo é utilizado, os surtos locais podem ser perdidos em razão do número relativamente pequeno de casos, que muitas vezes se torna diluído quando apurados dentro de um grande denominador da população total de uma província ou país. Apesar disso, o sistema de relatório passivo é relativamente barato e fácil de ser desenvolvido inicialmente.

Além disso, como muitos países têm sistemas de comunicação passiva para uma série de doenças de notificação compulsória que geralmente são infecciosas, relatórios passivos permitem comparações internacionais que podem identificar áreas que precisam, urgentemente, de assistência para confirmar novos casos e oferecer a prestação de intervenções apropriadas para controle e tratamento.

Vigilância ativa indica um sistema no qual equipes são recrutadas para conduzir um programa de vigilância. Elas são recrutadas para fazer visitas de campo periódicas às instalações de cuidados de saúde, como clínicas e hospitais, para identificar novos casos de uma doença ou mortes ocorridas em decorrência de doença (busca ativa de casos). A vigilância ativa pode envolver entrevistas com médicos e pacientes, revisão de registros médicos e, nos países em desenvolvimento e áreas rurais, levantamentos em aldeias e cidades para detectar casos, quer periodicamente, como rotina, ou após um caso-índice ter sido relatado. Relatórios geralmente são mais precisos quando a vigilância é ativa do que quando é passiva, pois a vigilância ativa é conduzida por indivíduos que foram especialmente contratados para realizar esta atividade.

Quando a vigilância passiva é utilizada, os funcionários já existentes frequentemente são solicitados para relatar novos casos. No entanto, muitas vezes os mesmos estão sobrecarregados com suas responsabilidades principais na prestação de cuidados e administração de serviços de saúde. Para eles, preencher os relatórios de casos novos é um encargo adicional, muitas vezes visto como secundário às suas principais responsabilidades. Além disso, com o relatório ativo os surtos locais geralmente são identificados, mas a notificação ativa é mais cara do que a comunicação passiva e costuma ser mais difícil de ser desenvolvida inicialmente.

A vigilância em países em desenvolvimento pode apresentar problemas adicionais. Por exemplo, áreas que necessitam de vigilância podem ser de difícil acesso, podendo dificultar a comunicação com as autoridades centrais, que tomam as decisões políticas e alocam os recursos necessários ao acompanhamento, controle e prevenção de doenças. Além disso, definições de doença utilizadas em países desenvolvidos, às vezes, podem ser inadequadas ou inutilizáveis nos países em desenvolvimento em razão da falta de laboratórios e outros recursos sofisticados necessários à avaliação diagnóstica completa de casos suspeitos. O resultado pode, portanto, ser uma subnotificação de casos clínicos observados.

Um exemplo dos desafios na vigilância das doenças usando dados de mortalidade é o problema de diferentes estimativas de mortalidade por malária, uma das principais causas de morte hoje, especialmente em países pobres e em desenvolvimento. Em 2004, houve um pico de mortes por malária em todo o mundo, mas, desde então, as mortes diminuíram substancialmente, em particular na África Subsaariana. Isto foi atribuído à expansão bem-sucedida das atividades de controle do vetor, como redes (mosquiteiras) tratadas com inseticida para prevenir a infecção, e a melhoria do tratamento de pessoas já infectadas. Murray *et al.* publicaram uma análise em 2012 na qual informaram que a mortalidade global por malária, especialmente entre adultos e crianças de 5 anos ou mais, foi substancialmente maior (quase duas vezes maior) do que o estimado anteriormente no Relatório Mundial da Malária, 2011, da Organização Mundial da Saúde (WHO).[2] Esta disparidade nas estimativas destaca as dificuldades na obtenção de dados confiáveis e na ausência de um sistema padronizado de vigilância, registro vital e testes de diagnóstico.

A vigilância também pode ser realizada para avaliar as mudanças nos níveis de fatores de risco ambientais para a doença. Por exemplo, os níveis de monitorização de poluição do ar por partículas ou radiação atmosférica podem ser conduzidos, especialmente depois que um acidente foi relatado, como a explosão no reator nuclear da usina de Three Mile Island, na Pensilvânia, nos Estados Unidos, em 1979, o pior desastre nuclear comercial na história dos EUA.[3] Este acompanhamento pode dar um aviso precoce sobre uma possível elevação das taxas de doenças associadas a um agente ambiental. Assim, a vigilância para mudanças em taxas, de doença ou níveis de fatores de risco ambientais, pode servir como uma medida da gravidade do acidente e direcionar ações para reduzir tais riscos no futuro.

ESTÁGIOS DAS DOENÇAS NO INDIVÍDUO E EM UMA POPULAÇÃO

Vamos agora considerar os níveis de uma doença em uma determinada população, em um período de tempo, e como os indivíduos passam de um nível de doença para outro nessa população.

A Figura 3-1 mostra a linha de tempo para o desenvolvimento de uma doença em um indivíduo. Um indivíduo é saudável (*i.e.*, sem doença) e, em algum ponto, ocorre o início biológico de uma doença. A pessoa, muitas vezes, desconhece o momento em que a doença começa. Mais tarde, os sintomas se manifestam e levam o paciente a procurar assistência médica. Em certas situações, a hospitalização pode ser necessária, tanto para diagnóstico como para tratamento, ou ambos. Em qualquer caso, em algum ponto, o diagnóstico é realizado e o tratamento iniciado. Vários desfechos podem, então, ocorrer: cura, controle da doença, invalidez ou morte. (Este assunto será analisado mais detalhadamente no Capítulo 18, em "História natural das doenças".)

A Figura 3-2A-D mostra a progressão da doença em uma população conforme refletida em níveis de enfermidade e cuidados médicos. O retângulo externo representa a população total (ver Fig. 3-2A) e o menor representa um subconjunto com doentes (Fig. 3-2B). Quando uma pessoa fica doente, ela se move de dentro do grupo doente para aqueles que procuram atendimento e ao subconjunto daqueles que são hospitalizados, a partir do retângulo de fora para os retângulos progressivamente menores no diagrama como mostram as setas curvas (ver Fig. 3-2C). Como visto na Figura 3-2D, mortes ocorrem em todos os retângulos, como indicado pelas pequenas setas retas, mas a taxa de mortalidade é proporcionalmente maior nos grupos com doenças mais graves, assim como naqueles que estão hospitalizados.

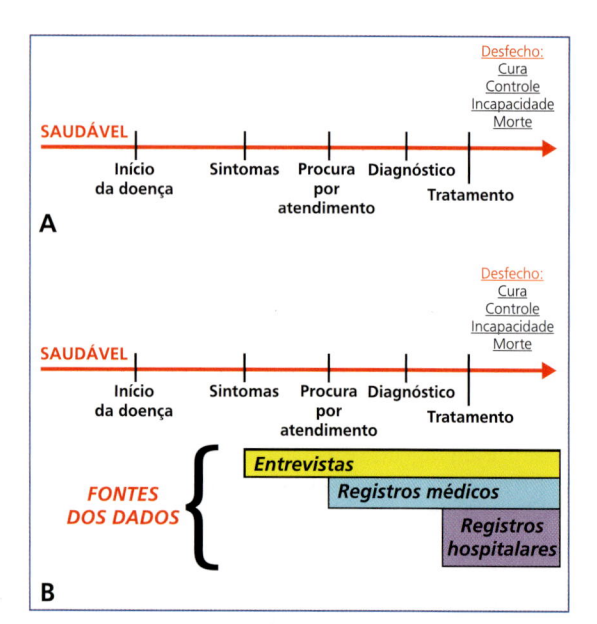

Figura 3-1. A. História natural da doença. **B.** História natural da doença e algumas fontes de dados referentes a cada intervalo.

Que fontes de dados podem ser utilizadas para se obter informações sobre uma pessoa doente? Pelo período de doença que necessita de hospitalização, os registros médicos e hospitalares são úteis (ver Fig. 3-1B). Se a hospitalização não for necessária, os registros médicos podem ser a melhor fonte. Se quisermos informações a respeito da doença, antes mesmo do atendimento médico, poderemos obtê-las do próprio paciente, utilizando questionários ou entrevistas. Se o paciente não pode fornecer essas informações, podemos obtê-las de um familiar ou alguém que esteja ciente do estado de saúde do paciente. Não estão representados nessa figura os registros de seguradoras de saúde, que podem, às vezes, fornecer informações úteis.

As fontes de dados, das quais os casos são identificados influenciam, claramente, as taxas que calculamos para expressar a frequência da doença. Por exemplo, os registros hospitalares não incluem dados relacionados com pacientes que receberam atendimento somente em consultórios médicos. Consequentemente, quando observamos taxas de frequência da ocorrência de certas doenças, devemos estabelecer as fontes dos casos e determinar como eles foram identificados. Quando interpretamos e comparamos taxas com as relatadas em outras populações e em outras épocas, devemos considerar as características das fontes nas quais os dados foram obtidos.

A ocorrência da doença pode ser medida utilizando-se taxas ou proporções. As *taxas* nos mostram

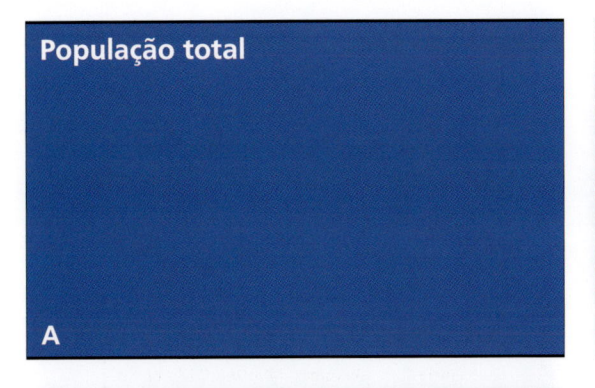

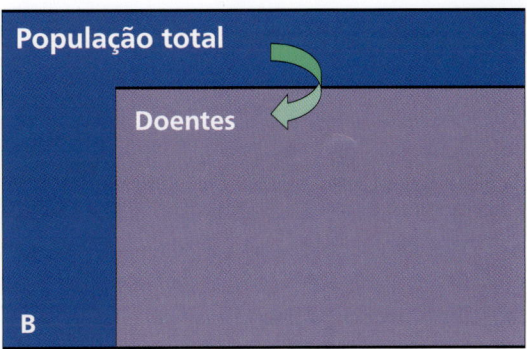

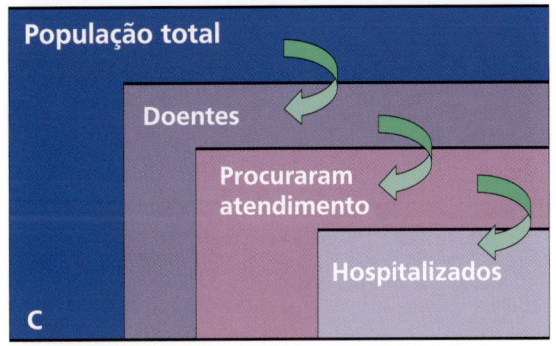

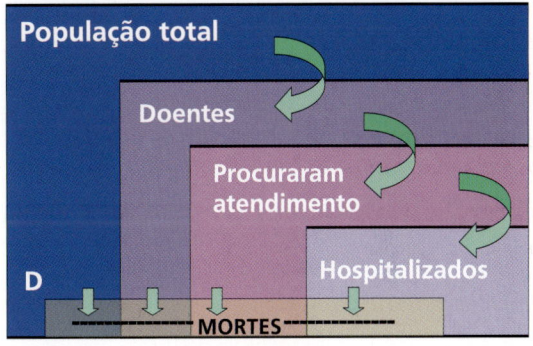

Figura 3-2. A-C. A população: progressão de saúde para variados graus de gravidade de doença. **D.** A população: a ocorrência de mortes em cada grupo. (Adaptada de White KL, Williams TF, Greenberg BG: The ecology of medical care. N Engl J Med 265:885-892, 1961.)

com que rapidez a doença está ocorrendo em uma população, e as *proporções* indicam qual a fração da população está afetada. Mostraremos como utilizar as taxas e proporções para expressar a extensão de doença em uma comunidade ou outra população. Neste capítulo, discutimos medidas de doença ou morbidade; medidas de mortalidade serão discutidas no Capítulo 4.

MEDIDAS DE MORBIDADE

Taxa de Incidência

A taxa de incidência de uma doença é definida como o número de novos casos da doença que ocorrem durante um determinado período de tempo em uma população sob risco de desenvolver a doença.

Taxa de incidência por 1.000 =

$$\frac{\text{N}^{\circ} \text{ de novos casos de uma doença ocorrendo na população durante determinado período de tempo}}{\text{N}^{\circ} \text{ de pessoas sob risco de desenvolver a doença durante esse período de tempo}} \times 1.000$$

Nesta taxa, o resultado foi multiplicado por 1.000, assim podemos expressar a incidência por 1.000 pessoas. A escolha do número 1.000 é completamente arbitrária – poderíamos ter usado 10.000, 1 milhão ou qualquer outro número.

O elemento crucial na definição da taxa de incidência é: *NOVOS* casos da doença. A taxa de incidência é uma medida de eventos – a doença é identificada em uma pessoa que desenvolve a doença e que não a apresentava previamente. Como a incidência é uma medida de eventos (*i.e.*, transição do estado de não doença para doença), a taxa de incidência é uma estimativa do risco. Esse risco pode ser observado em qualquer grupo populacional, como grupos etários particulares, homens ou mulheres, grupos com a mesma ocupação, ou um grupo que tenha sido exposto a certos agentes ambientais, como radiação ou toxina química. Por exemplo, a Figura 3-3 mostra tendências na incidência de câncer de tireoide em crianças na Bielorrússia, Ucrânia e Rússia de 1986 a 1994, obtidos a partir de dados de vigilância após a explosão do reator de Chernobil.[4] As maiores taxas de incidência foram encontradas nas áreas mais contaminadas —

Figura 3-3. Tendências de incidência de câncer de tireoide na infância na Bielorrússia, Ucrânia e Rússia, 1986-1994. (De: Bard D, Verger P, Hubert P: Chernobyl, 10 year after: Health consequences. Epidemiol Rev 19:187-204, 1997.)

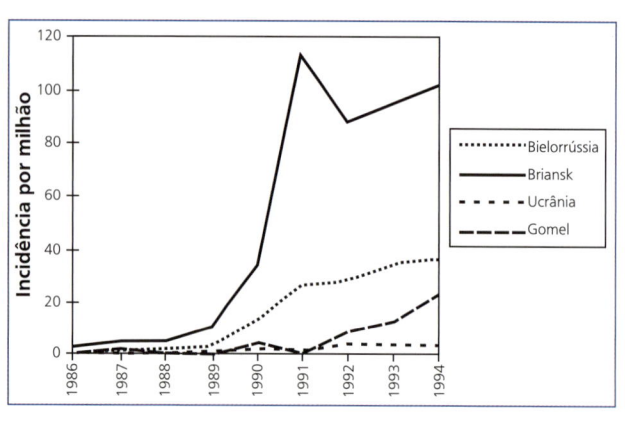

Gomel, no sul da Bielorrússia, e partes do norte da Ucrânia. Entretanto, um problema na interpretação de tais dados é a possibilidade de que o aumento observado poderia ser causado pelo intenso rastreamento que foi iniciado após o acidente. Tal rastreamento poderia ter identificado tumores da tiroide, que, de outra forma, sem que fosse realizado, não teriam sido detectados. No entanto, existe agora um consenso geral, que o aumento observado no câncer de tiroide em crianças e adolescentes em áreas expostas à nuvem radioativa de Chernobil foi, de fato, real.

O denominador de uma taxa de incidência representa o número de pessoas que estão sob risco de desenvolver a doença. Para uma taxa de incidência ser significativa, qualquer indivíduo incluído no denominador deve ter potencial para se tornar parte do grupo contabilizado no numerador. Dessa forma, se calcularmos a incidência de câncer uterino, o denominador deve incluir somente mulheres, pois os homens não têm potencial para fazer parte do grupo que é contado como numerador – ou seja, homens não estão sob risco de desenvolver câncer no útero. Embora isso pareça óbvio, nem sempre é tão claro e devemos retomar a discussão desse assunto posteriormente.

Outro tema importante em relação ao denominador é a questão do tempo. As medidas de incidência podem usar dois tipos de denominadores: pessoas sob risco que são observadas durante um período de tempo definido; ou quando todas as pessoas não são observadas durante todo o período de tempo, pessoa-tempo (ou unidades de tempo em que cada pessoa é observada). Vamos considerar cada uma dessas abordagens.

Pessoas sob Risco que são Observadas durante um Período de Tempo Definido

No primeiro tipo de denominador para a taxa de incidência, especificamos o período de tempo e devemos saber que todos os indivíduos do grupo representado no denominador foram acompanhados durante *todo o período*. A escolha do tempo é arbitrária: Podemos calcular a incidência em 1 semana, em 1 mês, taxa de incidência em 1 ano, 5 anos e assim por diante. O importante é que, seja qual for o período de tempo usado no cálculo, ele deve ser claramente especificado, e todos os indivíduos incluídos no estudo devem ser observados (sob risco) por todo o período. A taxa de incidência, calculada utilizando-se o período de tempo em que todos os indivíduos na população são considerados sob risco para o desfecho, é também chamada de *incidência cumulativa*, que é uma medida de risco.

Quando nem Todas as Pessoas são Observadas pelo Período de Tempo Completo, Pessoas-Tempo, ou Unidade de Tempo em que Cada Pessoa é Observada

Muitas vezes, entretanto, cada indivíduo do denominador não foi acompanhado durante todo o período especificado, por várias razões, incluindo perdas no acompanhamento ou mortes acarretadas por outras causas do que aquela que está sendo estudada. Quando diferentes indivíduos são observados por diferentes períodos de tempo, calculamos a taxa de incidência (também chamada *densidade de incidência*), na qual o denominador consiste na soma das unidades de tempo em que cada indivíduo observado esteve sob risco. Isto é chamado *pessoas-tempo* e é, muitas vezes, expresso como pessoas-mês ou pessoas-ano de observação.

Vamos considerar pessoas-ano (py): Uma pessoa sob risco que é observada por um ano = uma pessoa-ano. Uma pessoa sob risco observada por 5 anos = 5 pessoa-anos (py). Mas 5 pessoas sob risco, cada uma observada por apenas um ano também = 5 pessoas-ano.

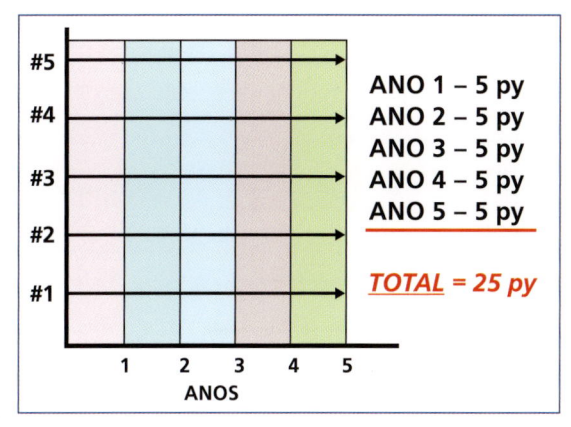

Figura 3-4. Quando todas as pessoas na população estudada são observadas durante todo o período: Pessoas-ano (py) de observação.

Suponhamos um estudo de 5 anos em que 5 pessoas foram observadas pelo período completo (como indicado pela seta para cada pessoa na Fig. 3-4). Em cada um dos 5 anos do estudo, todos os 5 participantes foram observados; assim, temos 5 pessoas-ano de observação em cada um dos 5 anos, totalizando 25 pessoas-ano de observação no estudo completo.

Agora vamos considerar a situação em que todas as 5 pessoas sob risco não são observadas durante todos os 5 anos de estudo, mas por diferentes períodos de tempo (Fig. 3-5A). Nesse diagrama, as duas setas representam 2 pessoas que foram observadas em todos os 5 anos. As linhas de tempo para as 3 outras pessoas terminam com um "**x**" vermelho que indica o ponto em que a observação de cada indivíduo foi encerrada, ou em função do evento de interesse ter ocorrido ou a pessoa ter sido perdida durante o acompanhamento, ou outros problemas.

Como calculamos o número total de pessoas-ano observadas no estudo? Vamos analisar o primeiro ano de estudo (Fig. 3-5B). Todas as 5 pessoas foram observadas durante o primeiro ano, então, temos 5 pessoas-ano de observação no primeiro ano (Fig. 3-5C).

Agora observamos o segundo ano de estudo (Fig. 3-5D). Note que o participante nº 2 foi observado apenas no primeiro ano, tanto que, no segundo ano, temos apenas 4 participantes, cada qual contribuindo com um ano de acompanhamento para o estudo, em um total de 4 pessoas-ano (Fig. 3-5E).

Observando-se o terceiro ano de estudo, vemos que o participante nº 3 foi acompanhado apenas nos 2 primeiros anos (Fig. 3-5F). Portanto, somente 3 participantes foram observados no terceiro ano, gerando 3 pessoas-ano de observação durante o terceiro ano (Fig. 3-5G). Estes participantes também foram todos observados durante o quarto ano do estudo (Fig. 3-5H) e eles, novamente, contribuíram com 3 pessoas-ano de observação durante o quarto ano de estudo (Fig. 3-5I).

Finalmente, vamos para o quinto ano do estudo (Fig. 3-5J). Vemos que o participante nº 5 foi somente acompanhado nos primeiros 4 anos do estudo. Assim, apenas 2 participantes permaneceram e foram observados no 5º ano do estudo. Eles contribuíram com 2 pessoas-ano de observação durante o quinto ano (Fig. 3-5K). Como se observa na Figura 3-5L, temos 5 + 4 + 3 + 3 + 2 pessoas-ano de observação durante todos os 5 anos do estudo, totalizando 17 pessoas-ano de observação (isto contrasta com as 25 pessoas-ano de observação caso todos os 5 participantes tivessem sido observados durante o total de 5 anos do estudo, como observado na Figura 3-4). Assim, *se as pessoas sob risco são observadas por diferentes períodos de tempo*, a taxa de incidência é:

Taxa de incidência por 1.000 =

$$\frac{\text{Número de NOVOS casos da doença ocorrendo na população durante determinado período de tempo}}{\text{Total de pessoas-tempo (a soma do período de tempo de observação de cada pessoa observada por todo ou parte do período de tempo)}} \times 1.000$$

O conceito de pessoas-tempo será discutido no Capítulo 6.

Identificação de Novos Casos para Cálculo de Incidência

Falando de modo prático, quando desejamos calcular incidência, como identificamos os novos casos em uma população durante um período específico de tempo? Em certas situações, pode ser possível monitorar toda uma população ao longo do tempo, com testes que podem detectar os novos casos de uma doença. Entretanto, frequentemente, isso não é possível; em vez disso, é feita uma identificação e rastreamento de uma população para a doença no início do estudo (casos prevalentes que serão definidos na próxima seção) (Fig. 3-6). Aqueles que não têm a doença no início do estudo são acompanhados pelo tempo determinado, por exemplo, 1 ano. Eles são, então, reexaminados para verificar se desenvolveram a doença de interesse (Fig. 3-7). Alguns casos são identificados como tendo, claramente, desenvolvido a doença durante o período de 1 ano, desde que estivessem livres da doença no início do ano. Portanto, esses casos são novos ou

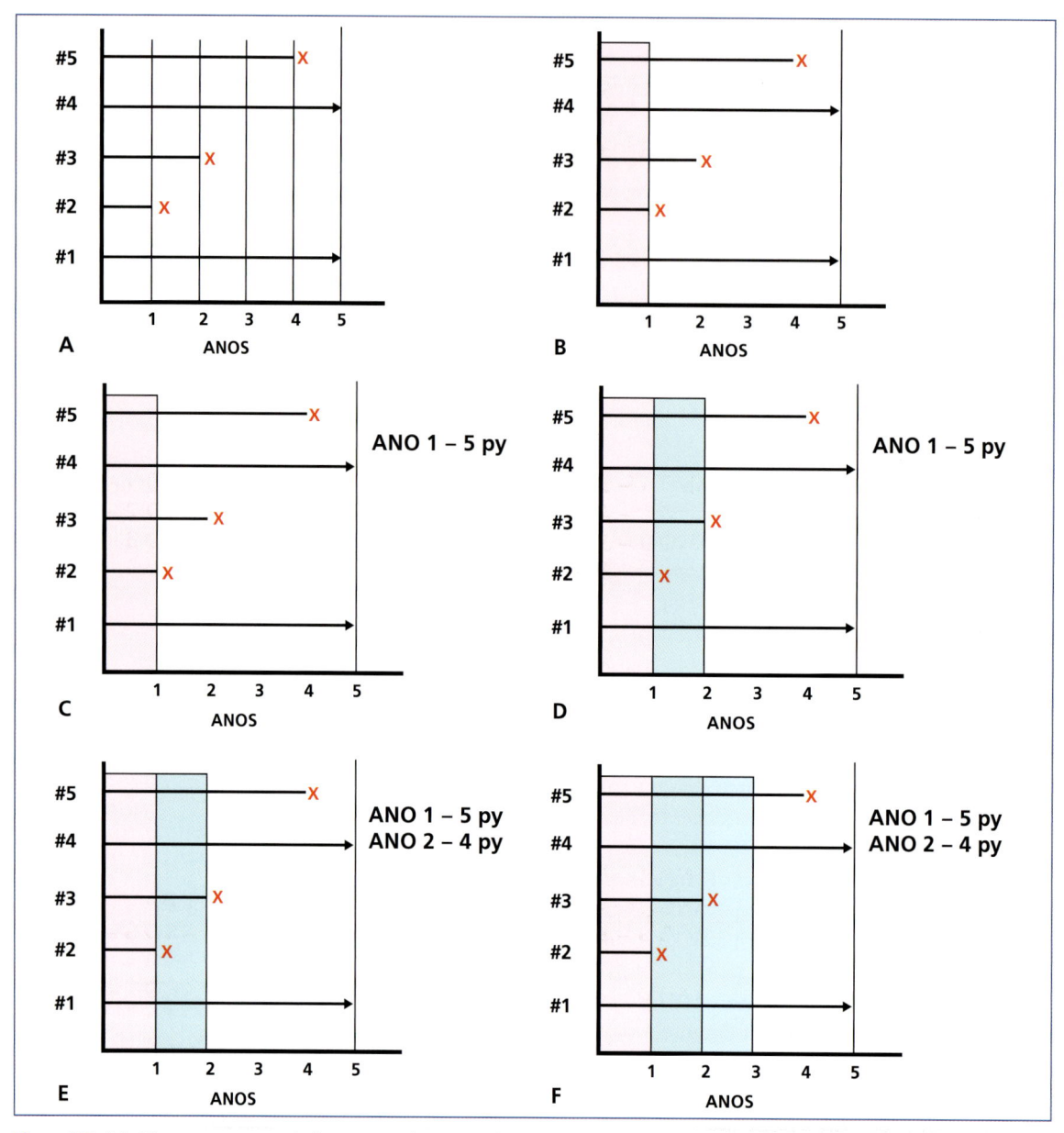

Figura 3-5. A-L. Mas se as pessoas sob risco na população são observadas por diferentes períodos de tempo? Cálculo de pessoas-tempo em risco como pessoas-ano (py) observado. (Veja p. 42 para texto explicativo.)

incidentes e servem como numerador para a taxa de incidência.

Embora na maioria das situações seja necessário expressar a incidência especificando um denominador, às vezes, apenas o número de casos pode ser informativo. Por exemplo, a Figura 3-8 mostra o número de casos de tuberculose esperado e observado reportado nos Estados Unidos, de 1980 a 1992. (Observe que o eixo vertical é uma escala logarítmica.) O menor número de casos já relatados em um ano nos Estados Unidos (desde que o relato iniciou) foi em 1985. O número declinou de 1980 a 1985 e a figura mostra o número de casos esperados se o declínio continuasse. Entretanto, o declínio parou repentinamente em 1985. De 1985 a 1992, os casos de tuberculose aumentaram em 20%; se o declínio projetado continuasse, observar-se-ia, apro-

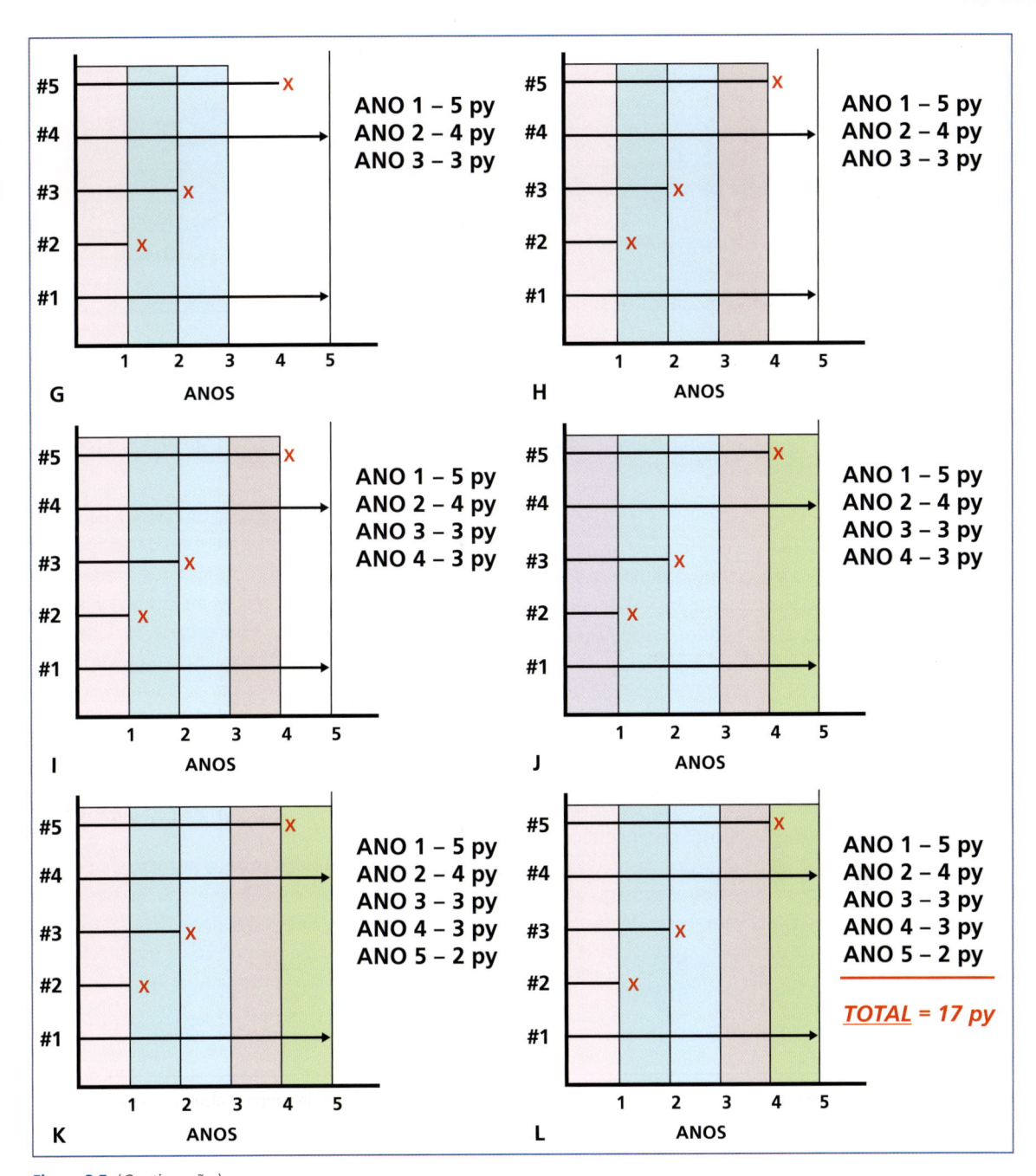

G	ANO 1 – 5 py ANO 2 – 4 py ANO 3 – 3 py	H	ANO 1 – 5 py ANO 2 – 4 py ANO 3 – 3 py
I	ANO 1 – 5 py ANO 2 – 4 py ANO 3 – 3 py ANO 4 – 3 py	J	ANO 1 – 5 py ANO 2 – 4 py ANO 3 – 3 py ANO 4 – 3 py
K	ANO 1 – 5 py ANO 2 – 4 py ANO 3 – 3 py ANO 4 – 3 py ANO 5 – 2 py	L	ANO 1 – 5 py ANO 2 – 4 py ANO 3 – 3 py ANO 4 – 3 py ANO 5 – 2 py **TOTAL = 17 py**

Figura 3-5. (*Continuação.*)

ximadamente, 51.700 casos a menos. Muito desse aumento na tuberculose foi atribuído à simultânea infecção pelo vírus da imunodeficiência humana (HIV). Entretanto, mesmo antes que a síndrome da imunodeficiência adquirida (AIDS) e o HIV fossem reconhecidos como um dos principais problemas de saúde pública, a tuberculose permanecia como um sério, porém quase sempre negligenciado, problema, particularmente em certas áreas urbanas nos Estados Unidos. Vemos que mesmo um gráfico que trace o número de casos sem um denominador pode ser muito útil quando não há razão para suspeitar que haja uma mudança significativa no denominador durante certo período de tempo.

Em geral, entretanto, nossa meta em calcular a incidência é sermos capazes de tornar possíveis e realizar comparações válidas com as informações necessárias tanto para o numerador quanto para o denominador. A Figura 3-9 apresenta dados da incidência de câncer nos Estados Unidos para homens (*esquerda*) e mulheres (*direita*), de 1975 a 2007. Como observado, a incidência de câncer de pulmão tem diminuído em homens e aumentado nas mulheres. Depois de aumentos marcantes na incidência, por muitos anos, o câncer de próstata tem declinado desde 2001. O câncer de mama em mulheres nos Estados Unidos também tem-se caracterizado por declínios desde 1998. Após terem níveis elevados durante muitos anos, o câncer de cólon e reto tem diminuído tanto em homens quanto em mulheres.

Taxa de Ataque

Algumas vezes, o tempo associado ao denominador pode ser especificado implicitamente em vez de explicitamente. Por exemplo, no Capítulo 2, discutimos a investigação de um surto de doença por ingestão de alimentos, em que falamos em uma *taxa de ataque* que é definida como o número de pessoas expostas ao alimento suspeito e que adoeceram, dividido pelo número de pessoas expostas ao alimento. A taxa de ataque não especifica, explicitamente, o intervalo de tempo, pois, para muitos surtos de doença por ingestão de alimentos, sabemos que a maioria dos casos ocorre poucas horas ou dias após a exposição. Consequentemente, casos que se desenvolveram meses depois não foram considerados parte do mesmo surto. Entretanto, em muitas situações em que o conhecimento atual da biologia e da história natural da doença não definem, de maneira precisa, um período de tempo, esse tempo deve ser especificado claramente. Uma consideração adicional é que a taxa de ataque não é, verdadeiramente, uma taxa, mas uma proporção. Uma taxa de ataque por ingestão de alimentos nos informa a *proporção* de todas as pessoas que ingeriram certo alimento e adoeceram. Vamos continuar a discutir o uso de proporções na medida de ocorrência de doença a seguir.

Prevalência

A prevalência é definida como o número de pessoas afetadas na população em determinado momento, dividido pelo número de pessoas da população naquele momento, isto é, qual a proporção da população está afetada pela doença nesse momento?

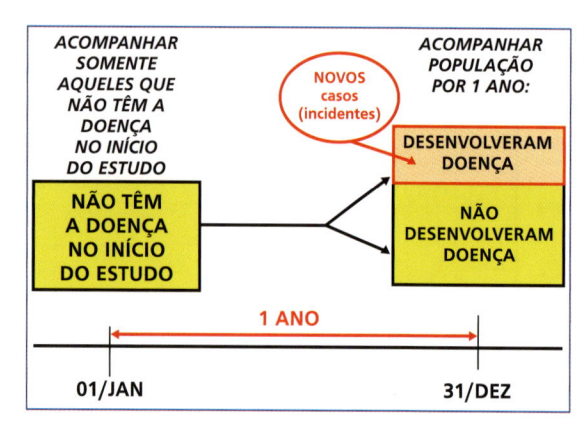

Figura 3-7. Identificando novos casos de uma doença. Etapa 2: Acompanhamento e rastreamento durante 1 ano para identificar casos que se desenvolveram durante esse período.

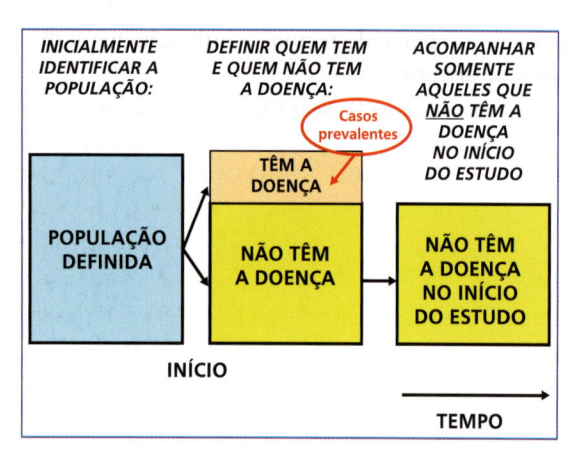

Figura 3-6. Identificando novos casos detectados de uma doença. Etapa 1: Rastreamento de casos de prevalência no início do estudo. (Veja p. 43 para texto explicativo.)

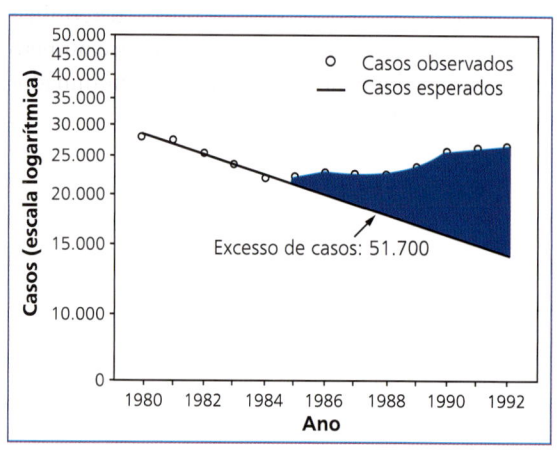

Figura 3-8. Números de casos de tuberculose esperados e observados, Estados Unidos, 1980-1992. (De: Centers for Disease Control and Prevention: MMWR 42:696, 1993.)

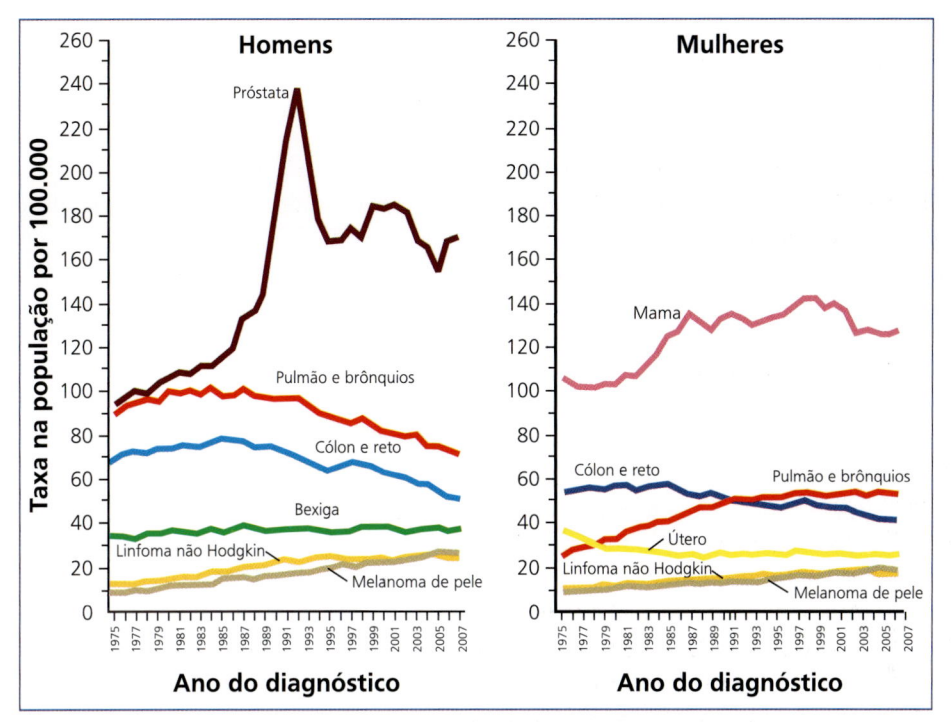

Figura 3-9. Taxas de incidências anuais de determinados tipos de câncer ajustadas por idade entre homens e mulheres, Estados Unidos, 1975-2007 (ajustados por idade para a população padrão dos Estados Unidos em 2000). (De: Siegel R, Ward E, Brawley O, *et al.*: Cancer statistics, 2011. CA Cancer J Clin 61:212-236, 2011.)

Prevalência por 1.000 =

$$\frac{\text{N}^\circ \text{ de casos de uma doença presente na população em determinado momento}}{\text{N}^\circ \text{ de pessoas da população no momento}} \times 1.000$$

Por exemplo, se estivermos interessados em saber a prevalência de artrite em uma comunidade em certa data, podemos visitar cada casa nessa comunidade e, por meio de entrevistas e exames físicos, determinar quantas pessoas têm artrite naquele dia. Esse número será o numerador para a prevalência. O denominador é a população da comunidade naquela data.

Qual a diferença entre *incidência* e *prevalência*? A prevalência pode ser vista como uma parcela da população em determinado momento, no qual se determina quem apresenta a doença e quem não a apresenta. Entretanto, com isso, não estamos determinando quando a doença se desenvolveu. Alguns indivíduos podem ter desenvolvido a artrite ontem, uns na semana passada, outros no ano passado e alguns há 10 ou 20 anos. Portanto, quando pesquisamos uma comunidade para estimar a prevalência de uma doença, geralmente não levamos em conta a duração da doença. Consequentemente, o numerador da prevalência inclui uma mistura de pessoas com diferentes durações de doença e, como resultado, não temos uma medida de risco. Se quisermos medir o risco, devemos utilizar a incidência, pois, em contraste com a prevalência, ela inclui somente casos ou eventos novos e um período de tempo determinado durante o qual esses eventos ocorreram.

Na literatura médica e de saúde pública, a palavra *prevalência* geralmente é utilizada de duas maneiras:

Prevalência Pontual. A prevalência de uma doença em certo ponto do tempo — utilização que acabamos de discutir.

Prevalência no Período. Quantas pessoas tiveram a doença em qualquer época durante certo período? O período de tempo pode ser arbitrariamente selecionado, tal como um mês, um ou 5 anos. Algumas pessoas podem desenvolver a doença durante esse período, outras podem apresentar a doença antes e morrerem ou ficarem curadas durante esse período. O ponto importante é que cada pessoa representada pelo numerador teve a doença em algum momento durante o período especificado.

Os dois tipos de prevalência, bem como a incidência cumulativa, são ilustrados na Tabela 3-1 usando questões referentes à asma.

TABELA 3-1.	Exemplos de Prevalência Pontual e no Período e Incidência Cumulativa em Estudos de Asma por entrevista
Questão da entrevista	Tipo de medida
"Você tem asma atualmente?"	Prevalência pontual
"Você teve asma nos últimos [n] anos?"	Prevalência no período
"Você já teve asma alguma vez?"	Incidência cumulativa

Retornando à prevalência pontual, falando de modo prático, é quase impossível pesquisar uma cidade inteira em um único dia. Portanto, embora conceitualmente estejamos pensando em termos de um só ponto no tempo, na verdade, a pesquisa pode demorar muito mais. Quando vemos apenas a palavra *prevalência* utilizada sem qualquer modificador, ela geralmente se refere à prevalência pontual e, para o restante desse capítulo, utilizaremos a palavra *prevalência* significando a prevalência pontual.

Vamos considerar a incidência e a prevalência. A Figura 3-10 mostra cinco casos de uma doença em uma comunidade em 2012. O primeiro caso da doença ocorreu em 2011 e o paciente morreu em 2012.

O segundo caso desenvolveu-se em 2012 e continuou em 2013. O terceiro caso foi de uma pessoa que adoeceu em 2012 e foi curada em 2012. O quarto caso ocorreu em 2011 e o paciente foi curado em 2012. O quinto caso ocorreu em 2011 e continuou em 2012 e 2013.

Para este exemplo, vamos considerar somente os casos (numeradores) e ignorar os denominadores.

Neste exemplo, qual o numerador para a incidência em 2012? Sabemos que a incidência conta somente os novos casos e, como dois dos cinco casos se desenvolveram em 2012, o numerador para a incidência, em 2012, será 2.

Qual o numerador para a prevalência pontual em 2012? Isso depende de quando iremos realizar o estudo de prevalência (Fig. 3-11). Se o fizermos em maio, o numerador será 5. Se fizermos em julho, o numerador será 4. Entretanto, se fizermos a pesquisa em setembro, o numerador será 3 e, se o fizermos em dezembro, o numerador será 2. Assim, a prevalência dependerá do período do ano em que o levantamento for realizado.

A Figura 3-12A-D ilustra a relação entre incidência e prevalência. O frasco representa uma comunidade (Fig. 3-12A), e as contas dentro do frasco representam a prevalência de casos de uma doença na comunidade. Como podemos adicionar casos ou aumentar a prevalência? Como é visto na Figura 3-12B, podemos fazê-lo pela incidência — pela adição de novos casos. E se pudéssemos remover as contas do frasco e diminuir a prevalência? Como se poderia conseguir isso? Como visto na Figura 3-12C, isso pode ocorrer tanto por morte quanto pela cura. Claramente, esses dois desfechos representam uma grande diferença para o paciente, mas, em relação à prevalência, cura ou morte têm o mesmo efeito: elas reduzem o número de pessoas doentes na população, diminuindo a prevalência. Portanto, o que existe é uma situação dinâmica mostrada na Figura 3-12D. A adição contínua de novos casos (incidência) aumenta a prevalência, enquanto a morte e/ou a cura reduzem a prevalência.

Este efeito de diminuição da prevalência através da morte ou da cura constitui uma questão importan-

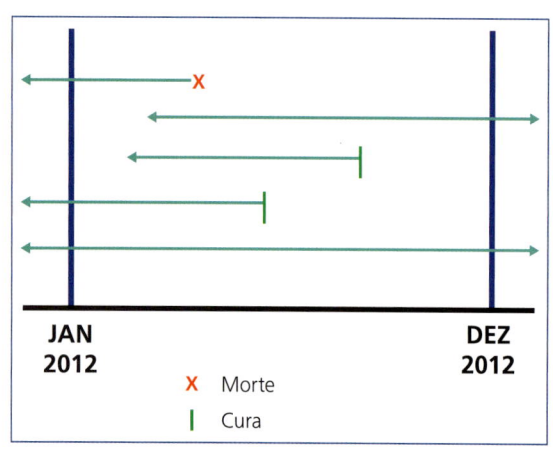

Figura 3-10. Exemplo de incidência e prevalência: I.

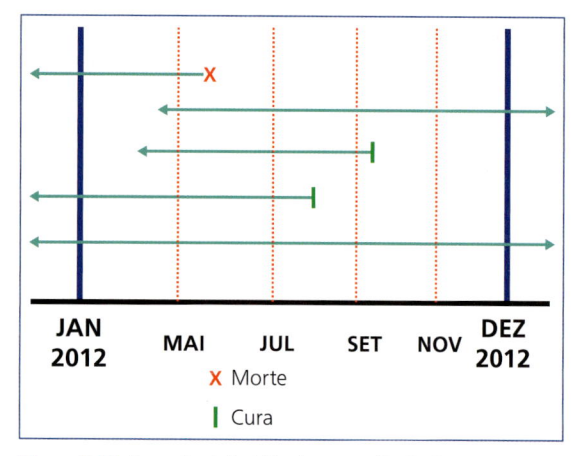

Figura 3-11. Exemplo de incidência e prevalência: II.

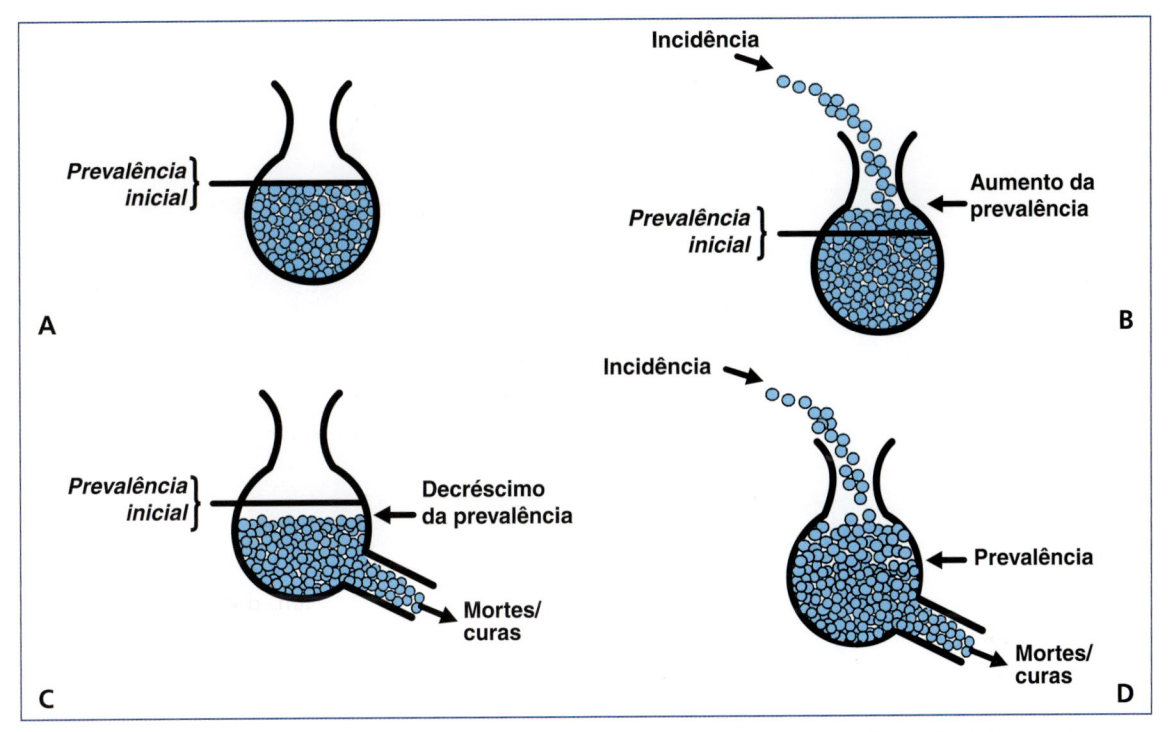

Figura 3-12. Relação entre incidência e prevalência. **A.** Nível de prevalência na população. **B.** Aumento da prevalência às custas da incidência. **C.** Redução da prevalência em decorrência de mortes e/ou curas. **D.** Impacto geral da incidência, mortes e/ou curas, sobre a prevalência.

te em saúde pública e medicina clínica. Por exemplo, quando a insulina se tornou disponível, o que aconteceu com a prevalência do diabetes? A prevalência aumentou, porque o diabetes não foi curado, apenas controlado. Muitas pessoas com diabetes, que antes morreriam, agora sobrevivem, e a prevalência, então, aumentou. Isso que parece paradoxal é, frequentemente, visto em programas de saúde pública: introduzida uma nova medida, que melhora a sobrevida ou detecta a doença em mais pessoas, e o efeito é um aumento aparente da prevalência. Pode ser difícil convencer algumas pessoas que um programa apresente sucesso se a prevalência da doença, que é o alvo do programa, de fato aumentar. Entretanto, isso ocorre claramente quando a morte é prevenida, mas a doença não é curada.

Dissemos que a prevalência não é uma medida de risco. Então, por que se preocupar em estimar a prevalência? A prevalência é uma medida importante e útil para avaliar o peso da doença na comunidade. Por exemplo, quantas pessoas na comunidade têm artrite? Essa informação pode nos ajudar a determinar, por exemplo, quantas clínicas são necessárias, que tipos de serviços de reabilitação são necessários, quantos e quais profissionais de saúde são necessários. A prevalência, portanto, é valiosa para o planejamento de serviços de saúde. Quando usamos a prevalência, também queremos fazer projeções e antecipar as mudanças que têm ocorrido na magnitude da doença. Entretanto, se quisermos avaliar a causa ou etiologia da doença, devemos explorar a relação entre a exposição e o risco de doença e, para isso, serão necessários dados de incidência.

Entretanto, os dados de prevalência podem, às vezes, ser muito úteis — sendo sugestivos e até mesmo confirmatórios em estudos etiológicos para certas doenças. Por exemplo, asma é uma doença de crianças para a qual é difícil medir a incidência, pois o exato momento do começo da doença (seu início) é, frequentemente, difícil tanto para definir quanto para confirmar. Por essa razão, quando estamos interessados na tendência momentânea e distribuição geográfica da asma, a prevalência é a medida mais frequentemente utilizada. Informações sobre prevalências de asma são, muitas vezes, obtidas por autorrelatos como entrevistas e questionários. A Figura 3-13 mostra a atual prevalência de asma em crianças com até 17 anos de idade, por estado nos Estados Unidos em 2001-2005. A preva-

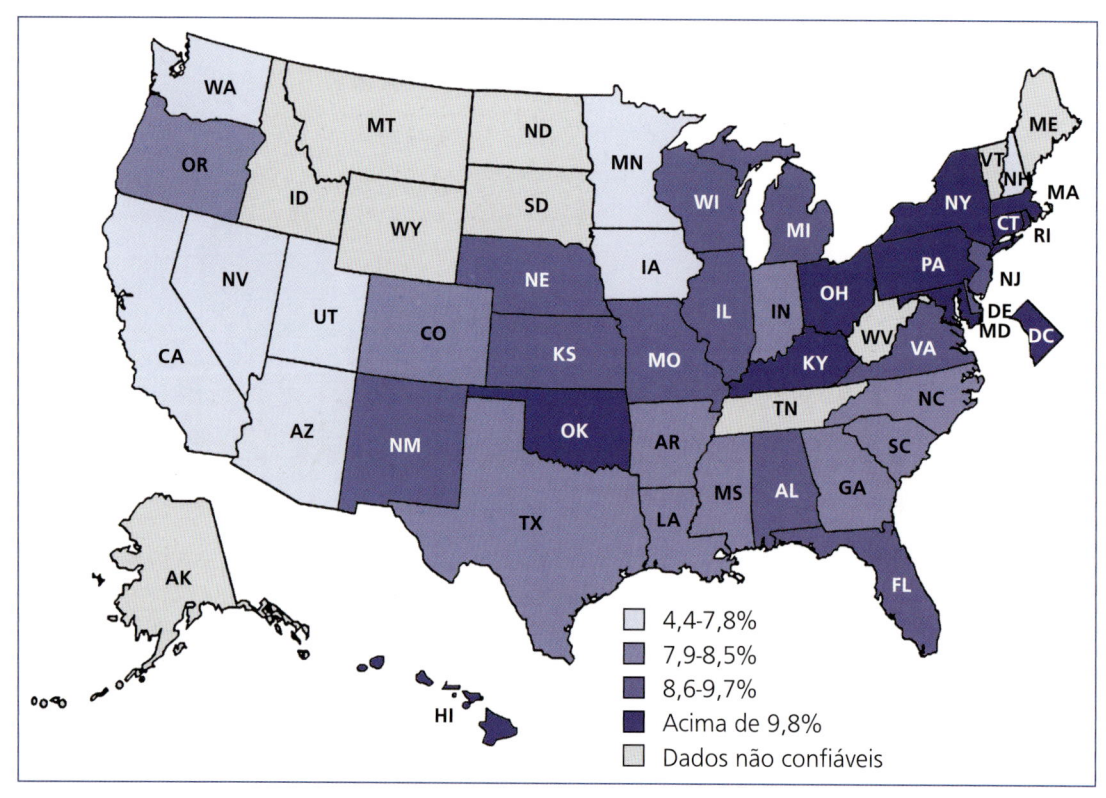

Figura 3-13. Prevalência atual de asma em crianças com idade até 17 anos, por estado, média anual de 2001-2005. (De: Akinbami LJ: The state of childhood asthma, United States, 1980-2005. Advance data from vital and health statistics, No. 381, Hyattsville, MD, National Center for Health Statistics, 2006.)

lência atual de asma foi baseada em duas questões: "Um médico ou outro profissional de saúde já perguntou se você (nome da criança) já teve asma?" e "Você (nome da criança) ainda tem asma?" Em geral, a prevalência foi mais alta nos estados do nordeste. A explicação para essa observação não está totalmente esclarecida. Embora o clima adverso e a poluição do ar possam estar implicados, outros fatores também podem atuar no aumento da prevalência de asma no nordeste, como mais diagnósticos de casos no sistema de cuidados médicos e maior prevalência de asma em crianças de Porto Rico que se concentram nessa região.

Outro exemplo do valor dos dados de prevalência é visto na Figura 3-14. Um dos mais significativos e desafiadores problemas de saúde pública, atualmente, nos Estados Unidos e outros países desenvolvidos, é o aumento dramático da prevalência de obesidade. A obesidade está associada a significativos patamares de morbidade e mortalidade e é fator de risco para doenças como hipertensão, diabetes tipo 2, doenças coronarianas e acidentes vasculares encefálicos. Nessa figura, são mostradas as prevalências de obesidade por estado em cinco anos: 1990, 1995, 2000, 2005 e 2010. A tendência, ao longo do tempo, é terrível: em 1990, todos os estados apresentavam dados de prevalência de obesidade abaixo de 15%. Em 2005, todos os estados têm prevalência estimada acima de 20%; 17 estados apresentam uma prevalência igual ou superior a 25%, e em três desses estados (Louisiana, Mississipi e West Virginia) a prevalência está acima de 30%. Em 2010, nenhum estado apresentava dados de prevalência de obesidade inferiores a 20%, e 36 estados tinham prevalência igual ou superior a 25%.

Em 2011, o Centro de Controle e Prevenção de Doenças (Centers for Disease Control and Prevention, CDC) alterou o modo como a prevalência de obesidade é estimada. O resultado dessa mudança é que as estimativas feitas até 2010 não podem ser comparadas às estimativas a partir de 2011. (Note que a Fig. 3-14 não inclui dados após 2010.)

Uma limitação desses dados (tanto anteriores quanto posteriores a 2011) é que estão fundamentados nas alturas e pesos relatados pela própria pessoa, em respostas dadas por telefone. Os respondentes, especialmente em pesquisas telefônicas de obesidade, tendem a subestimar os seus pesos, superestimar suas alturas, ou

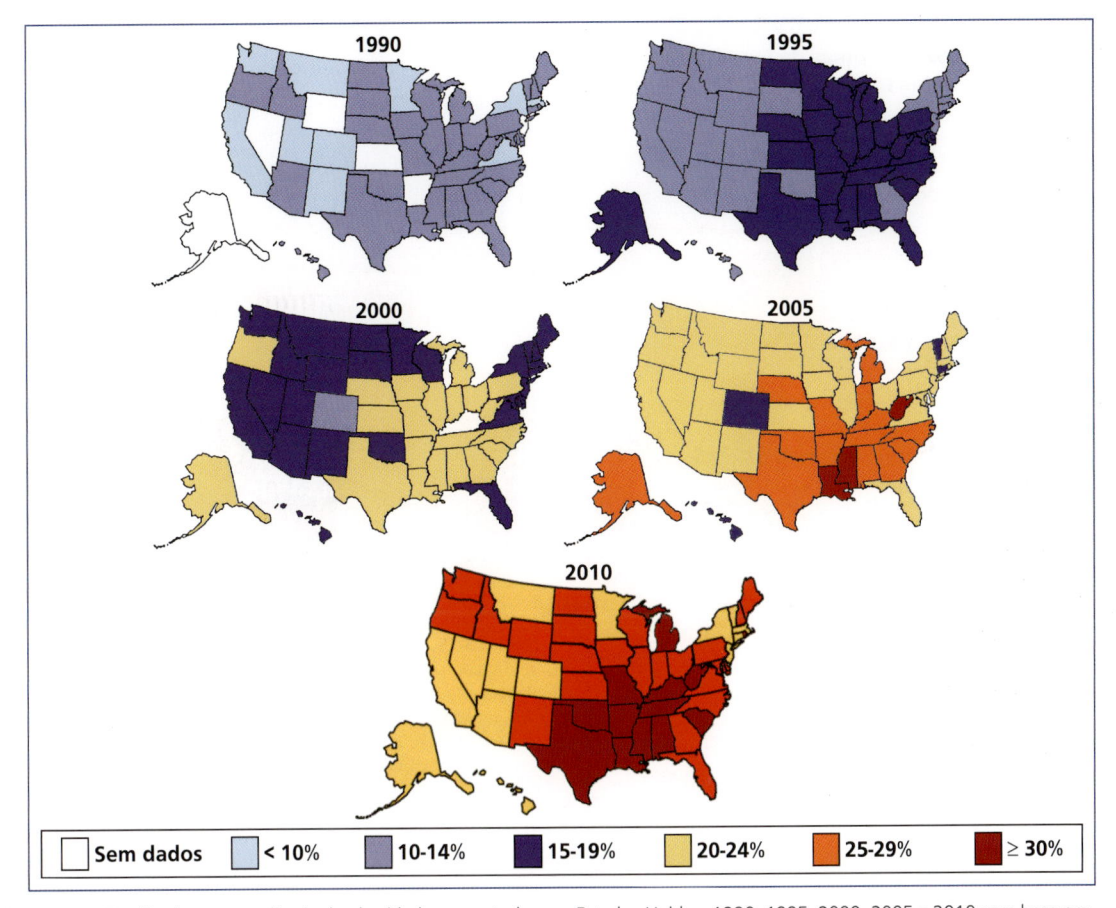

Figura 3-14. Tendências na prevalência de obesidade, por estado, nos Estados Unidos, 1990, 1995, 2000, 2005 e 2010 com base em relatos dos próprios entrevistados sobre altura e peso. A obesidade é definida por BMI (índice de massa corporal) ≥ 30, ou aproximadamente 13,6 kg de sobrepeso em uma pessoa com 1,64 m. (Adaptada de Centers for Disease Control and Prevention, com base em parte dos dados de Behavioral Risk Factor Surveillance System, http://www.cdc.gov/obesity/data/adult.html. Veja também CDC: State-specific prevalence of obesity among adults, United States, 2005. MMWR 55:985-988, 2006.)

ambos. Neste estudo, os participantes foram classificados de acordo com o Índice de Massa Corporal (BMI), que é calculado como o peso da pessoa em quilogramas dividido pelo quadrado da altura em metros (BMI = peso (kg)/altura^2[metros^2]). Um BMI de 25 ou mais alto é caracterizado como sobrepeso, e de 30 ou mais como obesidade. O resultado é uma subestimação da prevalência da obesidade baseada no BMI, assim, a verdadeira prevalência da obesidade por estado é, provavelmente, maior do que a apresentada na Figura 3-14. Dadas as tendências descritas acima e vistas na Figura 3-14, um enorme esforço e comprometimento de saúde pública será necessário para reverter gradativamente esse lamentável problema.

A Tabela 3-2 relaciona algumas fontes possíveis de estatísticas de morbidade. Cada uma tem suas limitações, basicamente porque a maioria dessas fontes não foi feita para fins de pesquisa. Portanto, podem caracterizar-se por dados incompletos ou ambíguos e, às vezes, podem referir-se somente a populações altamente selecionadas não sendo representativas daquelas para as quais gostaríamos de generalizar os achados.

Problemas com Medidas de Incidência e Prevalência

Problemas com Numeradores

O primeiro problema é definir quem tem a doença. Um exemplo demonstra este problema; a artrite reumatoide (RA) é uma doença, geralmente, de difícil diagnóstico e, quando surgem essas dificuldades, especialistas reúnem-se para definir alguns critérios de diagnóstico. Dois critérios de diagnóstico para a artrite reumatoide são os da Associação de Reumatismo de Nova Iorque (New York Rheumatism Association) e os da Associação Americana de Reumatismo (American

Rheumatism Association). Ver Tabela 3-3. A Figura 3-15 mostra os resultados de um estudo conduzido em Sudbury, Massachusetts, usando ambos os critérios. Observamos que a prevalência estimada é significativamente afetada conforme o critério utilizado.

TABELA 3-2. Algumas Fontes de Estatísticas de Morbidade

1. Registros de doença – doenças transmissíveis, registros de câncer
2. Dados de seguradoras e planos se saúde
    a. Grupos de saúde e seguro de acidentes
    b. Planos de cuidados médicos pré-pagos
    c. Plano de seguro estatal por incapacidade
    d. Companhias de seguro de vida
    e. Planos de seguro hospitalar – Blue Cross
    f. Aposentadoria de ferroviários
3. Assistência pública fiscal e de financiamento e planos de cuidados médicos
    a. Assistência pública, ajuda a cegos e deficientes
    b. Planos médicos federais ou estaduais
    c. Forças armadas
    d. Associações de veteranos
4. Hospitais e clínicas
5. Registros de absenteísmo – indústrias e escolas
6. Exames físicos pré-admissionais e periódicos em indústrias e escolas
7. Programas de investigação de casos
8. Registros de pessoal militar
9. Pesquisas de morbidade em amostras populacionais (p. ex., National Health Survey, National Cancer Surveys)

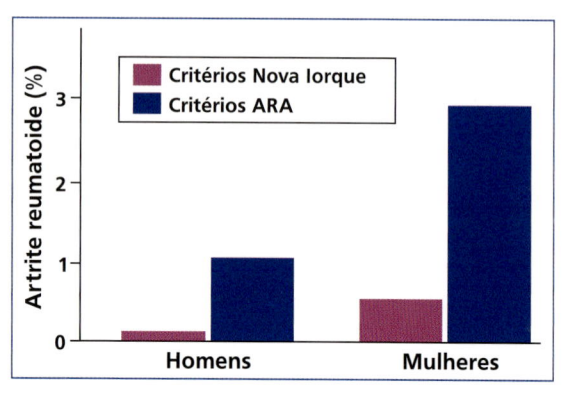

Figura 3-15. Percentual da população com diagnóstico de artrite reumatoide. Critérios Nova Iorque *versus* Critérios da Associação Americana de Reumatismo (ARA), Sudbury, Massachusetts, 1964. (Adaptada de O'Sullivan JB, Cathcart ES: The prevalence of rheumatoid arthritis: Follow-up evaluation of the effect of criteria on rates in Sudbury, Massachusetts. Ann Intern Med 76:573-577, 1972.)

TABELA 3-3. Critérios para Artrite Reumatoide*

Critérios da Associação Americana de Reumatismo (American Rheumatism Association)	Critérios Nova Iorque (New York Criteria)
1. Rigidez matinal	1. História de episódio de três articulações dolorosas**
2. Dor articular ou dor à locomoção	2. Inchaço, limitação, subluxação ou ancilose de três articulações (deve incluir mão, pulso ou pé e simetria de um par de articulações e deve excluir articulações distais interfalangeanas, quinta articulação proximal interfalangeana, primeira articulação metatarsofalangeana e quadris)
3. Inchaço de tecidos moles ou em uma articulação	
4. Inchaço de tecidos moles em uma segunda articulação (dentro de 3 meses)	
5. Inchaço de tecido mole em articulações simétricas (exclui articulação distal interfalangeana)	3. Alterações radiográficas (erosões)
6. Nódulos subcutâneos	4. Sorologia positiva para fatores reumatoides
7. Alterações radiográficas	
8. Sorologia positiva para fatores reumatoides	

*Um escore de três ou quatro pontos indica "provável" artrite reumatoide; cinco ou mais pontos indica artrite reumatoide "definida".
**Conta-se cada grupo de articulações (p. ex., articulações interfalangeanas proximais) como uma articulação, pontuando cada lado separadamente.
De: O'Sullivan JB, Cathcart ES: The prevalence of rheumatoid arthritis. Ann Intern Med 76:573, 1972.

Mais recentemente, um estudo de coorte com 1.879 homens e mulheres de 65 anos de idade ou mais, foram arrolados e examinados no Estudo Canadense de Saúde e Envelhecimento (Canadian Study of Health and Aging, CSHA).[5] Foi calculada a proporção de diagnósticos de demência, adotando-se seis sistemas de classificação comumente empregados. Dependendo do sistema de diagnóstico utilizado, a proporção de indivíduos com demência variou de 3,1 a 29,1% (Fig. 3-16). Essa marcada variação na estimativa das prevalências tem implicações potenciais importantes, tanto para a pesquisa quanto para o planejamento apropriado de serviços de saúde. Quando são relatados os resultados de qualquer estudo de morbidade, é essencial que uma definição precisa da identificação dos casos (critério de diagnóstico) seja claramente especificada. A decisão de qual definição deve ser utilizada nem sempre é simples. Geralmente depende muito dos objetivos específicos para os quais o estudo foi conduzido.

A próxima questão relativa aos numeradores é averiguar quais as pessoas deveriam ser incluídas no numerador. Como encontramos os casos? Podemos utilizar dados disponíveis regularmente, ou, como discutido anteriormente neste capítulo, conduzir um estudo especificamente delineado para coletar dados para as estimativas de incidência ou prevalência. Em muitos desses estudos, os dados são obtidos por entrevistas e algumas das potenciais limitações de dados extraídos de entrevistas estão listadas na Tabela 3-4. Idealmente, teríamos diagnóstico laboratorial ou outras evidências confirmatórias. No en-

Figura 3-16. Número absoluto e prevalência (%) de pessoas com demência em coorte do Estudo Canadense de Saúde e Envelhecimento (*n* = 1.879) diagnosticado por diferentes sistemas de classificação. As várias abreviaturas se referem aos manuais de diagnóstico para condições médicas, comumente usados. (Dados de Erkinjuntti T, Østbye T, Steenhuis R, *et al.*: The effect of different diagnostic criteria on the prevalence of dementia. N Engl J Med 337:1667-1674, 1997.)

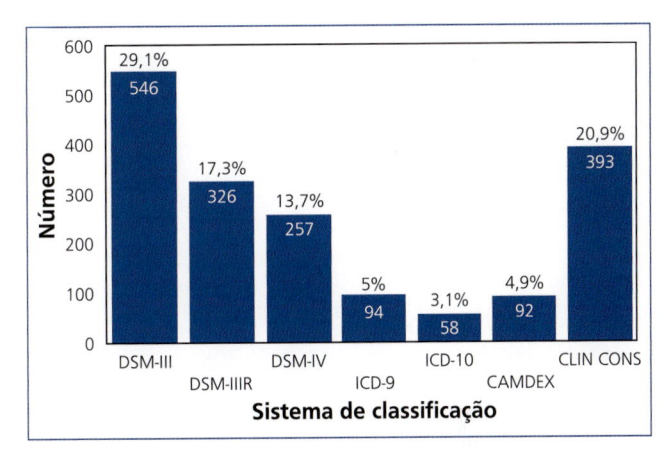

TABELA 3-4. Possíveis Fontes de Erro em Pesquisas por Entrevistas

1. Problemas em razão de dificuldades no diagnóstico
   a. O participante pode ter a doença, mas não ter sintomas e não estar ciente da doença
   b. O participante pode ter a doença, ter tido sintomas, mas pode não ter recebido atenção médica e, portanto, não saber o nome da doença
   c. O participante pode ter a doença, ter recebido atenção médica, mas o diagnóstico pode não ter sido feito ou informado à pessoa, ou, ainda, o paciente pode não ter compreendido
   d. O participante pode não recordar um episódio de doença ou eventos e exposições relacionados com a doença

2. Problemas associados aos participantes do estudo
   a. O participante pode estar envolvido em litígio sobre a doença e optar por não responder ou alterar sua resposta
   b. O participante pode relutar em fornecer informações precisas se tiver receio de que certas respostas possam não agradar o entrevistador ou provocar um possível estigma
   c. O participante está muito doente para responder. Desse modo, ou esse participante não está incluído no estudo, ou alguém, como um membro da família ou amigo, é entrevistado. Respondentes substitutos, no entanto, muitas vezes têm informações incompletas sobre as exposições passadas do participante

3. Problemas associados ao entrevistador
   a. O participante pode fornecer a informação, mas o entrevistador pode não registrar ou registrar incorretamente
   b. O entrevistador pode não formular a questão que, supostamente, deveria questionar, ou formulá-la incorretamente
   c. O entrevistador pode ser tendencioso, conhecendo as hipóteses testadas e perguntar com maior intensidade a um grupo de participantes

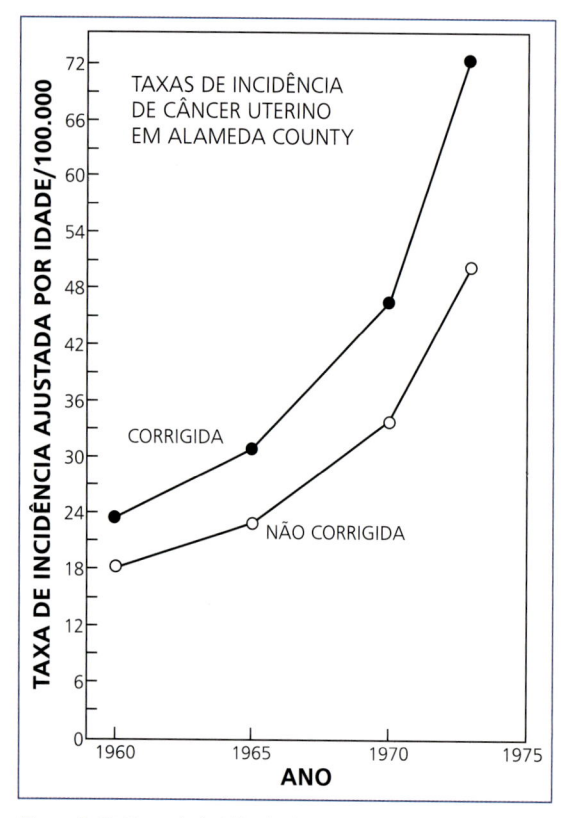

Figura 3-17. Taxas de incidência de câncer uterino ajustadas por idade, corrigidas ou não por histerectomias, Alameda County, Califórnia. (De: Lyon JL, Garner JW: The rising frequency of hysterectomy: Its effect on uterine cancer rates. Am J Epidemiol 105:439-443, 1977.)

TABELA 3-6. Algumas Notas Ditadas por Médicos para Inclusão em Prontuários de Pacientes

"Paciente tem dois filhos adolescentes, mas nenhuma outra anormalidade"
"No segundo dia, o joelho estava melhor e, no terceiro dia, tinha desaparecido completamente"
"Paciente estava alerta e não respondendo"
"Quando ela desfalece, seus olhos giram ao redor da sala"
"O toque retal revelou um tamanho normal de tireoide"
"Ao ser admitido, seu coração parou rapidamente e ele começou a sentir-se melhor"

Problemas com Denominadores

Muitos fatores afetam os denominadores utilizados. Podem ocorrer subcontagens seletivas de certos grupos na população. Por exemplo, homens jovens em grupos étnicos minoritários têm sido perdidos em muitos levantamentos populacionais. Frequentemente desejamos determinar se algum grupo tem mais risco do que o esperado para certa doença, de modo que medidas preventivas apropriadas possam ser dirigidas a este grupo. Estamos, portanto, mais interessados nas taxas de doença para diferentes grupos étnicos do que na população como um todo. Entretanto, há diferentes maneiras de classificar as pessoas por grupos étnicos, como idioma, país de origem, hereditariedade ou grupo étnico dos pais. Quando diferentes estudos utilizam diferentes definições, é difícil comparar os resultados. O mais importante em qualquer estudo é que a definição de trabalho esteja claramente estabelecida, de modo que o leitor possa julgar se os resultados são verdadeiramente comparáveis.

Em uma sessão anterior, afirmamos que, para uma taxa fazer sentido, todos no grupo representado pelo denominador devem ter potencial para entrar no grupo representado pelo numerador. A questão não é tão simples. Por exemplo, histerectomia é um dos procedimentos cirúrgicos mais comumente realizados nos Estados Unidos. Isso levanta uma questão sobre as taxas de câncer uterino. Se incluirmos mulheres que sofreram histerectomias no denominador, obviamente elas não estão sob risco de desenvolver o câncer. A Figura 3-17 mostra as taxas de incidência de câncer uterino em Alameda County, Califórnia; tanto as taxas não corrigidas quanto as corrigidas para histerectomia são apresentadas. Observamos que as taxas corrigidas são maiores. Por que? Porque nas taxas corrigidas as mulheres histerectomizadas foram retiradas do denominador. Consequentemente, o denominador diminui e a taxa

---

tanto, muitas vezes tais evidências não estão disponíveis e, apesar destas limitações, dados de entrevistas são extremamente valiosos no fornecimento de informações sobre novos casos.

TABELA 3-5. Algumas Limitações de Dados Hospitalares

1. Admissões hospitalares são seletivas em relação a:
    a. Características pessoais
    b. Gravidade da doença
    c. Condições associadas
    d. Políticas de admissão
2. Registros hospitalares não são elaborados para pesquisas Eles podem ser:
    a. Incompletos, ilegíveis ou perdidos
    b. Variados na qualidade do diagnóstico
3. População(s) sob risco (denominador) não é(são) geralmente definida(s)

TABELA 3-7. Exemplo Hipotético de Rastreamento com Radiografia de Tórax: I. População Rastreada e Números com Radiografias Positivas

População rastreada	Números de radiografias com resultado positivo
1.000 Hitown	100
1.000 Lotown	60

TABELA 3-8. Exemplo Hipotético de Rastreamento com Radiografia de Tórax: II. Prevalência Pontual

População rastreada	Número de radiografias com resultado positivo	Prevalência pontual por 1.000 habitantes
1.000 Hitown	100	100
1.000 Lotown	60	60

viços clínicos podem diferir. Portanto, se quisermos incluir pacientes de diferentes hospitais, poderemos ter problemas de comparabilidade. Terceiro, se desejarmos calcular taxas, temos um problema para definir os denominadores, pois a maioria dos hospitais não tem definidas suas áreas de abrangência – isto é, em que todas as pessoas destas áreas que venham a ser hospitalizadas sejam admitidas em um hospital em particular e que nenhuma pessoa fora desta área da abrangência restrita seja admitida no mesmo hospital.

A Tabela 3-6 mostra algumas notas ditadas por médicos para inclusão nos registros médicos de seus pacientes.

Relação entre Incidência e Prevalência

Dissemos que a incidência é uma medida de risco e a prevalência não, pois não leva em conta a duração da doença. Há, entretanto, importante relação entre incidência e prevalência: em determinada situação, em que as taxas não se alteram e a imigração é igual à emigração, a seguinte equação é aplicada:

Prevalência = Incidência × Duração da doença

Isto é demonstrado pelo seguinte exemplo hipotético. Usando radiografias de tórax, 2.000 pessoas que foram rastreadas para tuberculose: 1.000 são indivíduos de alta renda de Hitown e 1.000 são de baixa renda, moradores de Lotown (Tabela 3-7). Os diagnósticos radiológicos são positivos em 100 pessoas de Hitown e em 60 de Lotown. Podemos, então, concluir que o risco de tuberculose é maior na população de Hitown do que de Lotown? Certamente não podemos, porque o que estamos medindo com as radiografias de tórax é a prevalência pontual da doença – não sabemos há quanto tempo uma pessoa com uma radiografia positiva teve a sua doença (Tabela 3-8). Poderíamos considerar um cenário hipotético que explicaria a prevalência maior em Hitown, que não esteja relacionada com qualquer aumento de risco nas pessoas de Hitown (Tabela 3-9). Dizemos que a prevalência = incidência × duração.

aumenta. Entretanto, nesse caso, a tendência ao longo do tempo não seria, significativamente, alterada se usássemos as taxas corrigidas ou não corrigidas.

Problemas com Dados Hospitalares

Os dados de registros hospitalares são das fontes mais importantes de informação para estudos epidemiológicos. Entretanto, a Tabela 3-5 lista alguns dos problemas que surgem ao serem utilizados dados hospitalares para fins de pesquisa. Primeiro, as admissões hospitalares são seletivas. Podem ser seletivas com base nas características pessoais, gravidade da doença, condições médicas associadas e políticas de admissão, que variam de hospital para hospital. Segundo, os registros hospitalares não são destinados à pesquisa e sim ao atendimento do paciente. Os registros podem estar incompletos, ilegíveis ou ser perdidos. A qualidade do diagnóstico dos registros dos hospitais, médicos e ser-

TABELA 3-9. Exemplo Hipotético de Rastreamento com Radiografia de Tórax: III. Prevalência, Incidência e Duração

População rastreada	Prevalência pontual por 1.000	Incidência (ocorrências/ano)	Duração (anos)
Hitown	100	4	25
Lotown	60	20	3
Prevalência = Incidência × Duração			

Figura 3-18. Percentual de nascimentos extraconjugais na Nova Zelândia, 1962-1979, baseada nos dados do Departamento de Estatísticas. (Adaptada de Benfield J, Kjellstrom T: New Zealand ex-nuptial births and domestic purposes benefits in a different perspective. N Z Nurs J 74:28-31,1981.)

Vamos assumir que as pessoas de Lotown tenham um risco muito maior (incidência) de tuberculose do que as pessoas de Hitown – 20 casos/ano em Lotown comparados com 4 casos/ano em Hitown. Mas, por várias razões, com o menor acesso a cuidados médicos e pobre situação nutricional, as pessoas de Lotown sobrevivem com a doença, em média, apenas 3 anos, enquanto as pessoas de Hitown sobrevivem, em média, por 25 anos. Neste exemplo, então, há uma prevalência mais alta em Hitown do que em Lotown não porque o risco da doença seja maior em Hitown, mas porque as pessoas afetadas de Hitown sobrevivem por mais tempo; a prevalência da doença (incidência × duração) é, portanto, maior na população de Hitown do que de Lotown.

A Figura 3-18 mostra o percentual de todos os nascimentos extraconjugais na Nova Zelândia de 1962 a 1979. Houve muita preocupação em razão do aparente aumento de nascimentos extraconjugais. Entretanto, como visto na Figura 3-19, não houve realmente aumento na taxa de nascimentos extraconjugais, o que houve foi um declínio no total de nascimentos, especialmente entre mulheres casadas. Os nascimentos extraconjugais, como resultado, foram responsáveis por um percentual maior entre todos os nascimentos, apesar de sua taxa não ter aumentado.

Este exemplo levanta duas questões: primeiro, uma proporção não é uma taxa, deveremos retornar a este ponto em nossa discussão sobre mortalidade. Segundo, o nascimento pode ser visto como um evento, da mesma forma que o desenvolvimento de uma doença é um evento, e taxas apropriadas podem ser computadas. Na discussão a respeito de bebês nascidos com

Figura 3-19. Nascimentos entre mulheres casadas e solteiras na Nova Zelândia, 1965-1978, com base nos dados do Departamento de Estatísticas. (Adaptada de Benfiel J, Kjellstrom T: New Zealand ex-nuptial births and domestic purposes benefits in a different perspective. N Z Nurs J 74:28-31, 1981.)

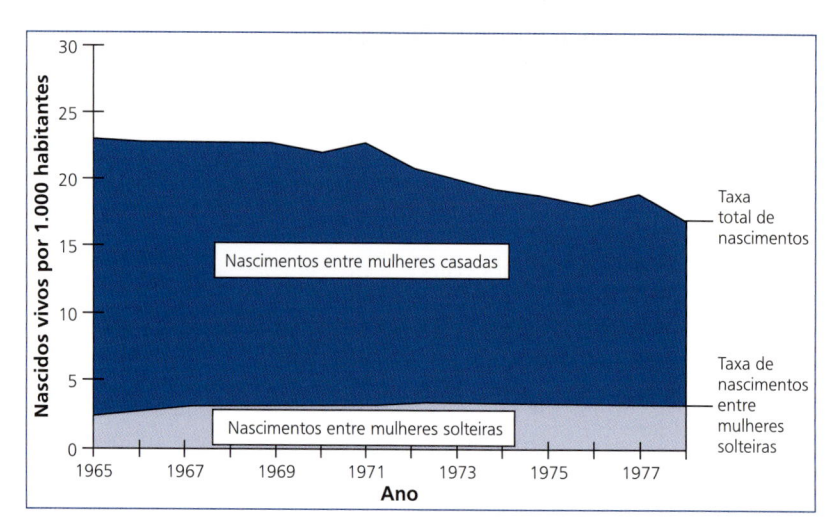

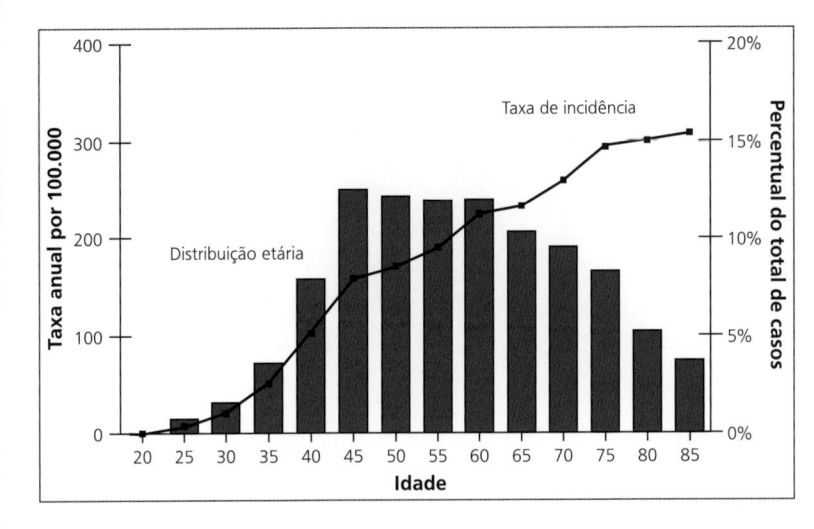

Figura 3-20. Taxas de incidência de câncer de mama em mulheres brancas e distribuição de casos por idade. (Dados de Cutler SJ, Young Jr JL: Third National Cancer Survey: Incidence data. Natl Cancer Inst Monogr 41, 1975.)

malformações, algumas pessoas preferem falar em prevalência de malformações ao nascer em vez de incidência de malformações, pois a malformação estava claramente presente (mas geralmente não reconhecida) antes mesmo do nascimento. Além disso, como alguns casos de malformações são abortados antes do nascimento, qualquer estimativa da frequência de malformações ao nascer é, provavelmente, significativamente subestimada da verdadeira incidência. Assim, o termo "prevalência ao nascer" geralmente é utilizado.

A Figura 3-20 mostra as taxas de incidência de câncer de mama e sua distribuição em mulheres por idade. Ignore as barras do gráfico por um momento e considere a curva linear. O padrão é de um crescimento contínuo da incidência com a idade, com uma mudança na inclinação da curva entre as idades de 45 a 50 anos. Essa mudança é observada em muitos países. Foi sugerido que algo acontece perto do período da menopausa e que o câncer de mama pré- e pós-menopausa possam ser doenças diferentes. Note que, mesmo em idades mais avançadas, a incidência ou risco de câncer de mama continuam a aumentar.

Agora vamos avaliar o histograma – a distribuição dos casos de câncer de mama por idade. Se a incidência está aumentando tão dramaticamente com a idade, por que apenas menos de 5% dos casos ocorrem no grupo de mulheres mais velhas? A resposta é que há poucas mulheres vivas nesse grupo etário, de maneira que, mesmo que tenham o maior risco para o câncer de mama, o grupo é tão pequeno que contribui somente com uma pequena proporção do total de casos de câncer de mama em todas as idades. O fato de que somente poucos casos desse tipo de câncer são vistos nesse grupo etário contribuiu com a falsa impressão de que o risco de câncer de mama é baixo nesse grupo, e que a mamografia não é importante na terceira idade. Isso constitui um erro de interpretação muito sério. A necessidade de mudar o pensamento público nessa questão é um dos maiores desafios de saúde pública. Vemos, portanto, a importância de reconhecer a diferença entre a distribuição de uma doença ou a proporção de casos e a taxa de incidência ou risco de doença.

Mapas de Casos Georreferenciados

Uma abordagem para examinar diferenças geográficas ou espaciais das incidências é marcar os casos em um mapa georreferenciado, no qual cada ponto representa um caso. A Figura 3-21 mostra um mapa de casos georreferenciados para a febre reumática em Baltimore, de 1960 a 1964. A febre reumática era frequentemente observada nesse período, como visto no mapa; os casos agrupados na periferia da cidade são consistentes com as observações de que a febre reumática está fortemente associada a baixos níveis socioeconômicos. Deve-se salientar que tal agrupamento visto no mapa de casos georreferenciados não demonstra maior incidência nessa área. Se a população também se agrupasse nessa área, a taxa na área do agrupamento poderia não ser diferente daquela observada em outro ponto da cidade. Entretanto, mapas de casos georreferenciados podem oferecer importantes indícios da etiologia da doença, que pode ser investigada com estudos mais rigorosos.

A Figura 3-22 mostra um mapa de casos georreferenciados de 1977 a 1981. Nesse período, a febre reumática tinha se tornado quase inexistente em Baltimore, apesar da ausência de qualquer programa especificamente direcionado à erradicação da doença.

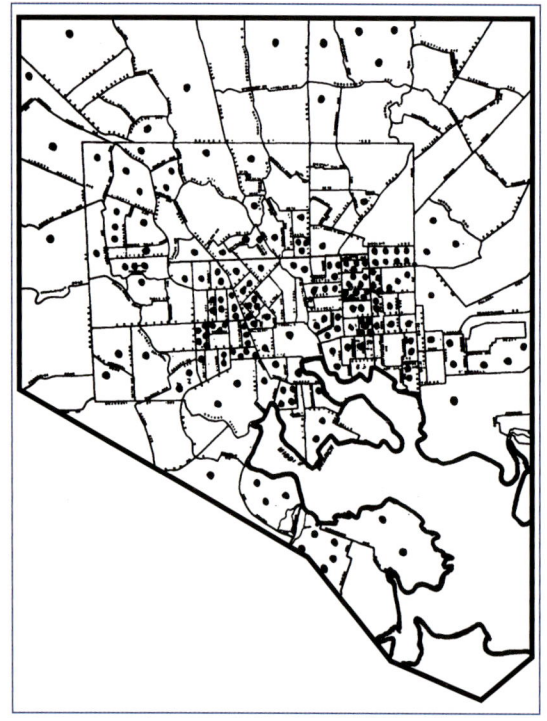

Figura 3-21. Mapa de casos georreferenciados da distribuição de residências em pacientes com febre reumática, idades de 5 a 19 anos, hospitalizados no primeiro ataque, Baltimore, 1960-1964. (Reimpressão de Gordis L, Lilienfeld A, Rodriguez R: Studies in the epidemiology and preventability of rheumatic fever:
I. Demographic factors and the incidence of acute attacks.
J Chronic Dis 21:645-654, 1969, Copyright © 1969, com permissão de Elsevier Science Ltd.)

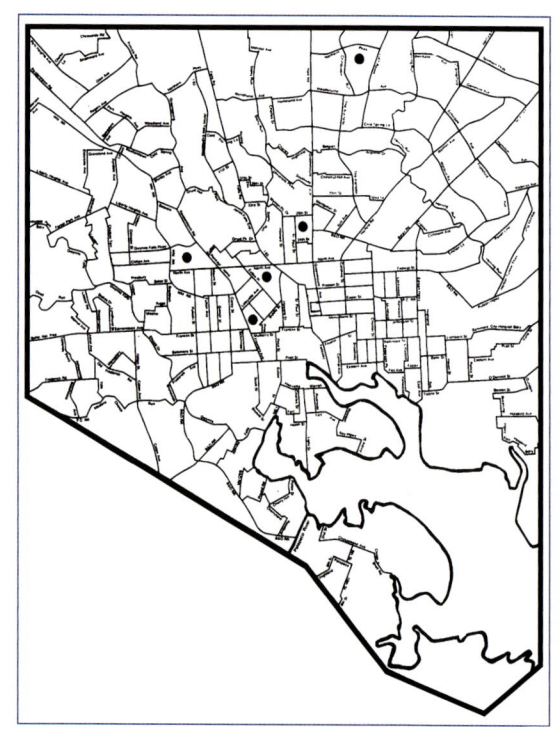

Figura 3-22. Mapa de casos georreferenciados para pacientes com febre reumática, idade entre 5 e 19 anos, hospitalizadas no primeiro ataque em Baltimore, 1977-1981. (Reproduzida com permissão de Gordis L: The virtual disappearance of rheumatic fever in the United States: Lessons in the rise and fall of disease. Circulation 72:1155-1162, 1985. Copyright © 1985, American Heart Association.)

O agrupamento, fenômeno mostrado no mapa de casos georreferenciados, é frequentemente observado. Os residentes de uma comunidade podem relatar aparente agrupamento de mortes por câncer em crianças. Por exemplo, em Woburn, Massachusetts, um agrupamento de casos de leucemia infantil foi relatado e atribuído à contaminação industrial.[6] Esse agrupamento levou a uma ação judicial.[7] Entretanto, muitos agrupamentos aparentes se devem apenas ao acaso e, um importante desafio epidemiológico é investigar tais grupos de casos e excluir a etiologia ambiental para o que pareça ser maior do que o esperado em número de casos de uma doença no tempo e no espaço.

CONCLUSÃO

Neste capítulo, enfatizamos o importante papel que a epidemiologia desempenha na vigilância das doenças em populações humanas e a importância da vigilância da morbidade no planejamento e desenvolvimento de serviços de saúde. Isto é especialmente desafiador nos países em desenvolvimento, muitos dos quais não têm a infraestrutura para a coleta de estatísticas vitais e outros dados em grandes populações. Revisamos diferentes abordagens para aferição da morbidade, e vimos que uma taxa envolve especificação de um numerador, um denominador de pessoas sob risco, e tempo – seja explícita ou implicitamente. No próximo capítulo, trataremos de medidas de dados de mortalidade. No Capítulo 5, discutiremos como usar rastreamentos e testes de diagnóstico para identificar os indivíduos que estão doentes (que são incluídos no numerador) e como distingui-los daqueles que não estão doentes na população. No Capítulo 18, discutiremos como a epidemiologia é usada para a avaliação de programas de rastreamento.

REFERÊNCIAS

1. Thacker S, Berkelman RL: Public health surveillance in the United States. Epidemiol Rev 10:164-190, 1988.
2. Murray CJL, Rosenfield LC, Lim SS, et al: Global malaria mortality between 1980 and 2010: A systematic analysis. Lancet 379:413-431, 2012.
3. United States Nuclear Regulatory Commission– Backgrounder on the Three Mile Island Accident. http://www.nrc.gov/reading-rm/doc-collections/fact-sheets/3 mileisle.html
4. Bard D, Verger P, Hubert P: Chernobyl, 10 years after: Health consequences. Epidemiol Rev 19:187-204, 1997.
5. Erkinjuntti T, Østbye T, Steenhuis R, et al: The effect of different diagnostic criteria on the prevalence of dementia. N Engl J Med 337:1667-1674, 1997.
6. Lagakos SW, Wessen BJ, Zelen M: An analysis of contaminated well water and health effects in Woburn, Massachusetts. J Am Stat Assoc 81:583-596, 1986.
7. Harr J: A Civil Action. New York, Random House, 1995.

QUESTÕES DE REVISÃO DO CAPÍTULO 3

1. Em um exame inicial em Oxford, Massachusetts, a enxaqueca foi encontrada em 5 de 1.000 homens com idades entre 30 e 35 anos e em 10 de 1.000 mulheres com a mesma idade. A dedução de que mulheres têm um risco duas vezes maior de desenvolver enxaqueca quando comparadas aos homens em um grupo de mesma idade é:
   a. correta
   b. incorreta, porque uma proporção foi usada para comparar as taxas em homens e mulheres
   c. incorreta, em razão da falta de reconhecimento do efeito da idade nos dois grupos
   d. incorreta, porque não há dados de comparação ou grupo-controle de dados
   e. incorreta, por conta da falta de distinção entre incidência e prevalência

2. Um estudo de prevalência conduzido de 1º de Janeiro a 31 de Dezembro de 2012 identificou 1.000 casos de esquizofrenia em uma cidade com 2 milhões de habitantes. A taxa de incidência de esquizofrenia nessa população é de 5/100.000 pessoas/ano. Qual o percentual dos 1.000 casos que foram diagnosticados em 2012?

3. Qual das afirmativas abaixo é uma vantagem da vigilância ativa?
   a. exige menor equipe para o projeto
   b. é relativamente barata para ser implementada
   c. mais exata em razão do menor volume de relatos para os prestadores de atendimento de saúde
   d. implica em diferentes definições da doença para avaliar todos os casos
   e. sistemas de notificação podem ser desenvolvidos rapidamente

4. Qual seria o efeito nas taxas de incidência por idades específicas se mulheres histerectomizadas fossem excluídas do cálculo do denominador, considerando que há algumas mulheres em cada grupo etário já histerectomizadas?
   a. as taxas permaneceriam as mesmas
   b. as taxas tenderiam a diminuir
   c. as taxas tenderiam a aumentar
   d. as taxas tenderiam a crescer nos grupos mais velhos e a decrescer nos grupos mais jovens
   e. não se pode determinar se as taxas iriam crescer ou decrescer

5. Uma pesquisa foi conduzida entre a população adulta não hospitalizada dos Estados Unidos de 2008 a 2011. Os resultados da pesquisa estão listados abaixo.

Grupo etário	Pessoas com hipertensão (%)
18-29 anos	4
30-39 anos	10
40-49 anos	22
50-59 anos	43
60-69 anos	54
70 ou mais	64

Os pesquisadores estabeleceram que havia uma relação da idade com maior risco de hipertensão nesta população. Você acha que a interpretação dos pesquisadores:
   a. é correta
   b. é incorreta, pois não foi baseada em taxas
   c. é incorreta, porque a taxa de incidência não descreve risco
   d. é incorreta, porque foi usada a prevalência
   e. é incorreta, porque os cálculos não foram ajustados por idade

Para as questões 6 e 7, utilize as informações abaixo:

População da cidade de Atlantis em 30 de março de 2012 = 183.000

Número de novos casos de tuberculose (TB) ocorridos entre 1º de janeiro e 30 de junho de 2012 = 26

Número de casos de TB de acordo com o registro da cidade em 30 de junho de 2012 = 264

6. A taxa de incidência para casos de TB durante um período de 6 meses foi de:
    a. 7 por 100.000 habitantes
    b. 14 por 100.000 habitantes
    c. 26 por 100.000 habitantes
    d. 28 por 100.000 habitantes
    e. 130 por 100.000 habitantes

7. A taxa de prevalência para TB em 30 de junho de 2012 foi de:
    a. 14 por 100.000 habitantes
    b. 130 por 100.000 habitantes
    c. 144 por 100.000 habitantes
    d. 264 por 100.000 habitantes
    e. nenhuma das alternativas acima

Capítulo 4

Ocorrência de Doenças: II. Mortalidade e Outras Medidas de Impacto de Doenças

Você não morre por ter nascido, nem por ter vivido, nem por idade avançada. Você morre por algum motivo... Morte natural não existe: Nada do que acontece ao homem é natural, pois a sua presença coloca o mundo em questão. Todos os homens devem morrer: mas, para cada homem, sua morte é um acidente, e, mesmo que ele saiba disso e consinta com isso, é uma violação injustificável.
— Simone de Beauvoir, escrevendo sobre a morte de sua mãe, em *A Very Easy Death*[1]

Objetivos de aprendizado

- Comparar diferentes medidas de mortalidade, incluindo taxas de mortalidade, taxas de letalidade, mortalidade proporcional e anos potenciais de vida perdidos
- Mostrar quando a mortalidade pode aproximar-se do risco de doença
- Introduzir questões que surgem na comparação da mortalidade entre duas ou mais populações distintas
- Definir, calcular e interpretar taxas de mortalidade ajustadas direta e indiretamente para a idade
- Introduzir outras medidas de impacto de doenças

A mortalidade é de grande interesse por várias razões. A primeira de todas, porque a morte é a ultima experiência que todo ser humano está destinado a ter. A morte é, evidentemente, de tremenda importância para cada pessoa; inclui questões de quando e como ela ocorrerá e se existe alguma maneira de retardá-la. Do ponto de vista do estudo da ocorrência de doenças, a expressão da mortalidade em termos quantitativos pode determinar diferenças no risco de morte por uma doença entre pessoas de diferentes áreas geográficas e em subgrupos de uma população. As taxas de mortalidade podem servir como medidas de gravidade de doenças e ajudar a determinar se o tratamento para uma doença se tornou mais efetivo ao longo do tempo. Adicionalmente, dado o problema que frequentemente surge da identificação de novos casos de uma doença, as taxas de mortalidade podem substituir as taxas de incidência, quando a doença a ser estudada é grave e letal. Esse capítulo abordará as expressões quantitativas da mortalidade e as aplicações destas medidas em estudos epidemiológicos.

MEDIDAS DE MORTALIDADE

A Figura 4-1 mostra o número de mortes por câncer até o ano de 2011 nos Estados Unidos (USA). Claramente, o *número* absoluto de pessoas que morreram por câncer aumentou significativamente ao longo do ano de 2011, mas, a partir desse gráfico, não podemos dizer que o *risco* de morte por câncer também cresceu, pois os únicos dados que temos são os números de morte (numeradores). Não possuímos os denominadores (populações sob risco). Caso, por exemplo, o tamanho da população dos USA também tivesse aumentado na mesma proporção, o risco de morte por câncer não se alteraria.

Por essa razão, se desejamos avaliar o risco de morte, devemos lidar com taxas. A Figura 4-2 mostra as taxas de mortalidade para alguns tipos de câncer em homens de 1930 a 2007. O aumento mais dramático é o de mortes por câncer de pulmão. Esse aumento, evidentemente, possui proporções epidêmicas e, tragicamente, o câncer de pulmão é uma causa de morte passível de prevenção. Felizmente, desde a metade dos anos 1990, a mortalidade por câncer de pulmão tem declinado, paralelamente à diminuição do hábito de fumar entre homens. Outros cânceres também são de interesse. A mortalidade por câncer de próstata atingiu seu pico na metade dos anos 1990 e tem declinado desde então. Os cânceres de cólon e de reto têm sofrido declínio por muitos anos. A taxa de mortes por câncer de estômago declinou de modo dramático desde 1930, embora a explicação exata seja desconhecida. Sugeriu-se que esse declínio pode ser o resultado do aumento da disponibilidade de refrige-

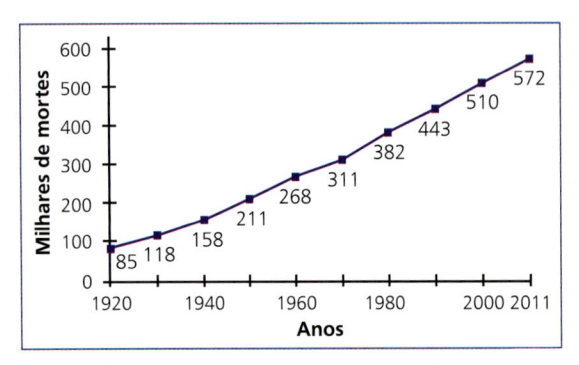

Figura 4-1. Tendência no número de mortes por câncer observada nos Estados Unidos no início e na metade do século 20 e a previsão para o ano 2011. (Dados do American Cancer Society.)

ração, o que diminui a necessidade da defumação de alimentos, reduzindo, assim, a exposição humana a carcinógenos produzidos neste processo. Outra possível causa foi o aumento da higiene, que pode ter reduzido a incidência da infecção pelo *Helicobacter pylori*, que foi implicado na etiologia (ou causa) do câncer de estômago.

A Figura 4-3 mostra uma tendência similar da mortalidade por câncer em mulheres no período de 1930 a 2007. A mortalidade por câncer de mama permaneceu essencialmente no mesmo nível por muitos anos, contudo, declinou desde o início dos anos 1990 até 2007. Seria desejável mais estudos sobre a mudança na incidência do câncer de mama, entretanto, seriam de difícil execução, uma vez que, com as agressivas campanhas públicas de educação encorajando mulheres a fazerem mamografias e a realizarem o autoexame das mamas, muitos dos cânceres detectados atualmente poderiam ter passado despercebidos anos atrás. Apesar de tudo, evidências disponíveis sugerem que a verdadeira incidência do câncer de mama em mulheres possa ter aumentado por muitos anos e diminuído de 2001 a 2007.

A mortalidade por câncer uterino diminuiu, talvez por sua detecção e diagnóstico precoces. A mortalidade por câncer de pulmão aumentou, e o câncer de pulmão ultrapassou o câncer de mama como causa de morte em mulheres, assumindo a primeira colocação. É uma tragédia que uma causa quase completamente prevenível de câncer, precipitada por um estilo de vida – o tabagismo –, voluntariamente adotado por muitas mulheres, seja a principal causa de morte por câncer em mulheres nos Estados Unidos.

Estamos particularmente interessados na mortalidade relacionada com a idade. A Figura 4-4 mostra

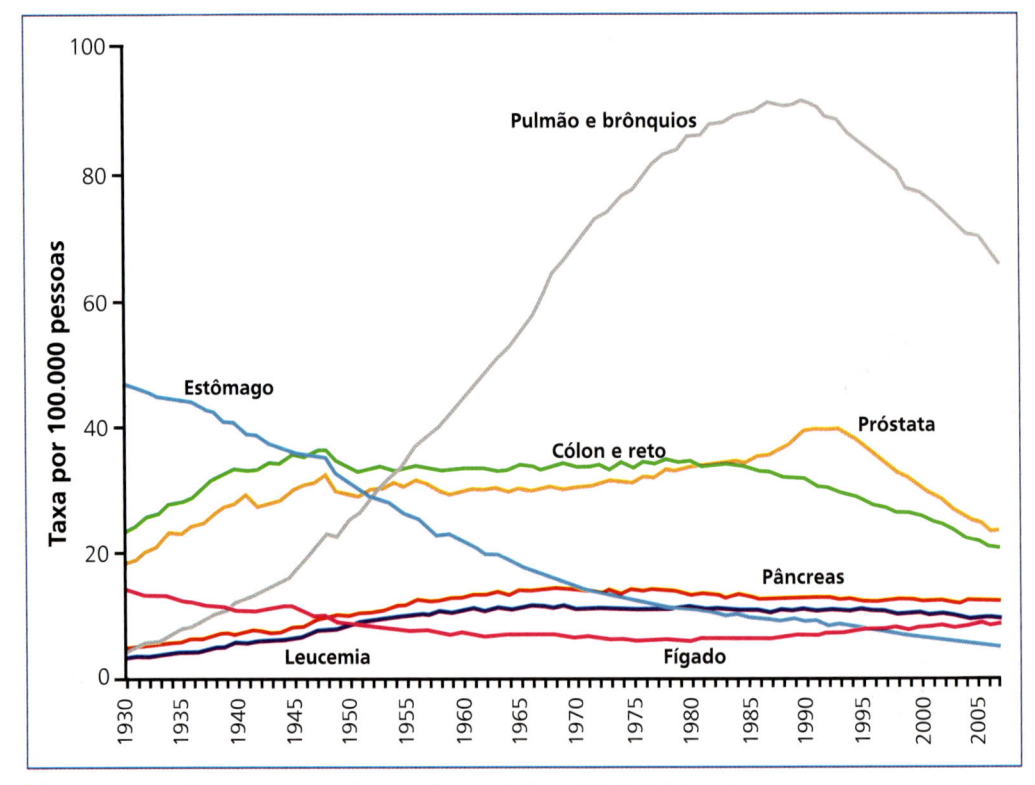

Figura 4-2. Taxas de mortalidade por câncer em homens, Estados Unidos, 1930-2007 (idade ajustada para a população padrão do ano de 2000 nos EUA). (De: American Cancer Society, Cancer Facts & Figures 2011. Com base no US Mortality Data, 1960 to 2007, US Mortality Vol. 1930 to 1959. National Center for Health Statistics, Centers for Disease Control and Prevention.)

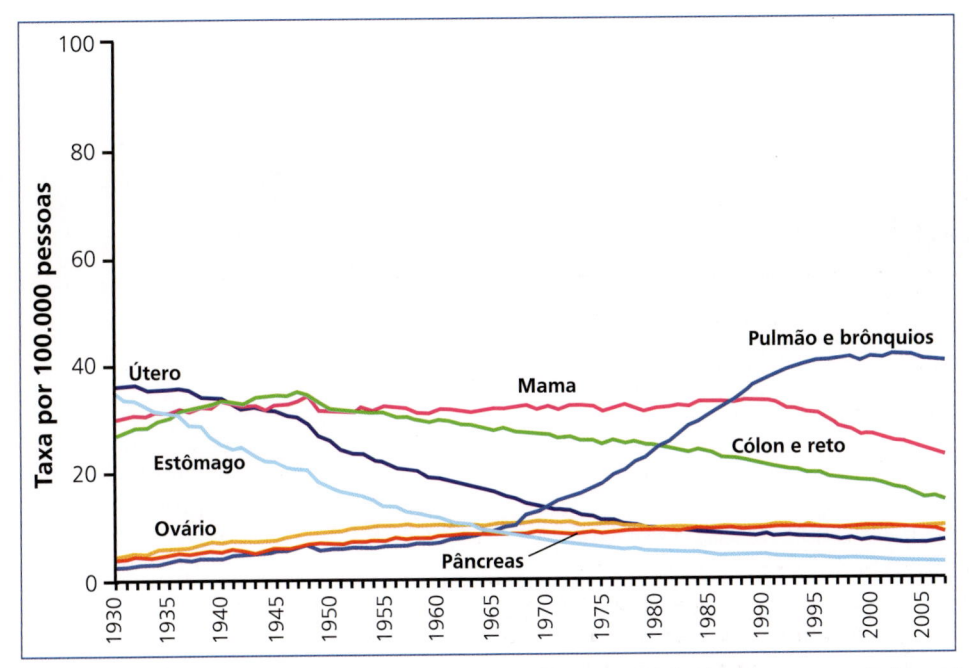

Capítulo 4 ■ OCORRÊNCIA DE DOENÇAS: II. MORTALIDADE E OUTRAS MEDIDAS DE IMPACTO ...

Figura 4-3. Taxas de mortalidade por câncer em mulheres, Estados Unidos, 1930-2007 (idade ajustada para a população padrão do ano de 2000 nos EUA). *As taxas de câncer uterino são para cérvice e corpo combinados. (De: American Cancer Society, Cancer Facts & Figures 2011. Com base no US Mortality Data, 1960 to 2007, US Mortality Vol. 1930 to 1959. National Center for Health Statistics, Centers for Disease Control and Prevention.)

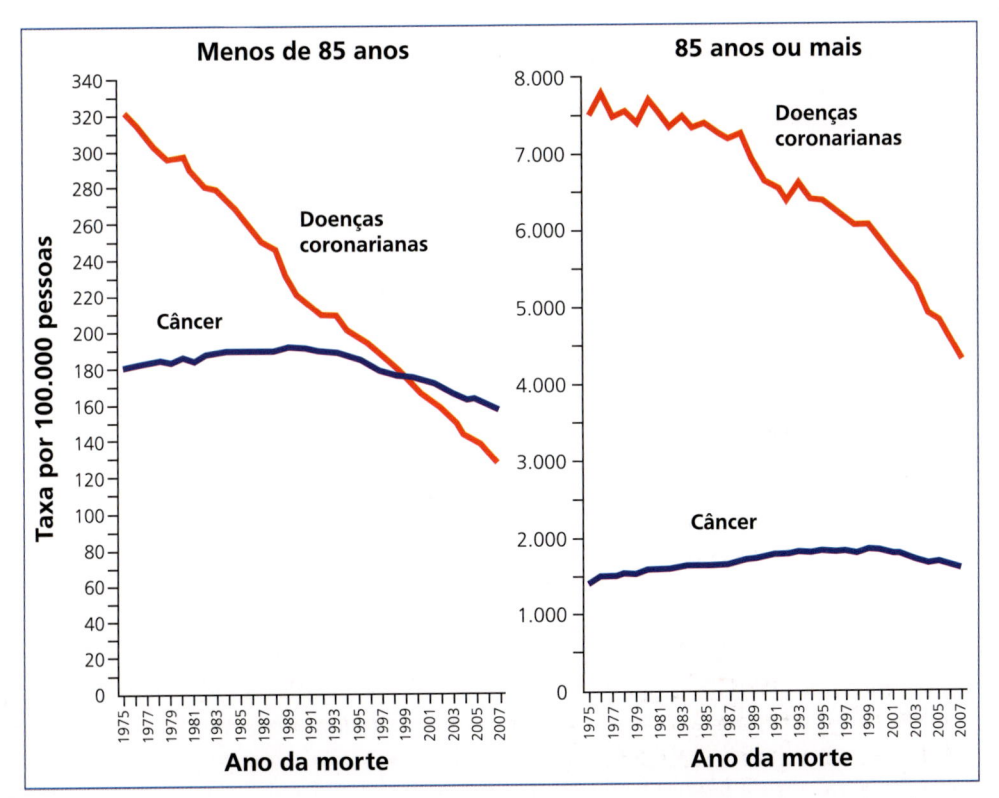

Figura 4-4. Taxas de mortalidade por câncer e doença coronariana em idades abaixo de 85 e 85 ou mais (idade ajustada para a população padrão do ano de 2000 nos EUA). (De: Siegel R, Ward E, Brawley O, et al.: Cancer Statistics, 2011. CA Cancer J Clin 61:212-236, 2011. Com base em dados do USA Mortality Public Use Data Tapes, 1975 to 2007, National Center for Health Statistics, Centers for Disease Control and Prevention, 2007.)

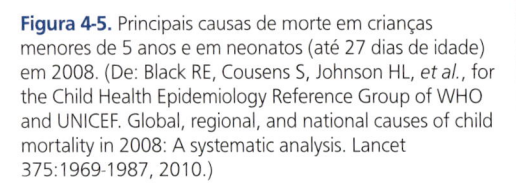

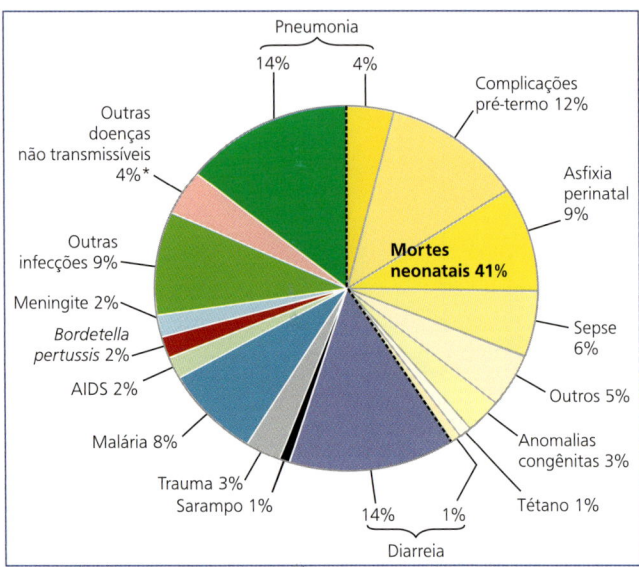

Figura 4-5. Principais causas de morte em crianças menores de 5 anos e em neonatos (até 27 dias de idade) em 2008. (De: Black RE, Cousens S, Johnson HL, *et al.*, for the Child Health Epidemiology Reference Group of WHO and UNICEF. Global, regional, and national causes of child mortality in 2008: A systematic analysis. Lancet 375:1969-1987, 2010.)

as taxas de morte por câncer e por doenças coronarianas em pessoas com menos de 85 anos e naquelas com 85 anos ou mais. O câncer é a primeira causa de morte em homens e mulheres com menos de 85 anos, mas, acima dos 85 anos, a doença coronariana claramente excede o câncer como a principal causa.

A Figura 4-5 mostra as causas de morte no mundo em crianças com menos de 5 anos em 2008. As doenças infecciosas foram responsáveis por 68% das 8.795 milhões de mortes naquele ano, com as maiores porcentagens causadas por pneumonia, diarreia e malária. A mortalidade neonatal foi responsável por 41% das mortes, das quais complicações relacionadas com prematuridade, asfixia, sepse e pneumonia foram as principais causas.

Taxas de Mortalidade

Como a mortalidade é expressa em termos quantitativos? Vamos examinar alguns tipos de taxas de mortalidade. A primeira é a taxa de morte anual, ou taxa de mortalidade por todas as causas:

Taxa de mortalidade anual por todas as causas (por 1.000 pessoas) =

$$\frac{\text{Número total de mortes por todas as causas em 1 ano}}{\text{Número de pessoas na população no meio do ano}} \times 1.000$$

Note que, como a população muda ao longo do tempo, o número de pessoas na população no meio do ano geralmente é usado como aproximação.

Os mesmos princípios mencionados na discussão de morbidade são aplicados para mortalidade: para a taxa de mortalidade fazer sentido, qualquer pessoa representada pelo grupo do denominador deve ter o potencial de entrar no grupo do numerador.

Nem sempre estamos interessados em uma taxa para a população total; às vezes estamos interessados apenas em determinado grupo etário, em homens ou mulheres, ou em um grupo étnico. Portanto, caso estivéssemos interessados na mortalidade em crianças com menos de 10 anos de idade, poderíamos calcular uma taxa especificamente para esse grupo:

Taxa de mortalidade anual por todas as causas em crianças com menos de 10 anos (por 1.000 pessoas) =

$$\frac{\text{Número total de mortes por todas as causas em 1 ano em crianças com menos de 10 anos}}{\text{Número de crianças na população com menos de 10 anos na metade do ano}} \times 1.000$$

Observe que, ao se colocar uma restrição como idade, por exemplo, a mesma deve ser aplicada *tanto* no numerador *quanto* no denominador, de maneira que cada pessoa no grupo do denominador esteja sob risco de passar para o grupo do numerador. Quando se coloca uma restrição em uma taxa, ela é chamada de *taxa específica*. O exemplo da taxa acima é, então, a *taxa de mortalidade específica por idade*.

Também poderíamos colocar uma restrição em uma taxa por um diagnóstico específico, e assim limitar a taxa de mortes para certa doença, isso é, uma *taxa de doença específica* ou *taxa por causa específica*. Por exemplo, caso estivéssemos interessados na mortalidade por câncer de pulmão, poderíamos calculá-la da seguinte maneira:

Taxa de mortalidade anual por câncer de pulmão (por 1.000 pessoas) =

$$\frac{\text{N}^\circ \text{ de mortes por câncer de pulmão em um ano}}{\text{N}^\circ \text{ de pessoas na população na metade do ano}} \times 1.000$$

Também podemos colocar restrições em mais de uma característica, simultaneamente, por exemplo, idade e causa de morte, como segue:

Taxa de mortalidade anual por leucemia em crianças menores de 10 anos (por 1.000 pessoas) =

$$\frac{\text{Número de mortes por leucemia em um ano em crianças com menos de 10 anos}}{\text{N}^\circ \text{ de crianças menores de 10 anos na população na metade do ano}} \times 1.000$$

O tempo também deve ser especificado em qualquer taxa de mortalidade. A mortalidade pode ser calculada em 1 ano, em 5 anos, ou mais. O período selecionado é arbitrário, mas ele deve ser especificado precisamente.

Taxas de Letalidade

Devemos distinguir as *taxas de mortalidade* e as *de letalidade*. A taxa de letalidade é calculada como segue:

Taxa de letalidade (porcentagem) =

$$\frac{\begin{array}{c}\text{Número de indivíduos}\\\text{morrendo durante um período}\\\text{específico de tempo após o}\\\text{início da doença ou seu diagnóstico}\end{array}}{\begin{array}{c}\text{Número de indivíduos}\\\text{com a doença específica}\end{array}} \times 100$$

Em outras palavras, que percentual de pessoas *diagnosticadas com uma certa doença* morrem em determinado tempo depois do seu diagnóstico? (Idealmente, gostaríamos de usar a data do início da doença como o começo do período especificado no numerador. Entretanto, a data da eclosão da doença frequentemente é difícil de ser obtida, já que muitas doenças se desenvolvem insidiosamente por um longo período de tempo. Como resultado, em muitas doenças crônicas, pode ser difícil determinar, especificamente, quando o processo patológico iniciou. Por exemplo, muitos pacientes com artrite não conseguem lembrar quando sua dor articular começou. Na prática, dessa forma, frequentemente usamos a data do diagnóstico como medida substituta para a data do início da doença, pois aquela pode, geralmente, ser obtida através de registros médicos disponíveis. Caso a informação seja adquirida através de entrevistas, é válido ressaltar que, em doenças graves, a data em que o diagnóstico foi estabelecido pode ter sido um evento marcante na vida do paciente e dificilmente será esquecida.

Qual a diferença entre as taxas de letalidade e de mortalidade? Na taxa de mortalidade, o denominador representa toda a população *sob risco* de morrer pela doença, incluindo os que têm ou não a doença (mas que estão sob risco de desenvolvê-la). Na taxa de letalidade, todavia, o denominador é limitado àqueles que apresentam a doença. Portanto, a taxa de letalidade é uma medida de gravidade da doença. Ela também pode ser utilizada para avaliar os benefícios de uma nova terapia: com a melhora do tratamento, espera-se o declínio da taxa de letalidade. Você notará que a taxa de letalidade não é, na realidade, uma taxa, e sim uma porcentagem (daqueles com a doença).

O numerador da taxa de letalidade deveria, idealmente, ser restrito às mortes *pela doença*. No entanto, nem sempre é fácil distinguir entre mortes pela doença ou por outras causas. Por exemplo, um alcoolista pode morrer em um acidente de carro; todavia, a morte pode ou não estar relacionada com o consumo de álcool.

Vejamos um exemplo hipotético para esclarecer a diferença entre mortalidade e letalidade (Tabela 4-1).

Considere que, em uma população de 100.000 pessoas, 20 tenham a doença X. Em um ano, 18 pessoas morrem dessa doença. A mortalidade é muito baixa (0,018%) porque a doença é rara; no entanto, uma vez que a pessoa tenha a doença, suas chances de morrer são grandes (90%).

TABELA 4-1. Comparação entre Taxa de Mortalidade e Taxa de Letalidade no mesmo Ano

Considere uma população de 100.000 pessoas dos quais 20 têm a doença X, e, após 1 ano, 18 das 20 morrem da doença X

Taxa de mortalidade da doença X = $\dfrac{18}{100.000}$ = 0,00018, ou 0,018%

Taxa de letalidade da doença X = $\dfrac{18}{20}$ = 0,9 ou 90%

Mortalidade Proporcional

Outra medida de mortalidade é a mortalidade proporcional, que não é uma taxa. A mortalidade proporcional por doenças cardiovasculares nos Estados Unidos em 2010 é definida assim:

Mortalidade proporcional por doenças cardiovasculares nos EUA em 2010 (porcentagem) =

$$\frac{\text{Número de mortes por doenças cardiovasculares nos EUA em 2010}}{\text{Total de mortes nos EUA em 2010}} \times 100$$

Em outras palavras, dentre todas as mortes nos Estados Unidos, qual *proporção* foi causada por doenças cardiovasculares? A Figura 4-6 mostra a mortalidade proporcional por doenças coronarianas por grupos etários. Em cada grupo, a barra completa representa todas as mortes (100%), e as mortes por doenças coronarianas estão indicadas pela porção azul-escura. Vemos que a *proporção* de mortes por doenças coronarianas aumenta com a idade. No entanto, isso não implica que o *risco* de morte por doenças coronarianas também aumente. Isso é demonstrado nos seguintes exemplos.

A Tabela 4-2 mostra todas as mortes e as mortes por doenças coronarianas em duas comunidades, A e B. A mortalidade por todas as causas na comunidade A é o dobro da observada na comunidade B. Quando contemplamos a mortalidade proporcional, concluímos que 10% das mortes na comunidade A e 20% das mortes na comunidade B são decorrentes de doenças coronarianas. Isso nos diz que o risco de morte por doenças coronarianas é duas vezes maior na comunidade B do que na comunidade A? A resposta é não. Pois

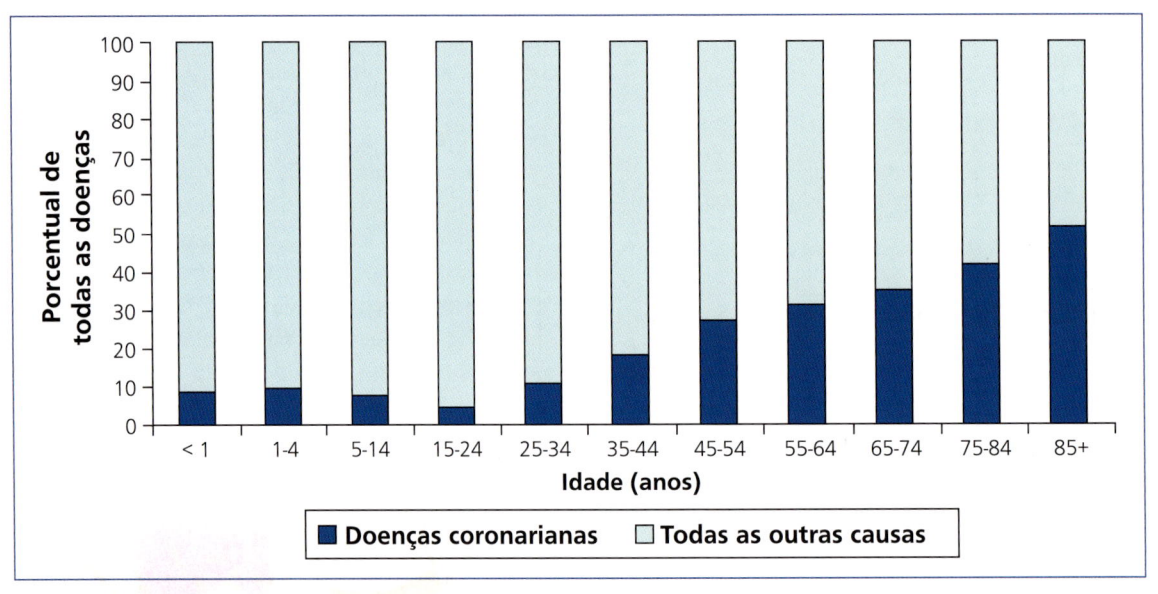

Figura 4-6. Mortes por doença coronariana como percentual de mortes por todas as causas, por grupo etário. Estados Unidos, 2008. (De: National Institutes of Health. National Heart, Lung, and Blood Institute. Morbidity and Mortality: 2012 Chart Book on Cardiovascular, Lung, and Blood Diseases. US Department of Health and Human Services, Washington, DC, 2012.)

TABELA 4-2. Comparação entre Taxa de Mortalidade e Mortalidade Proporcional: I. Mortes por Doenças Coronarianas em Duas Comunidades

	Comunidade A	Comunidade B
Taxa de mortalidade por todas as causas	30/1.000	15/1.000
Mortalidade proporcional para doenças coronarianas	10%	20%
Taxa de mortalidade para doenças coronarianas	3/1.000	3/1.000

TABELA 4-3. Exemplo Hipotético de Taxas de Mortalidade e de Mortalidade Proporcional em Dois Períodos

Causa da morte	PERÍODO INICIAL		PERÍODO FINAL	
	Taxa de mortalidade	Mortalidade proporcional	Taxa de mortalidade	Mortalidade proporcional
Doenças coronarianas	40/1.000	50%	80/1.000	66,7%
Câncer	20/1.000	25%	20/1.000	16,7%
Todas as outras causas	20/1.000	25%	20/1.000	16,7%
Todas as mortes	80/1.000	100%	120/1.000	100,0%

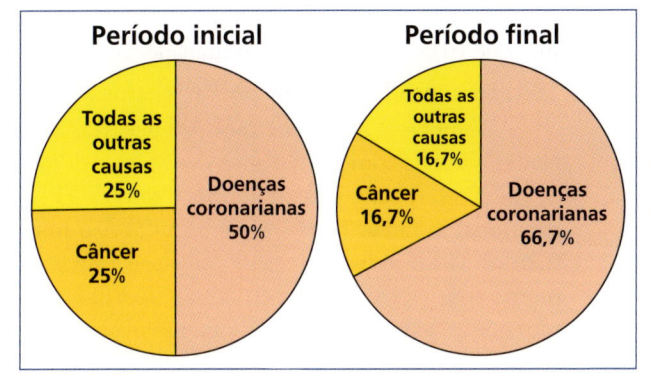

Figura 4-7. Exemplo hipotético de mortalidade proporcional: Mudanças na mortalidade proporcional de doença coronariana, câncer, e outras causas do período inicial ao período final.

quando as taxas de mortalidade por doenças cardíacas são calculadas (10% de 30/1.000 e 20% de 15/1.000), encontramos taxas de mortalidade idênticas.

Caso observemos alguma alteração na mortalidade proporcional por determinada doença ao longo do tempo, ela pode ser decorrente não da alteração da mortalidade dessa condição, mas de mudanças na mortalidade de alguma outra doença. Consideremos um exemplo hipotético: na Tabela 4-3, vemos taxas de mortalidade por doenças coronarianas, câncer e outras causas em uma população no início e fim de um determinado período. Primeiro, compare as taxas de mortalidade nos dois períodos: a mortalidade por doenças coronarianas dobrou ao longo do tempo (de 40/1.000 para 80/1.000), mas a taxa de mortalidade por câncer e por todas as outras causas (20/1.000) não se alterou. Todavia, ao examinarmos a mortalidade proporcional por cada causa, vemos que a mortalidade proporcional para câncer e pelas outras condições diminuiu na população, mas apenas porque a mortalidade proporcional por doenças coronarianas aumentou. Logo, caso a proporção de um segmento de mortalidade aumente, necessariamente ocorrerá um decréscimo na proporção de outros segmentos (Fig. 4-7). Outra visão disso é contemplada na Figura 4-8.

Como visto no exemplo da Tabela 4-4, se as taxas de mortalidade por todas as causas diferem, as taxas de mortalidade por causas específicas podem diferir, significativamente, mesmo quando a mortalidade

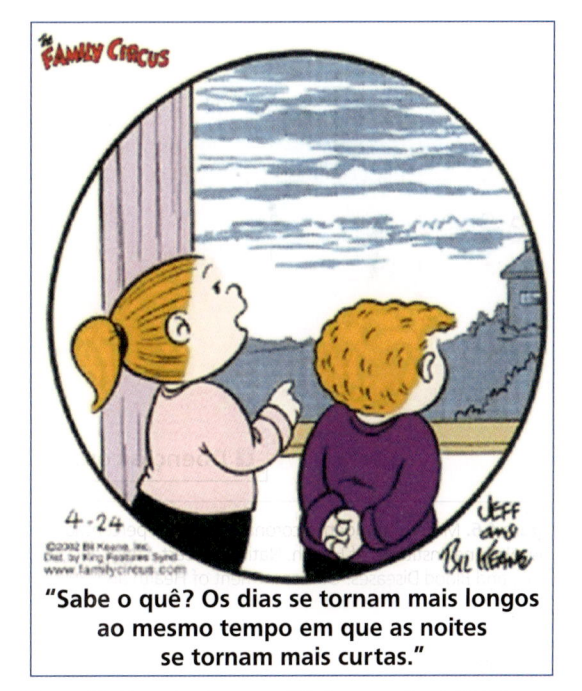

"Sabe o quê? Os dias se tornam mais longos ao mesmo tempo em que as noites se tornam mais curtas."

Figura 4-8. Entendendo a mortalidade proporcional. (© Bill Keane, Inc. Reimpressa com permissão especial do King Features Syndicate.)

proporcional for a mesma. Assim, esses exemplos mostram que, embora a mortalidade proporcional possa nos dar uma visão rápida das principais causas de morte, ela não pode nos indicar o risco de morte por uma doença. Para isso, precisamos da taxa de mortalidade.

TABELA 4-4. Comparação entre Taxa de Mortalidade e de Mortalidade Proporcional: II. Mortes por Doenças Coronarianas em Duas Comunidades

	Comunidade A	Comunidade B
Taxa de mortalidade por todas as causas	20/1.000	10/1.000
Mortalidade proporcional por doenças coronarianas	30%	30%
Taxa de mortalidade por doenças coronarianas	6/1.000	3/1.000

Anos Potenciais de Vida Perdidos

Nos últimos anos, outro índice de mortalidade, Anos Potenciais de Vida Perdidos (YPLL), tem sido cada vez mais utilizado para o estabelecimento de prioridades em saúde. YPLL é uma medida de mortalidade prematura, ou de morte precoce. YPLL reconhece que a morte de uma pessoa, quando jovem, claramente resulta em uma perda maior de anos futuros de produtividade do que a morte, na mesma pessoa, em idade avançada. Duas etapas estão envolvidas nesse cálculo: no primeiro passo, para cada causa, a idade de cada pessoa falecida é subtraída de uma idade predeterminada de morte. Nos Estados Unidos, essa idade "padrão" predeterminada é, geralmente, 75 anos. Dessa forma, uma criança morrendo com 1 ano de idade tem uma perda de 74 anos de vida (75-1), mas uma pessoa que morre aos 50 anos de idade tem uma perda de 25 anos de vida (75-50). Assim, quanto mais cedo ocorre a morte, mais anos potenciais de vida são perdidos. No segundo passo, os "Anos Potenciais de Vida Perdidos" (YPLL) para cada indivíduo são somados para produzir o total dos YPLL para a causa específica de morte. Quando examinamos relatos que usam os YPLL, é importante observar as pressuposições feitas pelo autor, incluindo a idade padrão selecionada.

A Figura 4-9 mostra os anos potenciais de vida perdidos nos Estados Unidos antes dos 75 anos de idade em 2008. A barra superior mostra o total de YPLL para todas as causas (100%), e as barras abaixo mostram os YPLL individuais pelas principais causas de morte, com os respectivos percentuais de YPLL. Vemos que as neoplasias malignas foram as maiores fontes de YPLL, que, no mesmo ano, foram a segunda principal causa de morte de acordo com sua taxa de mortalidade (veja Fig. 1-2). Em 2007, as mortes por traumas não intencionais ocuparam a quinta colocação no *ranking* de mortalidade e a terceira colocação do *ranking* de YPLL. Essa discrepância resulta do fato de as mortes por traumas não intencionais serem a principal causa de morte até os 34 anos de idade e, assim, são responsáveis por uma grande proporção dos anos potenciais de vida perdidos.

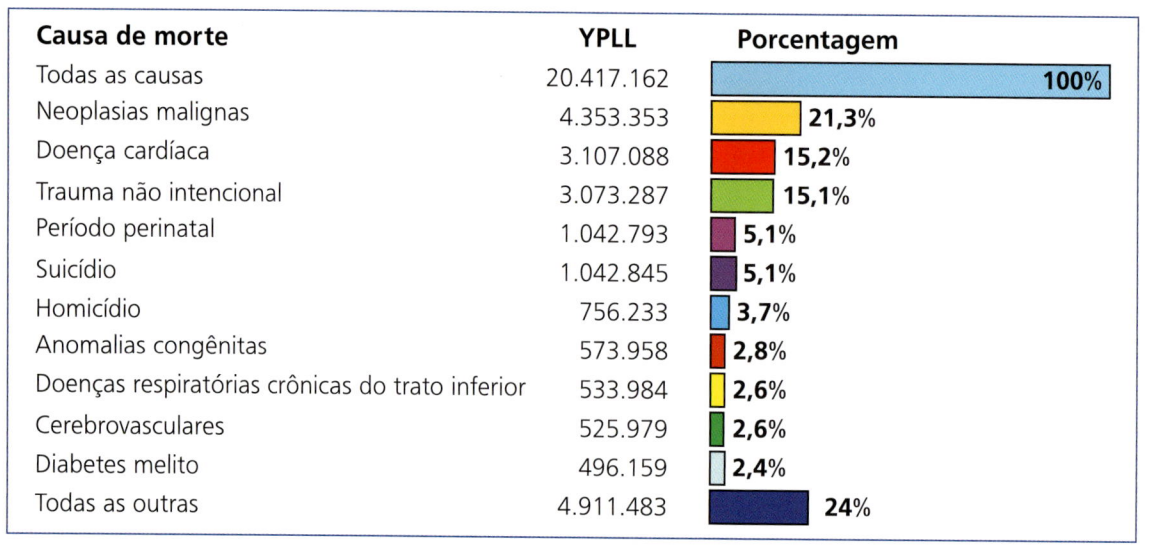

Causa de morte	YPLL	Porcentagem
Todas as causas	20.417.162	100%
Neoplasias malignas	4.353.353	21,3%
Doença cardíaca	3.107.088	15,2%
Trauma não intencional	3.073.287	15,1%
Período perinatal	1.042.793	5,1%
Suicídio	1.042.845	5,1%
Homicídio	756.233	3,7%
Anomalias congênitas	573.958	2,8%
Doenças respiratórias crônicas do trato inferior	533.984	2,6%
Cerebrovasculares	525.979	2,6%
Diabetes melito	496.159	2,4%
Todas as outras	4.911.483	24%

Figura 4-9. Anos potenciais de vida perdidos (YPLL) antes dos 75 anos, todas as raças, ambos os sexos, todas as mortes, Estados Unidos, 2008. (Adaptada de Centers for Disease Control and Prevention. National Center for Injury Prevention and Control. Years of Potential Life Lost [YPLL] Reports, 1999-2008, webapp.cdc.gov/sasweb/ncipc/ypll10.html. Acessado em 12 de abril de 2013.)

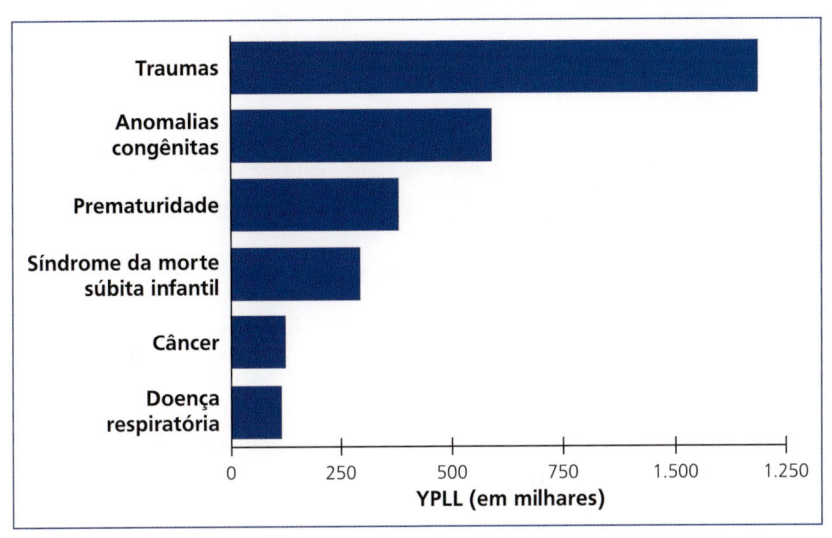

Capítulo 4 ■ OCORRÊNCIA DE DOENÇAS: II. MORTALIDADE E OUTRAS MEDIDAS DE IMPACTO ...

Figura 4-10. Anos potenciais de vida perdidos (YPLL) antes dos 65 anos entre crianças com menos de 20 anos por traumas e outras doenças, Estados Unidos, 1986. (Adaptada de Centers for Disease Control and Prevention: Fatal injuries to children: United States, 1986. MMWR 39:442-451, 1990.)

A Figura 4-10 mostra o YPLL antes dos 65 anos de idade para crianças e adultos com idades abaixo de 20 anos. Vemos que os YPLL por trauma excedem o efeito das malformações congênitas e da prematuridade combinadas. Assim, caso queiramos causar impacto nos YPLL de crianças e de adultos jovens, deveremos enfocar os traumas, metade deles estarão relacionados com veículos a motor.

A Tabela 4-5 mostra o *ranking* de causas de morte nos Estados Unidos em 1989 e 1990 pelos YPLL, junto com as taxas de mortalidade por causa específica. Na mortalidade por causa específica, a infecção pelo vírus da imunodeficiência humana (HIV) ocupa o 10º lugar, mas, pelos YPLL, está em 6º. Isso reflete o fato de que uma grande proporção das mortes relacionadas com o HIV ocorre em pessoas jovens.

Os YPLL podem assistir três importantes funções em saúde pública: o estabelecimento de prioridades em pesquisa e em gestão de recursos, vigilância de tendências temporais na mortalidade prematura, e avaliação da efetividade de programas de intervenção.[2]

TABELA 4-5. Estimativa dos Anos Potenciais de Vida Perdidos (YPLL) antes dos 65 Anos de Idade e Taxas de Mortalidade por 100.000 Pessoas, por Causa de Morte, Estados Unidos, 1989 e 1990

Causa de morte (Códigos ICD-9)	YPLL por pessoas mortas em 1989	YPLL por pessoas mortas em 1990	Taxa bruta de mortes por causa específica, 1990
Todas as causas (total)	12.339.045	12.083.228	861,9
Traumas não intencionais (E800-E949)	2.235.335	2.147.094	37,3
Neoplasias malignas (140-208)	1.832.039	1.839.900	201,7
Suicídio/homicídio (E950-E978)	1.402.524	1.520.780	22,5
Doenças coronarianas (390-398, 402, 404-429)	1.411.399	1.349.027	289,0
Anomalias congênitas (740-759)	660.346	644.651	5,3
Infecção pelo vírus da imunodeficiência humana (042-044)	585.992	644.245	9,6
Prematuridade (765, 769)	487.749	415.638	2,5
Síndrome da morte súbita infantil (798)	363.393	347.713	2,2
Doença cerebrovascular (430-438)	237.898	244.366	57,9
Doença crônica do fígado e cirrose (571)	233.472	212.707	10,2
Pneumonia/*influenza* (480-487)	184.832	165.534	31,3
Diabetes melito (250)	145.501	143.250	19,5
Doença pulmonar obstrutiva crônica (490-496)	135.507	127.464	35,5

Dados do Centers for Disease Control and Prevention: MMWR 41:314, 1992.

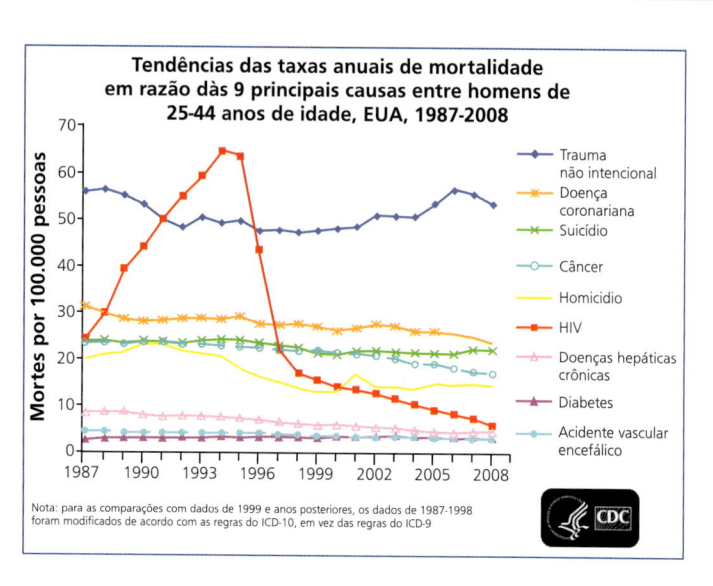

Figura 4-11. Taxas de mortalidade anual (por 100.000 pessoas) para as principais causas de morte entre homens de 25 a 44 anos de idade, por ano, 1987-2008. (De 1982 a 1986, as estimativas foram feitas, pois o Código Internacional de Doenças [ICD] código 9 para o HIV ainda não existia. Para 1999-2000, as mortes foram classificadas de acordo com o ICD-10; para 1987-1998, as normas do ICD-10 foram retroativamente aplicadas para mortes que foram previamente codificadas de acordo com as normas do ICD-9.) (Extraída de dados preparados por Richard M. Selik, MD, Division of HIV/AIDS Prevention, Centers for Disease Control and Prevention, 2008. www.cdc.gov/hiv/graphics/mortalit.htm. Acessado em 12 de abril de 2013.)

Por que Avaliar Mortalidade?

A mortalidade é, claramente, um índice de gravidade de uma doença, tanto do ponto de vista clínico quanto de saúde pública, mas também pode ser usada como um indicador de risco para a doença, como mostram as Figuras 4-2 e 4-3. Em geral, obter dados de mortalidade é mais fácil do que de incidência para uma determinada doença, e, com isso, pode ser mais factível utilizar dados de mortalidade como um indicador de incidência. Entretanto, quando a doença é leve e não fatal, a mortalidade não é um bom indicador de incidência. A taxa de mortalidade é um bom reflexo da taxa de incidência sob duas condições: a primeira, quando a taxa de letalidade é alta (como na raiva não tratada), e a segunda, quando a duração da doença (sobrevivência) é curta. Sob essas condições, a mortalidade é uma boa medida de incidência, e, portanto, uma medida de risco de doença.

Por exemplo, o câncer de pâncreas é uma doença altamente letal: a morte geralmente ocorre dentro de poucos meses após o diagnóstico e a sobrevida de longos períodos é rara. Assim, infelizmente, a mortalidade por câncer de pâncreas é um bom substituto para a incidência da doença.

As Figuras 4-11 e 4-12 mostram as tendências de mortalidade nos Estados Unidos de 1987 a 2008 para as principais causas de morte em homens e mulheres, respectivamente, dos 25 aos 44 anos de idade. A mortalidade pela infecção do HIV aumentou rapidamente em ambos os sexos de 1987 a 1995, mas diminuiu dramaticamente de 1995 a 1997, em grande parte pela introdução das novas e altamente ativas terapias antirretrovirais, bem como mudanças no estilo de vida resultantes de educação em saúde pública. A mortalidade entre pessoas de 25 a 44 anos de idade continuou a cair

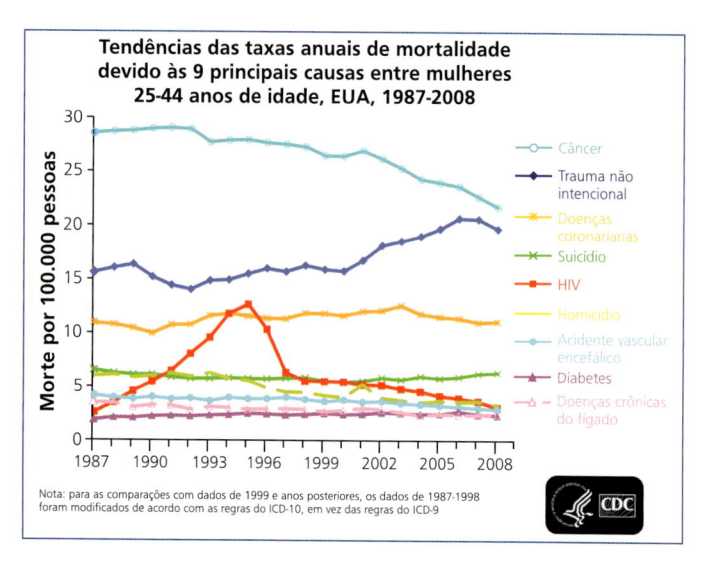

Figura 4-12. Taxa anual de mortalidade (por 100.000 pessoas) para as principais causas de morte entre mulheres de 25 a 44 anos, por ano, 1987-2008. (Veja também Fig. 4-11) (Extraída de dados preparados por Richard M. Selik, MD, Division of HIV/AIDS Prevention, Centers for Disease Control and Prevention, 2008. www.cdc.gov/hiv/graphics/mortalit.htm. Acessado em 12 de abril de 2013.)

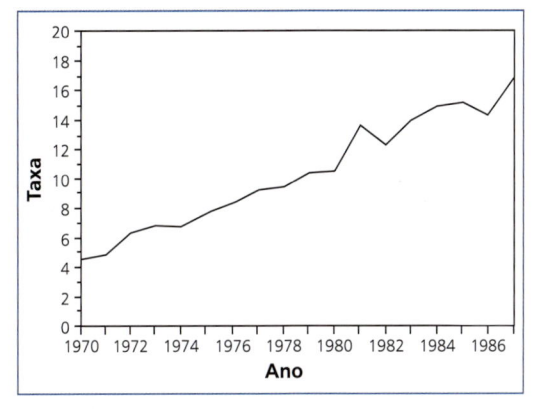

Figura 4-13. Taxas de gravidez ectópica (por 1.000 gestações relatadas), por ano, Estados Unidos, 1970-1987. (De: Centers for Disease Control and Prevention: MMWR 39:401, 1990.)

Figura 4-14. Taxa de morte por gravidez ectópica (por 10.000 gestações ectópicas), por ano, Estados Unidos, 1970-1987. (De: Centers for Disease Control and Prevention: MMWR 39:403, 1990.)

com taxas mais lentas ao longo de 2008. Com a queda da mortalidade e o aumento na expectativa de vida de muitas pessoas com HIV, a prevalência da infecção por esse vírus aumentou significativamente.

Uma comparação entre mortalidade e incidência pode ser vista nas Figuras 4-13 e 4-14. A Figura 4-13 mostra as taxas anuais de gravidez ectópica nos Estados Unidos de 1970 a 1987. Durante esse período, a taxa por 1.000 gestações relatadas aumentou quase quatro vezes. Esse aumento foi atribuído à melhora no diagnóstico e ao aumento da frequência de doença inflamatória pélvica, resultante de doenças sexualmente transmissíveis. Como visto na Figura 4-14, no entanto, os índices de morte por gravidez ectópica diminuíram marcadamente durante o mesmo período de tempo, talvez como resultado da detecção precoce, atendimento médico e intervenção cirúrgica imediatos.

A Figura 4-15 apresenta dados interessantes de tendências temporais de incidência e mortalidade por câncer de mama em mulheres negras e brancas nos

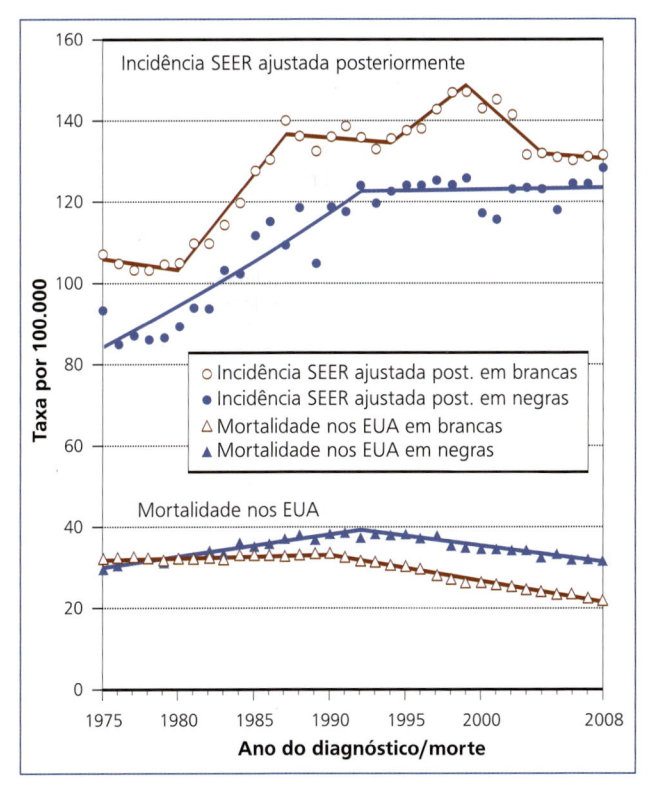

Figura 4-15. Incidência e mortalidade por câncer de mama: mulheres brancas *versus* mulheres negras. (De: Howlader N, Noone AM, Krapcho M et al. [eds]: SEER Cancer Statistics Review, 1975-2008, National Cancer Institute, Bethesda, MD. http://seer.cancer.gov/csr;1975_2008/. Baseada em dados de novembro de 2010 SEER, divulgados no web site de SEER, 2011. Acessado em 12 de abril de 2013.)

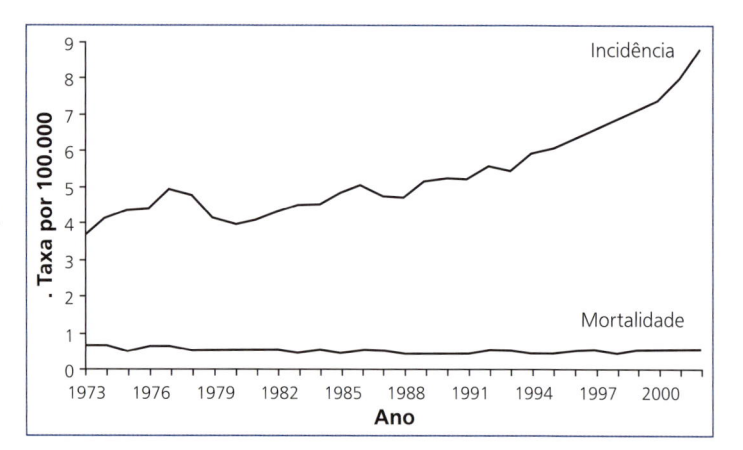

Figura 4-16. Incidência e mortalidade por câncer de tireoide, Estados Unidos, 1973-2002. (De: Davis L, Welch HG: Increasing incidence of thyroid cancer in the United States, 1973-2002. JAMA 295:2164-2167, 2006.)

Estados Unidos. Compare as tendências temporais na incidência e na mortalidade. O que essas curvas nos dizem sobre os novos casos de câncer de mama ao longo do tempo e sobre sua sobrevivência? Compare as experiências de mulheres negras e de mulheres brancas em relação a ambas, incidência e mortalidade. Como podemos descrever as diferenças e quais seriam algumas das explicações possíveis?

Um último exemplo diz respeito a relatos que mostram, nos últimos anos, que a incidência de câncer de tireoide nos Estados Unidos tem aumentado. Uma de duas possíveis explicações é a mais provável. A primeira é que esses relatos refletem um verdadeiro aumento na incidência, como resultado da elevação da prevalência dos fatores de risco para a doença. A segunda é de que o aumento da incidência relatada seja apenas um aumento *aparente*. Isso não refletiria um verdadeiro aumento de novos casos, e sim um incremento na detecção e no diagnóstico de casos subclínicos, pois novos métodos diagnósticos permitem a identificação de cânceres de tireoide pequenos e assintomáticos que não seriam detectados anteriormente.

A fim de se distinguir entre estas duas possíveis explicações, Davies e Welch estudaram as mudanças na incidência e mortalidade por câncer de tireoide nos Estados Unidos, de 1973 a 2002. A Figura 4-16 mostra que, durante o período do estudo, a *taxa de incidência* de câncer de tireoide mais do que duplicou, mas que, durante o mesmo período, a *mortalidade* permaneceu quase inalterada.

O câncer de tireoide é caracterizado por diferentes tipos histológicos, como visto na Figura 4-17: em um extremo, o carcinoma papilar possui o melhor prognóstico, e, no outro, poucos tipos diferenciados – medular e anaplásico – geralmente são os mais agressivos e com piores prognósticos. Os autores encontraram que o aumento na incidência do câncer de tireoide foi quase inteiramente ocasionado pelo aumento

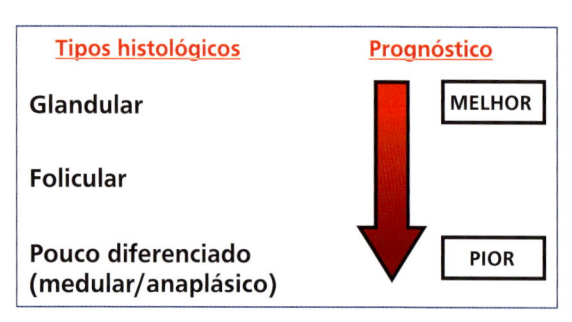

Figura 4-17. Tipos histológicos de câncer de tireoide e seus prognósticos.

da incidência do carcinoma papilar (Fig. 4-18). Dentre os carcinomas papilares, a maior parte do aumento na incidência foi dos tumores de menor tamanho (Fig. 4-19). Assim, os autores concluíram que 87% do aumento da incidência do câncer de tireoide, por um período de 30 anos, foi constituído por aumento nos cânceres papilares de menor tamanho, que apresentam o melhor prognóstico. Vários estudos anteriores mostraram alta prevalência de cânceres papilares pequenos e assintomáticos em autópsias, não reconhecidos previamente.

Caso o aumento da incidência seja ocasionado pelo aumento verdadeiro na ocorrência da doença, provavelmente ocorreria aumento da incidência de todos os tipos histológicos. Por outro lado, se o aumento da incidência seja causado pela disponibilidade de métodos de diagnóstico mais refinados, esperaríamos um aumento na incidência de pequenos tumores, como os autores encontraram no seu estudo. Isso também é consistente com a observação de que a mortalidade total por câncer de tireoide permaneceu estável.

Problemas com os Dados de Mortalidade

A maioria de nossas informações sobre morte provém de atestados de óbito. Um atestado de óbito é apresen-

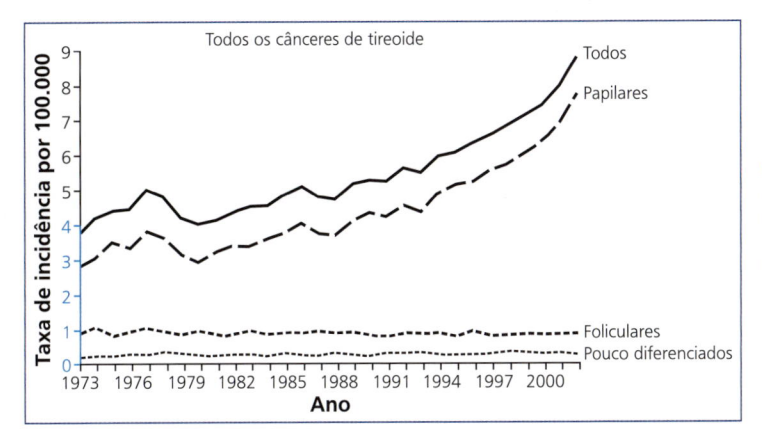

Figura 4-18. Tendências da incidência do câncer de tireoide (1973-2002) nos Estados Unidos. (De: Davis L, Welch HG: Increasing incidence in thyroid cancer in the United States, 1973-2002. JAMA 295:2164-2167, 2006.)

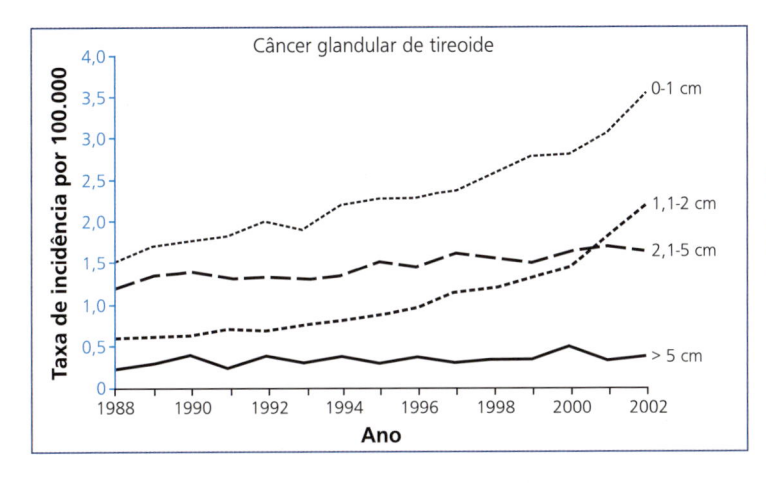

Figura 4-19. Tendências da incidência de tumores papilares da tireoide, por tamanho, Estados Unidos, 1988-2002. (De: Davis L, Welch HG: Increasing incidence of thyroid cancer in the United States, 1973-2002. JAMA 295:2164-2167, 2006.)

tado na Figura 4-20. Por um acordo internacional, as mortes são codificadas conforme a *causa básica*. A causa da morte é definida como "a doença ou lesão que iniciou a série de eventos mórbidos, levando, direta ou indiretamente, à morte, ou às circunstâncias do acidente ou da violência que produziram a lesão fatal".[3] Portanto, o atestado de óbito da Figura 4-21 seria codificado como uma morte por doença coronariana isquêmica crônica, a causa básica, que sempre se encontra na linha mais inferior da parte I do item 23 do atestado. A causa básica de morte, então, "exclui informações referentes à causa imediata de morte, às causas que contribuíram e às que intervieram entre as causas básica e imediata da morte."[4] Como demonstrado por Savage *et al.*[5], a contribuição total de uma determinada causa de morte pode não ser refletida nos dados de mortalidade, como geralmente relatado; isso pode ser aplicado em maior extensão a algumas doenças comparativamente a outras.

Países e regiões apresentam grandes variações na qualidade dos dados informados em seus atestados de óbito. Estudos de validade de atestados de óbitos comparados com registros hospitalares e de autópsia geralmente encontram maior validade para certas doenças, como o câncer, em relação a outras.

As mortes são codificadas de acordo com a Classificação Internacional de Doenças (ICD), atualmente na sua 10ª revisão. Como o código de categorias e regulamentações muda de uma revisão para outra, em qualquer estudo de tendência temporal para mortalidade que se prolongue por mais de uma revisão deve-se avaliar a possibilidade de que as alterações observadas possam ser devidas, em parte ou totalmente, às modificações no ICD. Em 1949, a taxa de mortalidade por diabetes mostrou um declínio dramático em homens e mulheres (Fig. 4-22). Contudo, qualquer euforia que esses dados possam ter causado tiveram vida curta; análises dessa queda indicaram que ela ocorreu durante a mudança da 7ª para a 8ª revisão do ICD. Antes de 1949, a política era que qualquer atestado de óbito que incluísse a menção do diabetes em qualquer área fosse codificado como uma morte por diabetes. Após 1949, apenas os atestados de óbito em que o diabetes era apontado como a causa básica de morte eram codifica-

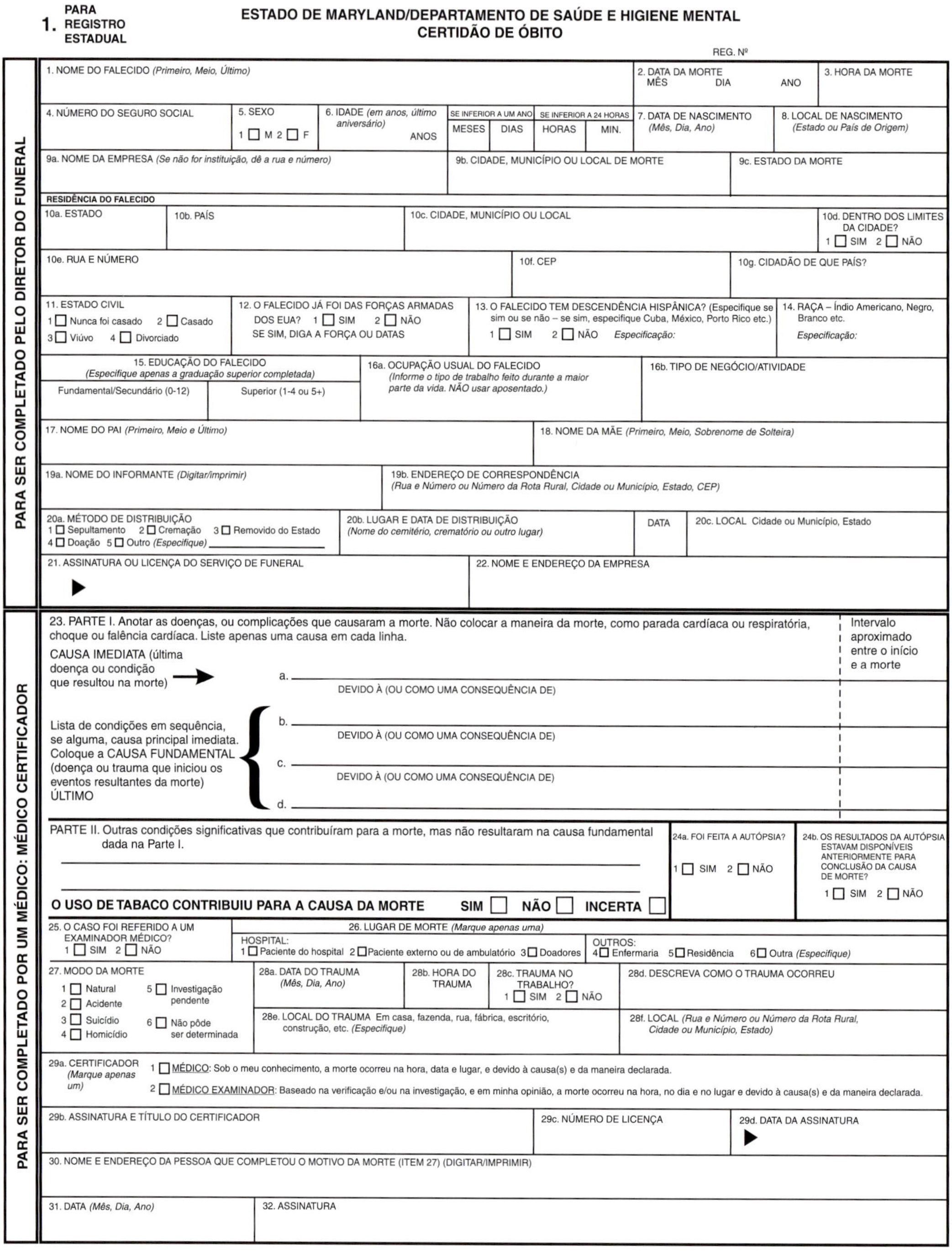

Figura 4-20. Declaração de óbito para o estado de Maryland. (Cortesia do State of Maryland Department of Health and Mental Hygiene.)

dos como morte por diabetes. Assim, o declínio observado na Figura 4-22 foi artificial. Sempre que observarmos uma tendência temporal de aumento ou diminuição de mortalidade, a primeira pergunta que devemos fazer é "Isto é real?". Quando observamos as tendências de mortalidade ao longo do tempo, devemos perguntar se ocorreu alguma modificação na codificação dos atestados de óbito durante o período examinado, e se essas mudanças poderiam ter contribuído para as mudanças observadas na mortalidade durante o mesmo período.

Mudanças na definição de doenças também podem ter efeito significativo no número de casos relatados, ou que são relatados e posteriormente reclassifi-

Figura 4-21

23. PARTE I. Anotar as doenças, ou complicações que causaram a morte. Não colocar a maneira da morte, como parada cardíaca ou respiratória, choque ou falência cardíaca. Liste apenas uma causa em cada linha.

		Intervalo aproximado entre o início e a morte
CAUSA IMEDIATA (última doença ou condição que resultou na morte) →	a. **Ruptura do miocárdio** DEVIDO À (OU COMO UMA CONSEQUÊNCIA DE)	Mins.
Lista de condições em sequência, se alguma, causa principal imediata. Coloque a CAUSA FUDAMENTAL (doença ou trauma que iniciou os eventos resultantes da morte) ÚLTIMO	b. **Infarto agudo do miocárdio** DEVIDO À (OU COMO UMA CONSEQUÊNCIA DE)	6 dias
	c. **Cardiopatia isquêmica crônica** DEVIDO À (OU COMO UMA CONSEQUÊNCIA DE)	5 anos
	d.	

PARTE II. Outras condições significativas que contribuíram para a morte, mas não resultaram na causa fundamental dada na Parte I.
Diabetes, Doença pulmonar obstrutiva crônica, fumo.

24a. FOI FEITA A AUTÓPSIA? 1 ☒ SIM 2 ☐ NÃO

24b. OS RESULTADOS DA AUTÓPSIA ESTAVAM DISPONÍVEIS ANTERIORMENTE PARA CONCLUSÃO DA CAUSA DE MORTE? 1 ☒ SIM 2 ☐ NÃO

O USO DE TABACO CONTRIBUIU PARA A CAUSA DA MORTE   SIM ☒   NÃO ☐   INCERTA ☐

Figura 4-21. Exemplo de uma seção concluída de causa de morte em uma declaração de óbito, incluindo as causas imediata e básica e outras condições significativas.

---

cados em assembleias que discutem critérios de diagnóstico para a doença. No início de 1993, uma nova definição de Síndrome da Imunodeficiência Adquirida (AIDS) foi introduzida; como mostra a Figura 4-23, essa mudança resultou em rápido aumento no número de casos reportados. Com a nova definição, mesmo após o pico inicial, o número de casos relatados permaneceu maior do que tinha sido por vários anos.

Na discussão de morbidade no Capítulo 3, dissemos que qualquer um no grupo representado pelo denominador deve estar sob risco de entrar para o grupo representado pelo numerador e, como exemplo, contemplamos as taxas de incidência do câncer uterino. Os mesmos princípios em relação ao numerador e ao denominador são aplicados às taxas de mortalidade. A Figura 4-24 mostra um conjunto de observações similares para as taxas de mortalidade por câncer uterino. Mais uma vez, a correção para histerectomia reduz o número de mulheres no denominador e, dessa forma, aumenta a taxa de mortalidade. Em um tom mais lúdico, a Tabela 4-6 apresenta algumas causas de morte que foram apresentadas em atestados de óbito no início do século 20.

COMPARAÇÃO DE MORTALIDADE EM DIFERENTES POPULAÇÕES

Uma importante utilidade dos dados de mortalidade é a comparação entre duas ou mais populações, ou na mesma população em diferentes períodos de tempo. Populações podem diferir em relação a muitas características que afetam a mortalidade, das quais a distribuição etária é a mais importante. De fato, idade é o preditor isolado mais importante de mortalidade. Portanto, métodos têm sido desenvolvidos para a comparação de mortalidade em tais populações, efetivamente, mantendo-se constantes características como a idade.

A Tabela 4-7 mostra dados para exemplificar o problema. As taxas de mortalidade para residentes brancos e negros de Baltimore em 1965 são apresentadas. Os dados podem parecer surpreendentes, pois esperaríamos taxas mais altas entre os negros, em de-

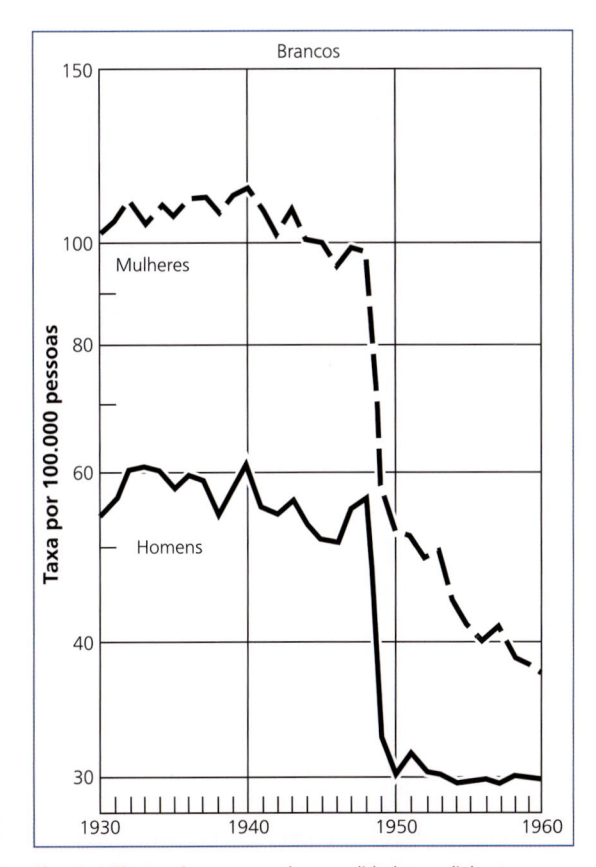

Figura 4-22. Queda nas taxas de mortalidade por diabetes entre 55-64 anos de idade em homens e mulheres, Estados Unidos, 1930-1960, em razão das mudanças na codificação do ICD. (De: US Public Health Service pulication No. 1000, series 3, No. 1. Washington, DC, U.S. Government Printing Office,1964.)

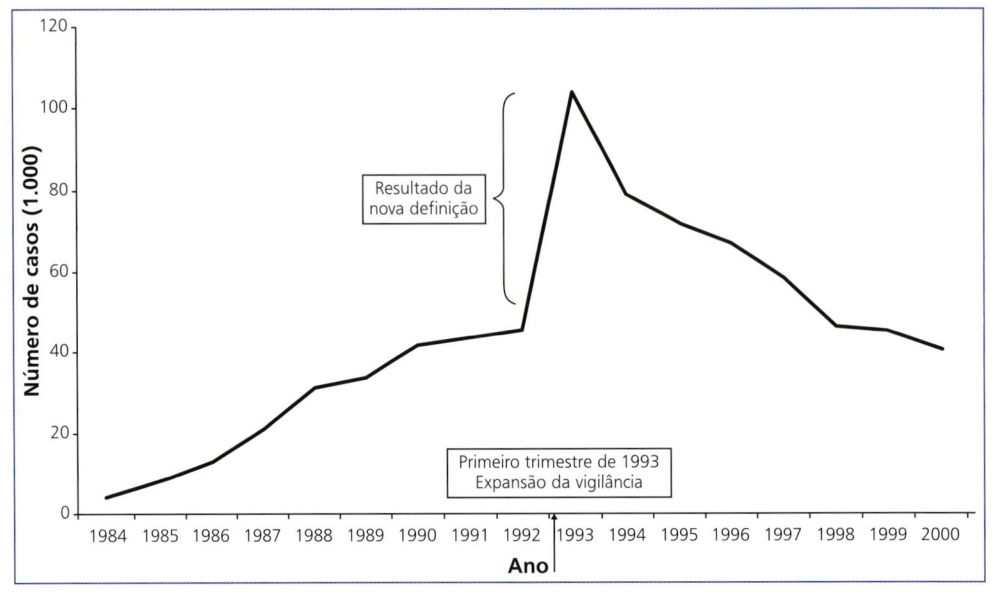

Figura 4-23. Casos de AIDS reportados por trimestre, Estados Unidos, 1984-2000. (De: Centers for Disease Control and Prevention. Summary of notifiable diseases, United States, 2000. MMWR 49:86, 2000; e Centers for Disease Control and Prevention: Summary of notifiable diseases, United States, 1993. MMWR 45:68, 1993.)

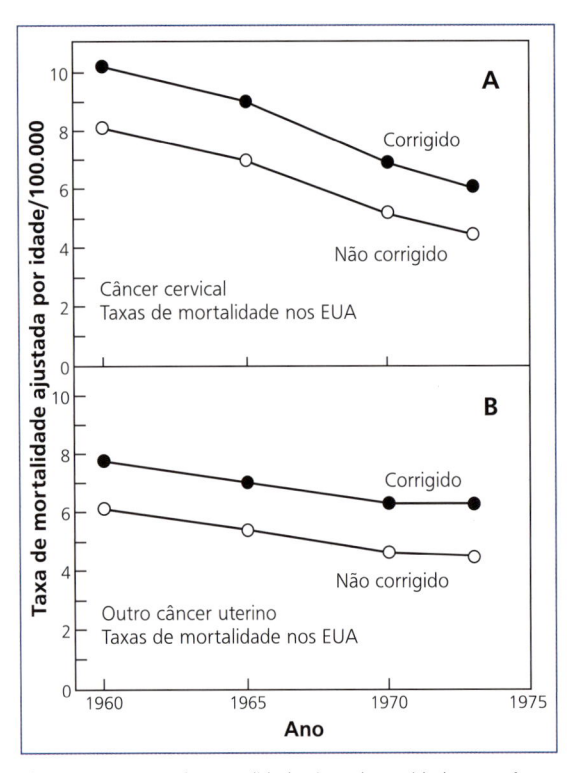

Figura 4-24. Taxas de mortalidade ajustada por idade para câncer uterino, corrigidas e não corrigidas para *status* de histerectomia, Condado de Alameda, California. (De: Lyon JL, Gardner JW: The rising frequency of hysterectomy: Its effect on uterine cancer rates. Am J Epidemiol 105:439-443,1977.)

TABELA 4-6. Algumas Causas de Morte Relatadas em Declarações de Óbito no Início dos Anos 1900

"Morreu repentinamente sem os cuidados de um médico"
"A mãe morreu na infância"
"O finado nunca esteve fatalmente enfermo"
"Morreu repentinamente, nada grave"
"Foi para cama se sentindo bem, mas acordou morto"

TABELA 4-7. Taxas Brutas de Mortalidade por Raça, Cidade de Baltimore, 1965

Raça	Mortalidade por 1.000 pessoas
Brancos	14,3
Negros	10,2

corrência de problemas associados às pobres condições de vida e ao menor acesso aos cuidados médicos naquela época. Quando observamos a Tabela 4-8, vemos os dados da Tabela 4-7 à esquerda, mas agora acrescentamos os dados para cada estrato (camada) específico por idade da população. De maneira interessante, embora a mortalidade seja maior em negros do que em brancos em cada grupo etário específico, a mortalidade total (também chamada *mortalidade*

TABELA 4-8. Taxas de Mortalidade por Idade e Raça, Cidade de Baltimore, 1965								
		TAXAS DE MORTALIDADE POR IDADE POR 1.000 PESSOAS					
Raça	Todas as idades	< 1 anos	1-4 anos	5-7 anos	18-44 anos	45-64 anos	> 65 anos
Brancos	14,3	23,9	0,7	0,4	2,5	15,2	69,3
Negros	10,2	31,3	1,6	0,6	4,8	22,6	75,9

De: Department of Biostatistics: Annual Vital Statistics Report for Maryland, 1965. Baltimore, Maryland State Department of Health, 1965.

bruta ou não ajustada) é maior em brancos do que em negros. Por quê? Isso é um reflexo do fato de que em ambos, brancos e negros, a mortalidade aumenta marcadamente nos grupos etários mais velhos; a idade avançada é o fator que mais contribui para a mortalidade. Todavia, a população branca é mais velha do que a população negra neste exemplo, e, em 1965, havia poucos negros nos grupos etários mais velhos. Portanto, em brancos, a mortalidade total é fortemente influenciada pelos altos índices nos grupos etários mais velhos. A taxa de mortalidade total (bruta) em brancos cresce pelo maior número de mortes no grande subgrupo de pessoas brancas mais velhas, mas a taxa de mortalidade total em negros não aumenta tanto pela menor quantidade de mortes entre o menor número de negros nos grupos etários mais velhos. Claramente, a mortalidade bruta reflete tanto as diferenças na força da mortalidade, quanto as diferenças na composição etária da população. Vejamos duas abordagens para lidar com esse problema: ajustes direto e indireto de idade.

Ajuste Direto de Idade

As Tabelas 4-9 a 4-11 mostram um exemplo hipotético do ajuste direto da idade. A Tabela 4-9 mostra a mortalidade em uma população em dois períodos diferentes. A taxa de mortalidade é consideravelmente mais alta no último período. Esses dados são suplementados com dados específicos por idade na Tabela 4-10. Aqui vemos três grupos etários, e a mortalidade específica por idade é menor em cada grupo no último período. Como, então, é possível explicar a alta mortalidade total no último período, nesse exemplo?

A resposta está na mudança da estrutura etária da população. A mortalidade é maior nos grupos etários mais velhos, e, durante o último período, o tamanho do grupo etário mais velho dobrou de 100.000 para 200.000, enquanto o número de pessoas jovens diminuiu substancialmente de 500.000 para 300.000. Gostaríamos de eliminar essa diferença de idade e, na realidade, perguntar: Caso a composição etária das populações fosse a mesma, existiria alguma diferença na mortalidade entre o período inicial e o final?

No *ajuste direto da idade*, uma população padrão é utilizada para eliminar os efeitos de quaisquer diferenças etárias entre duas ou mais populações comparadas (Tabela 4-11). Uma população hipotética "padrão" é criada, na qual aplicamos a taxa de mortalidade específica por idade dos períodos inicial e final e a taxa de mortalidade específica por idade no período final. Ao aplicar as taxas de mortalidade de ambos os períodos para uma única população padrão, eliminamos qualquer possibilidade de diferenças observadas por grupos etários distintos na população. (Nesse exemplo, criamos um padrão pela soma das populações dos períodos inicial e final, mas qualquer população poderia ter sido usada.)

Ao aplicar cada taxa de mortalidade específica por idade em cada grupo etário na população padrão, derivamos o número esperado de mortes que teriam ocorrido. Podemos, então, calcular o número total de mortes esperadas na população padrão, uma vez que as taxas específicas por idade dos períodos inicial e final fossem aplicadas. Ao dividir cada um desses dois números totais de mortes esperadas pela população padrão total, podemos calcular uma taxa de mortalidade esperada na população padrão, caso tivéssemos as experiências de mortalidade dos períodos inicial e final. Estas são denominadas *taxas ajustadas por idade* e refletem, apropriadamente, o declínio visto nas taxas específicas por idade. Diferenças na composição etária da população não exercem mais influência.

Neste exemplo, as taxas foram ajustadas por idade, mas ajustes poderiam ser feitos em relação a qualquer característica, como sexo, fatores socioeconômicos ou raça. Existem técnicas disponíveis para o ajuste de múltiplas variáveis de modo simultâneo.

Analisemos um exemplo de ajuste direto por idade com dados reais.[6] Quando a mortalidade nos Estados Unidos e no México foi comparada entre 1995 e 1997, a taxa bruta de mortalidade para todas as idades

TABELA 4-9. Exemplo Hipotético de Ajuste Direto para Idade: I. Comparação das Taxas de Mortalidade Totais em uma População em Dois Diferentes Períodos

	PERÍODO INICIAL			PERÍODO FINAL	
População	Número de mortes	Taxa de mortalidade por 100.000	População	Número de mortes	Taxa de mortalidade por 100.000
900.000	862	96	900.000	1.130	126

TABELA 4-10. Exemplo Hipotético de Ajuste Direto para Idade: II. Comparação das Taxas de Mortalidade Específicas por Idade em Dois Diferentes Períodos

	PERÍODO INICIAL			PERÍODO FINAL		
Grupos etários (anos)	População	Número de mortes	Taxa de mortalidade por 100.000	População	Número de mortes	Taxa de mortalidade por 100.000
Todas as idades	900.000	862	96	900.000	1.130	126
30-49	500.000	60	12	300.000	30	10
50-69	300.000	396	132	400.000	400	100
70+	100.000	406	406	200.000	700	350

TABELA 4-11. Exemplo Hipotético de Ajuste Direto para Idade: III. Realização de um Ajuste por Idade Usando o Total das Duas Populações Como Padrão

Grupo etário (anos)	População padrão	Taxas de mortalidade por 100.000 por idade específica "inicial"	Número esperado de mortes usando as taxas "iniciais"	Taxas de mortalidade por 100.000 por idade específica "final"	Número esperado de mortes usando as taxas "finais"
Todas as idades	1.800.000				
30-49	800.000	12	96	10	80
50-69	700.000	132	924	100	700
70+	300.000	406	1.218	350	1.050
Número total de mortes esperadas na população padrão:			2.238		1.830
Taxas ajustadas por idade:		"Inicial" = $\frac{2.238}{1.800.000}$ = 124,3		"Final" = $\frac{1.830}{1.800.000}$ = 101,7	

nos Estados Unidos foi de 8,7 por 1.000, e no México apenas 4,7 por 1.000. Entretanto, para cada grupo etário, a taxa de mortalidade específica por idade foi mais alta no México do que nos Estados Unidos (exceto para o grupo acima de 65 anos, em que as taxas foram similares). Poderia, a taxa bruta de mortalidade considervelmente maior nos Estados Unidos, ser decorrente da diferença na distribuição etária entre as duas populações, sendo que a população dos USA tem maior proporção de indivíduos mais velhos do que a população mexicana?

Para eliminar a possibilidade de que a diferença na mortalidade entre os Estados Unidos e o México seja resultado das diferenças na estrutura etária das duas populações, precisamos de um ajuste para a idade. Portanto, selecionamos uma população padrão e a ela aplicamos ambas as taxa de mortalidade específica por idade, dos Estados Unidos e do México. Como visto na Tabela 4-12, quando examinamos as taxas ajustadas por idade usando as taxas de mortalidade dos Estados Unidos e do México, encontramos que a taxa ajustada por idade nos Estados Unidos é 5,7 por 1.000, menor do que a do México (6,4/1.000). Assim, a taxa bruta mais alta observada nos Estados Unidos se deve à sua composição etária mais elevada.

Embora as taxas ajustadas por idade possam ser muito úteis para comparações, o primeiro passo na avaliação e análise comparativa dos dados de mortalidade deve ser sempre o exame cuidadoso das taxas *específicas por idade* para quaisquer diferenças ou mudanças de interesse. Essas diferenças podem estar ocultas pelas taxas *ajustadas por idade* e podem ser perdidas se procedermos imediatamente o ajuste por idade, sem antes examinarmos as taxas específicas por idade.

As taxas ajustadas por idade são hipotéticas, pois envolvem a aplicação de taxas específicas por idade reais para uma população padrão hipotética. Elas não refletem o verdadeiro risco de mortalidade de uma população "real", pois o valor numérico de uma taxa de mortalidade ajustada por idade depende da população padrão usada. A seleção de tal população é, de certa forma arbitrária, pois não existe uma população padrão "correta". Contudo, geralmente é aceito que o "padrão" não deva ser muito diferente das populações que estão sendo comparadas no que diz respeito à idade ou a quaisquer variáveis para as quais o ajuste está sendo realizado. Nos Estados Unidos, por mais de 50 anos, a população americana de 1940 foi regularmente utilizada como padrão para ajuste por idade por muitos motivos. Entretanto, nos últimos anos, essa população foi cada vez mais considerada desatualizada e incompatível com a estrutura etária mais elevada da população americana. A partir das estatísticas de mortalidade de 1999, a população dos USA no ano 2000 substituiu a de 1940 como a população padrão para o ajuste por idade.

A mudança da população padrão dos USA para a do ano de 2000 teve alguns efeitos significativos, como ilustrado pela comparação de taxas de mortalidade por causa específica com dados de 1995.[7] Aumentos em ta-

TABELA 4-12. Exemplo de Ajuste Direto por Idade: Comparação das Taxas de Mortalidade Ajustadas por Idade no México e nos Estados Unidos, 1995-1997

Grupo etário (anos)	População padrão	Taxas de mortalidade específica por idade por 100.000 no México	Número esperado de mortes usando as taxas do México	Taxas de mortalidade específica por idade por 100.000 nos Estados Unidos	Número esperado de mortes usando as taxas dos Estados Unidos
Todas as idades	100.000				
< 1	2.400	1.693,2	41	737,8	18
1-4	9.600	112,5	11	38,5	4
5-14	19.000	36,2	7	21,7	4
15-24	17.000	102,9	17	90,3	15
25-44	26.000	209,6	55	176,4	46
45-64	19.000	841,1	160	702,3	133
65+	7.000	4.967,4	348	5.062,6	354
Número total de mortes esperado na população padrão:			639		574

Taxas ajustadas por idade: México = $\dfrac{639}{100.000} = \dfrac{6,39}{1.000}$ Estados Unidos = $\dfrac{574}{100.000} = \dfrac{5,74}{1.000}$

De: Analysis Group, Pan American Health Organization Special Program for Health Analysis: Standardization: A classic epidemiological method for the comparison of rates. Epidemiol Bull 232(3):9-12, 2002.

xas de mortalidade ajustadas por idade foram observadas em causas em que o risco aumenta, significativamente, com a idade. Por exemplo, a taxa de morte ajustada por idade para doenças cerebrovasculares (derrame) foi de 26,7 mortes por 100.000 utilizando o padrão de 1940, mas é de 63,9 por 100.000 usando o padrão de 2000. A mortalidade por câncer aumentou ao se utilizar a população padrão de 2000 em vez de uma população padrão anterior, pois mais pessoas estão sobrevivendo até idades mais avançadas, quando muitos dos principais tipos de câncer ocorrem. Taxas para doenças coronarianas, doença pulmonar obstrutiva crônica, diabetes, doenças renais e doença de Alzheimer foram afetadas de maneira semelhante, pois as taxas de morte específicas por idade para todas essas condições são maiores em grupos etários mais avançados.

As taxas ajustadas por idade para câncer são mais altas em negros comparadas com brancos nos Estados Unidos, mas a diferença entre negros e brancos é menor com a população padrão do ano 2000 do que com a população padrão anterior. Assim, a mudança para a população padrão do ano de 2000 dificulta comparações das taxas ajustadas por idade antes e depois de 1999, pois muitas das taxas antes de 1999 foram calculadas usando a população padrão de 1940. Todavia, as taxas de 1999 em diante são calculadas utilizando-se a população do ano 2000 como o novo padrão.

Em resumo, o objetivo do ajuste direto é comparar taxas em pelo menos duas populações distintas e eliminar o possível efeito de um determinado fator, como a idade, neste processo. É importante manter em mente que taxas ajustadas não são taxas "reais" nas populações comparadas, porque elas dependem da população padrão escolhida para o ajuste. Não obstante, o ajuste direto é uma ferramenta muito útil para comparações, e, na realidade, comparações de taxas entre populações distintas quase sempre utilizam ajustes diretos, como o da idade.

Ajuste Indireto por Idade (Taxas de Mortalidade Padronizadas)

Ajuste indireto por idade frequentemente é usado quando números de mortes para cada extrato específico por idade não estão disponíveis. Ele também é usado para estudar a mortalidade em populações submetidas a exposições ocupacionais: pessoas que trabalham em certas indústrias, como mineração ou construção, têm maior mortalidade do que pessoas da mesma idade na população geral? Existe um risco adicional associado a esta ocupação?

Para responder se a população de mineradores tem maior mortalidade do que esperaríamos em uma população similar não relacionada com mineração, as taxas específicas por idade para uma população conhecida, como todos os homens da mesma idade, são aplicadas para cada grupo etário na população de interesse. Isso produzirá o número de mortes esperadas em cada grupo etário na população de interesse, caso essa população tenha a experiência de mortalidade da população conhecida. Assim, para cada grupo etário, o número de mortes *esperado* é calculado, e esses números são somados. O número de mortes que foram realmente *observados* naquela população são também calculados e somados. A razão do número total de mortes realmente observadas pelo número total de mortes esperado, caso a população de interesse tenha a experiência de mortalidade da população conhecida, é então calculada. Essa razão é chamada de *taxa de mortalidade padronizada (SMR)* sendo definida como:

$$\text{SMR} = \frac{n^\text{o} \text{ de mortes observadas por ano}}{n^\text{o} \text{ de mortes esperadas por ano}}$$

Vejamos o exemplo da Tabela 4-13. Em uma população de 534.533 mineradores brancos do sexo masculino, ocorreram 436 mortes por tuberculose em 1950. A questão de interesse é se essa experiência de mortalidade por tuberculose foi maior, menor ou igual à esperada em homens brancos da mesma idade na população geral (a maioria não é de mineradores). Para ajudar nesta questão, podemos calcular o número esperado de mortes para os mineradores brancos em cada grupo etário aplicando-se a estes a taxa de mortalidade específica para idade conhecida da população geral. Por conseguinte, perguntamos "Quantas mortes esperaríamos nesses mineradores brancos se eles tivessem a mesma experiência de mortalidade do grupo de homens brancos da mesma idade na população geral?" Esses dados estão listados na coluna 3. A coluna 4 mostra o número real de mortes observado nos mineiros.

A SMR é calculada pela soma do número observado de mortes (436) dividido pelo número esperado de mortes (181,09), cujo resultado é 2,41. A multiplicação por 100 geralmente é feita para produzir resultados sem decimais. Caso isso fosse feito, a SMR seria 241. A SMR de 100 indica que o número observado de mortes é o mesmo que o número esperado de mortes. Uma SMR acima de 100 indica que o número observado excede ao esperado, e abaixo de 100 indica que o número observado é menor do que o esperado.

TABELA 4-13. Computação das Taxas de Mortalidade Padronizada (TMP) para Tuberculose, Todas as Formas (TBC), em Mineradores Brancos com Idade entre 20 e 59 Anos, Estados Unidos, 1950

Idade (anos)	População estimada de mineradores brancos	Taxa de mortalidade (por 100.000) de TBC em homens da população geral	Mortes esperadas por TBC em mineradores brancos se eles tivessem o mesmo risco da população geral	Mortes observadas por TBC em mineradores brancos
	(1)	(2)	(3) = (1) x (2)	(4)
20-24	74.598	12,26	9,14	10
25-29	85.077	16,12	13,71	20
30-34	80.845	21,54	17,41	22
35-44	148.870	33,96	50,55	98
45-54	102.649	56,82	58,32	174
55-59	42.494	75,23	31,96	112
Total	534.533		181,09	436

$$SMR = \frac{\text{Mortes observadas por uma ocupação – causa – grupo racial}}{\text{Mortes esperadas por uma ocupação – causa – grupo de raça}} \times 100$$

$$SMR \text{ (para 20-59 anos de idade)} = \frac{436}{181,09} \times 100 = 241$$

Adaptada de Vital Statistics: Special Reports. Washington, DC, Department of Health, Education, and Welfare, Vol. 53(5), 1963.

Efeito Coorte

A Tabela 4-14 mostra as taxas específicas de mortalidade ajustadas por idade por tuberculose por 100.000 homens em Massachusetts, de 1880 a 1930. (Para essa discussão, ignoraremos os casos de tuberculose em crianças até 4 anos, pois a tuberculose, nesse grupo etário, é um fenômeno diferente.) Se, por exemplo, quando lemos verticalmente a coluna da tabela (dados de um determinado ano) de 1910, parece que a mortalidade por tuberculose apresenta um pico quando os homens atingem seus 30 ou 40 anos e, então, declina com o aumento da idade. Tal visão dos dados, por ano, é chamada de *visão transversal*.

Na realidade, entretanto, o quadro para o risco de tuberculose é, de certa forma, diferente (Tabela 4-15). Um homem que tivesse de 10 a 19 anos em 1880, teria de 20 a 29 em 1890 e de 30 a 39 em 1900. Em outras palavras, homens que nasceram em determinado ano se movem juntos ao longo do tempo. Podemos agora examinar a mortalidade ao longo do tempo de uma mesma coorte (*i.e.*, um grupo de pessoas que compartilha a mesma experiência), nascidos no mesmo período de 10 anos. Ao observar-se homens que tinham de 5 a 9 anos de idade em 1880 e ao acompanhá-los ao longo do tempo, como indicado pelos retângulos na tabela, fica claro que o pico de mortalidade, na verdade, ocorreu em uma idade inferior à que parecia ter ocorrido no estudo transversal dos dados. Quando examinamos as mudanças na mortalidade ao longo do tempo, devemos sempre perguntar se qualquer mudança aparente observada poderia ser resultante do efeito coorte.

Interpretação das Mudanças Observadas na Mortalidade

Caso encontremos uma diferença na mortalidade ao longo do tempo ou entre populações – tanto aumento, quanto diminuição – esta pode ser artificial ou real. Caso seja artificial, o erro pode resultar de problemas com o numerador ou com o denominador (Tabela 4-16). Contudo, caso concluamos que a mudança é real, qual seria a explicação possível? Algumas possibilidades são apresentadas na Tabela 4-17.

OUTRAS MEDIDAS DE IMPACTO DE DOENÇA

Qualidade de Vida

A maioria das doenças determina um grande impacto nos indivíduos acometidos, além da mortalidade. Doenças não letais podem estar associadas a sofrimentos físicos e emocionais consideráveis, resultando em incapacidades relacionadas com a doença. É, então, importante considerar o impacto total de uma doença, como mensurado por seu efeito na qualidade de vida do indivíduo, mesmo que tais medidas não sejam, de fato, medidas de ocorrência de doença. Por exemplo, é possível examinar o quanto a artrite compromete a realização de tarefas diárias em pacientes acometidos

TABELA 4-14. Taxas de Mortalidade Específica por Idade para Tuberculose (Todas as Formas), por 100.000 Homens, Massachusetts, 1880-1930

Idade (anos)	ANO					
	1880	1890	1900	1910	1920	1930
Até 4	760	578	309	309	108	41
5-9	43	49	31	21	24	11
10-19	126	115	90	63	49	21
20-29	444	361	288	207	149	81
30-39	378	368	296	253	164	115
40-49	364	336	253	253	175	118
50-59	366	325	267	252	171	127
60-69	475	346	304	246	172	95
70+	672	396	343	163	127	95

Dados de Frost WH: The age selection for mortality from tuberculosis in sucessive decades. J Hyg 30:91-96, 1939.

Figura 4-25. Principais causas de carga de doença em mulheres de 15 a 44 anos em países desenvolvidos e em desenvolvimento, 2004. (De: Global Burden of Disease: 2004 Update. Geneva, World Health Organization, 2004.)

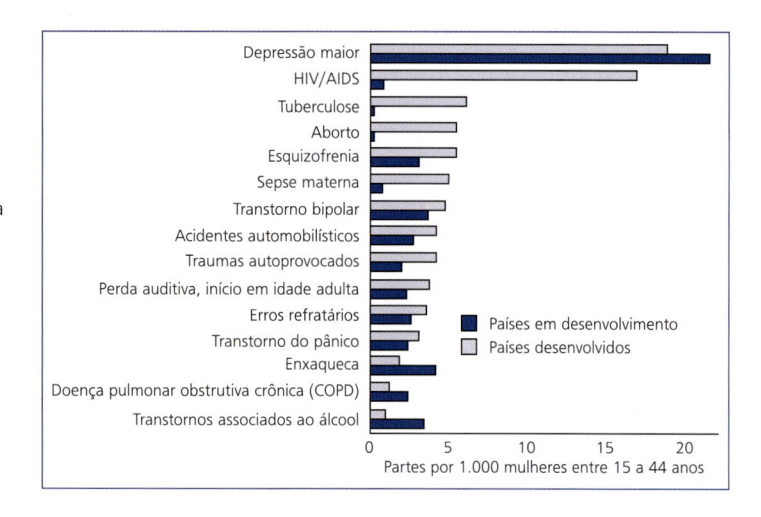

pela doença. Embora existam consideráveis controvérsias sobre qual medida de qualidade de vida seria a mais apropriada e válida, há um consenso de que tais medidas podem ser razoavelmente utilizadas no planejamento de programas terapêuticos a curto prazo para grupos de pacientes. Esses pacientes podem ser avaliados por um período de meses para se determinar os efeitos do tratamento na sua qualidade de vida por eles mesmos referida. Medidas de qualidade de vida também são usadas no estabelecimento de prioridades no manejo de recursos médicos escassos. Embora a priorização de recursos médicos seja frequente e primariamente baseada em dados de mortalidade, a qualidade de vida também deve ser considerada para este propósito, pois muitas doenças crônicas e não letais podem estar associadas a anos de incapacidade. Pacientes podem conferir diferentes magnitudes a medidas de qualidade de vida distintas de acordo com discrepâncias em suas ocupações e outras atividades, personalidades, contextos culturais, educação, e valores éticos e morais. Como resultado, a mensuração da qualidade de vida e o desenvolvimento de índices válidos e úteis na obtenção de dados comparativos em pacientes e em populações distintas permanece sendo um grande desafio.

Projeção da Carga de Doenças no Futuro

Uma utilização interessante e valiosa de dados atuais para predizer o impacto futuro de doenças foi a avaliação abrangente de mortalidade, de incapacidade por doenças, de lesões e fatores de risco em 1990 e a sua projeção para o ano de 2020 para todas as regiões do

TABELA 4-15. Taxas de Mortalidade Específica por Idade para Tuberculose (Todas as Formas), de Idade Específica por 100.000 Homens, Massachusetts, 1880-1930

Idade (anos)	ANO					
	1880	1890	1900	1910	1920	1930
Até 4	760	578	309	309	108	41
5-9	43	49	31	21	24	11
10-19	126	115	90	63	49	21
20-29	444	361	288	207	149	81
30-39	378	368	296	253	164	115
40-49	364	336	253	253	175	118
50-59	366	325	267	252	171	127
60-69	475	346	304	246	172	95
70+	672	396	343	163	127	95

Dados de Frost WH: The age selection for mortality from tuberculosis in sucessive decades. J Hyg 30:91-96, 1939.

mundo. O estudo intitulado Carga Global de Doenças (The Global Burden of Disease), tentou quantificar não apenas as mortes, mas também o impacto de mortes prematuras e de incapacidades em uma população e combinar esses itens em um índice único para expressar a total "carga da doença".[8] O índice desenvolvido para esse estudo é o "Disability-Adjusted Life Year" (DALY) ou seja, *Anos de Vida Perdidos Ajustados por Incapacidade*, que são os anos de vida perdidos por morte prematura e os anos vividos com incapacidade de gravidade e duração especificadas. Portanto, um DALY é 1 ano de vida saudável perdido.

Os resultados mostraram que 5 das 10 principais causas de incapacidade em 1990 eram condições psiquiátricas; condições psiquiátricas e neurológicas foram responsáveis por 28% de todos os anos vividos com incapacidade de gravidade e duração conhecidas, comparadas com 1,4% de todas as mortes e 1,1% dos anos de vida perdidos. A Figura 4-25 mostra as 10 principais causas da carga de doenças em meninas e em mulheres de 15 a 44 anos, em países desenvolvidos e em desenvolvimento, em 2004.[9] Novamente, a importância de doenças não transmissíveis, como condições mentais e trauma, é dramaticamente evidenciada.

Em 2004, a carga de doenças não era equitativamente distribuída. Como visto na Tabela 4-18, as 10 principais causas de doença foram responsáveis por 37,3% de todas os DALYs. Cinco das 10 principais causas afetam, primariamente, crianças com menos de 5 anos de idade. Três das 10 principais causas (depressão, doença coronariana isquêmica e doença cerebrovascular) são condições crônicas. Essa tabela mostra o valor do uso de medidas como DALYs para avaliar a carga de doença, uma medida que não é limitada por morbidade ou mortalidade, mas influenciada por ambas.

Com o envelhecimento da população mundial, uma "transição epidemiológica" está em curso, e, assim, no ano de 2020, as doenças não transmissíveis provavelmente serão responsáveis por 70% de todas as mortes nos países em desenvolvimento, comparadas com menos da metade das mortes atualmente. Como projetado na Figura 4-26, espera-se, para 2020, que a carga de doenças causadas por condições transmissíveis, condições maternas e perinatais e deficiências nutricionais (grupo I)

TABELA 4-16. Possíveis Explicações para as Tendências ou Diferenças na Mortalidade: I. Artificial

1. Numerador	Erros de diagnóstico
	Erros na idade
	Mudanças nas regras de codificação
	Mudanças de classificação
2. Denominador	Erros na contagem da população
	Erros na classificação por características demográficas (p. ex., idade, raça, sexo)
	Diferenças nos percentuais de população sob risco

TABELA 4-17. Possíveis Explicações para as Tendências ou Diferenças na Mortalidade: II. Real

Mudanças na sobrevivência sem alterações na incidência
Mudanças na incidência
Mudanças na composição etária da população(s)
Combinação dos fatores acima

TABELA 4-18. Principais Causas de Incapacidades Ajustadas por Anos de Vida (DALY), Países Agrupados por Renda, 2004

Ranking	Doença ou trauma	DALYs (milhões)	Porcentagem do total de DALYs
1	Infecções no trato respiratório inferior	94,5	6,2
2	Doenças diarreicas	72,8	4,8
3	Transtornos depressivos unipolares	65,5	4,3
4	Doença coronariana isquêmica	62,6	4,1
5	HIV/AIDS	58,5	3,8
6	Doença cerebrovascular	46,6	3,1
7	Prematuridade e baixo peso ao nascer	44,3	2,9
8	Asfixia e trauma perinatais	41,7	2,7
9	Acidentes automobilísticos	41,2	2,7
10	Infecções neonatais e outros	40,4	2,7

De: The Global Burden of Disease: 2004 Update. Geneva, World Health Organization, 2004.

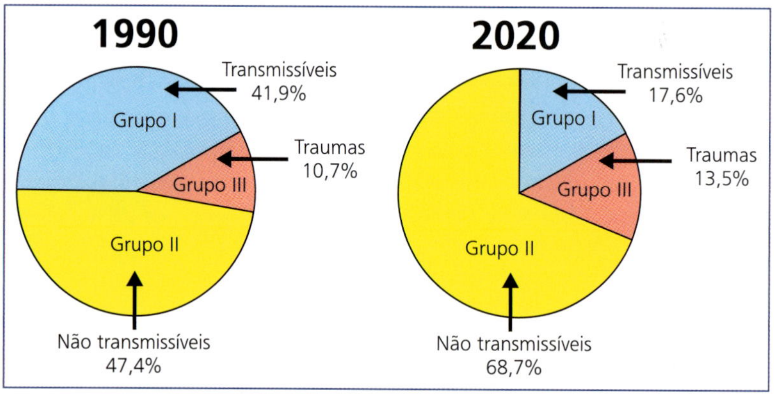

Figura 4-26. A "transição epidemiológica": distribuição dos óbitos decorrentes de causas transmissíveis e não transmissíveis em países em desenvolvimento, 1990 e projeção para 2020. (De: Murray CJL, Lopez AD: The Global Burden of Disease: A Comprehensive Assessment of Mortality and Disability from Diseases, Injuries, and Risk Factors in 1990 and Projected to 2020. Cambridge, Harvard University Press on behalf of the World Health Organization and the World Bank, 1996.)

caia dramaticamente. Estima-se que a carga ocasionada por doenças não transmissíveis (grupo II) aumente de forma acentuada, assim como a carga por trauma (grupo III). Também para 2020, espera-se que a carga das doenças atribuídas ao tabaco exceda à causada por qualquer doença individualmente – claramente um grande alerta para ações de saúde pública. Embora não haja um consenso universal sobre a metodologia ou a aplicabilidade de uma única medida de carga para uma doença, como o DALY, esse estudo é uma excelente demonstração da tentativa de uma vigilância mundial desenhada para desenvolver uma medida que permita validar comparações regionais e projeções futuras, com vistas ao desenvolvimento de intervenções apropriadas.

CONCLUSÃO

Os Capítulos 3 e 4 revisaram importantes abordagens na mensuração quantitativa e expressão da mortalidade e da morbidade humanas. Os conceitos revisados por esses capítulos podem, à primeira vista, parecer assustadores (Fig. 4-27). Contudo, como veremos em capítulos subsequentes, eles são essenciais no entendimento de como a epidemiologia ajuda a elucidar a quantificação do risco de doenças, determinação de sua causalidade e avaliação da efetividade de intervenções no curso de doenças.

No próximo capítulo (Capítulo 5), voltaremos a questões sobre numeradores de taxas de morbidade: Como identificar pessoas que têm a doença e separá-las daquelas que não a apresentam, e como avaliar a qualidade de testes de rastreamento e diagnóstico usados para separar esses indivíduos e populações? Estas questões serão abordadas no Capítulo 5. A discussão do uso de testes de rastreamento de doenças em programas de saúde pública é apresentada no Capítulo 18.

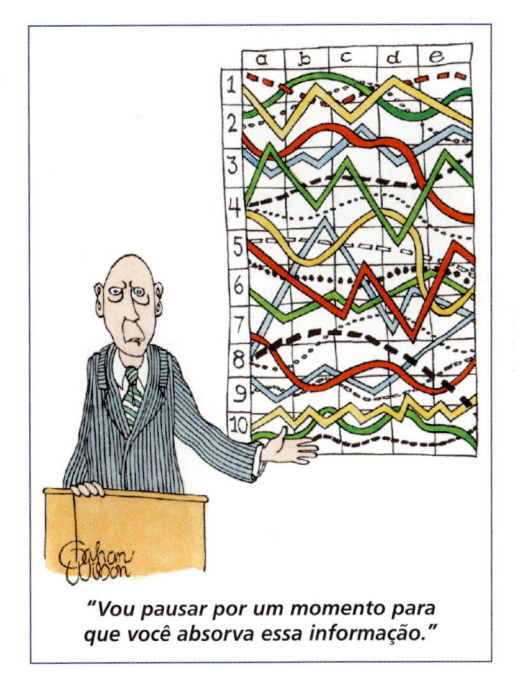

Figura 4-27. "Vou fazer uma pausa por um momento para que você absorva essa informação." (29 de novembro, 2010, publicação, *The New Yorker*. Autor: Graham Wilson.)

"Vou pausar por um momento para que você absorva essa informação."

REFERÊNCIAS

1. De Beauvoir S: A Very Easy Death. Translated by Patrick O'Brian. New York, Pantheon Books, 1965.
2. Premature mortality in the United States: Public health issues in the use of years of potential life lost, 1986. MMWR 35(Suppl 2S):Is-11s, 1986.
3. National Center for Health Statistics: Instructions for Classifying the Underlying Cause of Death, 1983. Hyattsville, MD, 1983.
4. Chamblee RF, Evans MC: TRANSAX: The NCHS System for Producing Multiple Cause-of-Death Statistics, 1968-1978. Vital and Health Statistics, series 1, No. 20, DHHS publication No. (PHS) 86-1322. Washington, DC, Bureau of Vital and Health Statistics, June 1986.
5. Savage G, Rohde FC, Grant B, Dufour MC: Liver Cirrhosis Mortality in the United States, 1970-90: Surveillance Report No. 29. Bethesda, MD, Department of Health and Human Services, December 1993.
6. Analysis Group, Pan American Health Organization Special Program for Health Analysis (SHA): Standardization: A classic epidemiological method for the comparison of rates. Epidemiol Bull 23:9-12, 2002.
7. Anderson RN, Rosenberg HM: Age Standardization of Death Rates: Implementation of the Year 2000 Standard. National Vital Statistics Reports, Vol. 47, No. 3, pp. 1-16. Hyattsville, MD, National Center for Health Statistics, October 7, 1998.
8. Murray CJL, Lopez AD: The Global Burden of Disease. Cambridge, MA, Harvard University Press, 1996.
9. The Global Burden of Disease: 2004 Update. Geneva, World Health Organization, 2004.

QUESTÕES DE REVISÃO DO CAPÍTULO 4

As questões 1 e 2 são baseadas nas informações abaixo:

Em um país asiático, com uma população de 6 milhões de pessoas, ocorreram 60.000 mortes durante o ano terminado em 31 de dezembro de 2010. Essas incluíram 30.000 mortes por cólera em 100.000 pessoas que contraíram o cólera.

1. Qual foi a taxa de mortalidade por causa específica por cólera em 2010?
2. Qual foi a taxa de letalidade para o cólera em 2010?
3. Taxas de mortalidade ajustadas por idade são usadas para:
   a. Corrigir as taxas de mortalidade para erros no estabelecimento da idade
   b. Determinar o número real de mortes ocorridas em um grupo etário específico em uma população
   c. Corrigir as taxas de mortalidade por falta de informação da idade
   d. Comparar a mortalidade em pessoas do mesmo grupo etário
   e. Eliminar os efeitos das diferenças na distribuição etária das populações na comparação das taxas de mortalidade

4. A taxa de mortalidade da doença X, na cidade A, é 75/100.000 em pessoas de 65 a 69 anos de idade. A taxa de mortalidade pela mesma doença, na cidade B, é 150/100.000 em pessoas de 65 a 69 anos. A inferência de que a doença X é duas vezes mais prevalente em pessoas de 65 a 69 anos na cidade B do que em pessoas de 65 a 69 anos na cidade A é:
   a. Correta
   b. Incorreta, pela não distinção entre prevalência e mortalidade
   c. Incorreta, pelo não ajuste para diferenças na distribuição etária
   d. Incorreta, pela não distinção entre a prevalência no período e a prevalência pontual
   e. Incorreta, pois é usada uma proporção quando se exige uma taxa para suportar a inferência

5. A taxa de incidência de uma doença é cinco vezes maior em mulheres do que em homens, mas as taxas de prevalência não mostram diferença quanto ao sexo. A melhor explicação é que:
   a. A taxa bruta de mortalidade por todas as causas é maior em mulheres
   b. A taxa de letalidade para essa doença é maior em mulheres
   c. A taxa de letalidade para esta doença é menor em mulheres
   d. A duração dessa doença é menor em homens
   e. Fatores de risco para a doença são mais comuns em mulheres

6. Para uma doença como o câncer de pâncreas, que é altamente fatal e de duração curta:
   a. As taxas de incidência e as taxas de mortalidade serão similares
   b. As taxas de mortalidade serão muito mais altas do que as taxas de incidência
   c. As taxas de incidência serão muito mais altas do que as taxas de mortalidade
   d. As taxas de incidência não estarão relacionadas com as taxas de mortalidade
   e. Nenhuma das afirmações acima

7. Em 1990, havia 4.500 mortes causadas por doenças pulmonares em mineradores com idades entre 20 e 64 anos. O número esperado de mortes nesse grupo ocupacional, com base nas taxas de mortalidade específica por idade para doenças pulmonares em todos os homens com 20 a 64 anos de idade, foi de 1.800 durante 1990. Qual foi a taxa padronizada de mortalidade (SMR) para doenças pulmonares em mineradores? _____

A questão 8 é baseada nas informações abaixo:

Mortes Anuais por Câncer em Homens Brancos Trabalhadores de Duas Indústrias

Sítio do câncer	INDÚSTRIA A		INDÚSTRIA B	
	Nº de mortes	% de todas as mortes por câncer	Nº de mortes	% de todas as mortes por câncer
Sistema respiratório	180	33	248	45
Sistema digestório	160	29	160	29
Geniturinário	80	15	82	15
Todos os outros locais	130	23	60	11
Total	550	100	550	100

Com base nas informações acima, concluiu-se que os trabalhadores da indústria B estão sob risco maior de morte por câncer no sistema respiratório do que os trabalhadores da indústria A. (Considere que a distribuição etária dos trabalhadores nas duas indústrias seja quase idêntica.)

8. Qual das seguintes afirmações é verdadeira?
   a. A conclusão está correta
   b. A conclusão pode estar incorreta, pois foram usadas taxas de mortalidade proporcionais, quando seriam necessárias taxas de mortalidade específicas por idade
   c. A conclusão pode estar incorreta porque não houve grupo de comparação
   d. A conclusão pode estar incorreta porque foram usadas taxas de mortalidade proporcionais, quando seriam necessárias taxas de mortalidade por causa específica
   e. Nenhuma das afirmações acima

9. Uma gerente de uma agência internacional de financiamento à saúde precisa identificar regiões que se beneficiariam de uma intervenção voltada a reduzir incapacidades prematuras. A gerente solicita que um consultor em cuidados médicos desenvolva uma proposta que utilize um índice para auxiliá-la a tomar essa decisão. Qual dos seguintes melhor serviria a esse propósito?
   a. Taxa de letalidade
   b. Taxa bruta de mortalidade
   c. Anos de vida perdidos ajustados por incapacidade (DALY)
   d. Taxa de mortalidade padronizada (SMR)

10. No quadro abaixo estão as taxas de mortalidade padronizadas (SMR) para o câncer de pulmão na Inglaterra:

Ocupação	TAXAS DE MORTALIDADE PADRONIZADAS	
	1949-1960	1968-1979
Carpinteiros	209	135
Pedreiros	142	118

Com base *somente* nos dados das SMR, é possível concluir que:

   a. O número de mortes por câncer de pulmão em carpinteiros entre 1949-1960, foi maior do que o número de mortes por câncer de pulmão em pedreiros no mesmo período
   b. A mortalidade proporcional por câncer de pulmão em pedreiros, 1949-1960, foi maior do que a mortalidade proporcional por câncer de pulmão no mesmo grupo ocupacional entre 1968-1979
   c. A taxa de mortalidade ajustada por idade por câncer de pulmão em pedreiros foi maior em 1949-1960 do que em 1968-1979
   d. A taxa de mortalidade por câncer de pulmão em carpinteiros em 1968-1979 foi maior do que a esperada para um grupo de homens com idades semelhantes em todas as profissões
   e. A taxa de mortalidade proporcional por câncer de pulmão em carpinteiros, entre, 1968-1979 foi 1,35 vez maior do que se esperaria para um grupo de homens com idades semelhantes em todas as profissões

As questões 11 e 12 são baseadas nas informações abaixo:

Número de Pessoas e Mortes pela Doença Z por Grupo Etário nas Comunidades X e Y

Grupo etário	COMUNIDADE X		COMUNIDADE Y	
	Nº de pessoas	Nº de mortes pela doença Z	Nº de pessoas	Nº de mortes pela doença Z
Jovens	8.000	69	5.000	48
Idosos	11.000	115	3.000	60

Calcule a taxa de mortalidade ajustada por idade para a doença Z nas comunidades X e Y pelo método direto, usando o total de ambas as comunidades como a população padrão.

11. A taxa de mortalidade ajustada por idade da doença Z para a comunidade X é: _____

12. A mortalidade proporcional da doença Z para a comunidade Y é: _____
   a. 9,6/1.000
   b. 13,5/1.000
   c. 20,0/1.000
   d. 10,8/1.000
   e. Nenhuma das acima

Capítulo 5

Determinação da Validade e Confiabilidade de Testes de Diagnóstico e Rastreamento

Um indivíduo normal é uma pessoa que nunca foi suficientemente examinada.
— Anônimo

Objetivos de aprendizado
- Definir a validade e a confiabilidade de testes de rastreamento e diagnóstico
- Comparar medidas de validade, incluindo sensibilidade e especificidade
- Ilustrar o uso de múltiplos testes (testes sequenciais e simultâneos)
- Introduzir valores preditivos positivo e negativo
- Comparar medidas de confiabilidade, incluindo percentual de concordância e *kappa*

Para o entendimento da transmissão e desenvolvimento de uma doença e para fornecer o apropriado e efetivo cuidado à saúde, é necessário distinguir entre as pessoas de uma população aquelas que têm ou não a doença. Esse é um importante desafio, tanto na área clínica, onde o cuidado ao paciente é a questão, quanto na área de saúde pública, onde estamos considerando programas de prevenção secundária que envolvem a detecção precoce da doença e a intervenção, nos quais estudos etiológicos têm sido conduzidos para fornecer bases para a prevenção primária. Assim, a qualidade dos testes de rastreamento e diagnóstico é uma questão crítica. Seja o teste um exame físico, uma radiografia de tórax, um eletrocardiograma, um exame de sangue ou urina, a mesma questão surge: Quão bom é o teste em separar as populações de pessoas com e sem a doença de interesse? Esse capítulo aborda a avaliação da qualidade de novos testes de rastreamento e diagnóstico para a adoção de decisões racionais sobre o seu uso e interpretação.

VARIAÇÃO BIOLÓGICA DE POPULAÇÕES HUMANAS

Ao usar um teste para distinguir entre indivíduos com resultados normais e anormais, é importante entender como determinadas características estão distribuídas em populações humanas.

A Figura 5-1 mostra a distribuição dos resultados do teste tuberculínico em uma população. O tamanho da enduração (área endurecida no local da injeção em milímetros) é mostrado no eixo horizontal, e o número de indivíduos, no eixo vertical. Um grande grupo está próximo do valor 0 mm, sem enduração, e outro grupo está próximo aos 20 mm de enduração. Esse tipo de distribuição, em que existem dois picos, é chamada de *curva bimodal*. A distribuição bimodal permite a separação dos indivíduos que não tiveram exposição prévia à tuberculose (pessoas sem enduração, à esquerda) daquelas que tiveram experiência prévia de tuberculose (aquelas com aproximadamente 20 mm de enduração, à direita). Embora alguns indivíduos fiquem na "área cinza", ao centro, e possam pertencer a qualquer uma das curvas, a maioria da população pode ser facilmente distinguida usando as duas curvas. Com isso, quando uma característica apresenta uma distribuição bimodal, é relativamente fácil separar a maior parte da população em dois grupos (p. ex., doentes e não doentes, com certa condição de anormalidade e sem certa condição de anormalidade).

Geralmente, contudo, a maioria das características humanas não é distribuída de maneira bimodal. A Figura 5-2 mostra a distribuição da pressão sistólica em um grupo de homens. Nessa figura, não existe uma curva bimodal; o que vemos é uma *curva unimodal* — um único pico. Todavia, caso queiramos separar os hipertensos dos não hipertensos, um ponto de corte do nível de pressão arterial deve ser fixado, acima do qual as pessoas são consideradas hipertensas e, abaixo, normotensas. Não há um nível óbvio de pressão arterial que diferencie os indivíduos normotensos

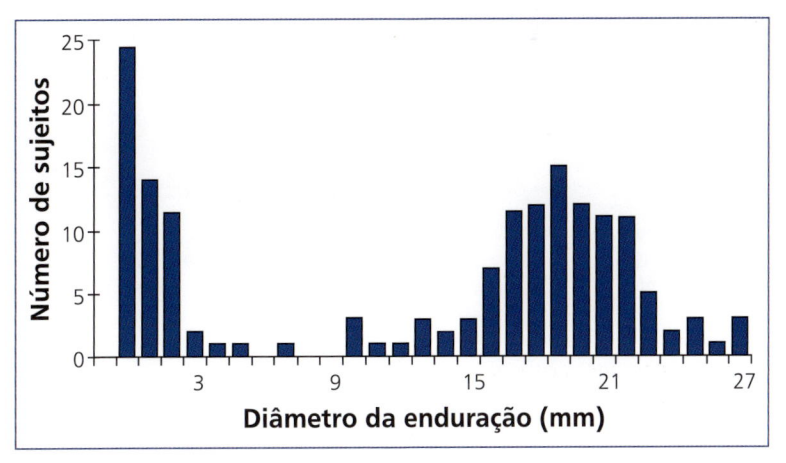

Figura 5-1. Distribuição de reações tuberculínicas. (Adaptada de Edwards LB, Palmer CE, Magnus K: BCG Vaccination: Studies by the WHO Tuberculosis Research Office, Copenhagen. WHO Monograph No. 12. Geneva, WHO, 1953.)

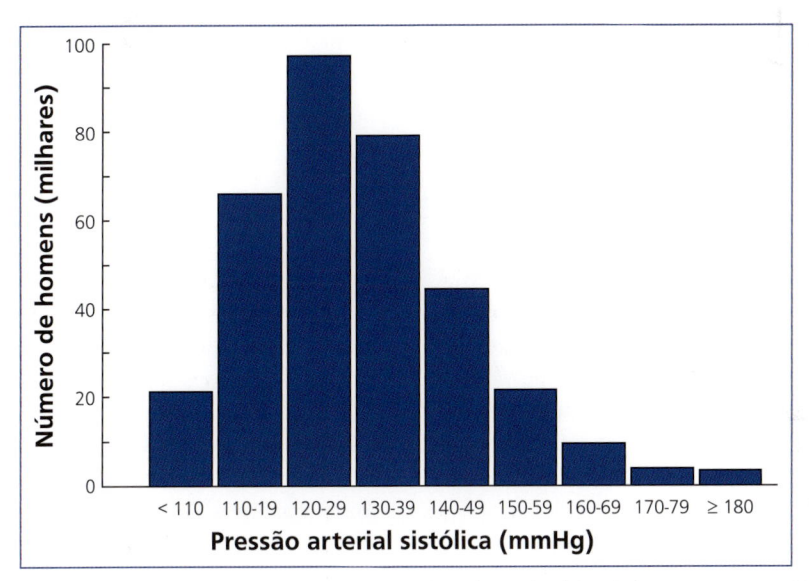

Figura 5-2. Distribuição da pressão arterial sistólica em homens rastreados pelo ensaio clínico de intervenção para múltiplos fatores de risco. (Dados de Stamler J, Stamler R, Neaton JD: Blood pressure, systolic and diastolic, and cardiovascular risks: U.S. population data. Arch Intern Med 153:598-615, 1993.)

dos hipertensos. Embora possamos escolher um ponto de corte para hipertensão com base em considerações estatísticas, gostaríamos, idealmente, de escolher esse nível com base em informações biológicas; ou seja, gostaríamos de saber que pressões acima do ponto escolhido estão associadas a um risco maior de doenças subsequentes, como acidente vascular encefálico, infarto do miocárdio ou mortalidade resultante. Infelizmente, para muitas características humanas, não temos tais informações para servir como guia na determinação dos pontos de corte.

Em ambas as distribuições – uni ou bimodal – é relativamente fácil distinguir os extremos de valores normais e anormais. Com ambos os tipos de curvas, no entanto, incertezas permanecem acerca dos casos que ficaram na *zona cinza*.

VALIDADE DOS TESTES DE RASTREAMENTO

A *validade* de um teste é definida como sua habilidade de diferenciar entre quem tem ou não a doença. A validade possui dois componentes: sensibilidade e es-

TABELA 5-1. Cálculo da Sensibilidade e da Especificidade em Exames de Rastreamento

Exemplo: Considere uma população de 1.000 pessoas, das quais 100 têm a doença e 900 não. Um teste de rastreamento é utilizado para identificar as 100 pessoas com a doença

Resultados do Rastreamento	VERDADEIRAS CARACTERÍSTICAS NA POPULAÇÃO		
	Com doença	Sem doença	Total
Positivo	80	100	180
Negativo	20	800	820
Total	100	900	1.000

Sensibilidade: $\frac{80}{100} = 80\%$

Especificidade: $\frac{800}{900} = 89\%$

pecificidade. A *sensibilidade* de um teste é definida como sua capacidade de identificar corretamente aqueles que apresentam a doença. A *especificidade* de um teste é definida como sua capacidade de identificar corretamente aqueles que *não* apresentam a doença.

Testes com Resultados Dicotômicos (Positivos ou Negativos)

Suponha uma população hipotética de 1.000 pessoas, das quais 100 têm determinada doença e 900 não. Um teste está disponível e pode apresentar resultados tanto positivos quanto negativos. Queremos utilizar esse teste para tentar distinguir as pessoas que têm a doença daquelas que não a apresentam. Os resultados obtidos com a aplicação do teste para essa população de 1.000 pessoas são mostrados na Tabela 5-1.

Quão bom foi o teste? Primeiro, quão bom foi o teste em identificar corretamente aqueles que têm a doença? A Tabela 5-1 indica que, das 100 pessoas com a doença, 80 foram corretamente identificadas como "positivas" pelo teste, e a identificação positiva foi perdida em 20. Portanto, a *sensibilidade* do teste, definida pela proporção de pessoas doentes corretamente identificadas como "positivas", é de 80/100, ou 80%.

Segundo, o quão bom foi o teste em identificar corretamente aqueles que não têm a doença? Ao observar novamente a Tabela 5-1, das 900 pessoas sem a doença, o teste identificou corretamente 800 como "negativas". A *especificidade*, definida pela proporção de pessoas não doentes corretamente identificadas como "negativas", é de 800/900, ou 89%.

Note que, para calcular a sensibilidade e a especificidade de um teste, devemos saber quem "realmente" apresenta ou não a doença, por outra fonte que não o teste utilizado. Na realidade, comparamos nossos resultados com algum "padrão ouro" – uma fonte externa da "verdade" acerca do estado da doença de cada indivíduo na população. Em algumas vezes, essa verdade pode ser o resultado de outro teste já em uso, e, em outras, o resultado de um teste mais definitivo e, frequentemente, mais invasivo (p. ex., cateterização cardíaca ou biópsia tecidual). No entanto, na vida real, quando usamos um teste para identificar pessoas doentes e não doentes em uma população, evidentemente não sabemos quem tem ou não a doença. (Caso isso já estivesse estabelecido, o teste não teria sentido). Entretanto, para avaliar quantitativamente a sensibilidade e a especificidade de um teste, devemos ter uma outra fonte de verdade para a comparação dos resultados do teste.

TABELA 5-2. Comparação dos Resultados de um Teste Dicotômico com o Estado da Doença

	VERDADEIRAS CARACTERÍSTICAS NA POPULAÇÃO	
Resultados do teste	**Com doença**	**Sem doença**
Positivo	**Verdadeiro-positivo (TP):** Tem a doença e teste positivo	**Falso-positivo (FP):** Sem doença, mas com o teste positivo
Negativo	**Falso-negativo (FN):** Tem a doença, mas tem o teste negativo	**Verdadeiro-negativo (TN):** Sem a doença e com o teste negativo

$$\text{Sensibilidade} = \frac{TP}{TP + FN} \quad \text{Especificidade} = \frac{TN}{TN + FP}$$

A Tabela 5-2 compara os resultados de um teste dicotômico (resultados positivos e negativos) com o estado atual da doença. Idealmente, gostaríamos que todos os sujeitos testados ficassem ou na célula superior e esquerda, ou na célula inferior e direita da tabela: pessoas com a doença corretamente chamadas de "positivas" pelo teste (*verdadeiros-positivos*), e pessoas sem a doença corretamente chamadas de "negativas" (*verdadeiros-negativos*). Infelizmente, isso acontece muito raramente. Algumas pessoas sem a doença são erroneamente chamadas de "positivas" pelo teste *(falsos-positivos)*, e algumas pessoas com a doença são erroneamente chamadas de "negativas" (*falsos-negativos*).

Por que estas questões são importantes? Quando conduzimos um programa de rastreamento, frequentemente temos um grande grupo de pessoas rastreadas como positivas, incluindo pessoas que realmente têm a doença (*verdadeiros-positivos*) e pessoas que não tem a doença (*falsos-positivos*). A questão dos *falsos-positivos* é importante porque todas as pessoas que foram rastreadas como positivas são chamadas de volta para testes mais sofisticados e caros. Da série de problemas resultantes, o primeiro é uma sobrecarga no sistema de cuidados à saúde. Outros são a ansiedade e a preocupação provocadas nas pessoas que souberam de seu exame "positivo". Inúmeras evidências indicam que muitas pessoas consideradas "positivas" por um teste de rastreamento nunca têm esse rótulo completamente apagado, mesmo com resultados negativos de avaliações subsequentes. Por exemplo, crianças classificadas como "positivas" em um programa de rastreamento para doenças coronarianas foram tratadas como deficientes por pais e profissionais escolares, mesmo após ser dito que testes subsequentes mais definitivos foram negativos. Além disso, esses indivíduos podem encontrar limitações na busca de empregos ou de seguros por interpretação equivocada do resultado positivo de um teste de rastreamento, mesmo quando avaliações posteriores não encontram qualquer achado positivo.

Por que o problema dos *falsos-negativos* é importante? Se uma pessoa tem uma doença, mas é erroneamente informada que o resultado do teste é negativo, e, se a doença é séria e a intervenção efetiva está disponível, o problema é, de fato, crítico. Por exemplo, caso a doença seja um tipo de câncer curável somente em estágios iniciais, um resultado falso-negativo poderia representar quase uma sentença de morte. Desta forma, a importância dos resultados falsos-negativos depende da natureza e da gravidade da doença rastreada, da efetividade de medidas intervencionistas disponíveis, e se essa intervenção é mais efetiva quando realizada no início da história natural da doença.

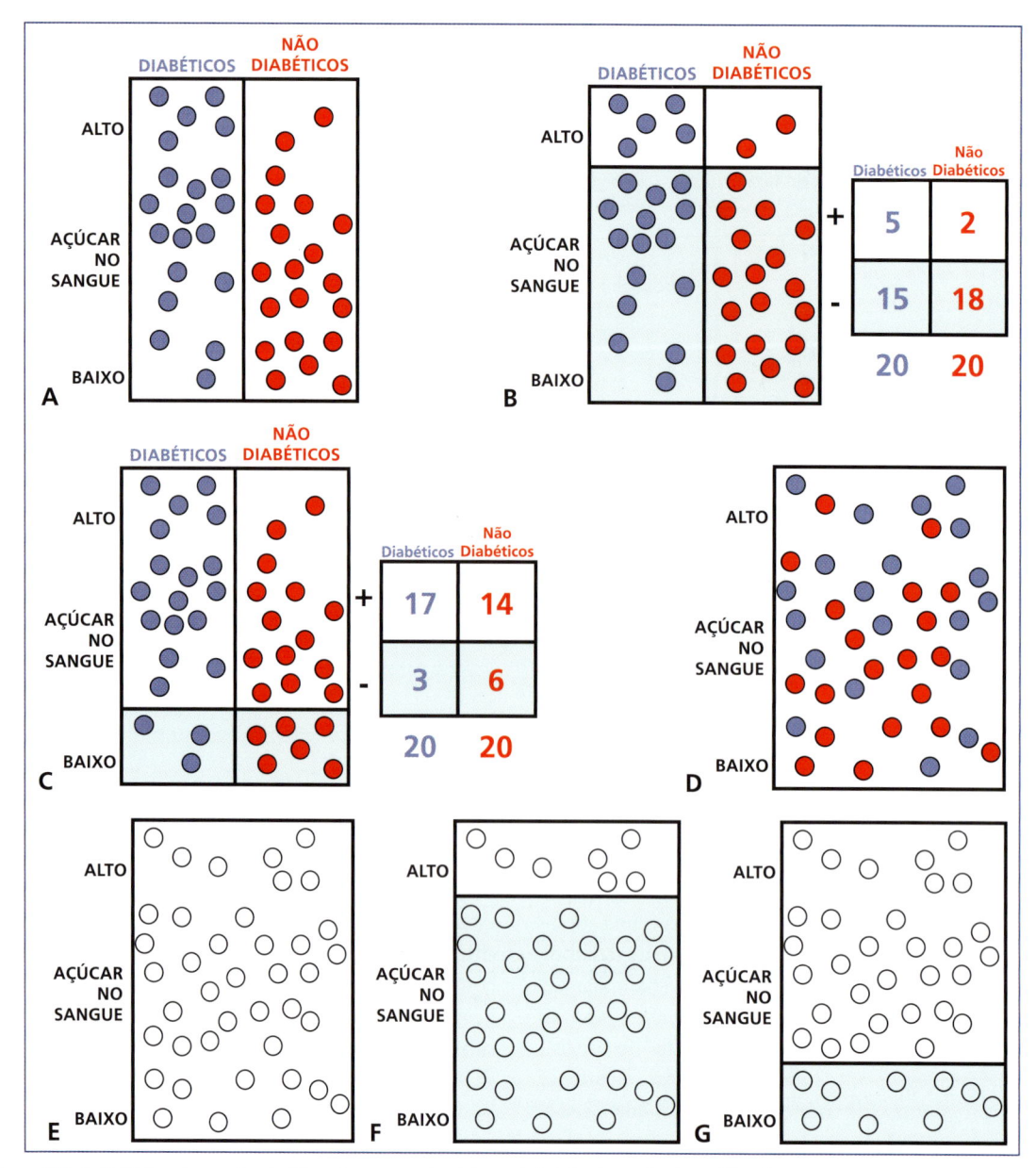

Figura 5-3. A-G. Efeitos da escolha de diferentes pontos de corte na definição do resultado positivo de um teste no rastreamento para diabetes utilizando-se um marcador contínuo, glicemia, em uma população hipotética. (Veja a discussão no texto, sob o subtítulo "Testes de Variáveis Contínuas" abaixo.)

Testes de Variáveis Contínuas

Até agora discutimos um teste com somente dois resultados possíveis: positivo ou negativo. Contudo, frequentemente, testamos variáveis contínuas, como pressão arterial ou glicemia, nas quais não há um resultado "positivo" ou "negativo". Assim, deve-se estabelecer um ponto de corte, acima do qual o resultado é considerado positivo e, abaixo, negativo. Consideremos os diagramas da Figura 5-3.

A Figura 5-3A mostra uma população de 20 diabéticos e 20 não diabéticos rastreados por um teste de glicemia, cuja escala é mostrada no eixo vertical, do valor mais alto ao mais baixo. Os diabéticos são representados pelos círculos azuis, e os não diabéticos pelos círculos vermelhos. Vemos que, embora a glicemia tenda a ser mais alta nos diabéticos do que nos não diabéticos, não existe um nível que separe claramente os dois grupos; há alguma sobreposição entre diabéticos

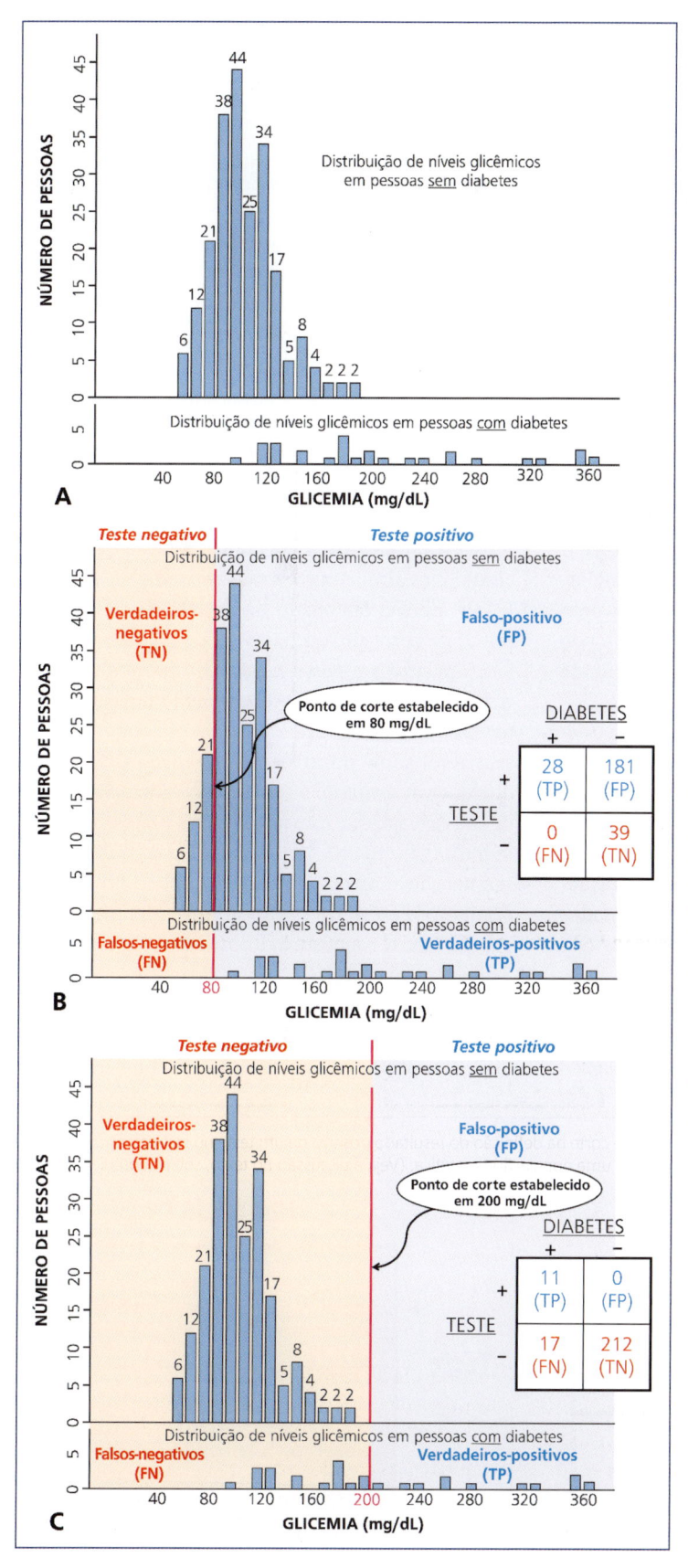

Figura 5-4. A. Distribuição dos níveis glicêmicos em pacientes hospitalizados diabéticos e não diabéticos. (O número de pessoas com diabetes é mostrado para cada nível glicêmico específico na [superior] distribuição para pessoas sem diabetes. Pelo espaço limitado, o número de pessoas para cada nível específico de glicemia não é mostrado na [inferior] distribuição para os diabéticos.) (Adaptada de Blumberg M: Evaluating health screening procedures. Operations Res 5:351-360, 1957.)

Figura 5-4. B, C. Mostram dois pontos de corte para glicemia usados nos estudos para a definição de diabetes. Os dados dos gráficos são apresentados nas tabelas 2 × 2 à direita de cada gráfico. **B.** Quando um ponto de corte para glicemia ≥ 80 mg/dL é usado para definir diabetes nessa população, a sensibilidade do teste de rastreamento é de 100%, mas a especificidade é baixa. **C.** Quando um ponto de corte para glicemia ≥ 200 mg/dL é usado para definir diabetes nessa população, a sensibilidade do teste é baixa, mas a especificidade é de 100%. (Veja explicação no texto sob o subtítulo "Testes de Variáveis Contínuas" na página 92.) (Adaptada de Blumberg M: Evaluating health screening procedures. Operations Res 5:351-360, 1957.)

e não diabéticos em cada nível glicêmico. Mesmo assim, devemos eleger um ponto de corte para que os resultados que estejam acima dele sejam considerados "positivos" e as pessoas chamadas para novos testes, e aqueles cujos resultados estejam abaixo sejam chamados de "negativos" e desconsiderados para exames subsequentes.

Suponha que um ponto de corte relativamente alto seja escolhido (Fig. 5-3B). Claramente, muitos diabéticos não serão identificados como positivos; por outro lado, a maioria dos não diabéticos será corretamente identificada como negativa. Caso esses resultados sejam distribuídos em uma tabela 2 × 2, a sensibilidade do teste, com esse ponto de corte, será de 25% (5/20), e a especificidade será de 90% (18/20).

O que ocorreria se um ponto de corte baixo fosse escolhido (Fig. 5-3C)? Pouquíssimos diabéticos seriam diagnosticados erroneamente. Qual seria o problema então? Uma grande proporção de não diabéticos seria agora identificada como positiva pelo teste. Como foi visto na tabela 2 × 2, a sensibilidade seria, então, de 85% (17/20), mas a especificidade seria de apenas 30% (6/20).

A dificuldade é que, no mundo real, não há uma linha vertical que separe os diabéticos dos não diabéticos e eles estão, de fato, misturados (Fig. 5-3D); na realidade, eles não são sequer distinguíveis pelos círculos vermelhos e azuis (Fig. 5-3E). Assim, caso um ponto de corte seja utilizado (Fig. 5-3F), todos aqueles com o resultado abaixo da linha serão informados de que não têm a doença e não serão novamente avaliados; caso o ponto de corte seja baixo (Fig. 5-3G), todos aqueles com resultados acima da linha serão avaliados com mais testes.

A Figura 5-4A mostra dados atuais relacionados com a distribuição dos níveis de glicemia em diabéticos e não diabéticos. Suponha que reastreemos essa população. Caso decidamos definir o ponto de corte para identificar todos os diabéticos (100% de sensibilidade), poderemos definir o nível em 80 mg/dL (Fig. 5-4B). O problema é que, fazendo isso, também classificaremos vários não diabéticos como positivos – ou seja, a especificidade será muito baixa. Por outro lado, ao definirmos o ponto em 200 mg/dL (Fig. 5-4C), de modo a classificarmos todos os não diabéticos como negativos (100% de especificidade), perderemos vários dos verdadeiros diabéticos, pois a sensibilidade será muito baixa. Dessa forma, há uma relação inversa entre sensibilidade e especificidade; ao aumentarmos a sensibilidade, baixando o ponto de corte, diminuiremos a especificidade; ao aumentarmos a especificidade, subindo o ponto de corte, diminuiremos a sensibilidade. Para citar um sábio desconhecido: "Um almoço grátis não existe".

O dilema envolvido na decisão de se fixar um ponto de corte alto ou baixo reside no problema dos falsos-positivos e falsos-negativos que resultarão do teste. É importante lembrar que, em um rastreamento, classificamos grupos unicamente com base em seus resultados, positivos ou negativos. Não temos qualquer informação a respeito do verdadeiro estado de sua doença, que, obviamente, é a razão do rastreamento. Na verdade, os resultados do teste de rastreamento não mostram quatro grupos, como visto na Figura 5-5, e sim dois grupos: um grupo de pessoas em que o teste foi positivo e outro com teste negativo. Aqueles com teste positivo serão notificados sobre seu resultado e chamados para exames adicionais. O outro grupo, negativo, será notificado de seu resultado e, com isso, não será chamado para novos exames (Fig. 5-6).

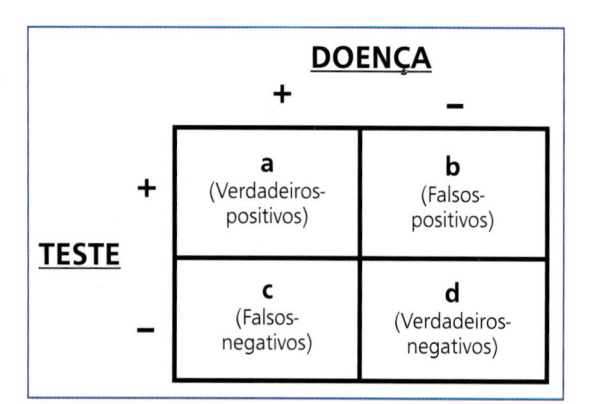

		DOENÇA	
		+	−
TESTE	+	a (Verdadeiros-positivos)	b (Falsos-positivos)
	−	c (Falsos-negativos)	d (Verdadeiros-negativos)

Figura 5-5. Diagrama mostrando quatro grupos de resultados possíveis em um teste de rastreamento dicotômico.

	Doença (+) e (−)
Teste +	a + b (Todas as pessoas com testes positivos: verdadeiros-positivos + falsos-positivos)
Teste −	c + d (Todas as pessoas com testes negativos: verdadeiros-negativos + falsos-negativos)

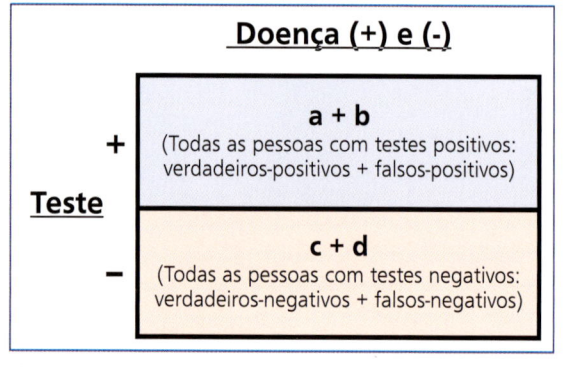

Figura 5-6. Diagrama mostrando os dois grupos de pessoas resultantes do rastreamento com um teste dicotômico: todas as pessoas com resultados positivos e todas as pessoas com resultados negativos.

```
ASSUMA UMA POPULAÇÃO DE 10.000 PESSOAS
COM UMA PREVALÊNCIA DE DIABETES DE 5%
```

TESTE 1 (glicemia)
Sensibilidade = 70%
Especificidade = 80%

	DIABETES +	DIABETES −	
RESULTADOS DO TESTE +	350	1.900	2.250
RESULTADOS DO TESTE −	150	7.600	7.750
	500	9.500	10.000

	DIABETES +	DIABETES −	
RESULTADOS DO TESTE +	350	1.900	2.250
RESULTADOS DO TESTE −	150	7.600	7.750
	500	9.500	10.000

TESTE 2 (p. ex., Teste de tolerância à glicose)
Sensibilidade = 90%
Especificidade = 90%

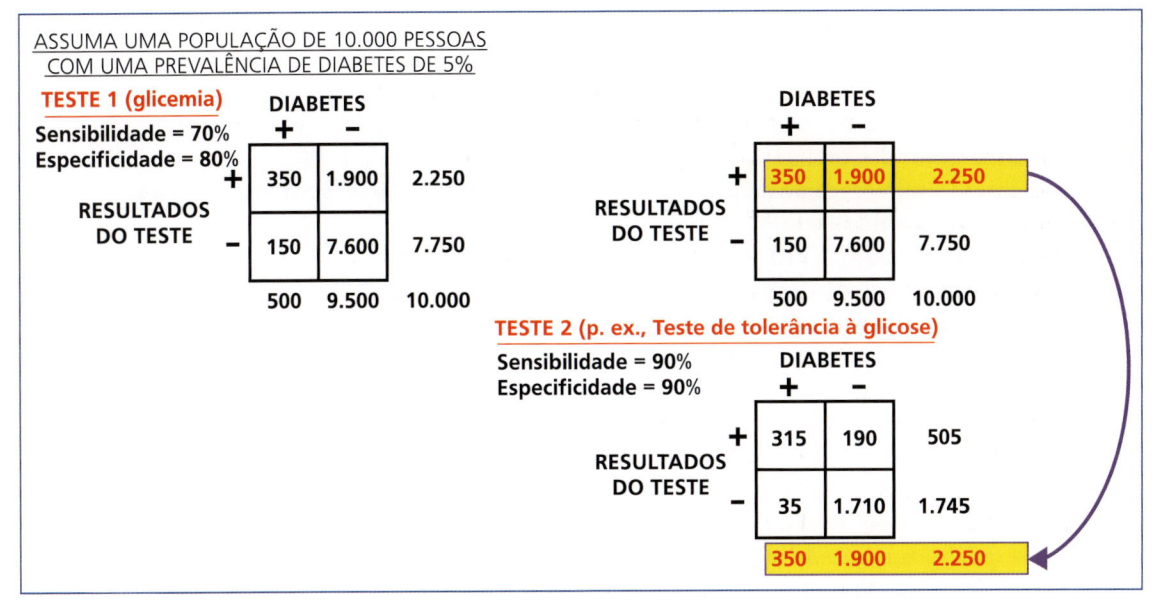

	DIABETES +	DIABETES −	
RESULTADOS DO TESTE +	315	190	505
RESULTADOS DO TESTE −	35	1.710	1.745
	350	1.900	2.250

Figura 5-7. A, B. Exemplo hipotético de um programa de rastreamento em dois estágios. **A.** Achados do Teste 1 em uma população de 10.000 pessoas. **B.** Achados do Teste 2 em participantes que testaram positivo no Teste 1. (Veja explicação no texto sob o título "Teste Sequencial" [Dois Estágios].)

A escolha de um ponto de corte alto ou baixo para rastreamento depende da importância que damos aos falsos-positivos e aos falsos-negativos. Os falsos-positivos estão associados a custos – emocionais e financeiros – assim como a dificuldade de "desrotular" uma pessoa em que o teste foi positivo e que, posteriormente, se constatou não ter a doença. Além disso, resultados falsos-positivos representam uma importante sobrecarga ao sistema de assistência à saúde, pois um grande grupo de pessoas precisa retornar para novos testes, quando poucos deles podem, realmente, ter a doença. Aqueles com resultados falsos-negativos, por outro lado, serão avisados que não apresentam a doença e não terão acompanhamento, assim, doenças sérias podem não ser diagnosticadas em estágios iniciais e passíveis de tratamento. Dessa forma, a escolha do ponto de corte está relacionada com a importância relativa dos falsos-positivos e dos falsos-negativos para a doença em questão.

USO DE MÚLTIPLOS TESTES

Frequentemente vários testes de rastreamento podem ser aplicados nos mesmos indivíduos – tanto sequencial quanto simultaneamente. Os resultados destas abordagens são descritos nessa seção.

Teste Sequencial (Dois Estágios)

Em testes sequenciais ou rastreamento em dois estágios, um teste mais barato, menos invasivo, ou menos desconfortável geralmente é realizado primeiro, e aqueles com rastreamento positivo são chamados para testes subsequentes e mais caros, invasivos ou desconfortáveis, que tenham maiores sensibilidade e especificidade. Espera-se que, trazendo de volta para mais testes somente aqueles com rastreamento positivo, o problema dos falsos-positivos seja reduzido.

Considere o exemplo hipotético na Figura 5-7A, em que uma população é rastreada para diabetes utilizando um teste com sensibilidade de 70% e especificidade de 80%. Como os dados mostrados na tabela foram obtidos? A prevalência da doença nessa população é de 5%, de forma que na população de 10.000 pessoas, 500 têm a doença. Com uma sensibilidade de 70%, o teste identificará corretamente 350 das 500 pessoas que possuem a doença. Com uma especificidade de 80%, o teste identificará corretamente como não diabéticos 7.600 das 9.500 pessoas que estão livres do diabetes; entretanto, 1.900 desses 9.500 terão resultados positivos. Assim, 2.250 pessoas terão testes positivos e serão chamadas para um segundo teste. (Lembre-se de que, na vida real, não temos a linha vertical separando diabéticos e não diabéticos, e não sabemos que apenas 350 dos 2.250 têm diabetes.)

Agora, aquelas 2.250 pessoas são trazidas de volta e examinadas utilizando-se um segundo teste (como o teste de tolerância à glicose), que, nesse exemplo, assume-se ter ambas, sensibilidade e especificidade, de 90%. A Figura 5-8B mostra novamente o teste 1 junto com o teste 2, que lida somente com as 2.250 pessoas que foram positivas no primeiro teste e foram trazidas para um segundo estágio de rastreamento.

Como 350 pessoas (das 2.250) têm a doença e o teste tem a sensibilidade de 90%, 315 dessas 350 serão corretamente identificadas como positivas. Como 1.900 (dos 2.250) não apresentam o diabetes, e a especificidade do teste é de 90%, 1.710 das 1.900 serão corretamente identificadas como negativas, e 190 serão falsas-positivas.

Agora somos capazes de calcular a *sensibilidade* e a *especificidade líquidas* usando ambos os testes em sequência. Após o término de ambos os testes, 315 pessoas, do total de 500 com diabetes, nessa população de 10.000, serão corretamente avaliadas como positivas: 315/500 = 63% *sensibilidade líquida*. Desse modo, há uma perda na sensibilidade quando utilizamos ambos os testes sequencialmente. Para calcular *especificidade líquida*, note que 7.600 pessoas das 9.500 que não tinham diabetes foram corretamente avaliadas como negativas no primeiro estágio do rastreamento e não foram mais testadas; outros 1.710 dos 9.500 não diabéticos foram corretamente avaliados como negativos no segundo estágio do rastreamento. Assim, um total de 7.600 + 1.710 dos 9.500 não diabéticos foram corretamente diagnosticados como negativos: 9.310/9.500 = 98% de *especificidade líquida*. Portanto, o uso de ambos os testes em sequência resultou em um ganho na *especificidade líquida*.

Testes Simultâneos

Vamos agora nos voltar ao uso de testes simultâneos. Assumamos que, em uma população de 1.000 pessoas, a prevalência de uma doença é de 20%. Assim, 200 pessoas têm a doença, mas não sabemos quem são elas. A fim de identificá-las, rastrearemos essa população usando 2 testes para essa doença, teste A e teste B, ao mesmo tempo. Vamos assumir que a sensibilidade e especificidade dos dois testes sejam as seguintes:

Teste A	Teste B
Sensibilidade = 80%	Sensibilidade = 90%
Especificidade = 60%	Especificidade = 90%

Sensibilidade Líquida Utilizando-se Dois Testes Simultâneos

A primeira pergunta é, "Qual é a *sensibilidade líquida* utilizando, simultaneamente, os testes A e B?" Para ser considerada positiva e ser incluída no numerador para a *sensibilidade líquida* para dois testes simultâneos, a pessoa deve ser identificada como positiva pelo teste A, pelo teste B, ou por ambos.

Para calcular a *sensibilidade líquida*, vamos considerar, primeiramente, os resultados do rastreamento com o teste A, cuja sensibilidade é 80%: das 200 pessoas que têm a doença, 160 tiveram resultados positivos (Tabela 5-3). Na Figura 5-8A, a elipse representa as 200 pessoas doentes. Na Figura 5-8B, o círculo rosa dentro da elipse representa as 160 que tiveram o resultado positivo com o teste A. Esses 160 são os verdadeiros positivos utilizando-se o teste A.

Agora considere os resultados do rastreamento com o teste B, cuja sensibilidade é de 90% (Tabela 5-4). Das 200 pessoas doentes, 180 tiveram resultados positivos com o teste B. Na Figura 5-8C, a elipse

TABELA 5-3. Resultados do Rastreamento com o Teste A

Resultados do rastreamento	POPULAÇÃO	
	Com doença	Sem doença
Positivo	160	320
Negativo	40	480
Total	200	800

Sensibilidade = 80% Especificidade = 60%

TABELA 5-4. Resultados do Rastreamento com o Teste B

Resultados do rastreamento	POPULAÇÃO	
	Com doença	Sem doença
Positivo	180	80
Negativo	20	720
Total	200	800

Sensibilidade = 90% Especificidade = 90%

novamente representa os 200 doentes. O círculo azul dentro da elipse representa os 180 positivos com o teste B. Esses 180 são os verdadeiros positivos, utilizando-se o teste B.

Para calcular o numerador para a *sensibilidade líquida*, não podemos apenas somar o número de positivos do teste A aos positivos do teste B, pois algumas pessoas foram positivas em ambos os testes. Essas pessoas são mostradas no círculo em lavanda, que representa a área de superposição dos dois círculos, e não queremos contá-los duas vezes (Fig. 5-8D). Como determinamos quantas pessoas têm resultado positivo em ambos os testes?

O teste A tem sensibilidade de 80% e, assim, identifica como positivo 80% dos 200 doentes (160 pessoas). O teste B tem sensibilidade de 90%, portanto, identifica como positivo 90% das mesmas 160 pessoas que são identificadas pelo teste A (144 pessoas). Assim, quando os testes A e B são usados simultaneamente, 144 pessoas são identificadas como positivas por ambos (Fig. 5-8E).

Lembre-se de que o teste A identificou corretamente 160 doentes como positivos. Como 144 deles foram identificadas por ambos os testes, 160-144, ou 16 pessoas foram corretamente identificadas *apenas* pelo teste A.

O teste B identificou corretamente 180 dos 200 doentes como positivos. Como 144 delas foram identificadas por ambos os testes, 180-144, ou 36 pessoas foram corretamente identificadas *somente* pelo teste B.

Dessa maneira, como visto na Figura 5-8F, usando os testes A e B simultaneamente, a

$$\text{sensibilidade líquida} = \frac{16 + 144 + 36}{200} = \frac{196}{200} = 98\%$$

Especificidade Líquida Utilizando-se Dois Testes Simultâneos

A próxima questão é, "Qual é a especificidade líquida com o uso simultâneo dos testes A e B?" Para ser incluído no numerador da especificidade líquida para dois testes usados simultaneamente, uma pessoa deve ter *resultado negativo em ambos os testes*. Para calcular o numerador da especificidade líquida, precisamos, portanto, determinar quantas pessoas tiveram resultados negativos em ambos os testes. Como fazemos isso?

O teste A tem especificidade de 60%, e assim identifica corretamente 60% dos 800 sem a doença (480 pessoas) (Tabela 5-5). Na Figura 5-9A, a elipse representa as 800 pessoas sem a doença. O círculo verde dentro da elipse na Figura 5-9B representa as 480 pessoas cujo resultado do teste A foi negativo. Estes são os verdadeiros negativos, usando-se o teste A.

O teste B tem especificidade de 90% e, assim, identifica como negativo 90% das 800 pessoas que não têm a doença (720 pessoas) (Tabela 5-6 e círculo amarelo na Fig. 5-9C). No entanto, para ser chamado de negativo em testes simultâneos, somente pessoas com resultados negativos em ambos os testes são consideradas (Fig. 5-9D). Estas pessoas estarão no círculo

TABELA 5-5. Resultados do Rastreamento com o Teste A

Resultados do rastreamento	POPULAÇÃO	
	Com doença	Sem doença
Positivo	160	320
Negativo	40	(480)
Total	200	800

Sensibilidade = 80% Especificidade = 60%

TABELA 5-6. Resultados do Rastreamento com o Teste B

Resultados do rastreamento	POPULAÇÃO	
	Com doença	Sem doença
Positivo	180	80
Negativo	20	(720)
Total	200	800

Sensibilidade = 90% Especificidade = 90%

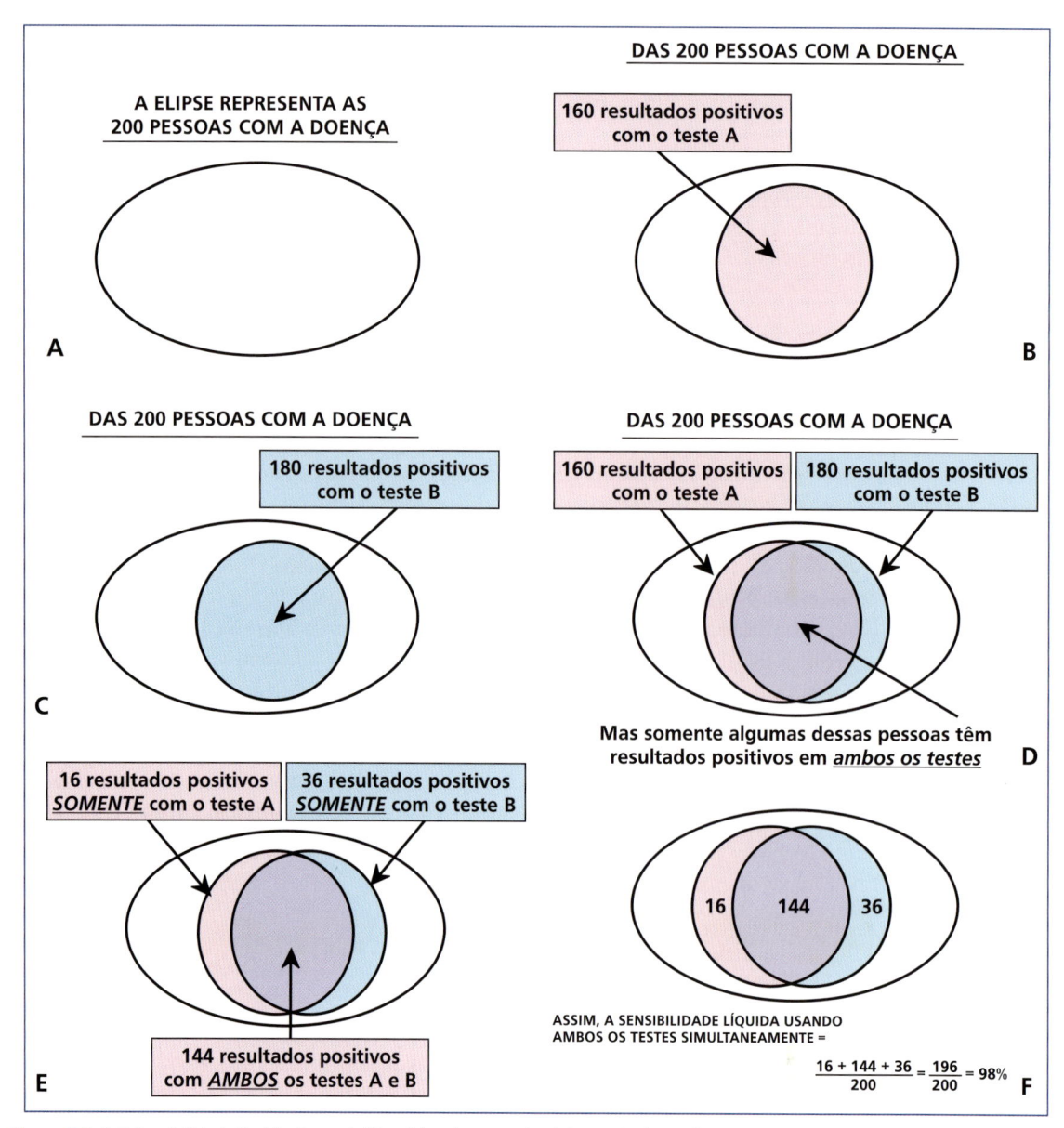

Figura 5-8. A-F. Sensibilidade líquida: Exemplo hipotético de testes simultâneos. (Veja explicação no texto sob o título "Sensibilidade Líquida Utilizando-se Dois Testes Simultâneos" na página 96.)

verde-claro da área de superposição dos dois círculos. O teste B também identifica como negativo 90% das mesmas 480 pessoas identificadas como negativas pelo teste A (432 pessoas). Dessa forma, como mostrado pelos círculos superpostos, quando os testes A e B são utilizados simultaneamente, 432 pessoas são identificadas como negativas por ambos (Fig. 5-9E). Assim, quando os testes A e B são usados simultaneamente (Fig. 5-9F), a

$$\text{especificidade líquida é} = \frac{432}{800} = 54\%$$

Assim, quando dois testes simultâneos são usados, há um ganho líquido na sensibilidade (de 80% com o teste A e 90% com o B, para 98% com ambos, simultaneamente). Contudo, há uma perda líquida na especificidade (especificidade líquida = 54%) comparada com o uso de um teste apenas (especificidade de 60% com o teste A e de 90% com o B).

Comparação entre Testes Simultâneos e Sequenciais

Em um cenário clínico, múltiplos testes são frequentemente usados, de modo simultâneo. Por exemplo, um

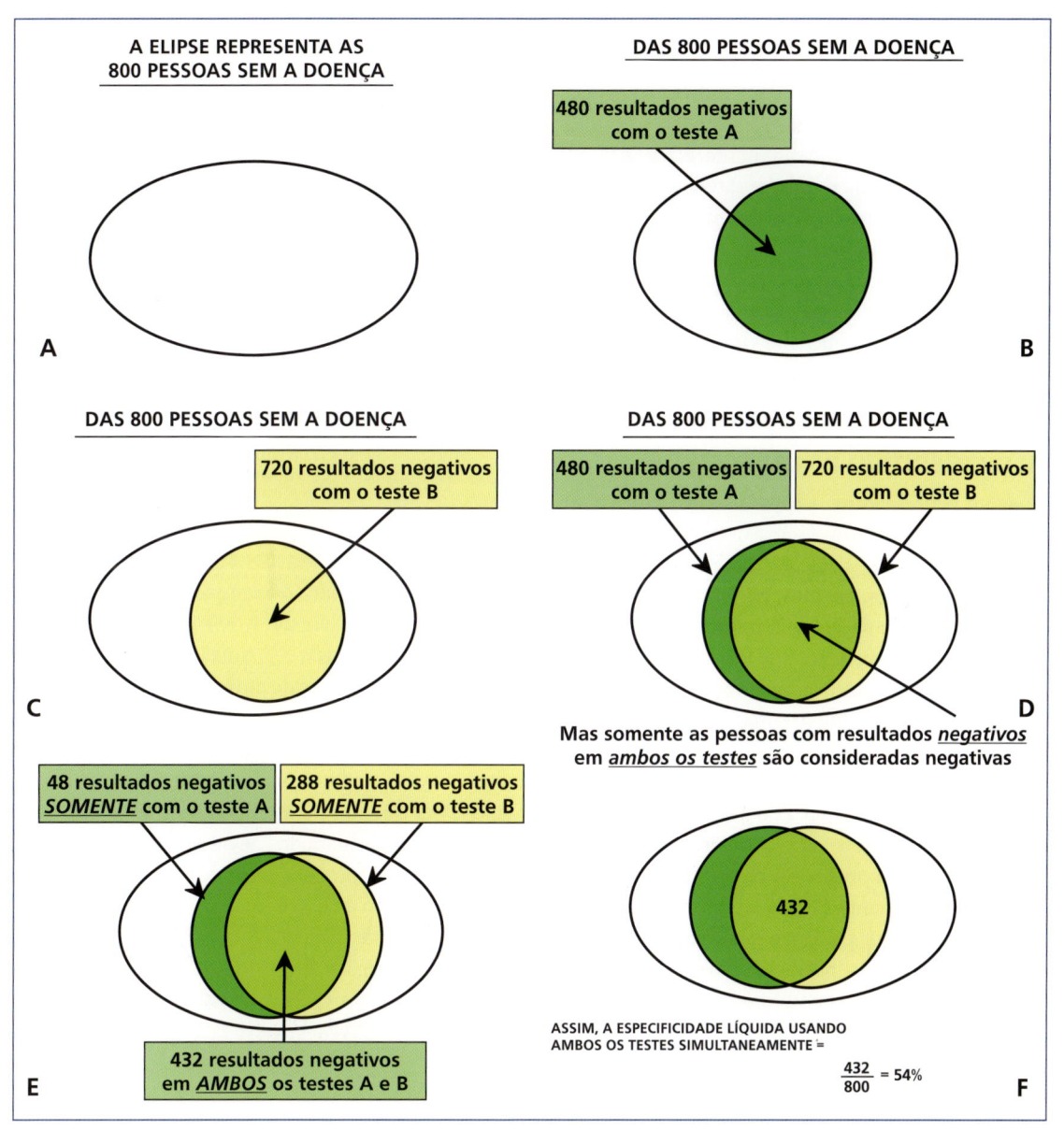

Figura 5-9. A-F. Especificidade líquida: Exemplo hipotético de testes simultâneos. (Veja explicação no texto sob o título "Especificidade Líquida Utilizando-se Dois Testes Simultâneos" na página 97.)

paciente admitido em um hospital pode receber um conjunto de testes realizados na admissão. Quando múltiplos testes são usados simultaneamente para detectar uma doença específica, o indivíduo geralmente é considerado "positivo" se tiver um resultado positivo em algum ou alguns dos testes. O indivíduo é considerado "negativo" se tiver todos os testes negativos. Os efeitos dessa abordagem na sensibilidade e na especificidade diferem daqueles que resultam de testes sequenciais. Em um teste sequencial, quando testamos novamente os positivos do primeiro teste, há uma perda na sensibilidade líquida e um benefício na especificidade líquida. Em testes simultâneos, como um indivíduo com resultado positivo em qualquer um ou em vários testes é considerado positivo, há um ganho na sensibilidade líquida. Entretanto, para ser considerado negativo, a pessoa deve ser negativa em todos os testes realizados. Como resultado há perda na especificidade líquida.

Em resumo, como vimos previamente, quando dois testes sequenciais são usados e os resultados positivos do primeiro teste são trazidos para o segundo teste, há uma perda de sensibilidade, mas um ganho em especificidade comparado com os resultados dos testes individualmente. Todavia, quando dois testes simultâneos são usados, há um ganho na sensibilidade líquida comparado a cada teste individualmente.

Com resultados, a decisão de usar testes simultâneos ou sequenciais frequentemente é baseada nos objetivos dos testes, incluindo se são feitos com propósito de rastreamento ou de diagnóstico, e em considerações práticas relacionadas com o cenário em que são feitos, incluindo o tempo de internação hospitalar, custos e grau de invasividade de cada teste, bem como a extensão da cobertura do seguro. A Figura 5-10 mostra um médico lidando com a sobrecarga de informação recebida.

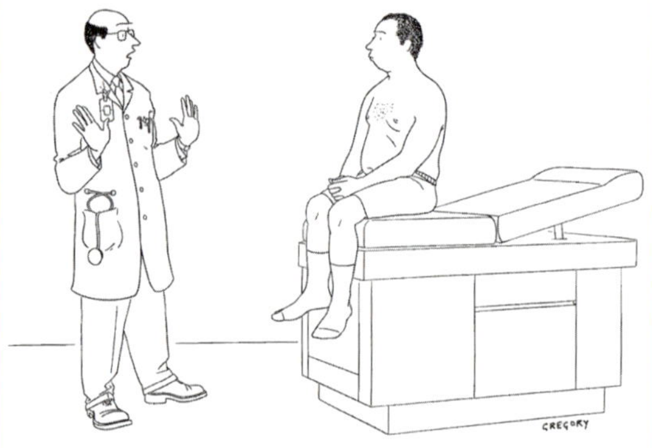

VALOR PREDITIVO DE UM TESTE

Até agora perguntamos "O quão bom é o teste em identificar as pessoas com e sem a doença?" Essa é uma questão importante, particularmente no rastreamento de populações livres. De fato, perguntamos, "Se rastrearmos uma população, que proporção de pessoas com a doença será corretamente identificada?" Essa é, claramente, uma consideração importante em saúde pública. No cenário clínico, entretanto, uma questão diferente pode ser importante para o médico: se o resultado do teste é positivo no paciente, qual é a probabilidade de esse paciente ter a doença? Isso é chamado de *valor preditivo positivo* (PPV) de um teste. Em outras palavras, qual a proporção de pacientes que, com teste positivo, apresenta, de fato, a doença em questão? Para calcular o valor preditivo positivo, dividimos o número de verdadeiros-positivos pelo número total de positivos (verdadeiros-positivos + falsos-positivos).

Figura 5-10. "Espera aí, é muita informação". Um médico comenta sobre o excesso de informação. (© The New Yorker Collection 2002. Alex Gregory from cartoonbank.com. Todos os direitos reservados.)

Vamos retornar ao exemplo da Tabela 5-1, em que uma população de 1.000 pessoas é rastreada. Como visto na Tabela 5-7, uma tabela 2 × 2 mostra os resultados de um teste de rastreamento dicotômico na população. Dos 1.000 sujeitos, 180 têm o resultado do teste positivo; e, desses, 80 têm a doença. Dessa forma, *valor preditivo positivo* é 80/180, ou 44%.

Uma questão paralela pode ser feita em relação aos resultados negativos: "Se o resultado do teste é negativo, qual é a probabilidade de esse paciente não ter a doença?" Isso é chamado de *valor preditivo negativo* (NPV) do teste. Calcula-se dividindo o número dos verdadeiros negativos por todos os resultados negativos (verdadeiros-negativos + falsos-negativos). Obser-

TABELA 5-7. Valor Preditivo de um Teste

Resultados do rastreamento	POPULAÇÃO		Total	
	Com doença	Sem doença		
Positivo	80	100	180	Valor preditivo positivo = $\frac{80}{180}$ = 44%
Negativo	20	800	820	Valor preditivo negativo = $\frac{800}{820}$ = 98%
Totais	100	900	1.000	

vando-se, novamente, o exemplo da Tabela 5-7, 820 pessoas têm o resultado negativo do teste, das quais 800 não têm a doença. Assim, o *valor preditivo negativo* é 800/820, ou 98%.

Cada teste que um médico realiza – anamnese, exame físico, testes laboratoriais, radiografias, eletrocardiogramas e outros procedimentos – é usado para reforçar a sua capacidade em fazer um diagnóstico correto. O que ele ou ela quer saber após aplicar um teste em um paciente é: "Dado esse resultado positivo do teste, qual é a probabilidade de o paciente ter a doença"?

Diferentemente da sensibilidade e da especificidade de um teste, que podem ser consideradas características do teste utilizado, o valor preditivo positivo é afetado por dois fatores: a prevalência da doença na população testada e, quando a doença é rara, a especificidade do teste. Ambas as relações são discutidas nas seções seguintes.

Relação entre Valor Preditivo Positivo e Prevalência da Doença

Na discussão seguinte, o termo *valor preditivo* é utilizado para denotar o valor preditivo *positivo* do teste.

A relação entre valor preditivo e *prevalência da doença* pode ser vista no exemplo dado na Tabela 5-8. Primeiro, vamos direcionar nossa atenção à parte superior da tabela. Considere que utilizamos um teste com sensibilidade de 99% e especificidade de 95% em uma população de 10.000 pessoas, em que a prevalência da doença é de 1%. Como a prevalência é de 1%, 100 das 10.000 pessoas apresentam a doença, e 9.900 não. Com uma sensibilidade de 99%, o teste identifica corretamente 99 dos 100 doentes. Com uma especificidade de 95%, o teste identifica corretamente como negativo 9.405 das 9.900 pessoas que não apresentam a doença. Assim, nessa população com uma prevalência de 1%, 594 pessoas são identificadas como positivas pelo teste (99 + 495). Entretanto, dessas 594 pessoas, 495 (83%) são falsas-positivas e o valor preditivo positivo é 99/594, ou apenas 17%.

Vamos agora aplicar o mesmo teste – com a mesmas sensibilidade e especificidade – em uma população com uma prevalência maior de doença, 5%, como é visto na parte inferior da Tabela 5-8. Usando cálculos similares aos da parte superior da tabela, o valor preditivo positivo agora é 51%. Dessa maneira, a maior prevalência na população rastreada leva a um acentuado aumento do valor preditivo positivo com o mesmo teste. A Figura 5-11 mostra a relação entre prevalência da doença e valor preditivo. Claramente, o ganho no valor preditivo ocorre com o aumento da prevalência da doença.

Por que devemos nos preocupar com a relação entre valor preditivo e prevalência da doença? Como vimos, quanto maior a prevalência, maior é o valor preditivo. Assim, um programa de rastreamento é mais produtivo e eficiente se for direcionado para uma população-alvo de alto risco. O rastreamento de uma população inteira para uma doença relativamente infrequente pode ser um desperdício de recursos e detectar poucos casos previamente não identificados, em relação aos esforços envolvidos. Entretanto, se um subgrupo de alto risco puder ser identificado, e o rastreamento for direcionado a ele, o programa, provavelmente, será muito mais produtivo. Além disso, uma população de alto risco pode estar mais motivada a participar de tal programa e mais inclinada a tomar as providências sugeridas caso o resultado de seu rastreamento seja positivo.

A relação entre valor preditivo e prevalência de doença também mostra que os resultados de qualquer teste devem ser interpretados no contexto da prevalência da doença na população da qual os sujeitos se originam. Um exemplo interessante é visto com a mensuração do nível de alfafetoproteína (AFP) no fluido amniótico para diagnóstico pré-natal de espi-

TABELA 5-8. Relação entre Prevalência da Doença e Valor Preditivo Positivo

	EXEMPLO: SENSIBILIDADE = 99%, ESPECIFICIDADE = 95%				
Prevalência da doença	Resultados do teste	Doentes	Não doentes	Total	Valor preditivo positivo
1%	+	99	495	594	$\frac{99}{594} = 17\%$
	–	1	9.405	9.406	
	Totais	100	9.900	10.000	
5%	+	495	475	970	$\frac{495}{970} = 51\%$
	–	5	9.025	9.030	
	Totais	500	9.500	10.000	

Figura 5-11. Relação entre prevalência da doença e valor preditivo em um teste com 95% de sensibilidade e 95% de especificidade. (De: Mausner JS, Kramer S: Mausner and Bahn Epidemiology: An Introductory Text. Philadelphia, WB Saunders, 1985, p. 221.)

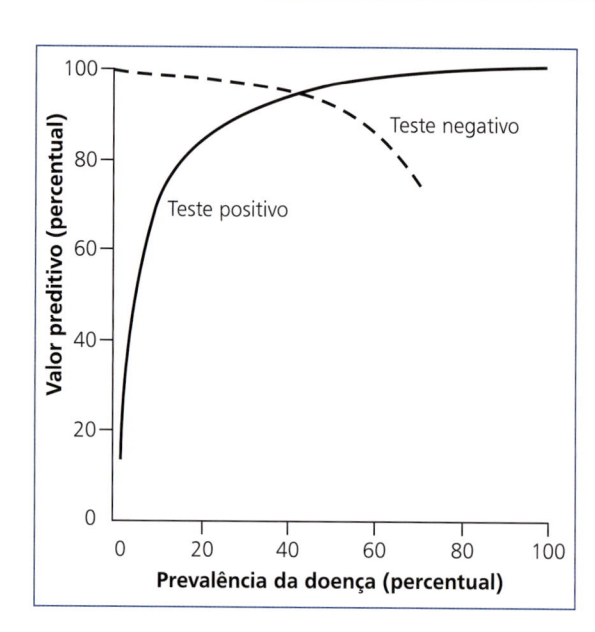

nha bífida. A Figura 5-12 mostra a distribuição da AFP no fluido amniótico em gestantes normais e naquelas cujo feto apresentava espinha bífida, um defeito do tubo neural. Embora a distribuição seja bimodal, há uma área em que as curvas se superpõem e, nela, nem sempre é claro à qual curva mãe e feto pertencem. Sheffield et al.[1] revisaram a literatura e criaram populações artificiais de 10.000 mulheres rastreadas para a AFP no fluido amniótico para identificarem fetos com espinha bífida. Eles criaram duas populações: uma com alto risco para espinha bífida e outra com risco normal.

Tabela 5-9 mostra os cálculos para mulheres tanto de alto quanto de baixo risco. Quais mulheres apresentam alto risco de terem crianças com espinha bífida? Sabe-se que mulheres que tiveram, previamente, uma criança com defeito no tubo neural têm alto risco, pois o defeito sabidamente se repete em irmãos. Nesses cálculos, o valor preditivo positivo encontrado foi de 82,9%. Quais mulheres apresentam baixo risco, mas que ainda deveriam realizar amniocentese? São as mais velhas que fazem amniocentese pela possibilidade de o feto apresentar síndrome de Down ou outro defeito associado à gravidez em idade materna avançada. O risco de espinha bífida, no entanto, não está relacionado com a idade materna e, assim, estas mulheres não apresentam maior risco de terem um filho com essa condição. O cálculo mostra que, usando o mesmo teste para AFP como o usado para as mulheres de alto risco, o valor preditivo positivo foi de somente 41,7%, consideravelmente menor do que no grupo de alto risco.

Figura 5-12. Níveis de alfafetoproteína (AFP) no fluido amniótico em sujeitos normais e com espinha bífida. (De: Sheffield LJ, Sackett DL, Goldsmith CH, et al.: A clinical approach to the use of predictive values in the prenatal diagnosis of neural tube defects. Am J Obstet Gynecol 145:319-324, 1983.)

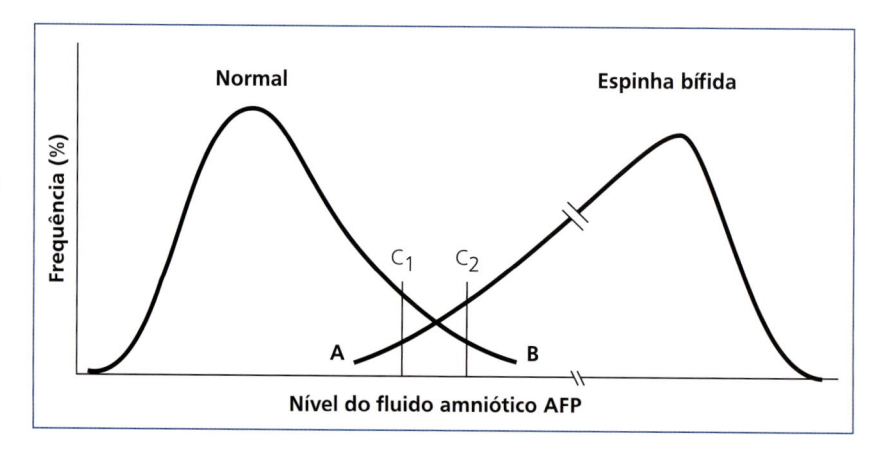

TABELA 5-9. Cálculos de Valores Preditivos para Defeitos no Tubo Neural (NTD)* para Alfafetoproteina (AFP) em Mulheres de Alto e Baixo Risco

	Teste AFP	DESFECHO DA GRAVIDEZ		Total	Valor preditivo (%)
		NTD	Normal		
Mulheres de alto risco	Anormal	87	18	105	82,9
	Normal	13	9.882	9.895	99,9
	Total	100	9.900	10.000	
Mulheres de baixo risco	Anormal	128	179	307	41,7
	Normal	19	99.674	99.693	99,98
	Total	147	99.853	100.000	

* Espinha bífida ou encefalocele.
De: Sheffield LJ, Sackett DL, Goldsmith CH, et al.: A clinical approach to the use of predictive values in the prenatal diagnosis of neural tube defects. Am J Obstet Gynecol 145:319-324, 1983.)

Logo, vemos que o mesmo teste pode ter valores preditivos muito diferentes quando é aplicado a populações de alto risco (alta prevalência) ou de baixo risco (baixa prevalência). Isso tem implicações clínicas óbvias: uma mulher pode tomar a decisão de interromper a gravidez, e um médico pode aconselhá-la com base nos resultados do teste. No entanto, o mesmo resultado pode ser interpretado diferentemente, dependendo se a mulher vem de um grupo de alto ou baixo risco, o que refletirá no valor preditivo positivo do teste. Consequentemente, o resultado do teste isolado pode não ser suficiente para servir como guia sem levar em conta as outras considerações recém-descritas.

Os seguintes exemplos reais realçam a importância dessa questão:

O chefe de um sindicato de bombeiros consultou um cardiologista da universidade, pois o médico do departamento lera um artigo em um conhecido periódico médico relatando que certo achado eletrocardiográfico seria altamente preditivo de uma séria e, geralmente, desconhecida doença coronariana. Com base nesse artigo, o médico do departamento estava desqualificando vários bombeiros jovens e, fisicamente, aptos ao exercício ativo da profissão. O cardiologista leu o artigo e percebeu que o estudo fora conduzido em pacientes hospitalizados.

Qual foi o problema? Como os pacientes hospitalizados têm prevalência muito maior de doença coronariana do que o grupo de jovens bombeiros, o médico do departamento utilizou, erroneamente, o alto valor preditivo obtido no estudo de uma população com alta prevalência e, de forma imprópria, aplicou-o a uma população de bombeiros saudáveis com baixa prevalência, em que o mesmo teste apresentaria um valor preditivo muito menor.

Outro exemplo:

Um médico visitou seu clínico geral para realizar sua avaliação médica anual de rotina, que incluía um exame para pesquisa de sangue oculto nas fezes. Uma das três amostras examinadas foi positiva. O clínico disse ao seu paciente médico que o resultado não foi significativo, pois ele regularmente encontrava muitos resultados falsos-positivos na sua prática tão atarefada. O teste foi repetido em três novos espécimes, e agora todas as amostras foram negativas. Entretanto, sentindo a preocupação persistente de seu paciente, o clínico o encaminhou a um gastroenterologista. O especialista disse, "Em minha experiência, um achado positivo é sério. Tal achado é quase sempre associado a patologias gastrointestinais. Os resultados negativos dos testes subsequentes não significam nada, porque você poderia ter um tumor que sangra somente intermitentemente".

Quem estava correto nesse episódio? A resposta é ambos, tanto o clínico geral quanto o gastroenterologista estavam corretos. O clínico deu sua avaliação de valor preditivo com base em sua experiência de prática médica geral – uma população com baixa prevalência de doenças gastrointestinais sérias. Por outro lado, o gastroenterologista deu sua avaliação de valor preditivo com base em sua experiência clínica de referência – uma prática em que a maioria dos pacientes é encaminhada em razão da probabilidade de sérias doenças gastrointestinais – uma população de alta prevalência.

Relação entre Valor Preditivo Positivo e Especificidade de um Teste

Na discussão seguinte, o termo *valor preditivo* é utilizado para denotar o valor preditivo *positivo* do teste.

Um segundo fator que afeta o valor preditivo positivo é a *especificidade* do teste. Exemplos disso são mostrados primeiro na forma gráfica, depois na forma tabular. A Figura 5-13A-D apresenta os resultados de um rastreamento populacional; entretanto, as tabelas 2 × 2 nessas figuras diferem das mostradas nas figuras anteriores. O tamanho de cada célula é proporcional à população que ela representa. Em cada figura, as células que representam pessoas com resultados positivos são sombreadas de azul; essas células serão usadas para o cálculo do valor preditivo positivo.

A Figura 5-13A apresenta a população de base rastreada e utilizada em nossa discussão: uma população de 1.000 pessoas em que a prevalência é de 50%; assim, 500 pessoas apresentam a doença, e 500 não. Na análise desta figura, também assumimos que o teste de rastreamento utilizado tem sensibilidade e especificidade de 50%. Como 500 pessoas tiveram resultados positivos, e 250 destas têm a doença, o valor preditivo é 250/500, ou 50%.

Felizmente, a prevalência da maioria das doenças é muito inferior a 50%; geralmente lidamos com doenças relativamente pouco frequentes. Assim, a Figura 5-13B considera uma prevalência mais baixa, de 20% (embora essa ainda seja uma prevalência alta para a maioria das doenças). Ambas, sensibilidade e especificidade, permanecem em 50%. Agora, somente 200 das 1.000 pessoas apresentam a doença, e a linha vertical que separa os doentes dos não doentes é deslocada para a esquerda. O valor preditivo é agora calculado como 100/500, ou 20%.

Visto que rastreamos uma população de baixa prevalência, podemos melhorar o valor preditivo? Qual seria o efeito no valor preditivo se aumentássemos a sensibilidade do teste? A Figura 5-13C mostra os resultados quando deixamos a prevalência em 20% e a especificidade em 50%, mas aumentamos a sensibilidade para 90%. O valor preditivo é agora 180/580, ou 31%, um aumento modesto.

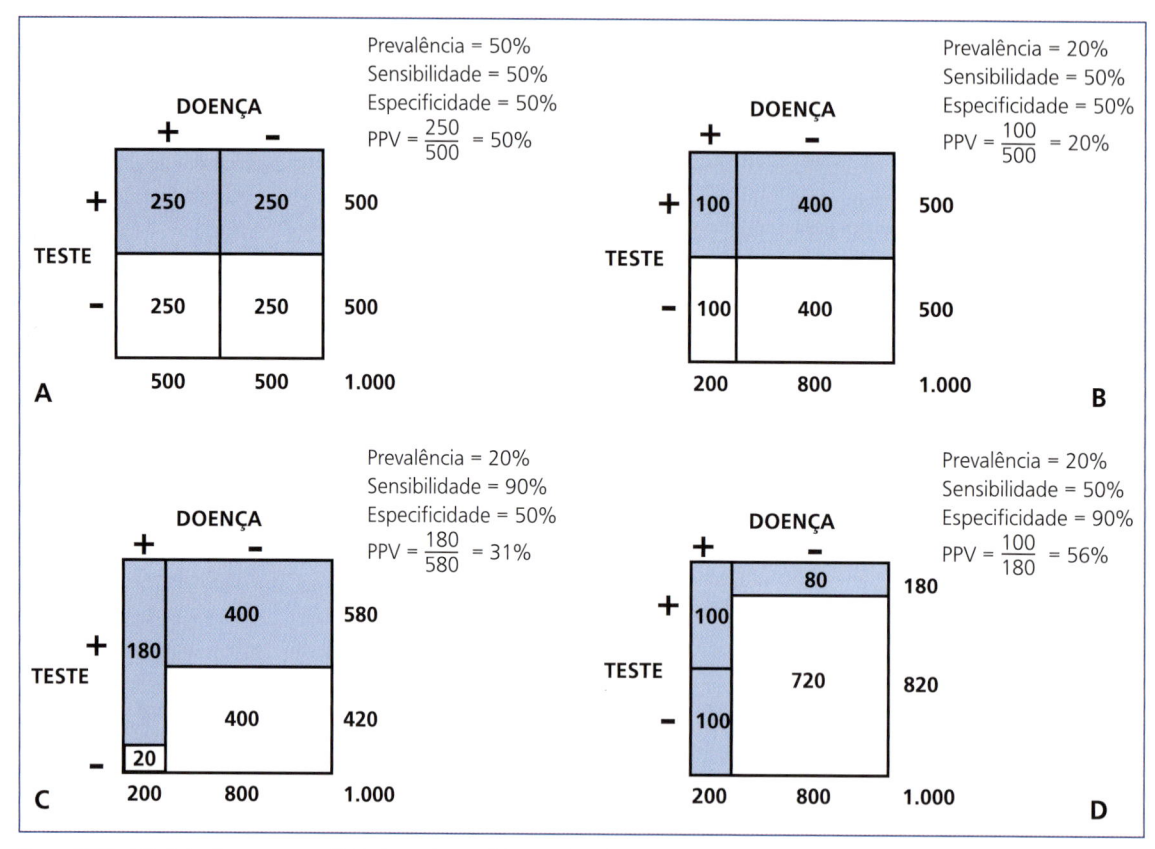

Figura 5-13. A-D. Relação entre especificidade e valor preditivo positivo (PPV). (Veja a explicação no texto sob o subtítulo "Relação entre Valor Preditivo Positivo e Especificidade de um Teste").

E se em vez de aumentar a sensibilidade do teste, aumentássemos a sua especificidade? A Figura 5-13D mostra os resultados quando a prevalência permanece 20%, a sensibilidade 50%, mas a especificidade é aumentada para 90%. O valor preditivo é agora 100/180, ou 56%. Dessa forma, um aumento na especificidade resulta em um aumento muito maior do valor preditivo do que o mesmo aumento na sensibilidade.

Porque a especificidade tem um efeito maior do que a sensibilidade no valor preditivo? A resposta se torna clara pelo exame dessas figuras. Como lidamos com doenças pouco frequentes, a maioria da população fica à direita da linha vertical. Consequentemente, qualquer mudança à direita dela afeta um número maior de pessoas do que afetaria a mesma mudança à esquerda da linha. Com isso, mudanças na especificidade têm efeitos maiores no valor preditivo comparado a mudanças na sensibilidade. Se lidássemos com doenças de alta prevalência, a situação seria diferente.

O efeito de mudanças na especificidade sobre o valor preditivo também é visto na Tabela 5-10, de forma similar à usada na Tabela 5-8. Como visto nesse exemplo, mesmo com 100% de sensibilidade, uma mudança na especificidade de 70% para 95% teve efeito dramático no valor preditivo positivo.

CONFIABILIDADE (REPRODUTIBILIDADE) DOS TESTES

Consideremos outro aspecto da avaliação de testes diagnósticos e de rastreamento – o quanto um teste é confiável ou reproduzível. Os resultados obtidos podem ser reproduzidos se o teste for repetido? Está claro que, independentemente da sensibilidade e da especificidade do teste, se os seus resultados não puderem ser reproduzidos, o valor e a utilidade dele serão mínimos.

O restante desse capítulo concentra-se na confiabilidade ou na reprodutibilidade de testes diagnósticos e de rastreamento. Os fatores que contribuem para a variação entre os resultados de um teste são discutidos primeiro: variação intrassujeito (variação entre os sujeitos individualmente), variação intraobservador (variação na leitura dos resultados pelo mesmo examinador), e variação interobservador (variação entre os examinadores dos resultados do teste).

Variação Intrassujeito

Os valores obtidos na mensuração de várias características humanas frequentemente variam ao longo do tempo, mesmo durante um período curto. A Tabela 5-11 mostra alterações nas leituras da pressão sanguínea durante 24 horas em três indivíduos. A variabilidade ao longo do período é considerável. Isso, bem como as condições sob as quais os testes são conduzidos (p. ex., pós-prandial ou após exercícios, em casa ou no consultório médico), sem dúvida podem levar a diferentes resultados no mesmo indivíduo. Portanto, na avaliação de qualquer resultado, é importante considerar as condições sob as quais o teste foi realizado, incluindo a hora do dia.

Variação Intraobservador

Algumas vezes, as variações acontecem entre duas ou mais avaliações do mesmo resultado realizadas pelo mesmo observador. Por exemplo, um radiologista que avalia o mesmo grupo de radiografias em dois momentos diferentes pode interpretar uma ou mais delas de forma diferente em uma segunda vez. Testes e exames diferem em graus de subjetividade para as conclusões do observador, e quanto maior essa subjetividade, maior é a possibilidade de variação intraobservador (Fig. 5-14).

TABELA 5-10. Relação entre Especificidade e Valor Preditivo Positivo

	EXEMPLO: PREVALÊNCIA = 10%, SENSIBILIDADE = 100%				
Especificidade	Resultados do teste	Doentes	Não doentes	Total	Valor preditivo
70%	+	1.000	2.700	3.700	$\dfrac{1.000}{3.700} = 27\%$
	−	0	6.300	6.300	
	Total	1.000	9.000	10.000	
95%	+	1.000	450	1.450	$\dfrac{1.000}{1.450} = 69\%$
	−	0	8.550	8.550	
	Total	1.000	9.000	10.000	

TABELA 5-11. Exemplos Mostrando Variações na Leitura da Pressão Sanguínea durante um Período de 24 horas

Pressão sanguínea (mmHg)	Mulheres de 27 anos	Mulheres de 62 anos	Homens de 33 anos
Basal	110/70	132/82	152/109
Horas iniciais	86/47	102/61	123/78
Horas finais	126/79	172/94	153/107
Casual	108/64	155/93	157/109

De: Richardson DW, Honour AJ, Fenton GW, *et al.*: Variation in arterial pressure throughout the day and night. Clin Sci 26:445, 1964.

"Essa é uma segunda opinião. Inicialmente, eu pensei que você tivesse outra coisa".

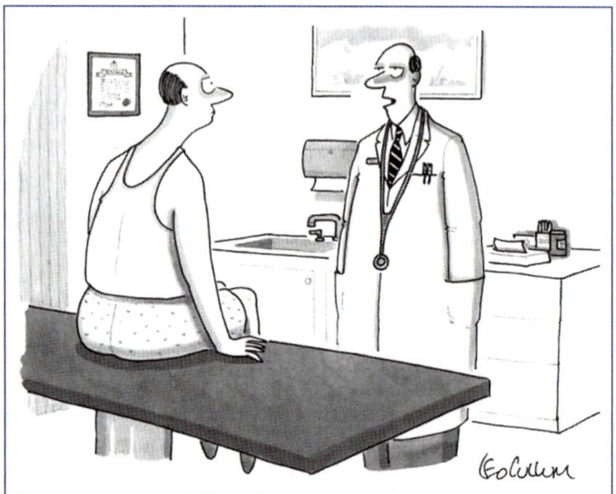

Figura 5-14. "Essa é uma segunda opinião. Inicialmente, eu pensei que você tivesse outra coisa." Uma visão de uma segunda opinião. (The New Yorker Collection 1995. Leo Cullum from cartonnbank.com. Todos os direitos reservados.)

Variação Interobservador

Outra importante consideração é a variação entre observadores. Dois examinadores com frequência não produzem o mesmo resultado. A extensão da concordância entre os observadores é um tema importante, caso consideremos exames físicos, testes laboratoriais, ou outros meios de avaliar características humanas. Desse modo, necessitamos ser capazes de expressar a extensão da concordância em termos quantitativos.

Percentual de Concordância

Tabela 5-12 mostra um esquema para a avaliação de variação no exame entre observadores. Dois observadores foram instruídos a categorizar cada resultado do teste em uma dentre as quatro categorias seguintes: anormal, suspeito, duvidoso e normal. Esse diagrama pode-se referir, por exemplo, a leituras realizadas por dois radiologistas. Neste diagrama, as leituras do observador 1 são cruzadas com as do observador 2. O número de leituras em cada célula é indicado por uma letra do alfabeto. Assim, as radiografias A foram lidas como anormais por ambos os radiologistas. As radiografias C foram lidas como anormais pelo radiologista 2 e duvidosas pelo radiologista 1. As radiografias M foram lidas como anormais pelo radiologista 1 e como normais pelo radiologista 2.

Como visto na Tabela 5-12, para calcular o percentual geral de concordância, adicionamos os números em todas as células nas quais as leituras de ambos os radiologistas concordaram (A + F + K + P), dividimos esta soma pelo total de radiografias lidas e multiplicamos o resultado por 100 para obter-se uma percentagem. A Figura 5-15A mostra o uso dessa abordagem para um teste com duas leituras possíveis: "positivo" ou "negativo".

TABELA 5-12. Variação do Observador ou Instrumento: Percentual de Concordância

	Observação nº 1						
Observação nº 2	***Anormal***		***Suspeito***		***Duvidoso***		***Normal***
Anormal	[A]	+	B		C		D
Suspeito	E		[F]	+	G		H
Duvidoso	I		J		[K]	+	L
Normal	M		N		O		[P]

$$\text{Percentual de concordância} = \frac{A + F + K + P}{\text{Total de observações}} \times 100$$

Em geral, a maioria das pessoas testadas têm resultados negativos. Isso é mostrado na Figura 5-15B, em que o tamanho de cada célula é proporcional ao número de pessoas em cada uma. Provavelmente, haverá uma concordância considerável entre os dois observadores acerca destes negativos, ou sujeitos normais (célula d). Portanto, quando o percentual de concordância é calculado para todos os sujeitos estudados, este valor pode ser alto somente pelo grande número de achados claramente negativos (célula d), em que os observadores concordam. Assim, o alto valor pode ocultar discordâncias significativas entre os observadores na identificação dos sujeitos que são considerados positivos por pelo menos um deles.

Uma abordagem para esse problema, vista na Figura 5-15C, seria desconsiderar os sujeitos que foram rotulados como negativos por ambos os observadores (célula d) e calcular o percentual de concordância, usando como denominador somente os rotulados como anormais por pelo menos um observador (células a, b, c) (Fig. 5-15D).

Dessa forma, nas observações em pares, em que pelo menos um dos achados foi positivo, aplica-se a equação a seguir:

$$\text{Percentual de concordância} = \frac{a}{a + b + c} \times 100$$

Estatística Kappa

O percentual de concordância entre dois observadores frequentemente é de interesse na avaliação da qualidade de suas observações. A extensão da concordância entre dois observadores, como dois médicos ou duas enfermeiras, muitas vezes é um índice importante da qualidade do cuidado médico providenciado. Contudo, o percentual de concordância entre dois observadores não depende, completamente, da qualidade de seu treinamento e da sua prática. A medida da sua concordância também é significativamente influenciada pelo fato de que, mesmo que dois observadores usem critérios completamente diferentes, podemos esperar que concordem, pelo menos em alguns dos participantes, totalmente em função do acaso. O que realmente desejamos saber é o quão melhor é seu nível de concordância em relação aos resultados observados apenas pelo acaso. A resposta a essa questão, presumivelmente, nos indicará em que extensão a formação e o treinamento recebidos pelos observadores aperfeiçoarão a qualidade de

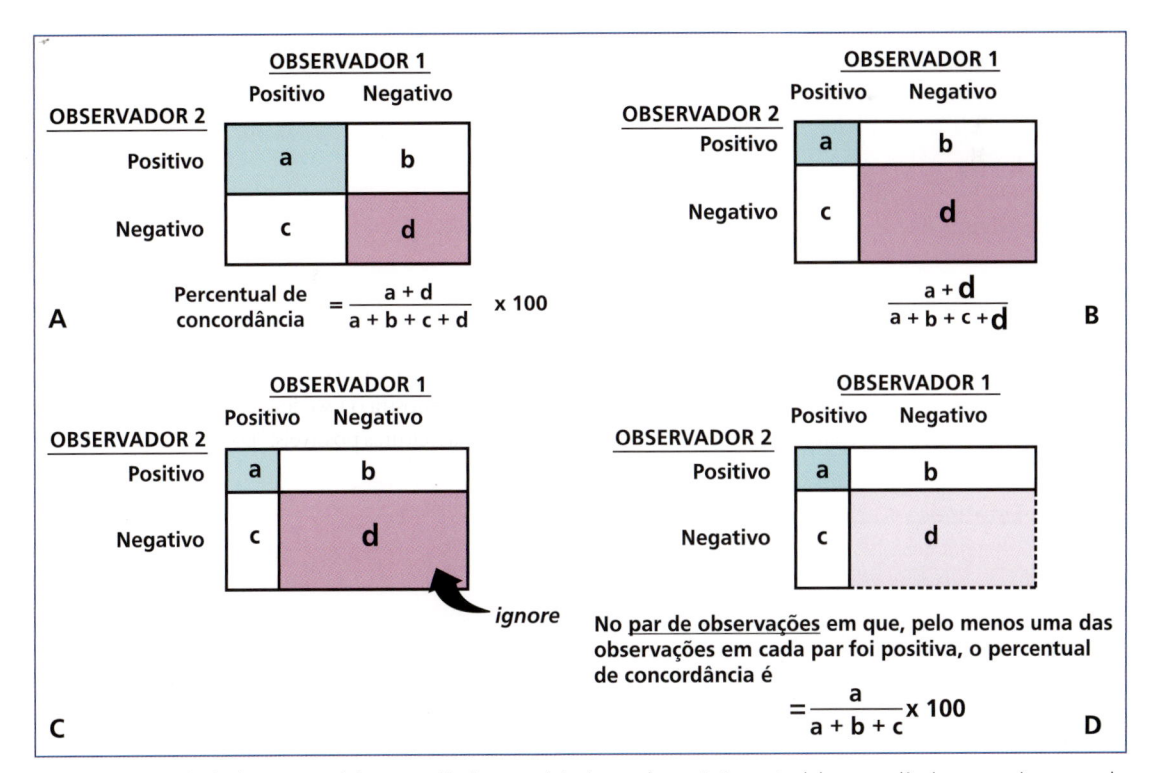

Figura 5-15. A-D. Cálculo do percentual de concordância entre dois observadores. **A.** Percentual de concordância ao examinar pares de observações entre os observadores 1 e 2. **B.** Percentual de concordância ao examinar pares de observações entre os observadores 1 e 2, considerando que a célula d (concordância nos negativos) é muito alta. **C.** Percentual de concordância ao examinar pares de observações entre os observadores 1 e 2, ignorando a célula d. **D.** Percentual de concordância ao examinar pares de observações entre os observadores 1 e 2, usando para o cálculo apenas as células a, b e c.

suas avaliações, de forma que seu percentual de concordância tenha aumento além daquele esperado apenas pelo acaso.

Isto pode ser mostrado no seguinte exemplo: Você é o diretor de um departamento de radiologia que está com falta de profissionais em um dia, e um grande número de radiografias de tórax necessita de avaliação. Para resolver seu problema, você sai à rua e convida alguns vizinhos, que não possuem nenhum conhecimento de biologia ou de medicina, para interpretarem as radiografias não lidas como positivas ou negativas. A primeira pessoa vai até a pilha de radiografias e as lê, ao acaso, como positivas, negativas, negativas, positivas, e assim por diante. A segunda pessoa faz o mesmo, mas de forma completamente independente da primeira. Dado que essas pessoas não possuem nenhum conhecimento, critério ou padrões para interpretação de radiografias, suas avaliações poderiam ser concordantes em alguma radiografia? A resposta é, obviamente, sim; elas concordariam em alguns casos, puramente ao acaso.

Entretanto, se quisermos saber o quão bem os dois observadores interpretaram seus resultados, poderíamos perguntar, "Qual a extensão da concordância da sua leitura *além da que esperaríamos ao acaso apenas*"? Em outras palavras, qual a extensão da concordância entre os dois observadores que excede o nível de concordância resultante apenas pelo acaso? Uma abordagem para responder essa questão é o calculo da estatística *kappa*, proposta por Cohen em 1960.[2] Nesta seção, discutiremos primeiro a lógica da estatística *kappa* e as questões as quais ela se destina a responder. Isso será seguido por um cálculo detalhado da estatística *kappa* como exemplo aos leitores. Mesmo que você não acompanhe a apresentação do cálculo pormenorizado, é importante que entenda a lógica da estatística *kappa*, pois ela é, frequentemente, aplicada tanto na medicina clínica quanto na saúde pública.

Lógica da Estatística *Kappa*. Para melhor entendimento da estatística *kappa*, formulamos duas questões. Primeiro, o quanto melhor seria a concordância entre os observadores do que a esperada apenas pelo acaso? Podemos calcular através do percentual de concordância observado menos o percentual de concordância esperado apenas pelo acaso. Este é o numerador do kappa:

Percentual de concordância observado)
 − (Percentual de concordância esperado apenas pelo acaso)

Nossa segunda questão é, "Qual é o máximo que dois observadores poderiam aprimorar sua concordância além da esperada apenas pelo acaso?" Obviamente, o máximo que poderiam concordar seria 100% (concordância total – os dois observadores concordam completamente). Portanto, o máximo que poderíamos esperar que aumentassem sua concordância (denominador *kappa*) seria:

100% − (Percentual de concordância esperada apenas pelo acaso)

Kappa expressa a extensão pela qual a concordância observada excede a que seria esperada apenas pelo acaso (*i.e.*, percentual de concordância observado − percentual de concordância esperado apenas pelo acaso [numerador] relativo ao máximo que os observadores poderiam esperar em melhorar suas concordâncias (*i.e.*, 100% − concordância esperada apenas pelo acaso) [denominador].

Assim, *kappa* quantifica a extensão em que a concordância observada excede a esperada apenas pelo acaso, e a expressa como a proporção do aumento máximo que poderia ocorrer além da esperada apenas pelo acaso. A estatística *kappa* pode ser definida pela equação:

$$Kappa = \frac{\left(\begin{array}{c}\text{Percentual} \\ \text{de concordância} \\ \text{observada}\end{array}\right) - \left(\begin{array}{c}\text{Percentual de} \\ \text{concordância esperada} \\ \text{apenas pelo acaso}\end{array}\right)}{100\% - \left(\begin{array}{c}\text{Percentual de} \\ \text{concordância esperada} \\ \text{apenas pelo acaso}\end{array}\right)}$$

Cálculo da Estatística *Kappa* – Um exemplo. Para calcular o numerador do *kappa*, devemos calcular primeiro o montante de concordância esperado apenas pelo acaso. Como exemplo, consideremos dados relatados sobre a classificação histológica do câncer de pulmão enfocada na reprodutibilidade da subclassificação de carcinoma não de pequenas células por patologistas.[3] A Figura 5-16 mostra dados comparativos dos achados de dois patologistas na classificação de 75 desses subtipos.

A primeira questão é, "Qual a concordância observada entre os dois patologistas?" A Figura 5-16B mostra as leituras do patologista A na parte inferior da Tabela, e as do patologista B na margem direita. Assim, o patologista A identificou 45 (ou 60%) de todas as 75 amostras como grau II, e 30 (ou 40%) como grau III. O patologista B identificou 44 (ou 58,7%)

Classificações do patologista A

A.

		Grau II	Grau III	Totais de B
Classificações do patologista B	Grau II	41	3	44 (58,7%)
	Grau III	4	27	31 (41,3%)
Total pelo patologista A		45 (60%)	30 (40%)	75 (100%)

B.

		Grau II	Grau III	Totais de B
Classificações do patologista B	Grau II	41	3	44 (58,7%)
	Grau III	4	27	31 (41,3%)
Totais de A		45 (60%)	30 (40%)	75

$$\text{Percentual de concordância observado} = \frac{41 + 27}{75} \times 100 = 90{,}7\%$$

C.

		Grau II	Grau III	Totais de B
Classificações do patologista B	Grau II	26,4	17,6	44 (58,7%)
	Grau III	18,6	12,4	31 (41,3%)
Totais de A		45 (60%)	30 (40%)	75

$$\text{Percentual de concordância esperado apenas pelo acaso} = \frac{26{,}4 + 12{,}4}{75} \times 100 = 51{,}7\%$$

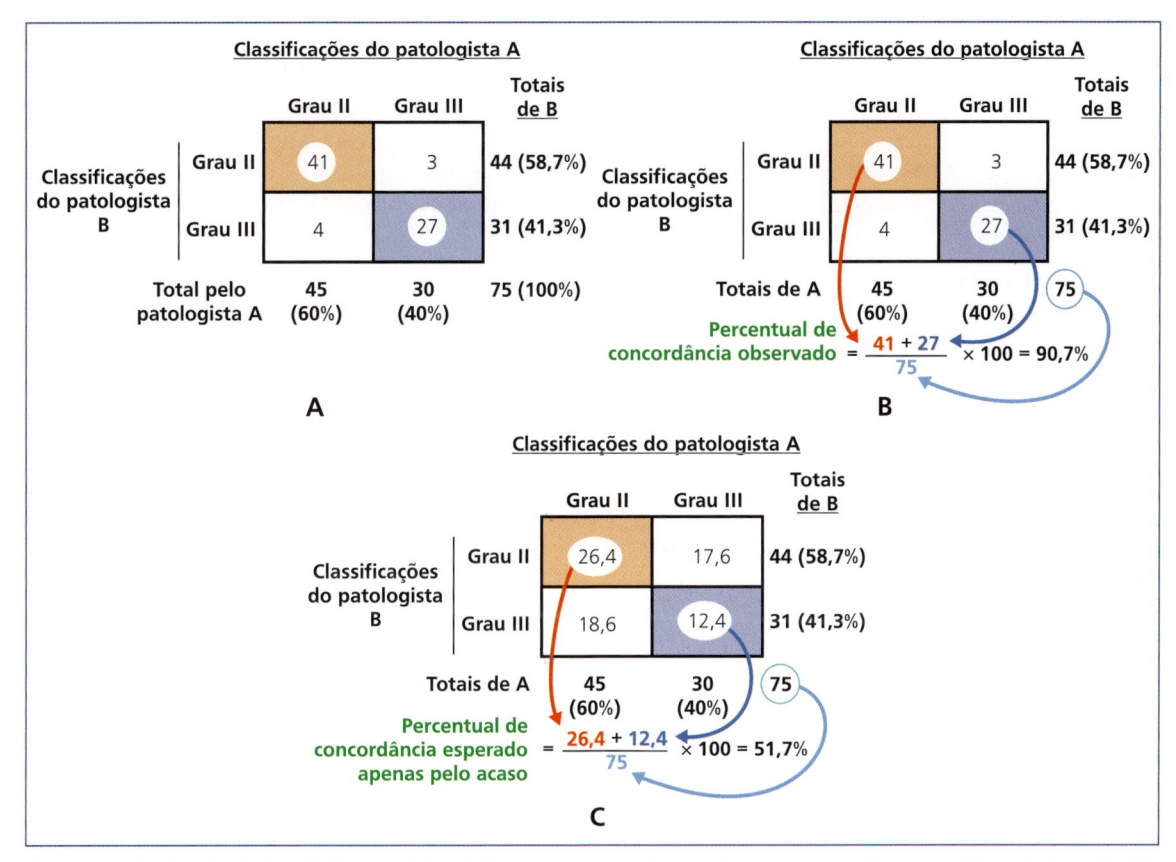

Figura 5-16. A. Classificação histológica por subtipo de 75 amostras de carcinoma não de pequenas células, por dois patologistas (A e B). **B.** Percentual de concordância pelos patologistas A e B. **C.** Percentual de concordância pelos patologistas A e B *esperado apenas pelo acaso*. (Adaptada de Ghandur-Mnaymneh L, Raub WA, Sridhar KS, et al.: The accuracy of the histological classification of lung carcinoma and its reproducibility: A study of 75 archival cases of adenosquamous carcinoma. Cancer Invest 11:641, 1993.)

como grau II, e 31 (ou 41,3%) como grau III. Como discutido anteriormente, o percentual de concordância é calculado pela equação seguinte:

$$\text{Percentual de concordância} = \frac{41+27}{75} \times 100 = 90{,}7\%$$

Ou seja, os dois patologistas concordaram em 90,7% das leituras.

A próxima questão é, "Se os dois patologistas tivessem usado critérios completamente diferentes, quanto de concordância seria esperado *exclusivamente ao acaso*?" O patologista A leu 60% das 75 amostras (45 amostras) como sendo grau II e 40% (30 amostras) como grau III. Caso suas leituras tivessem critérios independentes dos usados pelo patologista B (p. ex., se o patologista A lesse 60% de qualquer amostra como grau II), esperaríamos que o patologista A lesse como grau II tanto os 60% das amostras que o patologista B denominou como grau II, quanto 60% das lâminas que o patologista B denominou como grau III. Portanto, esperaríamos que 60% (26,4) das 44 amostras chamadas de grau II pelo patologista B seriam chamadas de grau II pelo patologista A, e 60% (18,6) das 31 chamadas grau III pelo patologista B seriam também chamadas grau II pelo patologista A (Fig. 5-16C). Das 31 amostras denominadas de grau III pelo patologista B, 40% (12,4) também seriam classificadas como grau III pelo patologista A.

Assim, a concordância esperada apenas pelo acaso seria

$$= \frac{26{,}4}{75} + \frac{12{,}4}{75} + \frac{38{,}8}{75} = 51{,}7\%$$

de todas as amostras lidas.

Calculados o numerador e o denominador necessários, o *kappa* pode agora ser calculado, como a seguir:

$Kappa =$

$$\frac{\begin{pmatrix} \text{Percentual} \\ \text{de concordância} \\ \text{observada} \end{pmatrix} - \begin{pmatrix} \text{Percentual de} \\ \text{concordância esperada} \\ \text{apenas pelo acaso} \end{pmatrix}}{100\% - \begin{pmatrix} \text{Percentual de} \\ \text{concordância esperada} \\ \text{apenas pelo acaso} \end{pmatrix}}$$

$$= \frac{90{,}7\% - 51{,}7\%}{100\% - 51{,}7\%} = \frac{39\%}{48{,}3\%} = 0{,}81$$

Landis e Koch[4] sugeriram que um *kappa* maior do que 0,75 representa uma excelente concordância além do acaso, abaixo de 0,40 uma concordância pobre, e entre 0,40 e 0,75 uma concordância de intermediária a boa. O teste para significância estatística de *kappa* é descrito por Fleiss.[5] Consideráveis discussões emergiram acerca do uso apropriado do *kappa*, tema abordado por MacLure e Willett.[6]

RELAÇÃO ENTRE VALIDADE E CONFIABILIDADE

Para concluir esse capítulo, comparemos validade e confiabilidade através de uma representação gráfica.

A linha horizontal na Figura 5-17 é uma escala de valores para uma determinada variável, como nível glicêmico, com seus valores reais indicados. Os resultados obtidos pelo teste são mostrados pela curva. A curva é estreita, indicando que os resultados são razoavelmente confiáveis (reproduzíveis); infelizmente, no entanto, eles se agrupam distante do valor verdadeiro, logo, não são válidos. A Figura 5-18 mostra uma curva ampla e, portanto, com baixa confiabilidade. Entretanto, os valores obtidos agrupam-se em torno do valor real, sendo, dessa forma, válidos. Sem dúvida, o que gostaríamos de obter são resultados tanto válidos como confiáveis (Fig. 5-19).

É importante salientar que, na Figura 5-18, em que a distribuição dos resultados do teste é uma curva ampla centrada no valor verdadeiro, descrevemos os resultados como válidos. Entretanto, os resultados são válidos somente para um grupo (*i.e.*, eles tendem a agrupar-se em torno do valor verdadeiro). É importante lembrar que o que pode ser válido para um grupo ou população pode não ser para um indivíduo em um cenário clínico. Quando a confiabilidade ou reprodutibilidade de um teste são pobres, sua validade para o indivíduo também pode ser pobre. A distinção entre validade populacional e individual é, portanto, um fator importante na avaliação da qualidade de testes diagnósticos e de rastreamento.

CONCLUSÃO

Este capítulo discutiu a validade de testes de diagnóstico e de rastreamento, medidos por sua sensibilidade e especificidade, seus valores preditivos, e sua confiabilidade ou reprodutibilidade. Certamente, independente de quão sensível e específico um teste possa ser, se os seus resultados não podem ser reproduzidos, ele é de pouca utilidade. Devemos, portanto, ter em mente todas essas características ao avaliarmos tais testes, juntamente com os propósitos para os quais serão utilizados.

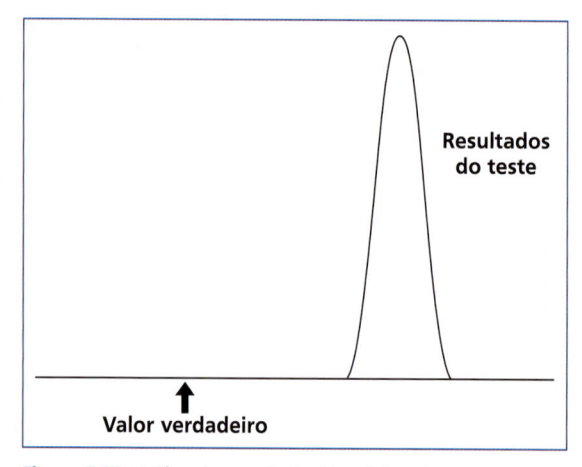

Figura 5-17. Gráfico dos resultados hipotéticos de um teste que são confiáveis, mas não válidos.

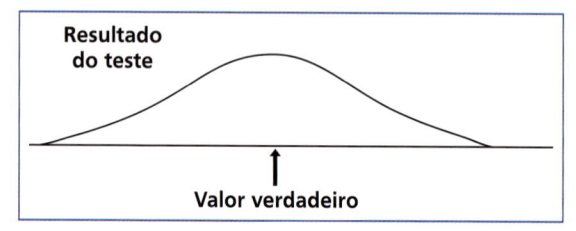

Figura 5-18. Gráfico dos resultados hipotéticos de um teste que são válidos, mas não confiáveis.

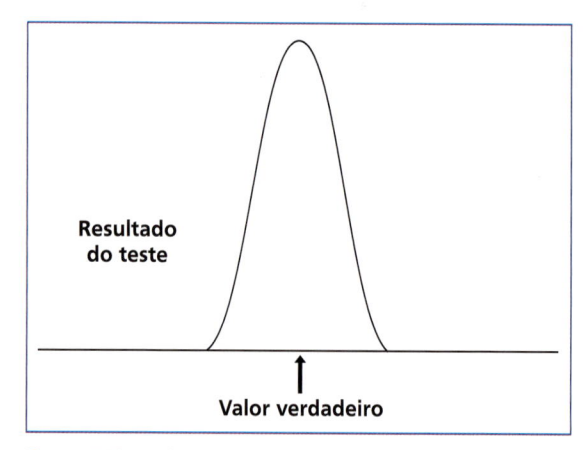

Figura 5-19. Gráfico dos resultados hipotéticos de um teste que são tanto válidos quanto confiáveis.

REFERÊNCIAS

1. Sheffield LJ, Sackett DL, Goldsmith CH, et al: A clinical approach to the use of predictive values in the prenatal diagnosis of neural tube defects. Am J Obstet Gynecol 145:319, 1983.
2. Cohen J: A coefficient of agreement for nominal scales. Educ Psychol Meas 20:37, 1960.
3. Ghandur-Mnaymneh L, Raub WA, Sridhar KS, et al: The accuracy of the histological classification of lung carcinoma and its reproducibility: A study of 75 archival cases of adenosquamous carcinoma. Cancer Invest 11:641, 1993.
4. Landis JR, Koch GG: The measurement of observer agreement for categorical data. Biometrics 33:159, 1977.
5. Fleiss JL: Statistical Methods for Rates and Proportions, 2nd ed. New York, John Wiley & Sons, 1981.
6. MacLure M, Willett WC: Misinterpretation and misuse of the kappa statistic. Am J Epidemiol 126:161, 1987.

APÊNDICES DO CAPÍTULO 5

O texto do Capítulo 5 enfoca a lógica subjacente aos cálculos de sensibilidade, especificidade e valores preditivos. O Apêndice 1 resume as medidas de validade para testes de rastreamento em detectar a presença ou ausência de certa doença, as páginas no texto onde as medidas foram primeiramente introduzidas e a interpretação de cada medida. Aos que preferirem ver a fórmula para cada medida, elas são fornecidas na coluna mais à direita da tabela; contudo, elas não são essenciais no entendimento da lógica subjacente ao cálculo de cada medida.

O Apêndice 2 resume os três passos requeridos para o cálculo da estatística *kappa*.

Apêndice 1 do Capítulo 5: Medidas de Validade do Teste e suas Interpretações

	Medida de validade do teste	Número da página	Interpretação	Fórmula
Testes de rastreamento INDIVIDUAIS	Sensibilidade	90	A proporção dos que têm a doença *com* teste *positivo*	$\dfrac{TP}{TP + FN}$
	Especificidade	90	A proporção dos que *não têm* a doença com teste *negativo*	$\dfrac{TN}{TN + FP}$
	Valor preditivo positivo	100-101	A proporção dos que têm o resultado do teste *positivo* e estão doentes	$\dfrac{TP}{TP + FP}$
	Valor preditivo negativo	100-101	A proporção dos que têm o resultado do teste *negativo* e NÃO estão doentes	$\dfrac{TN}{TN + FN}$
Testes de rastreamento SEQUENCIAIS	Sensibilidade líquida	95-96	A proporção dos que *têm* a doença com resultado *positivo* do teste em AMBOS os Testes 1 e 2	(Sensibilidade do Teste 1) × (Sensibilidade do Teste 2)
	Especificidade líquida	95-96	A proporção dos que *não têm* a doença com o resultado do teste *negativo* em QUALQUER um dos Testes 1 ou 2	$\left(\begin{array}{c}\text{Especificidade do Teste 1}\\+\\\text{Especificidade do Teste 2}\end{array}\right) - \left(\begin{array}{c}\text{Especificidade do Teste 1}\\\times\\\text{Especificidade do Teste 2}\end{array}\right)$
Testes de rastreamento SIMULTÂNEOS	Sensibilidade líquida	96-97	A proporção dos que *têm* a doença com o resultado do teste *positivo* em QUALQUER um dos Testes 1 ou 2	$\left(\begin{array}{c}\text{Sensibilidade do Teste 1}\\+\\\text{Sensibilidade do Teste 2}\end{array}\right) - \left(\begin{array}{c}\text{Sensibilidade do Teste 1}\\\times\\\text{Sensibilidade do Teste 2}\end{array}\right)$
	Especificidade líquida	97-98	A proporção dos que *não têm* a doença com o resultado do teste *negativo* em AMBOS os Testes 1 e 2	(Especificidade do Teste 1) × (Especificidade do Teste 2)

FN, falsos-negativos; FP, falsos-positivos; TN, verdadeiros-negativos; TP, verdadeiros-positivos.

Apêndice 2 do Capítulo 5: Os Três Passos para o Cálculo da Estatística *Kappa* (k)

Componentes	Passos
NUMERADOR O quanto melhor é a concordância observada além da concordância esperada apenas pelo acaso?	PASSO 1: $\left(\begin{array}{c}\text{Percentual de concordância}\\\text{observada}\end{array}\right) - \left(\begin{array}{c}\text{Percentual de concordância esperada}\\\text{apenas pelo acaso}\end{array}\right)$
DENOMINADOR O quanto é o máximo que os observadores poderiam ter sua concordância melhorada além da concordância esperada apenas pelo acaso?	PASSO 2: $100\% - \left(\begin{array}{c}\text{Percentual de concordância esperada}\\\text{apenas pelo acaso}\end{array}\right)$
$\dfrac{\text{NUMERADOR}}{\text{DENOMINADOR}}$ = ESTATÍSTICA *KAPPA* (κ) Do aumento máximo na concordância esperada além de apenas acaso que poderia ter ocorrido, que proporção de fato ocorreu?	PASSO 3: $\kappa = \dfrac{\left(\begin{array}{c}\text{Percentual de concordância}\\\text{observada}\end{array}\right) - \left(\begin{array}{c}\text{Percentual de concordância esperada}\\\text{apenas pelo acaso}\end{array}\right)}{100\% - \left(\begin{array}{c}\text{Percentual de concordância esperada}\\\text{apenas pelo acaso}\end{array}\right)}$

Para a discussão completa sobre *kappa* e exemplo de cálculo, veja páginas 107-110.

QUESTÕES DE REVISÃO DO CAPÍTULO 5

As questões 1, 2 e 3 estão baseadas na informação abaixo:

Um exame físico foi usado para rastreamento de câncer de mama em 2.500 mulheres com adenocarcinoma, comprovado por biópsia, e em um grupo controle de 5.000 mulheres emparelhadas por idade e raça. Os resultados do exame físico foram positivos (*i.e.*, palpação de um nódulo) em 1.800 casos e em 800 controles, todas essas não mostraram evidência de câncer na biópsia.

1. A sensibilidade do exame físico foi: _____.
2. A especificidade do exame físico foi: _____.
3. O valor preditivo positivo do exame físico foi: _____

Exame físico

Resultado	PROBLEMAS AUDITIVOS	
	Presente	Ausente
Positivo	240	40
Negativo	60	160

Audiometria

Resultado	PROBLEMAS AUDITIVOS	
	Presente	Ausente
Positivo	270	60
Negativo	30	140

A questão 4 é baseada na seguinte informação:

Um teste de rastreamento é usado da mesma forma em duas populações similares, mas a proporção de resultados falsos-positivos entre aqueles que tiveram resultados positivos na população A é mais baixa do que entre aqueles que tiveram resultados positivos na população B.

4. Qual é a explicação mais provável para esse achado?
   a. É impossível determinar a causa da diferença
   b. A especificidade do teste é mais baixa na população A
   c. A prevalência da doença é mais baixa na população A
   d. A prevalência da doença é mais alta na população A
   e. A especificidade do teste é maior na população A

A questão 5 é baseada na seguinte informação:

Um exame físico e uma audiometria foram realizados em 500 pessoas com suspeita de problemas auditivos, dos quais 300 casos foram confirmados.

Os resultados dos exames foram:

5. Comparado ao exame físico, a audiometria apresenta:
   a. Igualdade entre sensibilidade e especificidade
   b. Menor sensibilidade e menor especificidade
   c. Menor sensibilidade e maior especificidade
   d. Maior sensibilidade e menor especificidade
   e. Maior sensibilidade e maior especificidade

A questão 6 é baseada na seguinte informação:

Dois pediatras querem investigar um novo teste laboratorial que identifica infecções estreptocócicas. O Dr. Kidd utiliza o teste padrão de cultura, que apresenta sensibilidade de 90% e especificidade de 96%. O Dr. Childs utiliza o novo teste, cuja sensibilidade e especificidade são de 96%.

6. Se 200 pacientes se submeterem a ambos os testes, qual das afirmativas está correta?
   a. O Dr. Kidd identificará corretamente mais pessoas com infecção por estreptococos do que o Dr. Childs
   b. O Dr. Kidd identificará corretamente menos pessoas com infecção por estreptococos do que o Dr. Childs
   c. O Dr. Kidd identificará corretamente mais pessoas sem infecção por estreptococos do que o Dr. Childs
   d. É necessário saber a prevalência da infecção por estreptococos para determinar qual pediatra identificará corretamente o maior número de pessoas com a doença.

As questões 7 e 8 estão baseadas nas seguintes informações:

Um estudo de rastreamento de câncer de cólon está sendo conduzido em Nottingham, Inglaterra. Indivíduos com idades entre 50 e 75 anos serão rastreados pelo teste de Pesquisa de Sangue Oculto nas Fezes (PSOF). Nesse teste, uma amostra de fezes é avaliada para a presença de sangue.

7. O teste de PSOF tem sensibilidade de 70% e especificidade de 75%. Se Nottingham tiver uma prevalência de 12/1.000 para câncer de cólon, qual o valor preditivo positivo para o teste?

8. Se o resultado do teste de Pesquisa de Sangue Oculto nas Fezes (PSOF) é negativo, nenhum teste a mais é realizado. Se o resultado da PSOF é positivo, o indivíduo terá uma segunda amostra de fezes testada com o teste PSOF II. Se a segunda amostra também tiver resultado positivo para sangramento, o indivíduo será enviado para uma avaliação mais extensa. Qual é o efeito na sensibilidade líquida e especificidade líquida desse método de rastreamento?
    a. A sensibilidade e a especificidade líquidas estão, ambas, aumentadas
    b. A sensibilidade líquida é diminuída e a especificidade líquida é aumentada
    c. A sensibilidade líquida permanece a mesma e a especificidade líquida é aumentada
    d. A sensibilidade líquida é aumentada e a especificidade líquida é diminuída
    e. Os efeitos na sensibilidade e especificidade líquidas não podem ser determinados pelos dados

As questões de 9 a 12 estão baseadas na informação abaixo:

Dois médicos foram convocados para classificarem 100 radiografias de tórax como anormal ou normal. A comparação de suas classificações é apresentada no quadro a seguir:

Classificações das Radiografias de Tórax do Médico 1 Comparadas ao Médico 2

Médico 1	Médico 2 Anormal	Médico 2 Normal	Total
Anormal	40	20	60
Normal	10	30	40
Total	50	50	100

9. O percentual geral de concordância simples, entre os dois médicos, fora do total é: _____

10. O percentual geral de concordância entre os dois médicos, excluindo as radiografias que ambos classificaram como normal, é: _____

11. O valor do *Kappa* é: _____

12. Que nível de concordância esse *Kappa* representa?
    a. Excelente
    b. De intermediário a bom
    c. Pobre

Capítulo 6

História Natural da Doença: Maneiras de Expressar o Prognóstico

> **Objetivos do aprendizado**
> - Comparar cinco diferentes maneiras de descrever a história natural da doença: taxa de letalidade, taxa de sobrevida em cinco anos, sobrevida esperada, mediana do tempo de sobrevida e taxa relativa de sobrevida
> - Descrever duas abordagens para calcular a sobrevida observada ao longo do tempo: a abordagem da tábua de vida e o método de Kaplan-Meier
> - Ilustrar o uso das tábuas de vida para avaliar as mudanças na sobrevida
> - Descrever como as melhorias nos métodos diagnósticos disponíveis podem afetar a estimativa de prognóstico (migração de estágio)

Até esse ponto, aprendemos como testes de diagnóstico e rastreamento permitem a categorização dos indivíduos como doentes ou saudáveis. Uma vez que uma pessoa é identificada como tendo certa doença, surge a questão: "Como podemos caracterizar a história natural da doença em termos quantitativos?" Tal quantificação é importante por diversas razões. Primeiro, é necessário descrever a gravidade de uma doença para estabelecer prioridades em serviços clínicos e programas de saúde pública. Segundo, pacientes frequentemente fazem perguntas sobre prognóstico (Fig. 6-1). Terceiro, tal quantificação é importante para se estabelecer uma referência para a história natural, de modo que quando novos tratamentos se tornam disponíveis, seus efeitos podem ser comparados com o desfecho esperado na ausência dos mesmos. Além disso, se diferentes tipos de terapia estão disponíveis para determinada doença, como tratamentos cirúrgicos ou clínicos, queremos ser capazes de compará-los em termos de efetividade. Portanto, para permitir tais comparações, necessitamos de meios quantitativos para expressar o prognóstico em grupos que recebem diferentes tratamentos.

Esse capítulo descreve algumas das maneiras nas quais o prognóstico pode ser descrito em termos quantitativos para um grupo de pacientes. Assim, discute-se a história natural da doença (prognóstico), e os capítulos posteriores discutem a questão de como intervir na história natural da doença para melhorar o prognóstico: os Capítulos 7 e 8 discutem como os ensaios clínicos randomizados são usados para selecionar drogas ou outros tratamentos mais apropriados, e o Capítulo 18 discute como a doença pode ser detectada em um ponto mais precoce do que o usual em sua história natural para maximizar a efetividade do tratamento.

Para discutir prognóstico, vamos iniciar com uma representação esquemática da história natural da doença em um paciente, como mostrado na Figura 6-2.

O ponto A marca o início biológico da doença. Frequentemente, esse ponto não pode ser identificado, pois ocorre de modo subclínico, talvez como uma alteração subcelular, tal como alterações no DNA. Em algum ponto na progressão do processo de doença (ponto P) evidências patológicas de doença poderiam ser obtidas se fossem vistas. Subsequentemente, sinais e sintomas da doença se desenvolvem no paciente (ponto S), e em algum momento após isso, o paciente pode procurar cuidados médicos (ponto M). O paciente, então, pode receber um diagnóstico (ponto D) após o qual o tratamento pode ser instituído (ponto T). O curso subsequente da doença pode resultar em cura, controle (com ou sem incapacidade funcional) ou mesmo morte.

Em que ponto começamos a quantificar o tempo de sobrevida? Idealmente devemos preferir fazê-lo desde o início da doença. Geralmente, isso não é possível, pois o tempo do início biológico em um indivíduo não é conhecido. Se fôssemos contar a partir do tempo em que um sintoma começa, introduziríamos uma considerável variabilidade subjetiva na avaliação do tempo de sobrevida. Geralmente, a fim de padronizar os cálculos, a duração da sobrevida é contada a partir do momento do diagnóstico. Entretanto, mesmo com o uso desse ponto inicial ocorre variabilidade, pois os pacientes diferem em relação ao ponto em que buscam cuidados médicos. Além disso, algumas doenças, como certos tipos de artrite, são indolores e

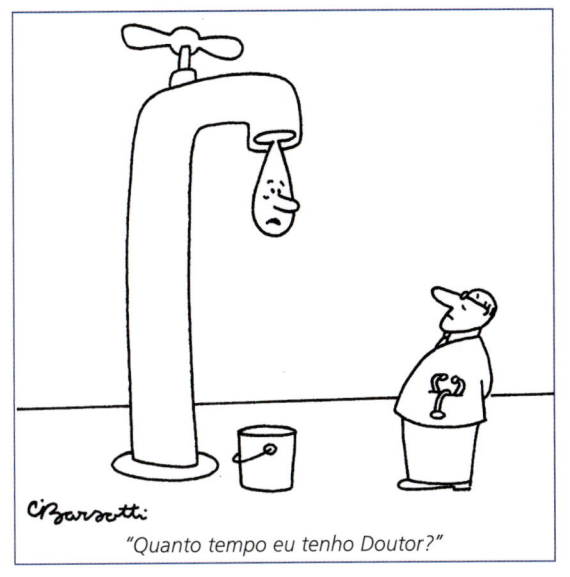

Figura 6-1. "Quanto tempo eu tenho Doutor?" Inquietação sobre prognóstico. (© The New Yorker Collection 2001. Charles Barsotti from cartoonbank.com. Todos os direitos reservados.)

se desenvolvem lentamente de modo que os pacientes podem não ser capazes de identificar o início dos sintomas ou o momento em que buscaram cuidados médicos. Ainda, quando a sobrevida é contada a partir do diagnóstico, qualquer paciente que tenha morrido antes que o diagnóstico tenha sido realizado será excluído da contagem. Que efeito teria esse problema em nossas estimativas de prognóstico?

Uma importante questão relacionada é: "como é feito o diagnóstico?" Há um teste patognomônico claro para a doença em questão? Este tipo de teste, frequentemente, não está disponível. Algumas vezes a doença pode ser diagnosticada pelo isolamento de um agente infeccioso, mas como pessoas podem ser portadoras de organismos sem estarem atualmente infectadas, não sabemos com certeza se o microrganismo isolado é a causa da doença. Para algumas doenças, podemos preferir fazer um diagnóstico por confirmação tecidual, mas, frequentemente, há variabilidade na interpretação de lâminas de tecidos por diferentes patologistas. Uma questão adicional é que certos problemas de saúde, como dores de cabeça, dor lombar e dismenorreia podem não ter um diagnóstico específico por meio de lâminas de tecido. Consequentemente, quando dizemos que a sobrevida é medida a partir do momento do diagnóstico, esse período de tempo nem sempre é claro. Essas questões deveriam ser mantidas em mente quando procedemos à discussão das diferentes abordagens para estimar prognóstico.

Prognósticos podem ser expressos tanto em termos de mortes pela doença quanto sobreviventes com a doença. Ambas as abordagens são utilizadas na discussão que se segue. O ponto final utilizado para o propósito de nossa discussão é a morte. Como a morte é inevitável, não estamos falando sobre morrer *versus* não morrer, mas sobre como estender o intervalo até que a morte ocorra. Outros pontos finais podem ser utilizados, incluindo intervalo entre diagnóstico e recorrência de doença ou do diagnóstico ao tempo de diminuição da capacidade funcional, incapacidades ou mudanças na qualidade de vida dos pacientes, todas essas podem ser afetadas pela invasividade do tratamento disponível ou pela extensão em que alguns dos sintomas podem ser aliviados, mesmo que a expectativa de vida do paciente não possa ser estendida. Todas essas são medidas importantes, mas não são discutidas neste capítulo.

TAXA DE LETALIDADE

A primeira maneira de expressar prognóstico é a *taxa de letalidade*, que foi discutida no Capítulo 4. A taxa de letalidade é definida como o número de pessoas que morrem de uma doença dividido pelo número de pessoas com a doença. Uma vez que uma pessoa tenha a doença, qual a sua probabilidade de morrer em decorrência desta doença? Note que o denominador para a taxa de letalidade é o número de pessoas que apresentam a doença. Essa é a diferença de uma *taxa de mortalidade* em que o denominador inclui todos os com risco de morrer por causa da doença – tanto as

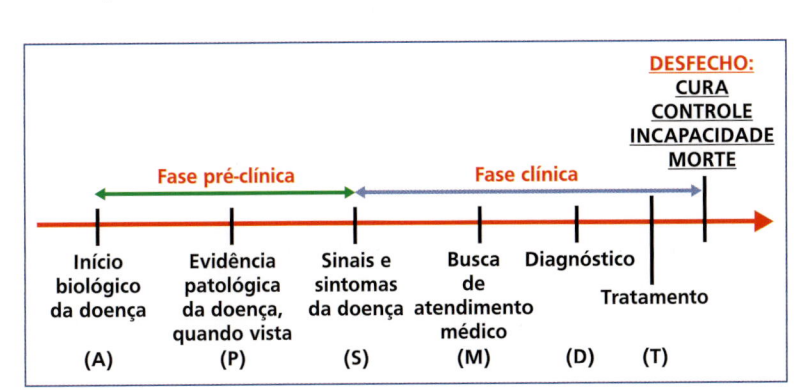

Figura 6-2. História natural da doença em um paciente.

pessoas que apresentam a doença quanto as que (ainda) não, mas nas quais ela poderia vir a se desenvolver.

A taxa de letalidade não inclui nenhuma afirmação explícita de tempo. Entretanto, o tempo está implicitamente expresso, pois a letalidade geralmente é utilizada para doenças agudas em que a morte, se ocorrer, se dá relativamente logo após o diagnóstico. Assim, se a história natural da doença é conhecida, o *termo letalidade* se refere ao período após o diagnóstico durante o qual pode-se esperar que ocorra a morte.

A taxa de letalidade é idealmente adequada para doenças de curta duração e condições agudas. Em doenças crônicas, em que a morte pode ocorrer muitos anos após o diagnóstico e a possibilidade de morte por outras causas se torna mais provável, a taxa de letalidade é uma medida menos útil. Portanto, utilizamos diferentes abordagens para expressar prognósticos em tais doenças.

PESSOAS/ANO

Uma maneira útil de se expressar mortalidade é usar o número de mortes dividido pelo número de pessoas/ano em que um grupo é observado. Como os indivíduos são frequentemente observados por diferentes períodos de tempo, a unidade utilizada para contagem do período de observação é a de pessoas/ano (o termo pessoas/ano foi previamente discutido no Capítulo 3, páginas 42-45). O número de pessoas/ano para duas pessoas, cada uma sendo observada por cinco anos, é igual ao de 10 pessoas observadas por um ano, ou seja, 10 pessoas/ano. Os números de pessoas/ano podem, então, ser somados e o número de eventos, como mortes, calculados pelo número de pessoas/ano observadas.

Um problema no uso de pessoas/ano é que se assume que cada pessoa/ano é equivalente a todas as outras pessoas/ano (*i.e.*, o risco de qualquer pessoa/ano observada é o mesmo). Entretanto, isso pode não ser verdadeiro. Considere a Figura 6-3 mostrando dois exemplos de 10 pessoas/ano: duas pessoas observadas por 5 anos cada e 5 pessoas observadas por dois anos cada. São equivalentes?

Suponha a situação mostrada na Figura 6-4, em que o período de maior risco de morte é, desde logo após o diagnóstico, até aproximadamente 20 meses após o diagnóstico. Claramente, a maioria das pessoas/ano no primeiro exemplo, que são as duas observadas por 5 anos, está fora do período de maior risco (Fig. 6-5). Em contraste, a maioria dos intervalos de 2 anos das 5 pessoas mostradas no segundo exemplo ocorrerá no período de maior risco (Fig. 6-6). Consequentemente, quando comparamos os dois exemplos

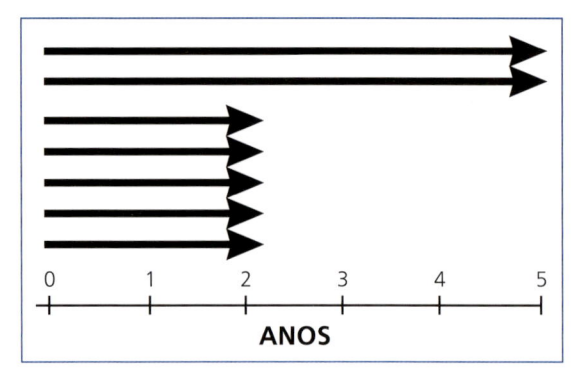

Figura 6-3. Dois exemplos de 10 pessoas/ano: duas pessoas observadas por 5 anos e cinco observadas por 2 anos.

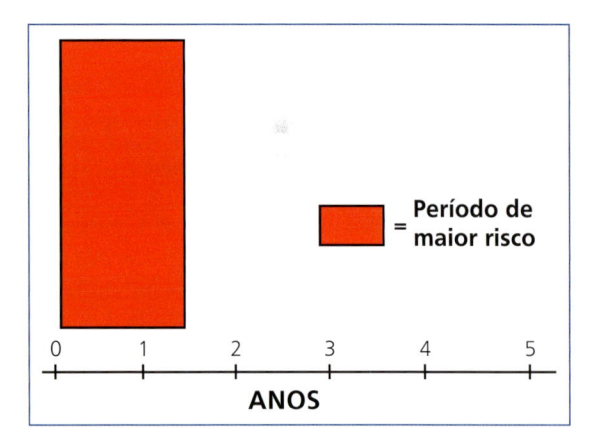

Figura 6-4. O período de maior risco inicia logo após o diagnóstico e vai até cerca de 20 meses após o diagnóstico.

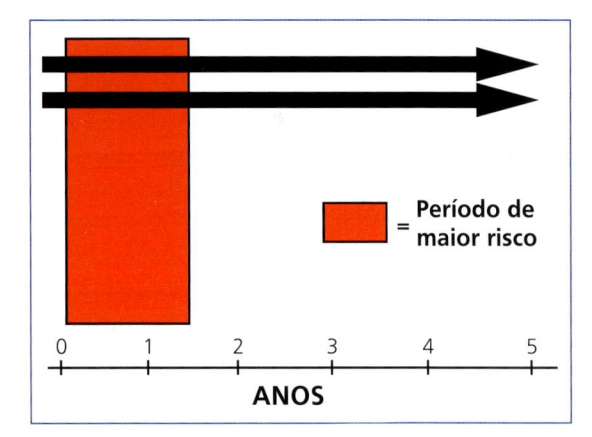

Figura 6-5. Duas pessoas observadas por 5 anos e a relação com o período de maior risco.

(Fig. 6-7), mais mortes são esperadas no exemplo das 5 pessoas observadas por 2 anos do que no exemplo das 2 observadas por 5 anos. Apesar disso, pessoa/ano são úteis como denominadores de taxas de eventos em muitas situações, incluindo ensaios clínicos ran-

Capítulo 6 ■ HISTÓRIA NATURAL DA DOENÇA: MANEIRAS DE EXPRESSAR O PROGNÓSTICO

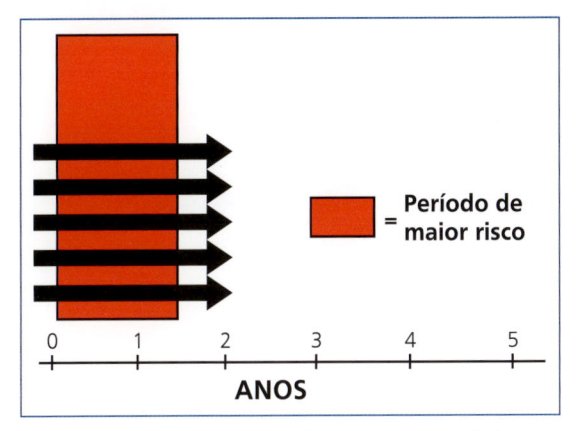

Figura 6-6. Cinco pessoas observadas por 2 anos e a relação com o período de maior risco.

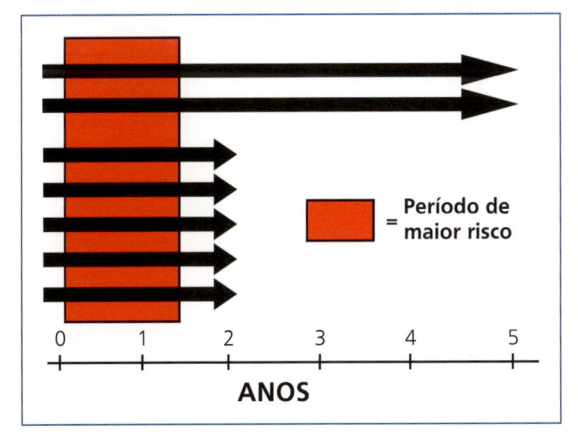

Figura 6-7. Dois exemplos de 10 pessoas/ano em que o período de maior risco inicia logo após o diagnóstico e vai até cerca de 20 meses após o diagnóstico.

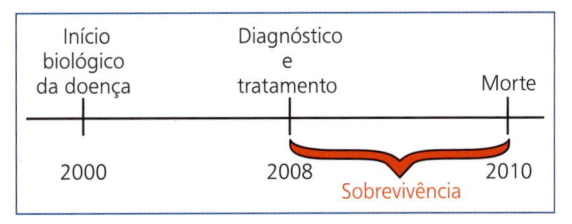

Figura 6-8. O problema de sobrevida em 5 anos em um rastreamento populacional: I. Situação sem rastreamento.

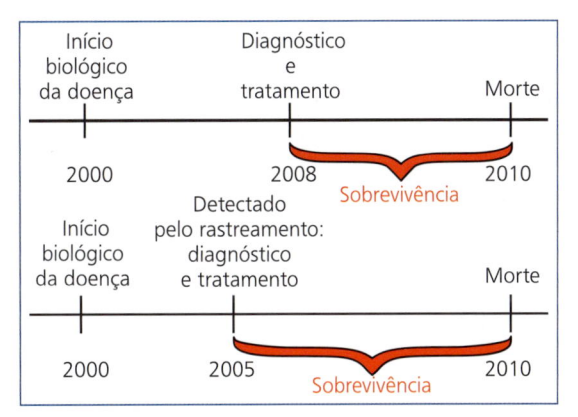

Figura 6-9. O problema de sobrevida em 5 anos em um rastreamento populacional: II. Detecção precoce da doença pelo rastreamento.

domizados (ver Capítulos 7 e 8) e estudos de coorte (ver Capítulo 9).

TAXA DE SOBREVIDA EM 5 ANOS

Outra medida utilizada para expressar prognóstico é a taxa de *sobrevida em 5 anos*. Esse termo frequentemente é utilizado em medicina clínica, particularmente na avaliação de tratamentos para câncer.

A taxa de sobrevida em 5 anos é o percentual de pacientes que estão vivos 5 anos após o início do tratamento ou 5 anos após o diagnóstico. (Embora a taxa de sobrevida em 5 anos seja, geralmente, referida como uma taxa, é, na verdade, uma proporção.) Apesar do amplo uso do intervalo de 5 anos, deve-se ressaltar que não há nada mágico em 5 anos. Certamente, nenhuma mudança biológica significativa acontece abruptamente nos 5 anos da história natural de uma doença que justifique seu uso como um ponto final. Entretanto, a maioria das mortes por câncer ocorre durante esse período após o diagnóstico, então, a sobrevida em 5 anos tem sido usada como um indicador de sucesso no tratamento do câncer.

Um problema do uso da taxa de sobrevida em 5 anos tornou-se mais proeminente nos últimos anos com o advento de programas de rastreamento. Vamos examinar um exemplo hipotético: a Figura 6-8 mostra uma linha de tempo para uma mulher que teve o início biológico de câncer de mama em 2000. Como a doença era subclínica naquele momento, ela não apresentava sintomas. Em 2008, ela sentiu uma protuberância em sua mama que precipitou uma consulta com seu médico, que fez o diagnóstico. A paciente então sofreu uma mastectomia. Em 2010, ela morreu em decorrência de câncer metastático. Avaliada pela taxa de sobrevida em 5 anos, frequentemente utilizada em oncologia como uma medida de terapia exitosa, essa paciente não foi um "sucesso", pois ela sobreviveu apenas a 2 anos após o diagnóstico.

Vamos agora imaginar que essa mulher viveu em uma comunidade em que havia uma campanha agressiva de rastreamento de câncer de mama (linha de tempo inferior na Fig. 6-9). Como anteriormente, o início biológico da doença ocorreu em 2000, mas em 2005 ela foi identificada pelo rastreamento como tendo um nódulo muito pequeno em sua mama. Ela foi operada em 2005, mas morreu em 2010. Como ela sobreviveu por 5 anos após diagnóstico e terapia, ela agora seria identificada como um sucesso terapêutico em termos da sobrevida em 5 anos. Entretanto, essa sobrevida aparentemente longa é artificial. A morte ocorreu em 2010; a vida da paciente não aumentou pela detecção e terapia precoces. O que ocorreu é que o intervalo entre o seu diagnóstico (e tratamento) e a morte foi aumentado pela detecção precoce, mas não houve retardo no tempo da morte (o intervalo entre o diagnóstico precoce em 2005, possibilitado pelo rastreamento, e o tempo posterior usual de diagnóstico, em 2008, é chamado de *lapso de tempo* (*lead time*). Esse conceito é discutido em detalhes no Capítulo 18, no contexto da avaliação de programas de rastreamento). É equivocado concluir que, dada a sobrevida em 5 anos da paciente, o desfecho do segundo cenário é melhor que o do primeiro, pois nenhuma mudança na história natural da doença ocorreu, como reflete o ano da morte. De fato, a única mudança ocorrida é que o diagnóstico foi feito 3 anos antes (2005 *versus* 2008), a paciente recebeu cuidados médicos para câncer de mama, com todas as suas dificuldades, por três anos a mais. Assim, quando o rastreamento é realizado, maior taxa de sobrevida em 5 anos pode ser observada, não porque as pessoas vivem mais, mas somente porque o diagnóstico foi feito mais precocemente. Esse tipo de potencial viés (*viés de tempo de espera*) deve ser levado em conta quando da avaliação de qualquer programa de rastreamento, antes que se possa concluir que o rastreamento é benéfico em estender a sobrevida.

Outro problema com a sobrevida em 5 anos é que se quisermos olhar a experiência de sobrevida de um grupo de pacientes que foi diagnosticado há menos de 5 anos, certamente não podemos usar esse critério, pois são necessários 5 anos de observação nesses pacientes para calcular a sobrevida em 5 anos. Portanto, se quisermos avaliar uma terapia que foi introduzida há menos de 5 anos, a medida de sobrevida em 5 anos não é apropriada.

Uma questão final relacionada com sobrevida em 5 anos é mostrada na Figura 6-10. Aqui vemos curvas de sobrevida para duas populações, A e B. A sobrevida em 5 anos é de aproximadamente 10%. Entretanto, as curvas que levam à mesma sobrevida em 5 anos são bastantes diferentes. Embora a sobrevida em 5 anos seja a mesma em ambos os grupos, a maioria das mortes no grupo A não ocorreu até o quinto ano, enquanto a maioria das mortes no grupo B ocorreu no primeiro ano. Assim, apesar de as sobrevidas em 5 anos serem idênticas, durante os 5 anos é claramente melhor para aqueles do grupo A.

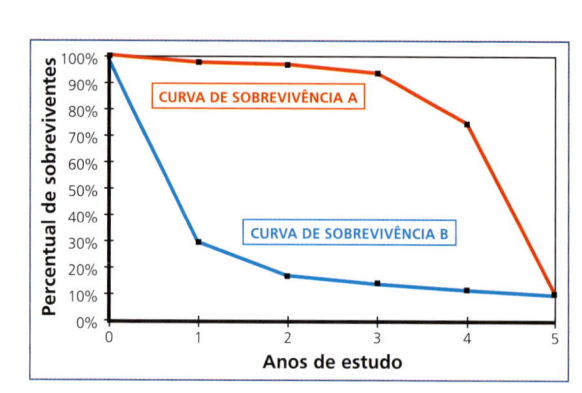

Figura 6-10. Curva de sobrevida em 5 anos em duas populações hipotéticas.

SOBREVIDA OBSERVADA

Análise Racional para as Tábuas de Vida

Outra abordagem é usar a sobrevida vigente observada ao longo do tempo. Para esse propósito, utilizamos uma *tábua de vida*. Vamos examinar a estrutura conceitual que serve de base para o cálculo de taxas de sobrevida utilizando uma tábua de vida.

A Tabela 6-1 mostra um estudo hipotético de resultados de uma terapia em pacientes tratados entre

TABELA 6-1. Estudo Hipotético dos Resultados de Pacientes Tratados de 2000 a 2004 e Acompanhados até 2005 (Nenhuma Perda no Acompanhamento)

Ano do tratamento	Número de pacientes tratados	NÚMERO DE PACIENTES VIVOS NO ANIVERSÁRIO DO TRATAMENTO				
		2001	2002	2003	2004	2005
2000	84	44	21	13	10	8
2001	62		31	14	10	6
2002	93			50	20	13
2003	60				29	16
2004	76					43

TABELA 6-2. Rearranjo dos Dados da Tabela 6-1, Mostrando a Sobrevida Tabulada por Anos desde o Arrolamento no Tratamento (Nenhuma Perda no Acompanhamento)

Ano do tratamento	Nº de pacientes tratados	NÚMERO DE PACIENTES VIVOS NO FINAL DO ANO				
		1º ano	2º ano	3º ano	4º ano	5º ano
2000	84	44	21	13	10	8
2001	62	31	14	10	6	
2002	93	50	20	13		
2003	60	29	16			
2004	76	43				

2000 e 2004 e acompanhados em 2005 (apenas com um rápido olhar para essa tabela você pode dizer que o exemplo é hipotético, pois o título indica que ninguém foi perdido durante o acompanhamento).

Para cada ano de tratamento, a tabela mostra o número de pacientes arrolados para o tratamento e o número de pacientes vivos a cada ano após seu início. Por exemplo, dos 84 pacientes arrolados em 2000, 44 estavam vivos em 2001, 1 ano após o início do tratamento; 21 estavam vivos em 2002; e assim por diante.

Os resultados na Tabela 6-1 são de todos os dados disponíveis para avaliação do tratamento. Se quisermos descrever o prognóstico nesses pacientes tratados utilizando todos os dados da tabela, obviamente não podemos utilizar a taxa de sobrevida em 5 anos, pois o grupo total de 375 pacientes não foi observado por 5 anos. Poderíamos calcular a taxa de sobrevida em 5 anos utilizando somente os 84 pacientes que foram arrolados em 2000 e observados até 2005, pois foram os únicos observados por 5 anos. Entretanto, isso requereria que descartássemos o restante das informações, o que seria inadequado, pois foram envolvidos esforços e despesas na obtenção dos dados que também poderiam fornecer informações adicionais sobre a sobrevida dos pacientes sobre a efetividade do tratamento. A questão é: Como podemos usar *todas* as informações da Tabela 6-1 para descrever a experiência de sobrevida dos pacientes nesse estudo?

Para usar todas as informações, reorganizamos os dados da Tabela 6-1, como mostra a Tabela 6-2. Nela os dados são mostrados como o número de pacientes que começaram o tratamento em cada ano e o número daqueles que estão vivos em cada aniversário do início do tratamento. Os pacientes que começaram o tratamento em 2004 foram observados por apenas 1 ano, pois o estudo terminou em 2005.

Com os dados nesse formato, como usamos a Tabela? Primeiro perguntamos "qual a probabilidade de sobrevida por 1 ano após o início do tratamento?" Para responder a essa questão, dividimos o número total de pacientes que estavam vivos 1 ano após o início do tratamento (197) pelo número total de pacientes que começaram o tratamento (375) (Tabela 6-3).

TABELA 6-3. Análise de Sobrevida em Pacientes Tratados de 2000 a 2004 e Acompanhados até 2005 (Nenhuma Perda no Acompanhamento): I

Ano do tratamento	Nº de pacientes tratados	NÚMERO DE PACIENTES VIVOS NO FINAL DO ANO				
		1º ano	2º ano	3º ano	4º ano	5º ano
2000	84	44	21	13	10	8
2001	62	31	14	10	6	
2002	93	50	20	13		
2003	60	29	16			
2004	76	43				
Totais	375	197				

P_1 = probabilidade de sobrevida no primeiro ano = $\dfrac{197}{375}$ = 0,525

TABELA 6-4. Análise de Sobrevivência em Pacientes Tratados de 2000 a 2004 e Acompanhados até 2005 (Nenhuma Perda no Acompanhamento): II

Ano do tratamento	Nº de pacientes tratados	Nº DE PACIENTES VIVOS NO FINAL DO ANO				
		1º ano	2º ano	3º ano	4º ano	5º ano
2000	84	44	21	13	10	8
2001	62	31	14	10	6	
2002	93	50	20	13		
2003	60	29	16			
2004	76	43				
Totais		197	71			

P_2 = probabilidade de sobrevivência no segundo ano = $\dfrac{71}{197 - 43}$ = 0,461

A probabilidade de sobreviver o primeiro ano (P_1) é:

$$P_1 = \frac{197}{375} = 0,525$$

Logo depois, perguntamos "Qual a probabilidade que, tendo sobrevivido ao primeiro ano após o início do tratamento, o paciente sobreviva ao segundo ano?" Vemos, na Tabela 6-4, que 197 pessoas sobreviveram ao primeiro ano, mas para 43 delas (as que foram arroladas em 2004) não temos informações adicionais, pois foram observadas somente por um ano. Como 71 sobreviveram ao segundo ano, calculamos a probabilidade de sobrevida para o segundo ano, se o paciente sobreviveu ao primeiro (P_2), como:

$$P_2 = \frac{71}{197 - 43} = 0,461$$

No denominador subtraímos os 43 pacientes para os quais não temos dados do segundo ano.

Seguindo esse padrão, perguntamos: "Uma vez que a pessoa sobreviveu até o fim do segundo ano, qual a probabilidade de sobreviver até o final do terceiro?"

Na Tabela 6-5 vemos que 36 sobreviveram ao terceiro ano. Embora 71 tenham sobrevivido ao segundo ano, não temos informações adicionais da sobrevida de 16 deles, pois eles foram arrolados mais tarde no estudo. Portanto, subtraímos 16 de 71 e calculamos a probabilidade de sobrevida ao terceiro ano, dada a sobrevida ao segundo ano (P_3), como:

$$P_3 = \frac{36}{71 - 16} = 0,655$$

Então perguntamos, "se uma pessoa sobrevive até o fim do terceiro ano, qual a probabilidade de sobreviver até o final do quarto?"

Como visto na Tabela 6-6, um total de 36 pessoas sobreviveram ao terceiro ano, mas não temos infor-

TABELA 6-5. Análise de Sobrevivência em Pacientes Tratados de 2000 a 2004 e Acompanhados até 2005 (Nenhuma Perda no Acompanhamento): III

Ano do tratamento	Nº de pacientes tratados	Nº DE PACIENTES VIVOS NO FINAL DO ANO				
		1º ano	2º ano	3º ano	4º ano	5º ano
2000	84	44	21	13	10	8
2001	62	31	14	10	6	
2002	93	50	20	13		
2003	60	29	16			
2004	76	43				
Totais			71	36		

P_3 = probabilidade de sobrevivência no terceiro ano = $\dfrac{36}{71 - 16}$ = 0,655

mações adicionais sobre 13 delas. Como 16 sobreviveram ao quarto ano, a probabilidade de sobrevida ao quarto ano, se a pessoa sobreviveu ao terceiro (P_4), é:

$$P_4 = \frac{16}{36-13} = 0,696$$

Finalmente, fazemos o mesmo cálculo para o quinto ano (Tabela 6-7). Observamos que 16 pessoas sobreviveram ao quarto ano, mas não há informação adicional disponível para 6 delas.

Como 8 pessoas estavam vivas no fim do quinto ano, a probabilidade de sobrevida ao quinto ano, se a pessoa sobreviveu ao quarto (P_5), é:

$$P_5 = \frac{8}{16-6} = 0,800$$

Usando todos os dados calculados, perguntamos "Qual a probabilidade de sobrevida a todos os cinco anos?". A Tabela 6-8 mostra todas as probabilidades de sobreviver a cada ano, individualmente.

Agora podemos responder à questão "Se uma pessoa é arrolada no estudo, qual a probabilidade de sobreviver cinco anos após o início do tratamento?" A probabilidade de sobrevida por cinco anos é o produto de cada uma das probabilidades de sobrevida de cada ano, como mostra a Tabela 6-8. Assim, a probabilidade de sobrevida por cinco anos é:

$$= P_1 \times P_2 \times P_3 \times P_4 \times P_5$$
$$= 0,525 \times 0,461 \times 0,655 \times 0,696 \times 0,800$$
$$= 0,088, \text{ ou } 8,8\%$$

As probabilidades de sobrevida por diferentes períodos de tempo são mostradas na Tabela 6-9. Esses cálculos podem ser apresentados graficamente em uma curva de sobrevida, como na Figura 6-11. Note que esses cálculos utilizam todos os dados obtidos, in-

TABELA 6-6. Análise de Sobrevivência em Pacientes Tratados de 2000 a 2004 e Acompanhados até 2005 (Nenhuma Perda no Acompanhamento): IV

		Nº DE PACIENTES VIVOS NO FINAL DO ANO				
Ano do tratamento	Nº de pacientes tratados	1º ano	2º ano	3º ano	4º ano	5º ano
2000	84	44	21	13	10	8
2001	62	31	14	10	6	
2002	93	50	20	13		
2003	60	29	16			
2004	76	43				
Totais					36	16

P_4 = probabilidade de sobrevivência no quarto ano = $\frac{16}{36-13} = 0,696$

TABELA 6-7. Análise de Sobrevivência em Pacientes Tratados de 2000 a 2004 e Acompanhados até 2005 (Nenhuma Perda no Acompanhamento): V

		Nº DE PACIENTES VIVOS NO FINAL DO ANO				
Ano do tratamento	Nº de pacientes tratados	1º ano	2º ano	3º ano	4º ano	5º ano
2000	84	44	21	13	10	8
2001	62	31	14	10	6	
2002	93	50	20	13		
2003	60	29	16			
2004	76	43				
Totais					16	8

P_5 = probabilidade de sobrevivência no quinto ano = $\frac{8}{16-6} = 0,8$

TABELA 6-8. Probabilidade de Sobrevida para cada Ano de Estudo

P_1 = probabilidade de sobrevida no primeiro ano = $\frac{197}{375}$ = 0,525 = 52,5%

P_2 = probabilidade de sobrevida no segundo ano, tendo sobrevivido ao primeiro ano = $\frac{71}{197-143}$ = 0,461 = 46,1%

P_3 = probabilidade de sobrevida no terceiro ano, tendo sobrevivido ao segundo ano = $\frac{36}{71-16}$ = 0,655 = 65,5%

P_4 = probabilidade de sobrevida no quarto ano tendo sobrevivido ao terceiro ano = $\frac{16}{36-13}$ = 0,696 = 69,6%

P_5 = probabilidade de sobrevida no quinto ano, tendo sobrevivido ao quarto ano = $\frac{8}{16-6}$ = 0,800 = 80,0%

TABELA 6-9. Probabilidades Cumulativas de Sobrevivência por Diferentes Períodos de Tempo

Probabilidade de sobreviver 1 ano = P_1 = 0,525 = 52,5%
Probabilidade de sobreviver 2 anos = $P_1 \times P_2$ = 0,525 × 0,461 = 0,242 = 24,2%
Probabilidade de sobreviver 3 anos = $P_1 \times P_2 \times P_3$ = 0,525 × 0,461 × 0,655 = 0,159 = 15,9%
Probabilidade de sobreviver 4 anos = $P_1 \times P_2 \times P_3 \times P_4$ = 0,525 × 0,461 × 0,655 × 0,696 = 0,110 = 11,0%
Probabilidade de sobreviver 5 anos = $P_1 \times P_2 \times P_3 \times P_4 \times P_5$ = 0,525 × 0,461 × 0,655 × 0,696 × 0,800 = 0,088 = 8,8%

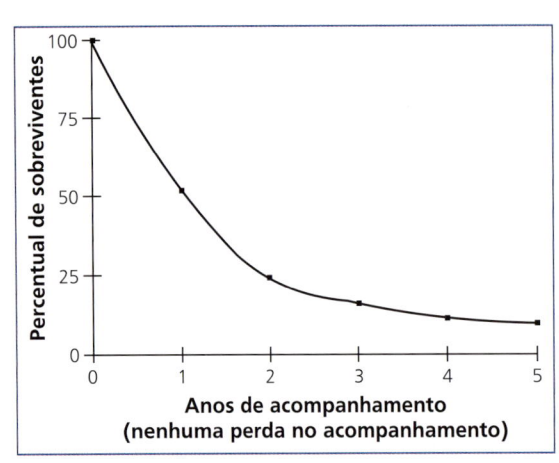

Figura 6-11. Curva de sobrevida de um exemplo hipotético em pacientes tratados de 2000 a 2004 e acompanhados até 2005.

cluindo os de pacientes que não foram observados pelos 5 anos completos do estudo. Como resultado, o uso dos dados é econômico e eficiente.

Cálculo da Tábua de Vida

Vamos agora observar os dados desse exemplo na forma tabular padrão, em que são, geralmente, apresentados para cálculo da tábua de vida. No exemplo recém-discutido, as pessoas para as quais os dados não estavam disponíveis para todos os 5 anos do estudo, eram aquelas que foram arroladas em algum momento após seu início, de modo que elas não foram observadas durante todo o período de 5 anos. Em praticamente todos os estudos de sobrevida, entretanto, os participantes são também perdidos durante o acompanhamento. Da mesma forma podem não ser encontrados ou se recusam a continuar participando do estudo. No cálculo da tábua de vida, pessoas para as quais os dados não estão disponíveis para todo o período de acompanhamento – tanto porque o seguimento não foi possível quanto porque foram arroladas após o início do estudo – são denominadas "perdas" no acompanhamento.

A Tabela 6-10 mostra dados desse exemplo com informações sobre o número de mortes e o de perdas em cada intervalo. As colunas estão numeradas meramente para referência. A linha imediatamente abaixo do rótulo da coluna mostra os termos que são frequentemente utilizados nos cálculos da tábua de vida. As próximas 5 linhas da tabela mostram dados para os 5 anos do estudo.

As colunas são:

Coluna (1): Intervalo desde o início do tratamento.
Coluna (2): Número dos indivíduos vivos no início de cada intervalo.
Coluna (3): Número de indivíduos que morreram durante o intervalo.
Coluna (4): Número de "perdas" durante o intervalo, ou seja, número de quem não poderia ser acompanhado pelo período completo do estudo, seja porque foram perdidos durante o acompanhamento ou arrolados após o início do estudo.

TABELA 6-10. Rearranjo dos Dados em um Formato-Padrão para Cálculo de Tábuas de Sobrevivência

(1) Intervalo desde o início do tratamento	(2) Vivos no início do intervalo	(3) Mortos durante o intervalo	(4) Retirados durante o intervalo
x	l_x	d_x	w_x
1º ano	375	178	0
2º ano	197	83	43
3º ano	71	19	16
4º ano	36	7	13
5º ano	16	2	6

A Tabela 6-11 adiciona quatro colunas à Tabela 6-10. Essas colunas mostram os cálculos, as novas colunas são as seguintes:

Coluna (5): O número de pessoas que estão efetivamente sob risco de morrer durante o intervalo. Assume-se que as perdas durante o acompanhamento, em cada intervalo de tempo, ocorrem uniformemente durante todo o intervalo (é mais provável que essa condição ocorra quando o intervalo é curto). Portanto, assumimos que, em média, as pessoas estiveram sob risco durante metade do intervalo. Consequentemente, para calcular o número de pessoas sob risco durante cada intervalo, subtraímos metade das perdas durante cada intervalo como indicado no cabeçalho da coluna 5.

Coluna (6): A proporção dos que morreram durante o intervalo é calculada dividindo:

$$\frac{\text{Número dos que morreram durante o intervalo (coluna 3)}}{\text{Número dos que estavam efetivamente sob o risco de morrer durante o intervalo (coluna 5)}}$$

Coluna (7): A proporção dos que não morreram durante o intervalo, ou seja, a proporção dos que estavam vivos no início do intervalo e sobreviveram a todo ele = 1 – proporção dos que morreram durante o intervalo (coluna 6).

Coluna (8): A proporção dos que sobreviveram do ponto em que foram arrolados, ao final desse intervalo (sobrevida cumulativa). Isso é obtido pela multiplicação da proporção daqueles que estavam vivos no início desse intervalo e sobreviveram a ele pela proporção dos que sobreviveram desde o arrolamento até o final do intervalo anterior. Assim, cada uma das figuras na coluna 8, mostra a proporção de pessoas arroladas no estu-

TABELA 6-11. Cálculo de uma Tábua de Sobrevivência

(1) Intervalo desde o início do tratamento	(2) Vivos no início do intervalo	(3) Mortos durante o intervalo	(4) Retirados durante o intervalo	(5) Número efetivo de expostos ao risco de morrer durante o intervalo: col. (2) – 1/2 [col. (4)]	(6) Proporção dos que morreram durante o intervalo: col. (3) / col. (5)	(7) Proporção dos que não morreram durante o intervalo: 1 – col. (6)	(8) Proporção cumulativa dos que sobreviveram desde o arrolamento no estudo até o fim do intervalo: sobrevivência cumulativa
x	l_x	d_x	w_x	l'_x	q_x	p_x	P_x
1º ano	375	178	0	375,0	0,475	0,525	0,525
2º ano	197	83	43	175,5	0,473	0,527	0,277
3º ano	71	19	16	63,0	0,302	0,698	0,193
4º ano	36	7	13	29,5	0,237	0,763	0,147
5º ano	16	2	6	13,0	0,154	0,846	0,124

do que sobreviveram ao fim desse intervalo. Isso será demonstrado pelo cálculo das duas primeiras linhas da Tabela 6-11.

Vamos olhar os dados do primeiro ano (nesses cálculos, arredondaremos os resultados em cada passo e usaremos os números arredondados no próximo cálculo. Na realidade, entretanto, quando as tábuas de vida são calculadas, os resultados não arredondados são usados para o cálculo de cada intervalo subsequente e ao fim de todos os cálculos, todos os números são arredondados para fins de apresentação dos resultados). Houve 375 indivíduos incluídos no estudo que estavam vivos no início do primeiro ano após o arrolamento (coluna 2). Desses, 178 morreram durante o primeiro ano (coluna 3). Todos os sujeitos foram acompanhados durante o primeiro ano, de modo que não houve perdas (coluna 4). Consequentemente, 375 pessoas estavam efetivamente sob risco de morte durante esse intervalo (coluna 5). A proporção dos que morreram nesse intervalo foi de 0,475: 178 (número dos que morreram [coluna 3]) dividido por 375 (número dos que estavam sob risco de morte [coluna 5]). A proporção dos que não morreram durante o intervalo é 1 – [proporção dos que morreram (1 – 0,475)] = 0,525 (coluna 7). Para o primeiro ano após o arrolamento, essa também é a proporção dos que sobreviveram do arrolamento até o final do intervalo (coluna 8).

Vamos agora examinar os dados para o segundo ano. Estes cálculos são importantes para entender porque servem de modelo para o cálculo de cada ano sucessivo na tabela de vida.

Para calcular o número de sujeitos vivos no início do segundo ano, começamos com o número de vivos no início do *primeiro* ano e subtraímos do número de mortes e "perdas" durante aquele ano. No início no segundo ano, portanto, 197 sujeitos estavam vivos no início do intervalo (coluna 2 [375 – 178 – 0]). Desses, 83 morreram durante o segundo ano (coluna 3). Houve 43 perdas, que foram observadas por apenas um ano (coluna 4). Como discutido anteriormente, subtraímos metade das perdas, 21,5 (43/2), dos 197 que estavam vivos no começo do intervalo, resultando em 175,5 pessoas que estavam efetivamente sob risco de morrer durante esse intervalo (coluna 5). A proporção dos que morreram nesse intervalo (coluna 6) foi de 0,473, ou seja, 83 (número dos que morreram [coluna 3]) dividido por 175,5 (número dos que estavam sob risco de morrer [coluna 5]). A proporção dos que não morreram durante o intervalo é 1 – proporção dos que morreram (1 – 0,473) = 0,527 (coluna 7). A proporção dos sujeitos que sobreviveram do início do tratamento até o final do segundo ano é o produto de 0,525 (proporção dos que sobreviveram do início do tratamento até o final do primeiro ano, ou seja, o começo do segundo ano) multiplicado por 0,527 (proporção de pessoas que estavam vivas no início do segundo ano e sobreviveram até o final do segundo ano) = 0,277 (coluna 8). Assim, 27,7% dos sujeitos sobreviveram do início do tratamento até o final do segundo ano. Olhando para a última entrada na coluna 8, vemos que 12,4% de todos os indivíduos arrolados no estudo sobreviveram até o final do quinto ano.

Trabalhe pelos anos remanescentes na Tabela 6-11 para ter a certeza que você entende os conceitos e cálculos envolvidos.

MÉTODO DE KAPLAN-MEIER

Em contraste com a abordagem recém-demonstrada, no método de Kaplan-Meier[1], intervalos predeterminados, como 1 mês ou 1 ano, não são utilizados. Em vez disso, identificamos o exato momento em que cada morte ocorreu, assim, cada morte termina o intervalo anterior e um novo intervalo (uma nova linha na tábua de vida) se inicia. O número de pessoas que morrem a cada ponto é usado como numerador e o número dos que sobreviveram até aquele momento (incluindo os que morreram naquele período) é usado como denominador, após a subtração de qualquer perda que tenha ocorrido antes daquele ponto.

Vamos observar o pequeno estudo hipotético mostrado na Figura 6-12. Seis pacientes foram estu-

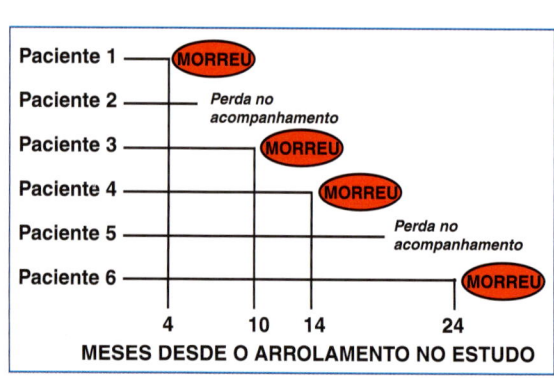

Figura 6-12. Exemplo hipotético de um estudo de seis pacientes, analisado pelo método de Kaplan-Meier.

TABELA 6-12. Cálculo de Sobrevivência Utilizando o Método de Kaplan-Meier*

(1) Tempo da morte desde o início do tratamento (meses)	(2) Número de vivos em cada período	(3) Número de mortos em cada período	(4) Proporção de mortes em cada período: $\frac{Col. (3)}{Col. (2)}$	(5) Proporção de sobreviventes em cada período: 1 − Col. (4)	(6) Proporção cumulativa dos que sobreviveram em cada período: sobrevivência cumulativa
4	6	1	0,167	0,833	0,833
10	4	1	0,250	0,750	0,625
14	3	1	0,333	0,667	0,417
24	1	1	1,000	0,000	0,000

*Ver texto e Figura 6-12, a respeito das perdas.

dados, dos quais 4 morreram e 2 foram perdidos durante o acompanhamento. As mortes ocorreram 4, 10, 14 e 24 meses após o arrolamento no estudo. Os dados foram organizados como mostra a Tabela 6-12:

Coluna (1): Os momentos de cada morte a partir do arrolamento (momento do início do tratamento).
Coluna (2): Número de pacientes vivos e acompanhados até a morte, incluindo aqueles que morreram naquele período.
Coluna (3): Número dos que morreram no período.
Coluna (4): Proporção dos que estavam vivos e foram acompanhados (coluna 2) que morreram naquele período (coluna 3) [coluna 3/coluna 2]).
Coluna (5): A proporção dos que estavam vivos e sobreviveram (1 − coluna 4).
Coluna (6): Sobrevida cumulativa (proporção dos que foram inicialmente arrolados e sobreviveram até aquele ponto).

Vamos considerar a primeira linha da Tabela. A primeira morte ocorreu aos 4 meses, nesse momento 6 pacientes estavam vivos e foram acompanhados (ver Fig. 6-12). Uma morte ocorreu nesse ponto (coluna 3), em uma proporção de 1/6 = 0,167 (coluna 4). A proporção dos que sobreviveram até esse período é 1 − coluna 4, ou 1 − 0,167 = 0,833 (coluna 5), que é também a sobrevida cumulativa nesse ponto (coluna 6).

A próxima morte ocorreu 10 meses após o arrolamento inicial dos 6 pacientes, e dados para esse momento são vistos na próxima linha da tabela. Embora somente uma morte tenha ocorrido antes dessa, o número de pacientes vivos e acompanhados é de apenas 4, pois também houve perdas antes desse ponto (não mostradas na Tabela, mas vistas na Fig. 6-12). Assim, houve uma morte (coluna 3) e, como visto na Tabela 6-12, a proporção dos que morreram é 1/4 ou 0,250 (coluna 4). A proporção dos que sobreviveram é 1 − coluna 4 ou 1 − 0,250 = 0,750 (coluna 5). Finalmente, a proporção cumulativa de sobreviventes (coluna 6) é o produto da proporção dos que sobreviveram até o final do intervalo anterior (até imediatamente antes da morte anterior) observada na coluna 6, na primeira linha (0,833), e a proporção dos que sobreviveram daquele momento até logo antes da segunda morte (segunda linha na coluna 5 − 0,750). O produto = 0,625, ou seja, 62,5% dos originalmente arrolados que sobreviveram até esse ponto. Revise as próximas duas linhas da Tabela para garantir que você entendeu os conceitos e cálculos envolvidos.

Os valores calculados na coluna 6 estão representados graficamente como se observa na Figura 6-13. Note que os dados estão assinalados de modo progressivo, em vez de numa curva inclinada suavemente, pois após cada morte, a sobrevida permanece inalterada até que ocorra o próximo óbito.

Quando a informação sobre o exato momento da morte está disponível, o método de Kaplan-Meier, claramente, faz uso total dessa informação, pois os dados são usados para definir esses intervalos. Embora o método seja bem apropriado para estudos com pequenos números de pacientes, hoje em dia estão disponíveis programas de computador que permitem a aplicação do método para grandes bancos de dados. Muitos dos estudos publicados na literatura atual reportam dados usando o método de Kaplan-Meier. Por exemplo, em 2000, Rosenhek *et al.* reportaram um estudo de pacientes com grave, mas assintomática estenose aórtica.[2] Uma questão não resolvida é se pacientes com doença assintomática deveriam ter suas válvulas de aorta substituídas. Os investigadores examinaram a história natural dessa condição para

Figura 6-13. Gráfico de Kaplan-Meier para o estudo hipotético de sobrevida de 6 pacientes apresentados na Figura 6-12.
Os percentuais em vermelho mostram as proporções cumulativas de sobrevida após cada uma das mortes apresentadas na Figura 6-12 e foram retiradas da coluna 6 da Tabela 6-12. (Veja discussão do método de Kaplan-Meier nas páginas 126-128.)

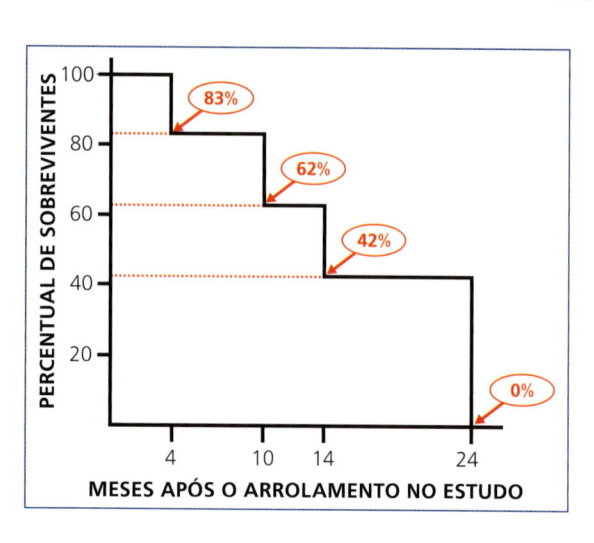

avaliar a sobrevida global desses pacientes e identificar preditores do desfecho. A Figura 6-14A mostra a análise de sobrevida de Kaplan-Meier feita para 126 pacientes com estenose aórtica comparados com pessoas da população geral emparelhados por idade e sexo. Embora a sobrevida tenha sido um pouco pior em pacientes com estenose de aorta, a diferença não foi significativa. Quando examinaram diversos fatores de risco, encontraram que calcificações da válvula aórtica, moderadas ou grave, foram preditores significativos de eventos cardíacos subsequentes e prognóstico muito pobre (ver Fig. 6-14B). A sobrevida livre de eventos foi muito pior em pacientes com calcificações de válvula moderadas ou grave do que em pacientes sem ou com leves calcificações. Os autores concluíram que tais pacientes deveriam ser considerados para substituição precoce de válvula, em vez de terem cirurgias adiadas até que os sintomas se desenvolvam.

CONSIDERAÇÕES SOBRE O USO DE TÁBUAS DE VIDA

Dois pressupostos importantes são feitos no uso de tábuas de vida. O primeiro é que não tenha ocorrido alterações temporais na efetividade do tratamento ou sobrevida ao longo do tempo. Ou seja, assumimos que durante o período do estudo não correram melhoras no tratamento e que a sobrevida em um ano do estudo é a mesma do que em outro ano. Claramente, se um estudo é conduzido durante muitos anos, essa consideração pode não ser válida, pois, felizmente, as terapias melhoram com o tempo. Se estivermos preocupados com a possibilidade de a efetividade da terapia ter mudado no curso do estudo, poderíamos examinar os dados iniciais separadamente dos finais. Se parecerem diferir, os períodos inicial e final podem ser analisados separadamente.

O segundo pressuposto está relacionado com o acompanhamento de pessoas arroladas no estudo. Em quase todos os estudos "da vida real", participantes são perdidos durante o período de acompanhamento, por muitas razões. Alguns podem morrer e não ser detectados. Algumas pessoas podem-se mudar ou buscar cuidados em outro local. Algumas podem ser perdidas, pois suas doenças desaparecem e elas se sentem bem. Na maioria dos estudos, não sabemos as razões reais para as perdas durante o acompanhamento. Como podemos lidar com o problema de pessoas perdidas durante o acompanhamento para as quais, entretanto, não temos informações adicionais sobre a sobrevida? Como temos dados iniciais dessas pessoas, poderíamos comparar suas características com as das pessoas que permaneceram no estudo, mas ainda assim o problema persistirá. Se uma grande proporção da população do estudo for perdida durante o acompanhamento, os resultados serão menos válidos. O desafio é minimizar as perdas durante o período de acompanhamento. De qualquer modo, o segundo pressuposto feito para tábuas de vida é que a experiência de sobrevida de pessoas que são perdidas durante o acompanhamento é a mesma experiência dos que são acompanhados. Embora essa consideração seja realizada com propósitos de cálculo, de fato, sua validade pode ser, frequentemente, duvidosa.

Ainda que o termo *tábua de vida* possa sugerir que esses métodos sejam úteis apenas para cálculos de sobrevida, não é o caso. A morte não é, necessariamente, o ponto final desses cálculos. Por exemplo, a *sobrevida* pode ser calculada como o tempo para desenvolvimento de hipertensão, recorrência de câncer ou

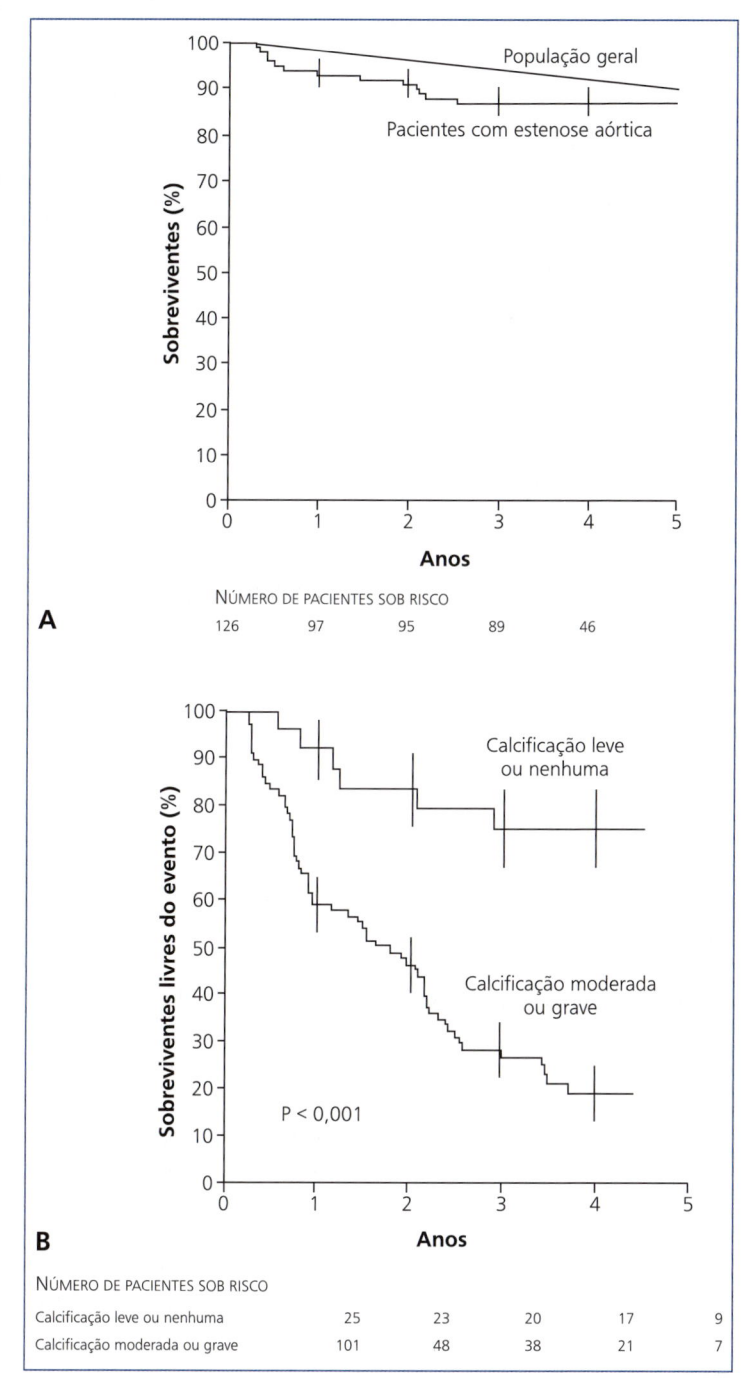

Figura 6-14. A. Análise de sobrevida Kaplan-Meier geral entre 126 pacientes com estenose aórtica assintomática, mas severa, comparados com pessoas da população geral, emparelhados por idade e sexo. A análise incluiu mortes peri e pós-operatórias entre pacientes que requereram substituição de válvula durante o acompanhamento. **B.** Análise de sobrevida Kaplan-Meier de pacientes livres do evento entre 25 pessoas, sem ou com moderada calcificação de válvula, comparados aos 101 pacientes com moderada ou severa calcificação. A barra vertical indica o erro padrão. (De: Rosenhek R, Binder T, Porenta G, et al.: Predictors of outcome in severe, asymptomatic aortic stenosis. N Engl J Med 343:611-617, 2000.)

tempo de sobrevida livre de efeitos colaterais de um tratamento. Além disso, apesar de olharmos para uma única curva, frequentemente, o maior interesse recai na comparação de duas ou mais curvas de sobrevida como aquelas para pessoas tratadas ou não em um ensaio randomizado. Ao se conduzir tais comparações, métodos estatísticos estão disponíveis para determinar se uma curva é significativamente diferente de outra.

Exemplos do Uso de uma Tábua de Vida

Tábuas de vida são usadas em quase todas as áreas clínicas. Elas são o padrão pelo qual se expressa e compara sobrevida. Vamos examinar alguns exemplos. Um dos grandes triunfos da pediatria nas últimas décadas tem sido o tratamento de leucemia em crianças. Entretanto, o progresso tem sido muito maior para brancos do que para negros, e as razões para essa diferença não são claras. Na época em que taxas de sobre-

Figura 6-15. Sobrevida de crianças até 19 anos com leucemia linfocítica aguda por raça, zona metropolitana de Baltimore, 1960-1975. (De: Szklo M, Gordis L, Tonascia J, et al.: The changing survivorship of white and black children with leukemia. Cancer 42:59-66, 1978. Copyright © 1978 American Cancer Society. Reimpressa com permissão de: Wiley-Liss, Inc., a subsidiary of John Wiley & Sons, Inc.)

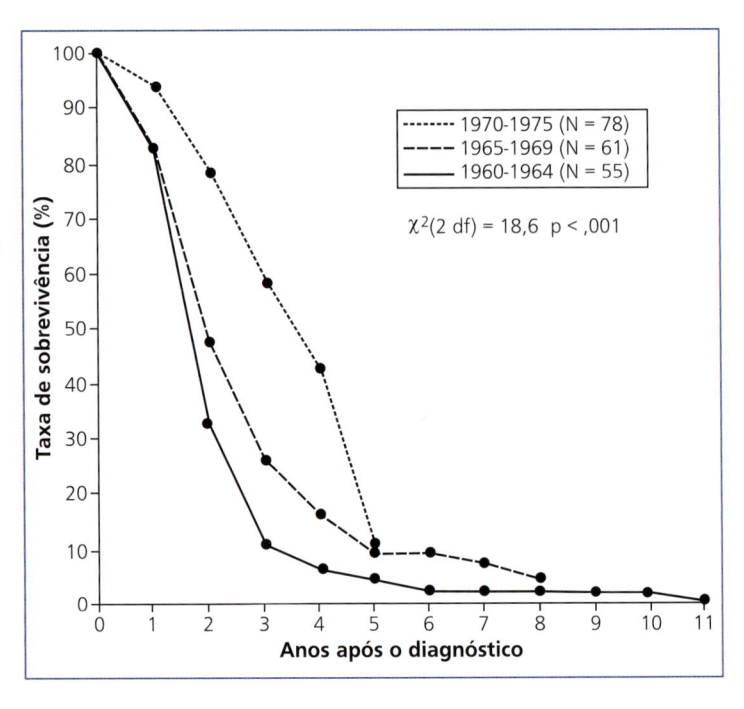

Figura 6-16. Alterações temporais na sobrevida de crianças brancas até 19 anos com leucemia linfocítica aguda, zona metropolitana de Baltimore, 1960-1975. (De: Szklo M, Gordis L, Tonascia J, et al.: The changing survivorship of white and black children with leukemia. Cancer 42:59-66, 1978. Copyright © 1978 American Cancer Society. Reimpressa com permissão de: Wiley-Liss, Inc., a subsidiary of John Wiley & Sons, Inc.)

vida para leucemia aguda na infância estavam crescendo rapidamente, foi conduzido um estudo para explorar as diferenças raciais na sobrevida. As Figuras de 6-15 a 6-17 mostram dados desse estudo.[3] As curvas são baseadas nas tábuas de vida construídas usando a abordagem discutida anteriormente.

A Figura 6-15 mostra a sobrevida de crianças brancas e negras com leucemia, em Baltimore, pelo período de 16 anos. Nenhuma criança negra sobreviveu por mais de 4 anos, mas algumas crianças brancas sobreviveram por até 11 anos nesse período de 16 anos de observação.

Que mudanças ocorreram em relação à sobrevida nos 16 anos do estudo? As Figuras 6-16 e 6-17 mostram alterações na mortalidade por leucemia ao longo do tempo em brancos e negros, respectivamente. Os 16 anos foram divididos em 3 períodos: 1960 a 1964 (*linha sólida*), 1965 a 1969 (*linha tracejada*) e 1970 a 1975 (*linha pontilhada*).

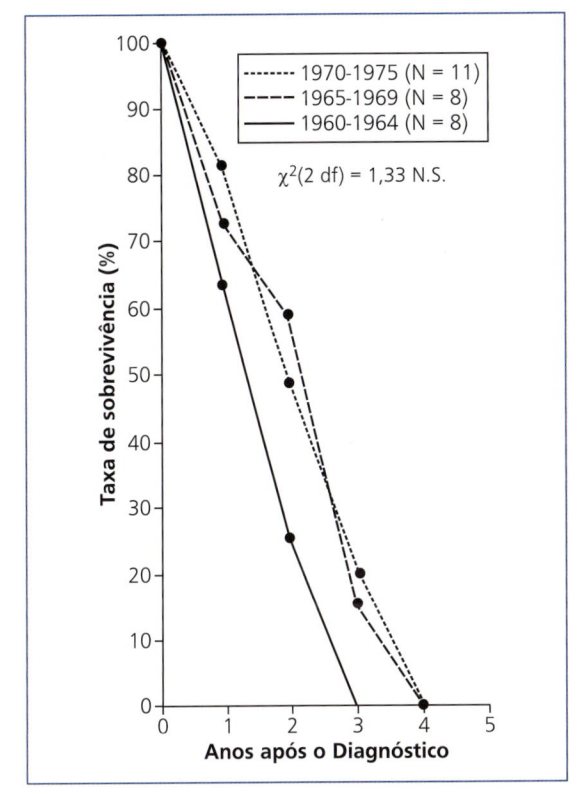

Capítulo 6 ■ HISTÓRIA NATURAL DA DOENÇA: MANEIRAS DE EXPRESSAR O PROGNÓSTICO   131

Figura 6-17. Alterações temporais na sobrevida de crianças negras até 19 anos com leucemia linfocítica aguda, zona metropolitana de Baltimore, 1960-1975. (De: Szklo M, Gordis L, Tonascia J, et al.: The changing survivorship of white and black children with leukemia. Cancer 42:59-66, 1978. Copyright © 1978 American Cancer Society. Reimpressa com permissão de: Wiley-Liss, Inc., a subsidiary of John Wiley & Sons, Inc.)

Nos brancos (ver Fig. 6-16), a sobrevida aumentou em cada período. Por exemplo, se examinamos sobrevida em 3 anos, através do ponto de 3 anos em cada curva sucessiva, observamos que aumentou de 8% para 25% e para 58%. Em contraste, nos negros (ver Fig. 6-17), houve muito menor aumento na sobrevida ao longo do tempo; as curvas para os dois últimos períodos de 5 anos quase se superpõem.

O que contribui para esta diferença racial? Primeiro, devemos considerar os pequenos números envolvidos e a possibilidade de que as diferenças possam ter ocorrido pelo acaso. Entretanto, vamos assumir que essas diferenças sejam reais. Durante várias das últimas décadas ocorreram importantes avanços no tratamento da leucemia, através de terapias combinadas, incluindo irradiação do sistema nervoso central associada à quimioterapia. Por que, então, existe diferença racial em relação à sobrevida? Por que o progresso da terapia, que tem sido tão efetivo em crianças brancas, não apresenta benefício comparável em crianças negras? Análises adicionais do intervalo de tempo em que a mãe observou os sintomas até o momento do diagnóstico e tratamento indicam que as diferenças na sobrevida não parecem estar relacionadas com um atraso dos pais negros na busca ou obtenção de cuidados médicos. Como a leucemia aguda é mais severa e mais avançada no momento do diagnóstico em negros, a desigualdade racial poderia refletir diferenças biológicas como uma forma mais agressiva e rapidamente progressiva da doença. A explicação definitiva ainda não é clara.

EFEITOS APARENTES NO PROGNÓSTICO DE APERFEIÇOAMENTOS NO DIAGNÓSTICO

Discutimos os pressupostos sobre o uso de uma tábua de vida em que *nenhuma melhora na efetividade do tratamento* ocorreu durante o período estudado. Outra questão no cálculo e interpretação de taxas de sobrevida é o possível efeito de progressos nos métodos diagnósticos durante o estudo.

Um exemplo interessante foi relatado por Feinstein, Sosin e Wells.[4] Eles compararam a sobrevida em uma coorte de pacientes com câncer de pulmão inicialmente tratados em 1977 com a de uma coorte de pacientes com câncer de pulmão tratados de 1953 a 1964. A sobrevida em 6 meses foi maior no segundo grupo, tanto para o grupo total quanto para subgrupos formados com base no estágio da doença. Os autores encontraram que a aparente melhora na sobrevida foi decorrente, em parte, da *migração de estágio*, fenômeno apresentado na Figura 6-18A-C.

Na Figura 6-18A, os pacientes com câncer foram divididos em estágios "bons ou ruins" com base em ter ou não metástases detectáveis em 1980. Alguns pacientes designados com um "bom" estágio em 1980 podem ter tido micrometástases, naquela época em que elas não teriam sido reconhecidas (Fig. 6-18B). Entretanto, no ano 2000, como a tecnologia diagnóstica evoluiu, muitos destes pacientes poderiam ter sido designados para um estágio "ruim", pois suas micrometástases seriam, então, detectadas pelo uso de melhor tecnologia diagnóstica que se tornou disponível (Fig. 6-18C). Se isso tivesse ocorrido, a sobrevida por estágio pareceria ter melhorado mesmo se o tratamento não se tornasse mais efetivo durante esse período.

Vamos considerar um exemplo fictício que ilustra esse efeito de tal migração de estágio. A Figura 6-19A-C mostram um estudo hipotético de taxas de letalidade de câncer para 300 pacientes em dois períodos de tempo, 1980 e 2000, *admitindo que não houve*

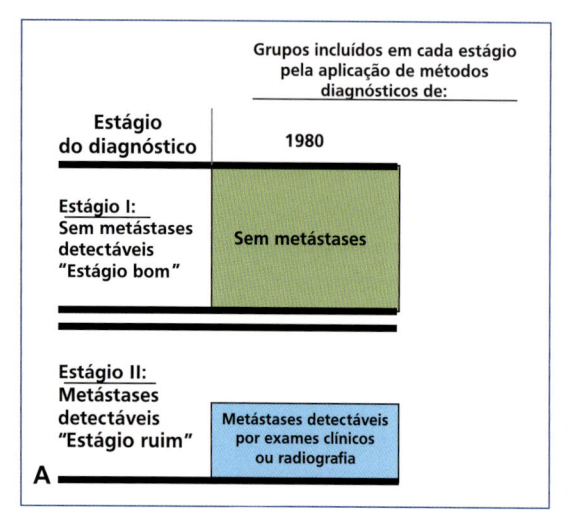

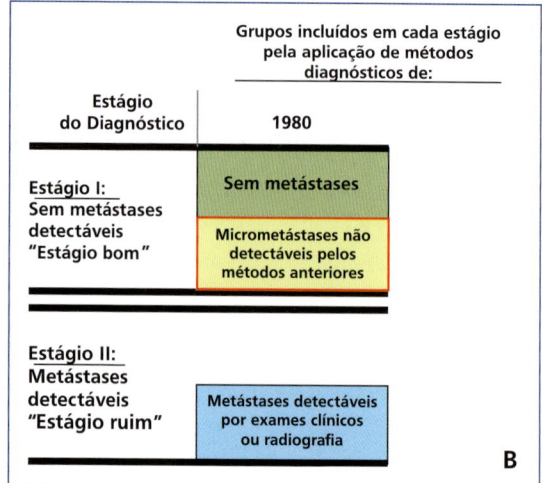

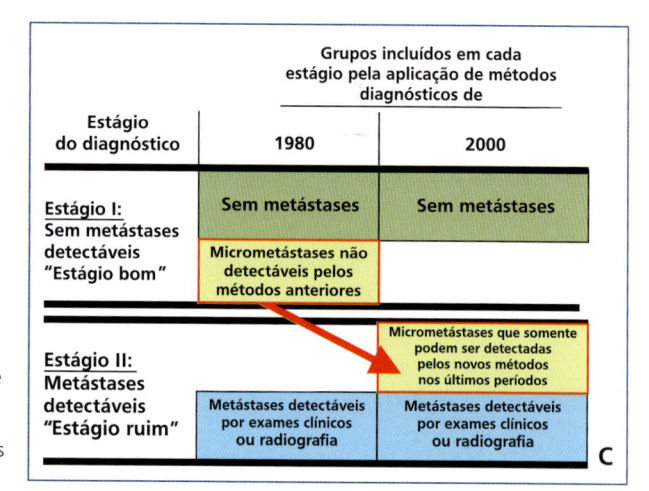

Figura 6-18. A-C. Estágios de migração. **A.** Classificação de casos pela presença ou ausência de metástases em 1980. **B.** Presença indetectável de micrometástases em 1980. **C.** Impacto do aumento do diagnóstico de micrometástases em 2000, sobre a taxa de letalidade no estágio-específico.

melhora na efetividade da terapia disponível entre os dois períodos. Assumiremos que, como mostra a Figura 6-19A, em ambos os períodos a taxa de letalidade é 10% para pacientes que não apresentam metástase, 30% para aqueles com micrometástases, e 80% para aqueles com metástases. Olhando a Figura 6-19B vemos que, em 1980, 200 pacientes foram classificados como estágio I. Cem desses pacientes não tinham metástase e 100 tinham micrometástases não reconhecidas. Suas taxas de letalidade foram, portanto, de 10 e 30%, respectivamente. Em 1980, 100 pacientes tinham, claramente, metástases evidentes e foram classificados como estágio II; sua taxa letalidade foi de 80%.

Como resultado de melhorias na tecnologia diagnóstica em 2000, as micrometástases foram detectadas em 100 pacientes afetados e esses foram classificados como estágio II (Fig. 6-19C). Como o prognóstico dos pacientes com micrometástases é pior do que o de pacientes no estágio I e, no último período do estudo, pacientes com micrometástases não estão mais incluídos no grupo do estágio I (porque migra-

ram para o estágio II), a taxa de letalidade para pacientes do estágio I parece declinar de 20% no período anterior para 10% no período posterior. Contudo, ainda que os prognósticos dos que migraram do estágio I para o II tenham sido pior do que os pacientes do estágio I, o prognóstico para essas pessoas foi ainda melhor do que o dos outros pacientes no estágio II, que apresentaram metástases maiores e mais precocemente diagnosticadas e taxa de letalidade de 80%. Consequentemente, a taxa letalidade para pacientes no estágio II também parece ter melhorado, declinando de 80%, no período anterior, para 55% no posterior, *mesmo na ausência de qualquer melhora na efetividade do tratamento.*

As aparentes melhoras na sobrevida em ambos os grupos nos estágios I e II resultam somente da alteração na classificação de pacientes com micrometástases no último período. Olhando a linha inferior da figura, vemos que a taxa de letalidade de 40% para todos os 300 pacientes não se alterou do período inicial até o final. Somente as aparentes taxas de letalidade espe-

Capítulo 6 ▪ HISTÓRIA NATURAL DA DOENÇA: MANEIRAS DE EXPRESSAR O PROGNÓSTICO

LETALIDADE ASSUMIDA POR ESTÁGIO:

Estágio	Letalidade
Sem metástases	10%
Micrometástases	30%
Grandes metástases detectáveis	80%

A

IMPACTO DA MELHORA DO DIAGNÓSTICO DE MICRO-METÁSTASES LETALIDADE POR ESTÁGIO ESPECÍFICO

Estágio do diagnóstico	1980 N	1980 CF	2000 N	2000 CF
Estágio I: Sem metástases aparentes – "Estágio bom"	100	10% (Sem metástases)	100	10% (Sem metástases)
	100	30% (Micrometástases)		
Estágio II: Metástases – "Estágio ruim"			100	30% (Micrometástases)
	100	80% (Metástases)	100	30% (Metástases)
Todos os pacientes	300	40%	300	40%

B

IMPACTO DA MELHORA DO DIAGNÓSTICO DE MICRO-METÁSTASES LETALIDADE POR ESTÁGIO ESPECÍFICO

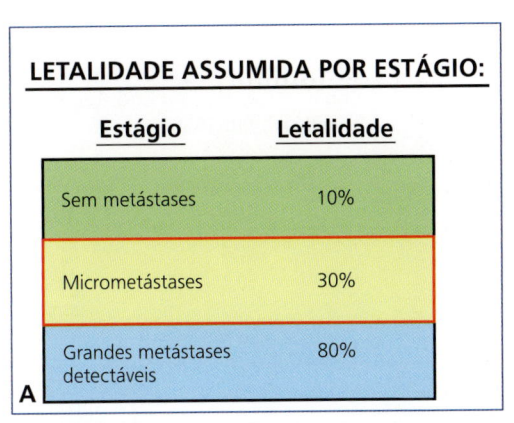

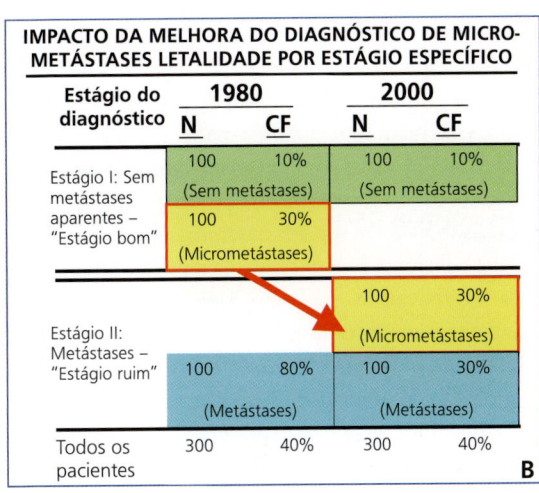

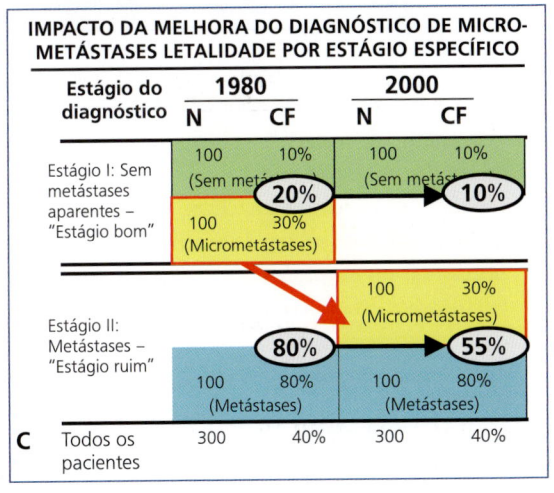

Estágio do diagnóstico	1980 N	1980 CF	2000 N	2000 CF
Estágio I: Sem metástases aparentes – "Estágio bom"	100	10% (Sem metást.) **20%**	100	10% (Sem metást.) **10%**
	100	30% (Micrometástases)		
Estágio II: Metástases – "Estágio ruim"		**80%**	100	30% (Micrometástases) **55%**
	100	80% (Metástases)	100	80% (Metástases)
Todos os pacientes	300	40%	300	40%

C

Figura 6-19. A-C. Exemplo hipotético de estágios de migração. **A.** Letalidade assumida por estágio. **B.** Impacto da melhora do diagnóstico de micrometástases na letalidade por estágio específico (CF). **C.** Melhora aparente na sobrevida por estágio específico como resultado da migração do estágio, mesmo sem a melhoria da efetividade do tratamento.

cíficas por estágio se alteraram. Portanto, é importante excluir a possibilidade de migração de estágio antes de atribuir qualquer progresso aparente no prognóstico de melhora da efetividade de cuidados médicos.

Os autores chamam a migração de estágio de "O fenômeno Will Rogers". A referência é a Will Rogers, humorista americano durante o período da depressão econômica nos anos de 1930. Naquela época, devido às dificuldades econômicas, muitos residentes de Oklahoma deixaram o estado, migrando para a Califórnia. Roger comentou que "Quando os 'Okies' deixaram Oklahoma e se mudaram para a Califórnia, eles elevaram a média do nível de inteligência em ambos os estados."

MEDIANA DO TEMPO DE SOBREVIDA

Outra abordagem para expressar prognóstico é a *mediana do tempo de sobrevida*, que é definido como a extensão de tempo em que a metade da população estudada sobrevive. Por que deveríamos utilizar a mediana do tempo de sobrevida em vez do tempo médio de sobrevida, que é uma média dos tempos de sobrevida? A mediana oferece duas vantagens sobre a média de sobrevida. Primeiro, é menos afetada por valores extremos, enquanto que a média é significativamente afetada, mesmo por um único valor discrepante. Uma ou duas pessoas com sobrevidas muito longas poderiam afetar de forma significativa a média, mesmo se todos os outros tempos de sobrevida forem muito menores. Segundo, se usássemos a média de sobrevida teríamos que observar todas as mortes da população em estudo antes de podermos calculá-la. Entretanto, para calcular a mediana de sobrevida, teríamos somente que observar as mortes de metade do grupo.

TAXA RELATIVA DE SOBREVIDA

Vamos considerar a taxa de sobrevida em 5 anos para um grupo de homens com 30 anos de idade com câncer colorretal. O que esperaríamos de sua sobrevida em 5 anos se não estivessem com câncer colorretal? Certamente estaria próxima de 100%. Assim, estamos comparando a taxa de sobrevida observada em homens jovens com câncer colorretal com a taxa de sobrevida de quase 100%, esperada entre os sem câncer. E se considerarmos um grupo de homens com 80 anos com câncer colorretal? Não esperaríamos nada próximo de 100% na sobrevida em 5 anos em uma população dessa idade, mesmo se eles não tivessem o câncer. Poderíamos comparar a sobrevida observada em homens de 80 anos com câncer colorretal com a sobrevida esperada em homens da mesma idade, mas sem o câncer. Portanto, para qualquer grupo de pessoas com a doença, procuramos comparar sua sobrevida com a que esperaríamos nesse grupo etário, mesmo sem a doença. Essa taxa é conhecida como taxa de *sobrevida relativa*.

A taxa de sobrevida relativa é, então, definida como a razão entre as taxas de sobrevida observada e esperada.

TABELA 6-13. Observação de Cinco Anos e Taxas Relativas de Sobrevida (%) por Idade para Câncer de Cólon e Reto. Programa SEER (Surveillance, Epidemiology, and End Results Study), 1990-1998

Idade (anos)	Taxa observada (%)	Taxa relativa (%)
< 50	60,4	61,5
50-64	59,4	63,7
65-74	53,7	63,8
> 75	35,8	58,7

Adaptada de: Edwards BK, Howe HL, Ries LAG, et al.: Annual report to the nation on the status of cancer, 1973-1999, featuring implications of the age and aging on U.S. cancer burden. Cancer 94:2766-2792, 2002.

Taxa de sobrevida relativa =

$$\frac{\text{Sobrevida esperada em pessoas com a doença}}{\text{Sobrevida esperada se a doença estivesse ausente}}$$

A sobrevida relativa realmente faz alguma diferença?

A Tabela 6-13 mostra dados de sobrevida relativa e sobrevida observada, entre 1990 e 1998 para pacientes com câncer de cólon e reto. Quando observamos os grupos de mais idade, que tem maiores taxas de mortalidades por outras causas, há uma grande diferença entre as taxas de sobrevida observadas e relativas. Entretanto, em pessoas jovens que geralmente não morrem por outras causas, as taxas de sobrevida observadas e relativas por câncer de cólon e reto não diferem de modo significativo.

Outra maneira de observar a sobrevida relativa é pelo exame de curvas de sobrevida hipotéticas em 10 anos entre homens com 80 anos de idade, mostradas na Figura 6-20A-D. Para referência, a Figura 6-20A mostra uma curva de sobrevida perfeita de 100% (a curva horizontal no topo) dos 10 anos de estudo. A Figura 6-20B adiciona uma curva de sobrevida observada, que é a efetiva sobrevida observada nesse grupo de pacientes com doença durante o período de 10 anos. Como visto na Figura 6-20C, a sobrevida esperada para o grupo de homens com 80 anos, é claramente menor que 100%, pois as mortes por outras causas são significativas nessa faixa etária. A sobrevida relativa é a razão de sobrevida observada pela sobrevida esperada. Como a sobrevida esperada é menor do que sobrevida perfeita (100%), e a

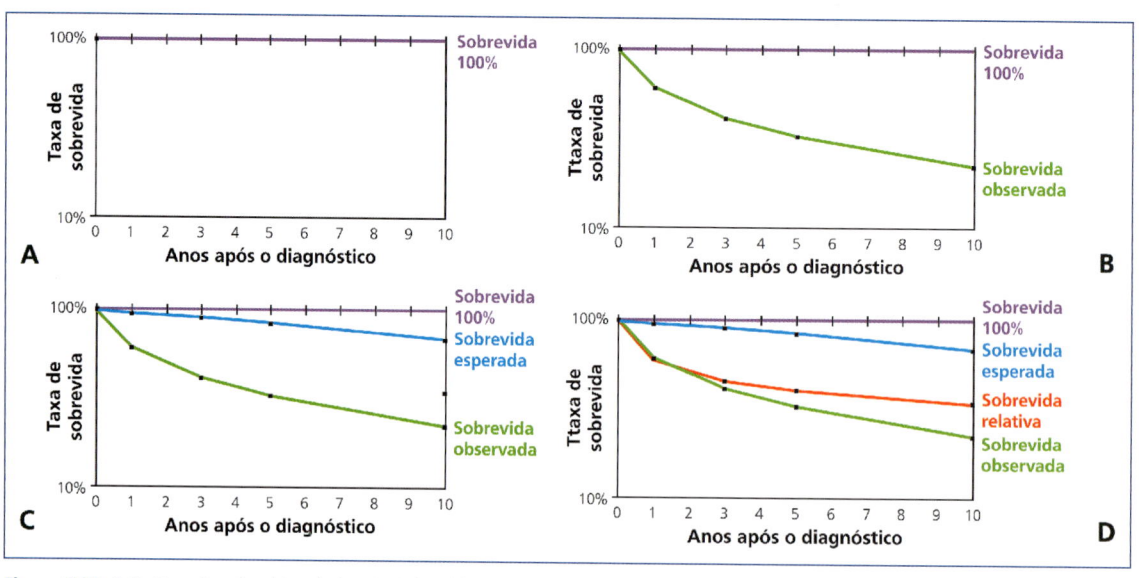

Figura 6-20. A-D. Taxa de sobrevida relativa. **A.** Sobrevida de 100% em 10 anos. **B.** Sobrevida observada, **C.** Sobrevida observada e esperada. **D.** Sobrevida observada, esperada e relativa.

sobrevida esperada é o denominador desses cálculos, a sobrevida relativa será maior do que a sobrevida observada (Fig. 6-20D).

GENERALIZAÇÃO DOS DADOS DE SOBREVIDA

Um ponto final na conexão com a história natural e prognóstico de doenças é a questão de quais pacientes são selecionados para um estudo. Vamos observar um exemplo.

Convulsões febris são comuns na infância. Crianças saudáveis podem, frequentemente, sofrer uma convulsão associada à febre alta. A questão que surge é se essas crianças deveriam ser tratadas com um regime de fenobarbital ou outra medicação anticonvulsivante a longo prazo. Ou seja, uma convulsão febril é um aviso de epilepsia subsequente, ou simplesmente um fenômeno associado à febre infantil, nas quais essas crianças pouco provavelmente terão convulsões não febris subsequentes?

Para tomarmos uma decisão racional sobre tratamento, a questão que devemos fazer é: "Qual o risco de uma criança que teve convulsão febril ter uma convulsão não febril subsequente?". A Figura 6-21 mostra os resultados de uma análise de estudos publicados, realizada por Ellenberg e Nelson.[5]

Cada ponto mostra o percentual de crianças com convulsões febris que, posteriormente, desenvolveram convulsões não febris em diferentes estudos. Os autores dividiram os estudos em dois grupos: de base populacional e estudos clínicos individuais, como clínicas de epilepsia ou pediatria. Os resultados dos estudos baseados em diferentes clínicas mostram uma amplitude considerável no risco de desenvolvimento posterior de convulsões não febris. Entretanto, os resultados dos estudos populacionais mostraram pequena variação e os resultados de todos esses estudos tendem a agrupar-se em um nível de risco baixo.

Por que os dois tipos de estudo seriam diferentes? Quais resultados aceitaríamos como verdadeiros? Cada uma das clínicas provavelmente tinha diferentes critérios de seleção e distintos padrões de referência. Consequentemente, os diferentes riscos observados nos estudos com base em clínicas são, provavelmente, o resultado da seleção de diferentes populações em cada uma das clínicas. Em contraste, nos estudos de base populacional, esse tipo de variação causada pela seleção é reduzido ou eliminado, o que causa o agrupamento dos dados, resultando no achado de que o risco para convulsões não febris é muito baixo. O ponto importante é que pode ser muito tentador olhar registros de pacientes em um hospital e generalizar os achados para todos os pacientes da população em geral. Entretanto, essa não é uma abordagem legítima, pois os pacientes que procuram uma determinada clínica ou hospital frequentemente não são representativos de todos os pacientes da comunidade. Isso não significa que estudos conduzidos em um único hospital ou clínica não possam ter valor. De fato há muito que aprender com a condução de estudos em hospitais individualmente. Entretanto, estes estudos são particularmente propensos a vieses de seleção e essa possibilidade deve ser sempre considerada quando os achados de tais estudos e seu potencial de generalização estão sendo interpretados.

CONCLUSÃO

Este capítulo discutiu cinco maneiras de expressar prognóstico (Tabela 6-14). Qual abordagem é a melhor, depende do tipo de dados disponíveis e do propósito da análise dos dados. Os Capítulos 7 e 8 abordam o uso de ensaios clínicos randomizados para seleção das melhores formas de intervenção tanto para prevenir quanto para tratar doenças em humanos.

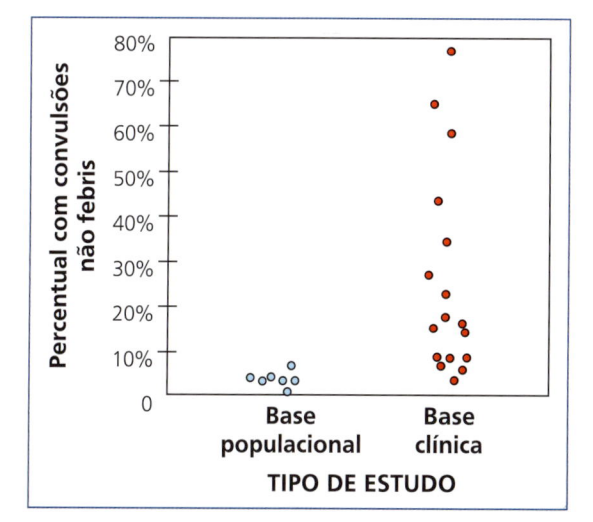

Figura 6-21. Percentual de crianças que experimentaram convulsões não febris após uma ou mais convulsões febris, pelo delineamento do estudo. (Adaptada de Ellenberg JH, Nelson KB: Sample selection and the natural history of disease: Studies on febrile seizures. JAMA 243:1337-1340, 1980.)

TABELA 6-14. Cinco Abordagens para Expressar Prognóstico

1. Taxa de letalidade
2. Sobrevida por 5 anos
3. Taxa de sobrevida observada
4. Mediana do tempo de sobrevida
5. Taxa de sobrevida relativa

REFERÊNCIAS

1. Kaplan EL, Meier P: Nonparametric estimation from incomplete observations. J Am Stat Assoc 53:457-481, 1958.
2. Rosenhek R, Binder T, Porenta G, et al: Predictors of outcome in severe, asymptomatic aortic stenosis. N Engl J Med 343:611-617, 2000.
3. Szklo M, Gordis L, Tonascia J, et al: The changing survivorship of white and black children with leukemia. Cancer 42:59-66, 1978.
4. Feinstein AR, Sosin DM, Wells CK: The Will Rogers phenomenon: Stage migration and new diagnostic techniques as a source of misleading statistics for survival in cancer. N Engl J Med 312:1604-1608, 1985.
5. Ellenberg JH, Nelson KB: Sample selection and the natural history of disease: Studies on febrile seizures. JAMA 243:1337-1340, 1980.

QUESTÕES DE REVISÃO DO CAPÍTULO 6

A questão 1 é baseada nas informações do quadro abaixo:

Ano do tratamento	Nº de pacientes tratados	NÚMERO DE PACIENTES VIVOS EM CADA ANIVERSÁRIO DO ESTUDO		
		1º	2º	3º
2007	75	60	56	48
2009	63	55	31	
2010	42	37		
Total	180	152	87	48

Cento e oitenta pacientes foram tratados para a doença X entre 2007 e 2009 e seus progressos foram acompanhados até 2010. Os resultados dos tratamentos são apresentados no quadro. Nenhum paciente foi perdido durante o acompanhamento.

1. Qual a probabilidade de sobrevida por 3 anos? _____

2. Um pressuposto importante nesse tipo de análise é que:
   a. O tratamento melhorou durante o período do estudo
   b. A qualidade dos registros mantidos melhorou durante o período do estudo
   c. Nenhuma mudança ocorreu na efetividade do tratamento durante o período do estudo
   d. Um número similar de homens e mulheres foi arrolado a cada ano
   e. Nenhuma das alternativas acima

3. Qual das seguintes afirmações é um bom índice para gravidade de uma doença aguda de curta duração?
   a. Taxa de mortalidade por causa específica
   b. Sobrevida em 5 anos
   c. Taxa de letalidade
   d. Taxa de mortalidade padronizada
   e. Nenhuma das afirmações acima

4. Um teste diagnóstico introduzido detectará certa doença um ano antes do usual. Qual das seguintes afirmações é mais provável de acontecer com a doença nos próximos 10 anos, após a introdução do teste? (assuma que a detecção precoce não tem efeito na história natural da doença. Admita, também, que nenhuma mudança nas práticas de registro de mortes ocorra durantes os 10 anos.)
   a. A taxa de prevalência no período diminuirá
   b. A taxa de sobrevida em 5 anos aumentará
   c. A taxa de mortalidade ajustada por idade diminuirá
   d. A taxa de mortalidade ajustada por idade aumentará
   e. A taxa de incidência diminuirá

5. Qual das afirmativas abaixo acerca de sobrevida relativa é verdadeira?
   a. Refere-se à sobrevida de parentes em primeiro grau
   b. Geralmente está próxima da sobrevida observada em populações idosas
   c. Geralmente está próxima da sobrevida observada em populações jovens
   d. Geralmente é diferente da sobrevida observada por um valor constante, independentemente da idade
   e. Nenhuma das afirmativas acima

As questões 6, 7 e 8 são baseadas nos dados do quadro abaixo. Os dados foram obtidos em um estudo de 248 pacientes com AIDS que receberam um novo tratamento e foram acompanhados para determinação da sobrevida. A população estudada foi acompanhada por 36 meses.

Nota: Realize seus cálculos no quadro com quatro casas decimais (*i.e.*, 0,1234), mas apresente a resposta final com três casas decimais (*i.e.*, 0,123 ou 12,3%).

6. Para aquelas pessoas que sobreviveram ao segundo ano, qual a probabilidade de morrer no terceiro? _____

7. Qual a probabilidade de que uma pessoa arrolada no estudo venha a sobreviver até o final do terceiro ano? _____

8. Antes de relatar os resultados dessa análise de sobrevida, os investigadores compararam as características iniciais das 42 pessoas perdidas pelo estudo antes de seu final com os participantes que completaram o acompanhamento. Isso foi feito por qual das seguintes razões:
   a. Para testar se a randomização foi bem-sucedida
   b. Para verificar mudanças no prognóstico ao longo do tempo
   c. Para avaliar se aqueles que permaneceram no estudo representam o total da população estudada
   d. Para determinar se o desfecho daqueles que permaneceram no estudo é o mesmo do desfecho da população não acompanhada
   e. Para verificar fatores de confusão nos grupos expostos e não expostos

Sobrevida de Pacientes com AIDS após o Diagnóstico

(1) Intervalo desde o início do tratamento (meses)	(2) Vivos no início do intervalo	(3) Mortes durante o intervalo	(4) Perdas durante o intervalo	(5) Número efetivo de expostos ao risco de morrer durante o intervalo: col. (2) − ½ [col. (4)]	(6) Proporção dos que morreram durante o intervalo: col. (3) / col. (5)	(7) Proporção dos que não morreram durante o intervalo: 1 − col. (6)	(8) Proporção cumulativa dos que sobreviveram desde o arrolamento até o final do intervalo: sobrevivência cumulativa
x	l_x	d_x	w_x	l'_x	q_x	p_x	P_x
1-12	248	96	27				
13-24	125	55	13				
25-36	57	55	2				

Capítulo 7

Avaliação das Medidas Preventivas e Terapêuticas: Ensaios Randomizados

Todos os que bebem desse tratamento se recuperam rapidamente,
Exceto aqueles a quem o tratamento não ajuda; esses, todos morrerão,
É óbvio, portanto, que ele falha somente em casos incuráveis.
– Galeno[1] (129-c. 199 CE)

Objetivos do aprendizado

- Descrever elementos importantes dos ensaios randomizados
- Definir o objetivo da randomização e do cegamento
- Introduzir aspectos do delineamento relacionados com os ensaios randomizados, incluindo randomização estratificada, ensaios cruzados e delineamento fatorial
- Ilustrar problemas resultantes de não adesão aos ensaios randomizados

Algumas das maneiras de quantificar a história natural da doença e expressar seu prognóstico foram discutidas no Capítulo 6. Nosso objetivo, tanto em saúde pública quanto na prática clínica, é modificar a história natural de uma doença e, então, prevenir ou retardar a morte ou incapacidades e melhorar a saúde do paciente ou população. O desafio é selecionar as melhores medidas preventivas ou terapêuticas disponíveis para atingir essa meta. Para tanto, precisamos conduzir estudos que determinem o valor dessas medidas. O ensaio randomizado é considerado o delineamento ideal para a avaliação tanto da efetividade quanto dos efeitos colaterais de novas formas de intervenção.

A noção do uso de uma metodologia rigorosa para avaliar a eficácia de novas drogas ou de quaisquer novas modalidades de cuidados não é recente. Em 1883, *Sir* Francis Galton, antropólogo britânico, explorador e eugenista, que tinha forte interesse na inteligência humana, escreveu:

> *Foi declarado por alguns que os homens possuem a faculdade de obter resultados sobre os quais eles têm pouco ou nenhum controle pessoal direto, através de devoção e orações fervorosas, enquanto outros duvidavam da veracidade dessa afirmação. A consideração prática deve ser determinada por observação e não por autoridade; e parece ser um tópico muito conveniente para inquéritos estatísticos... As preces são respondidas ou não?... As pessoas doentes que rezam ou recebem orações se recuperam, em média, mais rapidamente que as outras?*[2]

Como em tantas ideias pioneiras na ciência e medicina, muitos anos passaram até que essa sugestão fosse realmente implementada. Em 1965, Joyce e Welldon relataram os resultados de um ensaio clínico duplo-cego sobre a eficácia da oração.[3] Os resultados desse estudo indicaram que pacientes que receberam as orações não se beneficiaram delas. Um estudo mais recente de Byrd,[4] entretanto, avaliou a efetividade da ajuda através de orações em uma população da unidade de cuidados coronários usando um protocolo randomizado duplo-cego. Os resultados desse estudo sugeriram que as orações tiveram um efeito terapêutico benéfico.

Neste capítulo e no seguinte, discutiremos delineamentos que podem ser usados para avaliar abordagens terapêuticas e preventivas e focar nos ensaios randomizados. Embora o termo *ensaio clínico randomizado* seja frequentemente usado juntamente com seu acrônimo, RCT, o delineamento de um *ensaio randomizado* também possui aplicabilidade em estudos fora do cenário clínico, como os ensaios de base comunitária. Por essa razão usamos o termo *ensaio randomizado*. Para facilitar nossa discussão, referências geralmente são feitas para tratamentos e drogas; porém, o leitor poderia ter em mente que os princípios descritos aplicam-se igualmente para avaliações de medidas preventivas e outras.

Sugestões de muitos dos elementos que são importantes para ensaios randomizados podem ser vistas em diversos relatos de casos de ensaios iniciais. Em uma revisão da história de ensaios clínicos, Bull descreveu um ensaio não intencional conduzido por Ambroise Paré (1510-1590), figura destacada na cirurgia durante a Renascença.[5] Paré viveu em uma época em que o tratamento padrão para ferimentos de guerra era a aplicação de óleo fervente. Em 1537, Paré foi responsável pelo tratamento de feridos após a tomada do castelo de Villaine. Os feridos eram tantos que ele disse:

> Com o tempo, meu óleo acabou e fui obrigado a aplicar em seu lugar um digestivo feito de gema de ovos, óleo de rosas e terebintina. Naquela noite eu não pude dormir com tranquilidade, temendo que pela falta de cauterização eu pudesse encontrar os feridos, nos quais não usei o dito óleo, mortos pela infecção. Levantei cedo para visitá-los, quando, ao contrário do que esperava, encontrei aqueles nos quais apliquei o medicamento digestivo sentindo apenas um pouco de dor, seus ferimentos não aumentaram nem inflamaram, tendo dormido toda a noite. Os outros, nos quais apliquei o óleo fervente, estavam febris, com muita dor e edemas em suas feridas. Então decidi nunca mais queimar tão cruelmente os pobres feridos.

Embora este não tenha sido um ensaio randomizado, foi uma forma não planejada de ensaio, que tem sido conduzido, muitas vezes, quando uma terapia que parecia ser a melhor disponível, mostrava-se insuficiente e não disponível para todos os pacientes que dela necessitavam.

Um ensaio planejado foi descrito pelo cirurgião escocês James Lind em 1747.[6] Lind se interessou pelo escorbuto, que matava milhares de marinheiros britânicos anualmente. Ele estava intrigado pela história de um marinheiro que desenvolveu escorbuto e que foi desembarcado em uma ilha isolada, onde sobreviveu com uma dieta à base de folhas, recuperando-se da doença. Lind conduziu um experimento que descreveu como segue:

> Selecionei 12 pacientes com escorbuto a bordo do Salisbury, no mar. Os casos eram tão similares quanto pude selecioná-los... Eles dormiam juntos no mesmo local e tinham em comum a mesma dieta. Dois desses foram orientados a beber um litro de sidra por dia... Dois outros tomavam 25 gotas de um elixir de vitríolo... Dois outros tomavam duas colheres cheias de vinagre... Dois foram colocados sob o curso da água do mar... Dois outros comiam duas laranjas e um limão fornecidos a cada dia... Dois outros ficaram com noz moscada. Os mais rápidos e visíveis benefícios foram percebidos nos que usaram laranjas e limões, um deles que havia recebido essa dieta ficou bem em 6 dias... Os outros... foram encaminhados para a enfermaria pelo resto da doença.

Interessante que a ideia de uma causa dietética comprovada para o escorbuto era inaceitável na época de Lind. Somente 47 anos depois o Almirantado Britânico o autorizou a repetir seu experimento – dessa vez em uma frota inteira de navios. Os resultados foram tão dramáticos que, em 1795, o Almirantado fez do suco de limão parte integrante da dieta padrão dos marinheiros britânicos, que mais tarde foi substituído por suco de lima. O escorbuto praticamente desapareceu na marinha britânica, cujos marinheiros, ainda hoje, são chamados de os "limeiros".

Os ensaios randomizados podem ser usados para diversos propósitos. Eles podem ser usados para avaliação de novas drogas e outros tratamentos, incluindo testes de novas tecnologias de cuidados médicos e de saúde. Alguns ensaios podem ser usados para avaliar novos programas de rastreamento e detecção precoce de doenças, ou novas formas de organização e distribuição de serviços de saúde.

O delineamento básico de um ensaio randomizado é mostrado na Figura 7-1.

Começamos com uma população definida, que é randomizada (sorteada) para receber ou um novo ou um tratamento atual; então, acompanhamos os indivíduos em cada grupo para ver quantos melhoram

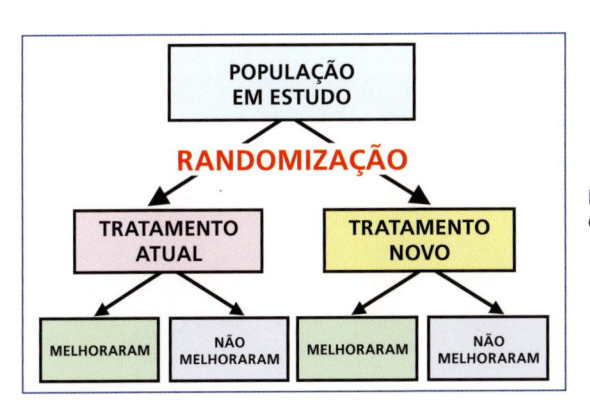

Figura 7-1. Delineamento de um ensaio randomizado.

com o tratamento novo quando comparados com os que melhoram com o tratamento atual. Se o novo tratamento é associado a um melhor desfecho, poderíamos esperar encontrar melhores resultados no grupo do novo tratamento do que no do atual. Podemos optar por comparar dois grupos recebendo diferentes terapias, ou mais de dois grupos.

Embora, algumas vezes, um novo tratamento possa também ser comparado a um grupo sem tratamento, frequentemente a decisão é a de não usarmos grupos sem tratamento. Por exemplo, se queremos avaliar uma nova terapia desenvolvida para a Síndrome da Imunodeficiência Adquirida (AIDS), estaríamos dispostos a ter, em nosso estudo, um grupo de pacientes com AIDS sem tratamento? A resposta é, certamente não; poderíamos comparar a nova terapia desenvolvida com um regime atual de tratamento, o que poderia ser claramente melhor do que não realizar tratamento algum.

Vamos agora retomar algumas questões que devem ser consideradas no delineamento de ensaios randomizados.

SELEÇÃO DOS SUJEITOS

O critério para determinar quem será ou não incluído no estudo deve ser explicado detalhadamente com grande precisão e *por escrito antes do início do estudo*. Um excelente teste da adequação desses critérios escritos é perguntar: Se escrevermos detalhadamente nossos critérios e alguém que está caminhando na rua, aplicá-los, na mesma população, selecionará os mesmos indivíduos que nós? Não deveria haver nenhum elemento subjetivo, de interpretação do investigador, para a tomada de comprovada decisão de quem será ou não incluído no estudo. Qualquer estudo deve poder, em princípio, ser reproduzido por outros, como se fosse um experimento laboratorial. Certamente, isso é mais fácil de dizer do que fazer, pois em ensaios randomizados geralmente lidamos com populações relativamente grandes. O princípio é, entretanto, importante, e o critério de seleção deve ser estabelecido com precisão.

ALOCAÇÃO DE SUJEITOS PARA OS GRUPOS DE TRATAMENTO SEM RANDOMIZAÇÃO

Antes de discutir o processo de randomização, permita-nos questionar se haveria algumas alternativas à randomização que poderiam ser utilizadas.

Estudos sem Comparação

A primeira alternativa possível é o estudo de caso ou o estudo de uma série de casos. Nesse tipo de estudo, nenhuma comparação é feita com um grupo não tratado ou que está recebendo outro tipo de tratamento. A história a seguir foi contada pelo Dr. Earl Peacock, quando era presidente do Departamento de Cirurgia da Universidade do Arizona:

> *Um dia, quando eu era estudante de medicina, um cirurgião muito importante de Boston visitou a faculdade e distribuiu uma obra sobre um grande número de pacientes seus que foram submetidos, com sucesso, a cirurgias de reconstrução vascular. No final da palestra, um jovem estudante, no fundo da sala, perguntou timidamente, "Você tem alguns controles?". Bem, o grande cirurgião levantou-se, bateu na mesa e disse, "Você está insinuando que eu não deveria operar metade dos pacientes?", o auditório permaneceu muito quieto. A voz do fundo da sala hesitantemente respondeu, "Sim, era isso que eu tinha em mente.". Então o punho do visitante veio abaixo e ele trovejou: "É claro que não. Isso teria sentenciado metade deles à morte". Deus, estava tudo tão silencioso que se pôde escassamente ouvir a pequena voz perguntar, "Qual das metades?"*[7]

O problema da comparação é importante porque queremos estar aptos a realizar uma inferência causal quanto à relação entre um tratamento e seu resultado subsequente. O problema da inferência em uma relação causal de uma sequência de eventos sem qualquer comparação é demonstrada em uma história citada por Ederer.[8]

> *Durante a Segunda Guerra Mundial, as equipes de resgate, cavando nas ruínas de um apartamento que explodiu numa batalha em Londres, encontraram um idoso deitado nu em uma banheira, plenamente consciente. Ele disse para seus salvadores, "sabem, essa foi a experiência mais incrível que já tive. Quando puxei a torneira e a água começou a fluir, a casa inteira explodiu."*

A questão exemplificada por essa história é: se administrarmos uma droga e o paciente melhorar, podemos atribuir ao fármaco? O professor Hugo Muensch, da Universidade de Harvard, articulou sua Segunda Lei: "Os resultados podem sempre ser melhorados pela omissão de controles".[9]

Estudos com Comparação

Portanto, se reconhecermos a necessidade de incluir algum tipo de comparação em nosso estudo, quais seriam os possíveis delineamentos?

Controles Históricos

Poderíamos usar um grupo de comparação do passado, chamado de *controles históricos*. Atualmente, temos uma terapia que acreditamos ser eficaz, e gostaríamos de testá-la em um grupo de pacientes; percebemos a necessidade de um grupo de comparação. Então, para comparar, voltamos aos registros dos pacientes com a mesma doença, que foram tratados antes de a nova terapia estar disponível. Este tipo de delineamento parece ser inerentemente simples e atrativo.

Quais são os problemas no uso de controles históricos? Primeiro, se hoje decidirmos realizar o estudo que foi descrito, podemos organizar um sistema meticuloso de coleta de dados dos pacientes atualmente em tratamento. Mas é claro que não podemos fazer isto para os pacientes tratados no passado; para esses deveremos extrair informações de registros médicos. Esses registros foram gerados para fins clínicos, na época, e não para pesquisas. Consequentemente, se no final do estudo encontrarmos uma diferença nos desfechos entre pacientes tratados no período anterior (controles históricos) e no seguinte (atual), não saberemos se houve uma diferença real ou se o que observamos deve-se apenas à diferença de qualidade das informações coletadas. Os dados obtidos dos grupos devem ser comparáveis em tipo e qualidade; em estudos com controles históricos, frequentemente isso não ocorre.

O segundo problema é que se observarmos diferenças nos desfechos entre o grupo do passado e o atual, não teremos certeza de que a diferença se deva à terapia, pois muitas outras coisas além dela mudaram com o decorrer do tempo (p. ex., terapia auxiliar de suporte, condições de vida, nutrição e estilo de vida). Portanto, se observarmos uma diferença e excluirmos discrepâncias na qualidade dos dados como a razão para isso, não saberemos se a diferença é resultado do fármaco que estamos estudando ou de mudanças que ocorreram em muitos outros fatores através do tempo.

Algumas vezes, entretanto, este tipo de delineamento pode ser útil. Por exemplo, quando uma doença é uniformemente fatal e um novo fármaco se torna disponível, um declínio na letalidade em paralelo ao seu uso poderia suportar fortemente a conclusão de que a nova droga está apresentando efeito. Todavia, a possibilidade de que o declínio resulte de outras mudanças ambientais teria que ser excluída.

Controles Simultâneos não Randomizados

Pela importância dos problemas impostos por controles históricos e dificuldades de lidar com mudanças ao longo do tempo, uma abordagem alternativa é usar controles simultâneos, que não são selecionados de maneira randomizada. O problema da seleção de controles simultâneos de forma não randomizada é ilustrada pela seguinte história:

> *Um capitão de marinha recebeu amostras de pílulas contra náuseas para testar durante uma viagem. A necessidade de controles foi cuidadosamente explicada a ele. Após o retorno do navio, o capitão relatou os resultados entusiasticamente. "Praticamente todos os controles ficaram doentes, e nenhum dos sujeitos teve qualquer problema. Coisa realmente maravilhosa." Um cético perguntou como ele escolhera os controles e os sujeitos. "Oh, eu dei a coisa aos meus marinheiros e usamos os passageiros como controles."*[10]

Há algumas possibilidades para a seleção de controles de forma não randomizada. Uma é arrolar os pacientes pelo dia do mês em que são admitidos no hospital: por exemplo, se a admissão for em dias ímpares do mês o paciente vai para o grupo A, se for em dias pares o paciente vai para o grupo B. Em um ensaio de terapia anticoagulante após a Segunda Guerra Mundial, em que o dia do mês foi utilizado, descobriu-se que mais pacientes do que o esperado foram admitidos em dias ímpares. Os investigadores relataram que "como os médicos observaram os benefícios da terapia anticoagulante, eles aceleravam, quando possível, a hospitalização dos pacientes... aqueles que seriam rotineiramente hospitalizados em dias pares foram trazidos, o máximo possível, em dias ímpares".[11]

O problema aqui é que o sistema de alocação era previsível: foi possível os médicos saberem a designação do próximo paciente. O objetivo da randomização é eliminar a possibilidade de o investigador saber qual alocação terá o próximo paciente, pois tal conhecimento introduz a possibilidade de um viés por parte do investigador em relação ao grupo de tratamento ao qual cada participante será designado.

Muitos anos atrás um estudo foi realizado para avaliar os efeitos da vacinação com o bacilo Calmette-Guérin (BCG) contra a tuberculose em crianças com familiares tuberculosos na cidade de Nova Iorque.[12] Os médicos foram orientados a dividir o grupo de crianças elegíveis em um grupo a ser imunizado e outro de controle, que não seria imunizado.

TABELA 7-1. Resultados de um Ensaio sobre Vacinação com Bacilo Calmette-Guérin (BCG): I

	Número de crianças	MORTES POR TUBERCULOSE	
		Número	%
Vacinadas	445	3	0,67
Controles	545	18	3,30

De: Levine MI, Sackett MF: Results of BCG immunization in New York City. Am Rev Tuberculosis 53:517-532, 1946.

TABELA 7-2. Resultados de um Ensaio sobre Vacinação com Bacilo Calmette-Guérin (BCG): II

	Número de crianças	MORTES POR TUBERCULOSE	
		Número	%
Vacinadas	556	8	1,44
Controles	528	8	1,52

De: Levine MI, Sackett MF: Results of BCG immunization in New York City. Am Rev Tuberculosis 53:517-532, 1946.

Como visto na Tabela 7-1, a mortalidade por tuberculose foi quase 5 vezes maior nos controles do que nas crianças vacinadas. Entretanto, como os investigadores escreveram:

> Experiências subsequentes têm mostrado que por este método de seleção, a tendência era inocular crianças de pais mais inteligentes e cooperativos e manter as crianças de pais não cooperativos como controles. Esse foi, provavelmente, um erro considerável, uma vez que pais cooperativos não só tomavam maiores precauções, como traziam, habitualmente, as crianças com maior regularidade à clínica para instruções sobre cuidados à criança e alimentação.[12]

Reconhecendo que as vacinas foram seletivamente realizadas em crianças de famílias mais conscientes dos problemas de saúde e questões relacionadas, os investigadores imaginaram a possibilidade de que a taxa de mortalidade por tuberculose tenha sido menor no grupo vacinado, não em razão da vacina em si, mas porque essas crianças foram selecionadas de famílias com maior consciência de saúde que apresentavam menor risco de mortalidade por tuberculose, com ou sem a vacina. Para abordar esse problema, foi feita uma mudança no delineamento do estudo: revezar as crianças que foram vacinadas e as demais que serviram como controles. Isto não se constitui em randomização, mas foi uma importante evolução sobre o delineamento inicial. Como visto na Tabela 7-2, não houve diferença entre os grupos.

ALOCAÇÃO DE SUJEITOS UTILIZANDO RANDOMIZAÇÃO

Em virtude dos problemas discutidos, a randomização é a melhor abordagem no delineamento de um ensaio. Randomização significa, de fato, jogar uma moeda para decidir a alocação do paciente para um grupo de estudo. O elemento crucial da randomização é a imprevisibilidade da próxima alocação. A Figura 7-2 mostra uma tirinha cômica citada por Ederer para demonstrar o problema da previsibilidade da próxima alocação.[13]

Como a randomização é alcançada? Nesse exemplo hipotético, usamos uma seleção da tabela de números aleatórios (Tabela 7-3). (Algumas tabelas de números aleatórios estão disponíveis em livros de estatística ou podem ser geradas em computadores.) Hoje, particularmente para ensaios amplos, a randomização é realizada por computadores.

Em primeiro lugar, como observamos a Tabela 7-3? Note que a tabela é dividida em dois grupos de 5 linhas e 5 colunas. Esta divisão é feita apenas para facilitar a leitura. As colunas são numeradas como,

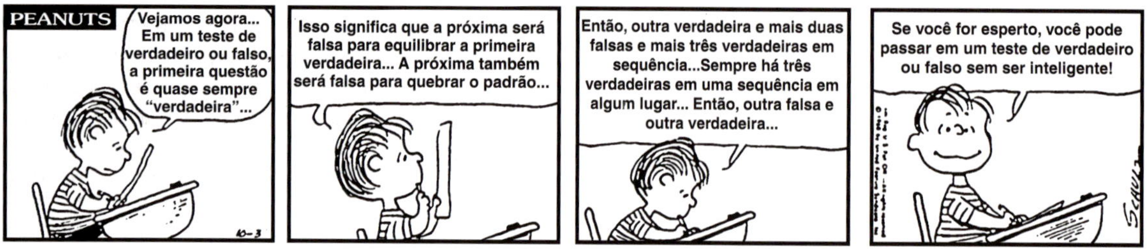

Figura 7-2. Como prever a alocação de tratamento para o próximo paciente em um ensaio randomizado. (PEANUTS © UFS. Reimpressa com permissão.)

TABELA 7-3. Uma Tabela de Números Aleatórios				
	00-04	05-09	10-14	15-19
00	56348	01458	36236	07253
01	09372	27651	30103	37004
02	44782	54023	61355	71692
03	04383	90952	57204	57810
04	98190	89997	98839	76129
05	16263	35632	88105	59090
06	62032	90741	13468	02647
07	48457	78538	22759	12188
08	36782	06157	73084	48094
09	63302	55103	19703	74741

TABELA 7-4. Exemplo do Uso de uma Tabela de Números Aleatórios para Alocação de Pacientes nos Grupos de Tratamento em um Ensaio Randomizado

Se planejamos comparar dois grupos:
- Decidimos que números pares serão designados para o tratamento A, e os números ímpares para o tratamento B, ou
- Decidimos que números de 0 a 4 serão designados para o tratamento A, e os números de 5 a 9 para o tratamento B

Se planejarmos comparar três grupos:
- Decidimos que números de 1 a 3 serão designados para o tratamento A, os números de 4 a 6 para o tratamento B, os números de 7 a 9 serão designados para o tratamento C, e o número 0 seria ignorado

00-04, 05-09, e assim por diante. Do mesmo modo, as linhas são numeradas como, 00, 01, 02 e assim por diante. Então, é possível se referir a qualquer dígito na tabela fornecendo os números da coluna e da linha. Isso será importante se a qualidade do processo de randomização vier a ser checada por terceiros.

Como usamos a tabela? Vamos supor que estejamos conduzindo um estudo no qual haverá dois grupos: terapia A e terapia B. Nesse exemplo consideraremos que todos os números ímpares serão designados para A e os pares para B. Fechamos os olhos, colocamos o dedo em qualquer lugar da tabela e anotamos a linha e coluna como nosso ponto de partida. Também escrevemos a direção que nos moveremos do ponto de partida na tabela (horizontalmente para a direita, horizontalmente para a esquerda, para cima ou para baixo). Suponha que apontemos para o "5" na intersecção da coluna 07 e linha 07, e movemos horizontalmente para a direita. O primeiro paciente, então, é designado por um número ímpar, 5, e receberá terapia A. O segundo paciente é também designado por um número ímpar, 3, e receberá terapia A. O terceiro é designado por um número par, 8, e receberá a terapia B, e assim por diante. Note que o próximo paciente a ser designado não é previsível; *não é uma alternância estrita, que poderia ser previsível*.

Há outras maneiras de usar a tabela de números aleatórios para alocar pacientes a grupos de tratamento em um ensaio randomizado (Tabela 7-4). Qualquer uma dessas abordagens é válida; o importante é registrar por escrito a forma selecionada, antes de ser iniciada a randomização.

Tendo decidido, conceitualmente, como usar a randomização para a alocação dos pacientes, como tomamos uma decisão prática de escolher qual terapia receberão os pacientes? Vamos assumir, por exemplo, que uma decisão foi feita para que os números ímpares sejam designados para alocação ao tratamento A, e números pares, para tratamento B. O tratamento designado pelos números aleatórios é escrito em um cartão, e este cartão inserido num envelope opaco. Cada envelope é etiquetado como: paciente 1, paciente 2, paciente 3, e assim por diante, para combinar a sequência em que os pacientes foram arrolados para o estudo. Por exemplo, se o primeiro número aleatório for 2, um cartão para a terapia B seria inserido no primeiro envelope; se o próximo número aleatório for 7, um cartão com a terapia A seria inserido no segundo envelope, e assim por diante, como determinado pelos números aleatórios.

Os envelopes são então selados. Quando o primeiro paciente é arrolado, o envelope 1 é aberto e a alocação é lida; tal processo se repete para os demais pacientes do estudo.

Este processo não é infalível, contudo. O relato abaixo ilustra a necessidade de controle de qualidade cuidadoso em qualquer estudo randomizado:

> *Em um estudo randomizado comparando mastectomia radical e parcial para câncer de mama, um dos cirurgiões participantes, convencido de que a radical era o tratamento de eleição, poderia não se contentar em realizar a mastectomia parcial em suas pacientes incluídas no estudo. Quando a randomização foi feita para as suas pacientes e um envelope foi aberto indicando mastectomia parcial, ele poderia deixar o envelope de lado e seguir abrindo outros até encontrar um designando a mastectomia radical.*

O que se reflete aqui é o conflito experimentado por muitos clínicos que incluem seus pacientes em ensaios randomizados. Por um lado, o clínico tem a obrigação de fazer o melhor por seu paciente; por outro lado, quando participa de um ensaio clínico, é a ele solicitado que abra mão do seu papel de decidir e que "jogue uma moeda" para definir qual terapia o paciente receberá. Assim, há sempre um conflito subjacente entre o papel do clínico e do médico participantes de um ensaio clínico e, como resultado, podem ocorrer vieses não intencionais.

Este é um problema muito comum, particularmente em grandes ensaios multicêntricos, em que a randomização não é adotada em cada centro clínico, mas feita em outro local de coordenação e estatística. Quando um novo paciente é registrado no centro clínico, a central de coordenação é chamada e o nome do paciente fornecido. A randomização é então feita para o paciente, pelo centro, e a alocação registrada em ambos os locais.

O que desejamos realizar com a randomização? Se randomizarmos adequadamente, alcançaremos imprevisibilidade na próxima alocação; não teremos de nos preocupar que, qualquer viés subjetivo dos investigadores, evidente ou não, possa ser introduzido no processo de seleção de pacientes para um grupo de tratamento ou outro. Também, se o estudo é grande o suficiente e há participantes em número suficiente, esperamos que a randomização aumente a probabilidade de que os grupos sejam comparáveis em relação a características que possamos considerar, como sexo, idade, raça e gravidade da doença – todos fatores que podem afetar o prognóstico. Randomização não é garantia de comparabilidade, pois o acaso pode desempenhar seu papel nesse processo. No entanto, se os grupos de tratamento a serem randomizados são grandes o suficiente, eles tenderão a ser similares.

A Figura 7-3 apresenta um exemplo hipotético do efeito da ausência de comparabilidade em uma confrontação de taxas de mortalidade de grupos em estudo. Vamos assumir uma população de 2.000 pessoas com infarto do miocárdio, em que metade recebeu uma intervenção e a outra não. Vamos, então, considerar que, dos 2.000 pacientes, 700 apresentam arritmia e 1.300 não. A letalidade em pacientes com arritmia é de 50% e sem arritmia é de 10%.

Vamos olhar para o estudo não randomizado no lado esquerdo da Figura 7-3. Devido ao fato de não haver randomização, os grupos de intervenção podem não ser comparáveis na proporção de pacientes com arritmia. Talvez 200 no grupo de intervenção possam ter arritmia (com uma taxa de letalidade de 50%) e 500 no grupo sem intervenção podem ter arritmia (também com uma taxa de letalidade de 50%). A taxa de letalidade resultante será de 18% no grupo de intervenção e 30% no grupo sem intervenção. Podemos ficar tentados a concluir que a intervenção é efetiva.

Agora vamos olhar para o estudo randomizado, no lado direito da figura. Como visto, os grupos são comparáveis, o que, provavelmente, ocorre quando randomizamos, assim, 350 dos 1.000 pacientes do grupo com intervenção e, entre os 1.000 do grupo sem intervenção, também 350 apresentaram arritmia. Quando a taxa de letalidade é calculada para esse exemplo, encontramos 24% em ambos os grupos. Logo, a diferença observada entre intervenção e não intervenção, quando os grupos não são comparáveis em termos de arritmia, foi completamente provocada pela não comparabilidade, e não a algum efeito da intervenção em si. (Note que embora a Figura 7-3 mostre 1.000 participantes nos grupos de intervenção e não intervenção, a randomização *não* garante um número igual de participantes em cada grupo).

Alguém pode perguntar se estamos tão preocupados com a comparabilidade dos grupos, por que não somente emparelhamos os grupos para as variáveis específicas de interesse, em vez de randomizar? A resposta é que é possível apenas emparelhar para as variáveis que conhecemos e podemos mensurar. Contudo, não podemos emparelhar para muitas variáveis que possam afetar o prognóstico, como constituição genética individual, elementos do estado imunológico ou outras variáveis para as quais podemos não estar atentos. A randomização aumenta a probabilidade de que os grupos sejam comparáveis não somente em termos de variáveis que reconhecemos e podemos mensurar, mas também para aquelas que não reconhecemos e não somos capazes de medir, mas que, ainda assim, possam afetar os prognósticos. No entanto, a randomização não garante a comparabilidade dos grupos que estão sendo estudados.

Qual o Principal Objetivo da Randomização?

O principal objetivo da randomização é prevenir qualquer potencial viés de parte dos investigadores, de influenciarem a alocação dos participantes para diferentes grupos de tratamento. Quando os participantes são aleatoriamente designados para diferentes grupos de tratamento, todas as decisões sobre o tratamento estão fora do controle dos investigadores. Assim, o uso da randomização é crucial para proteger o estudo de qualquer viés que poderia ser introduzido, consciente-

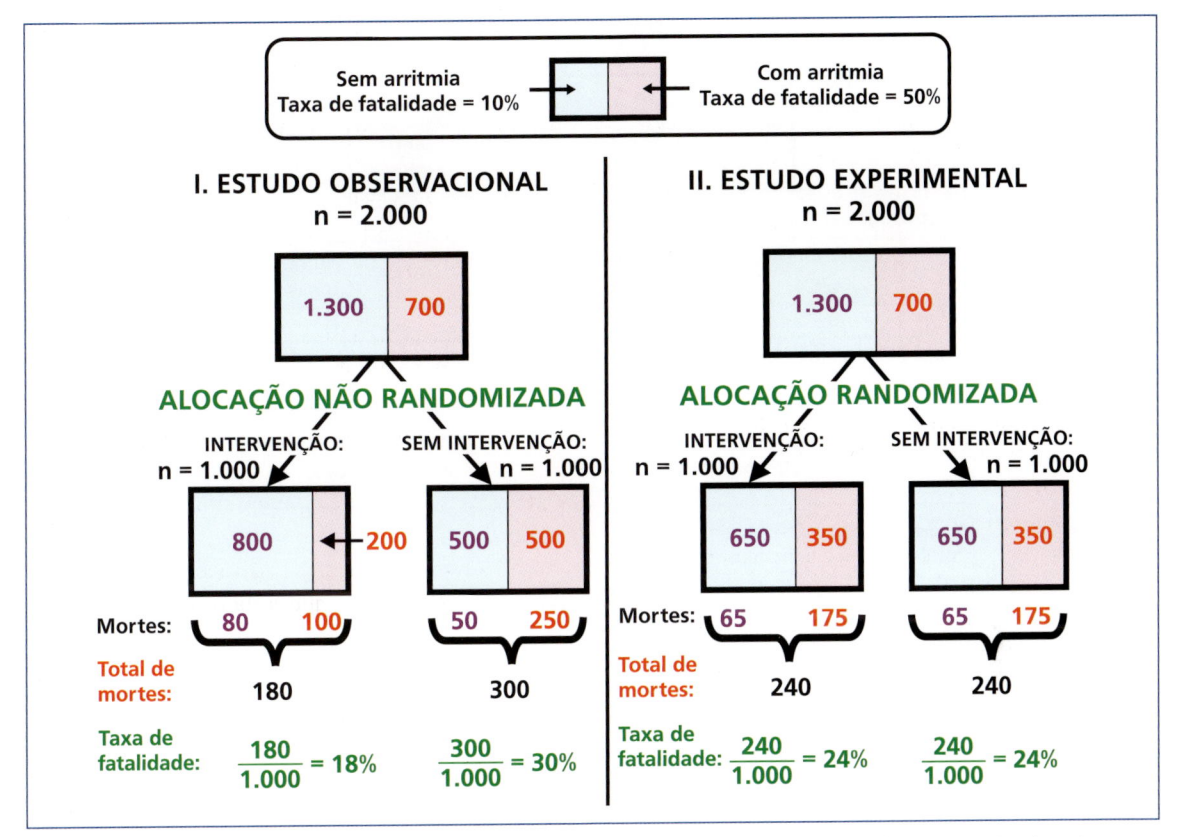

Figura 7-3. Estudos não randomizados *versus* estudos randomizados. **I.** Se o estudo não for randomizado, as proporções de pacientes com arritmia nos dois grupos de intervenção podem diferir. Neste exemplo, os indivíduos com arritmia têm menos probabilidade de receber a intervenção do que os indivíduos sem arritmia. **II.** Se o estudo for randomizado, as proporções de pacientes com arritmia nos dois grupos de intervenção apresentam maior probabilidade de serem similares.

mente ou não, pelo investigador em relação ao processo de alocação.

Como mencionado acima, enquanto a randomização geralmente aumenta a comparabilidade de diferentes grupos de tratamento, ela não garante a comparabilidade. Portanto, garantir a comparabilidade dos grupos de tratamento NÃO é o principal objetivo da randomização.

Outro benefício da randomização é que contribui para a comparabilidade, esta contribuição se aplica tanto para as variáveis que podemos mensurar quanto para aquelas que não, embora possam ser importantes na interpretação dos resultados do ensaio.

Randomização Estratificada

Às vezes podemos estar particularmente preocupados acerca da comparabilidade dos grupos em termos de uma ou poucas características importantes que podem influenciar o prognóstico ou resposta à terapia nos grupos estudados. Porém, como já dissemos, a randomização não garante comparabilidade. Uma opção que pode ser usada é a randomização estratificada, um método de alocação que pode ser muito útil em aumentar a probabilidade de comparação entre os grupos estudados. Nesta seção, mostraremos como este método é usado para alocar participantes em diferentes grupos.

Por exemplo, vamos dizer que estamos particularmente interessados na idade como uma variável prognóstica: o prognóstico é muito pior em pacientes mais velhos. Então, desejamos que os dois grupos de tratamento sejam comparáveis em termos de idade. Embora um dos benefícios da randomização seja aumentar a probabilidade de comparação, ela não a garante. Ainda é possível que, após randomizarmos, possamos, ao acaso, perceber que a maioria dos pacientes mais velhos está em um grupo e a maioria dos mais jovens em outro. Poderia ser impossível interpretar nossos resultados, pois os pacientes de alto risco estariam concentrados em um grupo e os de baixo risco

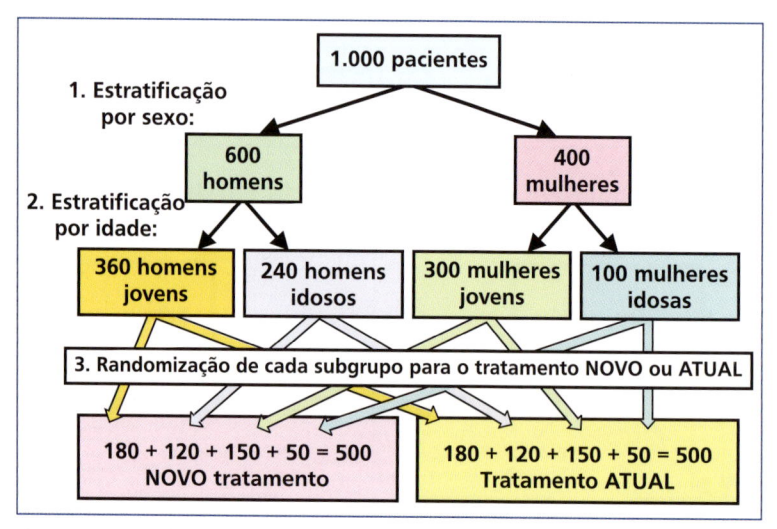

Figura 7-4. Exemplo de randomização estratificada. Veja discussão no texto nas páginas 145-146.

em outro. Qualquer diferença nos desfechos entre os grupos de intervenção poderia ser, então, atribuída a essa diferença na distribuição etária e não aos efeitos da intervenção.

Na *randomização estratificada,* primeiro estratificamos (estrato = camada) nossa população em estudo para cada variável que consideramos importante e, então, randomizamos os participantes para os grupos de tratamento em cada estrato.

Vamos considerar o exemplo mostrado na Figura 7-4. Estamos estudando 1.000 pacientes e consideramos idade e sexo como importantes determinantes de prognóstico. Se randomizarmos, não saberemos que composições terão os grupos em termos de idade e sexo; por essa razão decidimos utilizar a randomização estratificada.

Primeiramente, estratificamos os 1.000 pacientes por sexo, em 600 homens e 400 mulheres. Então estratificamos homens e mulheres por idade. Agora temos quatro grupos (estratos): homens jovens, homens idosos, mulheres jovens e mulheres idosas. Agora randomizamos *dentro de cada grupo* e o resultado são alguns para o tratamento novo e outros para o tratamento atual em cada um dos quatro grupos. Como na randomização sem estratificação, terminamos com dois grupos de intervenção, mas tendo estratificado inicialmente os grupos, aumentamos a probabilidade de que ambos sejam comparáveis em termos de idade e sexo. (Como na Fig. 7-3, a Fig. 7-4 mostra que os resultados da randomização é um número igual de participantes em cada grupo de tratamento, embora este resultado não seja garantido pela randomização.)

COLETA DE DADOS DE SUJEITOS

Como mencionado anteriormente, é essencial que os dados coletados para cada grupo estudado sejam de mesma qualidade. Não queremos que qualquer diferença nos resultados entre os grupos seja ocasionada por diferenças na qualidade e exatidão dos dados que foram coletados nos grupos estudados. Vamos considerar algumas das variáveis sobre as quais os dados necessitam ser obtidos nos sujeitos em estudo.

Tratamento (Designado e Recebido)

Que dados são necessários? Primeiro precisamos saber para qual dos grupos de tratamento o paciente foi alocado. Além disso, devemos saber qual terapia o paciente recebe atualmente. É importante saber, por exemplo, se o paciente foi designado a receber o tratamento A e não concordou. Um paciente pode concordar em ser randomizado, mas, posteriormente, mudar de opinião e recusar-se a cumprir o tratamento. Em oposição, é também importante saber se o paciente, que não foi designado para o tratamento A, pode assumi-lo por conta própria, frequentemente sem perceber.

Desfecho

A necessidade de medidas comparáveis em todos os grupos de estudo é particularmente verdadeira para medidas de desfechos. Tais medidas incluem tanto melhora (efeito desejado) quanto algum efeito colateral que possa surgir. Então, há necessidade de explicitar os critérios utilizados para todos os resultados a serem avaliados no estudo. Uma vez estabelecidos explicitamente os critérios, devemos nos certificar de que sejam mensurados comparativamente em todos os grupos estudados. Em particular, devem ser evitadas as potenciais armadilhas de se avaliar mais cuidadosamente os desfechos naqueles que estão recebendo uma nova droga do que naqueles com a terapia atualmente disponível. O cegamento do estudo, discutido abaixo, pode prevenir muito desse problema, mas como nem sempre é possível, atenção deve ser dada ao aumento da comparabilidade das medidas e qualidade dos dados em todos os grupos de estudo.

Perfil Prognóstico na Entrada

Se conhecermos fatores de risco para maus desfechos, queremos verificar se a randomização promoveu uma razoável similaridade entre os dois grupos em relação a esses fatores de risco. Por exemplo, se a idade é um fator de risco significativo, gostaríamos de saber se a randomização promoveu grupos comparáveis para a idade. Dados de fatores prognósticos deveriam ser obtidos no momento em que o sujeito entrou no estudo.

Cegamento (Mascaramento)

O cegamento envolve vários componentes. Primeiro, gostaríamos que os sujeitos não soubessem para qual dos grupos foram designados. Isso é de grande importância quando o desfecho é uma medida subjetiva, tal como dor de cabeça ou dor lombar. Se o paciente souber que está recebendo uma nova terapia, o entusiasmo e certos fatores psicológicos da parte do paciente podem atuar para induzir uma resposta positiva, mesmo se a terapia em si não tivesse efeito clínico ou biológico positivo.

Como os sujeitos podem ser cegados (mascarados)? Um modo é pela utilização de um placebo, substância inerte que se parece, tem o mesmo sabor e cheiro do agente ativo. Entretanto, o uso de placebo não garante, automaticamente, que os pacientes estejam cegados. Alguns participantes podem tentar determinar se estão tomando o placebo ou a substância ativa. Por exemplo, em um ensaio randomizado com a vitamina C para o resfriado comum, pacientes foram cegados pelo uso de um placebo e então perguntados se sabiam ou suspeitavam qual droga estavam tomando.

Como visto na Tabela 7-5, das 52 pessoas que estavam recebendo vitamina C, quando convidadas a tentarem adivinhar, 40 afirmaram achar que estavam recebendo a vitamina. Dos 50 do grupo placebo, 39 disseram que estavam recebendo o placebo. Como sabiam? Eles tinham mordido a cápsula e percebido pelo sabor amargo. Isso faz alguma diferença? Os dados sugerem que a taxa de resfriados foi maior nos pacientes que receberam a vitamina C, mas pensavam

TABELA 7-5. Um Ensaio Randomizado de Vitamina C e Placebo para Resfriado Comum: Resultados de um Questionário para Determinar se os Indivíduos Suspeitavam quais Agentes Estavam Recebendo

Droga real	Droga presumida		Total
	Vitamina C	Placebo	
Vitamina C	40	12	52
Placebo	11	39	50
Total	51	51	102

p < 0,001.
De: Karlowiski TR, Chalmers TC, Frenkel LD, et al.: Ascorbic acid for the common cold. JAMA 231:1038, 1975. Copyright 1975, American Medical Association.

estar recebendo placebo, do que nos que receberam o placebo, mas pensavam receber a vitamina C. Assim, devemos nos preocupar muito com a falta de cegamento dos pacientes e seus potenciais efeitos nos resultados do estudo, particularmente quando estamos lidando com desfechos subjetivos.

O uso de placebos também é importante para o estudo das taxas de efeitos colaterais e reações. O "Physician's Health Study" foi um ensaio randomizado sobre o uso de aspirina para prevenir infartos do miocárdio. A Tabela 7-6 mostra os efeitos colaterais relatados nos grupos que receberam aspirina e placebo nesse estudo.

Note que altas taxas de reações foram relatadas por pessoas que receberam placebo. Assim, não é suficiente dizer que 34% das pessoas que receberam aspirina tiveram sintomas gastrointestinais, o que queremos realmente saber é a extensão em que o risco de efeitos colaterais é aumentada em pessoas que estão tomando aspirina, quando comparadas àquelas que não tomam (*i.e.*, estejam tomando placebo). Dessa forma, o placebo tem papel importante na identificação dos benefícios reais de um agente e de seus efeitos colaterais.

Além de cegar os pacientes, também queremos cegar ou mascarar os observadores ou aqueles que coletam os dados do estudo em relação aos grupos em que estão os pacientes. Esses estudos são chamados de "duplos-cegos". Há alguns anos, foi conduzido um estudo para avaliar unidades de terapias coronarianas no tratamento de infartos do miocárdio. Foi planejado da seguinte maneira:

Os pacientes que preenchiam critérios estritos para categorias de infartos do miocárdio [foram] alocados aleatoriamente ou em um grupo admitido imediatamente na

TABELA 7-6. Physicians' Health Study: Efeitos Colaterais de Acordo com o Grupo de Tratamento			
Efeito colateral	Grupo aspirina (%)	Grupo placebo (%)	P
Sintomas gastrointestinais (exceto úlcera)	34,8	34,2	0,48
Úlceras do trato gastrointestinal superior	1,5	1,3	0,08
Problemas de sangramento	27,0	20,4	< 0,00001

Dados de Steering Committee of the Physicians' Health Study Research Group: Final report on the aspirin component of the Ongoing Physicians' Health Study. N Engl J Med 321:129-135, 1989. Copyright 1989, Massachusetts Medical Society. Todos os direitos reservados.

unidade de tratamento coronariano ou no grupo que retornou a suas casas para cuidados domiciliares. Quando dados preliminares foram apresentados, era aparente, nas primeiras fases do experimento, que o grupo rotulado como admitido na unidade coronariana estava levemente melhor do que os pacientes mandados para casa. Um entusiasta pela unidade de tratamento coronariano estava determinado em sua insistência de que o experimento era antiético e deveria ser concluído e que os dados mostravam que todos os pacientes deveriam ser admitidos na unidade de tratamento coronariano. O estatístico revelou então que os cabeçalhos das colunas foram trocados e que, na realidade, o grupo cuidado em casa parecia apresentar uma leve vantagem. O entusiasta então mudou sua posição, mas não pôde ser persuadido a declarar que a unidade coronariana era antiética.[14]

A mensagem desse exemplo é que cada um de nós conduz qualquer estudo com certo número de vieses e preconceitos conscientes ou inconscientes. Os métodos discutidos neste e no próximo capítulo são destinados a proteger o estudo dos vieses dos investigadores.

Agora vamos nos voltar para dois outros aspectos do delineamento de ensaios randomizados: ensaios cruzados e fatorial.

ENSAIOS CRUZADOS (*CROSSOVER*)

Outra importante questão em ensaios clínicos diz respeito ao ensaio cruzado, que pode ser de dois tipos: planejado ou não planejado.

Um *ensaio cruzado planejado* (*crossover*) é mostrado na Figura 7-5. Nesse exemplo um novo tratamento está sendo comparado com um atual, os sujeitos são randomizados para um dos tratamentos (Fig. 7-5A). Após serem observados por certo período de tempo em uma terapia, e algumas alterações serem avaliadas (Fig. 7-5B), os pacientes são trocados para a outra terapia (Fig. 7-5C). Ambos os grupos são novamente observados por um período de tempo (Fig. 7-5D). Mudanças no Grupo 1 de pacientes, enquanto recebiam o novo tratamento, podem ser comparadas às mudanças nesses mesmos pacientes enquanto estiveram sob o tratamento corrente (Fig. 7-5E). Da mesma forma, as mudanças no Grupo 2 de pacientes enquanto recebiam o novo tratamento podem ser comparadas às mudanças enquanto estiveram sob o tratamento corrente (Fig. 7-5F). Assim, cada paciente pode servir como seu próprio controle, mantendo constantes as variações entre indivíduos em muitas características que poderiam, potencialmente, afetar a comparação da efetividade dos dois agentes.

Este tipo de delineamento é muito atrativo e útil, quando, de antemão, certas precauções são consideradas. A primeira consideração é com o efeito residual do tratamento *carryover*. Por exemplo, se um sujeito é transferido da terapia A para a B e observado em ambas, as observações sob a terapia B serão válidas somente se não houver um efeito residual da terapia A. Deve haver um período suficiente de eliminação da droga para se ter a certeza de que nenhum efeito da terapia A permaneça. Segundo, a ordem em que as terapias são administradas pode induzir respostas psicológicas. Pacientes podem reagir diferentemente à primeira terapia, como resultado do entusiasmo que quase sempre confere um novo estudo, esse entusiasmo pode diminuir com o tempo. Entretanto, queremos a certeza de que qualquer diferença observada seja, de fato, ocasionada por agentes avaliados e não a qualquer outro efeito. Finalmente, o delineamento de ensaio cruzado planejado é claramente impossível se a nova terapia for cirúrgica ou curar a doença.

Uma consideração mais importante é sobre o "*ensaio cruzado não planejado*". A Figura 7-6A mostra o delineamento de um ensaio randomizado de uma cirurgia de revascularização coronariana comparada com cuidados médicos para doença coronariana. A randomização realizada é após a obtenção do Termo de Consentimento Livre e Esclarecido. Embora o delineamento inicial seja direto, na realidade, o ensaio cruzado não planejado pode ocorrer. Alguns indivíduos alocados pela randomização para a cirurgia podem mudar de ideia e decidirem não se submeter a ela

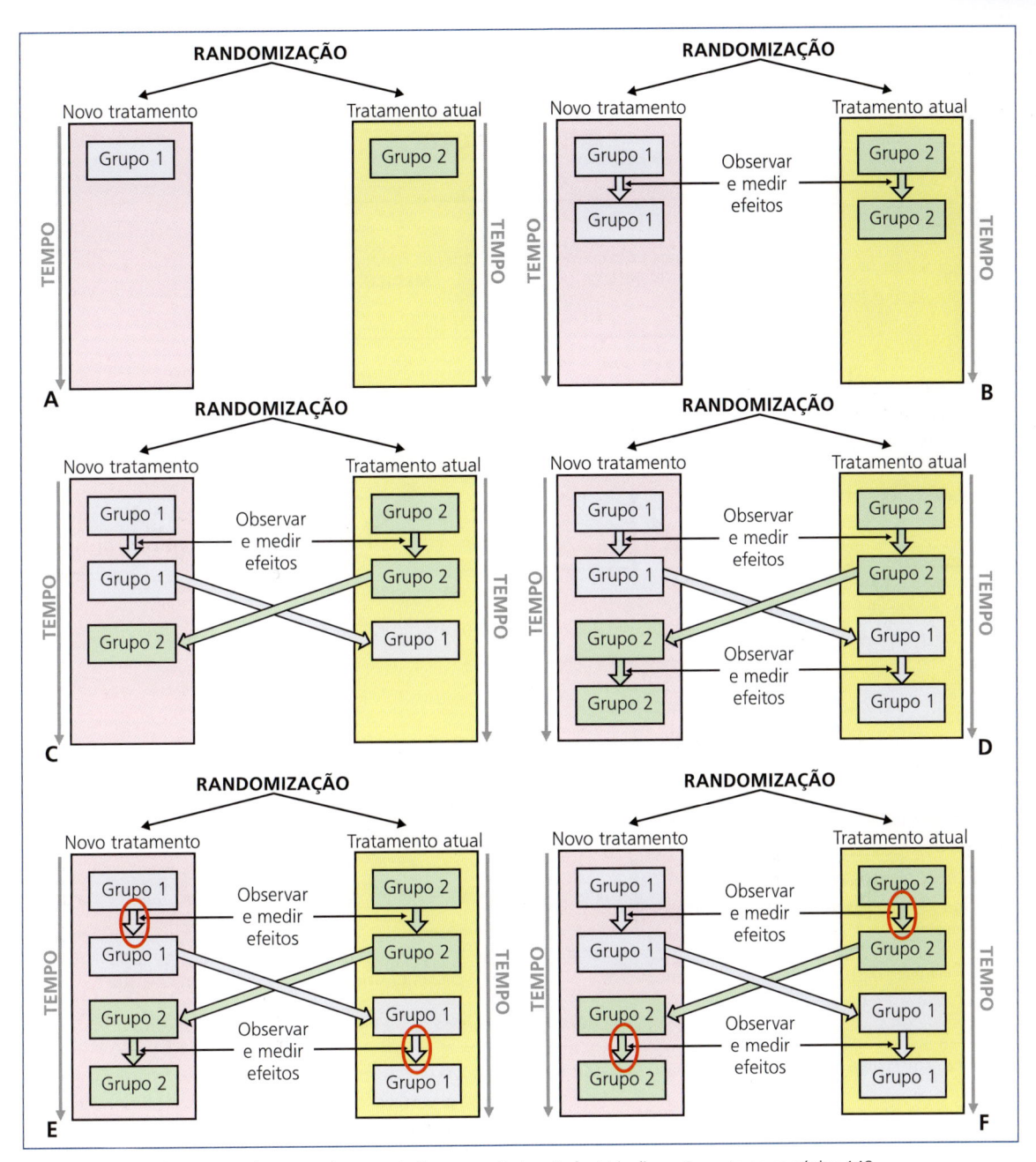

Figura 7-5. A-F. Delineamento de um ensaio **cruzado (*crossover*) planejado**. Veja discussão no texto na página 148.

(Fig. 7-6B). Eles, por conseguinte, trocam para o grupo de cuidados médicos (Fig 7-6C). Além disso, a condição de alguns sujeitos alocados para medicamentos pode começar a se deteriorar e a cirurgia de revascularização pode ser necessária com urgência (Fig. 7-6B). Esses sujeitos são transferidos para o grupo da cirurgia (Fig. 7-6C). Os pacientes vistos à esquerda da Figura 7-6D são agora tratados cirurgicamente, e os da direita recebem cuidados clínicos. O grupo tratado cirurgicamente inclui sujeitos que foram randomizados para a cirurgia (mostrado em rosa). Aqueles que receberam tratamento clínico incluem alguns que foram randomizados para tratamento clínico (mostrado em amarelo) e alguns que migraram para o tratamento clínico (mostrado em rosa).

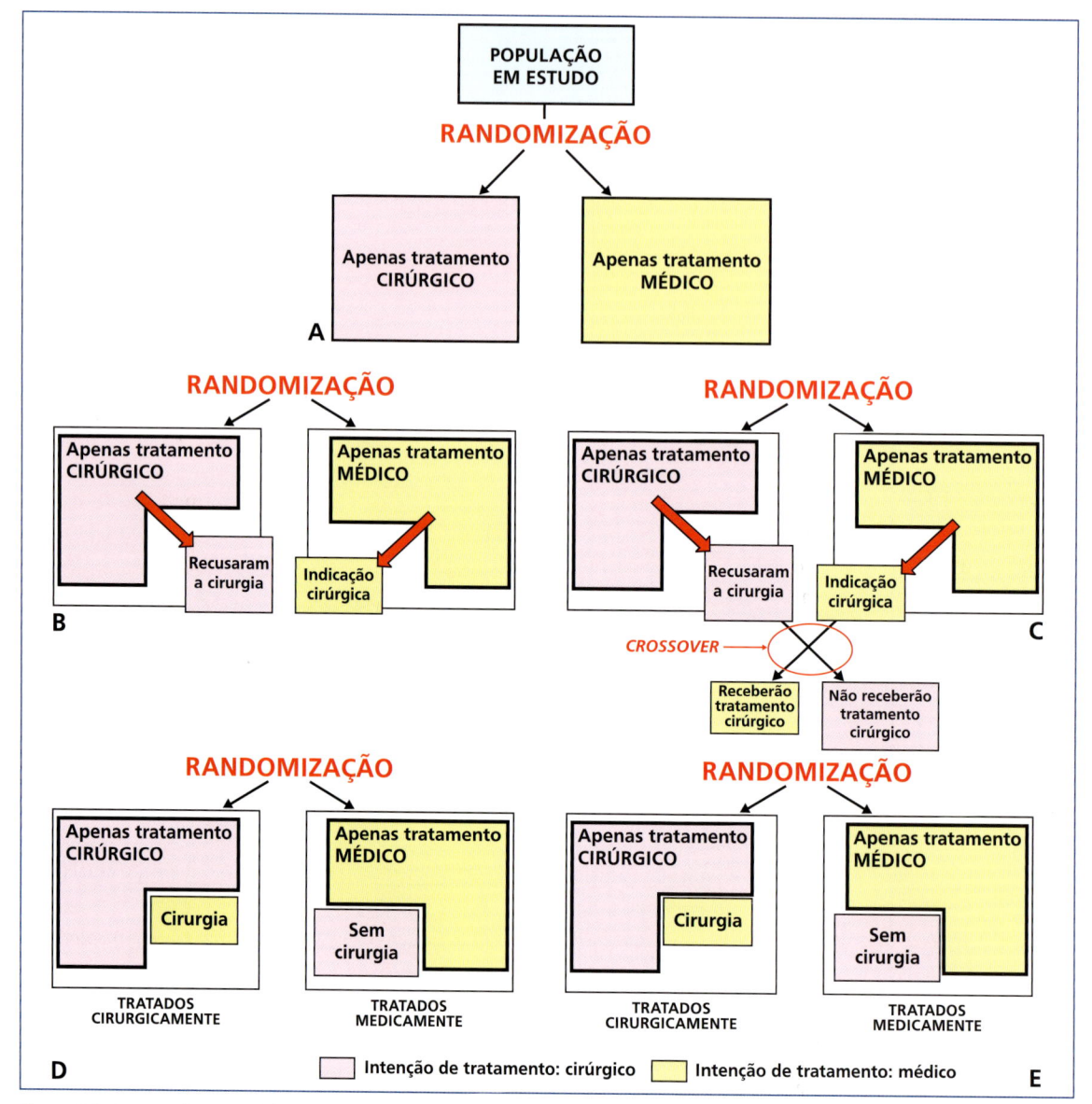

Figura 7-6. A-E. Ensaio cruzado (*crossover*) não planejado em um estudo de cirurgia de revascularização cardíaca e o uso da análise por intenção de tratamento. **A.** Delineamento original do estudo. **B-D.** Ensaio cruzado (*crossover*) não planejado. **E.** Uso da análise por intenção de tratamento.

Ensaios cruzados não planejados impõem um desafio importante na análise dos dados. Incluiremos no grupo cirúrgico alguns pacientes que receberam apenas cuidados clínicos e vamos incluir no grupo de cuidados clínicos, alguns pacientes que foram operados. Em outras palavras, compararíamos os pacientes de acordo com o tratamento para o qual eles foram originalmente randomizados, independente do tratamento que realmente ocorreu. A Figura 7-6E mostra uma análise por intenção de tratamento, em que comparamos o grupo rosa (randomizado para tratamento cirúrgico) com o grupo em amarelo (randomizado para tratamento clínico). Entretanto, se analisarmos de acordo com o tratamento que os pacientes de fato receberam, teremos rompido com os benefícios da randomização.

Não existe uma solução perfeita disponível para esse dilema. A prática atual é realizar uma análise primária pela intenção de tratamento – de acordo com a alocação randomizada original. Gostaríamos que os resultados de outras comparações fossem consistentes com essa primeira abordagem. A linha inferior é porque não há uma solução perfeita, o número de cruzamentos não planejados deve ser mantido no mínimo possível. Obviamente, se analisarmos de acordo com a randomização original e tiverem ocorrido muitos cruzamentos, o significado dos resultados do estudo será questionável. Se o número de cruzamentos se tornar grande, o problema da interpretação do estudo poderá ser intransponível.

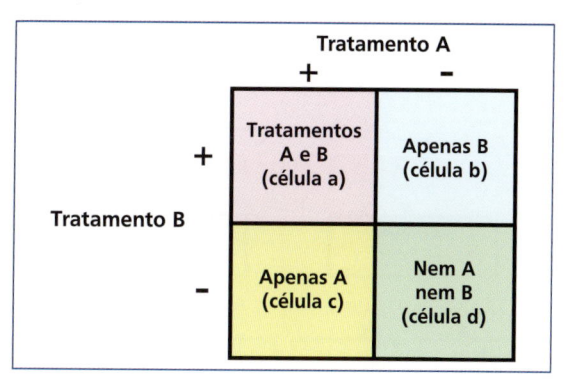

Figura 7-7. Delineamento fatorial para estudo dos efeitos de dois tratamentos.

DELINEAMENTO FATORIAL

Uma variação atrativa nos delineamentos de estudos discutidos nesses capítulos é o *fatorial*. Assumindo-se que serão testadas duas drogas, que os desfechos antecipados para ambas são diferentes e seus modos de ação independentes, pode-se, por economia, usar a mesma população de estudo para testá-las. Este tipo de delineamento fatorial é mostrado na Figura 7-7.

Se os efeitos dos dois tratamentos são, de fato, completamente independentes, poderíamos avaliar os efeitos do tratamento A comparando os resultados nas células *a + c* com os resultados nas células *b + d* (Fig. 7-8A). Da mesma forma, os resultados do tratamento B poderiam ser avaliados pela comparação dos efeitos em *a + b* com *c + d* (Fig. 7-8B). Na eventualidade de ser decidido o término do estudo com o tratamento A, esse delineamento permite a continuação do estudo para determinar os efeitos do tratamento B.

Um exemplo de um delineamento fatorial é visto no "Physicians' Health Study".[15] Mais de 22.000 médicos foram randomizados usando um delineamento fatorial 2×2, que testou a aspirina para prevenção primária de doença cardiovascular e betacaroteno para prevenção primária de câncer. Cada médico recebeu uma das quatro intervenções possíveis: aspirina e betacaroteno, nem aspirina nem betacaroteno, aspirina e betacaroteno placebo ou betacaroteno e aspirina placebo. Os quatro grupos resultantes são mostrados nas Figuras 7-9 e 7-10. A parte da aspirina no estudo (Figura 7-11A) foi encerrada precocemente, por um aviso da central externa de monitorização dos dados, pois foi observada uma queda estatisticamente significativa de 44% no risco do primeiro infarto do miocárdio no grupo que tomou aspirinas. O ingrediente betacaroteno randomizado (Fig. 7-11B) continuou até que o calendário original fosse completado. Após 12 anos de suplementação com betacarotenos, nenhum benefício ou prejuízo foi observado em termos de incidência de câncer, ou doença cardíaca ou morte por todas as causas. Informações subsequentes relataram maior risco de câncer com o betacaroteno em fumantes.

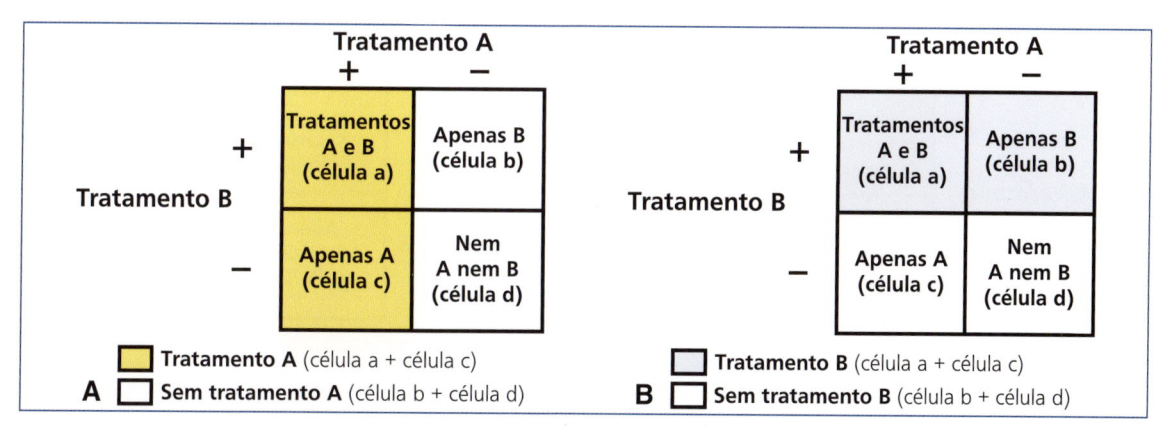

Figura 7-8. A, B. Delineamento fatorial. **A.** Os efeitos do tratamento A (células laranja) *versus* sem o tratamento A. **B.** Efeitos do tratamento B (células púrpura) *versus* sem o tratamento B.

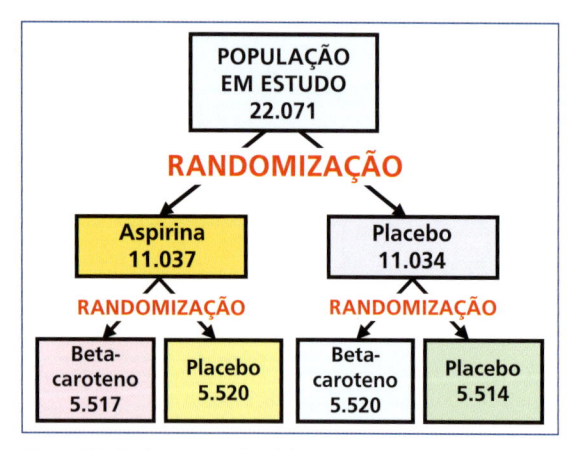

Figura 7-9. Delineamento fatorial usado em um estudo de aspirina e betacaroteno.

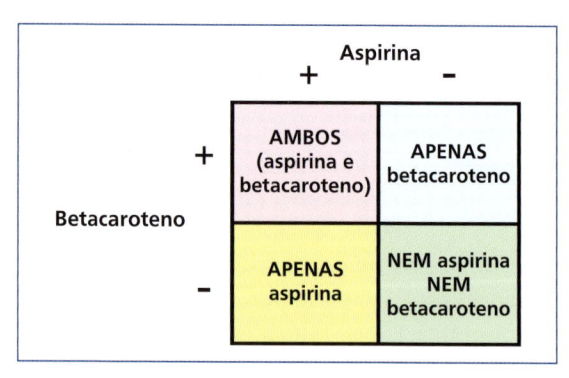

Figura 7-10. Delineamento fatorial do estudo da aspirina e betacaroteno em uma tabela 2 x 2.

NÃO ADESÃO AO TRATAMENTO

Os pacientes podem concordar com a randomização, mas, depois dela, podem não aderir ao tratamento destinado. A não adesão pode ser evidente ou dissimulada: de um lado, pessoas podem manifestar sua recusa em aderir ou se retirarem do estudo. Esses discordantes são também chamados de pessoas que abandonam o estudo. Por outro lado, as pessoas podem simplesmente parar de tomar o agente designado, sem admitir isso aos investigadores ou equipe de estudo. Sempre que houver possibilidade, deve-se realizar uma checagem de possíveis não adesões. Isso pode incluir, por exemplo, exames de urina para o agente testado ou um de seus metabólitos.

Outro problema nos ensaios clínicos randomizados são os chamados "visitantes casuais": pacientes de um grupo podem, inadvertidamente, tomar o agente designado ao outro grupo. Por exemplo, em um ensaio sobre o efeito da aspirina na prevenção do infarto do miocárdio, pacientes foram randomizados para uso e não uso da aspirina. Entretanto, surgiu um problema nisso, pois um grande número de preparações contém salicilatos e muitos dos pacientes do grupo-controle poderiam estar ingerindo a substância sem saber. Dois passos foram dados para contornar esse problema: (1) foram confeccionadas listas de preparações com aspirina, para que os controles evitassem sua utilização e (2) testes de urina para salicilatos foram realizados nos grupos com aspirina e controle.

O efeito líquido da não adesão ao tratamento nos resultados do estudo reduzirá qualquer diferença observada, pois o grupo de tratamento incluirá alguns que não receberam a terapia e o grupo sem tratamen-

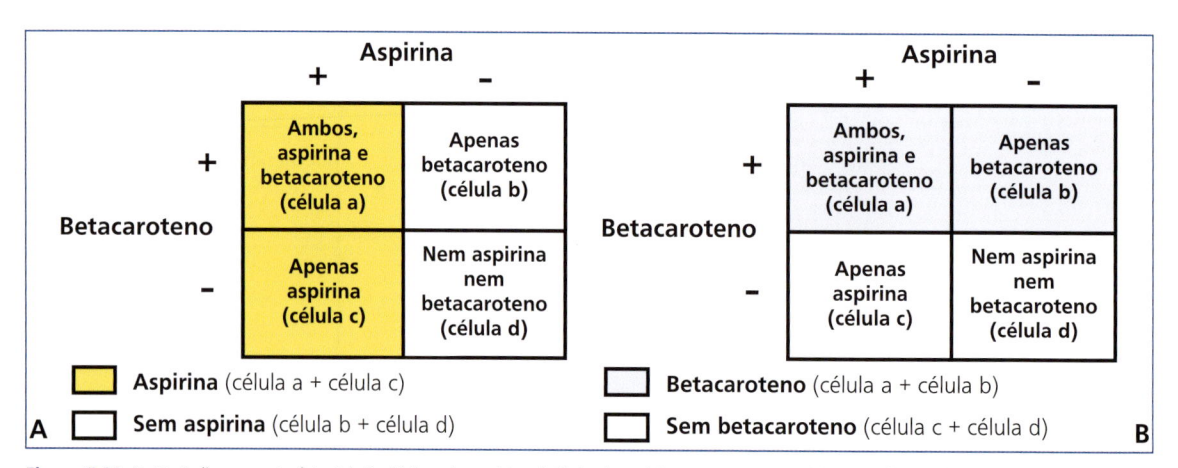

Figura 7-11. A, B. Delineamento fatorial. **A.** Efeitos da aspirina (células laranja) *versus* sem a aspirina. **B.** Efeitos do betacaroteno (células púrpura) *versus* sem o betacaroteno.

to alguns que receberam. Assim, os grupos terão diferenças menores em termos de terapia do que teriam se não houvesse a não adesão, de maneira que, mesmo que haja diferença nos efeitos dos tratamentos, essa diferença será muito menor.

Uma abordagem usada no "Veterans Admnistration Study of the Treatment of Hypertension" foi conduzir um estudo piloto em que foram identificados os que aderiram e os que não aderiram ao tratamento. Quando o estudo de fato foi conduzido, posteriormente, a população estudada estava limitada aos que aderiram durante o estudo piloto. O problema dessa abordagem é que quando queremos generalizar os resultados de tais estudos, poderemos apenas fazê-lo para outra população com alta adesão, que pode ser diferente da população de alguma comunidade, que seria constituída por pessoas que aderem e não aderem ao tratamento.

A Tabela 7-7 mostra dados do "Coronary Drug Project" relatado por Cannere et al.[16] Este estudo foi uma comparação entre o clofibrato e um placebo para redução de colesterol. A Tabela apresenta a mortalidade nos dois grupos.

Nenhuma grande diferença na mortalidade em 5 anos foi observada entre os grupos. Os investigadores especularam que talvez seja resultado de os pacientes não terem tomado suas medicações. A Tabela 7-8 mostra os resultados separando os sujeitos que usaram o clofibrato em grupos de baixa e alta adesão. Vemos que a mortalidade em 5 anos foi de 24,6% no grupo de baixa adesão comparado com 15% no de alta adesão. Somos tentados a concluir que a adesão foi, de fato, o fator que produziu os resultados vistos na Tabela 7-7: nenhuma diferença significativa entre clofibrato e grupos-placebo.

A Tabela 7-9 separa ambos os grupos, clofibrato e placebo, em aderentes e não aderentes. Mesmo no grupo placebo, a mortalidade em 5 anos entre os de baixa adesão foi maior do que nos de alta adesão: 28% comparado com 15%.

O que podemos aprender nessas tabelas? Pessoas que não aderem ou não participam dos estudos diferem daquelas que o fazem. Assim, na condução de um estudo para avaliar uma terapia ou outras intervenções, não podemos oferecer o agente à população e comparar os efeitos naqueles que tomaram ou se recusaram, pois os dois grupos são basicamente diferentes em relação a muitas variáveis demográficas, sociais, psicológicas e culturais, que podem desempenhar papéis importantes na determinação dos desfechos. Todas estas formas de viés de seleção são discutidas mais completamente nos Capítulos 9, 10 e 15. Randomização, ou alguma outra abordagem que reduza o viés de seleção, é essencial em um ensaio clínico válido.

TABELA 7-7. *Coronary Drug Project*: Mortalidade em 5 Anos entre Pacientes Tratados com Clofibrato ou Placebo

	Nº de pacientes	Mortalidade (%)
Clofibrato	1.065	18,2
Placebo	2.695	19,4

Adaptada de: Canner PL, Forman SA, Prud'homme GJ, for the Coronary Drug Project Research Group: Influence of adherence to treatment and response to cholesterol on mortality in the coronary drug project. N Engl J Med 303:1038-1041, 1980.

TABELA 7-8. *Coronary Drug Project*: Mortalidade em 5 Anos entre Pacientes Tratados com Clofibrato ou Placebo de acordo com o Nível de Adesão

	Número de pacientes	Mortalidade (%)
Clofibrato		
Baixa adesão (< 80%)	357	24,6
Alta adesão (≥ 80%)	708	15,0
Placebo	2.695	19,4

Adaptada de Canner PL, Forman SA, Prud'homme GJ, for the Coronary Drug Project Research Group: Influence of adherence to treatment and response to cholesterol on mortality in the coronary drug project. N Engl J Med 303:1038-1041, 1980.

TABELA 7-9. *Coronary Drug Project*: Mortalidade em 5 Anos de Pacientes Tratados com Cloridrato ou Placebo de acordo com o Nível de Colaboração

Adesão	CLOFIBRATO		PLACEBO	
	Número de pacientes	Mortalidade (%)	Número de pacientes	Mortalidade (%)
Baixa (< 80%)	357	24,6	882	28,2
Alta (≥ 80%)	708	15,0	1.813	15,1
Total	1.065	18,2	2.695	19,4

Adaptada de Canner PL, Forman SA, Prud'homme GJ, for the Coronary Drug Project Research Group: Influence of adherence to treatment and response to cholesterol on mortality in the coronary drug project. N Engl J Med 303:1038-1041, 1980.

CONCLUSÃO

Os ensaios randomizados geralmente são considerados o "padrão-ouro" dos delineamentos de estudos. Quando são criadas escalas hierárquicas de delineamentos, para avaliar força da evidência disponível no suporte de políticas públicas e clínicas em saúde, os ensaios randomizados estão quase sempre no topo da lista, quando os estudos são ranqueados em ordem decrescente de qualidade.

Esse capítulo discutiu muitos dos aspectos dos ensaios randomizados designados com o objetivo de proteger o estudo de várias preconcepções e vieses do investigador e outros envolvidos na condução do estudo, bem como de outros vieses que podem, inadvertidamente, ser introduzidos. No próximo capítulo abordaremos algumas outras questões relacionadas com o delineamento de ensaios randomizados e apresentaremos vários exemplos interessantes desse estudo. Nos Capítulos 17 e 18, discutiremos o uso dos ensaios randomizados e outros delineamentos para avaliação de serviços de saúde e estudo da efetividade de rastreamentos.

REFERÊNCIAS

1. Cited in Silverman WA: Where's the Evidence? Debates in Modern Medicine. New York, Oxford University Press, 1998.
2. Galton F: Inquiries into Human Faculty and Its Development. London, Macmillan, 1883.
3. Joyce CRB, Welldon RMC: The efficacy of prayer: A double blind clinical trial. J Chronic Dis 18:367, 1965.
4. Byrd RC: Positive therapeutic effects of intercessory prayer in a coronary care unit population. South Med J 81:826, 1988.
5. Bull JP: The historical development of clinical therapeutic trials. J Chronic Dis 10:218, 1959.
6. Lind J: A Treatise of the Scurvy. Edinburgh, Sands, Murray & Cochran, 1753.
7. Peacock E: Cited in Tufte ER: Data Analysis for Politics and Policy. Englewood Cliffs, NJ, Prentice-Hall, 1974.
8. Ederer F: Why do we need controls? Why do we need to randomize? Am J Ophthalmol 79:758, 1975.
9. Bearman JE, Loewenson RB, Gullen WH: Muensch's Postulates, Laws and Corollaries. Biometrics Note No. 4. Bethesda, MD, Office of Biometry and Epidemiology, National Eye Institute, April 1974.
10. Wilson EB: Cited in Ederer F: Why do we need controls? Why do we need to randomize? Am J Ophthalmol 79:761, 1975.
11. Wright IS, Marple CD, Beck DF: Cited in Ederer F: Why do we need controls? Why do we need to randomize? Am J Ophthalmol 79:761, 1975.
12. Levine MI, Sackett MF: Results of BCG immunization in New York City. Am Rev Tuberculosis 53:517-532, 1946.
13. Ederer F: Practical problems in collaborative clinical trials. Am J Epidemiol 102:111-118, 1975.
14. Cochrane AL: Cited in Ballintine EJ: Objective measurements and the double masked procedure. Am J Ophthalmol 79:764, 1975.
15. Hennekens CH, Buring JE, Manson JE: Lack of effect of long-term supplementation with beta carotene on the incidence of malignant neoplasms and cardiovascular disease. N Engl J Med 334:1145-1149, 1996.
16. Canner PL, Forman SA, Prud'homme GJ: Influence of adherence to treatment and response of cholesterol on mortality in the coronary drug project. N Engl J Med 303:1038-1041, 1980.

Questões para revisão dos Capítulos 7 e 8 estão no final do Capítulo 8.

Capítulo 8

Ensaios Clínicos Randomizados: Algumas Questões Adicionais

Objetivos de aprendizado

- Definir os conceitos-chave do delineamento de estudos epidemiológicos no contexto de ensaios clínicos randomizados: tamanho da amostra, erro tipo I, erro tipo II, poder do estudo, generalização (validade externa) e validade interna
- Calcular e interpretar a eficácia em um ensaio clínico randomizado
- Descrever o delineamento e os resultados de cinco importantes ensaios clínicos randomizados
- Definir as quatro principais fases dos ensaios clínicos randomizados que são usados pelo Federal Drug Administration para avaliação de novas drogas nos Estados Unidos
- Introduzir diversas considerações éticas relacionadas com ensaios clínicos randomizados
- Discutir a racionalidade da requisição de registro de novos ensaios clínicos randomizados

TAMANHO DA AMOSTRA

Há alguns anos, em um encontro científico, um investigador apresentou os resultados de um estudo que ele havia conduzido em carneiros para avaliação de uma nova droga. "Após tomar a droga", ele relatou, "um terço dos carneiros demonstrou uma importante melhora, um terço não mostrou nenhuma mudança e o outro terço fugiu".

Essa história introduz uma das perguntas mais frequentes feita por médicos que conduzem ensaios clínicos em busca de novas drogas ou estudos de avaliação. "Quantos sujeitos temos que estudar?" O momento certo de responder a esta pergunta é *antes* da realização do estudo. Quando os estudos são conduzidos, grandes somas de dinheiro e outros recursos foram investidos, e somente após ter sido completado, os investigadores percebem que, desde o início, tiveram poucos pacientes para obter resultados significativos.

A questão sobre quantos pacientes são necessários para o estudo não se baseia no misticismo. Esta seção apresenta a lógica de como abordar a questão do tamanho da amostra. Começaremos a discussão do tamanho de amostra com a Figura 8-1.

Temos duas jarras com pérolas, cada uma contém 100 pérolas, algumas brancas e outras azuis. As jarras são foscas, logo (apesar da aparência na figura) nós não podemos ver as cores das pérolas dentro das jarras apenas olhando através delas. Queremos saber se a distribuição das pérolas por cor é diferente nas jarras A e B, ou seja, existe maior (ou menor) proporção de pérolas azuis na jarra A do que na jarra B?

Para responder a esta questão, vamos pegar uma amostra de 10 pérolas na jarra A em uma mão e uma amostra de 10 pérolas da jarra B em outra. Com base na distribuição das cores das 10 pérolas em cada mão, vamos tentar chegar a uma conclusão sobre a distribuição das cores em todas as 100 pérolas em cada jarra.

Vamos assumir que (como demonstrado na Fig. 8-2) em uma mão temos 9 pérolas azuis e 1 pérola branca da jarra A, e na outra mão temos 2 pérolas azuis e 8 pérolas brancas da jarra B. Podemos concluir que 90% das pérolas na jarra A são azuis e que 10% são brancas? Certamente não. É possível, por exemplo, que das 100 pérolas na jarra A, 90 sejam brancas e 10 azuis, mas *devido ao acaso* nossa amostra de 10 pérolas incluiu 9 azuis e 1 branca. Isto é possível, mas muito improvável. Da mesma forma, em relação à jarra B não podemos concluir que 20% das pérolas são azuis e 80% são brancas. É aceitável que 90 das 100 pérolas sejam azuis e 10 sejam brancas, mas *devido ao acaso* nossa amostra de 10 pérolas incluiu 2 azuis e 8 brancas. É aceitável, mas, novamente, altamente improvável.

Com base na distribuição da amostra das 10 pérolas em cada mão, poderíamos dizer que a distribuição das 100 pérolas em cada jarra é diferente? Poderia ser, por exemplo, que a distribuição das pérolas em cada jarra seja de 50 azuis e 50 brancas? Novamente, isto é possível, mas não é provável. Não podemos excluir esta possibilidade com base nas nossas amostras.

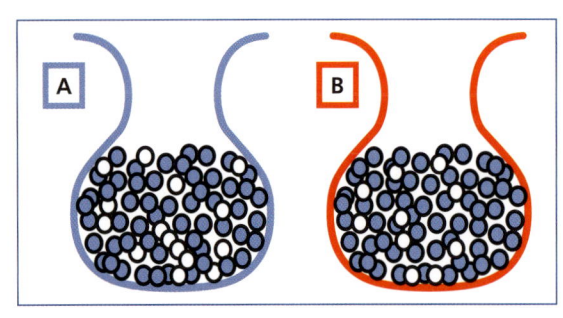

Figura 8-1. Duas jarras foscas, cada uma contendo 100 pérolas, algumas azuis e algumas brancas.

TABELA 8-1. Quatro Possibilidades no Teste Quando os Tratamentos Diferem

- **Quando, na realidade, os tratamentos não diferem:**
  1. Nós podemos concluir corretamente que eles **não** são diferentes

  ou

  2. Erroneamente, nós podemos concluir que eles **são** diferentes
- **Quando, na realidade, os tratamentos são diferentes:**
  3. Erroneamente, nós podemos concluir que eles **não** são diferentes

  ou

  4. Podemos concluir corretamente que eles **são** diferentes

Amostra de 10 pérolas de A e 10 pérolas de B

Amostra de A	Amostra de B
9 azuis	2 azuis
1 branca	8 brancas

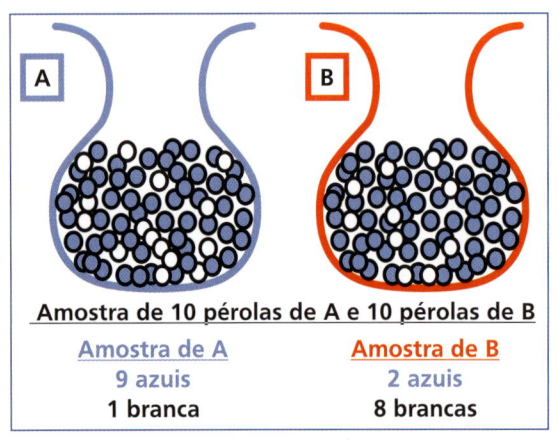

Figura 8-2. Amostras de 10 pérolas da jarra A e 10 pérolas da jarra B.

Amostra de 10 pérolas de A e 10 pérolas de B

Amostra de A	Amostra de B
7 azuis	7 azuis
3 branca	3 brancas

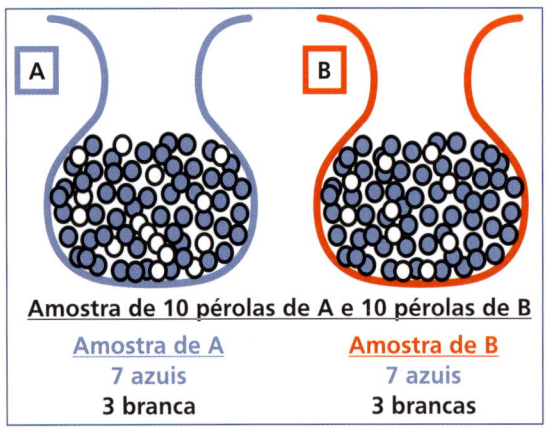

Figura 8-3. Amostra de 10 pérolas da jarra A e 10 pérolas da jarra B.

Estamos olhando para amostras e tentando tirar conclusões sobre todo um universo – as jarras de onde retiramos as amostras.

Vamos considerar um segundo exemplo, demonstrado na Figura 8-3. Novamente, extraímos duas amostras. Desta vez a amostra de 10 pérolas da jarra A consiste em 7 pérolas azuis e 3 brancas e a amostra de 10 pérolas da jarra B também consiste em 7 pérolas azuis e 3 brancas. É possível que a distribuição das cores entre as duas jarras seja a mesma? Certamente sim. Poderíamos ter extraído essas duas amostras de 7 pérolas azuis e 3 brancas de ambas as jarras se a distribuição fosse, na realidade, 90 pérolas brancas e 10 pérolas azuis na jarra A e 90 pérolas azuis e 10 pérolas brancas na jarra B? Sim, é possível, mas altamente improvável.

Quando realizamos um estudo apenas olhamos a amostra dos indivíduos do nosso estudo, como a amostra dos pacientes com certa doença que está sendo tratada com o tratamento A ou com o tratamento B. A partir dos resultados do estudo, queremos tirar uma conclusão que vai além da nossa população – o tratamento A é mais efetivo que o tratamento B em todo o universo de pacientes com esta doença que podem ser tratados com o tratamento A ou tratamento B? A mesma questão que surgiu com as amostras de 10 pérolas surge quando queremos extrair conclusões em relação a todos os pacientes de uma amostra de indivíduos incluídos em nosso estudo. Raramente, se alguma vez acontece, um estudo é conduzido com todos os pacientes com determinada doença ou em todos os pacientes que possam ser tratados com a droga em questão.

Com base nisso, vamos considerar agora um ensaio clínico em que dois grupos são comparados de acordo com a terapia que cada um recebeu, terapia A ou terapia B. (Tenha em mente a amostragem das pérolas já discutida.) Antes de começarmos o estudo, podemos listar quatro possibilidades de desfechos (Tabela 8-1):

1. É possível que, na verdade, não exista diferença na eficácia entre as terapias A e B. Em outras palavras, a terapia A não é melhor nem pior do que a terapia B. Quando desenvolvemos o estudo, corretamente concluímos que, com base na nossa amostra, os dois grupos não são diferentes.

2. É possível que, na verdade, não exista diferença na eficácia entre a terapia A e a terapia B, mas em nosso estudo encontramos a diferença entre os grupos e, portanto, concluímos, com base na nossa amostra, que existe diferença entre as terapias. Esta conclusão, baseada em nossa amostra, está errada.
3. É possível que na realidade exista diferença na eficácia entre a terapia A e a terapia B, mas quando examinamos os grupos no nosso estudo, não encontramos diferença entre eles. Portanto, com base em nossa amostra, concluímos que não existe diferença entre a terapia A e a terapia B. Essa conclusão é um erro.
4. É possível que na verdade exista diferença na eficácia entre a terapia A e a terapia B, e quando examinamos os grupos em nosso estudo, encontramos que eles são diferentes. Com base nessas amostras, corretamente concluímos que a terapia A difere da terapia B.

Essas quatro possibilidades constituem o universo de desfechos após completarmos nosso estudo. Vamos observar essas quatro possibilidades apresentadas em uma tabela 2 × 2 (Fig. 8-4): as duas colunas representam a realidade — a terapia A difere da terapia B, ou a terapia A não difere da terapia B. As duas linhas representam nossas decisões: concluímos que as terapias são diferentes ou não são diferentes. Nesta figura, as quatro possibilidades listadas são representadas como quatro células em uma tabela 2 × 2. Se não existe diferença e, com base nas amostras incluídas no nosso estudo, concluímos que não existe diferença, esta é a decisão correta (*célula a*). Se existe uma diferença e, com base no nosso estudo, concluímos que existe uma diferença (*célula d*), esta é também uma decisão correta. Na melhor das hipóteses, todas as possibilidades devem entrar nessas duas células. Infelizmente, isto é raro. Há momentos em que não há diferença entre as terapias, mas com base nas amostras de indivíduos incluídos no estudo, erroneamente concluímos que a diferença existe (*célula c*). Isto é chamado de *erro tipo I*. É também possível que realmente exista diferença entre as terapias, mas com base nas amostras incluídas no estudo, erroneamente concluímos que não existe diferença (*célula b*); isto é chamado de *erro tipo II*. (Nesta situação, as terapias diferem, mas falhamos em detectar a diferença na amostra de nosso estudo.)

A *probabilidade* que temos de cometer o erro tipo I é chamada de α (alfa) e a *probabilidade* que temos de cometer o erro tipo II é chamada de β (beta), (como mostrado na Fig. 8-5).

Alfa (α) também é denominado valor P, que é visto em muitos artigos publicados e tem sido consagrado por muitos anos de uso. Quando você vê "P < 0,05", está se fazendo referência ao α. O que P < 0,05 significa? Isto diz que concluímos que a terapia A difere da terapia B com base em nossa amostra de indivíduos incluídos no estudo, que encontramos serem diferentes. A probabilidade de que tal diferença possa ser apenas ao acaso e que a diferença entre os grupos não reflita uma diferença real entre as terapias A e B é de apenas 0,05 (ou 1 em 20).

Vamos agora direcionar nossa atenção para a metade da direita da tabela 2 × 2, que mostra as duas possibilidades quando existe uma diferença verdadeira entre as terapias A e B, como mostrado na Figura 8-6. Se, como visto aqui, a realidade é que existe uma diferença entre as terapias, há apenas duas possibilidades: podemos erroneamente concluir que as terapias não são diferentes (erro tipo II). A probabilidade de se cometer um erro tipo II é denominada de β. Ou podemos corretamente concluir que as terapias são diferentes. Como o total das probabilidades deve ser igual a 1 e a probabilidade de um erro tipo II = β; a proba-

POSSÍVEIS CONCLUSÕES	REALIDADE: Tratamentos NÃO são diferentes	REALIDADE: Tratamentos SÃO diferentes
Concluímos que os tratamentos NÃO são diferentes de um para o outro	Decisão correta (célula a)	Erro tipo II (célula b)
Concluímos que os tratamentos SÃO diferentes de um para o outro	Erro tipo I (célula c)	Decisão correta (célula d)

Figura 8-4. Possibilidade de desfechos em um ensaio clínico randomizado: erros tipo I e tipo II.

POSSÍVEIS CONCLUSÕES	REALIDADE: Tratamentos NÃO são diferentes	REALIDADE: Tratamentos SÃO diferentes
Concluímos que os tratamentos NÃO são diferentes de um para o outro	Decisão correta (célula a)	Erro tipo II (probabilidade = β) (célula b)
Concluímos que os tratamentos SÃO diferentes de um para o outro	Erro tipo I (probabilidade = α) (célula c)	Decisão correta (célula d)

Figura 8-5. Possibilidade de desfechos em um ensaio clínico randomizado: α e β.

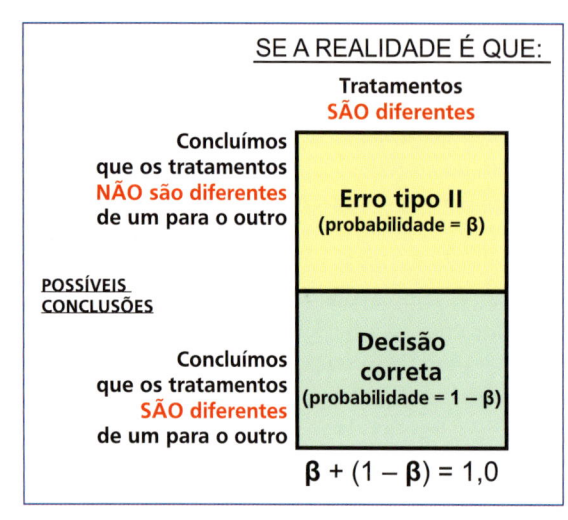

Figura 8-6. Possibilidade de desfechos de um ensaio clínico randomizado quando os tratamentos são diferentes.

Figura 8-7. Possíveis desfechos de ensaios clínicos randomizados: sumário.

bilidade que vamos corretamente encontrar que as terapias são diferentes com base no estudo se realmente existe diferença é igual a $1 - \beta$. Esta probabilidade, $1 - \beta$, é chamada de *poder* do estudo. Isto nos diz quão bom nosso estudo é para identificar corretamente uma diferença entre terapias, se na realidade elas são diferentes. Como nosso estudo pode não mostrar uma diferença se ela realmente existe?

A tabela 2 × 2 completa na Figura 8-7 inclui todos os termos que discutimos. A Tabela 8-2 fornece as múltiplas definições desses termos.

Como esses conceitos nos ajudam a alcançar uma estimativa de tamanho de amostra que precisamos? Se perguntarmos, "Quantas pessoas são necessárias para um ensaio clínico?" Temos que estar aptos a especificar os itens listados na Tabela 8-3.

Primeiro: precisamos especificar a diferença esperada nas taxas de resposta. Digamos que uma terapia que já existe cura 40% dos pacientes e vamos testar uma nova terapia. Devemos ser capazes de dizer o quanto esperamos de cura com a nova terapia: 50%, 60% ou outra proporção de pacientes tratados. Isto é, a nova terapia será 10% melhor que a terapia atual e curar 50% das pessoas, 20% melhor que a terapia atual e curar 60%, ou alguma outra diferença? Qual o tamanho da diferença entre a terapia anterior e a nova terapia que desejamos ser capazes de detectar em nosso estudo?

Como chegamos a este valor numérico? E se não tivermos informações para usar como base na estimativa da melhora na efetividade que possamos antecipar? Talvez estejamos estudando uma nova terapia para a qual não temos qualquer experiência anterior. Uma abordagem é pesquisar por dados em populações humanas com doenças ou terapias semelhantes. Podemos também pesquisar por dados relevantes em estudos com animais. Às vezes, simplesmente não temos como estimar corretamente a diferença esperada entre os tratamentos. Nestas situações, podemos conjecturar – digamos, 30% de melhoria – e tentar dar

TABELA 8-2. Sumário de Termos

Termos	Definições
α	= Probabilidade de cometer um erro tipo I
	= Probabilidade de concluir que os tratamentos diferem quando, na realidade, eles não são diferentes
β	= Probabilidade de cometer um erro tipo II
	= Probabilidade de concluir que os tratamentos não diferem quando, na realidade, eles são diferentes
Poder	= 1 − Probabilidade de cometer um erro tipo II
	= $1 - \beta$
	= Probabilidade de concluir corretamente que os tratamentos são diferentes
	= Probabilidade de detectar uma diferença entre os tratamentos se os tratamentos de fato são diferentes

> **TABELA 8-3. O que É Necessário Ser Especificado para Estimar o Tamanho da Amostra em um Ensaio Clínico Randomizado?**
>
> 1. A diferença na taxa de resposta a ser detectada
> 2. Uma estimativa na taxa de resposta em um dos grupos
> 3. O nível de significância estatística (α)
> 4. O valor do poder desejado ($1 - \beta$)
> 5. Se o teste estatístico é uni ou bicaudal

suporte a estimativa: ou seja, calcular o tamanho da amostra necessária com base em 40% de melhora na taxa de resposta e também calcular o tamanho da amostra necessária com base em 20% de melhoria na taxa de resposta.

Segundo: precisamos ter uma estimativa da taxa de resposta (taxa de cura, taxa de melhora) em um dos grupos. No exemplo utilizado, afirmamos que a atual taxa de cura (ou taxa de resposta) é de 40%. Isto é a taxa de resposta estimada para o tratamento atual com base na experiência clínica.

Terceiro: precisamos especificar o valor do α desejado. Essa escolha depende do investigador, embora não haja nada definitivo sobre esse valor, os mais comumente utilizados são de 0,05 ou 0,01.

Quarto: precisamos especificar o poder do estudo. Novamente, nenhum valor é definitivo, mas poderes de 80 ou 90% são comumente utilizados.

Finalmente, precisamos especificar se o teste deve ser uni ou bicaudal. O que isto significa? Nossa taxa de cura presente é de 40% e estamos testando uma nova terapia que acreditamos ter uma taxa de cura mais alta – talvez 50 ou 60%. Queremos detectar uma diferença que é na direção de melhora com a nova terapia – um aumento na taxa de cura. Portanto, podemos dizer que iremos testar apenas para uma diferença nesta direção porque esta é a direção que nos interessa – ou seja, um teste unicaudal.

O problema é que, na história da medicina e da saúde pública, somos surpreendidos, encontrando novas terapias, que pareciam benéficas, como sendo prejudiciais à saúde. Existindo essa possibilidade, gostaríamos de encontrar em nosso estudo uma diferença na taxa de cura *em ambas as direções* em relação à terapia atual – ou seja, queremos usar um teste bicaudal, avaliando não somente a diferença para melhor, mas também para pior do que a taxa atual. Clínicos e outros investigadores quase sempre preferem o uso de testes unicaudal sem seus estudos porque requerem amostras menores do que nos testes bicaudais. Como o número de pacientes disponíveis para o estudo geralmente é limitado, um teste unicaudal é atrativo. Algumas vezes, os investigadores tomam uma decisão prática de usar um teste unicaudal, mesmo que não haja qualquer justificativa conceitual para essa decisão.

As opiniões diferem neste assunto. Alguns acreditam que se o investigador é apenas interessado em uma direção – melhora – um teste unicaudal é justificado. Outros acreditam que, como as diferenças poderiam ocorrer em ambas às direções, um teste bicaudal é necessário. Na situação em que uma doença em particular é 100% fatal, qualquer diferença com uma nova terapia pode ser apenas na direção – de melhora – e um teste unicaudal seria apropriado.

Voltemos à aplicação dos cinco fatores necessários para estimar o tamanho da amostra em tabelas onde são realizados esses cálculos. As Tabelas 8-4 e 8-5 foram adaptadas de tabelas para cálculo de tamanhos de amostras publicadas por Gehan em 1979.[1] (Tabelas similares estão disponíveis em muitos textos estatísticos.) Ambas fornecem o número de pacientes necessários *em cada grupo* para detectar várias diferenças nas taxas de cura com um á de 0,05 e o poder do estudode 0,80 ($1 - \beta$). A Tabela 8-4 deve ser usada para testes bicaudais e a Tabela 8-5 para testes unicaudais.

Consideremos que estamos conduzindo um ensaio clínico randomizado de duas terapias: uma que é atualmente utilizada e outra que é nova. A terapia atual tem uma taxa de cura de 40% e acreditamos que a nova terapia possa ter uma taxa de cura de 60% – ou seja, queremos detectar uma melhora de 20%. Quantos indivíduos teremos que estudar? Usaremos um α de 0,05, o poder do estudo de 80% e um teste bicaudal. Consultaremos a Tabela 8-4. A primeira coluna dessa tabela designa a menor das duas taxas de cura. Como a taxa de cura atual é de 40% e esperamos uma taxa de cura de 60% com a nova terapia, a menor das duas taxas de cura é 40% e nos movemos para aquela linha da tabela. Esperamos que a taxa de cura da nova terapia seja 60%, logo a diferença na taxa de cura será de 20%. Portanto, vamos mover para a coluna abaixo de 20% (a diferença na taxa de cura) para o ponto em que elas têm intersecção na linha dos 40% (a taxa de cura mais baixa), onde encontraremos o valor de 97. Ou seja, vamos necessitar de 97 pacientes *em cada grupo de nosso estudo*.

Uma outra abordagem é usar a tabela na direção contrária. Por exemplo, vamos considerar uma clínica para pessoas portadoras de certa doença rara. Cada ano a clínica trata 30 pacientes com esta doença e gostaria de testar uma nova terapia. Como o número máximo

TABELA 8-4. Número de Pacientes Necessários em Cada Grupo para Detectar Várias Diferenças em Taxas de Cura; $\alpha = 0{,}05$; Poder $(1 - \beta) = 0{,}80$ (Teste Bicaudal)

Abaixo de duas taxas de cura	DIFERENÇA ENTRE AS TAXAS DE CURA DE DOIS GRUPOS DE TRATAMENTO													
	0,05	0,10	0,15	0,20	0,25	0,30	0,35	0,40	0,45	0,50	0,55	0,60	0,65	0,70
0,05	420	130	69	44	36	31	23	20	17	14	13	11	10	8
0,10	680	195	96	59	41	35	29	23	19	17	13	12	11	8
0,15	910	250	120	71	48	39	31	25	20	17	15	12	11	9
0,20	1.090	290	135	80	53	42	33	26	22	18	16	12	11	9
0,25	1.250	330	150	88	57	44	35	28	22	18	16	12	11	–
0,30	1.380	360	160	93	60	44	36	29	22	18	15	12	–	–
0,35	1.470	370	170	96	61	44	36	28	22	17	13	–	–	–
0,40	1.530	390	175	97	61	44	35	26	20	17	–	–	–	–
0,45	1.560	390	175	96	60	42	33	25	19	–	–	–	–	–
0,50	1.560	390	170	93	57	40	31	23	–	–	–	–	–	–

Adaptada de Gehan E: Clinical trials in cancer research. Environ Health Perspect 32:31, 1979.

de pacientes é 30, poderíamos perguntar, "Qual o tamanho da diferença nas taxas de cura que poderíamos detectar?". Poderíamos encontrar uma diferença de tamanho que seria aceitável ou poderíamos encontrar que o número de indivíduos disponíveis para o estudo é simplesmente muito pequeno. Se o número de pacientes é muito pequeno, temos várias opções: podemos decidir não realizar o estudo e tomar essa decisão antes que sejam investidos muitos esforços. Ou podemos decidir estender o tempo do estudo acumulando mais indivíduos. Finalmente, podemos decidir colaborar com investigadores de outras instituições para aumentar o número total de indivíduos disponíveis para o estudo.

Em um estudo que usa apenas um único centro, qualquer viés na seleção dos participantes pode ser difícil de identificar, mas em um estudo multicêntrico, a presença de qualquer viés em um centro pode ser mais facilmente detectado.

Esta seção demonstrou o uso de uma tabela para o cálculo do tamanho da amostra. Entretanto, existem também fórmulas e programas de computador disponíveis para calcular o tamanho da amostra. O tamanho da amostra pode ser calculado não apenas para ensaios clínicos randomizados, mas também para estudos de coorte e de casos-controle, que são discutidos nos Capítulos 9 e 10.

TABELA 8-5. Número de Pacientes Necessários em Cada Grupo para Detectar Várias Diferenças nas Taxas de Cura; $\alpha = 0{,}05$; Poder $(1 - \beta) = 0{,}80$ (Teste Unicaudal)

Abaixo de duas taxas de cura	DIFERENÇA ENTRE AS TAXAS DE CURA DE DOIS GRUPOS DE TRATAMENTO													
	0,05	0,10	0,15	0,20	0,25	0,30	0,35	0,40	0,45	0,50	0,55	0,60	0,65	0,70
0,05	330	105	55	40	33	24	20	17	13	12	10	9	9	8
0,10	540	155	76	47	37	30	23	19	16	13	11	11	9	8
0,15	710	200	94	56	43	32	26	22	17	15	11	10	9	8
0,20	860	230	110	63	42	36	27	23	17	15	12	10	9	8
0,25	980	260	120	69	45	37	31	23	17	15	12	10	9	–
0,30	1.080	280	130	73	47	37	31	23	17	15	11	10	–	–
0,35	1.160	300	135	75	48	37	31	23	17	15	11	–	–	–
0,40	1.210	310	135	76	48	37	30	23	17	13	–	–	–	–
0,45	1.230	310	135	75	47	36	26	22	16	–	–	–	–	–
0,50	1.230	310	135	73	45	36	26	19	–	–	–	–	–	–

Adaptada de Gehan E: Clinical trials in cancer research. Environ Health Perspect 32:31, 1979.

RECRUTAMENTO E RETENÇÃO DE PARTICIPANTES DO ESTUDO

Um grande desafio na condução de ensaios clínicos randomizados é recrutar o número suficiente de voluntários elegíveis e disponíveis. Falha em recrutar um número suficiente de voluntários pode deixar um ensaio clínico bem delineado sem o número suficiente de participantes para produzir resultados estatisticamente válidos. Potenciais participantes também devem estar disponíveis para serem randomizados para um ensaio clínico. Ensaios clínicos podem atrasar significativamente pelo problema de limitado recrutamento e os custos para completar esses estudos podem aumentar. No entanto, dada a pressão para recrutar um número suficiente de participantes, um alto nível de vigilância é necessário para assegurar que nenhuma coerção, evidente ou disfarçada, esteja sendo usada pelos investigadores, consciente ou subconscientemente, para convencer os possíveis participantes a aderirem ao estudo. Dentro dos limites de um ensaio clínico randomizado, participantes devem ser totalmente informados sobre os riscos e quais acordos serão feitos para suas compensações, caso ocorram efeitos desagradáveis. Compensações apropriadas devem ser oferecidas para cobrir as despesas dos participantes, tais como transporte, acomodações, se necessário, particularmente se esta participação estiver associada a possíveis perdas de renda. Entretanto, o pagamento em dinheiro incentiva a voluntários, frequentemente, a arriscarem-se a coerções sutis ou evidentes; vieses e distorções dos resultados dos estudos podem ocorrer, particularmente se forem pagos grandes incentivos.

Às vezes, a participação em um estudo para potenciais voluntários apresentam viés de que apenas através de sua participação o indivíduo terá chance de ser tratado com a nova terapia disponível. No entanto, a justificativa para se conduzir um ensaio clínico randomizado é que não sabemos se aquele tratamento é melhor. Portanto, é importante que as pessoas que conduzem o estudo evitem o zelo excessivo em promover aos participantes os benefícios que ainda não foram demonstrados, conclusivamente, estarem associados à terapia testada.

Um problema relatado é o de como preservar os voluntários durante a duração do estudo. Perdas no segmento e outras formas de não adesão podem ser uma preocupação maior. Participantes podem perder o interesse no estudo ao longo do tempo ou achar que sua participação é muito inconveniente, particularmente a longo prazo. Investigadores precisam avaliar a razão pela qual os participantes frequentemente saem dos estudos e desenvolver medidas apropriadas para prevenir perdas no segmento.

MANEIRAS DE EXPRESSAR OS RESULTADOS DE ENSAIOS CLÍNICOS RANDOMIZADOS

Os resultados de ensaios clínicos podem ser expressos de inúmeras formas. Os riscos de morte, de desenvolver doença ou complicações em cada grupo podem ser calculados, assim como a *redução de risco* (eficácia). A eficácia de um agente testado, como uma vacina, pode ser expressa em termos de taxas de desenvolvimento de doença no grupo vacinado e no grupo placebo:

$$\text{Eficácia} = \frac{\left(\begin{array}{c}\text{Taxa nos que}\\ \text{receberam placebo}\end{array}\right) - \left(\begin{array}{c}\text{Taxa nos que}\\ \text{receberam vacina}\end{array}\right)}{\text{Taxa nos que receberam placebo}}$$

Essa fórmula nos mostra a redução da doença pelo uso da vacina. Os riscos são frequentemente calculados por *pessoas-ano* de observação.

Eficácia, ou quão bem o tratamento funcionou sob condições "ideais", pode ser diferenciada de efetividade, ou quão bem um tratamento funciona nas situações da "vida real". Embora os ensaios clínicos randomizados muito frequentemente avaliem a eficácia de um tratamento, os dois termos (eficácia e efetividade) são comumente usados de modo indistinto. Eficácia e efetividade serão novamente discutidos no Capítulo 17.

Outra abordagem para reportar os resultados de ensaios clínicos randomizados é calcular a *razão de risco* em dois grupos de tratamento (o risco relativo), que será discutido no Capítulo 11. Além disso, frequentemente comparamos as *curvas de sobrevivência* em cada grupo (veja Capítulo 6) para determinarmos o quanto diferem.

O objetivo principal dos ensaios clínicos randomizados é ter impacto nas práticas da clínica médica e saúde pública. Porém, muitos encontram dificuldades para colocar em prática os achados dos ensaios clínicos em uma perspectiva que lhes pareça relevante para o trabalho cotidiano. Uma outra abordagem, portanto, para expressar os resultados de ensaios clínicos randomizados é estimar o *número de pacientes que necessitam de tratamento* (NNT) para prevenir um desfecho adverso, como a morte. Isso pode ser calculado pela fórmula:

$$NNT = \frac{1}{\left(\begin{array}{c}\text{Taxa no grupo}\\ \text{não tratado}\end{array}\right) - \left(\begin{array}{c}\text{Taxa no}\\ \text{grupo tratado}\end{array}\right)}$$

Portanto, se, por exemplo, a taxa de mortalidade em um grupo não tratado é de 17%, e a mortalidade no grupo tratado é de 12%, necessitaríamos tratar:

$$\frac{1}{17\% - 12\%} = \frac{1}{0,05} = 20$$

pessoas para prevenir uma morte. Estimativas de NNT geralmente são arredondadas para o próximo número inteiro. Essa abordagem pode ser usada em estudo de diversas intervenções incluindo tanto tratamento como prevenção. Essa mesma abordagem também pode ser usada para avaliar o risco de efeitos adversos calculando o *número necessário para causar dano* (NNH – *number needed to harm*) que prejudicaria uma pessoa adicional. Estas estimativas estão sujeitas a erros consideráveis e são, geralmente, apresentadas com intervalos de confiança de 95% para que sejam apropriadamente interpretadas. Além disso, apresentam outras limitações: não consideram a qualidade de vida e são de valor limitado para os pacientes. Entretanto, podem ser úteis aos profissionais na estimativa de efeitos que podem ser esperados pelo uso de novos tratamentos ou medidas preventivas.

INTERPRETANDO OS RESULTADOS DE ENSAIOS CLÍNICOS RANDOMIZADOS

Generalização dos Resultados além da População em Estudo

Sempre que conduzimos um ensaio clínico, o objetivo final é generalizar os resultados para além da população estudada. Consideremos um exemplo. Supondo que queremos avaliar uma nova droga para lúpus eritematoso sistêmico (doença do tecido conectivo) usando um ensaio clínico randomizado. O diagrama na Figura 8-8 representa um ensaio clínico randomizado em que uma população definida é identificada de uma população total e um subconjunto daquela população definida é a população estudada. Por exemplo, a *população total* pode ser todos os pacientes com lúpus eritematosos, a *população definida* pode ser todos os pacientes com lúpus em nossa comunidade e a *população estudada* pode ser de pacientes com a doença que recebem cuidados médicos em várias clínicas na nossa comunidade.

Se conduzimos um estudo em pacientes recrutados em várias clínicas de nossa comunidade e encontramos que a nova terapia é melhor do que a terapia

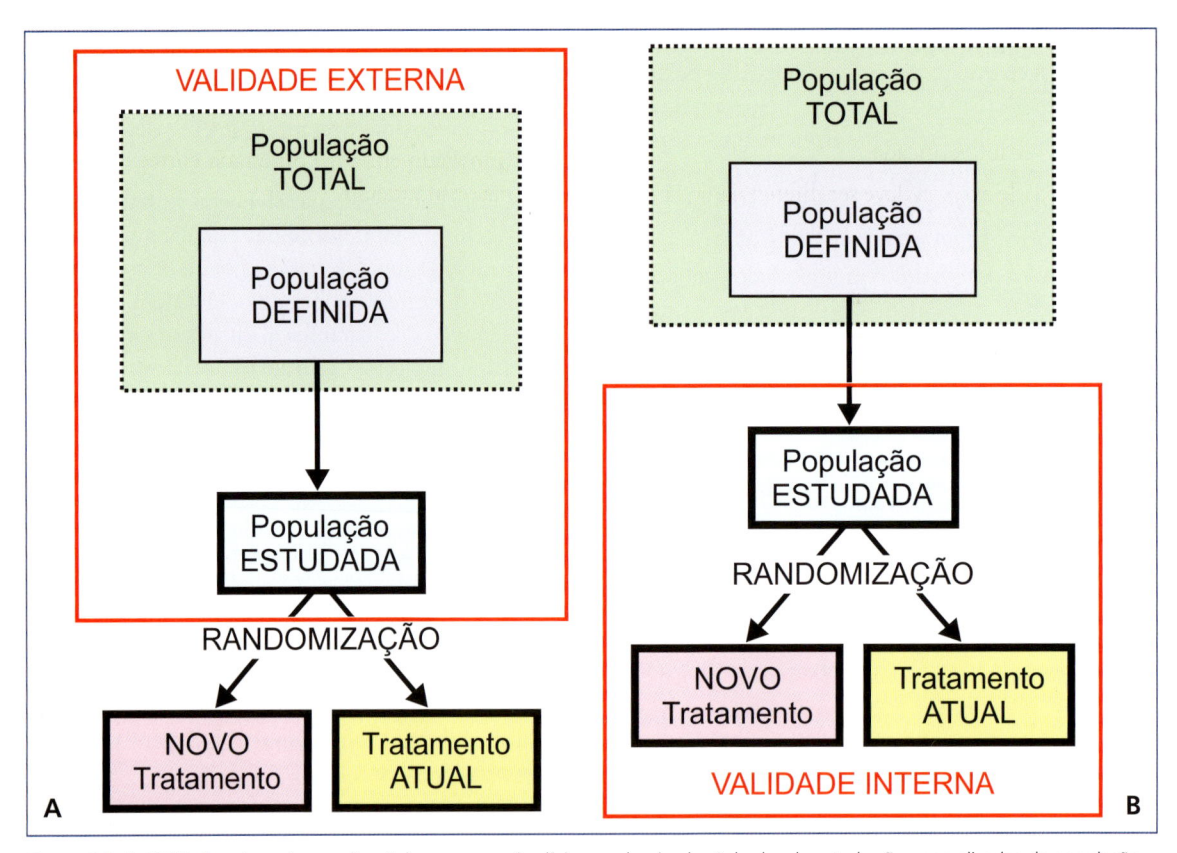

Figura 8-8. A. Validade externa (generalização) em um ensaio clínico randomizado. Achados do estudo são generalizados de população estudada para população definida e, presumivelmente, para a população total. **B.** Validade interna em um ensaio clínico randomizado. O estudo foi realizado corretamente e os achados do estudo são, portanto, válidos na população estudada.

atualmente utilizada, gostaríamos de ser capazes de dizer que a nova terapia é melhor para a doença, independentemente de onde os pacientes são tratados e não apenas para os pacientes daquelas clínicas. Nossa habilidade de aplicar os resultados obtidos em nossa população estudada para uma população mais ampla é chamada de *generalização*, ou *validade externa* do estudo. Queremos estar aptos para *generalizar* os achados do estudo para todos os pacientes com a doença em nossa comunidade. Para isto, então, precisamos saber o quanto os pacientes que estamos estudando são representativos da população definida, ou seja, de todos os pacientes com a doença em questão na nossa comunidade (veja Fig. 8-8A). Precisamos caracterizar aqueles que não participaram do estudo e identificar as características dos pacientes estudados, que podem ser diferentes daqueles que não participaram do estudo. Tais diferenças poderiam impedir a generalização dos resultados para outros pacientes que não estão incluídos no estudo. Podemos também querer generalizar nossos resultados, não apenas para todos os pacientes com a doença em nossa comunidade, mas para todos os pacientes com a doença, independentemente de onde vivam, ou seja, para toda a população de pacientes com a doença. Raramente, entretanto, a população total para um ensaio clínico randomizado é conhecida. Embora seja esperado que a população definida seja representativa da população total, essa suposição é, raramente, se alguma vez for verificada.

A validade externa deve ser diferenciada da *validade interna* (veja Fig. 8-8B). Um ensaio clínico randomizado apresenta *validade interna* se a randomização for corretamente realizada, o estudo livre de outros vieses e sem nenhum outro problema metodológico maior já discutido. Ensaios clínicos randomizados são considerados o padrão ouro dos delineamentos de estudos por causa da randomização, que se corretamente conduzida, previne qualquer viés, por parte dos investigadores, de influenciarem na designação do tratamento de cada paciente. Se nosso estudo é grande o suficiente, a randomização irá, também, tornar os grupos de tratamentos comparáveis para as variáveis que são importantes para o desfecho, como idade, sexo, raça etc., assim como para fatores que não medimos, ou que podem não ter sido considerados importantes conscientemente. As questões da validade interna e externa (generalização) são preocupações básicas na condução de qualquer ensaio clínico randomizado e em outros tipos de delineamento de estudos que serão discutidos nos próximos capítulos.

O que os Resultados de um Ensaio Clínico Randomizado Informam a um Médico sobre um Paciente Individual?

Vamos considerar um simples cenário hipotético. Uma médica está prestes a prescrever um tratamento para um de seus pacientes. A médica conhece uma publicação recente de um ensaio clínico randomizado de alta qualidade que compara a terapia A com a terapia B para a condição que seu paciente apresenta (Fig. 8-9A). Como visto no diagrama, no ensaio clínico, uma proporção maior de pacientes que receberam a terapia A tiveram melhores resultados (porção azul das barras) do que a proporção de pacientes que tiveram bons resultados após receber a terapia B. Os resultados do ensaio clínico foram, portanto, reportados e mostrados que a terapia A é superior a terapia B para esta condição.

A médica está bem consciente dos resultados reportados pelo ensaio clínico randomizado. Entretanto, antes de prescrever a terapia para seu paciente com base nos resultados reportados pelo estudo, a médica tem algumas questões que gostaria que fossem esclarecidas, pois poderiam fornecer valiosas orientações para a seleção da melhor terapia *para este paciente*. Apenas três de suas questões serão listadas aqui como exemplo:

1. "Se meu paciente tivesse participado no ensaio clínico randomizado e tivesse no grupo que foi randomizado para receber a terapia A (Fig. 8-9B), estaria ele entre esses que melhoraram (mostrado em azul) ou estaria entre aqueles que não responderam a terapia A (a parte branca superior da barra)?"
2. "Se meu paciente tivesse participado do ensaio clínico randomizado e estivesse no grupo que recebeu a terapia A (Fig. 8-9C), estaria ele entre aqueles que desenvolveram efeitos colaterais (mostrado em vermelho) ou estaria entre aqueles que não demonstraram qualquer efeito colateral da terapia A (a parte branca superior da barra)?"
3. "Se meu paciente tivesse participado do ensaio clínico randomizado e estivesse no grupo que recebeu a terapia B (Fig. 8-9D), estaria ele no grupo que melhorou após receber a terapia B (mostrado em azul) ou estaria entre aqueles que não responderam a terapia B (a parte branca superior da barra)?"

Infelizmente, a maioria dos ensaios clínicos randomizados não fornecem a informação que a médica necessitaria para caracterizar um paciente individual para predizer quais as respostas seu paciente poderia ter com as terapias disponíveis. Ela, geralmente, não teria informações suficientes para dizer se seria razoá-

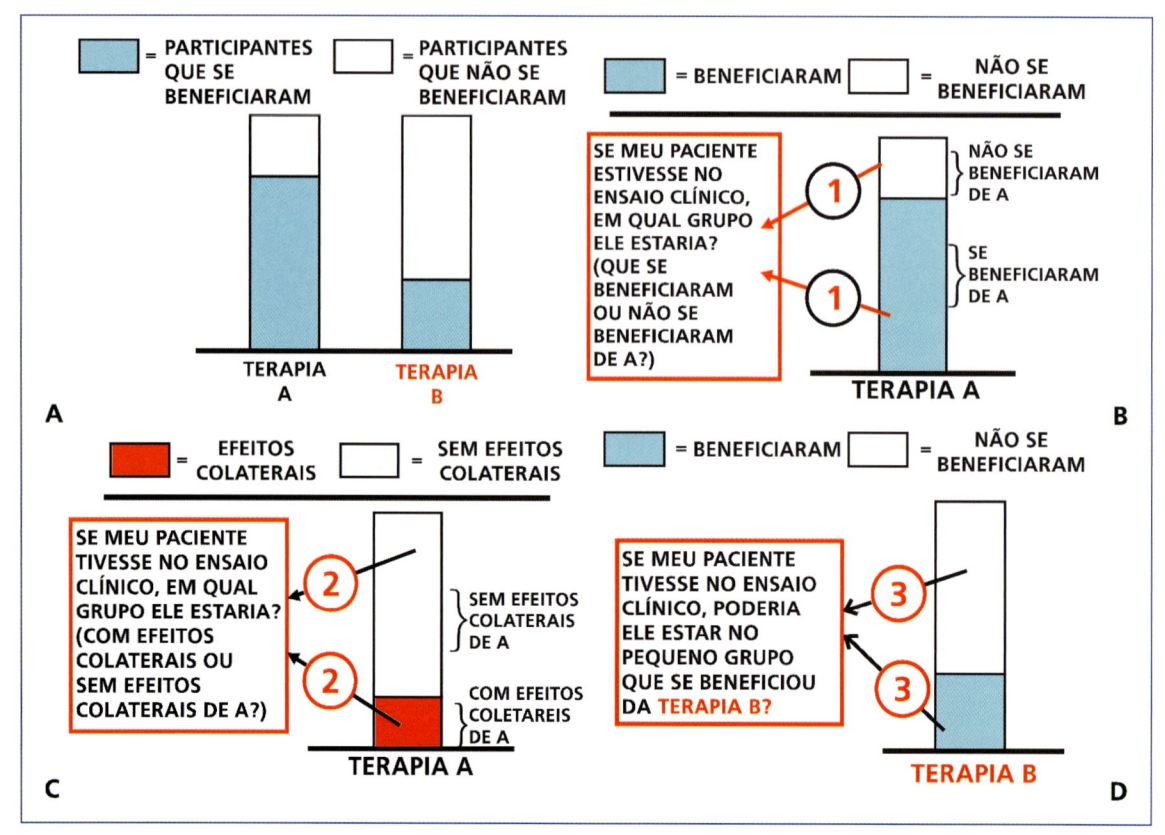

Figura 8-9. A. Resultados em um ensaio clínico randomizado hipotético comparando a terapia A com a terapia B. Áreas azuis indicam números de pacientes que se beneficiaram de cada terapia e áreas brancas indicam aqueles que não responderam a cada terapia. **B.** Primeira questão médica. **C.** Segunda questão médica. **D.** Terceira questão médica. (Veja texto na p. 163.)

vel generalizar os resultados de um ensaio clínico randomizado para um paciente específico antes de selecionar e iniciar um tratamento. Se ela generalizar pra seu paciente, de qual subgrupo de participantes em um ensaio clínico ela deveria generalizar?

Outro fator limitante em muitos ensaios clínicos randomizados é que mesmo se assumirmos que as perdas de um estudo forem as menores possíveis e que todos os participantes concordariam em serem randomizados, a questão continua — podemos assumir que, no mundo "real" não randomizado, um determinado paciente responderia da mesma maneira que um paciente randomizado poderia responder? O que sabemos sobre as personalidades e preferências dos participantes de um ensaio clínico randomizado que indicariam se um paciente específico a ser tratado teria características similares, incluindo os mesmos valores, personalidade e preocupações? Uma pessoa que aceita ser randomizada é semelhante à população geral da qual um paciente específico pode ter vindo procurar tratamento? Como David Mant apontou, participantes de ensaios clínicos randomizados geralmente não são representativos da população geral.[2] Participantes de ensaios clínicos são, usualmente, mais saudáveis, jovens e apresentam melhor nível educacional do que pessoas que procuram por tratamento. Uma questão final a ser feita é se perdemos a preocupação pelo indivíduo quando reduzimos todos em um estudo para serem parte de um grupo estudado e, com frequência, apenas examinamos os resultados dos grupos como um todo, mas perdemos de vista as diferenças e preferências individuais?

Pesquisa Comparativa de Efetividade (CER – *Comparative Effectiveness Research*)

Alguns ensaios clínicos randomizados são delineados para comparar uma nova terapia a um placebo. Outros ensaios clínicos randomizados focam na comparação de um novo tratamento com outro antigo e já aceito como objetivo de determinar se o novo tratamento é superior ao tratamento estabelecido. Dois exemplos de ensaios clínicos usados para avaliar intervenções largamente aceitas serão discutidos neste capítulo, nas páginas 169-172. Nos últimos anos, tem-se desenvolvido interesse na chamada Pesquisa Comparativa de Efetividade (CER – *Comparative Effectiveness Research*), em que duas ou mais intervenções existentes são comparadas a fim de "determinar qual intervenção é melhor em uma determinada população ou para um determinado paciente".[3] Neste tipo de abordagem, resultados de outros tipos de delineamento de estudo, que serão discutidos nos próximos capítulos, podem ser usados juntamente com os achados de ensaios clínicos randomizados para responder a estas perguntas.

Outra questão está relacionada com os custos das intervenções. Por exemplo, muitos tratamentos para o HIV são caros e podem ser acessíveis em países desenvolvidos, mas podem não ser em muitos países em desenvolvimento. Como medicações novas e baratas são desenvolvidas, estudos são, frequentemente, conduzidos para determinar se as novas e mais baratas alternativas são efetivas como as intervenções mais caras cuja efetividade já foi documentada. Tais estudos são, com frequência, referidos como *estudos de equivalência* e são delineados para determinar se as intervenções mais baratas são tão efetivas quanto os tratamentos mais caros. O termo *estudo de não inferioridade* tem sido também utilizado para tais avaliações. Esses estudos devem ser diferenciados de *estudos de superioridade*, em que novos agentes desenvolvidos são avaliados para determinar se são mais efetivos (superiores) do que as intervenções atualmente disponíveis.

QUATRO FASES NA TESTAGEM DE NOVAS DROGAS NOS ESTADOS UNIDOS

Assim que novas drogas são desenvolvidas, o U.S. Food and Drug Administration, FDA (órgão governamental dos Estados Unidos, responsável pelo controle de alimentos [tanto humanos quanto animais], suplementos alimentares, medicamentos [humanos e animais], cosméticos, equipamentos médicos, materiais biológicos e produtos derivados do sangue humano) segue uma sequência padrão de quatro fases para testar e avaliar esses novos agentes:

Ensaios Clínicos Fase I: São ensaios clínicos farmacológicos – estudos pequenos com 20 a 80 pacientes que avaliam a segurança da nova droga ou outro tratamento. Os efeitos tóxicos e farmacológicos são examinados, incluindo segurança, dose e efeitos colaterais observados com o novo tratamento. Se a droga é aprovada por esses estudos, ela vai para os estudos da fase II.

Ensaios Clínicos Fase II: Os estudos da fase II consistem em investigações clínicas de 100 a 300 pacientes para avaliar a eficácia de novas drogas ou tratamentos e ainda avaliar sua segurança relativa. Se a droga for aprovada pelos estudos da fase II, ela é então testada em um estudo da fase III.

Ensaios Clínicos Fase III: São ensaios clínicos randomizados controlados de larga escala para avaliar efetividade e segurança relativa. Esses estudos geralmente incluem de 1.000 a 3.000 ou mais participantes. Recrutar um número tão grande de participantes pode ser muito difícil e geralmente necessita do recrutamento em mais de um centro de pesquisa. Quando as dificuldades de recrutamento são previstas desde o começo, o estudo pode ser delineado já em seu planejamento como um estudo multicêntrico. Se a droga passa pelo teste da fase III, ela pode ser aprovada e licenciada para a comercialização.

Ensaios Clínicos Fase IV: Cada vez mais se sabe que certos efeitos adversos de drogas, como carcinogênese (câncer) e teratogênese (malformações congênitas), podem não se manifestar por muitos anos. É também possível que tais efeitos adversos da nova droga possam ser tão infrequentes que não sejam detectados mesmo com ensaios clínicos randomizados relativamente grandes, mas possam se tornar evidentes apenas quando a droga é usada em larga escala pela população após o início da comercialização. Por esta razão, estudos da fase IV, que são também chamados de vigilância pós-comercialização, são importantes para a monitorização de novos agentes assim que eles são aprovados para o uso geral do público. Os estudos da fase IV não são randomizados e não são como os ensaios das fases I, II e III. Uma vez que, os estudos fase IV, verificam os efeitos colaterais de um novo tratamento após a droga ser comercializada, eles não envolvem randomização. Para que os achados da vigilância pós-comercialização sejam válidos, é essencial que haja um sistema de alta qualidade para reportar efeitos adversos. Enquanto o foco dos estudos fase IV é o número de efeitos colaterais reportados e o número de pessoas que receberam o novo agente e desenvolveram efeitos colaterais, esses estudos são, frequentemente, muito valiosos em promover evidências adicionais de benefícios da nova droga e ajudam a otimizar o uso do novo agente.

A sequência rigorosa descrita acima tem protegido o público americano de muitos agentes perigosos. Nos últimos anos, entretanto, a pressão para acelerar o processo de novos agentes para tratamento do HIV e AIDS tem levado a uma reavaliação desse processo. Parece que qualquer modificação feita no processo de aprovação não permanecerá limitada para drogas usadas contra a AIDS, mas, de fato, terá e se estenderá para o processo geral de aprovação de novas drogas. As mudanças, feitas no futuro, terão importantes implicações para a saúde pública tanto nos Estados Unidos quanto em todo o mundo.

TRÊS DOS PRINCIPAIS ENSAIOS CLINICOS RANDOMIZADOS NORTE-AMERICANOS

Programa de Detecção e Acompanhamento da Hipertensão

Há muitos anos, um estudo do *Veterans Administration* demonstrou que o tratamento de pessoas com grande aumento da pressão arterial pode reduzir significativamente sua mortalidade.[4] A questão do valor da terapia anti-hipertensiva para pessoas com apenas um leve aumento na pressão sanguínea (pressão diastólica de 90 a 104 mmHg) não foi respondida. Ainda que possamos reduzir a pressão arterial nesses pacientes, existe o problema dos efeitos colaterais dos agentes anti-hipertensivos. A menos que algum benefício possa ser demonstrado, o uso desses agentes não se justifica em pessoas nas quais a pressão sanguínea esteja minimamente elevada.

O estudo multicêntrico do Programa de Detecção e Acompanhamento da Hipertensão (HDFP, Hypertension Detection and Follow-up Program) foi delineado para investigar os benefícios do tratamento da hipertensão leve a moderada. No estudo, foram selecionados 22.994 indivíduos que eram elegíveis por apresentarem pressão diastólica elevada, e 10.940 indivíduos foram randomizados em dois grupos de tratamento escalonado ou referenciado (Fig. 8-10).

Tratamento escalonado significava o tratamento realizado de acordo com um protocolo precisamente definido, em que o tratamento só é modificado quando uma diminuição específica na pressão arterial não

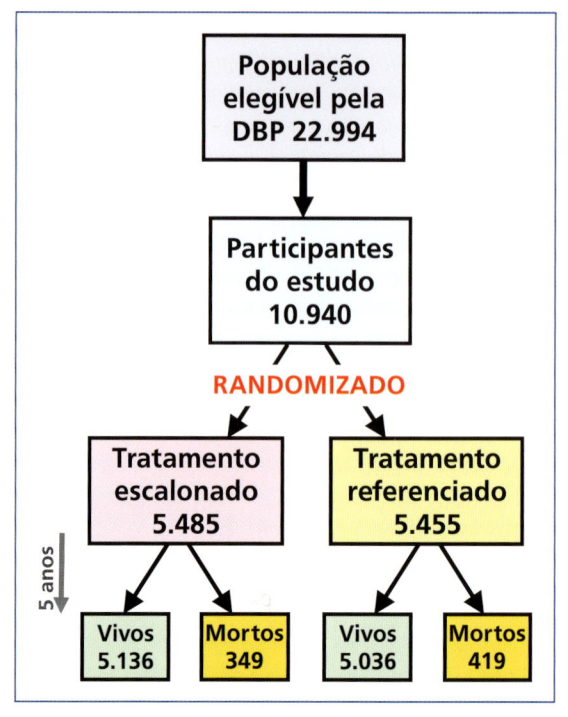

Figura 8-10. Delineamento do Programa de Detecção e Acompanhamento da Hipertensão (HDFP – *Hypertension Detection and Follow-up Program*). DBP, pressão arterial diastólica.

é obtida durante certo período. O grupo de comparação foi um problema: partindo-se do ponto de vista do delineamento do estudo, um grupo que não receba tratamento para hipertensão seria desejável. Entretanto, os investigadores acreditaram que não seria ético não oferecer tratamento anti-hipertensivo para indivíduos sabidamente hipertensos. Assim, os indivíduos do grupo de comparação foram referenciados a

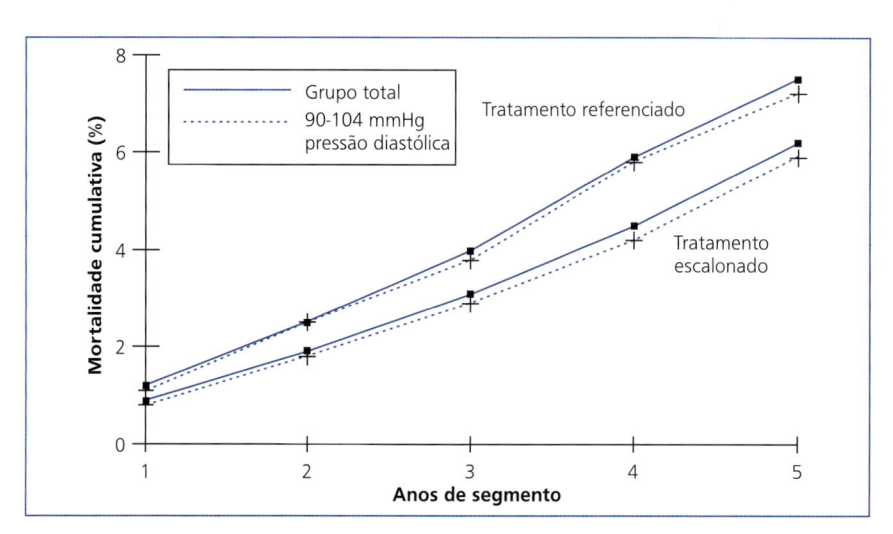

Figura 8-11. Mortalidade cumulativa por todas as causas por *status* pressórico e tipo de tratamento recebido no HDFP. (Adaptada de Hypertension Detection and Follow-up Program Cooperative Group: Five-year findings of the Hypertension Detection and Follow-up Program: I. Reduction in mortality of persons with high blood pressure, including mild hypertension. JAMA 242:2562-2571, 1979.)

seus próprios médicos, e foi então chamado de *grupo de tratamento referenciado*. A mortalidade em ambos os grupos foi estudada por um período de 5 anos.[5]

A Figura 8-11 mostra que a cada intervalo de acompanhamento no estudo, os pacientes no grupo do tratamento escalonado tiveram mortalidade menor do que aqueles no grupo de tratamento referenciado. Na Figura 8-11, vemos que o mesmo padrão se mantém para aqueles com apenas aumento leve da pressão arterial.

Os resultados são mostrados com mais detalhes na Tabela 8-6, onde os dados são apresentados de acordo com a pressão diastólica no momento da entrada no estudo. A coluna da direita mostra o percentual de redução na mortalidade para o grupo de tratamento escalonado, a maior redução ocorreu nos pacientes com aumento mínimo na pressão diastólica.

Esse estudo teve um impacto considerável e estimulou médicos a tratarem mesmo as elevações leves e moderadas de pressão arterial. No entanto, foi muito criticado pela ausência de um grupo para comparação sem tratamento. Os pacientes foram encaminhados de volta aos seus médicos, mas não houve monitorização dos tratamentos a que foram submetidos. Há, portanto, alguns problemas na interpretação desses dados. Mesmo hoje as pessoas divergem se haveria mesmo uma objeção ética legítima em incluir um grupo placebo não tratado nesse estudo ou se não foi um problema ético delinear um estudo tão caro, difícil de realizar e que deixou tantas incertezas e dificuldades de interpretação.

Ensaio Clínico Randomizado de Intervenção com Múltiplos Fatores de Risco

Um sério problema nos ensaios de larga escala, que necessitam de investimentos de grandes recursos financeiros e levam anos para serem completados, é que sua interpretação geralmente é difícil por problemas no delineamento ou na metodologia que não foram avaliados em estágios mais iniciais do estudo. O Ensaio Clínico de Intervenção com Múltiplos Fatores de Risco (MRFIT, Multiple Risk Factor Intervention Trial) foi um estudo randomizado delineado para determinar se a mortalidade por infarto do miocárdico poderia ser reduzida por mudanças no estilo de vida e outras medidas. Nesse estudo, um grupo recebeu intervenção especial (SI) que consistia em tratamento escalonado para hipertensão e educação intensiva e conselhos sobre mudanças no estilo de vida. O grupo de comparação recebeu cuidados usuais (UC) na comunidade. Após um período médio de acompanhamento por 7 anos, os níveis dos fatores de risco para doença coronariana (CHD) diminuíram mais nos homens do grupo SI do que nos homens do grupo UC (Fig. 8-12).

Entretanto, no fim do estudo, nenhuma diferença estatisticamente significativa entre os grupos foi evidenciada na mortalidade por CHD ou na mortalidade por todas as causas (Fig. 8-13).

Problemas sérios surgiram na interpretação desses resultados. Primeiro, o estudo foi conduzido numa época em que a mortalidade por doença coronariana estava diminuindo nos Estados Unidos. Além disso, não ficou claro se a ausência de diferença entre os grupos foi em razão de que a mudança no estilo de vida não faz mesmo diferença, ou porque o grupo controle assumiu as mesmas mudanças de estilo de vida adotadas por muitas pessoas nos Estados Unidos nesse período. Mudanças dietéticas em larga escala, aumento dos exercícios físicos e diminuição do tabagismo ocorreram em grande parte da população, assim, o grupo-controle foi "contaminado" por algumas alterações de comportamento que foram estimuladas no grupo em estudo de maneira formal e estruturada.

Esse estudo também mostra o problema do uso de medidas intermediárias como metas de efetividade em ensaios clínicos randomizados. Como qualquer

TABELA 8-6. Mortalidade por Todas as Causas durante o Programa de Detecção e Acompanhamento da Hipertensão

Pressão diastólica na entrada (mmHg)	Tratamento escalonado (SC)	Tratamento referenciado (RC)	TAXA DE MORTALIDADE EM 5 ANOS		Redução da mortalidade no grupo SC (%)
			SC	RC	
90-104	3.903	3.922	5,9	7,4	20,3
105-114	1.048	1.004	6,7	7,7	13,0
≥ 115	534	529	9,0	9,7	7,2
Total	5.485	5.455	6,4	7,7	16,9

Dados do Hypertension Detection and Follow-up Program Cooperative Group: Five-year findings of the Hypertension Detection and Follow-up Program: I. Reduction in mortality of persons with high blood pressure, including mild hypertension. JAMA 242:2562-2571, 1979.

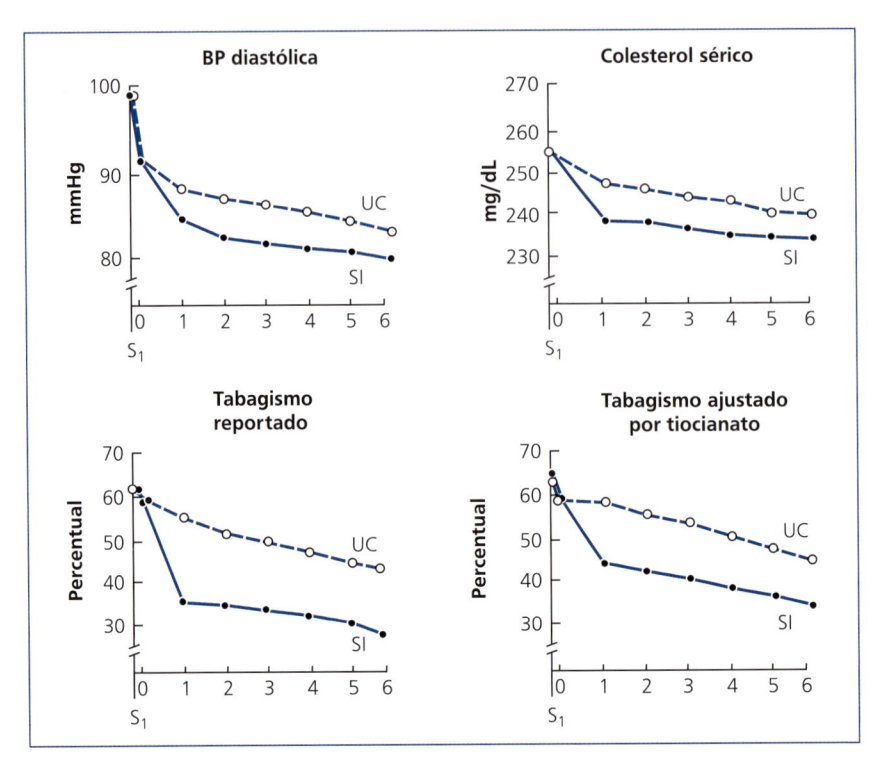

Figura 8-12. Níveis médios dos fatores de risco por ano de segmento dos participantes do ensaio clínico de intervenção com múltiplos fatores de risco. BP, pressão arterial; S_1, primeira visita de rastreamento; SI, intervenção especial; UC, cuidado usual. (Dados de Multiple Risk Factor Intervention Trial Research Group: Multiple Risk Factor Intervention Trial: Risk factor changes and mortality results. JAMA 248:1465-1477, 1982.)

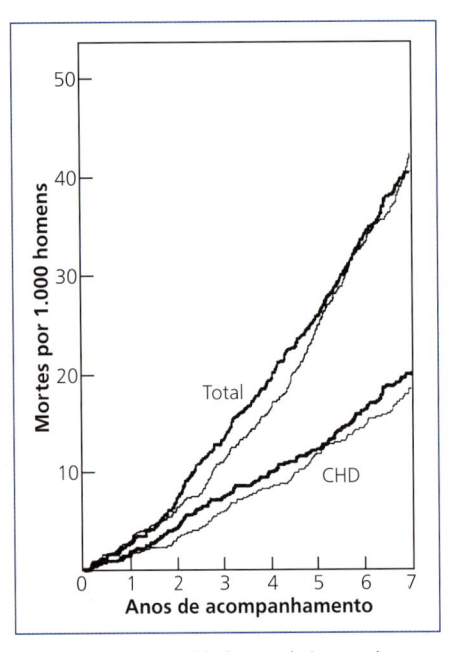

Figura 8-13. Taxas de mortalidade cumulativa por doença coronariana (CHD) e mortalidade total dos participantes do ensaio clínico de intervenção com múltiplos fatores de risco. A *linha grossa* indica os homens que receberam cuidados usuais; a *linha fina* indica os homens que receberam intervenção especial. (Dados de Multiple Risk Factor Intervention Trial Research Group: Multiple Risk Factor Intervention Trial: Risk factor changes and mortality results. JAMA 248:1465-1477, 1982.)

efeito na mortalidade pode levar anos para se manifestar, é tentador usar medidas que possam ser afetadas precocemente pela intervenção. Entretanto, como vimos, embora a intervenção tenha sucesso na redução do tabagismo, níveis de colesterol e pressão arterial diastólica, não podemos concluir, com base nessas mudanças, que as intervenções foram efetivas, pois o objetivo do estudo foi determinar o quanto a intervenção poderia reduzir a mortalidade por CHD, e isso não ocorreu.

Em razão desses problemas, que frequentemente dificultam a interpretação dos achados de estudos muito grandes e caros, alguns advogam que os mesmos fundos investidos em estudos menores, realizados por diferentes investigadores, em diferentes populações, seriam uma escolha mais sábia: se os resultados forem consistentes, eles podem ter mais credibilidade, mesmo com os problemas que uma amostra menor poderia trazer a esses estudos individuais.

Estudo de Prevenção do Câncer de Mama com Uso de Tamoxifeno

A observação de que mulheres tratadas com tamoxifeno para o câncer de mama apresentaram menor incidência do tumor na outra mama sugeriu que o tamo-

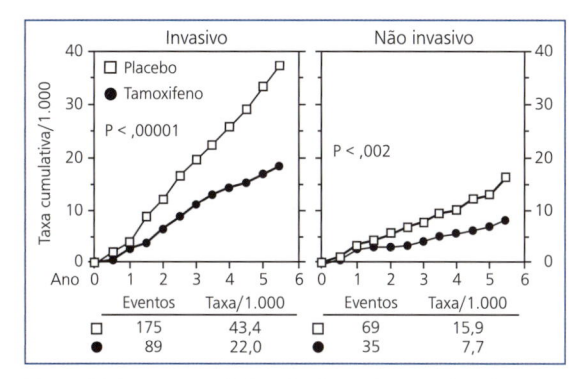

Figura 8-14. Taxas cumulativas de câncer de mama invasivo e não invasivo que ocorreram em pacientes recebendo placebo ou tamoxifeno. (Dados de Fisher B, Constantino JP, Wickerham DL, et al.: Tamoxifen for prevention of breast cancer: Report of the National Surgical Adjuvant Breast and Bowel Project P-1 Study. J Natl Cancer Inst 90:1371-1388, 1998.)

xifeno poderia ter valor na prevenção do câncer de mama. Para testar essa hipótese, um ensaio clínico randomizado foi iniciado em 1992. Em setembro de 1997, 13.388 mulheres com 35 anos de idade ou mais foram arroladas no estudo e randomizadas para receber placebo ou 20 mg diários de tamoxifeno por um período de 5 anos. Em março de 1998, um comitê independente de monitorização dos dados decidiu que a evidência na redução do risco de câncer de mama era suficientemente forte para fundamentar a interrupção do estudo. Como visto na Figura 8-14, taxas cumulativas de câncer, invasivo e não invasivo, foram marcadamente reduzidas em mulheres que receberam o tamoxifeno. Ao mesmo tempo, como visto na Figura 8-15, as taxas de câncer do endométrio invasivo aumentaram no grupo do tamoxifeno. Portanto, quando a decisão está sendo tomada para o uso de tamoxifeno na prevenção do câncer de mama, o potencial benefício deste deve ser pesado em relação ao aumento da incidência de câncer endometrial. Esse quadro foi ainda mais complicado pelo fato de que, na mesma época, dois estudos menores na Europa não encontraram a redução da incidência do câncer de mama relatada no estudo americano. A questão aqui é avaliar os benefícios *versus* os danos; além disso, entender porque outros estudos não demonstraram os mesmos efeitos na incidência do câncer de mama e como os resultados desses estudos podem ser considerados para o desenvolvimento de políticas públicas nessa área.

ENSAIOS CLÍNICOS RANDOMIZADOS PARA AVALIAÇÃO DE INTERVENÇÕES AMPLAMENTE ACEITAS

Os ensaios clínicos randomizados podem ser conduzidos por dois propósitos principais: (1) avaliar novas formas de intervenção antes que sejam aprovadas e recomendadas para utilização geral e (2) avaliar intervenções altamente controversas ou que tenham sido amplamente utilizadas ou recomendadas sem terem sido adequadamente avaliadas. Para avaliar o impacto que os ensaios clínicos randomizados têm na prática médica, o último uso demonstra o desafio de mudar abordagens usadas na prática médica atual que ainda não foram bem avaliadas. Dois exemplos de tal uso são apresentados nessa sessão.

Ensaio Clínico de Artroscopia de Joelho para Osteoartrite

Cerca de 6% dos adultos com mais de 30 anos de idade e 12% com mais de 65 anos apresentam dores significativas nos joelhos em decorrência de osteoartrite. Nos Estados Unidos, uma cirurgia frequentemente realizada para pacientes com dor no joelho e evidência de osteoartrite tem sido a artroscopia com lavagem (*washing out*) e desbridamento (*cleaning out*) da articulação com um artroscópio. Estima-se que esse procedimento seja realizado em mais de 225.000 adultos de meia-idade e idosos a cada ano, com um custo de mais de 1 bilhão de dólares.

Alguns ensaios clínicos randomizados e controlados, em que os pacientes receberam desbridamento ou lavagem do joelho foram comparados a um grupo-controle sem tratamento, aqueles que foram tratados reportaram mais dores nos joelhos do que os não tratados. Entretanto, outros estudos, nos quais somente uma solução salina foi injetada no joelho, também reportaram aumento dos sintomas. Assim, fica claro que os benefícios percebidos podem ter sido atribuídos mais às expectativas dos pacientes do que à efetividade

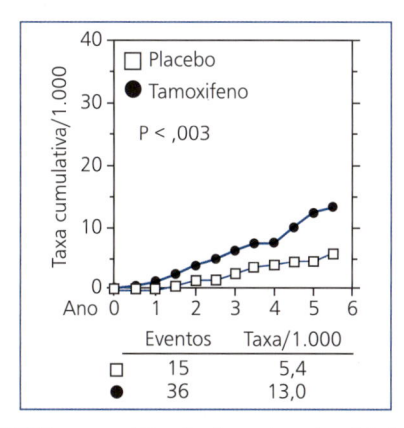

Figura 8-15. Taxa cumulativa de câncer de endométrio invasivo que ocorreu nos participantes que receberam placebo ou tamoxifeno. (Dados de Fisher B, Constantino JP, Wickerham DL, et al.: Tamoxifen for prevention of breast cancer: Report of the National Surgical Adjuvant Breast and Bowel Project P-1 Study. J Natl Cancer Inst 90:1371-1388, 1998.)

Figura 8-16. Delineamento de um ensaio clínico controlado de artroscopia para osteoartrite de joelho. (Com base em Moseley JB, O'Malley K, Petersen NJ, et al.: A controlled trial of arthroscopic surgery for osteoarthritis of the knee. N Engl J Med 347:81-88, 2002.)

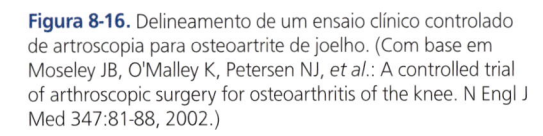

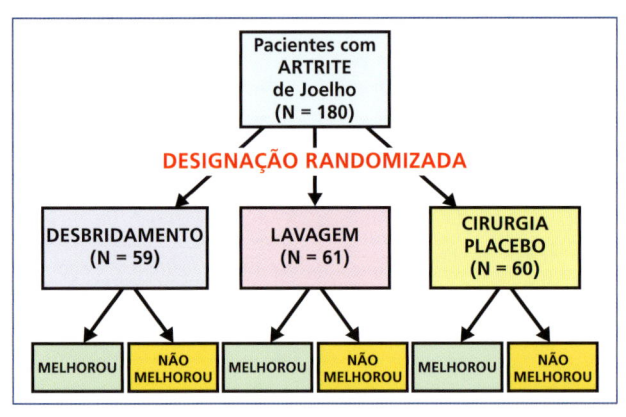

real, pois há subjetividade na melhora referida pelos pacientes especialmente quando os estudos não são cegos e os pacientes sabem quando recebem ou não o tratamento cirúrgico. A fim de elucidar a questão se a lavagem ou desbridamento por artroscopia reduz os sintomas de dor no joelho em pacientes com osteoartrite, seria necessário um ensaio clínico randomizado controlado em que os controles recebessem um tratamento placebo. Em julho de 2002, um ensaio clínico randomizado, brilhantemente conduzido, usando uma artroscopia simulada como placebo para o grupo-controle, foi apresentada por Moseley et al..[6]

O delineamento do estudo é apresentado na Figura 8-16. Cento e oitenta veteranos foram randomizados em um grupo que recebeu artroscopia com desbridamento (59), um grupo que recebeu artroscopia com lavagem (61) e um grupo que recebeu intervenção simulada (placebo) (60). A intervenção simulada consistiu em uma incisão na pele, debridamento simulado sem a inserção do artroscópio. Os desfechos que foram mensurados incluíam nível de dor no joelho, determinado por autoavaliação do paciente, e função física, avaliada pela informação do paciente e observação clínica. O período de acompanhamento foi superior a 2 anos. E tanto aqueles que avaliaram os níveis de dor e função dos participantes, quanto os participantes do estudo foram "cegados" para os grupos de tratamento designado de cada paciente.

Os resultados são mostrados na Figura 8-17 e 8-18. Em nenhum momento, os grupos que receberam a intervenção por artroscopia, tiveram maior alívio da dor do que o grupo placebo (veja a Fig. 8-17). Além disso, em nenhum momento os grupos da intervenção apresentaram ganhos significativos na fun-

Número de pacientes	Após o procedimento	2 Semanas	6 Semanas	3 Meses	6 Meses	1 Ano	18 Meses	2 Anos
Placebo	60	59	57	56	57	53	52	55
Lavagem	61	59	57	59	59	57	56	55
Desbridamento	58	59	59	58	56	50	51	53

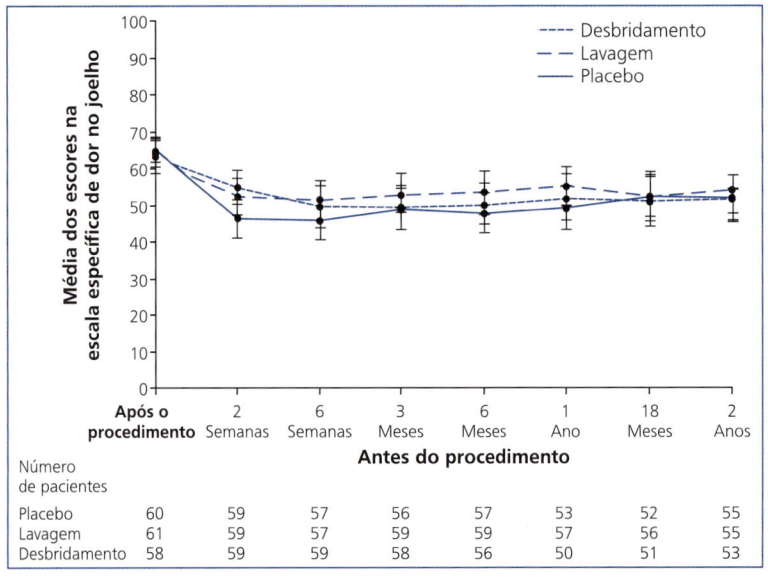

Figura 8-17. Valor médio (e intervalo de confiança de 95%) na escala específica de dor no joelho (knee-specific pain scale). Avaliações foram realizadas antes do procedimento e 2 semanas, 6 semanas, 3 meses, 6 meses, 12 meses, 18 meses e 24 meses após o procedimento. Escores mais altos indicam dor mais grave.

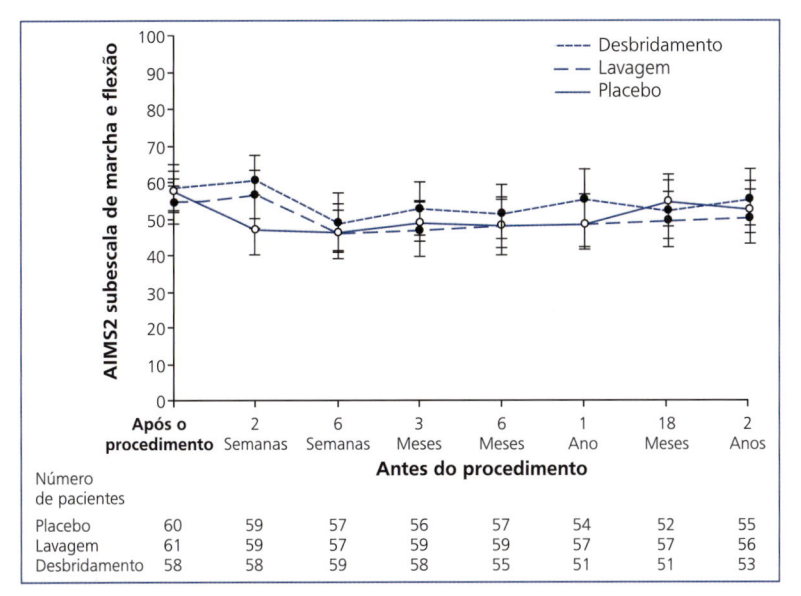

Figura 8-18. Média de valores (e intervalo de confiança de 95%) da subescala de marcha e flexão da escala de medida do impacto da artrite (AIMS2 – *Walking-Bending Subscale of the Arthritis Impact Measurement Scales*). Avaliações foram realizadas antes do procedimento e 2 semanas, 6 semanas, 3 meses, 6 meses, 12 meses, 18 meses e 24 meses após o procedimento. Escores mais altos indicam os piores desempenhos.

ção física quando comparados ao grupo placebo (intervenção simulada) (veja Fig. 8-18).

A principal investigadora do estudo, Dra. Nelda Wray, do Houston Veterans Affairs Medical Center, onde o ensaio foi realizado, resumiu seus resultados dizendo: "Nosso estudo mostrou que a cirurgia não é melhor do que o placebo – o procedimento é inútil". Um mês após a publicação do estudo, o Departament of Veterans Affairs emitiu uma advertência aos médicos dizendo que o procedimento não deveria ser realizado, aguardando revisões adicionais. A advertência dizia que a dor no joelho não se constitui uma indicação suficiente para a cirurgia, a menos que haja também evidência de "anormalidades anatômicas ou mecânicas", as quais, presumivelmente, poderiam melhorar com tal procedimento.

Efeito do Grupo de Apoio Psicossocial na Sobrevivência de Pacientes com Câncer de Mama Metastático

Em 1989, foi publicado um estudo em que mulheres com câncer de mama metastático foram randomizadas em um grupo de terapia de apoio psicossocial ou em um grupo-controle. A terapia de apoio psicossocial é um tratamento padronizado para pacientes com doenças com risco de morte, que visa encorajar um grupo de participantes, conduzidos por um terapeuta, a expressar seus sentimentos e preocupações sobre a doença e seu impacto. Esse estudo mostrou benefícios quanto à sobrevivência, embora essa análise de sobrevivência não tenha sido originalmente planejada. Outros ensaios clínicos randomizados, com outras intervenções psicossociais, não mostraram os mesmos benefícios em relação à sobrevivência.

Com o objetivo de esclarecer essa questão, Goodwin et al.[7] conduziram um ensaio clínico randomizado multicêntrico, em que 235 mulheres com câncer de mama metastático foram randomizadas em um grupo que recebeu a terapia de apoio psicossocial ou em um grupo-controle que não recebeu a intervenção (Fig. 8-19). Das 235 mulheres, 158 foram designadas para o grupo de intervenção e 77 para o grupo-controle.

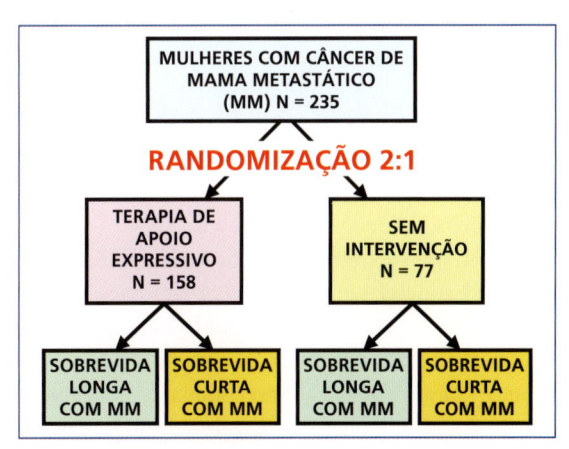

Figura 8-19. Delineamento de um ensaio clínico randomizado, controlado de grupo de suporte psicossocial na sobrevida de pacientes com câncer de mama metastático. (Com base em Huston P, Peterson R: Withholding proven treatment in clinical research. N Engl J Med 345:912-914, 2001.)

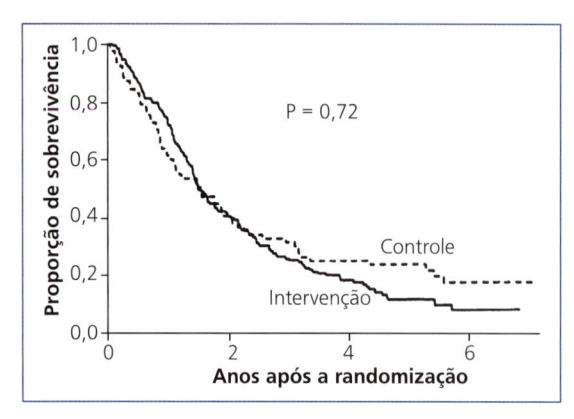

Figura 8-20. Curva de sobrevida de Kaplan-Meier para mulheres designadas no grupo-intervenção e no grupo-controle. Não houve diferença significativa na sobrevida entre os dois grupos.

Após o período do estudo, a sobrevivência não foi maior no grupo da terapia de apoio psicossocial (Fig. 8-20). Entretanto, o humor e a percepção de dor melhoraram, especialmente entre as mulheres mais angustiadas. Embora os achados na literatura ainda sejam controversos em relação à sobrevivência, e outros estudos estejam sendo conduzidos, os resultados desse estudo sugerem que não há benefícios com a intervenção. Por essa razão, os desejos das mulheres que escolhem lutar contra a sua doença de diferentes maneiras, incluindo não dividir seus sentimentos em grupos, devem ser respeitados. Além disso, não deveria ser dito às mulheres que preferem não participar dos grupos de terapia nesses momentos difíceis de suas vidas, que essa rejeição pode estar ligada à aceleração de suas próprias mortes.

REGISTRO DOS ENSAIOS CLÍNICOS RANDOMIZADOS

Há muito se reconhece que nem todos os resultados de ensaios clínicos randomizados são publicados. Isso pode apresentar um sério problema quando os resultados de todos os ensaios clínicos publicados são revisados. Por exemplo, se ensaios clínicos sobre uma nova droga forem revisados, mas somente aqueles estudos que mostraram resultados benéficos tiverem sido publicados e aqueles que mostraram resultados negativos (por alguma razão) não foram publicados, uma conclusão errônea de que todos os estudos sobre a nova droga mostram claro benefício poderia ser tirada baseada nos estudos publicados. Esse tipo de problema comum é chamado de viés de publicação ou de viés de não publicação. Por exemplo, Liebeskind et al.[8] identificaram 178 ensaios clínicos controlados sobre acidente vascular encefálico isquêmico agudo, reportados em inglês, num período de 45 anos de 1955 a 1999, através de uma revisão sistemática em grandes bancos de dados. Esses ensaios arrolaram um total de 73.949 pessoas e avaliaram 75 agentes ou outros tipos de intervenção. Os autores concluíram que o viés de publicação é um fator importante na revisão da literatura de ensaios sobre acidente vascular isquêmico. Ensaios clínicos, nos quais o agente testado apresenta efeitos prejudiciais, foram substancialmente menos publicados comparados aos estudos em que o agente testado se mostrou neutro ou benéfico.

Vários fatores concorrem para o problema do viés de publicação. Os periódicos são mais ávidos em publicar resultados de estudos que mostrem efeitos dramáticos, muito mais do que aqueles resultados de estudos que não mostram benefícios das novas drogas. Tantos pesquisadores quanto os jornais parecem menos entusiasmados com estudos que mostram que um novo tratamento é inferior a um tratamento atual ou que seus resultados não sejam claros em uma direção ou outras. Uma outra questão ainda mais importante está contribuindo para este problema: as companhias que desenvolvem novas drogas e financiam os estudos, frequentemente, preferem mantê-los não publicados quando seus resultados não mostram benefícios, apresentam sérios efeitos colaterais ou quando a droga testada é menos efetiva do que as já disponíveis. As companhias estão conscientes de que os resultados de tais estudos poderiam afetar negativamente as vendas do produto e ter grande impacto nos potenciais lucros antecipados do novo agente. Resulta que, para tentar encobrir os dados obtidos, dizem que o agente — incluindo efetividade e segurança — ainda está sendo testado, assim, órgãos de regulação, pesquisadores e o público, ficam impedidos de tomar uma decisão baseada em evidências, isto é, uma decisão baseada no total da informações geradas pelo ensaio clínico.

A extensão do risco à saúde pública, da publicação seletiva dos ensaios clínicos e da frequência com isso ocorre, levou o Comitê Internacional de Editores de Periódicos Médicos (International Committee of Medical Journal Editors) a adotar uma política, que se tornou eficaz em 2005, de que todos os ensaios clínicos de intervenções devem ser inscritos em um registro público de ensaios clínicos antes que qualquer participante seja arrolado para o estudo.[9] As intervenções médicas incluem drogas, procedimentos cirúrgicos, dispositivos, tratamentos comportamentais e processos de cuidados à saúde. O registro deve ser acessível ao público, e nenhum encargo é exigido antes que qualquer ensaio clínico seja considerado para publicação pelos principais periódicos que concordaram com essa política.

CONSIDERAÇÕES ÉTICAS

Muitas questões éticas surgem no contexto de ensaios clínicos. Uma questão que frequentemente surge é se a randomização é ética. Como podemos, conscientemente, negar uma droga aos pacientes, particularmente aqueles com doenças sérias e que ameaçam a vida? Randomização é ética apenas quando não sabemos se a droga A é melhor que a droga B. Podemos ter algumas indicações de que um tratamento é melhor que o outro (e, com frequência, esta é a razão para a condução de um ensaio clínico inicialmente), mas não temos certeza. Frequentemente, entretanto, não está claro até que ponto "sabemos" que a droga A é melhor que a droga B. A questão pode ser melhor colocada como: "Quando temos uma evidência adequada para apoiar a conclusão de que a droga A é melhor que a droga B?" Uma questão que tem recebido considerável atenção nos últimos anos é se seria ético o uso de placebos.[10] O que está implícito nesta questão é se seria ético negar um tratamento que tem se mostrado efetivo.[11]

A questão pode ser também colocada ao inverso: "É ético não randomizar?" Quando consideramos drogas, medidas preventivas ou sistemas de cuidado à saúde que são aplicados a um amplo número de pessoas, nos Estados Unidos ou em qualquer outro país, a ordem podem ser conduzir um ensaio clínico randomizado para resolver a questão do benefício e do dano e não continuar a sujeitar pessoas a efeitos tóxicos desnecessários e alimentar falsas esperanças, muitas vezes caras. Consequentemente, a questão sobre a ética da randomização pode ser colocada em ambas as direções: randomizar ou não randomizar.

Outra questão é se o consentimento informado pode ser verdadeiramente obtido. Muitos protocolos de ensaios clínicos multicêntricos requerem que os pacientes sejam arrolados ao estudo imediatamente após o diagnóstico. O paciente pode ser incapaz de dar o consentimento e a família pode estar em choque pelo diagnóstico que acabaram de receber e suas implicações, tendo assim grande dificuldade em lidar com a noção e concordância de randomização. Por exemplo, muito do progresso nas últimas décadas no tratamento de crianças com leucemia tem sido resultado de protocolos multicêntricos rigorosos que requerem o arrolamento das crianças imediatamente após o diagnóstico da leucemia ter sido feito. Claramente, num momento em que os pais estão tão angustiados pode-se questionar se eles realmente são capazes de dar o consentimento informado. Mesmo assim, apenas por estudos tão rigorosos que o progresso tem sido feito, salvando a vida de muitas crianças com leucemia aguda.

Finalmente, sob quais circunstâncias um ensaio clínico deve ser interrompido antes do originalmente planejado? Esta também é uma questão difícil e pode surgir tanto por efeitos danosos quanto benéficos do agente que se tornou aparente precocemente, antes de toda a amostra ter sido arrolada ou antes dos indivíduos terem sido estudados por todo o período de segmento. Em muitos estudos, um comitê externo de monitoramento supervisiona os dados assim que são recebidos e o comitê toma a decisão, como visto, por exemplo, no Physicians' Health Study discutido no Capítulo 7 em que dois medicamentos são simultaneamente testados num delineamento fatorial: aspirina foi testada para prevenção primária de doença cardiovascular e betacaroteno para prevenção primária de câncer. O comitê externo de monitorização decidiu que os achados para aspirina eram suficientemente claros de modo que a parte da aspirina no estudo deveria ser terminada, mas que a do betacaroteno deveria ser continuada (veja p. 151-152).

CONCLUSÃO

O ensaio clínico randomizado é o padrão-ouro para a avaliação da eficácia de medidas terapêuticas, preventivas e outras tanto na prática clínica quanto em saúde pública. Os Capítulos 7 e 8 forneceram uma revisão da abordagem do delineamento de ensaios clínicos randomizados e medidas adotadas para minimizar ou evitar o viés de seleção ou de outros tipos. Do ponto de vista social, as considerações relativas à generalização e à ética são os tópicos principais e foram amplamente discutidas.

EPÍLOGO

Podemos concluir desta discussão sobre ensaios clínicos randomizados, citando um artigo de Caroline e Schwartz publicado no periódico Chest, em 1975. O artigo foi intitulado "Sopa de Frango, Recuperação e Recidiva da Pneumonia: Relato de um Caso" (Chicken Soup Rebound and Relapse of Pneumonia: Reportof a Case).[12]

Os autores introduziram o tópico dizendo:

> *A sopa de frango tem sido reconhecida por possuir incomum potência terapêutica contra uma ampla variedade de agentes virais e bacterianos. Realmente, no início do século 12, o teólogo, filósofo e médico Moses Maimonides escreveu: "Sopa de galinha... é recomendada como uma excelente comida e também medicação". Relatos anedóticos prévios, a respeito da eficácia terapêutica desse agente, entretanto, falharam em fornecer detalhes a respeito de sua apropriada extensão terapêutica. O que segue, é um*

relato de caso em que a retirada abrupta da sopa levou a uma severa recidiva da pneumonia.[10]

Os autores apresentaram, então, um caso de um médico de 47 anos que foi tratado para pneumonia com sopa de galinha. A administração da sopa de galinha foi interrompida prematuramente, e o paciente sofreu uma recidiva. Estando a sopa de galinha indisponível, a recaída foi tratada com penicilina endovenosa.

A discussão dos autores é de particular interesse. Lê-se em parte:

A eficácia terapêutica da sopa de galinha foi primeiramente descoberta há muitas centenas de anos, quando uma epidemia altamente fatal em jovens egípcios do sexo masculino parecia não afetar uma minoria étnica residente na mesma área. Um inquérito epidemiológico contemporâneo revelou que a dieta do grupo não afetado pela epidemia continha grandes quantidades de uma preparação feita com o cozimento de galinha com variados vegetais e ervas. É notável, nessa consideração, que a prescrição dietética dada a Moisés no Monte Sinai, enquanto restringiu o consumo de não menos de 19 tipos de aves, excluía a galinha dessa proibição. Alguns estudantes acreditam que a prescrição médica da sopa de galinha tenha sido transmitida a Moisés na mesma ocasião, mas foi relegada à tradição oral quando as escrituras foram canonizadas... Enquanto a sopa de galinha é hoje amplamente empregada contra uma grande variedade de desordens orgânicas e funcionais, sua manufatura permanece em mãos de organizações privadas e sua padronização é impossível. Investigações preliminares da farmacologia da sopa de galinha (Bohbymycetin) demonstraram sua rápida absorção logo após sua administração oral... A administração parenteral não é recomendada.

Este relato estimulou o envio de várias cartas ao editor. Em uma delas, o Dr. Laurence F. Greene, Professor de Urologia da Clínica Mayo, escreveu:

Você pode estar interessado em saber que nós temos tratado com sucesso a impotência sexual masculina com outro composto derivado da galinha, a citarabina-hexametilacetil lututria tetrazolamina sódica (Schmaltz [Upjohn]). Este componente, quando aplicado em forma de unguento no pênis, não somente cura a impotência, como também aumenta a libido e previne a ejaculação precoce... Estudos preliminares indicaram que seus efeitos são dependentes da dose, visto que o "intercurso" continua por 5 minutos quando 5% do unguento é aplicado, 15 minutos quando 15% do unguento é aplicado, e assim sucessivamente.

Recebemos uma soma de $650.000 dólares da National Scientific Foundation para realizar um ensaio clínico randomizado prospectivo, duplo-cego controlado. Infelizmente, não fomos capazes de obter um número suficiente de pacientes, visto que voluntários se recusaram a participar, a menos que assegurássemos que eles seriam do grupo de estudo e não do controle.[13]

REFERÊNCIAS

1. Gehan E: Clinical trials in cancer research. Environ Health Perspect 32:31, 1979.
2. Mant D: Can randomized trials inform clinical decisions about individual patients? Lancet 353:743-746, 1999.
3. IOM (Institute of Medicine) (2009): Initial National Priorities for Comparative Effectiveness Research. Washington, DC, National Academy Press. http://www.nap.edu/catalog.php?record_id=12648. Accessed June 28, 2013.
4. Veterans Administration Cooperative Study Group on Hypertensive Agents: Effects of treatment on morbidity in hypertension: Results in patients with diastolic blood pressure averaging 115 through 129 mmHg. JAMA 213:1028-1034, 1967.
5. Hypertension Detection and Follow-up Program Cooperative Group: Five year findings of the Hypertension Detection and Follow-up Program: I. Reduction of mortality of persons with high blood pressure, including mild hypertension. JAMA 242:2562, 1979.
6. Moseley JB, O'Malley K, Petersen NJ, et al: A controlled trial of arthroscopic surgery for osteoarthritis of the knee. N Engl J Med 347:81-88, 2002.
7. Goodwin PJ, Leszcz M, Ennis M, et al: The effect of group psychosocial support on survival in metastatic breast cancer. N Engl J Med 345:1719-1726, 2001.
8. Liebeskind DS, Kidwell CS, Sayre JW, et al: Evidence of publication bias in reporting acute stroke clinical trials. Neurology 67:973-979, 2006.
9. DeAngelis CD, Drawn JM, Frizelle FA: Clinical trial registration: A statement from the International Committee of Medical Journal Editors. JAMA 292:1363-1364, 2004.
10. Emanuel EJ, Miller FG: The ethics of placebo-controlled trials: A middle ground. N Engl J Med 345:915-919, 2001.
11. Huston P, Peterson R: Withholding proven treatment in clinical research. N Engl J Med 345:912-914, 2001.
12. Caroline NL, Schwartz H: Chicken soup rebound and relapse of pneumonia: Report of a case. Chest 67:215-216, 1975.
13. Greene LF: The chicken soup controversy [letter]. Chest 68:605, 1975.

QUESTÕES DE REVISÃO DOS CAPÍTULOS 7 E 8

1. O principal objetivo da randomização em um ensaio clínico é:
   a. Ajudar a assegurar que os indivíduos do estudo sejam representativos da população geral
   b. Facilitar o duplo-cegamento (mascaramento) do estudo
   c. Facilitar as medidas das variáveis de desfecho
   d. Assegurar que os grupos em estudo sejam comparáveis nas características iniciais
   e. Reduzir o viés de seleção na alocação para o tratamento

2. Um anúncio em um periódico médico declarou que "2.000 indivíduos com dor de garganta foram tratados com nosso novo medicamento. Em quatro dias, 94% estavam assintomáticos". O anúncio afirma que a droga foi efetiva. Com base nas evidências dadas acima, a afirmação:
   a. É correta
   b. Pode ser incorreta pois a conclusão não é baseada em uma taxa
   c. Pode estar incorreta pela falha no reconhecimento do fenômeno de coorte de longa duração
   d. Pode estar incorreta porque nenhum teste de significância estatística foi utilizado
   e. Pode estar incorreta porque nenhum grupo de controle ou de comparação foi incluído

3. O propósito de um estudo *duplo-cego* ou *duplo-mascarado* é:
   a. Proporcionar comparabilidade aos pacientes tratados e não tratados
   b. Reduzir os efeitos da variação da amostra
   c. Evitar o viés do observador e do indivíduo
   d. Evitar o viés do observador e a variação da amostra
   e. Evitar viés do indivíduo e a variação da amostra

4. Em muitos estudos que examinam a associação entre estrógenos e câncer uterino endometrial, um teste de significância unicaudal foi usado. A afirmação que justifica um teste unicaudal em vez de um bicaudal é:
   a. A distribuição da proporção exposta segue uma distribuição "normal"
   b. A expectativa anterior ao estudo é de que os estrógenos causariam o câncer de útero
   c. O padrão da associação poderia ser expresso por uma função direta
   d. O erro do tipo II foi o erro potencial mais importante a se evitar
   e. Somente um grupo-controle foi utilizado

5. Em um ensaio clínico randomizado, o planejamento de um delineamento *crossover* indica que:
   a. Elimina-se o problema de um possível efeito de ordem
   b. Deve-se levar em conta o problema de possíveis efeitos residuais da primeira terapia
   c. Requer uma randomização estratificada
   d. Elimina a necessidade de monitorização da aderência e não aderência
   e. Reforça a generalização dos resultados do estudo

6. Um ensaio clínico randomizado comparando a eficácia de duas drogas mostrou diferença entre as duas (com um P < 0,05). Considere, entretanto, que, na realidade, as duas drogas não são diferentes. Isto é um exemplo de:
   a. Erro do tipo I (erro α)
   b. Erro do tipo II (erro β)
   c. $1 - \alpha$
   d. $1 - \beta$
   e. Nenhuma das respostas acima

7. Todas as opções seguintes são potenciais benefícios de um ensaio clínico randomizado, *exceto*:
   a. A probabilidade de que os grupos em estudo sejam comparáveis aumenta
   b. A autosseleção para um tratamento em particular é eliminada
   c. A validade externa de um estudo aumenta
   d. Não se pode predizer a designação do próximo paciente
   e. A terapia que um paciente recebe não é influenciada pelo viés consciente ou subconsciente do investigador

Número de Pacientes Necessários em um Grupo Experimental e em um Grupo-Controle para uma Determinada Probabilidade de se Obter um Resultado Significativo (Teste Bicaudal)						
	DIFERENÇAS NAS TAXAS DE CURA ENTRE OS DOIS GRUPOS DE TRATAMENTO					
Menor das duas taxas de cura	0,05	0,10	0,15	0,20	0,25	0,30
0,05	420	130	69	44	36	31
0,10	680	195	96	59	41	35
0,15	910	250	120	71	48	39
0,20	1.090	290	135	80	53	42
0,25	1.250	330	150	88	57	44
0,30	1.380	360	160	93	60	44
0,35	1.470	370	170	96	61	44
0,40	1.530	390	175	97	61	44

$\alpha = 0,05$; poder do estudo $(1 - \beta) = 0,80$.
Dados de: Gehan E: Clinical trials in cancer reserach. Environ Health Perspect 32:31, 1979.

A questão 8 é baseada na Tabela acima:

8. Uma companhia farmacêutica afirma que uma nova droga G, para certa doença, tem uma taxa de cura de 50% quando comparada com a droga H, que apresenta somente uma taxa de cura de 25%. Foi pedido a você que fizesse o delineamento de um ensaio clínico comparando as drogas G e H. Usando a tabela anterior, estime o número de pacientes necessários em cada grupo terapêutico para detectar uma diferença com $\alpha = 0,05$, teste bicaudal, e $\beta = 0,20$.

O número de pacientes necessários em cada grupo terapêutico é _____.

Seção II

Uso da Epidemiologia para Identificar as Causas das Doenças

Na Seção I, abordamos as questões de definição e diagnóstico de doenças e a descrição da sua transmissão, aquisição e história natural. Discutiremos, a seguir, o uso de ensaios clínicos randomizados para avaliação e seleção de agentes farmacológicos ou outras intervenções para modificar a história natural da doença, através tanto da prevenção quanto do efetivo tratamento. Na Seção II, nos voltamos a uma questão diferente: Como delineamos e conduzimos estudos para elucidar a etiologia e fatores de risco para doenças humanas? Tais estudos são muito importantes tanto na medicina clínica quanto na prática da saúde pública.

Por que um clínico deveria se preocupar com a etiologia da doença? O papel tradicional do clínico não tem sido tratar a doença uma vez que ela se torne aparente? Para responder a esta pergunta, várias considerações devem ser feitas. Em primeiro lugar, a *prevenção* é a principal responsabilidade do médico; tanto prevenção quanto tratamento devem ser vistos pelo médico como elementos essenciais em sua prática profissional. De fato, muitos pacientes tomam a iniciativa e perguntam a seus médicos questões sobre quais medidas tomar para manter saúde e prevenir certas doenças. A maioria das oportunidades para prevenir doenças requer uma compreensão da *etiologia* ou *causa* da doença, de modo que a exposição a um fator causal ambiental de risco possa ser reduzida ou para que a cadeia patogênica de um fator causal para o desenvolvimento de uma doença seja interrompida.

Em segundo lugar, pacientes e seus familiares frequentemente formulam aos médicos questões sobre o risco da doença. Qual o risco dessa doença recidivar? Qual é o risco de os outros membros da família desenvolverem a doença? Por exemplo,

Um homem que sofre um infarto do miocárdio ainda jovem pode perguntar: "Por que isso aconteceu comigo? Posso evitar um segundo infarto? Meus filhos também apresentam alto risco de infartarem jovens? Se sim, existe algo que possa ser feito para que o risco diminua?"

Uma mulher que tenha um bebê com malformação congênita pode perguntar: "Por que isso aconteceu? Foi por causa de algo que fiz durante a gravidez? Se engravidar novamente, essa criança também estará propensa a ter alguma malformação?"

Em terceiro lugar, no curso do trabalho clínico e observações à beira do leito, um médico, muitas vezes, "tem um palpite" sobre uma possível relação entre um fator e o risco de uma doença que ainda não é compreendida. Por exemplo, Alton Ochsner, o famoso cirurgião, observou que praticamente todos os pacientes que ele operava com câncer de pulmão eram fumantes; esta observação o levou a sugerir que o tabagismo teria uma relação causal com o desenvolvimento de câncer de pulmão e indicou a necessidade de esclarecer a natureza dessa relação por meio de estudos rigorosamente conduzidos em populações humanas definidas.

Enquanto a prática clínica foca indivíduos, a saúde pública é focada em populações. Considerando o enorme impacto potencial de ações de saúde pública, que, frequentemente, afetam comunidades inteiras, profissionais de saúde pública devem entender como conclusões a respeito de riscos à saúde de uma comunidade foram obtidas, e como o fundamento das ações e medidas preventivas foram desenvolvidos com base em dados centrados na população que são apropriadamente interpretados no seu contexto biológico. Somente desta forma podem ser adotadas políticas racionais de prevenção de doenças e para o aprimoramento da saúde em populações, com o menor custo possível.

Médicos atentos e astutos e outros profissionais de saúde pública nos meios acadêmicos, clínicos e departamentos de saúde têm muitas oportunidades para conduzir estudos sobre a etiologia ou risco de doença para confirmar ou refutar impressões clínicas preliminares ou outras impressões sobre as origens das doenças. Os achados podem ser de importância crítica no fornecimento de justificativas para prevenir essas doenças, aumentar nossa compreensão da sua patogênese, e sugerir direções para futuras investigações laboratoriais e epidemiológicas. Consequentemente, o entendimento dos tipos de delineamento dos estudos utilizados para investigação etiológica e identificação de fatores de risco, juntamente com a apreciação de problemas metodológicos envolvidos em tais estudos, é fundamental para a medicina clínica e prática de saúde pública.

Esta seção discute os delineamentos básicos usados em estudos etiológicos (Capítulos 9 e 10) e descreve como os resultados desses estudos podem ser utilizados para estimar os riscos de doenças associadas a exposições específicas (Capítulos 11 e 12). O Capítulo 13 fornece uma breve comparação dos estudos de coorte e caso-controle.

Uma vez que desejamos responder questões sobre etiologia ou causa da doença, os Capítulos que seguem, discutem como associações observadas podem ser interpretadas e como inferências causais são derivadas delas (Capítulos 14 e 15). Finalmente, esta seção encerra com uma discussão de como a epidemiologia pode ser utilizada para avaliar as contribuições relativas de fatores genéticos e ambientais na causa de doenças humanas, questão que tem importantes implicações nas políticas clínicas e de saúde pública (Capítulo 16).

Capítulo 9

Estudos de Coorte

Objetivos de aprendizagem
- Descrever o delineamento de um estudo de coorte, e diferenciá-lo de um ensaio clínico randomizado
- Ilustrar o delineamento do estudo de coorte com dois exemplos importantes
- Discutir alguns potenciais vieses dos estudos de coorte

Nesse capítulo, e nos próximos da Sessão II, voltaremos ao uso da epidemiologia na elucidação das relações etiológicas ou causais. Os dois passos que embasam o delineamento do estudo são discutidos nos Capítulos 9 e 10 e são apresentados, esquematicamente, na Figura 9-1.

1. Primeiro, determinamos se há associação entre um fator ou uma característica e o desenvolvimento da doença. Isso pode ser complementado pelo estudo das características dos grupos, características individuais, ou ambas (ver Capítulos 9 a 12).
2. Segundo, realizamos interferências apropriadas a respeito das possíveis relações causais dos padrões de associação encontradas (Capítulos 14 e 15).

Os Capítulos 9 e 10 descrevem os delineamentos usados para o passo 1. Nesse capítulo, são discutidos os estudos de coorte; estudos de casos e controles e outros delineamentos são discutidos no Capítulo 10. Estes estudos, ao contrário dos ensaios clínicos randomizados, são coletivamente referenciados como estudos *observacionais*.

DELINEAMENTO DE UM ESTUDO DE COORTE

Em um estudo de coorte, o investigador seleciona um grupo de indivíduos expostos e um grupo de indivíduos não expostos e os acompanha para comparar a incidência da doença (ou taxa de morte da doença) nos dois grupos (Fig. 9-2). O delineamento pode incluir mais de dois grupos, mesmo que, com o objetivo de diagramação, apenas dois grupos sejam mostrados.

Se existir associação positiva entre a exposição e a doença, esperaríamos que a proporção de doença entre o grupo exposto (incidência no grupo exposto) seja maior que a proporção de doença entre os não expostos (incidência no grupo não exposto).

Os cálculos envolvidos são mostrados na Tabela 9-1. Começamos com um grupo de expostos e um de não expostos. Das pessoas expostas $(a + b)$, a doença se desenvolve em a, mas não em b. Portanto, a incidência de doença entre os expostos é $\left(\dfrac{a}{a + b}\right)$.

De forma similar, nas pessoas não expostas do estudo $(c + d)$, a doença se desenvolve em c, mas não em d. Portanto, a incidência da doença entre os não expostos é $\left(\dfrac{c}{c + d}\right)$.

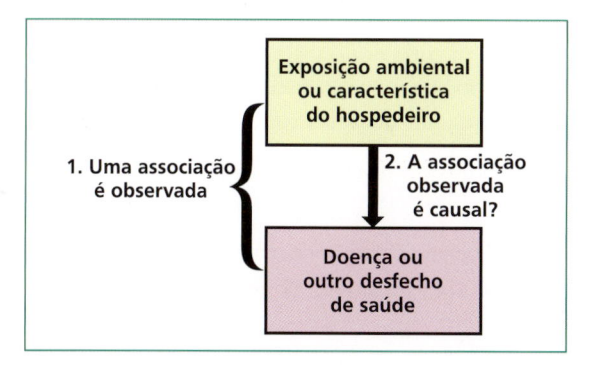

Figura 9-1. Se observarmos uma associação entre uma exposição e uma doença ou algum outro desfecho (1), a questão é: A associação é causal (2)?

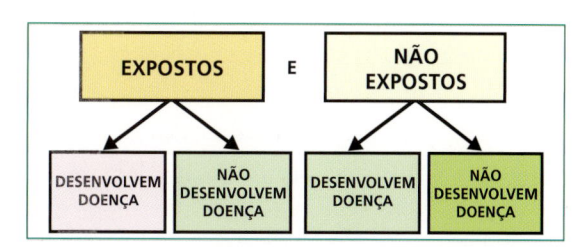

Figura 9-2. Delineamento de um estudo de coorte.

TABELA 9-1. Delineamento de um Estudo de Coorte

		A doença se desenvolve	A doença não se desenvolve	Totais	Taxa de incidência da doença
Primeira seleção	Expostos	a	b	a + b	$\dfrac{a}{a+b}$
	Não expostos	c	d	c + d	$\dfrac{c}{c+d}$

Cabeçalho superior das colunas centrais: *Então acompanhe para ver se*

A utilização desses cálculos, em um exemplo hipotético de um estudo de coorte, é mostrada na Tabela 9-2. Neste estudo de coorte, a associação do hábito de fumar com doença coronariana (CHD) é investigada pela seleção de um grupo de estudo de 3.000 fumantes (expostos) e um grupo de 5.000 não fumantes (não expostos) que não apresentam doença coronariana no início do estudo. Ambos os grupos são acompanhados para avaliar o desenvolvimento da CHD, e sua *incidência* é comparada entre eles. A CHD se desenvolveu em 84 fumantes e em 87 não fumantes. O resultado é a incidência de CHD de 28,0/1.000 nos fumantes e 17,4/1.000 nos não fumantes.

Observe que, por estarmos identificando *novos* (incidentes) casos da doença na medida em que ocorrem, podemos determinar se existe relação temporal entre exposição e doença, ou seja, se a exposição precedeu o início da doença. Claramente, tal relação temporal deve ser estabelecida se considerarmos a exposição como possível causa da doença em questão.

COMPARANDO ESTUDOS DE COORTE COM ENSAIOS CLÍNICOS RANDOMIZADOS

Neste ponto, é útil comparar o delineamento observacional de coorte, recém-descrito, com o ensaio clínico randomizado (coorte experimental) descrito previamente, nos Capítulos 7 e 8 (Fig. 9-3).

Ambos os tipos de estudo comparam grupos de expostos com não expostos (ou um grupo com certa exposição a um grupo com outra exposição). Por questões éticas e outras razões, não podemos randomizar pessoas para receberem uma suposta substância perigosa, como um carcinógeno suspeito; a "exposição", na maioria dos ensaios clínicos randomizados, é um tratamento ou medida preventiva. Em estudos de coorte de investigação etiológica, a "exposição" é, frequentemente, um possível agente tóxico ou carcinógeno. Em ambos os delineamentos, entretanto, um grupo exposto é comparado a um grupo não exposto ou a um grupo com outra exposição.

A diferença entre esses dois delineamentos – a presença ou ausência de randomização – é crítica na interpretação dos achados dos estudos. As vantagens da randomização foram discutidas nos Capítulos 7 e 8. Em um estudo não randomizado, quando observamos associação entre uma exposição e uma doença, ficamos incertos se a associação possa resultar do fato de as pessoas não terem sido randomizadas para a exposição; talvez não seja a exposição, mas os fatores que levaram as pessoas a serem expostas, que estejam associados à doença. Por exemplo, se um risco elevado de doença é encontrado em trabalhadores de certa fábrica, e se a maioria dos trabalhadores dessa fábrica vive em determinada área, o risco aumentado de doença poderia resultar de uma exposição associada ao local

TABELA 9-2. Resultados de um Estudo de Coorte Hipotético sobre Fumo e Doença Coronariana (CHD)

		Desenvolvem CHD	Não desenvolvem CHD	Totais	Incidência por 1.000, por ano
Primeira seleção	Fumantes	84	2.916	3.000	28,0
	Não fumantes	87	4.913	5.000	17,4

Cabeçalho superior das colunas centrais: *Então acompanhar para ver se*

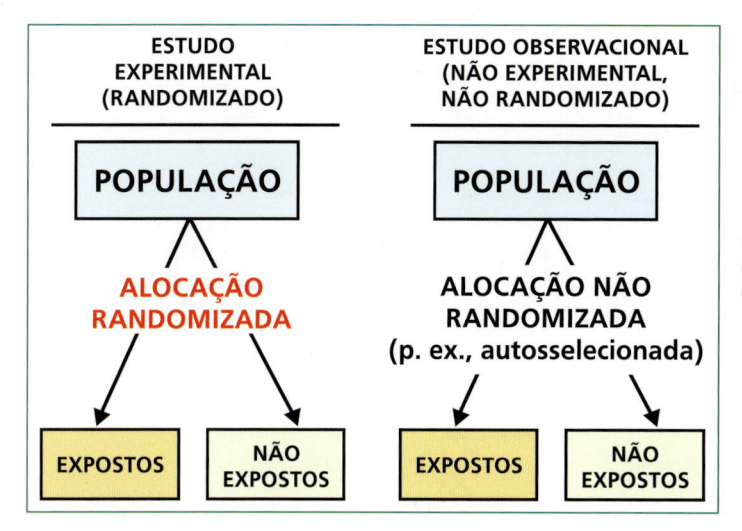

Figura 9-3. Seleção de grupos de estudo em delineamentos epidemiológicos experimentais e observacionais.

de residência mais do que a ocupação ou local de trabalho. Esse tema é discutido nos Capítulos 13 e 14.

SELEÇÃO DE POPULAÇÕES PARA O ESTUDO

A característica essencial do delineamento de um estudo de coorte é a comparação dos desfechos em grupos expostos e não expostos (ou um grupo com certa característica e um grupo sem essa característica). Existem duas maneiras básicas para gerar tais grupos:

1. Podemos criar uma população selecionando grupos para a inclusão no estudo com base no quanto foram expostos ou não (p. ex., coortes de exposição ocupacional) (Fig. 9-4).
2. Ou podemos selecionar uma população definida antes que qualquer um de seus membros seja exposto, ou antes que suas exposições sejam identificadas. Poderíamos selecionar a população com base em algum fator não relacionado com a exposição (tal como a comunidade de residência) (Fig. 9-5) e coletar históricos de exames de sangue ou outros testes, em toda população. Usando os resultados dos históricos ou dos testes, pode-se separar a população em grupos *expostos* e *não expostos* (ou naqueles que têm ou não certa característica biológica), tal como foi feito no estudo de Framingham, descrito mais adiante nesse capítulo.

Estudos de coorte, nos quais esperamos o desenvolvimento de um desfecho numa população, frequentemente requerem longos períodos de acompanhamento, até que ocorram eventos suficientes (desfechos). Quando a segunda abordagem é utilizada – em que a população é definida para estudo com base em algumas características não relacionadas com a exposição em questão – a exposição de interesse pode não surgir por algum tempo, até por vários anos após a população ter sido definida. Consequentemente, o tempo de acompanhamento necessário é sempre maior na segunda abordagem do que na primeira. Note que nas

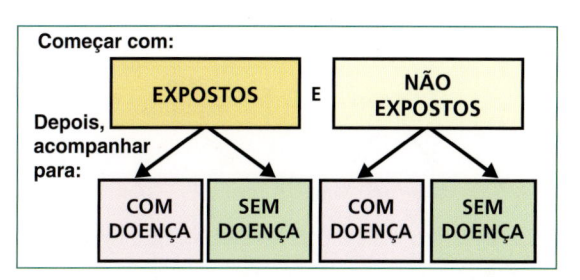

Figura 9-4. Delineamento de um estudo de coorte começando com grupos de expostos e não expostos.

Figura 9-5. Delineamento de um estudo de coorte começando com uma população definida.

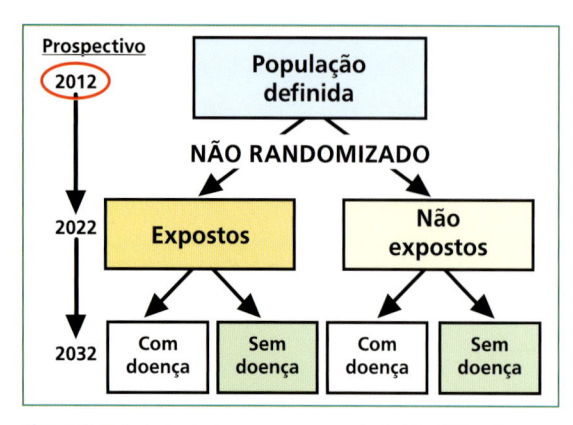

Figura 9-6. Período de tempo para um estudo hipotético de coorte prospectivo iniciado em 2012.

Figura 9-7. Período de tempo para um estudo hipotético de coorte retrospectivo iniciado em 2012.

duas abordagens, o delineamento do estudo de coorte é fundamentalmente o mesmo: *comparamos pessoas expostas e não expostas.* Essa comparação é marca registrada dos estudos de coorte.

TIPOS DE ESTUDOS DE COORTE

O principal problema do delineamento de coorte, recém-descrito, é que a população estudada, com frequência, deve ser acompanhada por um longo período para determinarmos se o desfecho de interesse se desenvolveu. Considere como exemplo, um estudo hipotético sobre a relação do tabagismo com o câncer de pulmão. Identificamos uma população de estudantes do ensino fundamental e os acompanhamos; 10 anos depois, quando são adolescentes, identificamos os que fumam e os que não fumam. Acompanhamos, então, ambos os grupos – fumantes e não fumantes – para ver quem desenvolve câncer de pulmão ou não. Digamos que o início de nosso estudo foi em 2012 (Fig. 9-6). Vamos supor que muitas crianças que começarão a fumar irão fazer isso nos próximos 10 anos. A condição de exposição (fumante ou não fumante) será, portanto, apurada 10 anos depois, no ano de 2022. Para o propósito deste exemplo, vamos assumir que o período de latência do início do fumo para o desenvolvimento do câncer de pulmão é de 10 anos. Assim, o desenvolvimento do câncer de pulmão será determinado 10 anos depois, em 2032.

Esse tipo de delineamento é chamado de *estudo de coorte prospectivo* (também de *coorte concorrente* ou *estudo longitudinal*). É *concorrente* porque o investigador identifica a população original no começo do estudo e, de fato, acompanha os sujeitos continuamente através do tempo até o ponto em que a doença se desenvolve ou não.

Qual é o problema dessa abordagem? A dificuldade é que, como recém-descrito, o estudo levará pelo menos 20 anos para se completar. Vários problemas podem resultar disso. Se alguém consegue receber um financiamento de pesquisa, esses fundos são, geralmente, limitados a, no máximo, 3 a 5 anos. Além disso, em estudos com tal duração, existe o risco de que os sujeitos do estudo vivam mais do que o investigador, ou o investigador pode não sobreviver até o fim do estudo. Dadas essas questões, o estudo de coorte prospectivo, com frequência, se mostra pouco atrativo para investigadores que estão realizando novas pesquisas.

Esses problemas significam que o delineamento de coorte não é prático? Existe alguma maneira de diminuir o período necessário para conduzir um estudo de coorte? Vamos considerar uma abordagem alternativa usando o delineamento de coorte (Fig. 9-7). Suponhamos que, novamente, começaremos nosso estudo em 2012, mas agora encontramos disponível em

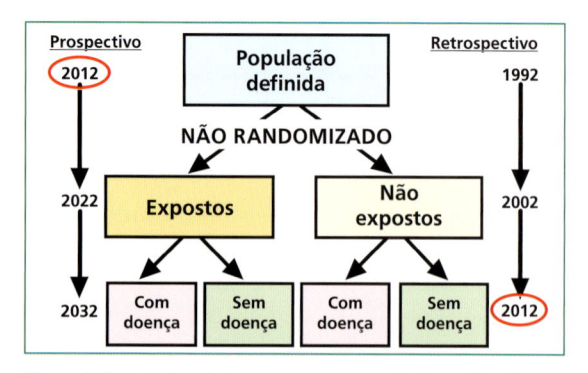

Figura 9-8. Períodos de tempo para um estudo hipotético de coorte prospectivo e um estudo hipotético de coorte retrospectivo, iniciados em 2012.

nossa comunidade uma antiga lista de alunos da escola fundamental de 1992, em que os alunos foram entrevistados em relação a seus hábitos de tabagismo em 2002. Usando essas fontes de dados em 2012, podemos determinar quem, nessa população, desenvolveu câncer de pulmão ou não. Esse estudo é chamado de *coorte retrospectivo* ou *coorte histórico* (também chamado de *estudo prospectivo não concorrente).* Note, no entanto, que o delineamento do estudo não difere daquele de coorte prospectivo – ainda estamos comparando grupos expostos e não expostos; o que fizemos no delineamento de coorte retrospectivo foi usar dados históricos do passado para que pudéssemos obter nossos resultados mais rapidamente. Não é um delineamento prospectivo tão longo, pois começamos o estudo com uma população preexistente para reduzir sua duração. Porém, como mostrado na Figura 9-8, os *delineamentos tanto do estudo de coorte prospectivo quanto de coorte retrospectivo ou histórico são idênticos: estamos comparando populações expostas e não expostas.* A única diferença entre eles é o tempo no calendário. No *delineamento de coorte prospectivo*, exposição e não exposição são verificadas na medida em que ocorrem durante o estudo; os grupos são então acompanhados por vários anos no futuro e a incidência é calculada. No delineamento de coorte retrospectivo, a exposição é avaliada por dados do passado e o desfecho (desenvolvimento ou não da doença) é verificado no momento do início do estudo.

Também é possível conduzir um estudo combinando os delineamentos de coorte prospectivo e retrospectivo. Com esta abordagem, a exposição é avaliada por registros objetivos do passado (como no estudo de coorte histórico), e o acompanhamento e medição dos desfechos continuam no futuro.

EXEMPLOS DE ESTUDOS DE COORTE

Exemplo 1: Estudo Framingham

Um dos mais importantes e mais conhecidos estudos de coorte é o estudo Framingham de doença cardiovascular, que começou em 1948.[1] Framingham é uma cidade em Massachusetts, a cerca de 20 milhas de Boston. Pensava-se que as características de sua população (pouco menos de 30.000) seriam apropriadas para tal estudo e facilitariam o acompanhamento dos participantes.

Os residentes eram considerados elegíveis se tivessem entre 30 e 62 anos de idade. O critério para a escolha dessa faixa etária foi o de que pessoas com menos de 30 anos, em geral, não apresentariam os desfechos cardiovasculares estudados, sendo acompanhados pelo período proposto de 20 anos. Muitas pessoas acima de 62 anos poderiam já ter doenças coronarianas estabelecidas, e, portanto, não seria válido incluir pessoas desse grupo etário para o estudo de incidência.

TABELA 9-3. Obtenção da População para o Estudo de Framingham

	Número de homens	Número de mulheres	Total
Amostra randomizada	3.074	3.433	6.507
Respondentes	2.024	2.445	4.469
Voluntários	312	428	740
Respondentes livres de CHD	1.975	2.418	4.393
Voluntários livres de CHD	307	427	734
Total livre de CHD: Grupo do Estudo de Framingham	2.282	2.845	5.127

CHD, doenças coronarianas.
De: Dawber TR, Kannel WB, Lyell LP: An approach to longitudinal studies in a community: The Framingham Study. Ann NY Acad Sci 107:539-556, 1993.

Os investigadores arrolaram uma amostra de 5.000 pessoas. A Tabela 9-3 mostra como a população final do estudo foi obtida. Ela consistiu em 5.127 homens e mulheres entre 30 e 62 anos, que ao entrarem no estudo estavam livres de doenças cardiovasculares. Nesse estudo, várias "exposições" foram definidas, incluindo fumo, obesidade, pressão arterial elevada, níveis de colesterol elevado, baixos níveis de atividade física e outros fatores.

Novos eventos coronarianos foram identificados pelo exame da população estudada a cada 2 anos e pela vigilância diária das internações no único hospital de Framingham.

O estudo foi delineado para testar as seguintes hipóteses:

- A incidência de CHD aumenta com a idade, ocorrendo mais cedo e com maior frequência em homens.
- Pessoas hipertensas desenvolvem taxas maiores de CHD do que as normotensas.
- Níveis elevados de colesterol estão associados a aumento de risco para CHD.
- Tabagismo e uso habitual de álcool estão associados a aumento da incidência de CHD.
- O aumento da atividade física está associado à diminuição do desenvolvimento de CHD.

- O aumento do peso corporal predispõe a pessoa ao desenvolvimento de CHD.
- Maiores taxas de CHD ocorrem em pacientes com diabetes melito.

Quando examinamos essa lista hoje, podemos imaginar por que tais associações tão óbvias e bem conhecidas foram examinadas em um estudo tão extenso. O perigo dessa abordagem de "percepção tardia do que deveria ser feito" deve ser lembrado; primeiramente foi *devido* ao estudo de Framingham, uma coorte clássica que fez contribuições fundamentais para o nosso entendimento sobre a epidemiologia da doença cardiovascular, que essas associações sejam bem conhecidas hoje.

O estudo utilizou o segundo método, descrito anteriormente nesse capítulo, para selecionar a população da coorte: Uma população definida foi selecionada com base no local de residência ou outros fatores não relacionados com a exposição(s) em questão. A população foi então observada por um tempo para determinar quais indivíduos desenvolveram ou já tinham a "exposição" de interesse e, mais adiante, para determinar quais desenvolveram os desfechos cardiovasculares de interesse. Essa abordagem ofereceu uma importante vantagem: permitiu que os investigadores estudassem múltiplas "exposições", como hipertensão, fumo, obesidade, níveis de colesterol, e outros fatores, bem como as complexas interações entre as exposições, usando técnicas multivariáveis. Assim, se um estudo de coorte que se inicia com um grupo de expostos e outro de não expostos foca numa exposição específica, um estudo de coorte que comece com uma população definida, pode explorar o papel de muitas exposições.

Exemplo 2: Incidência de Câncer de Mama e Deficiência de Progesterona

Há muito se reconhece que o câncer de mama é mais comum entre mulheres mais velhas quando de sua primeira gravidez. Uma questão difícil decorre dessa observação: A associação entre idade avançada na primeira gravidez e o aumento no risco de câncer de mama está relacionada com o achado de que uma primeira gravidez mais cedo protege contra câncer de mama (e, portanto, tal proteção está faltando em mulheres com uma gravidez mais tardia ou que não engravidam), ou a primeira gravidez atrasada e o aumento do risco de câncer de mama resultam de um terceiro fator, como uma anormalidade hormonal subjacente?

É difícil separar essas duas interpretações. No entanto, em 1978, Cowan *et al.*[2] conduziram um estudo para determinar qual dessas duas explicações seria a correta (Fig. 9-9). Os pesquisadores identificaram uma população de mulheres que foram pacientes na Clínica de Infertilidade do Hospital Johns Hopkins, em Baltimore, Maryland, de 1945 a 1965. Por terem sido pacientes dessa clínica, todas, por definição, tinham idade avançada na primeira gravidez. No curso das suas avaliações diagnósticas, perfis hormonais detalhados foram desenvolvidos para cada mulher. Assim, os pesquisadores foram capazes de separar as mulheres com alguma anormalidade hormonal subjacente, incluindo deficiência de progesterona (expostas), daquelas sem a anormalidade hormonal (não expostas) que tiveram outra causa para infertilidade, como problemas de desobstrução tubária ou baixas contagens de esperma do marido. Ambos os grupos de mulheres foram então acompanhados para o subsequente desenvolvimento do câncer de mama.

Como poderiam os resultados desse delineamento esclarecer a relação entre idade avançada na primeira gravidez e aumento do risco de câncer de mama? Se a explicação para a associação da idade avançada na primeira gravidez e o aumento do risco de câncer de mama é de que a primeira gravidez cedo protege contra câncer de mama, não esperaríamos nenhuma diferença na incidência de câncer de mama entre mulheres que têm ou não anormalidade hormonal. No entanto, se a explicação para o aumento do risco é de que a anormalidade hormonal subjacente predispõe ao câncer de mama, esperaríamos encontrar maior incidência de câncer de mama em mulheres com anormalidade hormonal do que naquelas sem essa anormalidade.

O estudo observou que o desenvolvimento do câncer de mama, quando considerado para todo o grupo, teve a incidência 1,8 vezes maior nas mulheres com anormalidades hormonais do que nas sem anor-

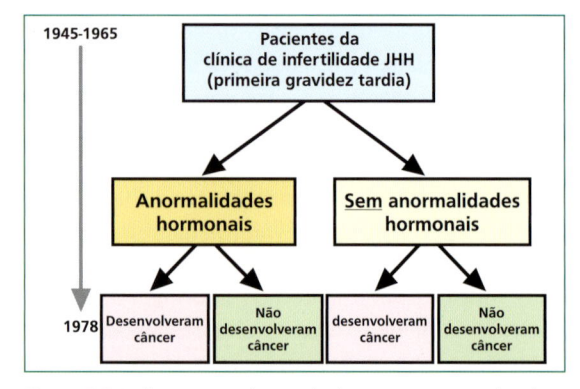

Figura 9-9. Delineamento do estudo de coorte retrospectivo de Cowan sobre câncer de mama. (Dados de Cowan LD, Gordis L, Tonascia JA, *et al*: Breast cancer incidence in woman with progesterone deficiency. Am J Epidemiol 114:209-217, 1981.)

malidades, mas os achados não foram estatisticamente significativos. Entretanto, quando a ocorrência de câncer foi dividida em categorias com incidência pré- e pós-menopausa, mulheres com anormalidades hormonais apresentaram 5,4 vezes mais risco de câncer de mama pré-menopausa; nenhuma diferença foi vista para a ocorrência de câncer de mama pós-menopausa. Não está claro se essa ausência de diferença na incidência do tumor pós-menopausa representa uma verdadeira falta de diferença ou se pode ser atribuída ao pequeno número de mulheres nessa população que atingiram a menopausa na época que o estudo foi conduzido.

Qual foi o delineamento desse estudo? Certamente é um delineamento de coorte, pois compara pessoas expostas e não expostas. Além disso, como o estudo foi realizado em 1978 e o investigador utilizou uma lista de pacientes que foram atendidos na Clínica de Infertilidade de 1945 a 1965, é um delineamento de coorte retrospectivo.

ESTUDOS DE COORTE PARA INVESTIGAR SAÚDE E DOENÇA NA INFÂNCIA

Um uso particularmente atraente do delineamento de coorte é para estudos a longo prazo sobre saúde e doença na infância. Em anos recentes, tem aumentado o reconhecimento de que experiências e exposições durante a vida fetal podem ter efeitos a longo prazo, inclusive na vida adulta. Infecções durante a gravidez, bem como exposições tóxicas ambientais, anormalidades hormonais ou uso de drogas (tanto medicamentos utilizados quanto abuso de substâncias durante a gravidez) podem ter efeitos potencialmente danosos no feto e na criança, e esses agentes podem ter efeitos que durem até a idade adulta. David Barker e seus colegas concluíram que doenças crônicas de adultos são biologicamente programadas na vida intrauterina ou no início da infância.[3] A importância de incluir uma abordagem do curso da vida em estudos epidemiológicos de doenças crônicas ao longo da vida tem sido enfatizada.

Neste capítulo, discutimos dois tipos de estudos de coorte; ambos possuem aplicabilidade para estudos de saúde infantil. No primeiro tipo de coorte, começamos com grupos expostos e não expostos. Por exemplo, estudos de acompanhamento de fetos expostos à radiação das bombas atômicas de Hiroshima e Nagasaki durante a II Guerra Mundial proporcionaram muitas informações a respeito de câncer e outros problemas de saúde decorrentes da exposição intrauterina à radiação.[4] A dose de exposição foi calibrada nos sobreviventes com base na distância em que a pessoa se encontrava do ponto atingido pela bomba no momento da explosão e na natureza das barreiras interpostas entre a pessoa e o local. Assim foi possível relacionar o risco de desfechos adversos com a dose de radiação que cada pessoa recebeu. Outro exemplo é a coorte de grávidas durante a escassez absoluta de alimentos na Holanda durante a II Guerra Mundial.[5] Como os holandeses mantêm excelentes registros, foi possível identificar coortes expostas à fome severa em momentos diferentes da gestação e compará-las entre si e a um grupo não exposto.

Como discutido anteriormente neste capítulo, no segundo tipo de estudo de coorte, identificamos um grupo antes que qualquer um de seus membros seja exposto, ou antes, que a exposição seja identificada. Por exemplo, crianças nascidas durante uma única semana, em 1946 na Grã-Bretanha, foram acompanhadas durante a infância e vida adulta. O "Collaborative Perinatal Study", iniciado nos Estados Unidos na década de 1950, foi um estudo de coorte multicêntrico que acompanhou mais de 58.000 crianças desde o nascimento até os 7 anos de idade.[6]

Apesar de o potencial conhecimento adquirido com tais estudos ser muito atrativo, várias questões desafiadoras surgem quando coortes tão grandes com crianças são previstas, e quando acompanhamentos tão longos são planejados. Entre as questões, estão as seguintes:

1. Em que ponto do estudo os indivíduos deveriam ser identificados? Quando uma coorte é iniciada no nascimento e então acompanhada (Fig. 9-10), dados de exposição pré-natal podem ser obtidos, apenas retrospectivamente, por entrevistas e registros relevantes. Por essa razão, alguns estudos de coorte começaram no período pré-natal, quando a gravidez foi identificada. Porém, mesmo quando isso é feito, dados de antes e do período da concepção que sejam necessários para responder a certas questões podem ser obtidos apenas retrospectivamente. Portanto, seria desejável uma coorte iniciada na época da concepção (Fig. 9-11) para responder várias questões, pois permitiria a coleta de dados concomitantes sobre a concepção e início da gravidez. No entanto, essa é, geralmente, uma dificuldade logística e um desafio caro.

2. A coorte deveria ser delineada a partir de um ou mais centros, ou deveria ter uma amostra nacional na tentativa de fazê-la representativa de uma população nacional? Os achados dos estudos se-

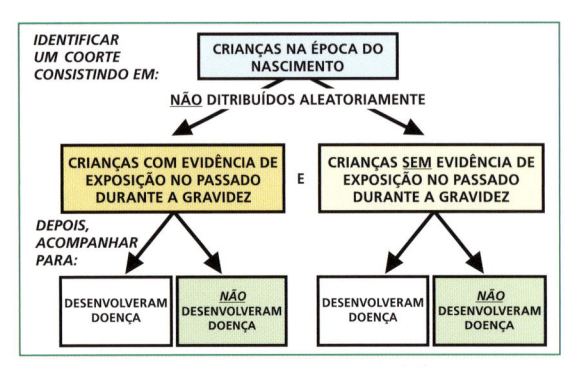

Figura 9-10. Delineamento de um estudo de coorte para investigar os efeitos de exposições durante a gravidez sobre doenças ao longo da vida. Estudo iniciando no nascimento.

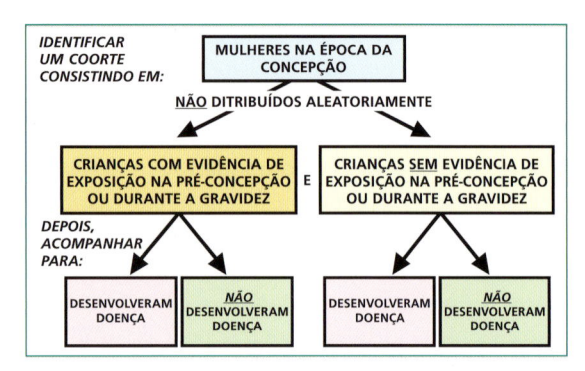

Figura 9-11. Delineamento de um estudo de coorte para investigar os efeitos de exposições durante a gravidez sobre doenças ao longo da vida. Estudo iniciando aproximadamente na época da concepção.

rão amplamente generalizados apenas se a coorte for delineada a partir de uma amostra nacional?

3. Por quanto tempo uma coorte deve ser acompanhada? Eaton preconizou que uma coorte deve ser estabelecida no momento da concepção e acompanhada pela vida adulta ou até a morte.[7] Essa abordagem ajudaria a testar a hipótese de Barker a respeito da origem precoce de várias doenças crônicas.

4. Quais e quantas hipóteses deveriam ser testadas na coorte que será estabelecida? O principal problema associado ao longo tempo de acompanhamento de grandes coortes é que, no momento em que ela tiver se estabelecido e acompanhada por um número de anos, a hipótese que originalmente levou ao estabelecimento dessa coorte pode não ser mais de interesse ou relevância suficientes, pois o conhecimento científico e de saúde mudou com o passar do tempo. Além disso, na medida em que novos conhecimentos levam a novas hipóteses e questionamentos que não foram originalmente antecipados quando o estudo foi iniciado, dados de variáveis necessárias para testar essas novas hipóteses e para responder os novos questionamentos podem não estar disponíveis nos dados originalmente coletados.

POTENCIAIS VIESES EM ESTUDOS DE COORTE

Um número de potenciais vieses deve ser evitado, ou levado em consideração, na condução de estudos de coorte. Discussões adicionais dos vieses em relação aos estudos de caso-controle são apresentadas no Capítulo 10 (p. 192) e em relação a inferências causais no Capítulo 15 (pp. 262-266). A terminologia utilizada para muitos vieses frequentemente se sobrepõe, e no interesse de esclarecer, duas categorias principais são comumente utilizadas: viés de seleção e viés de informação.

Viés de Seleção

Como foi discutido em relação aos ensaios clínicos randomizados, a não participação e a não resposta podem introduzir importantes vieses que podem complicar a interpretação dos achados dos estudos. De forma similar, perdas no acompanhamento podem ser um problema sério: se pessoas com a doença são seletivamente perdidas no acompanhamento, e estas perdas diferem dos que não foram perdidos no acompanhamento, as taxas de incidência calculadas nos grupos expostos e não expostos serão claramente difíceis de interpretar.

Viés de Informação

1. Se a qualidade e extensão da informação obtida for diferente para as pessoas expostas e não expostas, um viés significativo pode ser introduzido. Isso ocorre, particularmente, em estudos de coorte históricos, em que a informação é obtida por registros do passado. Como discutido em relação aos ensaios clínicos randomizados, em qualquer estudo de coorte, é essencial que a qualidade da informação obtida seja comparável nos indivíduos, tanto expostos quanto não expostos.

2. Se a pessoa que decide se a doença se desenvolveu em cada sujeito, também souber se o paciente foi exposto, e se essa pessoa estiver ciente das hipóteses testadas, seu julgamento poderá ser enviesado por esse conhecimento. Esse problema pode ser solucionado pelo "cegamento" da pes-

soa que está fazendo a avaliação da doença e determinando se a pessoa estava, de fato, ciente do *status* da exposição de cada sujeito.

3. Como em qualquer estudo, se os epidemiologistas e estatísticos que estão analisando os dados têm fortes hipóteses previamente concebidas, eles podem, sem intenção, introduzir vieses em suas análises de dados e interpretações dos achados do estudo.

QUANDO UM ESTUDO DE COORTE É GARANTIDO?

Figura 9-12A-C revisa os passos básicos em um estudo de coorte, começando pela identificação dos grupos de expostos e não expostos (Fig. 9-12A). Verificamos, então, a taxa de desenvolvimento da doença (incidência) em ambos os grupos, expostos e não expostos (Fig. 9-12B). Se a exposição está associada à doença, esperamos encontrar maior taxa de desenvolvimento da doença nos expostos do que nos não expostos, como mostra, esquematicamente, a Figura 9-12C.

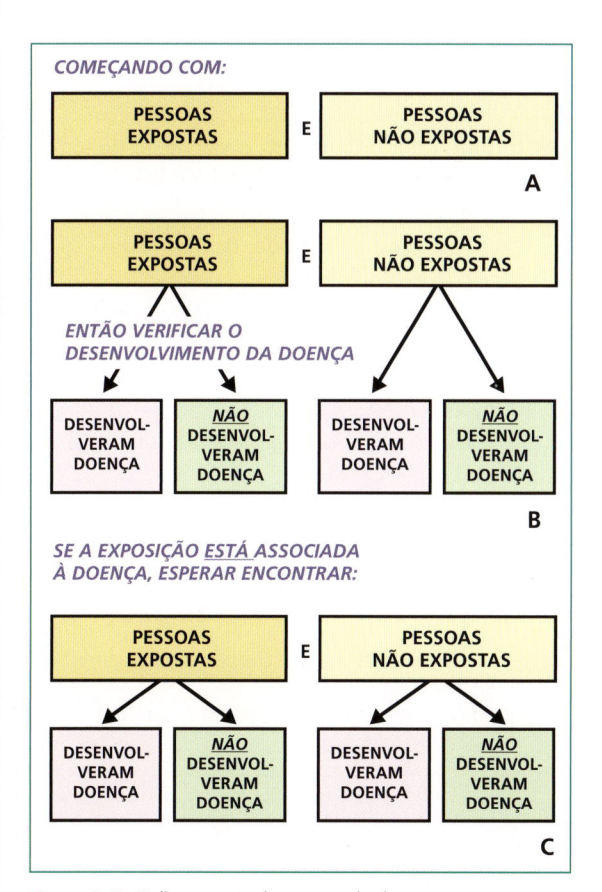

Figura 9-12. Delineamento de um estudo de coorte.
A. Começando com grupos de expostos e não expostos.
B. Medindo o desenvolvimento da doença em ambos os grupos.
C. Achados esperados se a exposição está associada à doença.

Certamente, para conduzir uma coorte, devemos ter alguma ideia de quais exposições suspeitamos serem as possíveis causas de uma doença e, portanto, devem ser investigadas. Consequentemente, um estudo de coorte é indicado quando uma boa evidência sugere associação entre doença e exposição ou exposições (evidência obtida tanto de observações clínicas quanto de estudos casos-controles ou outros tipos de estudo).

Como os estudos de coorte, com frequência, envolvem acompanhamentos populacionais por longos períodos, a abordagem da coorte é particularmente atrativa, quando podemos minimizar desgaste (perdas no acompanhamento) da população estudada. Consequentemente, tais estudos geralmente são mais fáceis de conduzir quando o intervalo entre exposição e desenvolvimento de doença é curto. Um exemplo de associação, em que o intervalo entre exposição e desfecho é curto, é a relação entre infecção por rubéola durante a gravidez e o desenvolvimento de malformações congênitas nos recém-nascidos.

CONCLUSÃO

Várias considerações podem tornar o delineamento de coorte impraticável. Com frequência, não existem fortes evidências que justifiquem um estudo longo caro para uma investigação aprofundada do papel de um fator de risco específico na etiologia de uma doença. Mesmo quando essa evidência está disponível, uma coorte de pessoas expostas e não expostas muitas vezes não pode ser identificada. Geralmente não possuímos registros apropriados do passado ou outras fontes de dados que possibilitaria conduzir um estudo de coorte retrospectivo; assim, um longo estudo seria necessário para um extenso acompanhamento da população após a exposição. Além disso, várias das doenças de interesse hoje ocorrem em taxas muito baixas. Consequentemente, populações muito grandes deveriam ser arroladas no estudo para assegurar que casos suficientes se desenvolvam até o fim do período do estudo para permitir análises e conclusões válidas.

Diante dessas considerações, outra abordagem que não uma coorte muitas vezes é necessária – para que sejam superadas várias dessas dificuldades. O capítulo 10 apresenta um desses delineamentos – o estudo de casos-controle e outros delineamentos de estudos que estão cada vez mais sendo utilizados. Os capítulos 11 e 12 discutem o uso desses estudos na estimativa de aumento de risco associado a uma exposição, e as características tanto de estudos de coorte quanto de casos-controle são revisadas no Capítulo 13.

REFERÊNCIAS

1. Kannel WB: CHD risk factors: A Framingham Study update. Hosp Pract 25:93-104, 1990.
2. Cowan LD, Gordis L, Tonascia JA, et al: Breast cancer incidence in women with progesterone deficiency. Am J Epidemiol 114:209-217, 1981.
3. Barker DJP (ed): Fetal and Infant Origins of Adult Disease. London, BMJ Books, 1992.
4. Yoshimoto Y, Kato H, Schull WJ: Cancer risk among in utero exposed survivors: A review of 45 years of study of Hiroshima and Nagasaki atomic bomb survivors. J Radiat Res (Tokyo) 32(Suppl):231-238, 1991. Also available as RERF Technical Report 4-88, and in Lancet 2:665-669, 1988.
5. Susser E, Hoek HW, Brown A: Neurodevelopmental disorders after prenatal famine: The story of the Dutch Famine Study. Am J Epidemiol 147:213-216, 1998.
6. Broman S: The Collaborative Perinatal Project: An overview. In Mednick SA, Harway M, Pinello KM (eds): Handbook of Longitudinal Research, vol I. New York, Praeger, 1984.
7. Eaton WW: The logic for a conception-to-death cohort study. Ann Epidemiol 12:445-451, 2002.

QUESTÕES DE REVISÃO DO CAPÍTULO 9

1. Em estudos de coorte sobre o papel de um fator suspeito na etiologia da doença, é essencial que:
   a. Exista um número igual de pessoas em ambos os grupos de estudo
   b. No início do estudo, aqueles com a doença e aqueles sem a doença tenham os mesmos riscos de apresentar o fator de exposição
   c. O grupo de estudo com o fator de exposição e o grupo de estudo sem o fator de exposição seja representativo da população geral
   d. Os grupos de expostos e não expostos sob estudo sejam os mais similares possíveis em relação a possíveis fatores de confusão
   e. Estão certas as respostas *b* e *c*

2. Qual das seguintes afirmações *não* é uma vantagem de um estudo de coorte prospectivo?
   a. Geralmente custam menos que um estudo de casos-controle
   b. Possibilidade de uma medida precisa da exposição
   c. Podem ser calculadas as taxas de incidência
   d. O viés de memória é minimizado comparado ao estudo de casos-controle
   e. Vários desfechos podem ser estudados simultaneamente

3. Estudos de coorte retrospectivos são caracterizados pelas afirmações seguintes, *exceto*:
   a. Os grupos de estudo são de expostos e não expostos
   b. Podem ser computadas as taxas de incidência
   c. O tamanho da amostra requerida é menor do que a necessária para o estudo de coorte prospectivo
   d. O tamanho da amostra requerida é similar à necessária para o estudo de coorte prospectivo
   e. São úteis para exposições raras

4. O principal problema resultante da não randomização em um estudo de coorte é:
   a. A possibilidade de que o fator que levou à exposição, mais do que a própria exposição, possa ter causado a doença
   b. A possibilidade de que uma proporção maior de pessoas no estudo tenham sido expostas
   c. A possibilidade de que uma proporção menor de pessoas no estudo tenham sido expostas
   d. Que o estudo, sem randomização, pode levar mais tempo para ser conduzido
   e. Existem maiores chances de um cruzamento planejado

5. Em um estudo de coorte, a vantagem de se iniciar selecionando uma população definida antes que algum de seus membros sejam expostos, em vez de começar pela seleção de indivíduos expostos e não expostos, é que:
   a. O estudo pode ser concluído mais rapidamente
   b. Vários desfechos podem ser estudados simultaneamente
   c. Várias exposições podem ser estudadas simultaneamente
   d. O estudo custará menos para ser conduzido
   e. Estão corretas as respostas *a* e *d*

Capítulo 10

Estudos de Casos-Controle e Outros Delineamentos

Objetivos de aprendizagem

- Descrever o delineamento de estudos de casos-controle, incluindo a seleção de casos e controles
- Discutir potenciais vieses de seleção em estudos de casos-controle
- Discutir vieses de informação em estudos de casos-controle, incluindo limitações de memória e viés de memória
- Descrever outros problemas em estudos de casos-controle, incluindo emparelhamento (pareamento) e uso de múltiplos controles
- Introduzir outros delineamentos, incluindo delineamentos aninhados, com cruzamento de casos, ecológicos e estudos transversais

Suponha que você seja um clínico e tenha visto alguns pacientes com certo tipo de câncer, quase todos reportando terem sido expostos a alguma substância química em particular. Você hipotetiza que a exposição está relacionada com o risco de desenvolver esse tipo de câncer. Como você poderia confirmar ou refutar sua hipótese?

Considere dois exemplos reais:

No começo dos anos 40, Alton Ochsner, um cirurgião de Nova Orleans, observou que quase todos os pacientes operados por ele de câncer de pulmão tinham histórico de tabagismo.[1] *Embora essa relação seja aceita e bem reconhecida hoje, foi relativamente nova e controversa no tempo em que Ochsner fez essa observação. Ele hipotetizou que o tabagismo estava associado ao câncer de pulmão. Com base somente em suas observações de casos de câncer de pulmão, sua conclusão foi válida?*

Um segundo exemplo:

Novamente nos anos 40, Sir Norman Gregg, um oftalmologista australiano, observou em sua prática clínica que certo número de crianças apresentava uma forma incomum de catarata.[2] *Gregg notou que essas crianças ainda estavam no útero quando houve um surto de rubéola (sarampo alemão). Ele sugeriu que havia uma associação entre exposição à rubéola no período pré-natal e desenvolvimento da catarata. Tenha em mente que naquele tempo não se tinha o conhecimento de que um vírus poderia ser teratogênico. Assim, ele propôs sua hipótese somente com base nos dados observados, o equivalente à prática atual de coletar dados em um ambulatório ou em leitos hospitalares.*

Suponhamos que Gregg tenha observado que 90% dessas crianças estavam no útero durante o surto de rubéola. Ele poderia concluir, com certeza, que a rubéola estava associada à catarata? Certamente, a resposta é não. Embora a observação fosse interessante, seria difícil de interpretar sem ter dados de comparação com um grupo de crianças sem catarata. É possível, por exemplo, que 90% de *todas* as mães naquela comunidade – tanto as com filhos com catarata quanto as com filhos sem catarata – estivessem grávidas durante o surto de rubéola. Nesse caso, a história de exposição não seria diferente para mães de filhos com catarata do que nas do grupo-controle. A questão era, entretanto, se a prevalência de exposição à rubéola (que é ter estado no útero durante o surto) era maior em crianças com catarata do que no grupo sem catarata.

Para determinar a significância de tais observações em um grupo de casos, é necessário um grupo-controle ou de comparação. Sem tal comparação, as observações de Ochsner ou Gregg, se constituiriam somente em uma série de casos. As observações seriam intrigantes, mas nenhuma conclusão seria possível sem avaliações comparativas numa série de controles. A comparação é um componente essencial da investigação epidemiológica e é bem exemplificada pelos estudos de casos-controles.

DELINEAMENTO DE UM ESTUDO DE CASOS-CONTROLE

A Figura 10-1 mostra o delineamento de um *estudo de casos-controle*. Para examinar a possível relação de uma exposição com certa doença, identificamos um grupo de indivíduos com a doença (denominado *casos*) e, para propósitos de comparação, um grupo de indivíduos sem a doença (denominado *controles*). Determi-

Figura 10-1. Delineamento de um estudo de casos-controle.

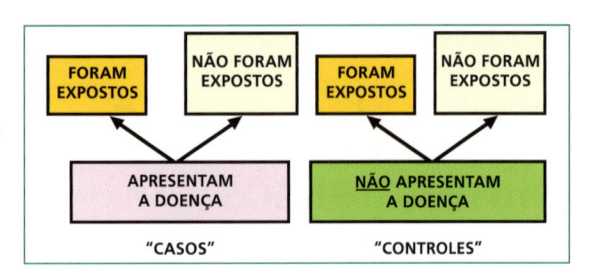

namos qual a proporção de casos que foram expostos e qual a proporção dos que não foram. Também determinamos qual a proporção de controles que foram expostos e qual a proporção dos que não foram. No exemplo das crianças com catarata, os casos seriam constituídos por crianças com catarata e os controles por crianças sem catarata. Para cada criança, seria necessário assegurar-se que a mãe havia ou não sido exposta à rubéola durante a gestação daquela criança. Podemos antecipar que, se a exposição (rubéola) está de fato relacionada com a doença (catarata), a prevalência da história de exposição entre os casos – crianças com catarata – será maior do que entre controles – crianças sem catarata. Assim, em um estudo de casos-controle, se houver uma associação entre exposição e doença, a prevalência de história de exposição deve ser maior em pessoas que apresentam a doença (casos) do que nas sem doença (controles).

A Tabela 10-1 apresenta um esquema hipotético de como um estudo de casos-controle é conduzido. Iniciamos pela seleção de casos (com a doença) e controles (sem a doença), então avaliamos a(s) exposição(ões) no passado, por meio de entrevistas, revisão de prontuários médicos, registros de empregos, resultados de análises químicas ou biológicas, exames de sangue, urina ou tecidos. Se a exposição for dicotômica, isso é, ocorreu (sim) ou não ocorreu (não), podemos dividir esses indivíduos em quatro grupos: existem *(a)* casos que foram expostos e *(c)* casos que não foram expostos. Da mesma forma, existem *(b)* controles expostos e *(d)* controles que não foram expostos. Assim, o número total de casos é *(a + c)* e o número total de controles é *(b + d)*. Se a exposição estiver associada à doença, poderíamos esperar que a proporção de casos que foram expostos, $\left(\frac{a}{a+c}\right)$, fosse maior que a proporção de controles que foram expostos, $\left(\frac{b}{b+d}\right)$.

Um exemplo hipotético de um estudo de casos-controle pode ser visto na Tabela 10-2. Estamos conduzindo um estudo do tipo casos-controle sobre a relação do tabagismo com doenças coronarianas (CHD). Começamos com 200 pessoas com CHD (casos) e as comparamos com 400 pessoas sem CHD (controles). Se houvesse relação entre tabagismo e CHD, poderíamos esperar uma maior proporção de casos de CHD entre fumantes (expostos). Suponha que encontramos entre os 200 casos de CHD, 112 fumantes e 88 não fumantes. Entre os 400 controles, 176 eram fumantes e 224 não. Assim, 56% dos casos de CHD eram fumantes, comparados com 44% dos controles. Esse cálculo é só o primeiro passo. Outros cálculos para determinar se há ou não associação da exposição com a doença serão discutidos nos Capí-

TABELA 10-1. Delineamento de Estudos de Casos-Controle

	Primeiro seleciona-se	
	Casos (com a doença)	Controles (sem a doença)
A exposição é medida no passado		
Foram expostos	a	b
Não foram expostos	c	d
Totais	a + c	b + d
Proporções de expostos	$\frac{a}{a+c}$	$\frac{b}{b+d}$

TABELA 10-2. Exemplo Hipotético de um Estudo de Casos-Controle sobre Doença Coronariana (DC) e Hábito de Fumar

	Casos de CHD	Controles
Fumantes	112	176
Não fumantes	88	224
Total	200	400
% de fumantes	56	44

tulos 11 e 12. Esse capítulo focaliza questões de delineamento dos estudos de casos-controle.

Abrindo-se um parêntese, é interessante observar que, somente com dados de um estudo de casos-controle, não podemos estimar a prevalência da doença. Nesse exemplo, tínhamos 200 casos e 400 controles, mas isso não implica que a prevalência seja de 33%, ou $\left(\dfrac{200}{200+400}\right)$. A decisão do número de controles selecionados por caso em um estudo de casos-controle é uma decisão do investigador, e não reflete a prevalência da doença na população. Nesse exemplo, o investigador poderia selecionar 200 casos e 200 controles (1 controle por caso), ou 200 casos e 800 controles (4 controles por caso). Como o total da população a ser estudada é determinado pela proporção escolhida de controles por caso, e essa proporção é determinada pelo investigador, fica claro que não se reflete a verdadeira prevalência da doença na população em que o estudo está sendo conduzido.

Nesse ponto, devemos enfatizar que a característica principal dos estudos de casos-controle é que iniciam com pessoas com doença (casos) e os comparam com pessoas sem doença (controles). Em contraste com o delineamento de um estudo de coorte, discutido no Capítulo 9, que inicia com um grupo de expostos e os compara com um grupo de não expostos. Algumas pessoas têm a impressão errônea de que a distinção entre os dois tipos de estudo é que os delineamentos de coorte são prospectivos e os de casos-controle são retrospectivos. Essa distinção não é correta; na verdade, é inadequada a utilização do termo retrospectivo para estudos de casos-controle, já que o termo implica, incorretamente, que o tempo é a característica que distingue os delineamentos de casos-controle e coorte. Como foi demonstrado no capítulo anterior, um estudo de coorte retrospectivo também utiliza dados obtidos no passado. Portanto, o tempo não é a característica que distingue um estudo de casos-controle de um estudo de coorte. O que distingue os dois estudos é o fato de um iniciar com pessoas doentes ou não doentes (estudos de casos-controle) e outro com pessoas expostas e pessoas não expostas (estudo de coorte).

A Tabela 10-3 apresenta os resultados de um estudo de casos-controle sobre uso de adoçantes artificiais e câncer de bexiga. Esse estudo incluiu 3.000 casos com câncer de bexiga e 5.776 controles sem câncer de bexiga. Por que o número de controles é tão diferente? A melhor explicação é que a investiga-

TABELA 10-3. História do Uso de Adoçantes Artificiais em Casos-Controle de Câncer de Bexiga

Uso de adoçante artificial	Casos	Controles
Sempre	1.293	2.455
Nunca	1.707	3.321
Total	3.000	5.776

De: Hoover RN, Strasser PH: Artificial sweeteners and human bladder cancer: Preliminary results. Lancet 1:837-840, 1980.

ção foi planejada para dois controles por caso (i.e., 6.000 controles), e que alguns controles não participaram. Dos 3.000 casos, 1.293 usaram adoçantes artificiais (43,1%), e dos 5.776 controles, 2.455 usaram adoçantes artificiais (42,5%). As proporções são muito próximas, e os investigadores não confirmaram seus achados, que haviam sido relatados em estudos com animais, o que causou uma controvérsia considerável e teve grandes implicações políticas em regulamentações governamentais.

Um dos primeiros estudos sobre tabagismo e câncer de pulmão foi conduzido por *Sir* Richard Doll (1912-2005) e *Sir* Bradford Hill (1897-1991). Richard Doll é um epidemiologista internacionalmente conhecido, e Hill foi um renomado estatístico e epidemiologista que desenvolveu o "Bradford Hill", guias para avaliação de o quanto uma associação observada é (ou não) causal.[3] Ambos foram condecorados no Reino Unido com o título de *Sir*, por seus trabalhos científicos na epidemiologia e bioestatística.

A Tabela 10-4 apresenta os dados desse estudo com 1.357 homens com câncer de pulmão e 1.357 controles, de acordo com a média do número de cigarros fumados por dia nos 10 anos anteriores à manifestação da doença.[4] Observamos que há poucos fumantes pesados entre os controles e muito poucos não fumantes entre os casos de câncer de pulmão, um achado fortemente sugestivo de associação entre tabagismo e câncer de pulmão. Ao contrário do exemplo anterior, a exposição nesse estudo não é dicotômica (expostos ou não expostos), mas os dados da exposição foram estratificados pela dose, avaliada pelo número de cigarros fumados por dia. Como muitas das exposições ambientais, utilizadas hoje em dia, não são do tipo "tudo ou nada", é muito importante a possibilidade de se realizar estudos e análises que considerem a dose de exposição.

TABELA 10-4.	Distribuição de 1.357 Homens com Câncer de Pulmão e um Grupo-Controle de Homens de acordo com o Número Médio de Cigarros Fumados por Dia durante os 10 Anos que Precederam o Início dos Sintomas da Doença	
Média diária de cigarros	Pacientes com câncer de pulmão	Grupo-controle
0	7	61
1-4	55	129
5-14	489	570
15-24	475	431
25-49	293	154
50+	38	12
Total	1.357	1.357

De: Doll R, Hill AB: A study of the aetiology of carcinoma of the lung. BMJ 2:1271-1286, 1952.

POTENCIAIS VIESES EM ESTUDOS DE CASOS E CONTROLES

Viés de Seleção

Fonte de Casos

Em um estudo de casos-controle, os casos podem ser selecionados de variadas fontes, incluindo pacientes de hospitais, consultórios ou clínicas. Muitas comunidades mantêm registros de pacientes com determinadas doenças, como cânceres, e esses registros podem servir como fontes valiosas de casos para estudos.

Muitos problemas devem ser lembrados para a seleção de casos em um estudo de casos-controle. Se os casos forem selecionados em um único hospital, quaisquer dos fatores de risco identificados podem ser unicamente daquele hospital, como resultado dos padrões de referenciamento, ou outros fatores, e os resultados podem não ser generalizáveis para todos os pacientes com a doença. Consequentemente, se os casos utilizados forem pacientes hospitalizados é desejável selecioná-los de vários hospitais da comunidade. Além disso, se o hospital de onde os casos forem selecionados for de nível terciário de cuidados, que admite, seletivamente, doentes graves, qualquer fator de risco identificado no estudo pode ser um fator de risco apenas para pessoas com formas graves da doença. Em qualquer evento, é essencial que os estudos de casos-controle, assim como em ensaios clínicos randomizados, o critério de elegibilidade deve ser cuidadosamente especificado antes de o estudo iniciar.

Utilização de Casos Incidentes ou Prevalentes. Uma consideração importante nos estudos de casos-controle é se usar casos incidentes da doença (recém-diagnosticados) ou casos prevalentes da doença (pessoas que apresentaram a doença em algum período). O problema do uso de casos incidentes é que deveríamos esperar que fossem diagnosticados novos casos; enquanto que se usarmos casos prevalentes, já diagnosticados, um maior número deles estará disponível para o estudo. Entretanto, apesar desta vantagem prática de se utilizar casos prevalentes, geralmente é preferível usar casos incidentes em estudos de casos-controle para etiologia de doenças. A razão é que qualquer fator de risco que possamos identificar em um estudo utilizando casos prevalentes pode estar mais relacionado com a *sobrevivência* à doença do que com seu desenvolvimento (incidência). Se, por exemplo, a maioria das pessoas que desenvolvem a doença, morre logo após o diagnóstico, elas estarão pouco representadas no estudo que usa casos prevalentes, e tal estudo, provavelmente, incluirá somente os pacientes que sobrevivem por muito tempo. Eles se constituiriam em um grupo não representativo de casos, e qualquer fator de risco identificado nesse grupo não representativo poderá não ser uma característica geral de todos os pacientes com a doença, mas só dos sobreviventes.

Mesmo se incluirmos somente casos *incidentes* (pacientes recentemente diagnosticados) em um estudo de casos-controle, estaríamos excluindo qualquer paciente que tenha morrido antes de ser feito o diagnóstico. Não há uma solução fácil para esse problema, ou outros, na seleção de casos, mas é importante lembrar dessas questões quando formos interpretar os dados e tirar conclusões do estudo. Nesse momento, é importante considerar a possibilidade de que tenha sido introduzido um viés de seleção no delineamento o estudo ou na maneira na qual foi conduzido.

Seleção dos Controles

Em 1929, Raymon Pearl, professor de Bioestatística da Universidade Johns Hopkins, em Baltimore, Maryland, conduziu um estudo para testar a hipótese de que a tuberculose protegia contra o câncer.[5] Em 7.500 autópsias consecutivas no Johns Hopkins Hospital, Pearl identificou 816 casos de câncer. Ele, então, selecionou um grupo-controle de 816 pacientes com outras autópsias realizadas no hospital e determinou o percentual de casos-controle que apresentavam tuberculose na autópsia. Os achados de Pearl podem ser vistos na Tabela 10-5.

TABELA 10-5.	Resumo dos Dados do Estudo de Pearl sobre Câncer e Tuberculose	
	Casos (com câncer)	Controles (sem câncer)
Número total de autópsias	816	816
Número (%) de autópsias com tuberculose	54 (6,6)	133 (16,3)

De: Pearl R: Cancer and tuberculosis. Am J Hyg 9:97-159, 1929.

Das 816 autópsias em pacientes com câncer, 54 tinham tuberculose (6,6%), enquanto dos 816 controles sem câncer, 133 apresentaram tuberculose (16,3%). Partindo do achado de que a prevalência de tuberculose era consideravelmente maior no grupo-controle (sem câncer) do que nos casos (diagnóstico de câncer), Pearl concluiu que a tuberculose apresentava um efeito antagônico ou protetor contra o câncer.

A conclusão de Pearl era justificável? A resposta depende da adequação de seu grupo-controle. Se a prevalência de tuberculose em pacientes sem câncer era similar à de todas as pessoas livres do câncer, sua conclusão seria válida. Mas esse não era o caso. Na época do estudo, a tuberculose era uma das principais causas de hospitalização no Hospital Johns Hopkins. Consequentemente, o que Pearl fez, inadvertidamente, ao escolher o grupo-controle sem câncer, foi selecionar um grupo em que muitos dos pacientes haviam sido diagnosticados e hospitalizados por tuberculose. Pearl considerou que a taxa de tuberculose do grupo controle representaria o nível de tuberculose esperado na população em geral; mas pelo modo de seleção dos controles, oriundos de uma população com muitos tuberculosos, não representavam a população em geral. Ele tinha, na verdade, comparado a prevalência de tuberculose em um grupo de pacientes com câncer com a prevalência de tuberculose em um grupo de pacientes dos quais muitos já tinham o diagnóstico de tuberculose. Claramente, a conclusão não se justificava com base em seus dados.

Como Pearl poderia superar esse problema de seu estudo? Em vez de comparar seus pacientes com câncer com um grupo selecionado entre todos os pacientes autopsiados, ele poderia tê-los comparado com um grupo de pacientes internados por algum diagnóstico específico que não o câncer (e também não tuberculose). Na realidade, Carlson e Bell[6] repetiram o estudo de Pearl, comparando pacientes que morreram de câncer com pacientes que morreram de doenças coronarianas no Johns Hopkins. Eles não encontraram diferença entre a prevalência de tuberculose na autópsia entre os dois grupos. (É interessante, entretanto, que apesar das limitações metodológicas do estudo de Pearl, o bacilo Calmette-Guérin [BCG], uma vacina contra a tuberculose, é utilizada, atualmente, como forma de imunoterapia em diversos tipos de câncer.)

O problema com o estudo de Pearl exemplifica o desafio da seleção apropriada de controles para estudos de casos-controle. Este é um dos problemas mais difíceis em epidemiologia. O desafio é que: se conduzirmos um estudo de casos-controle e encontramos mais exposição em casos do que em controles, gostaríamos de concluir que há uma associação entre a exposição e a doença em questão. A forma de selecionar os controles é um dos principais determinantes de o quanto a conclusão é válida.

Uma questão conceitual fundamental, relacionada com a seleção de controles, é se deveriam ser idênticos aos casos em todos os aspectos, a não ser na ausência de doença em questão, ou se deveriam representar todas as pessoas sem doença da população de onde os casos foram selecionados. Essa questão estimulou consideráveis discussões, mas, na atualidade, as características das pessoas sem a doença na população de onde os casos são selecionados muitas vezes são desconhecidas, pois a população de referência pode não ser bem definida.

Considere, por exemplo, um estudo de casos-controle utilizando-se como casos pacientes hospitalizados. Queremos identificar a população de referência, que é a fonte dos casos, para então tomarmos uma amostra dessa população e selecionarmos os controles. Infelizmente, em geral não é fácil ou possível identificar a população de origem dos pacientes hospitalizados. Os pacientes admitidos em um hospital podem vir da vizinhança, viver longe na mesma cidade ou até mesmo, virem de outras cidades ou países. Sob essas circunstâncias, é quase impossível definir uma população de referência específica, de onde vieram os casos e de onde selecionaríamos os controles. Entretanto, queremos delinear nosso estudo, para que, quando esteja concluído, possamos ter a certeza de que, se acharmos uma diferença no histórico de exposição entre casos e controles, não existam importantes diferenças entre eles que possam limitar futuras inferências.

Fontes de Controles. Os controles podem ser selecionados entre pessoas não hospitalizadas, vivendo na comunidade, ou entre pacientes hospitalizados internados por outras doenças que não aquelas para as quais os casos foram selecionados.

Uso de Pessoas Não Hospitalizadas como Controles.
Os controles não hospitalizados podem ser selecionados de diversas fontes na comunidade. Idealmente, uma amostra probabilística da população total deveria ser selecionada, mas na prática, isso raramente é possível. Outras fontes incluem listas escolares, de serviços seletivos e de companhias de seguro. Outra opção é selecionar, como controle para cada caso, um residente de uma área definida, como o bairro onde mora o caso. Esses *controles de vizinhança* têm sido utilizados por muitos anos. Nessa abordagem, os entrevistadores são instruídos a identificar a casa onde mora o caso, como um ponto de partida, e de lá caminhar por um certo número de casas em uma direção específica e procurar o primeiro domicílio onde encontre um controle elegível. Porém, com o aumento dos problemas de segurança em áreas urbanas dos Estados Unidos, muitas pessoas não abrem suas portas para entrevistadores. Entretanto, em muitos outros países, particularmente naqueles em desenvolvimento, a abordagem de "porta em porta" para a obtenção de controles pode ser a ideal.

Pelas dificuldades em muitas cidades dos Estados Unidos em se obter controles de vizinhança utilizando-se a abordagem de porta em porta, um método alternativo para selecioná-los é a utilização de ligações telefônicas de números aleatórios. Pelos primeiros dígitos dos telefones, normalmente, se emparelha por vizinhança, os telefones de sete dígitos de um caso, em que os três primeiros indicam a linha de comunicação, podem ser utilizados para selecionar o telefone de um controle, em que os quatro dígitos finais do número são selecionados ao acaso e os mesmos três primeiros dígitos são usados. Em muitos países em desenvolvimento, essa abordagem é impraticável, pois apenas escritórios de governo e empresas comerciais possuem telefones.

Outra abordagem para seleção de controles é utilizar o *melhor amigo*. Pergunta-se ao caso pelo nome de seu melhor amigo, que, em princípio, tem maior probabilidade de participar do estudo, sabendo que seu amigo ou amiga também está participando. Entretanto, também existe desvantagens na seleção de controles por este método. Um *melhor amigo* como controle pode-se parecer com o caso em idade e muitas outras características demográficas e sociais. Um problema pode aparecer porque os controles podem ser muito similares aos casos no que diz respeito a diversas variáveis, incluindo aquelas que estão sendo investigadas no estudo. Algumas vezes, entretanto, controles como esposas ou descendentes podem ser úteis; um descendente pode proporcionar certo controle sobre diferenças genéticas entre casos e controles.

Uso de Pacientes Hospitalizados como Controles.
Pacientes hospitalizados são frequentemente selecionados como controles por constituírem-se em uma "população cativa" e serem facilmente identificados; sendo relativamente mais econômico para o estudo usar tais controles. Porém, como recém-discutido, eles representam uma amostra de uma população de referência com doença, que geralmente não pode ser caracterizada. Entretanto, pacientes hospitalizados diferem das pessoas da comunidade. Por exemplo, sabe-se que a prevalência de tabagismo é maior entre pacientes hospitalizados do que em residentes da comunidade; muitos dos diagnósticos de pessoas internadas em hospitais estão associados ao hábito de fumar.

Como geralmente não podemos caracterizar a população de referência de onde vêm os casos hospitalizados, há certo atrativo conceitual em comparar casos hospitalizados com controles também hospitalizados na mesma instituição, que, presumivelmente, tendem a vir da mesma população de referência (Fig. 10-2); isso é, qualquer fator de seleção no sistema de referência que afeta a escolha dos casos em um hospital em particular também afetará os controles. Entretanto, os padrões de referência do mesmo hospital

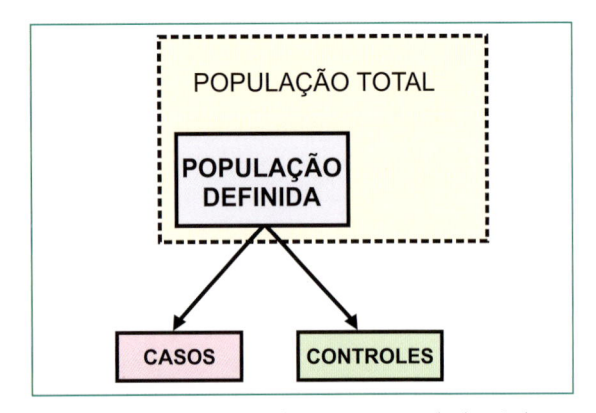

Figura 10-2. Uma vez que ambos, casos e controles hospitalares, são selecionados a partir de uma população definida, qualquer fator que tenha afetado a admissão dos casos de um certo hospital também afetaria a admissão de controles a esse hospital.

podem diferir para vários serviços clínicos, e esse pressuposto pode ser questionável.

Ao utilizarmos controles hospitalares, a questão que surge é se utilizamos uma amostra de todos os outros pacientes internados (com diagnóstico diferente dos casos) ou selecionamos "outro diagnóstico" específico. Se decidirmos escolher grupos com diagnósticos específicos, com que base os selecionaremos e excluiremos outros? O problema é que, embora seja atrativo escolher controles hospitalares, um grupo de doença que obviamente não esteja relacionada com o suposto fator causal sob investigação, esses controles provavelmente não serão representativos da população geral de referência. Como resultado, não estará claro se são os casos ou os controles que diferem da população em geral.

A questão de quais os grupos de diagnósticos seriam elegíveis para controles e quais seriam inelegíveis (e, portanto, excluídos), é muito importante. Digamos que estamos conduzindo um estudo de casos-controle sobre câncer de pulmão e tabagismo: selecionamos como casos os pacientes que estiveram hospitalizadas com câncer de pulmão, e como controles os pacientes que estiveram internados com enfisema. Que problema isso representaria? Sabendo que há forte relação entre tabagismo e enfisema, nosso grupos-controle, pacientes com enfisema, poderia incluir grande número de fumantes. Consequentemente, qualquer relação entre tabagismo e câncer de pulmão não seria detectada pelo estudo, pois teríamos selecionado como controles um grupo de pessoas nas quais há uma prevalência de fumantes maior do que a esperada. Poderíamos, então, excluir de nosso grupo-controle as pessoas com outros diagnósticos associados ao tabagismo, como doenças coronarianas, câncer de bexiga, pâncreas e enfisema. Essas exclusões poderiam gerar um grupo-controle com prevalência de tabagismo menor do que a esperada e o processo de exclusão poderia se tornar mais complexo. Uma alternativa é não excluir nenhum grupo da seleção de controles no delineamento do estudo, mas analisar os dados separadamente para diferentes subgrupos de diagnósticos que constituam o grupo-controle.

Problemas na Seleção de Controles. Em 1981, MacMahon et al.[7] reportaram um estudo de casos-controle de câncer de pâncreas. Os casos eram pacientes com diagnósticos confirmados histologicamente em 11 hospitais de Boston e Rhode Island de 1974 a 1979. Os controles foram selecionados entre todos os pacientes hospitalizados no mesmo período que os casos; escolhidos entre outros pacientes internados pelos mesmos médicos que hospitalizaram os casos. Um achado desse estudo foi uma aparente relação dose-resposta entre consumo de café e câncer de pâncreas, particularmente entre as mulheres (Tabela 10-6).

Quando essa relação é observada, é difícil saber se a doença é causada pelo consumo do café ou por algum fator intimamente associado ao consumo de café. Como o tabagismo é um conhecido fator de risco para câncer de pâncreas e o consumo de café

TABELA 10-6. Distribuição de Casos-Controle pelo Hábito de Consumo de Café e Estimativas de Riscos Relativos

Sexo	Categoria	Consumo de café (xícaras/dia)				Total
		0	1-2	3-4	≥ 5	
M	Número de casos	9	94	53	60	216
	Número de controles	32	119	74	82	307
	Risco relativo ajustado*	1,0	2,6	2,3	2,6	2,6
	Intervalo de confiança de 95%	—	1,2–5,5	1,0–5,3	1,2–5,8	1,2–5,4
F	Número de casos	11	59	53	28	151
	Número de controles	56	152	80	48	336
	Risco relativo ajustado*	1,0	1,6	3,3	3,1	2,3
	Intervalo de confiança de 95%	—	0,8–3,4	1,6–7,0	1,4–7,0	1,2–4,6

*Qui-quadrado (extensão de Mantel) com escores de espaços iguais, ajustados para idades em décadas: 1,5 para homens, 13,7 para mulheres. Mantel-Haenszel estimativas de razão de riscos, ajustados por categorias de idade em décadas. Em todas as comparações a categoria de referência forma os sujeitos que nunca consumiram café.
De: MacMahon B, Yen S, Trichopoulos D, et al.: Coffee and cancer of the pancreas. N Engl J Med 304:630-633, 1981.

está fortemente relacionado com o fumo (é raro encontrar-se um fumante que não consuma café), MacMahon e seus colaboradores observaram associação entre consumo de café e câncer de pâncreas, em razão de o café ter causado câncer de pâncreas ou porque o seu consumo estava associado ao hábito de fumar e esse ser um fator de risco para o câncer de pâncreas? Reconhecendo esse problema, os autores analisaram os dados após a estratificação para a história de tabagismo. A relação com consumo de café manteve-se tanto para fumantes quanto para aqueles que nunca fumaram (Tabela 10-7).

Esse estudo despertou grande interesse na comunidade científica e leiga, particularmente entre os produtores de café. Em razão da grande exposição humana ao café, se a relação reportada fosse verdadeira, haveria grandes implicações na saúde pública.

Vamos examinar o delineamento desse estudo. Os casos eram pacientes brancos com câncer de pâncreas de 11 hospitais de Boston e Rhode Island. Os controles são de particular interesse: eram pacientes com outras doenças hospitalizados pelos mesmos médicos que haviam internado os casos. Ou seja, quando um caso era identificado, perguntava-se ao médico se algum outro de seus pacientes, que fora hospitalizado ao mesmo tempo por outra condição, poderia ser entrevistado como controle. Esse método incomum de seleção de controle apresentava uma vantagem prática: um dos maiores obstáculos para se obter a participação de controles hospitalares em estudos de casos-controle é que a permissão para contato com o paciente deve ser solicitada ao médico que o está atendendo. Os médicos geralmente não se motivam a terem seus pacientes servindo como controles, pois os pacientes não apresentam a doença que é o foco do estudo. Ao perguntar aos médicos que já haviam autorizado seus pacientes com câncer de pâncreas a participarem do estudo, aumentava a chance de garantir que seus pacientes com outras doenças fossem os controles.

Essa decisão prática trouxe algum problema? A questão subjacente que os investigadores gostariam de responder era se os pacientes com câncer de pâncreas consumiam mais café do que os sem câncer de pâncreas na mesma população (Fig. 10-3). O que MacMahon e seus colaboradores encontraram é que o ní-

Figura 10-3. Exemplo hipotético de um estudo de casos-controle sobre consumo de café e câncer de pâncreas: casos têm maior nível de consumo de café do que os controles.

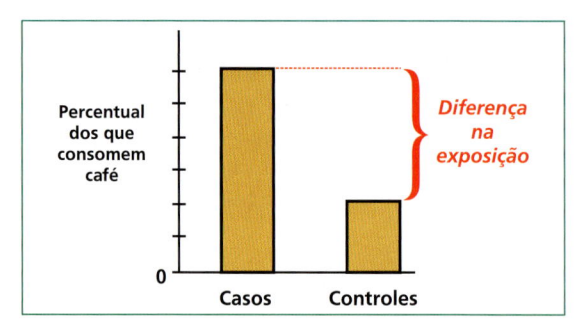

TABELA 10-7. Estimativas de Riscos Relativos* de Câncer de Pâncreas Associado ao Uso de Café e Cigarros

Categoria de fumo	Consumo de café (xícaras/dia)			Total**
	0	1-2	≥ 3	
Nunca fumaram	1,0	2,1	3,1	1,0
Ex-fumantes	1,3	4,0	3,0	1,3
Fumantes atuais	1,2	2,2	4,6	1,2 (0,9-1,8)
Total*	1,0	1,8 (1,0-3,0)	2,7 (1,6-4,7)	

Os valores entre parênteses estão com intervalos de confiança de 95% das estimativas ajustadas.
*A categoria de referência é o grupo que não usa nem café nem cigarros. As estimativas são ajustadas para sexo e idade em décadas.
**Os valores são ajustados para outras variáveis, além da idade e sexo, e expressas em relação à menor categoria de cada variável.
De: MacMahon B, Yen S, Trichopoulos D, et al.: Coffee and cancer of the pancreas. N Engl J Med 304:630-633, 1981.

vel de consumo de café nos casos foi maior do que nos controles.

Os investigadores gostariam de estabelecer que o nível de consumo de café observado nos controles seria o esperado na população em geral sem câncer de pâncreas e que os casos, entretanto, demonstrariam um consumo *excessivo* de café (Fig. 10-4A). Mas o problema é esse: quais são os médicos que têm maior probabilidade de internarem pacientes com câncer de pâncreas em hospitais? Os gastroenterologistas são os que frequentemente admitem tais pacientes. Muito de seus outros pacientes hospitalizados (que serviram como controle) também apresentavam problemas gastrointestinais, como esofagites e úlceras pépticas. Portanto, nesse estudo, os controles poderiam muito bem ter reduzido seu consumo de café, por instruções médicas ou percepção própria de que a redução do consumo poderia diminuir seus sintomas. Não podemos assumir que os níveis de consumo de café entre os controles fossem representativos do esperado na população em geral; suas taxas de consumo podem ser mais baixas que as normais. Assim, a diferença observada no consumo de café entre os casos de câncer e os controles pode, não necessariamente, ser o resultado da maior ingestão do que a esperada entre os casos, mas sim dos controles beberem menos café do que o esperado (Fig. 10-4B).

MacMahon e seus colegas, subsequentemente, repetiram suas análises, separando controles com doenças gastrintestinais de controles com outras condições. Eles encontraram que o risco associado ao consumo de café era mesmo maior quando comparado com controles com doenças gastrointestinais, mas a relação entre consumo de café e o câncer pancreático persistiu, embora em menor nível, mesmo quando a comparação foi com controles com outras doenças.

Vários anos depois, Hsieh *et al.* relataram um novo estudo que tentou reproduzir esses resultados; mas não sustentaram os achados originais.[8]

Em resumo, quando uma diferença na exposição é observada entre casos e controles, devemos perguntar se o nível de exposição observado nos controles seria, realmente, o nível esperado na população em que o estudo foi realizado ou se – talvez dada à maneira de seleção – os controles poderiam apresentar um nível particularmente alto ou baixo de exposição que poderia não ser representativo do nível da população em que o estudo foi conduzido.

Viés de Informação

Problemas de Memória

Um grande problema em estudos de casos-controle é o de memória. Problemas de memória são de dois tipos: limitações de memória e viés de memória. Viés de memória é a principal forma de viés de informação em estudos de casos-controle.

Limitações de Memória. Muitas das informações relacionadas com a exposição em estudos de casos-controle frequentemente envolvem dados coletados a partir de indivíduos por meio de entrevistas. Como praticamente todo ser humano tem limitações, de graus variados, em suas habilidades de recordar informações, as limitações de memória constituem-se em questão importante nesses estudos. Um tema relacionado, um pouco diferente das limitações de memória, é que as pessoas entrevistadas podem simplesmente não ter a informação solicitada.

Isso foi demonstrado alguns anos atrás em um estudo conduzido por Lilienfeld e Graham, publicado em 1958.[9] Naquela época, havia um considerável interesse no fato de que o câncer de colo de útero era alta-

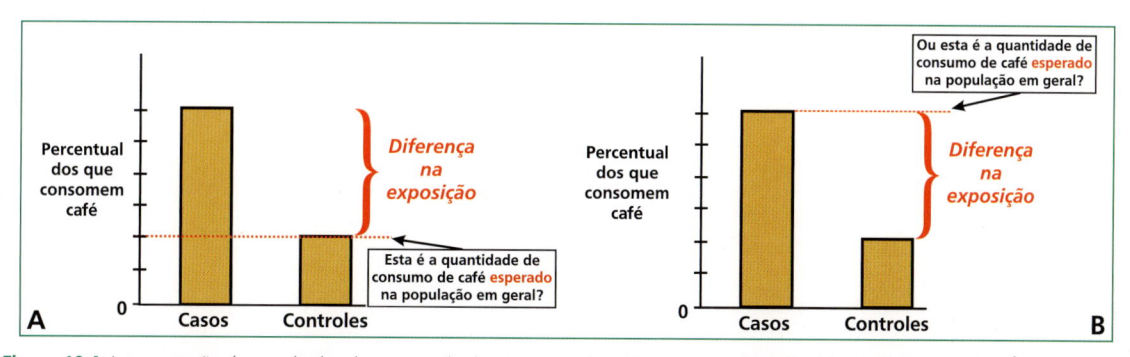

Figura 10-4. Interpretação dos resultados de um estudo de caso-controle sobre consumo de café e câncer de pâncreas. **A.** É a quantidade de consumo de café mais baixo nos controles em relação a quantidade de consumo de café esperado na população em geral? OU **B.** É a quantidade de consumo de café maior nos casos em relação a quantidade de consumo de café esperado na população em geral?

mente incomum em dois grupos de mulheres: judias e freiras. Essa observação sugeriu que um importante fator de risco para o câncer de colo de útero seria a relação sexual com homens não circuncisados, e vários estudos foram realizados para confirmar essa hipótese. Entretanto, os autores foram céticos quanto à validade das respostas sobre a condição de circuncidado. Para abordar essa questão eles perguntaram para um grupo de homens se eles tinham ou não sido circuncidados. Os homens eram, então, examinados por um médico. Como visto na Tabela 10-8, dos 56 homens que afirmaram serem circuncidados, observou-se que 19 deles, ou 33,9%, não o eram. Dos 136 homens que afirmaram não serem, 47, ou 34,6% deles, eram circuncidados. Esses dados demonstram que os achados dos estudos, utilizando dados de entrevistas, podem nem sempre ser verdadeiros.

A Tabela 10-9 mostra dados mais recentes (2002) sobre a relação entre o autorrelato e a condição de circuncisão. Esses dados sugerem que os homens aumentaram seu conhecimento e relatam melhor seus estados de circuncisão, ou as diferenças observadas podem ser ocasionadas pelo fato de que aos estudos foram conduzidos em países diferentes. Eles podem, também, ter apresentado diferenças metodológicas, que poderiam ter contribuído para a diferença de resultados entre os dois estudos.

Se uma limitação de memória a respeito de uma exposição afetar a todos os pacientes de um estudo na mesma extensão, não importando se são casos ou controles, poderá resultar em um erro de classificação do nível de exposição. Alguns dos casos ou controles que foram expostos serão erroneamente classificados como não expostos, e alguns dos não expostos serão erroneamente classificados como expostos. Isso geralmente leva a uma subestimação do verdadeiro risco da doença associada à exposição.

Viés de Memória. Um problema potencial mais sério nos estudos de casos-controle é o viés de memória. Suponha que estamos estudando a possível relação entre malformações congênitas e infecções no período pré-natal. Conduzimos um estudo de casos-controle e entrevistamos mães de crianças com malformações congênitas (casos) e mães de crianças sem malformações (controles). Cada mãe é questionada sobre infecções que possam ter tido durante a gestação.

Uma mãe que teve uma criança com um defeito no nascimento, com frequência, tenta identificar algum evento incomum ocorrido durante o período de gestação daquela criança. Ela quer saber se a anormalidade foi causada por algo que ela possa ter feito. Por que isso aconteceu? Essa mãe pode até mesmo lembrar de um evento, como uma infecção respiratória leve, que a mãe de um filho que nasceu sem defeito pode até nem ter notado ou esquecido por completo. Esse tipo de viés é conhecido com *viés de memória*; Ernst Wynder, um famoso epidemiologista, também o chamava de "*viés de ruminação*".

No estudo recém-mencionado, vamos considerar que a verdadeira taxa de infecção durante a gravidez em mães de crianças malformadas e normais é de 15%; ou seja, não há diferença nas taxas de infecção. Suponha que as mães das crianças malformadas recor-

TABELA 10-8. Comparação de Declarações de Pacientes com Achados de Exames Relativos à Circuncisão, Roswell Park Memorial Institute, Buffalo, New York

Achados dos exames	DECLARAÇÃO DO PACIENTE EM RELAÇÃO À CIRCUNCISÃO			
	Sim		Não	
	Número	%	Número	%
Circuncidados	37	66,1	47	34,6
Não circuncidados	19	33,9	89	65,4
Total	56	100,0	136	100,0

Adaptada de Lilienfeld AM, Graham S: Validity of determining circumcision status by questionnaire as related to epidemiologic studies of cancer of the cervix. J Natl Cancer Inst 21:713-720, 1958.

TABELA 10-9. Comparação de Declarações de Pacientes com Achados de Exames Médicos em Relação aos Dados de Circuncisão do Estudo de Circuncisão, HPV Peniano e Câncer de Colo de Útero

Achados do exame médico	DECLARAÇÃO DO PACIENTE EM RELAÇÃO À CIRCUNCISÃO			
	Sim		Não	
	Número	%	Número	%
Circuncidado	282	98,3	37	7,4
Não circuncidado	5	1,7	466	92,6
Total	287	100,0	503	100,0

Adaptada de Castellsague X, Bosch FX, Munoz N, et al.: Male circumcisiom, penile human papillomavirus infection, and cervical cancer in female partners. N Engl J Med 346:1105-1112, 2002.

TABELA 10-10. Exemplo de uma Associação Artificial Resultante do Viés de Memória: Estudo Hipotético de Infecções Maternas durante a Gestação e Malformações Congênitas

	Casos (com malformações congênitas)	Controles (sem malformações congênitas)
ASSUMINDO QUE:		
A verdadeira incidência da infecção (%)	15	15
Infecções lembradas (%)	60	10
OS RESULTADOS SERÃO:		
Taxa de infecção determinada pela entrevista (%)	9,0	1,5

dem de 60% de todas as infecções que tiveram durante a gravidez, e mães de crianças normais apenas 10% das infecções que tiveram durante a gravidez. Como visto na Tabela 10-10, a *aparente* taxa de infecção estimada nesse estudo de casos-controle utilizando entrevistas, seria de 9% para mães de crianças malformadas e 1,5% para mães das crianças-controle. Assim, a *memória diferencial* entre casos e controles introduz um viés de memória no estudo que poderia, artificialmente, sugerir uma relação entre malformações congênitas e infecções no período pré-natal. Embora um potencial viés de memória seja evidente em estudos de casos-controle, de fato, poucos exemplos atuais demonstram que o viés de memória tenha apresentado grandes problemas nesses estudos e levado a conclusões errôneas sobre essas associações. O pequeno número de exemplos disponíveis poderia refletir sua baixa ocorrência, ou o fato de que os dados necessários para demonstrarem com clareza a existência desse viés em certos estudos não estão, frequentemente, disponíveis. Todavia, o potencial problema do viés de memória não pode ser desconsiderado e a possibilidade de sua existência deve sempre estar presente.

OUTRAS QUESTÕES EM ESTUDOS DE CASOS-CONTROLE

Emparelhamento (Pareamento)

Uma grande preocupação ao se conduzir um estudo de casos-controle é que casos e controles possam ser diferentes em características ou exposições outras além daquelas selecionadas para o estudo. Se encontrarmos que mais casos do que controles foram expostos, podemos permanecer com a dúvida de que a associação observada seria ocasionada por diferenças entre os casos e controles em outros fatores do que à exposição estudada. Por exemplo, se mais casos do que os controles tiverem sido expostos, e a maioria dos casos forem de baixa renda e a maioria dos controles de alta renda, não é possível saber se o fator que determinou o desenvolvimento da doença foi a exposição ao fator estudado ou a outra característica associada à renda. Para evitar essa situação, deveríamos assegurar que a distribuição de casos e controles por condição socioeconômica seja similar, pois a desigualdade na exposição poderá se constituir numa diferença crítica, e a presença ou ausência de doença não seja atribuída a diferenças no *status* socioeconômico.

Uma abordagem para lidar com esse problema no delineamento e condução do estudo é emparelhar casos e controles para fatores sobre os quais estejamos preocupados, como a renda no exemplo anterior. O *emparelhamento* é definido como o processo de seleção dos controles para que sejam semelhantes aos casos em certas características como idade, raça, sexo, condição socioeconômica e ocupação. O emparelhamento pode ser de dois tipos: (1) emparelhamento por grupo e (2) emparelhamento individual.

Emparelhamento por Grupo

Emparelhamento por grupo (ou emparelhamento por frequência) consiste em selecionar os controles de maneira que sua proporção com certa característica seja idêntica à proporção de casos com as mesmas características. Assim, se 25% dos casos forem casados, os controles serão selecionados de forma que 25% desse grupo também o sejam. Esse tipo de seleção geralmente requer que todos os casos sejam selecionados por primeiro. Após calcular as proporções de certas características no grupo de casos, será selecionado um grupo controle, com as mesmas características, nas mesmas proporções.

Emparelhamento Individual

Um segundo tipo de emparelhamento é o individual (ou emparelhamento por pares). Nessa abordagem, para cada caso selecionado será escolhido um controle que seja similar ao caso em termos de variáveis específicas ou de interesse. Por exemplo, se o primeiro caso selecionado for uma mulher branca de 45 anos, procuraremos uma mulher branca de 45 anos para ser controle. Se o segundo caso for um homem negro de 24 anos, escolheremos para controle também um negro de 24 anos. Esse tipo de seleção de controles leva ao emparelhamento de casos e controles por pares; isso é, cada caso é individualmente emparelhado para um controle. As implicações desse método de seleção de controles para a estimativa do excesso de risco serão discutidas no Capítulo 11.

O emparelhamento individual é comumente utilizado em estudos de casos-controle que utiliza controles hospitalares. A razão para isso é mais prática que conceitual. Digamos que sexo e idade sejam duas variáveis consideradas importantes, e se pensa ser importante que casos e controles sejam comparáveis em relação a essas características. Geralmente não há meio prático de selecionar, entre todos os pacientes do hospital, um grupo com certas características como idade e sexo. É mais fácil identificar um caso e então escolher na próxima internação hospitalar o controle que se encaixe no perfil do caso para sexo e idade. Assim, o emparelhamento individual é mais utilizado em estudos com controles hospitalares.

Quais são os problemas do emparelhamento? Os problemas são de dois tipos: práticos e conceituais.

1. *Problemas Práticos com o Emparelhamento.* Se for feita uma tentativa para se emparelhar de acordo com muitas características, pode ser difícil ou impossível identificar-se um controle apropriado. Por exemplo, suponha que foi decidido emparelhar cada caso por raça, sexo, idade, estado civil, número de filhos, código postal da residência e ocupação. Se o caso for uma mulher negra, 48 anos, casada, quatro filhos, código postal 21209 e que trabalha em um laboratório fotográfico, será difícil, se não impossível, encontrar um controle que seja similar ao caso em todas essas características. Assim, quanto mais variáveis escolhermos para emparelhar, mais difícil será encontrar um controle adequado.
2. *Problemas Conceituais com o Emparelhamento.* Talvez o maior problema seja o conceitual: uma vez que tenhamos emparelhado os controles com os casos para certas características, não poderemos estudar essa característica. Por exemplo, suponha que estejamos interessados em estudar o estado civil como um fator de risco para o câncer de mama. Se emparelharmos casos (com câncer de mama) e controles (sem câncer de mama) para estado civil, não poderemos mais estudar se estado civil é ou não um fator de risco para câncer de mama. Por que não? Por que ao emparelharmos de acordo com o estado civil estabelecemos artificialmente uma proporção idêntica de casos e controles: se 35% dos casos são casados, e pelo emparelhamento criamos um grupo-controle em que 35% são também casados, asseguramos, artificialmente, que a proporção de casados seja a mesma nos dois grupos. Utilizando o emparelhamento para impor comparabilidade de algum fator, asseguramos que sua prevalência seja a mesma nos casos e controles. Certamente, não seremos capazes de perguntar se os casos diferem dos controles na prevalência desse fator. Poderíamos, portanto, não emparelhar para a variável estado civil nesse estudo. Na realidade, não desejamos emparelhar nenhuma variável que pretendemos explorar em nosso estudo.

Também é importante reconhecer que emparelhamentos não planejados podem, inadvertidamente, ocorrer em estudos de casos-controle. Por exemplo, se usarmos controles de vizinhança, estaremos emparelhando para condições socioeconômicas bem como para nível cultural e outras características de uma mesma vizinhança. Se usarmos os melhores amigos como controles, é provável que os casos e seus melhores amigos(as) compartilhem muitas características no estilo de vida, o que produziria um emparelhamento dessas características. Por exemplo, em um estudo do uso de contraceptivos orais e câncer, em que os controles fossem as melhores amigas, é provável que se o caso utilizasse contraceptivo oral, a sua melhor amiga também fosse usuária. O resultado poderia ser o emparelhamento não planejado do uso de contraceptivos orais, assim, essa variável não mais poderia ser investigada nesse estudo.

Na condução de um estudo de casos-controle, só emparelharemos para variáveis que estejamos convencidos serem fatores de risco para a doença, as quais, entretanto, não nos interessa investigar nesse estudo. O emparelhamento para outras variáveis, além dessas de maneira planejada ou inadvertida, é chamado de sobre-emparelhamento ou emparelhamento excessivo.

Uso de Múltiplos Controles

Anteriormente, nesse capítulo, nos referimos ao fato de que o investigador pode determinar quantos controles serão usados por caso em um estudo de casos-controle e que múltiplos controles para cada caso são utilizados com frequência. Esses controles podem ser tanto (1) *controles do mesmo tipo*, quanto (2) *controles de diferentes tipos*, como hospitalares e vizinhança, ou com diferentes doenças.

Controles do mesmo Tipo

Múltiplos controles do *mesmo tipo*, como dois ou três controles para cada caso, são utilizados para aumentar

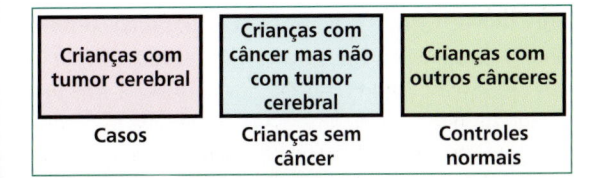

Figura 10-5. Grupos do estudo de Gold sobre tumores cerebrais em crianças. (Dados de Gold EB, Gordis L, Tonascia J, et al.: Risk factors for brain tumors in children. AM J Epidemiol 109: 309-319, 1979.)

o poder estatístico do estudo. Na prática, um aumento considerável no poder estatístico do estudo só é obtido por meio de uma razão de, aproximadamente, 1 caso para 4 controles. Alguém pode perguntar. Por que utilizar múltiplos controles para cada caso? Por que não manter a razão de controles para casos de 1:1 e somente aumentar o número de casos? A resposta é que, para muitas das doenças relativamente raras que estudamos, pode haver um número limitado de potenciais casos disponíveis para estudo. Um clínico poderá ver apenas um pequeno número de pacientes com determinado câncer ou com certa doença no tecido conectivo a cada ano. Como o número de casos não poder ser aumentado sem estender o tempo do estudo para arrolar mais casos ou o desenvolvimento de um estudo multicêntrico, a opção de aumentar o número de controles por caso frequentemente é escolhida. Esses controles são do mesmo tipo; somente a razão de controles para casos se modificou.

Múltiplos Controles de Diferentes Tipos

Em contraste, podemos escolher usar *múltiplos controles de diferentes tipos*. Por exemplo, podemos estar preocupados que a exposição dos controles hospitalares de nosso estudo possa não representar a taxa de exposição que é "esperada" em uma população de pessoas não doentes; isso é, os controles podem se constituir em um subconjunto altamente selecionado de indivíduos não doentes e terem uma experiência diferente de exposição. Mencionamos anteriormente que pacientes hospitalizados fumam mais que pessoas vivendo na comunidade, e estamos preocupados, pois não sabemos o nível de prevalência de tabagismo que os controles hospitalares representam ou como interpretar a comparação dessas taxas com a dos casos. Para tratar desse problema, podemos optar por utilizar um grupo controle adicional, como o de vizinhança. A esperança é que os resultados obtidos, quando casos são comparados com controles hospitalares, sejam semelhantes aos de quando os casos são comparados com controles de vizinhança. Se os achados diferirem, a razão para essa discrepância deveria ser avaliada. Ao utilizar múltiplos controles de diferentes tipos, o investigador deve decidir qual a comparação será considerada o "padrão ouro da verdade" antes de iniciar o estudo.

Em 1979, Gold *et al.* publicaram um estudo de casos-controle sobre tumores cerebrais em crianças.[10] Eles utilizaram dois tipos de controles: crianças sem câncer (chamadas de *controles normais*) e crianças com câncer, que não os cerebrais (chamadas de *controles com câncer*) (Fig. 10-5). Qual foi a lógica para o uso desses dois grupos controle?

Vamos considerar a questão, "As mães das crianças com tumores cerebrais tiveram maior exposição à radiação no período de pré-natal do que as mães dos controles?" Alguns resultados possíveis são vistos na Figura 10-6A.

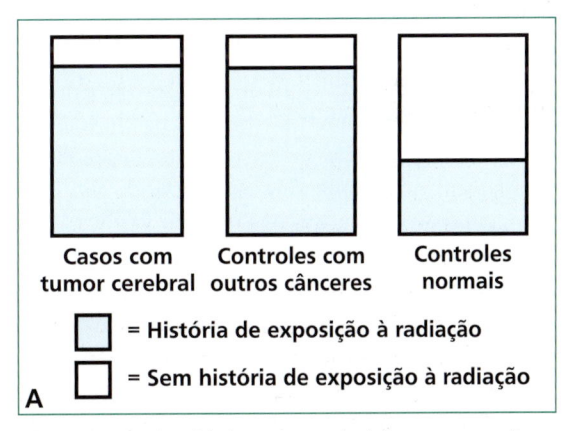

Figura 10-6. Racionalidade para o uso de dois grupos-controle: **A.** Exposição à radiação é a mesma nos grupos de casos com tumor cerebral e controles com outros cânceres, mas é maior nos dois grupos do que em controles normais: Isto poderia ser causado por um viés de memória?

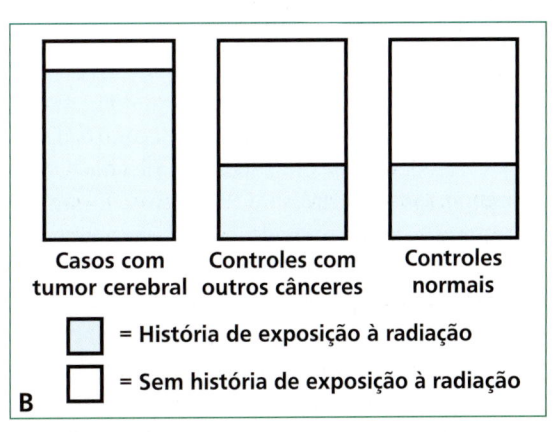

Figura 10-6. B. Exposição a radiação em outros controles com outros cânceres é o mesmo do que em controles normais, mas é mais baixo do que casos com tumor cerebral: viés de memória é improvável. (Dados de Gold EB, Gordis L, Tonascia J, et al.: Risk factors for brain tumors in children. AM J Epidemiol 109: 309-319, 1979.)

Se a exposição à radiação das mães de crianças com tumores cerebrais for maior do que a das mães dos controles normais, e a exposição à radiação das mães de crianças com outros cânceres também for maior que a das mães das crianças normais, quais são as possíveis explicações? Uma conclusão pode ser a de que a radiação no período pré-natal é um fator de risco tanto para tumores cerebrais quanto para outros cânceres; isso é, seu efeito é de um carcinógeno sem um sítio específico. Outra explicação a ser considerada é que os achados poderiam ter resultado de um viés de memória e as mães de crianças com qualquer tipo de câncer lembram melhor da exposição à radiação no período pré-natal do que as mães de crianças normais.

Considere outro possível conjunto de achados apresentados na Figura 10-6B. Se mães de crianças com tumores cerebrais tiveram maior história de exposição à radiação do que os dois grupos controles, os achados podem sugerir que a radiação no período pré-natal é um carcinógeno específico para o cérebro. Esses achados também podem reduzir a probabilidade de que o viés de memória esteja fazendo algum efeito, e não seria plausível que mães de crianças com tumores cerebrais lembrassem melhor da radiação do período pré-natal do que mães de crianças com outros cânceres. Assim, múltiplos controles de diferentes tipos podem ser valiosos para explorar hipóteses alternativas e considerar possíveis vieses em potencial, tais como o viés de memória.

Apesar das questões levantadas nesse capítulo, estudos de casos-controle são de valor inestimável em explorar a etiologia da doença. Por exemplo, em outubro de 1989, os casos de três pacientes com eosinofilia e mialgia severa que vinham tomando L-triptofano foram relatados ao Departamento de Saúde do Novo México. Isso levou ao reconhecimento de uma entidade distinta, a síndrome da eosinofilia-mialgia (EMS). Para confirmar a aparente associação da EMS com a ingestão de L-triptofano, foi conduzido um estudo de Casos e Controles.[11] Onze casos e 22 controles emparelhados foram entrevistados sobre informações dos sintomas, outros achados clínicos e quanto ao uso de produtos contendo L-triptofano. Todos os 11 casos usavam L-triptofano, comparado com apenas 2 dos controles. Esses achados levaram à proibição e recolhimento nacional das preparações de L-triptofano em novembro de 1989.

Um estudo subsequente de casos-controle no Oregon comparou a marca e a fonte do L-triptofano usado por 58 pacientes com EMS com aquelas usadas por 30 controles assintomáticos.[12] Uma única marca e um lote de L-triptofano produzido por uma companhia petroquímica japonesa era a utilizada por 98% dos casos, comparada a 44% dos controles. Em um estudo de casos-controle, em Minnesota, 98% dos casos ingeriram o L-triptofano fabricado por aquele fabricante, comparado com 60% dos controles.[13] Os achados dos dois estudos indicaram que um contaminante introduzido durante a produção do L-triptofano ou alguma alteração do produto no processo de produção foi o responsável pelo surto de EMS.

QUANDO UM ESTUDO DE CASOS-CONTROLE É GARANTIDO?

Um estudo de casos-controle é útil como um primeiro passo quando se está procurando pela causa de um efeito adverso à saúde, como visto nos dois exemplos no início desse capítulo. No estágio inicial em nossa busca etiológica, podemos suspeitar de alguma das várias exposições, mas podemos não ter evidência, certamente não uma forte evidência, para sugerir uma associação de qualquer uma das exposições suspeitas à doença em questão. Usando o delineamento de casos-controle, comparamos pessoas com a doença (ca-

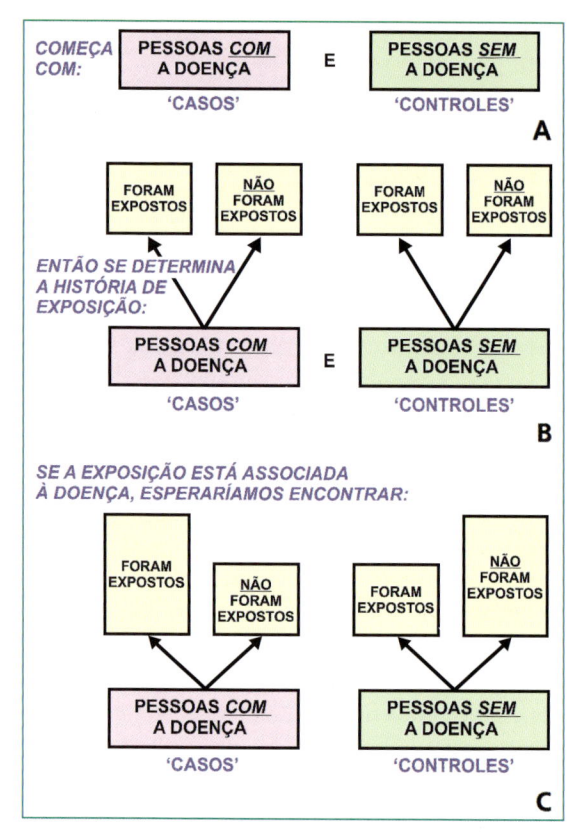

Figura 10-7. Delineamento de um estudo de casos-controle. **A.** Começando com casos e controles. **B.** Avaliação da exposição em ambos os grupos. **C.** Achados esperados se a exposição for associada à doença.

sos) e sem a doença (controles) (Fig. 10-7A). Podemos, então, explorar os possíveis papéis de uma variedade de exposições ou características na causa de uma doença (Fig. 10-7B). Se a exposição estivesse associada à doença, esperaríamos que a proporção de casos que foram expostos fosse maior do que a proporção de controles expostos (Fig. 10-7C). Quando tal associação é documentada em um estudo de casos-controle, o próximo passo é, frequentemente, conduzir um estudo de coorte para esclarecer ainda mais a relação. Como os estudos de casos-controle são normalmente menos caros e conduzidos mais rapidamente do que os de coorte, eles são, muitas vezes, o primeiro passo na determinação de o quanto uma exposição está relacionada com um aumento do risco de doença.

Os estudos de casos-controle também são valiosos quando a doença investigada é rara. Frequentemente é possível identificar casos para o estudo em registros de doenças, arquivos hospitalares ou outras fontes. Em contraste, se conduzirmos um estudo de coorte para uma doença rara, uma população extremamente grande seria necessária para que pudéssemos observar um número suficiente de indivíduos desenvolverem a doença em questão. Além disso, dependendo do tempo de intervalo entre a exposição e o desenvolvimento da doença, um delineamento de coorte poderia envolver muitos anos de acompanhamento e dificuldades logísticas consideráveis, além de despesas para manutenção e seguimento da coorte durante o período do estudo.

ESTUDOS DE CASOS E CONTROLES COM BASE EM UMA COORTE DEFINIDA

No Capítulo 9, discutimos os estudos de coorte. Até esse ponto, no presente capítulo, discutimos os estudos de casos-controle. Essas discussões avaliaram os atributos desses dois tipos de delineamento. Em anos recentes, considerável atenção enfocou a possibilidade da obtenção de vantagens dos benefícios dos dois estudos pela combinação de alguns elementos de ambas as abordagens em um só estudo. O estudo resultante dessa combinação é, na verdade, um delineamento híbrido em que um estudo de casos-controle é iniciado dentro de um estudo de coorte. O delineamento geral é apresentado, esquematicamente na Figura 10-8.

Nesse tipo de estudo, uma população é identificada e acompanhada ao longo do tempo. Na época em que a população é identificada, dados iniciais são obtidos de registros ou entrevistas, exames de sangue ou urina, e de outras maneiras. A população é então acompanhada por um certo período de anos. Para a maioria das doenças estudadas, um pequeno percentual dos participantes manifesta a doença enquanto a maioria não. Como visto na Figura 10-8, um estudo de casos-controle é então conduzido, utilizando como casos, as pessoas em que a doença se desenvolveu e, como controles, uma amostra daquelas em que a doença não se desenvolveu.

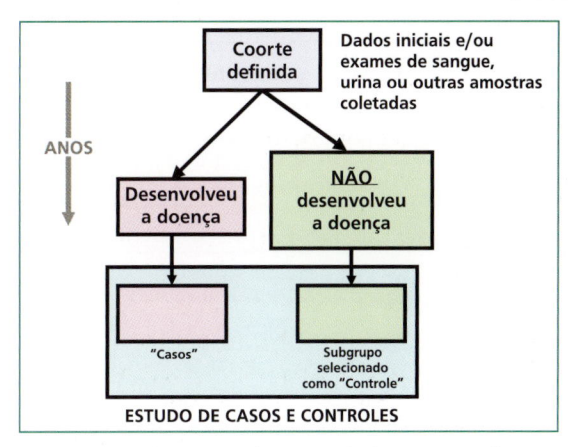

Figura 10-8. Delineamento de um estudo de casos-controle iniciado entre uma coorte.

Esses estudos de casos-controle com base em coortes podem ser divididos em dois grandes grupos com base na abordagem usada para a seleção de controles. Esses dois tipos de estudo são chamados estudos casos-controle aninhados e *estudos de caso-coorte*.

Estudos de Casos-Controle Aninhados

Em estudos de casos-controle aninhados, os controles são uma amostra de indivíduos que estão sob risco de doença *no momento em que cada caso desenvolve a doença*. Isso é apresentado, esquematicamente, na Figura 10-9A-I.

A Figura 10-9A mostra o ponto inicial da definição de uma coorte de indivíduos. Alguns deles desenvolvem a doença em questão, mas a maioria não. Nesse exemplo hipotético, a coorte é observada pelo período de 5 anos. Durante esse tempo, 5 casos desenvolvem a doença – 1 caso depois de 1 ano, 1 depois de 2 anos, 2 depois de 4 anos e 1 depois de 5 anos.

Vamos acompanhar a sequência de passos ao longo do tempo. A Figura 10-9B-I mostra a sequência de tempo em que os casos desenvolveram a doença após o início das observações. No mesmo momento em que cada caso ou casos se desenvolvem, igual número de controles é selecionado. As setas sólidas do lado esquerdo da figura indicam o surgimento de novos casos da doença, e as setas pontilhadas do lado direito denotam a seleção dos controles que são livres da doença, mas estiveram sob risco de adoecer pelo tempo

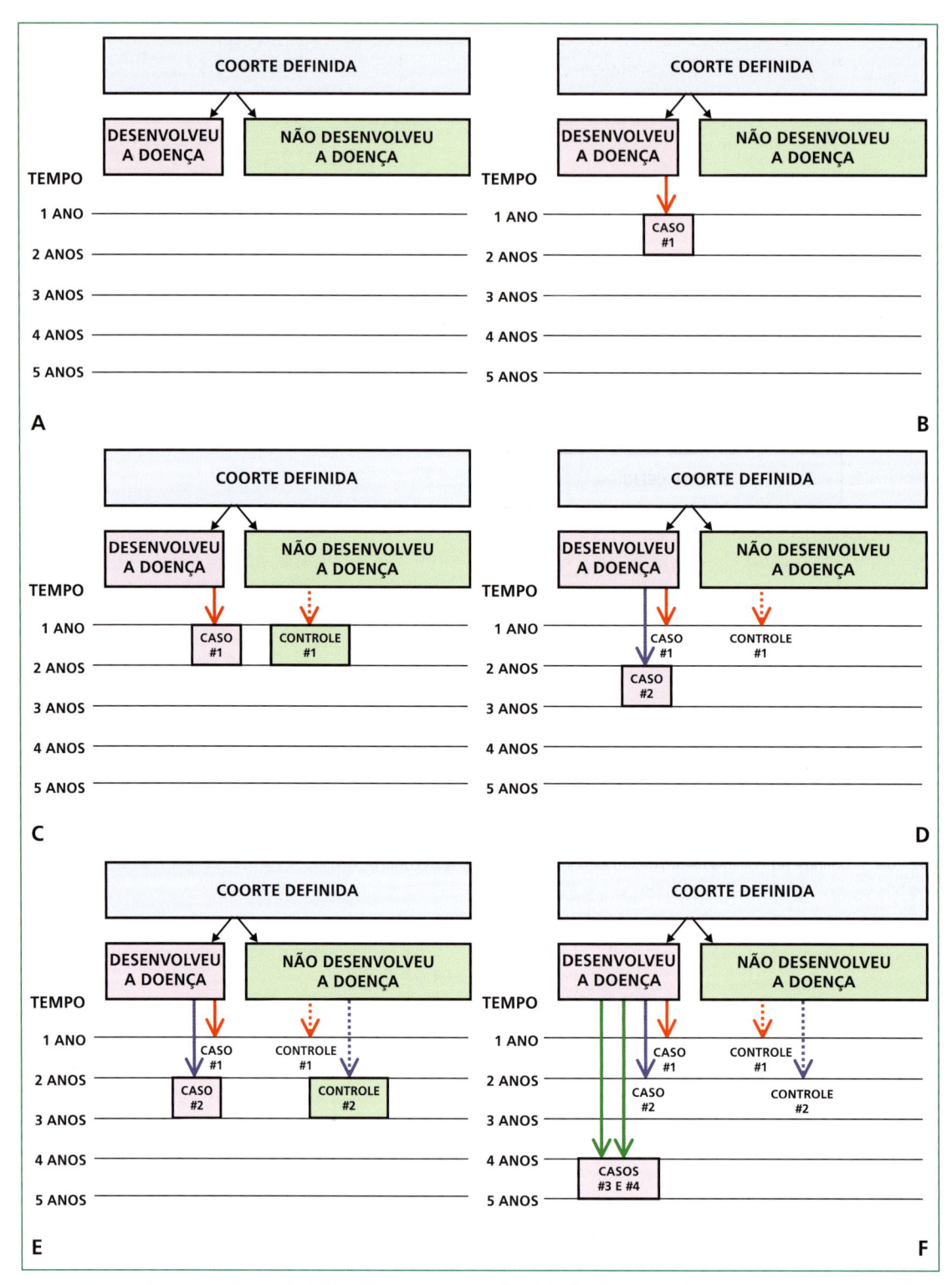

Figura 10-9. A-I. Delineamento de um estudo hipotético de casos-controle aninhados: Passos da seleção de casos e controles. Continua na próxima página. (Ver discussão no texto nas páginas 203 e 205.)

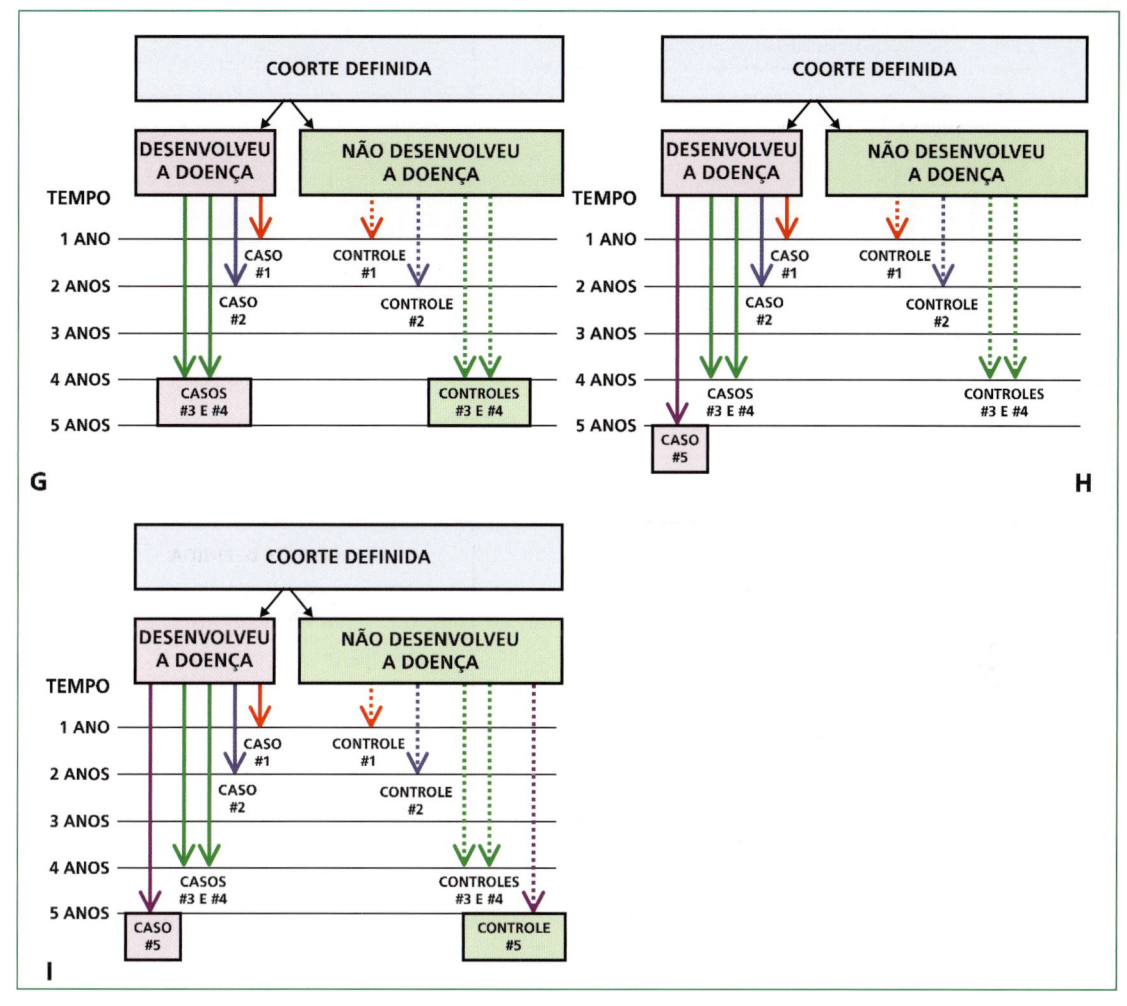

Figura 10-9. (*Continuação.*) Delineamento de um estudo hipotético de casos-controle aninhados: Passos da seleção de casos e controles. (Ver discussão no texto nas páginas 203 e 205.)

em que o caso desenvolveu a doença. A Figura 10-9B mostra o caso #1 que adoeceu após 1 ano, e a Figura 10-9C mostra o controle #1 sendo selecionado naquele momento. A Figura 10-9D mostra o caso #2 adoecendo 2 anos depois e a Figura 10-9E mostra o controle #2 sendo selecionado naquele período. A Figura 10-9F mostra os casos #3 e #4 adoecendo após 4 anos e a Figura 10-9G mostra os controles #3 e #4 sendo selecionados naquele período. Finalmente, a Figura 10-9H mostra o caso final (#5) adoecendo 5 anos depois e a Figura 10-9I mostra o controle #5 sendo selecionado naquele momento.

A Figura 10-9I também sumariza o delineamento e a população final utilizada no estudo de casos-controle aninhado. Ao final de 5 anos surgiram 5 casos e no momento em que os casos surgiram, 5 controles foram selecionados para o estudo. Dessa forma os casos e controles são, de fato, emparelhados por tempo e período de acompanhamento. Como o controle é selecionado a cada momento em que um novo caso surge, um controle selecionado mais cedo no estudo pode, com o tempo, desenvolver a doença e se tornar um caso no mesmo estudo.

Estudos de Caso-Coorte

O segundo tipo de estudo de casos-controle com base em uma coorte é o *delineamento de caso-coorte* visto na Figura 10-10. No estudo hipotético de caso-coorte visto aqui, os casos se desenvolvem no mesmo momento que o delineamento de casos-controle aninhados recém-discutido, mas os controles são seleciona-

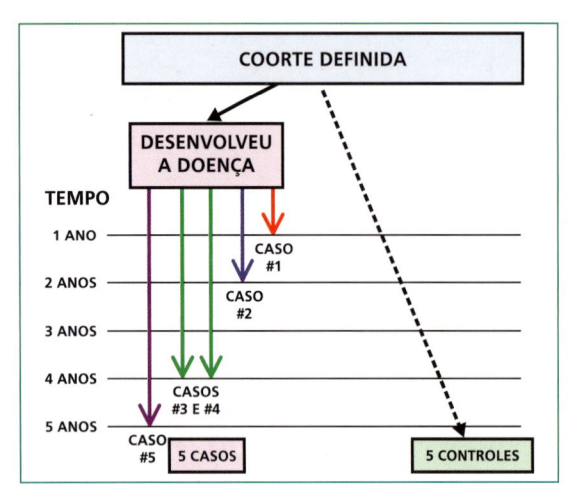

Figura 10-10. Delineamento hipotético de um estudo de caso-coorte: Passos na seleção de casos e controles.

dos aleatoriamente da coorte definida onde o estudo começou. Esse subconjunto da coorte completa é chamado de subcoorte. Uma vantagem desse delineamento é que como os controles não são emparelhados individualmente para cada caso, é possível estudar-se diferentes doenças (diferentes grupos de casos) no mesmo estudo de caso-coorte usando a mesma coorte para controles. Nesse delineamento, em contraste com o de casos-controle aninhados, casos e controles não são emparelhados por tempo e período de acompanhamento; em vez disso, a exposição é caracterizada para a subcoorte. Essa diferença no delineamento do estudo precisa ser levada em consideração ao serem analisados seus resultados.

Vantagens de Aninhar um Estudo de casos-controle em uma Coorte Definida

Quais são as vantagens de conduzir um estudo de casos-controle em uma coorte definida? Primeiro, como entrevistas são completadas ou amostras de sangue ou urina obtidas no começo do estudo, os dados são obtidos antes que alguma doença tenha se desenvolvido. Consequentemente, o problema de um possível viés de memória, discutido anteriormente nesse capítulo, é eliminado. Segundo, se encontrarmos anormalidades em características biológicas como valores laboratoriais, em amostras obtidas anos antes do desenvolvimento da doença, é mais provável que esses achados representem fatores de risco ou outras características de pré-morbidades do que manifestações iniciais, doença subclínica. Quando essas anormalidades são encontradas nos estudos de casos-controle tradicionais, não sabemos se precederam ou resultaram da doença. Terceiro, esse estudo é, em geral, mais econômico de se conduzir. Alguém pode perguntar, por que realizar um estudo de casos-controle aninhado? Por que não realizar um estudo de coorte prospectivo normal? A resposta é que num estudo de coorte de, digamos 10.000 pessoas, exames laboratoriais de todas as amostras teriam que ser analisadas, normalmente com alto custo, para definir os grupos de *expostos* e *não expostos*. Entretanto, em um estudo casos-controle aninhado, as amostras obtidas inicialmente são congeladas ou, de alguma outra forma, armazenadas. Apenas após o desenvolvimento da doença em alguns participantes um estudo de casos-controle começa e as amostras de um número relativamente pequeno de pessoas que são incluídas no estudo de casos-controle são descongeladas e testadas. Os testes laboratoriais não precisariam ser realizados em todas as 10.000 pessoas da coorte original. Assim, o impacto e os custos laboratoriais são dramaticamente reduzidos.

Finalmente, tanto no delineamento de casos-controle aninhados quanto no caso-coorte, casos-controle têm origem na mesma coorte original, assim, é possível que haja maior comparabilidade entre casos-controle do que se poderia encontrar em estudos de casos-controle tradicionais. Por todas essas razões, o estudo de casos-controle com base em uma coorte é um delineamento extremamente valioso.

OUTROS DELINEAMENTOS

Este capítulo será concluído com a discussão de três outros tipos de delineamentos de estudos utilizados em epidemiologia: delineamento com cruzamento de casos, estudos ecológicos, e estudos transversais.

Delineamento com Cruzamento de Casos

O *delineamento* com cruzamento de casos é primariamente, utilizado para estudos etiológicos de desfechos agudos tais como infarto do miocárdio ou mortes em eventos agudos em situações onde a exposição suspeita é transitória e seus efeitos ocorrem em curtos períodos de tempo. Esse tipo de delineamento tem sido utilizado no estudo de exposições como poluição atmosférica caracterizada pelo rápido e breve aumento de partículas em suspensão. Nesse estudo, um caso é identificado (p. ex., uma pessoa que sofreu infarto do miocárdio) e o nível de exposição ambiental, como o nível de partículas em suspensão, é verificado por um curto período de tempo anterior ao evento (o período em risco). Esse nível é comparado com o nível de exposição em um período de tempo controle mais remoto que o evento. Assim, cada pessoa que é um caso, serve como seu próprio controle no período imediatamente anterior a seu desfecho adverso, sendo comparado ao pe-

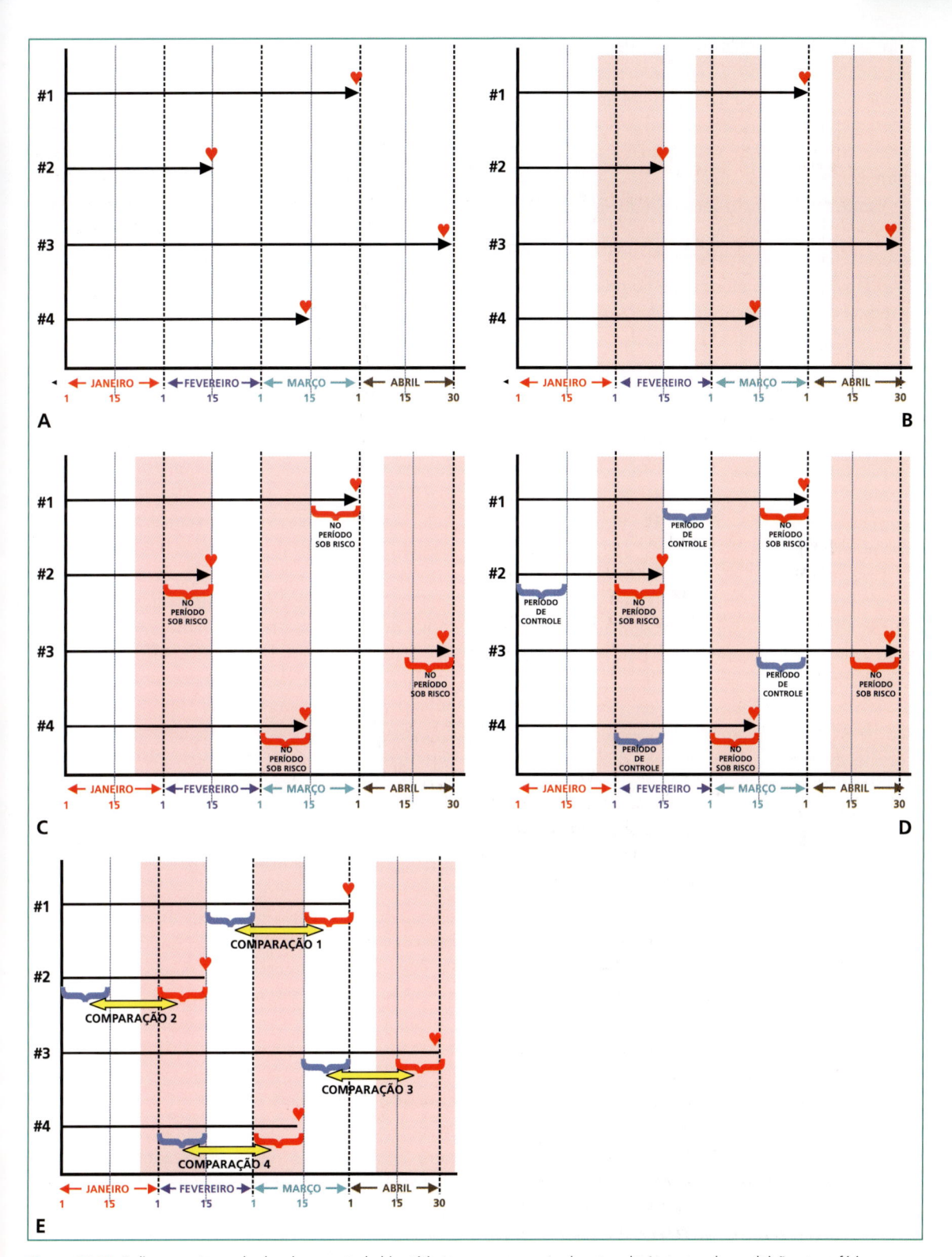

Figura 10-11. Delineamento e achados de um estudo hipotético com cruzamento de casos de 4 meses sobre poluição atmosférica e infarto do miocárdio (MI) (ver discussão no texto na página 208). **A.** Momentos do desenvolvimento de casos de MI. **B.** Períodos de maior poluição atmosférica (bandas coloridas). **C.** Definição dos períodos sob risco (chaves vermelhas). **D.** Definição dos períodos de controle (chaves azuis). **E.** Comparações dos níveis de poluição atmosférica nos períodos sob risco e de controle para cada caso de IM no estudo (setas amarelas).

ríodo "controle" anterior, quando o desfecho adverso não tinha ocorrido. A questão feita é: Havia alguma diferença na exposição entre o período de tempo imediatamente anterior ao desfecho e o período no passado mais remoto em que não ocorreu imediatamente algum efeito adverso à saúde?

Vamos analisar um pequeno estudo hipotético com cruzamento de casos de quatro meses da poluição atmosférica e infarto do miocárdio (Fig. 10-11A-E).

A Figura 10-11A mostra que no período de quatro meses, de Janeiro a Abril, quatro casos de infarto do miocárdio (MI) foram identificados, simbolizados pelos pequenos corações vermelhos nos diagramas. As linhas verticais pontilhadas indicam os intervalos de duas semanas durante o período de quatro meses. Para o mesmo período de quatro meses, os níveis de poluição foram medidos. Três períodos de altos níveis de poluição de diferentes extensões de tempo foram identificados e estão mostrados pelas áreas rosa na Figura 10-11B.

Para cada pessoa com um MI neste estudo, um período "sob risco" (também chamado de período de risco) foi definido com as duas semanas imediatamente anteriores ao evento. Esses períodos sob risco são indicados pelas chaves em vermelho na Figura 10-11C. Se uma exposição tem efeito imediato no risco de MI, esperaríamos que a exposição tivesse ocorrido durante as duas semanas do período sob risco. Porém, o elemento crítico num delineamento com cruzamento de casos é que para cada pessoa no estudo, comparamos o nível de exposição naquele período sob risco com um período de controle (também chamado período de referência) que não é provável que seja relevante para a ocorrência do evento (o MI), pois está muito distante do tempo da ocorrência. Nesse exemplo, o período controle selecionado para cada pessoa é de duas semanas, começando 1 mês antes do período sob risco, e esses períodos de controle são indicados pelas chaves azuis na Figura 10-11D. Assim, como mostram as setas amarelas na Figura 10-11E, para cada sujeito, comparamos o nível de poluição no período sob risco com a poluição no período de controle. Para demonstrar uma associação do MI com a poluição atmosférica, esperaríamos ver maior exposição a altos níveis de poluição durante o período sob risco do que durante o período de controle.

Nesse exemplo, vemos que para o indivíduo 1 tanto o período sob risco quanto o período controle foram de pouca poluição. Para os indivíduos 2 e 3, os períodos sob risco foram de alta poluição, e o período de controle foi de baixa poluição. Para o indivíduo 4, ambos os períodos sob risco e controle foram de alta poluição.

Assim, no delineamento com cruzamento de casos, cada indivíduo serve como seu próprio controle. Nesse sentido, o delineamento com cruzamento de casos é similar ao delineamento de um ensaio clínico com cruzamento planejado discutido no capítulo 7. Nesse tipo de delineamento, não estamos preocupados sobre outras diferenças entre as características dos casos e daquelas de um grupo separado de controles. Esse delineamento também elimina o custo adicional associado à identificação e entrevistas de uma população de controles.

Atrativo como é esse delineamento, algumas questões permanecem sem respostas. Por exemplo, o delineamento com cruzamento de casos pode ser usado para estudar pessoas com ataques cardíacos em relação a se elas tiveram episódios de raiva ou tristeza severa durante o período imediatamente anterior ao ataque. Nesse tipo de estudo, a frequência desses eventos com carga emocional durante aquele intervalo de tempo poderia ser comparada, por exemplo, com a frequência desses eventos durante um período de um mês antes, que não foi associado com nenhum evento adverso à saúde. A informação de tais eventos nos dois períodos normalmente é obtida por entrevistas com as pessoas. Porém, surge uma questão, se poderia haver um viés de memória, em que a pessoa pode lembrar um episódio de carga emocional que ocorreu pouco antes de seu evento coronariano, enquanto um episódio comparável ocorrido um mês antes, na ausência de um evento de adverso, pode permanecer esquecido. Assim, um viés de memória pode ser um problema não apenas quando comparamos casos e controles, como discutido anteriormente, mas também quando comparamos o mesmo indivíduo em dois períodos de tempo diferentes. Maiores discussões sobre estudos com cruzamento de casos são fornecidos por Maclure e Mittleman.[14]

Estudos Ecológicos

A primeira abordagem para determinar se uma associação existe deve ser a condução de estudos de características de grupos, denominados estudos ecológicos. A Figura 10-12 mostra a relação entre a incidência de câncer de mama e consumo médio de gordura na dieta em cada país.[15] Nesta figura, cada ponto representa um país diferente.

Quanto maior o consumo médio de gordura na dieta do país, geralmente, maior é a incidência de câncer de mama naquele país. Podemos, portanto, ficar tentados a concluir que a gordura na dieta pode ser

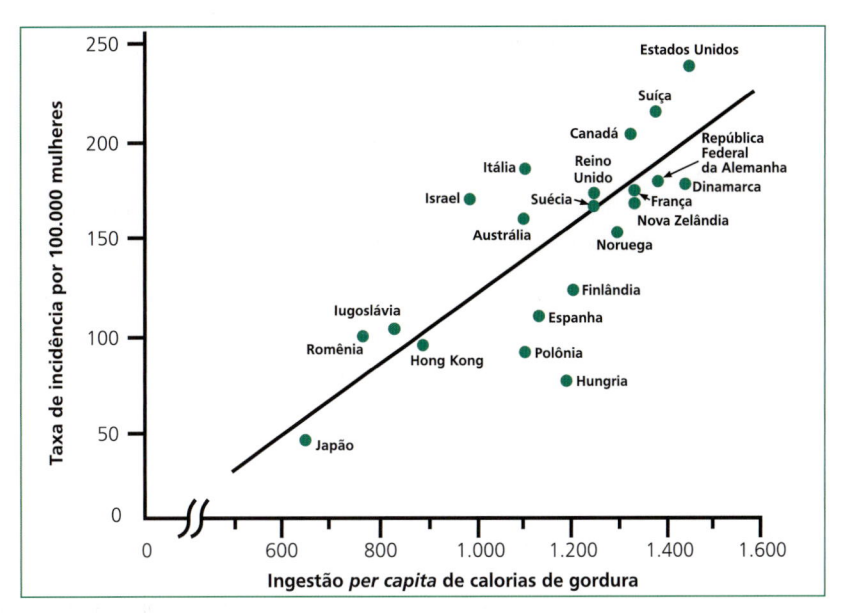

Figura 10-12. Correlação entre o consumo de gordura na dieta e câncer de mama por país. (De: Prentice RL, Kakar F, Hursting S, *et al*.: Aspects of the rationale for the Women's Health Trial. J Natl Cancer Inst 80:802-814, 1988.)

um fator causal para o câncer de mama. Qual é o problema de chegarmos a essa conclusão a partir deste tipo de estudo? Considere a Suíça, por exemplo, que tem alta incidência de câncer de mama e elevada média de consumo de gorduras na dieta. O problema é que não sabemos se os *indivíduo*s, nos quais o câncer de mama se desenvolveu naquele país, tiveram, realmente, em suas dietas, alta ingestão de gordura. Tudo o que temos são valores médios de consumo de gordura na dieta para cada país e suas incidências de câncer de mama. De fato, alguém pode argumentar que, dado o panorama geral, é plausível que aqueles que desenvolveram câncer de mama apresentem uma dieta com muito pouca ingestão de gordura. A Figura 10-12, isoladamente, não revela se isso pode ser verdade; com efeito, os indivíduos em cada país são caracterizados pelos valores médios de seus países. Não se leva em conta a variabilidade entre indivíduos em cada país no que diz respeito ao consumo de gordura na dieta. Este problema é chamado de *falácia ecológica* – *podemos* atribuir aos membros de um grupo, características que eles, na verdade, não apresentam como indivíduos. Este é um problema de estudos ecológicos, pois temos apenas dados para grupos; não temos dados de exposição e desfechos para cada indivíduo na população.

A Tabela 10-11 mostra dados de um estudo no norte da Califórnia explorando uma possível relação

TABELA 10-11. Média Bruta de Taxas Anuais de Incidência e Riscos Relativos de Leucemia Linfocítica Aguda por Coorte e Trimestre de Exposição à Gripe para Crianças Menores de 5 Anos, São Francisco/Oakland (1969–1973)

		EXPOSIÇÃO À GRIPE			
		Trimestre			
	Sem exposição a gripe	1º	2º	3º	Total
Taxa de incidência por 100.000	3,19	10,32	8,21	2,99	6,94
Risco relativo	1,0	3,2	2,6	0,9	2,2

Adaptada de Austin DF, Karp S, Dworsky R, *et al.*: Excess leukemia in cohorts of children born following influenza epidemics. Am J Epidemiol 10:77–83, 1977.

entre exposição à gripe no período pré-natal, durante um surto de gripe, e o posterior desenvolvimento de leucemia linfocítica aguda em crianças.[16] Os resultados apresentados nesta tabela mostram os dados de incidência para as crianças que não estavam no útero durante o surto de gripe e para as crianças que estavam – no primeiro, segundo ou terceiro trimestre da gravidez – durante o surto. Abaixo destas figuras, os dados são apresentados como riscos relativos, com o risco sendo 1,0 para aqueles que não estavam no útero durante o surto (categoria de referência) e as outras taxas relacionadas com este grupo. Os dados indicam um alto risco relativo para leucemia nas crianças que estavam no útero durante o surto de gripe no primeiro trimestre.

Qual é o problema? Os próprios autores escreveram: "A associação observada é entre gestação durante uma epidemia de gripe e a subsequente leucemia na prole daquela gravidez. Não se sabe se as mães de quaisquer dessas crianças realmente tiveram gripe durante sua gravidez". O que nos falta são os *dados individuais* a respeito da exposição. Pode-se perguntar, por que os investigadores não obtiveram os dados de exposição necessários? A razão possível é que os pesquisadores utilizaram certidões de nascimento e dados de um registro de câncer; ambos os tipos de dados são relativamente fáceis de serem obtidos. Esta abordagem não requer acompanhamento e contato direto com os sujeitos individualmente. Se estivermos impressionados com estes dados ecológicos, podemos querer conduzir um estudo especificamente delineado para explorar a possível relação da gripe no período pré-natal e a leucemia. Embora tal estudo provavelmente, fosse bem mais difícil e caro para ser realizado.

Tendo em conta estes problemas, os estudos ecológicos têm algum valor? Sim, eles podem sugerir caminhos de pesquisa que podem ser promissores nas projeções das relações causais. Por si próprios, entretanto, não demonstram, conclusivamente, que uma associação causal existe de fato.

Por muitos anos, preocupações legítimas com a falácia ecológica deram má fama aos estudos ecológicos e desviaram a atenção da importância de se estudar possíveis relações ecológicas verdadeiras, como aquelas entre o indivíduo e a comunidade na qual a pessoa vive. Por exemplo, Diez Roux et al. estudaram a relação das características de um bairro e a incidência de doenças coronarianas (CHD).[17] Eles acompanharam 13.009 pessoas que participaram do Estudo de Risco de Aterosclerose em Comunidades durante um período de 9 anos e identificaram 615 eventos coronarianos. Descobriram que pessoas que vivem em bairros mais desfavorecidos têm maior propensão a desenvolver CHD do que aqueles que vivem em bairros mais favorecidos, mesmo depois de terem controlado indicadores socioeconômicos (renda, educação e ocupação) e ajustados para fatores de risco individuais para CHD. Assim, estudos futuros abordando os fatores de risco individuais e fatores de risco ecológicos, como características da vizinhança e as possíveis interações dos dois tipos de fatores podem contribuir, significativamente, para melhorar nosso entendimento sobre a etiologia e patogênese de muitas doenças e sugerir novas intervenções preventivas.

Tem-se afirmado que, devido aos epidemiologistas geralmente apresentarem seus dados tabulados e referirem-se a características de grupos, os dados em todos os estudos epidemiológicos são dados de grupos. Isso não é verdade. O que distingue estudos de casos-controle e de coorte de estudos que são exclusivamente ecológicos é que, embora todos estes tipos de estudos contem com grupos de indivíduos, em estudos de casos-controle ou coorte para cada sujeito temos informações sobre a exposição (se ocorreu ou não a exposição e, muitas vezes, o quanto ocorreu de exposição) e o desfecho da doença (se a pessoa desenvolveu ou não a doença em questão). Em estudos ecológicos, só temos dados sobre os grupos.

Estudos Transversais

Outro delineamento utilizado na investigação etiológica de doenças são os *estudos transversais*. Vamos assumir que estamos interessados na possível relação do aumento do nível de colesterol sérico (a exposição) com a evidência eletrocardiográfica (ECG) de doença coronariana – CHD (a doença). Pesquisamos uma população; para cada participante determinamos o nível de colesterol e realizamos um ECG para evidenciar a CHD. Esse tipo de delineamento é chamado de estudo *transversal*, pois tanto a exposição quanto o desfecho são determinados *simultaneamente* para cada indivíduo; é como se estivéssemos vendo uma foto da população em determinado ponto no tempo. Outra maneira de descrevermos um estudo transversal é imaginar que "cortamos" uma fatia da população em certo momento, capturando os níveis de colesterol *e* a evidência de CHD ao mesmo tempo. Perceba que nesse tipo de abordagem os casos identificados são casos prevalentes da doença em questão, pois sabemos que existem no momento do estudo, mas não sabemos sua duração. Por essa razão, esses delineamentos são também chamados de *estudos de prevalência*.

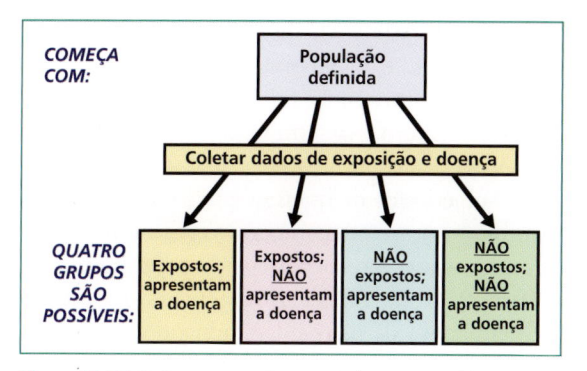

Figura 10-13. Delineamento de um estudo transversal hipotético: I. Identificação de quatro subgrupos com base na presença ou ausência de exposição e presença ou ausência de doença.

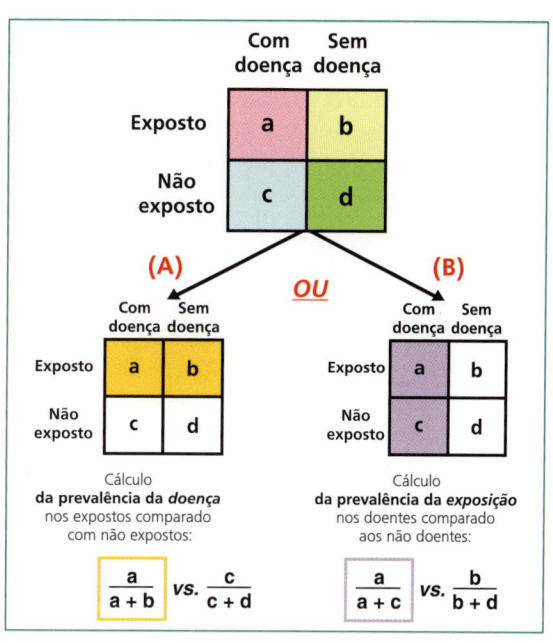

Figura 10-14. Delineamento de um estudo transversal hipotético – II: (Parte *superior*) Uma tabela 2 x 2 dos achados do estudo; (Parte *central*) duas possíveis abordagens para análise dos resultados: (A) Cálculo da prevalência da doença em pessoas expostas comparado à prevalência de doença em pessoas não expostas ou (B) Cálculo da prevalência de exposição em pessoas com a doença comparado a prevalência de exposição em pessoas sem a doença.

O delineamento geral do estudo transversal ou de prevalência é visto na Figura 10-13. Definimos a população e determinamos a presença ou ausência da exposição e a presença ou ausência da doença para cada indivíduo. Cada pessoa pode, então, ser categorizada em um dos quatro subgrupos possíveis.

Como visto na tabela 2 × 2, na parte superior das Figuras 10-14, haverá *(a)* pessoas que foram expostas e apresentam a doença; *(b)* pessoas que foram expostas mas não apresentam a doença; *(c)* pessoas que apresentam a doença, mas não foram expostas; e *(d)* pessoas que não foram expostas nem apresentam a doença.

Para determinar se há evidência de uma associação entre exposição e doença em um estudo transversal, temos uma escolha entre duas abordagens possíveis, que na Figura 10-14, são referenciadas como (A) e (B). Se utilizarmos a (A), podemos calcular a *prevalência da doença* em pessoas com a exposição $\left(\dfrac{a}{a+b}\right)$ e comparar com a prevalência da doença em pessoas sem exposição $\left(\dfrac{c}{c+d}\right)$. Se utilizarmos a (B) podemos comparar a *prevalência da exposição* em pessoas com a doença $\left(\dfrac{a}{a+c}\right)$ com a prevalência da exposição em pessoas sem a doença $\left(\dfrac{b}{b+d}\right)$.

Os detalhes das duas abordagens são apresentados na parte inferior da Figura 10-14. Note a similaridade de (A) para os cálculos que geralmente são feitos em um estudo de coorte e a similaridade de (B) para os cálculos que geralmente são feitos em estudos de casos-controle.

Se determinarmos, em tal estudo, que parece haver associação entre o aumento do nível de colesterol e CHD, ficamos com vários problemas. Primeiro, nesse estudo transversal, estamos identificando casos prevalentes de CHD e não casos incidentes (novos); esses casos prevalentes podem não ser representativos de todos os casos de CHD que se desenvolveram na população. Por exemplo, identificando somente casos prevalentes poderíamos excluir aqueles que morreram após o desenvolvimento da doença, mas antes da condução do estudo. Assim, mesmo que uma associação entre exposição e doença seja observada, a associação pode ser com a *sobrevivência* depois da CHD em vez de com o risco de *desenvolvimento* de CHD. Segundo, como a presença ou ausência tanto da exposição quanto da doença foram determinadas ao mesmo tempo em cada sujeito do estudo, com frequência, não é possível estabelecer uma relação temporal entre a exposição e o início da doença. Assim, no exemplo do início dessa seção, não é possível dizer se o nível aumentado de colesterol *precedeu* ou não o desenvolvimento da CHD. Sem informação das relações temporais, é possível que o nível de colesterol aumentado possa ter ocorrido como resultado da doença coronariana, ou talvez ambos possam ter ocorrido como resultado de outro fator. Se constatarmos que a exposição não precede o desenvolvimento da doença, a associação não pode refletir uma relação causal.

Consequentemente, embora um estudo transversal possa ser muito sugestivo para a possibilidade de um ou mais fatores serem de risco para uma doença, quando uma associação é encontrada nesse tipo de estudo, dadas as limitações para o estabelecimento das relações temporais entre exposição e desfecho, dependemos dos estudos de coorte e de casos-controle para estabelecer as relações etiológicas.

CONCLUSÃO

Revisamos os delineamentos básicos de estudos utilizados nas investigações epidemiológicas e pesquisas clínicas. Infelizmente, uma variedade de termos distintos é usada na literatura para descrever os diferentes delineamentos, e é importante estar familiarizado com eles. A Tabela 10-12 foi criada para servir como guia de ajuda com essas terminologias, frequentemente confusas.

O objetivo de todos esses tipos de estudos é o de identificar associações entre exposições e doenças. Se essas associações são encontradas, o próximo passo é determinar se são causais. Esses tópicos, começando pela estimativa de risco e determinando o quanto a exposição a certo fator está associada ao excesso de risco da doença, são discutidos ao longo dos Capítulos 11 a 16.

TABELA 10-12. Encontrando Seu Caminho na Selva das Terminologias

Estudo de casos-controle	=			Estudo retrospectivo
Estudo de coorte	=	Estudo longitudinal	=	Estudo prospectivo
Estude de coorte prospectivo	=	Estudo de coorte concorrente	=	Estudo prospectivo concorrente
Estude de coorte retrospectivo	=	Estudo de coorte histórico	=	Estudo prospectivo não concorrente
Ensaio clínico randomizado	=			Estudo experimental
Estudo transversal	=			Estudo de prevalência

REFERÊNCIAS

1. Ochsner A, DeBakey M: Carcinoma of the lung. Arch Surg 42:209-258, 1941.
2. Gregg NM: Congenital cataract following German measles in the mother. Trans Ophthalmol Soc Aust 3:35-46, 1941.
3. Doll R, Hill AB: A study of the aetiology of carcinoma of the lung. BMJ 2:1271-1286, 1952.
4. Hill AB: The environment and disease: Association or causation? Proceedings of the Royal Society of Medicine 58:295-300, 1965.
5. Pearl R: Cancer and tuberculosis. Am J Hyg 9:97-159, 1929.
6. Carlson HA, Bell ET: Statistical study of occurrence of cancer and tuberculosis in 11,195 postmortem examinations. J Cancer Res 13:126-135, 1929.
7. MacMahon B, Yen S, Trichopoulos D, et al: Coffee and cancer of the pancreas. N Engl J Med 304:630-633, 1981.
8. Hsieh CC, MacMahon B, Yen S, et al: Coffee and pancreatic cancer (Chapter 2) [letter]. N Engl J Med 315:587-589, 1986.
9. Lilienfeld AM, Graham S: Validity of determining circumcision status by questionnaire as related to epidemiologic studies of cancer of the cervix. J Natl Cancer Inst 21:713-720, 1958.
10. Gold EB, Gordis L, Tonascia J, et al: Risk factors for brain tumors in children. Am J Epidemiol 109:309-319, 1979.
11. Eidson M, Philen RM, Sewell CM, et al: L-Tryptophan and eosinophilia-myalgia syndrome in New Mexico. Lancet 335:645-648, 1990.
12. Slutsker L, Hoesly FC, Miller L, et al: Eosinophilia-myalgia syndrome associated with exposure to tryptophan from a single manufacturer. JAMA 264:213-217, 1990.
13. Belongia EZ, Hedberg CW, Gleich GJ, et al: An investigation of the cause of the eosinophilia-myalgia syndrome associated with tryptophan use. N Engl J Med 232:357-365, 1990.
14. Maclure M, Mittleman MA: Should we use a case-crossover design? Annu Rev Public Health 21:193-221, 2000.
15. Prentice RL, Kakar F, Hursting S, et al: Aspects of the rationale for the Women's Health Trial. J Natl Cancer Inst 80:802-814, 1988.
16. Austin DF, Karp S, Dworsky R, et al: Excess leukemia in cohorts of children born following influenza epidemics. Am J Epidemiol 101:77-83, 1975.
17. Diez Roux AV, Merkin SS, Arnett D, et ah Neighborhood of residence and incidence of coronary heart disease. N Engl J Med 345:99-106, 2001.

QUESTÕES DE REVISÃO DO CAPÍTULO 10

1. Um estudo de casos-controle é caracterizado por todas as seguintes afirmações, exceto:
   a. É relativamente barato comparado com a maioria dos outros delineamentos de estudos epidemiológicos
   b. Pacientes com a doença (casos) são comparados com pessoas sem a doença (controles)
   c. As taxas de incidência podem ser computadas diretamente
   d. A avaliação da exposição no passado pode ser um viés
   e. A definição de casos podem ser difícil

2. Moradores de três vilas com três tipos diferentes de abastecimento de água foram convidados a participar de uma pesquisa para avaliar os transmissores da cólera. Como várias das mortes por cólera tinham ocorrido recentemente, digamos que todos estavam presentes no momento do exame. A proporção de residentes em cada vila que foi contaminada foi computada e comparada. Qual é a correta classificação para esse estudo?
   a. Estudo transversal
   b. Estudo de casos-controle
   c. Estudo de coorte prospectivo
   d. Estudo de coorte retrospectivo
   e. Estudo experimental

3. Quais das seguintes sentenças são de um estudo de casos-controle?
   a. Estudo da tendência de mortalidade e morbidade passadas para permitir estimativas da ocorrência da doença no futuro
   b. Análise de pesquisas anteriores em diferentes locais e sob diferentes circunstâncias para permitir o estabelecimento de hipóteses baseadas no conhecimento cumulativo de todos os fatores conhecidos.
   c. Obtenção de histórias e outras informações de um grupo de casos conhecidos e de um grupo de comparação para determinar a frequência relativa de características ou exposições em estudo
   d. Estudo da incidência de câncer em homens que pararam de fumar
   e. Estão corretas *a* e *c*

4. Em um estudo que começou em 1965, um grupo de 3.000 adultos em Baltimore foi questionado sobre o consumo de álcool. A ocorrência de casos de câncer entre 1981 e 1995 foi estudada nesse grupo. Esse é um exemplo de:
   a. Um estudo transversal
   b. Um estudo de coorte prospectivo
   c. Um estudo de coorte retrospectivo
   d. Um ensaio clínico randomizado
   e. Um estudo de casos-controle

5. Em um pequeno estudo-piloto, 12 mulheres com câncer de endométrio (câncer de útero) e doze mulheres sem doença aparente foram contatadas e perguntadas se haviam usado estrogênio. Cada mulher com câncer foi emparelhada por idade, raça, peso e paridade com uma mulher sem doença. Que tipo de delineamento é esse?
   a. Coorte prospectivo
   b. Coorte retrospectivo
   c. Casos-controle
   d. Transversal
   e. Experimental

6. Registros de exames físicos de toda uma turma de calouros de 1935 da Universidade de Minnesota foram examinados em 1977 para ver se suas alturas e pesos registrados no momento do ingresso na Universidade estão relacionados com o desenvolvimento de doença coronariana em 1986. Isso é um exemplo de:
   a. Um estudo transversal
   b. Um estudo de casos-controle
   c. Um estudo de coorte prospectivo
   d. Um estudo de coorte retrospectivo
   e. Um estudo experimental

7. Em um estudo de casos-controle, qual das seguintes afirmações é verdadeira?
   a. A proporção de casos com a exposição é comparada com a proporção de controles com a exposição
   b. As taxas de doença são comparadas para pessoas com o fator de interesse e para pessoas sem o fator de interesse
   c. O investigador pode escolher ter múltiplos grupos de comparação
   d. O viés de memória é um problema em potencial
   e. Estão corretas as afirmativas *a*, *c*, e *d*

8. Em qual dos seguintes tipos de delineamento de um estudo um indivíduo serve com seu próprio controle?
   a. Estudo de coorte prospectivo
   b. Estudo de coorte retrospectivo
   c. Estudo de caso-coorte
   d. Estudo com Cruzamento de Casos
   e. Estudo de casos-controle

9. Falácia ecológica refere-se a:
   a. Avaliar a exposição em grandes grupos em vez de vários grupos pequenos
   b. Avaliar o desfecho em grande grupos em vez de vários grupos pequenos
   c. Atribuir as características de um grupo para cada indivíduo naquele grupo
   d. Examinar correlações de exposição e desfechos em vez de tendência temporal
   e. Falha ao examinar relações temporais entre exposição e desfecho

Capítulo 11

Risco Estimado: Há Associação?

Objetivos de aprendizagem

- Revisar o conceito de risco absoluto
- Introduzir e comparar o risco relativo e *odds ratio* como mensuração da associação entre exposição e doença
- Calcular e interpretar o risco relativo em um estudo de coorte
- Calcular e interpretar um *odds ratio* em um estudo de Coorte e em um estudo de casos-controle e descrever quando o *odds ratio* é uma boa estimativa do risco relativo
- Calcular e interpretar um *odds ratio* em estudo de casos-controle por pares combinados

Nos quatro capítulos anteriores, discutimos os três delineamentos básicos de estudos utilizados em investigações epidemiológicas. Eles são mostrados por diagramas nas Figuras 11-1 a 11-3.

Recorde que a diferença fundamental entre um ensaio clínico randomizado e um estudo de coorte é que, no estudo de coorte, os sujeitos não são randomizados para serem expostos ou permanecerem sem a exposição, pois a randomização para a exposição a possíveis agentes tóxicos ou carcinogênicos, claramente, não seria aceitável. Consequentemente, estudos de coorte são usados em muitos estudos etiológicos, pois esse delineamento permite aproveitar populações que estiveram sob certa exposição e compará-las com populações não expostas. Estudos de casos-controle são também utilizados para avaliar questões etiológicas. Independente de qual o delineamento utilizado, o objetivo é determinar se existe um excesso de risco (incidência) ou, talvez, redução de risco, de determinada doença em associação à determinada exposição ou característica. No Capítulo 3, afirmamos que a incidência é uma medida de risco de doença. Risco pode ser definido como a probabilidade de um evento ocorrer (como desenvolver uma doença).

Antes da descrição dessas abordagens comparativas, introduziremos o conceito de risco absoluto.

RISCO ABSOLUTO

A incidência de uma doença na população é chamada de *risco absoluto*. O risco absoluto pode indicar a magnitude do risco em um grupo de pessoas com certa exposição, mas como não considera o risco de doença em indivíduos não expostos, não indica se a exposição está associada a aumento do risco à doença. Em epidemiologia, as comparações são fundamentais. Entretanto, o risco absoluto pode apresentar importantes implicações, tanto na clínica quanto nas políticas de saúde pública: por exemplo, uma mulher que contrai rubéola no primeiro trimestre de gestação, pergunta ao seu médico, "Qual o risco de meu filho apresentar malformação?" Será dado a ela certo número como resposta. Com base nessa informação, ela pode decidir interromper sua gravidez. Ela não estará, explicitamente, comparando dados, mas uma comparação im-

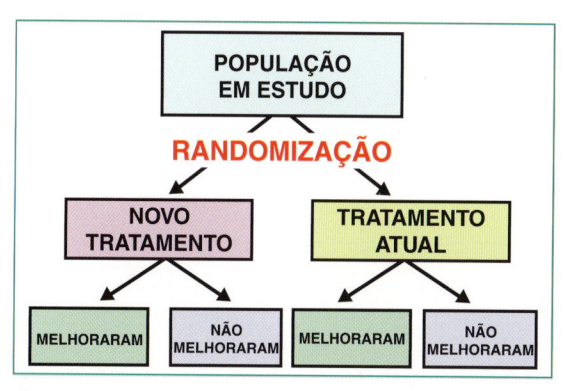

Figura 11-1. Delineamento de um ensaio clínico randomizado.

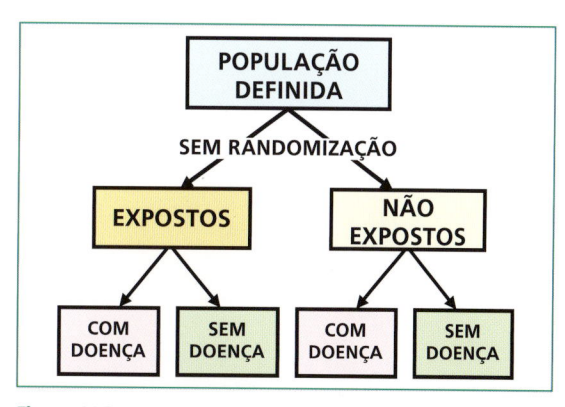

Figura 11-2. Delineamento de um estudo de coorte.

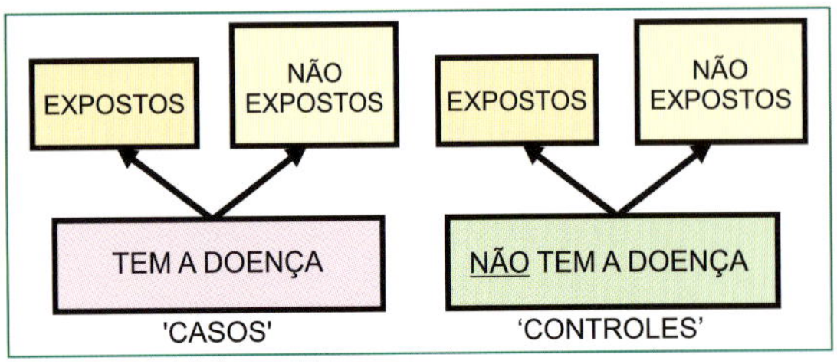

Figura 11-3. Delineamento de um estudo de caso-controle.

TABELA 11-1. Surto de Infecção Alimentar: I. Percentual de Pessoas Doentes entre as que Consumiram e Não Consumiram Alimentos Específicos

Alimento	Consumiram (% doentes)	Não consumiram (% doentes)
Salada de ovo	83	30
Macarrão	76	67
Requeijão	71	69
Salada de atum	78	50
Sorvete	78	64
Outros	72	50

plícita está, em geral, sendo feita: a mulher não está questionando apenas qual o seu risco, mas está comparando qual seria esse risco se não tivesse contraído rubéola. Assim, embora o risco absoluto não estipule qualquer comparação explícita, uma comparação implícita frequentemente é feita quando observamos a incidência de uma doença. Contudo, para avaliar a questão da associação, devemos usar abordagens que envolvam comparações explícitas.

COMO DETERMINAMOS SE CERTA DOENÇA ESTÁ ASSOCIADA À DETERMINADA EXPOSIÇÃO?

Para verificar se existe associação, devemos determinar, utilizando dados obtidos em estudos de casos-controle e estudos de coorte, se ocorre um excesso de risco de doença em pessoas que foram expostas a certo agente. Vamos considerar os resultados de uma investigação hipotética de um surto de intoxicação alimentar. Os alimentos suspeitos foram identificados, e para cada um deles, a taxa de ataque (ou taxa de incidência) da doença foi calculada, para aqueles que comeram o alimento (expostos) e para os que não comeram (não expostos), como mostra a Tabela 11-1.

Como podemos determinar se há aumento de risco associado a cada um dos alimentos? Uma abordagem, mostrada na coluna C da Tabela 11-2, consiste em calcular a razão entre as *taxas de ataque* naqueles que consumiram cada alimento e nos que não consumiram. Uma alternativa para identificar qualquer excesso de risco nos indivíduos expostos é mostrada na coluna D. Podemos subtrair o risco dos que não consumiram o alimento do risco dos que consumiram. A *diferença* representa o excesso de risco nas pessoas expostas.

Assim, como observado no caso do surto de intoxicação alimentar, para determinar se certa exposição está associada à determinada doença, devemos determinar se existe um excesso de risco de doença nas populações expostas, pela comparação do risco de doença nas populações expostas e não expostas. Acabamos de ver que tal excesso de risco pode ser calculado das duas seguintes maneiras:

1. A *razão* dos riscos (ou taxa de incidência)

$$\frac{\text{Risco de doença nos expostos}}{\text{Risco de doença nos não expostos}}$$

TABELA 11-2. Surto de Infecção Alimentar: II. Caminhos para Cálculo do Excesso de Risco

Alimento	(A) Consomem (% doentes)	(B) Não consomem (% doentes)	(C) (A)/(B)	(D) (A) – (B)%
Salada de ovo	83	30	2,77	53
Macarrão	76	67	1,13	9
Requeijão	71	69	1,03	2
Salada de atum	78	50	1,56	28
Sorvete	78	64	1,21	14
Outros	72	50	1,44	22

2. A *diferença* entre os riscos (ou entre as taxas de incidência):

$$\begin{pmatrix} \text{Risco de doença} \\ \text{nos expostos} \end{pmatrix} - \begin{pmatrix} \text{Risco de doença} \\ \text{nos não expostos} \end{pmatrix}$$

O método que escolhemos para calcular o excesso de risco faz alguma diferença? Vamos considerar um exemplo hipotético de duas comunidades, A e B, visto na Tabela 11-3.

Na comunidade A, a incidência da doença em pessoas expostas é de 40%, e a incidência nas não expostas é de 10%. Há um excesso de risco associado à exposição? Como no exemplo da intoxicação alimentar, podemos calcular a razão ou a diferença entre as taxas. A *razão* das taxas de incidência é 4. Se calcularmos a diferença entre as taxas de incidência ela será de 30%. Na comunidade B, a incidência em pessoas expostas é de 90% e a incidência nas não expostas é de 60%. A *razão* da incidência nos expostos para não expostos na população B será de 90/60, ou 1,5. Se calcularmos a *diferença* na incidência entre pessoas expostas e não expostas da comunidade B, teremos novamente 30%.

O que nos dizem essas duas medidas? Há diferença no que aprendemos em relação à razão das taxas de incidência, comparadas com a diferença nas taxas de incidência? Essas questões são os temas desse capítulo e do Capítulo 12.

RISCO RELATIVO

O Conceito de Risco Relativo

Ambos os estudos, de casos-controle e coorte, são delineados para determinar se existe associação entre exposição a um fator e o desenvolvimento de uma doença. Se existe uma associação, qual é a sua força? Se conduzirmos um estudo de coorte, podemos colocar a questão de outra maneira: "Qual é a razão de risco de doença nos indivíduos expostos para o risco de doença nos não expostos?" Essa razão é chamada de *risco relativo*:

$$\text{Risco relativo} = \frac{\text{Risco nos expostos}}{\text{Risco nos não expostos}}$$

O risco relativo pode, também, ser definido como a probabilidade de um evento (o desenvolvimento de uma doença) ocorrer nas pessoas expostas comparada à probabilidade de o evento ocorrer em pessoas não expostas, ou como a razão das duas probabilidades.

TABELA 11-3. Um Exemplo Comparando Duas Maneiras para Cálculo do Excesso de Risco

	POPULAÇÃO	
	A	B
Incidência (%)		
Nos expostos	40	90
Nos não expostos	10	60
Diferença entre as taxas de incidência (%)	30	30
Razão entre as taxas de incidência	4,0	1,5

Interpretação do Risco Relativo

Como interpretamos o valor de um risco relativo?

1. Se o risco relativo for igual a 1, numerador é igual ao denominador, e o risco para pessoas expostas é igual ao risco para as não expostas. Portanto, não existem evidências de qualquer aumento de risco para indivíduos expostos ou para qualquer associação da doença à exposição em questão.
2. Se o risco relativo for maior do que 1, o numerador é maior do que o denominador, e o risco em pessoas expostas é maior do que o risco em pessoas não expostas. Isso evidencia uma associação positiva e pode ser causal (como discutido no Capítulo 14).
3. Se o risco relativo for menor do que 1, o numerador é menor do que o denominador, e o risco nos expostos é menor do que o risco nos não expostos. Isso evidencia uma associação negativa, e pode ser indicativo de um efeito de proteção. Esse é um achado que pode ser observado em pessoas que receberam uma vacina eficaz ("expostos" à vacina).

Essas três possibilidades são sumarizadas na Tabela 11-4.

TABELA 11-4. Interpretação do Risco Relativo (RR) de uma Doença

Se RR = 1	Risco nos expostos igual ao risco nos não expostos (sem associação)
Se RR > 1	Risco nos expostos maior que o risco nos não expostos (associação positiva; possivelmente causal)
Se RR < 1	Risco nos expostos menor que o risco nos não expostos (associação negativa; possivelmente protetora)

TABELA 11-5. Cálculo do Risco em Estudos de Coorte

		Acompanhamento para ver se		Totais	Taxa de incidência da doença
		A doença se desenvolveu	A doença não se desenvolveu		
Primeira seleção	Expostos	a	b	a + b	$\dfrac{a}{a+b}$
	Não expostos	c	d	c + d	$\dfrac{c}{c+d}$

$\dfrac{a}{a+b}$ = Incidência nos expostos $\dfrac{c}{c+d}$ = Incidência nos não expostos

Cálculo do Risco Relativo em Estudos de Coorte

Em um estudo de coorte, o risco relativo pode ser calculado *diretamente*. Recorde o delineamento do estudo de coorte visto na Tabela 11-5.

Nesta tabela, vimos que a incidência nos expostos é:

$$\frac{a}{a+b}$$

e a incidência nos não expostos é

$$\frac{c}{c+d}$$

Calculamos o risco relativo como segue:

Risco relativo =

$$\frac{\text{Incidência nos expostos}}{\text{Incidência nos não expostos}} = \frac{\left(\dfrac{a}{a+b}\right)}{\left(\dfrac{c}{c+d}\right)}$$

A Tabela 11-6 mostra um estudo de coorte hipotético de 3.000 fumantes e 5.000 não fumantes, para investigar a relação entre fumo e desenvolvimento de doença coronariana (CHD) por um período de 1 ano.

Neste exemplo:

$$\text{Incidência entre os expostos} = \frac{84}{3.000}$$

$$= 28 \text{ por } 1.000$$

e

$$\text{Incidência entre os não expostos} = \frac{87}{5.000}$$

$$= 17,4 \text{ por } 1.000$$

Consequentemente,

Risco relativo =

$$\frac{\text{Incidência nos expostos}}{\text{Incidência nos não expostos}} = \frac{28}{17,4} = 1,61$$

Uma expressão semelhante de risco é vista na Tabela 11-7, que mostra dados dos primeiros 12 anos do estudo de Framingham relacionando risco de doença coronariana com idade, sexo e nível de colesterol.

Primeiro dirija sua atenção à parte superior da tabela, que mostra a taxa de incidência por 1.000 pessoas por idade, sexo e nível sérico de colesterol. Em homens, a relação do risco para o nível de colesterol parece dose-dependente; o risco aumenta para ambos os grupos etários com o aumento do nível de colesterol. A relação não foi consistente em mulheres.

TABELA 11-6. Fumo e Doença Coronariana (CHD): Um Estudo de Coorte Hipotético de 3.000 Fumantes e 5.000 Não Fumantes

	Desenvolveram CHD	Não desenvolveram CHD	Totais	Incidência por 1.000 pessoas/ano
Fumantes	84	2.916	3.000	28,0
Não fumantes	87	4.913	5.000	17,4

TABELA 11-7. Reação entre Níveis Séricos de Colesterol e Risco de Doença Coronariana por Idade e Sexo: Estudo de Framingham durante os Primeiros 12 Anos

Colesterol sérico (mg/dL)	HOMENS		MULHERES	
	30-49 anos	50-62 anos	30-49 anos	50-62 anos
Taxas de incidência (por 1.000)				
< 190	38,2	105,7	11,1	155,2
190-219	44,1	187,5	9,1	88,9
220-249	95,0	201,1	24,3	96,3
250+	157,5	267,8	50,4	121,5
*Riscos relativos**				
< 190	1,0	2,8	0,3	4,1
190-219	1,2	4,9	0,2	2,3
220-249	2,5	5,3	0,6	2,5
250+	4,1	7,0	1,3	3,2

*A incidência para cada subgrupo é comparada a homens de 30 a 49 anos de idade, com níveis séricos de colesterol menores do que 190 mg/dL (risco = 1).
De: Truett J, Cornfield J, Kannel W: A multivariate analysis of the risk of coronary heart disease in Framingham. J Chonic Dis 20:511-524, 1967.

Na metade inferior da tabela, os valores foram convertidos em riscos relativos. Os autores consideraram a taxa de incidência de 38,2 em homens jovens com baixos níveis de colesterol e atribuíram a ela o risco de 1; esses sujeitos foram considerados "não expostos". Todos os outros riscos na tabela são expressos em relação a esse risco de 1. Por exemplo, a incidência de 157,5 em homens jovens com nível de colesterol maior que 250 mg/dL é comparada a taxa de incidência de 38,2; dividindo 157,5 por 38,2 obtendo-se um risco relativo de 4,1. Usando estes riscos relativos, é mais fácil comparar os riscos e identificar quaisquer tendências. Embora o menor risco em homens tenha sido escolhido como padrão de comparação e ajustado para 1,0, os autores poderiam ter escolhido qualquer outro valor da tabela como a referência 1,0 e feito todas as outras comparações relativas a ela. Uma razão para escolher um valor baixo como padrão de referência é que a maioria dos outros valores estará acima de 1; para a maioria das pessoas, a tabela é mais facilmente lida quando poucos valores estão completamente à direita do decimal.

A Figura 11-4 mostra dados de 2.282 homens de meia idade acompanhados por 10 anos no estudo Framingham e 1.838 homens de meia-idade acompanhados por 8 anos em Albany, Nova Iorque. Os dados relatam o hábito de fumar, nível de colesterol e pressão sanguínea com o risco de infarto agudo do miocárdio e morte por doença coronariana. Os autores atribuíram o valor 1 para o menor dos riscos em cada uma das duas partes da figura, e os outros riscos foram calculados em relação a esse valor. À es-

Figura 11-4. Riscos relativos para infarto do miocárdio e morte por doença coronariana em homens de 30 a 62 anos, por níveis de colesterol sérico (*esquerda*) e pressão sanguínea (*direita*) em relação ao hábito de fumar. Níveis altos de colesterol foram definidos como 220 mg/dL ou mais. (Dados de Doyle JT, Dawber TR, Kannel WB, et al.: The relationship of cigarette smoking to coronary heart disease, JAMA 190:886, 1964.)

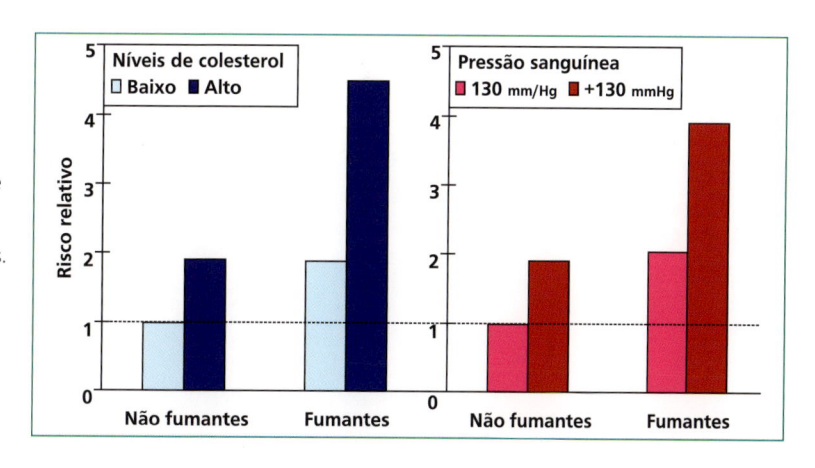

querda são apresentados os riscos de não fumantes com níveis baixos de colesterol (que foi fixado em 1) e o risco em não fumantes com altos níveis de colesterol; riscos para fumantes com baixos e altos níveis de colesterol são calculados em relação aos riscos para não fumantes com baixos níveis de colesterol. Note que o risco é maior para altos níveis de colesterol e que permanece tanto para fumantes quanto para não fumantes (embora o risco seja maior em fumantes mesmo quando seus níveis de colesterol estão baixos). Assim, tanto o hábito de fumar quanto níveis elevados de colesterol contribuem para risco de infarto do miocárdio e morte por doença coronariana. A análise comparativa com pressão sanguínea e fumo é mostrada à direita.

ODDS RATIO

Vimos que, para calcular o risco relativo, devemos ter valores para a incidência da doença em expostos e não expostos, que podem ser obtidas em um estudo de coorte. Em um estudo de casos-controle, contudo, não conhecemos a incidência na população exposta e não exposta, pois começamos com pessoas doentes (casos) e não doentes (controles). Por essa razão, em estudos de casos-controle, *não podemos* calcular o risco relativo diretamente. Nessa seção veremos como uma outra medida de associação, o *odds ratio*, pode ser obtido em estudos de coorte ou de casos-controle e pode ser usado no lugar do risco relativo. veremos também, que apesar de não calcularmos o risco relativo em estudos de casos-controle, sob muitas condições, podemos obter uma ótima *estimativa* do risco relativo nesses estudos usando o *odds ratio*.

Definição do *Odds Ratio* em Estudos de Coorte e Casos-Controle

Em capítulos anteriores discutimos a *proporção* das populações expostas em quem a doença se desenvolve e a *proporção* de populações não expostas em quem a doença se desenvolve em estudos de coorte. Da mesma forma, em estudos de casos-controle, discutimos a *proporção* de casos que foram expostos e a proporção de controles que foram expostos (Tabela 11-8).

Uma abordagem alternativa é usar o conceito de chances (*odds*). Suponha que estamos apostando em um cavalo chamado Epi Beauty, que tem 60% de probabilidade de ganhar a corrida (P). Epi Beauty, portanto, tem 40% de probabilidade de perder ($1 - P$). Se essas são as probabilidades, quais as *chances* de que o cavalo ganhe a corrida? Para responder, devemos ter em mente que *a chance de um evento acontecer é definida como a razão entre o número de vezes que o evento pode ocorrer pelo número de vezes que pode não ocorrer.* Consequentemente, a chance de Epi Beauty vencer, como definido acima, é:

$$\text{Chance} = \frac{\text{Probabilidade de Epi Beauty vencer a corrida}}{\text{Probabilidade de Epi Beauty perder a corrida}}$$

Lembre que, se P é a probabilidade de Epi Beauty vencer a corrida, $1 - P$ é igual a probabilidade que Epi Beauty tem de perder a corrida. Consequentemente, a chance de Epi Beauty ganhar é:

$$\text{Chances} = \frac{P}{1-P} \text{ ou } \frac{60\%}{40\%} = 1{,}5{:}1 = 1{,}5$$

TABELA 11-8. Cálculo das Proporções de Exposição nos Estudos de Casos-Controle

		Primeira seleção	
		Casos (com doença)	Controles (sem doença)
Medida de exposição no passado	Foram expostos	a	b
	Não foram expostos	c	d
Totais		a + c	b + d
Proporções de exposição		$\frac{a}{a+c}$	$\frac{b}{b+d}$

É importante ter em mente a distinção entre probabilidade e chance. No exemplo acima:

$$\text{Probabilidade de ganhar} = 60\%$$

e

$$\text{Chance de ganhar} = \frac{60\%}{40\%} = 1,5$$

Odds Ratio em Estudos de Coorte

Vamos examinar como o conceito de chance (*odds*) pode ser aplicado tanto para estudos de coorte quanto para estudos de casos-controle. Vamos, primeiramente, considerar o delineamento do estudo de coorte mostrado na Figura 11-5A. Nossa primeira questão é: Qual a *probabilidade* (P) de que a doença se desenvolva em pessoas expostas? A resposta para isso é a incidência da doença na linha superior (pessoas expostas), que é igual a $\frac{a}{a+b}$. A próxima pergunta é, "Qual a chance da doença se desenvolver em pessoas expostas?" Novamente, olhando apenas para a linha superior da Figura 11-5, vemos que existem ($a + b$) pessoas expostas; a chance da doença se desenvolver nelas é $a:b$ ou $\frac{a}{b}$. (Lembre $\frac{P}{1-P}$ do exemplo de Epi Beauty.) Similarmente, olhando apenas para a linha de baixo da

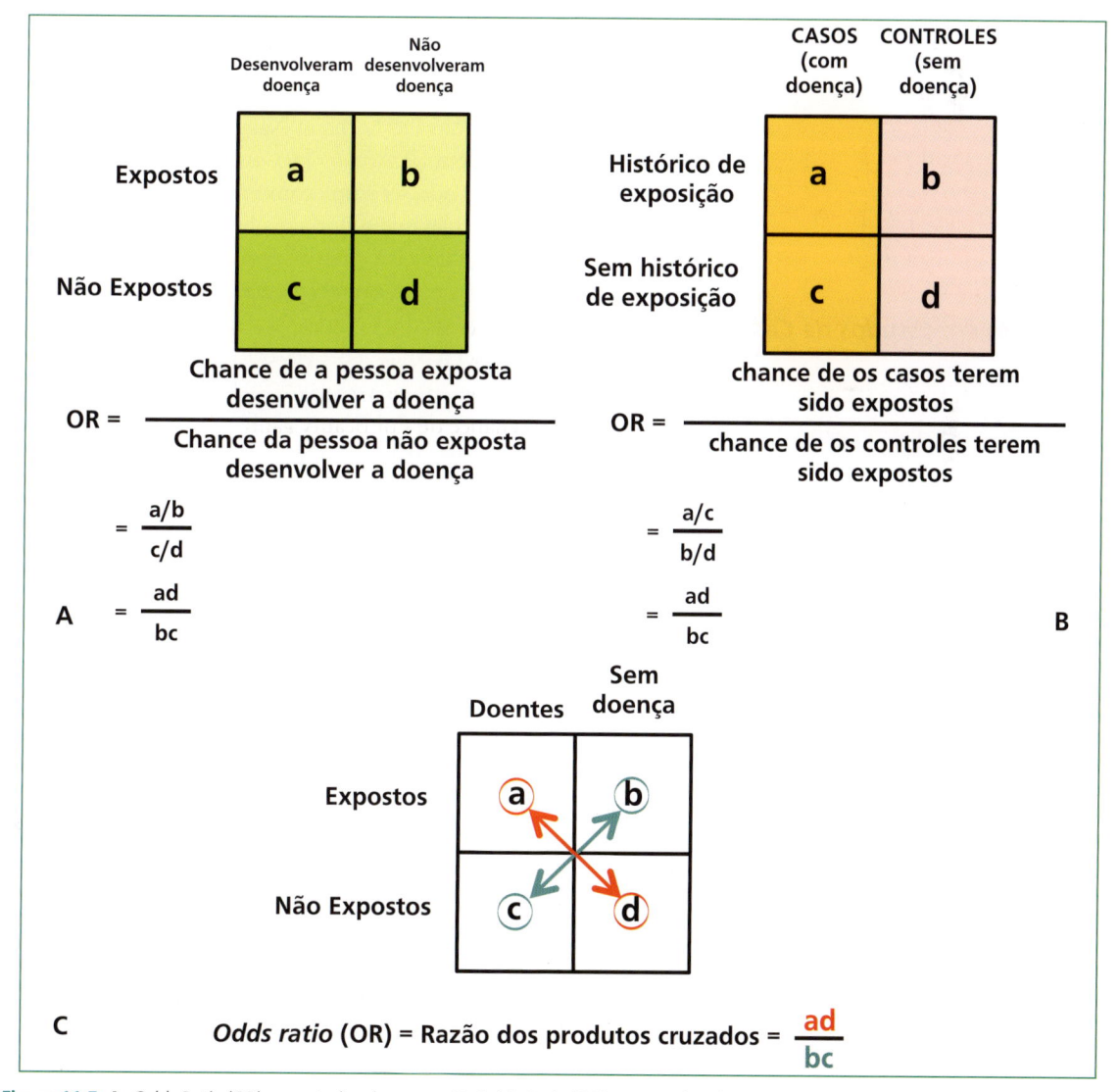

Figura 11-5. A. *Odds Ratio* (OR) em estudos de coorte. **B.** *Odds Ratio* (OR) em estudos de casos-controle. **C.** Razão dos produtos cruzados em ambos estudos, coorte e casos-controle.

tabela, existem $(c + d)$ pessoas não expostas; a probabilidade de a doença se desenvolver em pessoas não expostas é $\frac{c}{c+d}$ e a chance de a doença se desenvolver em pessoas não expostas é $c{:}d$ ou $\frac{c}{d}$.

Como a razão das incidências nos expostos e não expostos pode ser usada para medir associação entre exposição e doença, podemos também olhar para a razão das chances da doença se desenvolver em pessoas expostas e a chance de a doença se desenvolver em pessoas não expostas. Cada uma das medidas de associação é válida nos estudos de coorte.

No estudo de coorte, para responder a questão se há associação entre exposição e doença, podemos usar ou o risco relativo discutido na seção anterior ou o *odds ratio*. Em um estudo de coorte, o *odds ratio* é definido como a *razão de chances de a doença desenvolver-se em pessoas expostas e da chance de a doença desenvolver-se em pessoas não expostas*, e isso pode ser calculado como segue:

$$\frac{\left(\frac{a}{b}\right)}{\left(\frac{c}{d}\right)} = \frac{ad}{bc}$$

Odds Ratio em Estudos de Casos-Controle

Como discutido em um estudo de casos-controle, não podemos calcular o risco relativo diretamente para determinar se há associação entre exposição e doença. Isso porque, tendo começado com casos e controles em vez de pessoas expostas e não expostas, não temos informações sobre a incidência da doença nas pessoas expostas *versus* não expostas. Contudo, podemos usar o *odds ratio* como uma medida de associação entre exposição e doença em estudo de casos-controle, mas fazemos perguntas diferentes: "Quais são as chances (*odds*) de que um caso foi exposto?" Olhando a coluna da esquerda na Figura 11-5B, vemos que as chances (*odds*) de casos que tenham sido expostos é $a{:}c$ ou $\frac{a}{c}$. Próxima pergunta, "Quais são as chances (*odds*) de que um controle foi exposto?" Olhando a coluna da direita, vemos que as chances (*odds*) dos controles que tenham sido expostos é $b{:}d$ ou $\frac{b}{d}$.

Podemos, então, calcular o *odds ratio*, que no estudo de casos-controle, é definido como a razão das chances (*odds*) dos casos que foram expostos pelas chances (*odds*) dos controles que foram expostos. Isso é calculado como segue:

$$\frac{\left(\frac{a}{c}\right)}{\left(\frac{b}{d}\right)} = \frac{ad}{bc}$$

Deste modo, $\frac{ad}{bc}$ representa o *odds ratio* (Razão de chances) *tanto* no estudo de coorte (Fig. 11-5A) quanto no de casos-controle (Fig. 11-5B). Em ambos tipos de estudos, o *odds ratio* é uma excelente medida de o quanto certa exposição está associada a uma doença específica. O *odds ratio* é também conhecido como *razão de produtos cruzados*, pois pode ser obtido multiplicando ambas as células em diagonal na tabela 2×2 e, então, dividindo $\left(\frac{ad}{bc}\right)$, como visto a Figura 11-5C.

Como Dr. Lechaim Naggan assinalou (comunicação pessoal), o *odds radio*, ou razão de produtos cruzados, pode ser visto como a razão do produto de duas células que suportam a hipótese de uma associação (células *a* e *d*, pessoas doentes que foram expostas e pessoas não doentes que não foram expostas), pelo produto de duas células que negam a hipótese de associação (células *b* e *c*, pessoas não doentes que foram expostas e pessoas doentes que não foram expostas).

Interpretação do Odds Ratio

Interpretamos o *odds ratio* da mesma forma como interpretamos o risco relativo. Se a exposição não estiver relacionada com a doença, o *odds ratio* será igual a 1. Se a exposição estiver positivamente relacionada com a doença, o *odds ratio* será maior do que 1. Se a exposição estiver negativamente relacionada com a doença, o *odds ratio* será menor do que 1.

Quando o Odds Ratio é uma Boa Estimativa do Risco Relativo?

Em um estudo de casos-controle, só o *odds ratio* pode ser calculado como medida de associação, enquanto em um estudo de coorte, tanto risco relativo quanto *odds ratio* são válidos como medidas de associação. Contudo, muitas pessoas sentem-se mais confortáveis usando o risco relativo, que é a medida de associação mais frequentemente relatada na literatura quando resultados de estudos de coorte são publicados. Mesmo quando o *odds ratio* é usado, as pessoas frequentemente estão interessadas em saber quanto se aproxima do risco relativo. Mesmo em periódicos clínicos de prestígio sabe-se que para publicar relatos de estudos de casos-controle exige-se uma coluna nos resultados com o risco relativo. Tendo lido a discussão nesse capítulo, você está horrorizado com essa informação, pois você agora sabe que o risco relativo não pode ser calculado diretamente de um estudo de casos-controle! Claramente, isso significa uma *estimativa* do risco relativo com base no *odds ratio* que é obtido em estudos de casos-controle.

Quando o *odds ratio*, obtido em estudos de casos-controle, é uma boa aproximação do risco relativo na população? Quando as três condições seguintes são satisfeitas:

1. Quando os *casos* estudados forem representativos, em relação à história de exposição, de todas as pessoas com a doença na população de onde saíram os casos.
2. Quando os *controles* estudados forem representativos, em relação à história de exposição, de todas as pessoas sem a doença na população de onde saíram os casos.
3. Quando a doença estudada não ocorre frequentemente.

A terceira condição (ocorrência da doença não ser frequente) pode ser intuitivamente explicada como a seguir:

Relembrando que existem $(a + b)$ pessoas expostas. Pois a maioria das doenças que lidamos não ocorre frequentemente, poucas pessoas em uma população exposta irão, de fato, desenvolver a doença; consequentemente, a é muito menor do que b, e pode-se aproximar $(a + b)$ de b, ou $(a + b) \cong b$. Similarmente, poucas pessoas não expostas $(c + d)$ desenvolvem a doença, e podemos aproximar $(c + d)$ com d, ou $(c + d) \cong d$. Contudo, podemos calcular o risco relativo como a seguir:

$$\frac{\left(\frac{a}{a+b}\right)}{\left(\frac{c}{c+d}\right)} \cong \frac{\left(\frac{a}{b}\right)}{\left(\frac{c}{d}\right)}$$

Para solucionar esse cálculo, obtemos $\frac{ad}{bc}$, que é o *odds ratio*. Para o leitor interessado, uma nítida e mais sofisticada derivação é fornecida no apêndice a esse capítulo.

As Figuras 11-6 e 11-7 mostram dois exemplos de estudos de coorte que demonstram como o *odds ratio* fornece uma boa aproximação do risco relativo quando a ocorrência da doença não é frequente, mas não quando a doença é frequente. Na Figura 11-6, a ocorrência da doença não é frequente e vemos que o risco relativo é 2. Se calcularmos agora o *odds ratio*, teremos 2,02, que é uma boa aproximação.

Agora, vamos examinar a Figura 11-7, em que a ocorrência da doença é frequente. Embora o risco relativo seja novamente 2,0, o *odds ratio* é 3,0, o que é consideravelmente diferente do risco relativo.

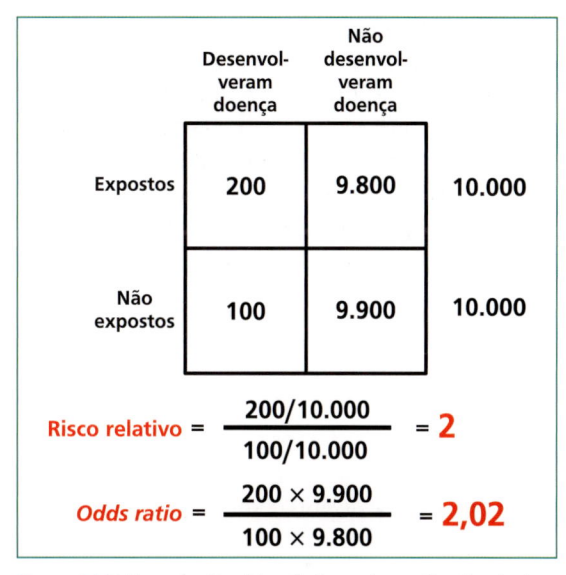

	Desenvolveram doença	Não desenvolveram doença	
Expostos	200	9.800	10.000
Não expostos	100	9.900	10.000

$$\text{Risco relativo} = \frac{200/10.000}{100/10.000} = 2$$

$$\text{Odds ratio} = \frac{200 \times 9.900}{100 \times 9.800} = 2{,}02$$

Figura 11-6. Exemplo: O *odds ratio* é uma boa estimativa de risco relativo quando a doença não é frequente.

	Desenvolveram doença	Não desenvolveram doença	
Expostos	50	50	100
Não expostos	25	75	100

$$\text{Risco relativo} = \frac{50/100}{25/100} = 2$$

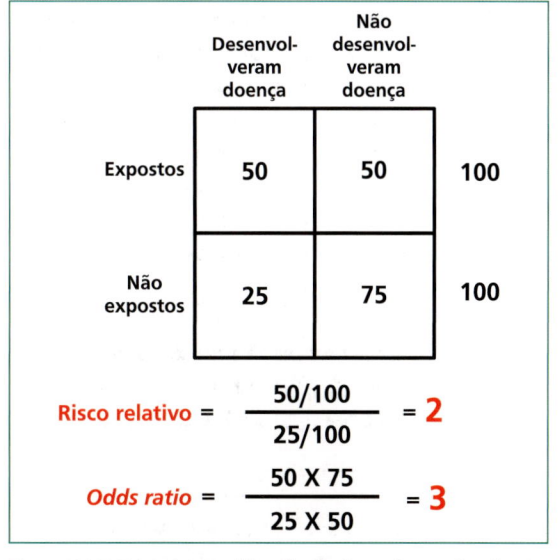

$$\text{Odds ratio} = \frac{50 \times 75}{25 \times 50} = 3$$

Figura 11-7. Exemplo: O *odds ratio* não é uma boa estimativa de risco relativo quando a doença é frequente.

Vemos, pois, que o *odds ratio* é, por si só, uma medida de associação válida, mesmo sem considerarmos o risco relativo. Se, entretanto, escolhermos usar o risco relativo como indicador de associação, quando a ocorrência da doença não for frequente, o *odds ratio* será uma ótima aproximação do risco relativo.

Relembrando:

- O *odds ratio* (razão de chances) é uma medida útil de associação, por si só, tanto nos estudos de coorte como nos de casos-controle.
- Em um estudo de coorte, o risco relativo pode ser calculado diretamente.
- Em um estudo de casos-controle, o risco relativo não pode ser calculado diretamente, assim o *odds ratio* (razão de produtos cruzados) é usado como estimativa do risco relativo, quando o risco da doença é baixo.

Exemplos de Cálculos de *Odds Ratio* em Estudos de Casos-Controle

Nessa seção, calcularemos o *odds ratio* em dois estudos de casos-controle (em um dos quais os controles *não* foram combinados com os casos, e outro em que *foram* emparelhados). Para os propósitos desses exemplos, vamos assumir o seguinte: o orçamento de nossa pesquisa é pequeno, assim conduzimos o estudo de casos-controle com apenas 10 casos e 10 controles. *N* indica os indivíduos *não expostos* e *E* indica os *expostos*.

Cálculo do Odds Ratio *em um Estudo de Casos-Controle Não Emparelhado*

Vamos assumir que esse estudo casos-controle é feito sem qualquer emparelhamento de controles para casos, e que obtivemos os resultados vistos na Figura 11-8. Assim, 6 dos 10 casos e 3 dos 10 controles foram expostos. Se arranjarmos esses dados em uma tabela 2 × 2, obteremos o seguinte:

	Casos	Controles
Expostos	6	3
Não expostos	4	7
Totais	10	10

O *odds ratio* neste estudo *não emparelhado* é igual à razão dos produtos cruzados:

$$Odds\ ratio = \frac{ad}{bc}$$

$$Odds\ ratio = \frac{6 \times 7}{4 \times 3} = \frac{42}{12} = 3,5$$

A Tabela 11-9 mostra dados de um estudo hipotético de casos-controle não emparelhado sobre fumo e doenças coronarianas. As letras *a*, *b*, *c* e *d* foram inseridas para identificar as células da tabela 2 × 2 utilizada para o cálculo. O *odds ratio*, calculado a partir desses dados, será como segue:

$$Odds\ ratio = \frac{ad}{bc} = \frac{112 \times 224}{176 \times 88} = 1,62$$

Cálculo do Odds Ratio *em um Estudo de Casos-Controle Emparelhado por Pares*

Como discutido no capítulo anterior, na seleção da população para estudos de casos-controle, os controles são frequentemente selecionados por emparelhamento, cada um para um caso, de acordo com as variáveis relacionadas com o risco à doença, como sexo, idade ou raça (emparelhamento individual ou por pares).

Figura 11-8. Um estudo de casos-controle com 10 casos e 10 controles não emparelhados.

CASOS	CONTROLES
E	N
E	E
N	N
E	N
N	E
N	N
E	N
E	E
E	N
N	N

E = Expostos
N = Não expostos

TABELA 11-9. Exemplo de Cálculo da *Odds Ratio* em um Estudo de Casos-Controle

Primeiro, selecionar

		Casos de doença coronariana	Controles
Medida de exposição no passado	Fumantes	112 (a)	176 (b)
	Não fumantes	88 (c)	224 (d)
Totais		200 (a + c)	400 (b + d)
Proporções de fumantes		56%	44%

$$\text{Odds ratio} = \frac{ad}{bc} = \frac{112 \times 224}{176 \times 88} = 1{,}62$$

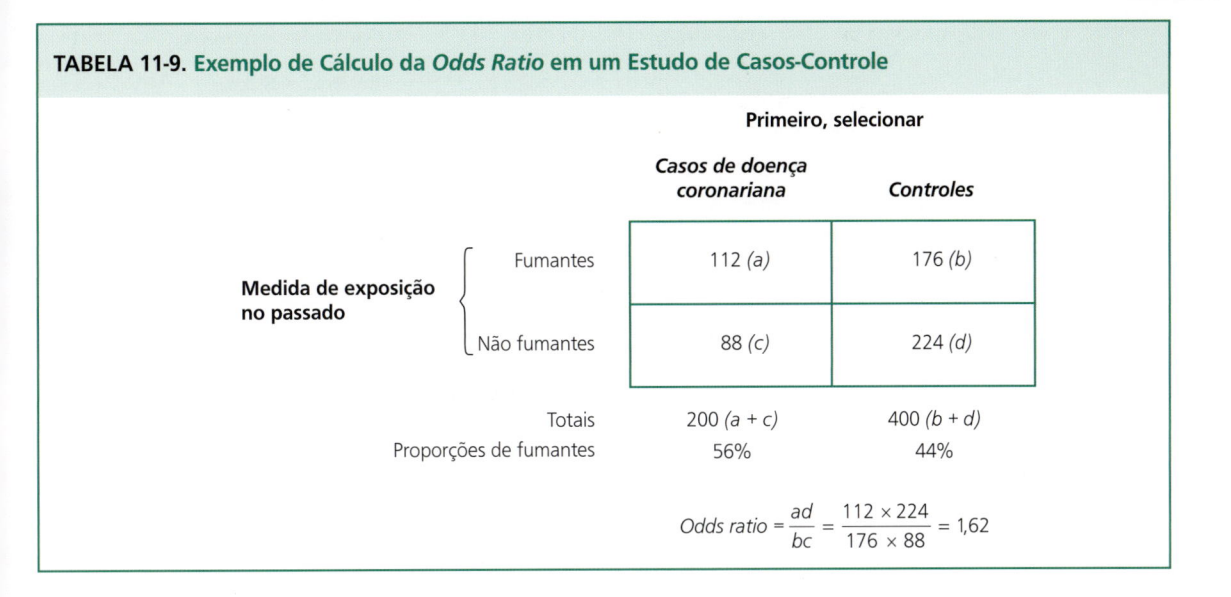

Os resultados são então analisados em termos de pares de casos-controle em vez de para os sujeitos individualmente.

Quais os tipos de combinações de casos-controle são possíveis considerando a história de exposição? Claramente, se a exposição é dicotômica (uma pessoa está exposta ou não), somente serão possíveis os quatro tipos de pares de casos-controle seguintes:

Pares concordantes
1. Pares nos quais *tanto* caso quanto controle foram expostos
2. Pares nos quais *nem* caso nem controle foram expostos

Pares discordantes
3. Pares nos quais o caso foi exposto, mas o controle não
4. Pares nos quais o controle foi exposto, mas o caso não

Note que os pares de casos-controle que tiveram a mesma experiência de exposição são denominados *pares concordantes*, e aqueles que tiveram diferentes experiências de exposição são denominados *pares discordantes*. Essas possibilidades são mostradas esquematicamente na tabela 2 × 2, a seguir. Note que, diferentemente de outras tabelas 2 × 2 examinadas anteriormente, a figura em cada célula representa um par de sujeitos (*i.e., pares de casos-controle*), e não os sujeitos individualmente. Assim, a tabela seguinte contém pares *a* – nos quais tanto caso quanto controle foram expostos; pares *b* – nos quais o caso foi exposto e o controle não; pares *c* – nos quais o caso não foi exposto e o controle foi; e pares *d* – nos quais nem caso nem controle foram expostos.

		Controles	
		Expostos	Não expostos
Casos	Expostos	a	b
	Não expostos	c	d

O cálculo do *odds ratio*, em tal estudo emparelhado por pares, se baseia apenas nos *pares discordantes* (*b* e *c*). Os pares concordantes, (*a* e *d*, nos quais casos e controles foram ambos expostos ou não expostos) são ignorados, pois não contribuem para nosso conhecimento de como casos e controles diferem no que diz respeito à história passada de exposição.

O *odds ratio* para estudos emparelhados por pares é, portanto, a razão entre os pares discordantes (*i.e.*, a razão do número de pares nos quais os casos foram expostos e controles não, pelo número de pares em que os controles foram expostos e casos não). O *odds ratio* para a tabela 2 × 2 anterior é:

$$\text{Odds ratio (emparelhada por ratio)} = \frac{b}{c}$$

Novamente, como frisou o Dr. Lechaim Naggan (comunicação pessoal), o *odds ratio* emparelhado por pares pode ser visto como a razão do número de pares que suportam a hipótese de uma associação (pares nos quais os casos foram expostos e os controles não) pelo número de pares que negaram a hipótese de uma as-

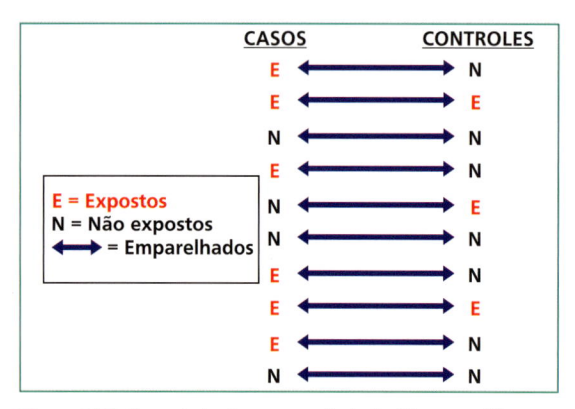

Figura 11-9. Um estudo de casos-controle de 10 casos e 10 controles emparelhados.

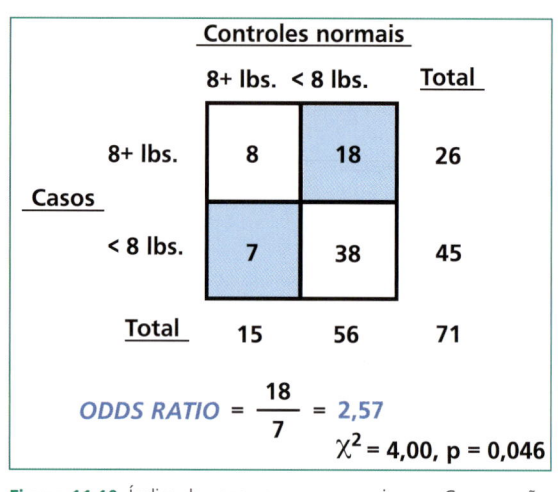

Figura 11-10. Índice de peso ao nascer em crianças: Comparação de emparelhamento por pares de casos e controles normais (≥ 8 lbs *vs.* < 8 lbs). (Dados de Gold E, Gordis L, Tonascia J, *et al.*: Risk factors for brain tumors in children. Am J Epidemiol 109:309-319, 1979.)

sociação (pares nos quais os controles foram expostos e os casos não).

Vamos olhar para o exemplo do cálculo de um *odds ratio* em um estudo de casos-controle emparelhado por pares (Fig. 11-9). Vamos retornar para nosso estudo de baixo orçamento, que incluiu 10 casos e 10 controles: agora nosso estudo é delineado de forma que cada controle seja emparelhado individualmente para um caso, resultando em 10 *pares* de casos e controles (as setas horizontais indicam o emparelhamento dos pares).

Se usarmos esses achados para construir uma tabela 2 × 2 para os *pares* obteremos o seguinte:

		Controles	
		Expostos	Não expostos
Casos	Expostos	2	4
	Não expostos	1	3

Note que há dois pares nos quais *ambos*, casos e controles, foram expostos e três pares nos quais *nem* o caso *nem* o controle foram expostos. Esses pares concordantes são ignorados na análise do emparelhamento por pares.

Existem quatro pares nos quais o caso foi exposto e o controle não, e um par no qual o controle foi exposto e o caso não.

Consequentemente, o *odds ratio* para o emparelhamento por pares é o seguinte:

$$Odds\ ratio = \frac{b}{c} = \frac{4}{1} = 4$$

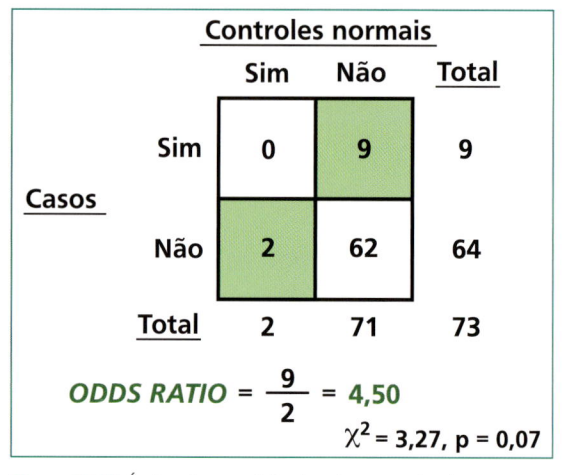

Figura 11-11. Índice de exposição da criança a animais domésticos doentes: Comparação de emparelhamento por pares de casos e controles normais. (Dados de Gold E, Gordis L, Tonascia J, *et al.*: Risk factors for brain tumors in children. Am J Epidemiol 109:309-319, 1979.)

As Figuras 11-10 e 11-11 apresentam dados selecionados do estudo de casos-controle de tumores cerebrais em crianças que foi discutido no capítulo anterior (p. 201). Os dados são apresentados para duas variáveis. A Figura 11-10 apresenta a análise para o emparelhamento por pares para peso ao nascer. Diversos estudos têm sugerido que crianças com alto peso ao nascer apresentam um aumento de risco para certos cânceres na infância. Nessa análise, a exposição foi definida como peso ao nascer maior do que 3,63 kg. O resultado foi um *odds ratio* de 2,57.

Na Figura 11-11, uma análise de emparelhamento por pares é apresentada para a exposição a animais domésticos doentes. Muitos anos atrás, o Estudo Tri-State Leukemia (estudo de leucemia em três estados) encontrou mais casos de leucemia entre controles que tinham animais domésticos na família. O recente interesse em vírus oncogênicos tem estimulado a investigação da exposição a animais doentes como possível fonte de tais agentes. Gold *et al.* exploraram essa questão em um estudo de casos-controle[1], e os resultados são mostrados na Figura 11-11. Embora o *odds ratio* tenha sido 4,5, o número de pares discordantes foi muito pequeno.

CONCLUSÃO

Este capítulo introduziu conceitos de risco absoluto, risco relativo e *odds ratio*. No Capítulo 12, voltaremos a outro aspecto importante do risco: o risco atribuível. Revisaremos os delineamentos dos estudos e índices de risco que têm sido discutidos (Capítulo 13) antes abordando o uso desses conceitos na derivação de inferências causais (Capítulos 14 e 15).

REFERÊNCIA

1. Gold E, Gordis L, Tonascia J, et al: Risk factors for brain tumors in children. Am J Epidemiol 109:309-319, 1979.

QUESTÕES DE REVISÃO DO CAPÍTULO 11

1. Das 2.872 pessoas que receberam tratamento de radiação na infância em razão de uma hipertrofia do timo, 24 desenvolveram câncer de tireoide e 52 desenvolveram um tumor benigno da tireoide. O grupo de comparação consistiu em 5.055 crianças que não tinham recebido tal tratamento (irmãos e irmãs das crianças que receberam a radiação). Durante o período de acompanhamento, nenhuma criança do grupo de comparação desenvolveu câncer de tireoide, mas tumores benignos de tireoide desenvolveram-se em 6. Calcule o risco relativo para tumores benignos de tireoide. _____

Questões 2 e 3 são baseadas nas informações fornecidas no quadro a seguir.

Em um pequeno estudo-piloto, 12 mulheres com câncer de útero e 12 sem doença aparente foram contatadas e perguntadas se tinham usado estrogênio. Cada mulher com câncer foi comparada por idade, raça, peso e paridade a uma mulher sem doença. Os resultados foram os seguintes:

Número do par	Mulheres com câncer de útero	Mulheres sem câncer de útero
1	Usa estrogênio	Não usa estrogênio
2	Não usa estrogênio	Não usa estrogênio
3	Usa estrogênio	Usa estrogênio
4	Usa estrogênio	Usa estrogênio
5	Usa estrogênio	Não usa estrogênio
6	Não usa estrogênio	Não usa estrogênio
7	Usa estrogênio	Não usa estrogênio
8	Usa estrogênio	Não usa estrogênio
9	Não usa estrogênio	Usa estrogênio
10	Não usa estrogênio	Usa estrogênio
11	Usa estrogênio	Não usa estrogênio
12	Usa estrogênio	Não usa estrogênio

2. Qual é o risco relativo de câncer *estimado* quando o estudo é analisado com um emparelhamento por pares?
   a. 0,25
   b. 0,33
   c. 1,00
   d. 3,00
   e. 4,20

3. Desfaça os pares. Qual é o risco relativo de câncer *estimado* quando o estudo é analisado como um delineamento sem o *emparelhamento*?
   a. 0,70
   b. 1,43
   c. 2,80
   d. 3,00
   e. 4,00

4. Em um estudo de uma doença em que todos os casos que a desenvolveram foram avaliados, se o risco relativo da associação entre um fator e a doença é *igual a ou menor do que 1*, então:
   a. Não há associação entre o fator e a doença
   b. O fator protege contra o desenvolvimento da doença
   c. Tanto o emparelhamento quanto a randomização não tiveram sucesso
   d. O grupo de comparação utilizado foi impróprio e não foi possível uma comparação válida
   e. Existe tanto uma não associação quanto uma associação negativa entre o fator e a doença.

As questões de 5 a 7 são baseadas nas seguintes informações.

Talbot *et al.* conduziram um estudo de morte súbita inesperada em mulheres. Dados da história de fumo são apresentados no quadro a seguir.

História de Fumo para Casos de Doença Cardíaca Aterosclerótica (DCA) Morte Súbita Inesperada e Controles (Fumantes Atuais, + 1 Maço/Dia) [Emparelhamento por Pares], Allegheny County, 1980

Casos	Controles		Totais
	Fumam 1 + maços/dia	Fumam < 1 maço/dia	
Fumam +1 maço/dia	2	36	38
Fumam < 1 maço/dia	8	34	42
Totais	10	70	80

5. Calcule o *odds ratio* emparelhado por pares para esses dados. _____

6. Usando os dados da tabela, desfaça os pares e calcule o *odds ratio* não emparelhado. _____

7. Qual é o *odds* (chance) dos controles que fumam 1 + maço/dia? _____

Questões 8 e 9 são baseadas nas informações do quadro na parte inferior da página.

8. O risco relativo para desenvolver doença cardíaca aterosclerótica subsequente à entrada nesse estudo *em homens comparados a mulheres é*:
   a. Aproximadamente igual em todos os grupos etários
   b. Maior nos grupos mais velhos
   c. Menor nos grupos mais jovens e mais velhos e maior nas idades de 35-44 e 45-54 anos
   d. Maior nos grupos mais jovens e mais velhos, e menor nas idades de 35-44 e 45-54 anos
   e. Menor nos grupos mais velhos

9. A explicação mais provável para as diferenças nas taxas de doença cardíaca aterosclerótica entre o exame inicial e os exames de *acompanhamento anual* em homens é:
   a. A prevalência e a incidência de doença cardíaca aterosclerótica aumentam com a idade nos homens
   b. As taxas de fatalidade de doença cardíaca aterosclerótica são maiores entre homens mais jovens
   c. O clássico efeito de coorte explica esses resultados
   d. A taxa de fatalidade por doença cardíaca aterosclerótica é mais alta nas primeiras 24 horas após o ataque cardíaco
   e. O exame inicial mensura a prevalência de doença cardíaca aterosclerótica enquanto os exames subsequentes mensuram, principalmente, a incidência.

Taxas de Doença Cardíaca Aterosclerótica por 10.000 Pessoas por Idade e Sexo, Framingham, Massachusetts

Idade no começo do estudo (anos)	HOMENS		MULHERES	
	Taxas de doença cardíaca aterosclerótica no exame inicial	Exames de acompanhamento anual (média de incidência anual)	Taxas de doença cardíaca aterosclerótica no exame inicial	Exames de acompanhamento anual (média de incidência anual)
29-34	76,7	19,4	0,0	0,0
35-44	90,7	40,0	17,2	2,1
45-54	167,6	106,5	111,1	29,4
55-62	505,4	209,1	211,1	117,8

APÊNDICE DO CAPÍTULO 11

A derivação da relação do *odds ratio* com o risco relativo pode ser demonstrada pelos cálculos a seguir. Lembre que:

$$\text{Risco relativo (RR)} = \frac{\left(\dfrac{a}{a+b}\right)}{\left(\dfrac{c}{c+d}\right)}$$

$$\text{Odds ratio (OR)} = \frac{ad}{bc}$$

A relação do risco relativo e do *odds ratio* pode, entretanto, ser expressa como a razão entre o RR e o OR:

(1) Fórmula 1:

$$\frac{\text{RR}}{\text{OR}} = \frac{\left(\dfrac{a}{a+b}\right) \div \left(\dfrac{c}{c+d}\right)}{\left(\dfrac{ad}{bc}\right)}$$

$$= \frac{\left(\dfrac{a}{a+b}\right)}{\left(\dfrac{c}{c+d}\right)} \times \frac{bc}{ad}$$

$$= \frac{\left(\dfrac{abc}{a+b}\right)}{\left(\dfrac{cad}{c+d}\right)} = \frac{\left(\dfrac{b}{a+b}\right)}{\left(\dfrac{d}{c+d}\right)}$$

Desde que

$$\frac{b}{a+b} = \frac{a+b-a}{a+b} = \frac{a+b}{a+b} - \frac{a}{a+b} = 1 - \frac{a}{a+b}$$

e

$$\frac{d}{c+d} = \frac{c+d-c}{c+d} = \frac{c+d}{c+d} - \frac{c}{c+d} = 1 - \frac{c}{c+d}$$

a relação entre risco relativo e *odds ratio* pode, entretanto, ser reduzida para a seguinte equação:

(2) Fórmula 2:

$$\frac{\text{RR}}{\text{OR}} = \frac{1 - \left(\dfrac{a}{a+b}\right)}{1 - \left(\dfrac{c}{c+d}\right)}$$

Se, então, multiplicarmos a fórmula 2 pelo OR:

(3) Fórmula 3:

$$\text{RR} = \frac{1 - \left(\dfrac{a}{a+b}\right)}{1 - \left(\dfrac{c}{c+d}\right)} \times \text{OR}$$

Se a doença é rara, ambos $\dfrac{a}{a+b}$ e $\dfrac{c}{c+d}$ poderão ser muito pequenos, assim, os termos em parênteses na fórmula (3) serão, aproximadamente, 1 e o *odds ratio* será então próximo do risco relativo.

Também é de interesse examinar essa relação de maneira diferente. Lembre a definição de *odds* (chance) – que é a razão do número de vezes que o evento pode ocorrer pelo número de vezes que o evento não pode ocorrer:

$$O = \frac{P}{1-P}$$

onde O é o *odds* (chance) de que a doença irá se desenvolver e P é o risco de que a doença irá se desenvolver. Observe que, como P se torna menor, o denominador $1 - P$ se aproxima de 1, com o resultando de que:

$$\frac{P}{1-P} \cong \frac{P}{1} = P$$

ou seja, o *odds* se torna uma boa aproximação do risco. Assim, se o *risco* for baixo (a doença é rara), o *odds* de a doença se desenvolver é muito próximo do *risco* de desenvolvê-la.

Agora, considere um grupo exposto e um não exposto. Se o risco da doença é muito baixo, a razão dos *odds* do grupo exposto e do grupo não exposto se aproxima da *razão* do risco no grupo exposto e do risco no grupo não exposto (*o risco relativo*):

Isto é, quando P é muito pequeno:

$$\frac{O_{\text{exp}}}{O_{\text{não exp}}} \cong \frac{P_{\text{exp}}}{P_{\text{não exp}}}$$

onde:

$O_{\text{exp.}}$ é a chance da doença se desenvolver na população exposta

$O_{\text{não exp.}}$ é a chance da doença se desenvolver na população não exposta

$P_{\text{exp.}}$ é a probabilidade (ou risco) da doença se desenvolver na população exposta

$P_{\text{não exp.}}$ é a probabilidade (ou risco) da doença se desenvolver na população não exposta

Essa razão de *odds* é o *odds ratio*.

Capítulo 12

Mais Informações sobre Risco: Estimativa do Potencial de Prevenção

> **Objetivos de aprendizagem**
> - Calcular e interpretar o risco atribuível ao grupo exposto
> - Calcular e interpretar o risco atribuível populacional
> - Descrever como o risco atribuível é usado para estimar o potencial de prevenção

RISCO ATRIBUÍVEL

Nossa discussão, no capítulo anterior, enfocou o risco relativo e o *odds ratio*, que são frequentemente utilizados como alternativa para a estimativa do risco relativo em estudos de casos-controle. O risco relativo é importante como uma medida de *força de associação*, que (como o capítulo 14 demonstrará) é a principal consideração para se derivar inferências causais. Neste capítulo, vamos nos voltar para uma pergunta diferente: *Quanto de uma doença pode ser atribuído a certa exposição?* Isso é respondido por outra medida de risco, o *risco atribuível*, que é definido como a quantidade ou proporção da incidência de doença (ou risco de doença) que pode ser atribuído a uma exposição específica. Por exemplo, quanto do risco de câncer de pulmão experienciado por fumantes pode ser atribuído ao tabagismo? Enquanto o risco relativo é importante no estabelecimento de relações etiológicas, o risco atribuível é, em muitos aspectos, mais importante na prática clínica e em saúde pública, pois aborda uma questão diferente: quanto do risco (incidência) de uma doença podemos esperar prevenir se formos capazes de eliminar a exposição ao agente em questão?

Podemos calcular o risco atribuível para pessoas expostas (p. ex., o risco atribuível do câncer de pulmão em fumantes) ou o risco atribuível para a população total, que inclui tanto expostos quanto não expostos (p. ex., o risco atribuível de câncer de pulmão na população total, que se constitui tanto de fumantes como de não fumantes). Esses cálculos, seus usos e interpretações serão discutidos nesse capítulo.

Risco Atribuível ao Grupo Exposto

A Figura 12-1 oferece uma introdução esquemática a esse conceito. Considere dois grupos: um exposto e outro não exposto. Na Figura 12-1A, o risco total de doença no grupo exposto é indicado pela altura total da barra à esquerda, e o risco total de doença no grupo não exposto é indicado pela altura total da barra à direita. Como visto aqui, o risco total de doença é maior no grupo exposto do que no grupo não exposto. Podemos fazer a seguinte pergunta: nas pessoas expostas, quanto do risco total de doença é realmente causado por exposição (p. ex., em um grupo de fumantes, quanto do risco de câncer de pulmão se deve ao tabagismo)?

Como essa questão pode ser respondida? Vamos considerar pessoas não expostas, indicadas pela barra da direita. Apesar não estejam expostas, apresentam algum risco de doença (embora em níveis muito menores do que as não expostas). Ou seja, o risco de doença não é zero mesmo nas pessoas não expostas. Por exemplo, no caso do tabagismo e câncer de pulmão, mesmo os não fumantes apresentam algum risco (ainda que baixo) de desenvolverem câncer de pulmão, possivelmente em razão de carcinógenos químicos ambientais ou outros fatores. Esse risco é denominado de *risco basal* ou *risco de base*. Cada pessoa compartilha o risco basal, a despeito do quanto ou não ele ou ela teve a exposição específica em questão (neste caso, tabagismo) (ver Fig. 12-1B). Assim, tanto os expostos quanto os não expostos apresentam um risco basal. Portanto, o risco total de doença nos indivíduos expostos é a soma do risco basal, que qualquer pessoa apresenta, e o risco adicional causado por exposição em questão. Se quiser-

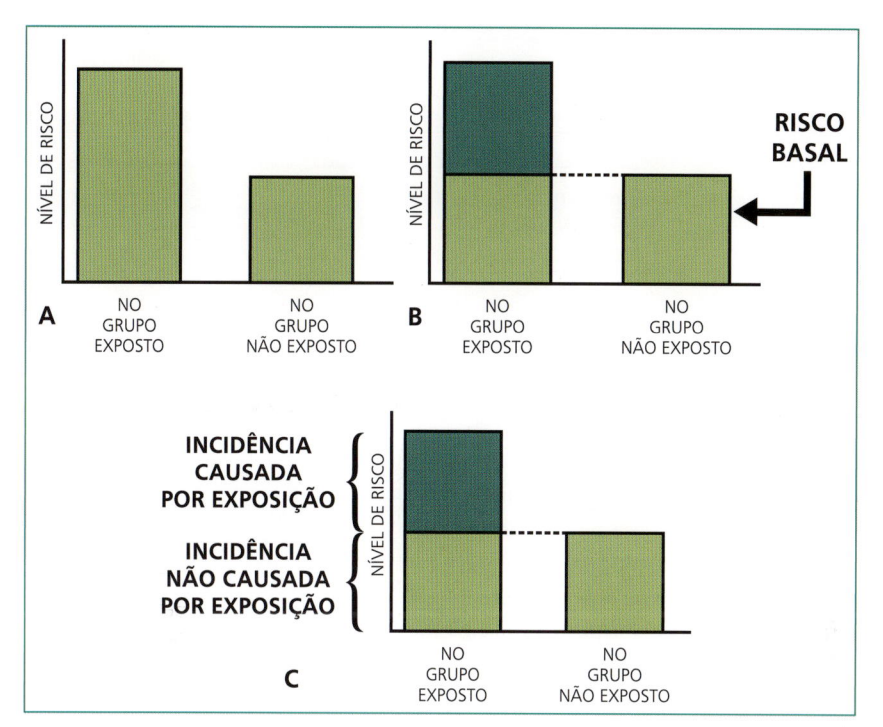

Figura 12-1. A. Riscos totais em grupos expostos e não expostos. **B.** Risco basal. **C.** Incidência atribuível à exposição e incidência não atribuível à exposição.

mos saber o quanto do risco total nos *expostos é causado pela exposição*, devemos subtrair dele o risco basal (ver Fig. 12-1C). Como o risco nos não expostos é igual ao risco basal, podemos calcular o risco no grupo dos expostos que é resultante da exposição específica, subtraindo o risco no grupo não exposto (risco basal) do risco total no grupo dos expostos.

Então, a incidência de uma doença que é atribuível à exposição no grupo dos expostos pode ser calculada da seguinte maneira:

Fórmula 12-1

$$\begin{pmatrix}\text{Incidência no}\\\text{grupo exposto}\end{pmatrix} - \begin{pmatrix}\text{Incidência no}\\\text{grupo não exposto}\end{pmatrix}$$

Em vez disso, poderíamos perguntar, "Qual proporção do risco nas pessoas expostas é decorrente da exposição?" Poderíamos, então, expressar o risco atribuível como a *proporção* da incidência total no grupo exposto que é atribuível à exposição, simplesmente dividindo a Fórmula 12-1 pela incidência no grupo exposto, como segue:

Fórmula 12-2

$$\frac{\begin{pmatrix}\text{Incidência no}\\\text{grupo exposto}\end{pmatrix} - \begin{pmatrix}\text{Incidência no}\\\text{grupo não exposto}\end{pmatrix}}{\text{Incidência no grupo exposto}}$$

O risco atribuível expressa o máximo que podemos esperar, na redução do risco de doença, se eliminarmos completamente a exposição. Por exemplo, se todos os fumantes fossem induzidos a parar de fumar, quanto poderíamos esperar de redução nas taxas de câncer de pulmão? De um ponto de vista programático prático, o risco atribuível pode ser mais relevante do que o risco relativo. O risco relativo é uma medida de força de associação e da possibilidade de uma relação causal, no entanto, o risco atribuível indica o potencial de prevenção, se a exposição pudesse ser eliminada.

Os clínicos estão principalmente interessados no risco atribuível no *grupo exposto*: Por exemplo, quando um médico adverte seu paciente para que pare de fumar, está dizendo, de fato, que interromper o hábito de fumar reduzirá o risco de doença coronariana (CHD). Implícito nessa recomendação está a estimativa do médico de que o risco do paciente será reduzido em uma determinada proporção se ele parar de fumar; a redução do risco o está motivando a dar esse conselho. Embora o médico, frequentemente, não tenha um valor específico em mente para o risco atribuível, ele está, de fato, confiando em um risco atribuível para o grupo exposto (fumantes), ao qual o paciente pertence. O médico está abordando, implicitamente, a questão: Em uma população de fumantes,

Figura 12-2. O conceito de risco atribuível.

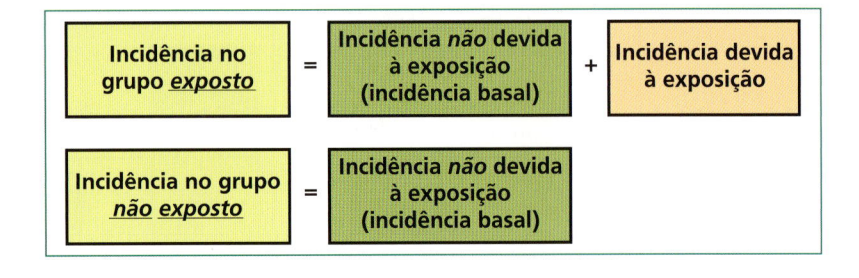

quanto de CHD se deve ao tabagismo, e, consequentemente, quanto poderia ser prevenido se não fumassem? Portanto, o risco atribuível nos fornece o potencial de prevenção.

Se toda a incidência da doença fosse o resultado de um único fator, o risco atribuível para essa doença seria de 100%. Entretanto, isso é raro ou nunca ocorre. Tanto o conceito quanto o cálculo do risco atribuível sugerem que nem toda a incidência de doença é devida a uma única exposição específica, visto que a doença se desenvolve mesmo em alguns indivíduos não expostos. A Figura 12-2 recapitula esse conceito.

Risco Atribuível para a População Total – Risco Atribuível Populacional (PAR)

Vamos nos voltar para uma questão um tanto diferente em relação ao risco atribuível. Assuma que sabemos como eliminar o tabagismo. Falaremos ao prefeito que temos uma maneira altamente eficaz de eliminar o tabagismo na comunidade e queremos que ela forneça os fundos para financiar tal programa. O prefeito responde que está muito satisfeito em ouvir a notícia, mas pergunta, "Qual será o impacto do programa de cessação do tabagismo nas taxas de incidência de câncer de pulmão em nossa cidade?" Essa questão difere da que já foi discutida. Para se falar sobre taxas de câncer de pulmão na população total da cidade, e não só nos indivíduos expostos, estamos falando de uma população que é composta por fumantes e não fumantes. O prefeito não está perguntando sobre o impacto que teremos nos fumantes dessa cidade, mas, qual o impacto que teremos na população total da cidade, que inclui fumantes e não fumantes.

Vamos considerar essa questão mais detalhadamente. Além de considerar que temos um programa espetacular de cessação do tabagismo, vamos também assumir que todos na cidade sejam fumantes (que os céus não permitam!). Agora, queremos calcular o risco atribuível. Claramente, como todos na cidade fumam, o risco atribuível para a população total da cidade seria equivalente ao risco atribuível para a população exposta. Se todos fumam, o risco atribuível ao grupo exposto nos diz o que podemos esperar com o programa de cessação do tabagismo na população total.

Agora, supondo que uma situação ideal exista e que ninguém na cidade fume. Qual será o potencial de prevenção de câncer de pulmão de nosso programa de cessação de fumo completamente efetivo que nós desejamos implementar à população da cidade? A resposta é zero; pois não há pessoas expostas na cidade, um programa para eliminar a exposição não teria nenhum efeito no risco de câncer de pulmão. Por essa razão, o espectro do potencial efeito do programa vai do máximo (se todos fumarem) a zero (se ninguém fumar). É claro que, na realidade, a resposta geralmente está em algum ponto intermediário, pois alguns membros da população fumam e outros não. O último grupo (todos não fumantes), claramente, não se beneficiará do programa de cessação do tabagismo, independentemente de sua eficácia.

Até esse ponto, discutimos o conceito e o cálculo do risco atribuível para um grupo exposto. Por exemplo, em uma população de fumantes, quanto de câncer de pulmão é causado pelo tabagismo e, consequentemente, quantos casos poderiam ser prevenidos se não fumassem? Entretanto, para responder à questão do prefeito a respeito de que efeito terá o programa de cessação do tabagismo na população da cidade como um todo, precisamos calcular o *risco atribuível para a população total*: qual a proporção de incidência da doença na população total (incluindo expostos e não expostos) que pode ser atribuída a uma exposição específica? Qual seria o impacto total de um programa de prevenção na comunidade? Se quisermos calcular o risco atribuível na população total, o cálculo é similar ao usado para as pessoas expostas, porém vamos iniciar com a *incidência na população total* e, outra vez, subtrair o risco basal, ou a incidência na população não exposta. A incidência na população total decorrente de exposição* pode ser calculada como demonstrado na Fórmula 12-3.

---

*A incidência na população que é ocasionada pela exposição também pode ser calculada como segue: risco atribuível para o grupo exposto × Proporção da população exposta.

TABELA 12-1. Tabagismo e Doença Coronariana (CHD): Um Estudo de Coorte Hipotético entre 3.000 Fumantes e 5.000 não Fumantes

	Desenvolveram CHD	Não desenvolveram CHD	Total	Índice por 1.000 por ano
Fumantes	84	2.916	3.000	28,0
Não fumantes	87	4.913	5.000	17,4

$$\text{Incidência entre fumantes} = \frac{84}{3.000} = 28,0 \text{ por } 1.000$$

$$\text{Incidência entre não fumantes} = \frac{87}{5.000} = 17,4 \text{ por } 1.000$$

Fórmula 12-3

$$\left(\begin{array}{c}\text{Incidência na}\\\text{população total}\end{array}\right) - \left(\begin{array}{c}\text{Incidência no}\\\text{grupo não exposto}\\\text{(risco basal)}\end{array}\right)$$

Novamente, se preferirmos expressar isso como a proporção de incidência na população total que é atribuível à exposição*, a Fórmula 12-3 pode ser dividida pela incidência na população total:

Fórmula 12-4

$$\frac{\left(\begin{array}{c}\text{Incidência na}\\\text{população total}\end{array}\right) - \left(\begin{array}{c}\text{Incidência no}\\\text{grupo não exposto}\end{array}\right)}{\text{Incidência na população total}}$$

O risco atribuível para a população total (risco atribuível à população) é um conceito valioso para os que trabalham em saúde pública. A questão abordada é: Qual a *proporção* de câncer de pulmão na *população total* pode ser atribuída ao tabagismo? Essa questão poderia ser reformulada como segue: se o tabagismo fosse eliminado, que *proporção* da incidência de câncer de pulmão na população total (que consiste em fumantes e não fumantes) seria prevenida? A resposta é: o risco atribuível na *população total*, também chamado de *risco atribuível à população – ou PAR (como discutido anteriormente).*[†]

Do ponto de vista de saúde pública, esse é, frequentemente, um tema crítico, e a questão é levantada por quem elabora políticas públicas e pelos responsáveis pelo financiamento de programas de prevenção. Eles podem querer saber o que o programa proposto fará pela comunidade como um todo.

Como vai mudar o peso dos cuidados em saúde ou o peso do sofrimento em toda a comunidade e não somente nos indivíduos expostos? Por exemplo, se todos os fumantes na comunidade parassem de fumar, qual seria o impacto dessa mudança na incidência de câncer de pulmão na população total da comunidade (incluindo tanto fumantes quanto não fumantes)?

Um Exemplo de Cálculo de Risco Atribuível ao Grupo Exposto

Essa seção apresenta o passo a passo do cálculo do risco atribuível em um grupo exposto e na população total. Usaremos o exemplo anteriormente apresentado do estudo de coorte sobre tabagismo e doenças coronarianas (CHD). As informações são novamente mostradas na Tabela 12-1.

A incidência de CHD no grupo exposto (fumantes) atribuível à exposição é calculada usando a Fórmula 12-1:

Fórmula 12-1

$$\left(\begin{array}{c}\text{Incidência no}\\\text{grupo exposto}\end{array}\right) - \left(\begin{array}{c}\text{Incidência no}\\\text{grupo não exposto}\end{array}\right)$$

$$= \frac{28,0 - 17,4}{1.000} = \frac{10,6}{1.000}$$

O que isso significa? Significa que 10,6 dos 28/1.000 casos incidentes em fumantes são atribuíveis ao fato de que essas pessoas fumam. Em outras palavras, se tivermos uma campanha efetiva de interrupção do tabagismo, esperaríamos prevenir 10,6 dos 28/1.000 casos incidentes de CHD que acometem os fumantes.

[†]Outro modo de calcular o risco atribuível para a população total é usar a fórmula de Levin, que é apresentada como apêndice desse capítulo.

Se preferirmos, podemos expressar isso como uma *proporção*. A proporção da incidência total no grupo exposto que é atribuível à exposição, pode ser calculada dividindo-se a Fórmula 12-1 pela incidência no grupo exposto (Fórmula 12-2):

Fórmula 12-2

$$\frac{\left(\begin{array}{c}\text{Incidência no}\\\text{grupo exposto}\end{array}\right) - \left(\begin{array}{c}\text{Incidência no}\\\text{grupo não exposto}\end{array}\right)}{\text{Incidência no grupo exposto}}$$

$$= \frac{28,0 - 17,4}{28,0} = \frac{10,6}{28,0} = 0,379 = 37,9\%$$

Assim, 37,9% da morbidade por CHD entre os fumantes pode ser atribuível ao tabagismo e poderia, presumivelmente, ser prevenida por sua eliminação.

Um Exemplo do Cálculo de Risco Atribuível na População Total (Risco Atribuível Populacional – PAR)

Usando o mesmo exemplo, vamos calcular o risco atribuível populacional (PAR): o risco atribuível para a população total. A questão é: o que podemos esperar estabelecer com nosso programa de cessação do tabagismo na população total (p. ex., a comunidade inteira, que se constitui de fumantes e não fumantes)?

Lembre-se que na população total, a incidência devida ao tabagismo (exposição) pode ser calculada pela subtração do risco basal (p. ex., a incidência nos não fumantes, ou não expostos) da incidência na população total:

Fórmula 12-3

$$\left(\begin{array}{c}\text{Incidência na}\\\text{população total}\end{array}\right) - \left(\begin{array}{c}\text{Incidência no}\\\text{grupo não exposto}\end{array}\right)$$

Para calcular a Fórmula 12-3 devemos conhecer, *também,* a incidência da doença (CHD) na população total (que geralmente não conhecemos) *ou* todos os 3 valores seguintes, através dos quais, podemos calcular então a incidência na população total:

1. A incidência entre fumantes.
2. A incidência entre não fumantes.
3. A proporção da população total que fuma.

Nesse exemplo, sabemos que a incidência entre fumantes é 28,0 por 1.000 e a incidência entre não fumantes é 17,4 por 1.000. Entretanto, não conhecemos a incidência na população total. Vamos assumir que, por outra fonte de informação, sabemos que a proporção de fumantes na população é de 44% (portanto, a proporção de não fumantes é de 56%). A incidência na população total pode, então, ser calculada como segue:

$$\left(\begin{array}{c}\text{Incidência}\\\text{nos fumantes}\end{array}\right)\left(\begin{array}{c}\text{\% de fumantes}\\\text{na população}\end{array}\right)$$

$$+ \left(\begin{array}{c}\text{Incidência nos}\\\text{não fumantes}\end{array}\right)\left(\begin{array}{c}\text{\% de não fumantes}\\\text{na população}\end{array}\right)$$

(Estamos simplesmente ponderando o cálculo da incidência na população total, considerando a proporção da população que fuma e a proporção da população que não fuma.)

Então, nesse exemplo, a incidência na população total pode ser calculada:

$$\left(\frac{28,0}{1.000}\right)(0,44) + \left(\frac{17,4}{1.000}\right)(0,56) = \frac{22,1}{1.000}$$

Agora temos os valores necessários para usarmos a Fórmula 12-3 para calcular o risco atribuível na população total:

Fórmula 12-3

$$\left(\begin{array}{c}\text{Incidência na}\\\text{população total}\end{array}\right) - \left(\begin{array}{c}\text{Incidência no}\\\text{grupo não exposto}\end{array}\right)$$

$$= \frac{22,1}{1.000} - \frac{17,4}{1.000} = \frac{4,7}{1.000}$$

O que isso nos diz? Quanto do risco total de CHD na população (que consiste em fumantes e não fumantes) é atribuível ao tabagismo? Se tivéssemos um programa de prevenção efetivo (interrupção do fumo) nessa população, quanto de redução da incidência de DC poderíamos antecipar na população total (fumantes e não fumantes)?

Se preferirmos calcular a *proporção* de incidência na *população total* que é atribuível à exposição, podemos dividir a Fórmula 12-3 pela incidência na população total, como na Fórmula 12-4:

Fórmula 12-4

$$\frac{\left(\begin{array}{c}\text{Incidência na}\\\text{população total}\end{array}\right) - \left(\begin{array}{c}\text{Incidência no}\\\text{grupo não exposto}\end{array}\right)}{\text{Incidência na população total}}$$

$$= \frac{22,1 - 17,4}{22,1} = 21,3\%$$

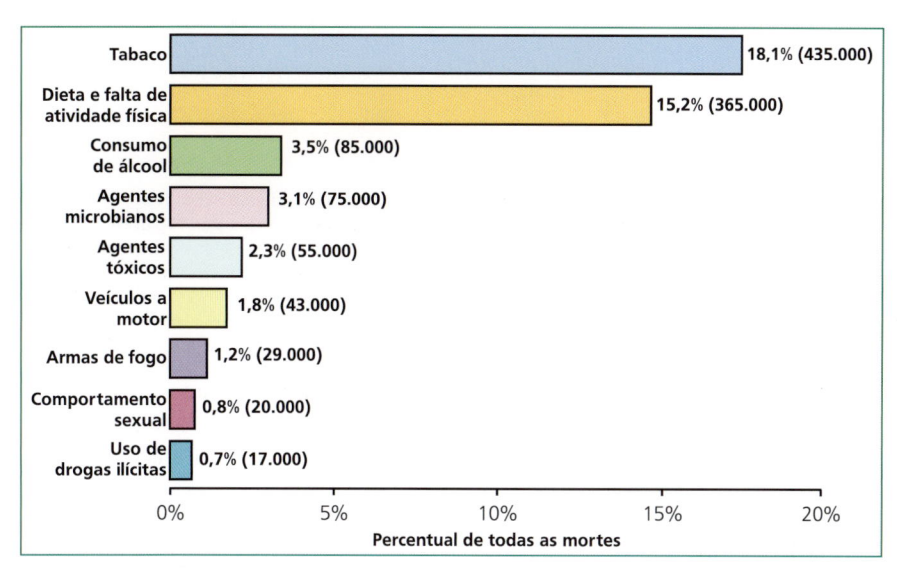

Figura 12-3. Número de mortes atribuídas às principais causas, Estados Unidos, 2000. (Modificada de Mokdad AH, Marks JS, Stroup DF, et al.: Actual causes of death in the United States, 2000. JAMA 291:1238-1245, 2004, com a correção de JAMA 293:298, 2005.)

Assim, 21,3% da incidência de CHD da população total podem ser atribuídas ao tabagismo, e se um programa de prevenção efetivo eliminasse o hábito de fumar, o melhor que alcançaríamos seria uma redução de 21,3% na incidência de CHD na população total (incluindo fumantes e não fumantes).

O *risco atribuível* é um conceito crítico, em quase todas as áreas de saúde pública e prática clínica, particularmente em relação a questões sobre o potencial de medidas preventivas. Por exemplo, Mokdad et al.[1] estimaram as atuais causas de morte nos Estados Unidos em 2000. Para essas estimativas, usaram dados publicados e aplicaram cálculos de risco atribuível, bem como outras abordagens. Suas estimativas são mostradas na Figura 12-3. Os autores relataram que o tabagismo e padrões dietéticos e de atividades físicas representaram 33% do total de mortes.

É também de interesse que, na área legal, na qual o litígio por danos tóxicos tem se tornado crescentemente comum, o conceito de risco atribuível tem assumido grande importância. Um dos critérios legais utilizados na busca de responsabilidades de empresas por danos ambientais, por exemplo, é saber se é "mais provável do que não" que tal companhia tenha causado o dano. Tem sido sugerido que um risco atribuível superior a 50% pode representar a determinação quantitativa da definição jurídica de "mais provável do que improvável."

COMPARAÇÃO ENTRE RISCO RELATIVO E RISCO ATRIBUÍVEL

Os Capítulos 11 e 12 revisaram várias medidas de risco e excesso de risco. O risco relativo e o *odds ratio* são importantes medidas de força de associação, que é uma consideração importante na derivação de inferências causais. O risco atribuível é uma medida de quanto do risco de doença é atribuível a uma certa exposição. Consequentemente, o risco atribuível é útil para responder questões de quanto a doença pode ser prevenida se tivermos um meio efetivo de eliminar a exposição. Portanto, o risco relativo é valioso em estudos etiológicos de doenças, enquanto que o risco atribuível tem suas aplicações principais na prática clínica e saúde pública.

A Tabela 12-2 mostra um exemplo de um estudo realizado por Doll e Peto[2] que relata a mortalidade por câncer de pulmão e CHD em fumantes e não fumantes e fornece uma comparação esclarecedora entre risco relativo e risco atribuível, no mesmo conjunto de dados.

Vamos analisar primeiramente os dados para câncer de pulmão. (Note que nesse exemplo, estamos usando mortalidade em substituição ao risco.) Vemos que o risco de mortalidade por câncer de pulmão é 140 para fumantes e 10 para não fumantes. Podemos calcular o risco relativo como $\frac{140}{10} = 14$.

TABELA 12-2. Mortalidade por Câncer de Pulmão e CHD em Médicos Britânicos do Sexo Masculino: Fumantes vs. Não Fumantes

	Taxas de mortalidade ajustadas por idade por 100.000		Risco relativo	Risco atribuível (mortes por 100.000)	Risco atribuível a %
	Fumantes	Não fumantes			
Câncer de pulmão	140	10	14,0	130	92,9
Doença coronariana	669	413	1,6	256	38,3

De: Doll R, Peto R: Mortality in relation to smoking: Twenty years' observation on male British doctors. Br Med J 2:1525-1536, 1976.

Agora, vamos observar os dados para CHD. A taxa de mortalidade por CHD é 669 em fumantes e 413 em não fumantes. O risco relativo pode ser calculado como $\frac{669}{413} = 1,6$. Assim, o risco relativo é muito maior para tabagismo e câncer de pulmão do que para tabagismo e CHD.

Agora vamos voltar aos riscos atribuíveis em fumantes. Quanto do risco total em fumantes pode ser atribuído ao tabagismo? Para calcular o risco atribuível, subtraímos o risco basal – o risco no grupo não exposto (não fumantes) – do risco no grupo exposto (fumantes). Com os dados para câncer de pulmão utilizados, 140 -10 = 130.

Para calcular o risco atribuível para CHD e tabagismo, subtraímos o risco no grupo não exposto (não fumantes) do risco no grupo dos expostos (fumantes), 669 - 413 = 256. Isto é, do total das 669 mortes por 100.000 nos fumantes, 256 podem ser atribuídas ao tabagismo.

Se preferirmos expressar o risco atribuível para câncer de pulmão e tabagismo como uma proporção (p. ex., a proporção do risco de câncer de pulmão em fumantes que pode ser atribuída ao tabagismo), dividimos o risco atribuível pelo risco nos fumantes:

$$\frac{(140-10)}{140} = 92,9\%$$

Se preferirmos expressar o risco atribuível para CHD e tabagismo como uma proporção (a proporção do risco de CHD em fumantes que pode ser atribuída ao tabagismo), dividimos o risco atribuível pelo risco nos fumantes:

$$\frac{(669-413)}{669} = 38,3\%$$

O que essa tabela nos diz? Primeiro, vemos uma diferença enorme nos riscos relativos para câncer de pulmão e CHD em relação ao tabagismo – 14 para câncer de pulmão comparado com 1,6 para CHD (existe associação muito mais forte entre tabagismo e câncer de pulmão do que entre tabagismo e CHD). Contudo, o risco atribuível é quase duas vezes maior (256) para CHD do que para câncer de pulmão (130). Se escolhermos expressar os riscos atribuíveis como uma proporção, encontramos que 92,9% das mortes por câncer de pulmão em fumantes podem ser atribuídas ao tabagismo (sendo potencialmente preveníveis pela eliminação do hábito de fumar) comparado com apenas 38,3% das mortes por CHD em fumantes que podem ser atribuídas ao tabagismo.

Portanto, o risco relativo é muito maior para câncer de pulmão do que para CHD, e o risco atribuível expresso como proporção também é muito maior para câncer de pulmão. Entretanto, se um programa para eliminar o tabagismo estivesse disponível e o hábito fosse eliminado, o impacto preventivo seria maior na mortalidade por câncer de pulmão ou por CHD? Se examinarmos a Tabela 12-2, veremos que se o tabagismo fosse eliminado, 256 mortes por 100.000 por CHD seriam prevenidas em contraste com somente 130 por câncer de pulmão, apesar de o risco relativo ser maior para o câncer de pulmão e de que a proporção de mortes atribuíveis ao tabagismo seja maior para o câncer de pulmão. Por que isso acontece? Isso é resultado do fato de que o nível de mortalidade em fumantes é muito maior por CHD do que por câncer de pulmão (669 comparado a 140)

TABELA 12-3. Resumo dos Cálculos de Risco Atribuível

	No grupo exposto	Na população total
Incidência atribuível à exposição	$\left(\begin{array}{c}\text{Incidência no}\\ \textbf{grupo exposto}\end{array}\right) - \left(\begin{array}{c}\text{Incidência no}\\ \text{grupo não exposto}\end{array}\right)$	$\left(\begin{array}{c}\text{Incidência na}\\ \textbf{população total}\end{array}\right) - \left(\begin{array}{c}\text{Incidência no grupo}\\ \text{não exposto}\end{array}\right)$
Proporção de incidência atribuível à exposição	$\dfrac{\left(\begin{array}{c}\text{Incidência no}\\ \textbf{grupo exposto}\end{array}\right) - \left(\begin{array}{c}\text{Incidência no grupo}\\ \text{não exposto}\end{array}\right)}{\text{Incidência no }\textbf{grupo exposto}}$	$\dfrac{\left(\begin{array}{c}\text{Incidência na}\\ \textbf{população total}\end{array}\right) - \left(\begin{array}{c}\text{Incidência no grupo}\\ \text{não exposto}\end{array}\right)}{\text{Incidência na }\textbf{população total}}$

e que o risco atribuível (a diferença entre o risco total em fumantes e o risco basal) é muito maior para CHD do que para câncer de pulmão.

CONCLUSÃO

Neste capítulo, introduzimos o conceito de risco atribuível e descrevemos como é calculado e interpretado. O risco atribuível é sumarizado nos quatro cálculos mostrados na Tabela 12-3.

Os conceitos de risco relativo e risco atribuível são essenciais para a compreensão do processo causal e o potencial para prevenção. Diversas medidas de risco têm sido discutidas atualmente: (1) risco absoluto, (2) risco relativo, (3) *odds ratio*, e (4) risco atribuível.

No próximo capítulo, revisaremos brevemente os delineamentos e conceitos de risco antes da discussão sobre como utilizar as estimativas de excesso de risco para derivar inferências causais.

REFERÊNCIAS

1. Mokdad AH, Marks JS, Stroup DF, et al: Actual causes of death in the United States, 2000. JAMA 291:1238-1245, 2004, with the correction from JAMA 293:298, 2005.
2. Doll R, Peto R: Mortality in relation to smoking: Twenty years' observations on male British doctors. Br Med J 2:1525-1536, 1976.
3. Levin ML: The occurrence of lung cancer in man. Acta Unio Int Contra Cancrum 9:531, 1953.
4. Leviton A: Definitions of attributable risk. Am J Epidemiol 98:231, 1973.

QUESTÕES DE REVISÃO DO CAPÍTULO 12

1. Diversos estudos têm encontrado que aproximadamente 85% dos casos de câncer de pulmão são devidos ao tabagismo. Essa medida é um exemplo de:
   a. Uma taxa de incidência
   b. Um risco atribuível
   c. Um risco relativo
   d. Um risco de prevalência
   e. Uma taxa de mortalidade proporcional

As questões 2 e 3 se referem às informações a seguir:

Os resultados de um estudo de coorte de 10 anos sobre tabagismo e doença coronariana (CHD) são mostrados abaixo:

No início do estudo	DESFECHOS APÓS 10 ANOS	
	Desenvolveram CHD	Não desenvolveram CHD
2.000 fumantes saudáveis	65	1.935
4.000 não fumantes saudáveis	20	3.980

2. A incidência de CHD em fumantes que pode ser atribuída ao tabagismo é:

3. A proporção da incidência total de CHD nos fumantes que é atribuível ao tabagismo é:

As questões 4 e 5 são baseadas nas informações a seguir:

Em um estudo de coorte sobre tabagismo e câncer de pulmão, a incidência de câncer de pulmão encontrada entre fumantes foi de 9/1.000 e a incidência entre não fumantes foi de 1/1.000. De outra fonte, sabemos que 45% da população total eram de fumantes.

4. A incidência de câncer de pulmão atribuível ao tabagismo na população total é:

5. A proporção do risco na população total atribuível ao tabagismo é:

APÊNDICE DO CAPÍTULO 12: FÓRMULA DE LEVIN PARA O RISCO ATRIBUÍVEL NA POPULAÇÃO TOTAL

Outra maneira de calcular essa proporção para a população total é usar a Fórmula de Levin:[3]

$$\frac{p(r-1)}{p(r-1)+1}$$

onde p é a proporção da população com a característica ou exposição e r é o risco relativo (ou *odds ratio*).

Leviton[4] mostrou que a Fórmula de Levin[3] e a seguinte fórmula são algebricamente idênticas:

$$\frac{\left(\begin{array}{c}\text{Incidência na}\\\text{população total}\end{array}\right)-\left(\begin{array}{c}\text{Incidência no}\\\text{grupo não exposto}\end{array}\right)}{\text{Incidência na população total}}$$

Capítulo 13

Uma Pausa para Revisão: Comparação entre Estudos de Coorte e de Casos-Controle

Neste ponto de nossa discussão, faremos uma pausa para revisar parte do material abordado na Seção II. Como a apresentação se dá de uma maneira gradual, é importante que o leitor entenda o que foi discutido até aqui.

Primeiro, vamos comparar os delineamentos dos estudos de coorte e casos-controle, como visto na Figura 13-1. O ponto importante que diferencia os delineamentos é que no estudo de coorte, pessoas expostas e não expostas são comparadas e no estudo de casos-controle, pessoas com doença (casos) e sem doença (controles) são comparadas (Fig.13-2A). Em estudos de coorte, comparamos a incidência de doença em indivíduos expostos e não expostos e, em estudos de casos-controle, comparamos as proporções de quem tem a exposição de interesse entre pessoas com e sem a doença (Fig. 13-2B).

A Tabela 13-1 apresenta uma comparação detalhada dos delineamentos dos estudos de coorte prospectivo, retrospectivo (histórico) e casos-controle. Se o leitor acompanhou a discussão na Seção II até esse ponto, a tabela deverá ser facilmente compreendida.

Quando começamos um estudo de coorte com grupos de expostos e não expostos, podemos estudar somente a exposição específica que distingue um grupo do outro. Mas, como mostra a Figura 13-3, podemos estudar múltiplos desfechos ou doenças em relação à exposição de interesse. A maioria dos estudos de coorte começa com indivíduos expostos e não expostos. Menos comum é a situação em que começamos com uma população definida em que a população do estudo é selecionada com base em um fator não relacionado com exposição, como local de moradia, com alguns membros da coorte tornando-se expostos enquanto outros não (Fig. 13-4). Em um estudo de coorte que começa com uma população definida, é possível estudar múltiplas exposições. Assim, por exemplo, no Estudo de Framingham, foi possível estudar muitas exposições, incluindo peso, pressão sanguínea, nível de colesterol, fumo e atividade física entre os participantes residentes em Framingham, Massachussets.

Em estudos de coorte, a incidência tanto no grupo dos expostos quanto no dos não expostos *pode* ser calculada, e podemos, portanto, calcular diretamente o risco relativo. Estudos de coorte prospectivos minimizam o potencial do viés de memória e outros vieses de avaliação da exposição e apresentam maior validade na mensuração das exposições. Entretanto, em estudos de coorte retrospectivos, que requerem dados do passado, esses problemas podem ser significativos. Estudos de coorte são desejáveis quando a exposição de interesse é rara. Em um delineamento de casos-controle, provavelmente não identificaremos um número suficiente de pessoas expostas quando lidamos com uma exposição rara. Em estudos de coorte prospectivos em particular, é provável que se obtenha melhores dados da relação temporal entre exposição e desfecho; isto é, a exposição precedeu o desfecho? Uma das desvantagens dos estudos de coorte é que

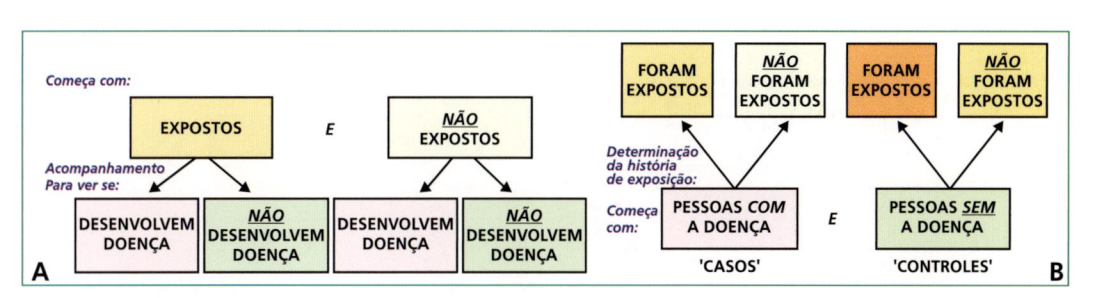

Figura 13-1. Delineamentos de estudos de coorte e casos-controle. **A.** Estudo de coorte. **B.** Estudo de casos-controle.

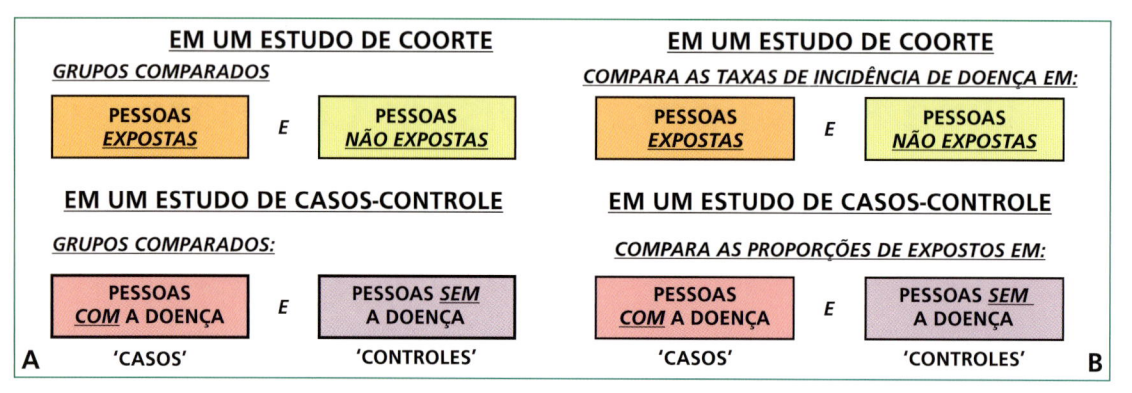

Figura 13-2. Comparação dos delineamentos de estudos de coorte e casos-controle. **A.** Grupos comparados. **B.** Medidas de desfechos.

geralmente requerem grandes populações, e geralmente estudos de coorte prospectivos são especialmente caros, pois é necessário o acompanhamento de grande número de pessoas ao longo do tempo. Maior potencial de viés na avaliação do desfecho está presente nos estudos de coorte do que nos estudos de casos-controle. Finalmente, estudos de coorte, com frequência, se tornam impraticáveis quando a doença estudada é rara.

Como visto na Tabela 13-1, estudos de casos-controle apresentam inúmeras vantagens. São razoavelmente baratos e requerem um número relativamente pequeno de sujeitos para o estudo. São preferenciais quando a ocorrência da doença é rara, pois se fosse utilizado um estudo de coorte nessas circunstâncias um número enorme de pessoas teria que ser acompanhado para gerar indivíduos doentes em números suficientes para o estudo. Como se pode ver na Figura 13-5, em um estudo de casos-controle, por começarmos com casos e controles, podemos estudar mais de um possível fator etiológico e explorar interações entre eles.

Como os estudos de casos-controle frequentemente requerem dados sobre eventos ou exposições ocorridas no passado, seguidamente enfrentamos dificuldades na utilização de tais informações (incluindo o potencial viés de memória). Além disso, como discutido em detalhes, a seleção de um grupo-controle apropriado é um dos principais problemas metodológicos encontrados pela epidemiologia. Na maioria dos estudos de casos-controle, não podemos calcular a incidência de doença na população total ou em grupos de expostos e não expostos sem algumas informações suplementares.

O delineamento dos estudos de casos-controle aninhados combina elementos dos estudos de coorte e de casos-controle e oferecem algumas vantagens. A possibilidade do viés de memória é eliminada, pois os dados de exposição são obtidos antes de a doença se desenvolver. Os dados de exposição representam melhor os estados anteriores à doença, pois são obtidos anos antes de seu diagnóstico clínico. Finalmente, os custos são mais baixos do que os de um estudo de coorte, pois testes laboratoriais precisam ser realizados somente nas amostras dos sujeitos que são, posteriormente, escolhidos como casos ou controles.

Além do delineamento dos estudos de coorte e casos-controle, discutimos o delineamento dos estudos transversais, nos quais dados de exposição e des-

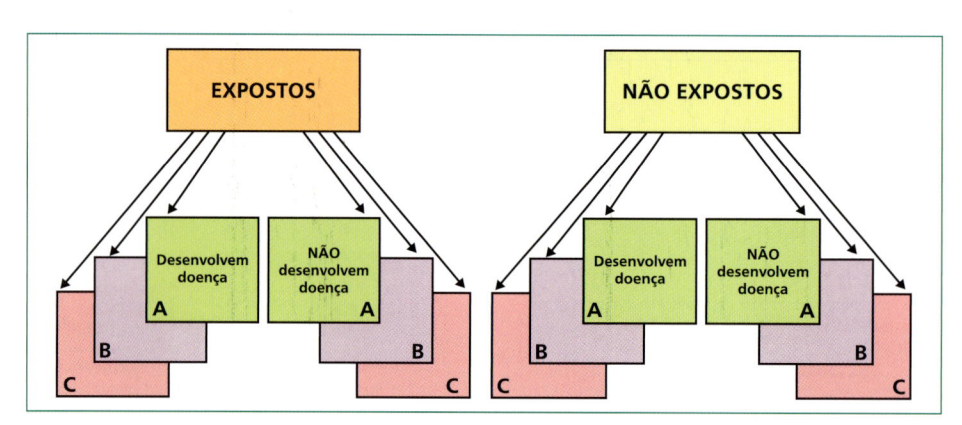

Figura 13-3. Em um estudo de coorte que começa com um grupo de expostos e um de não expostos, podemos estudar múltiplos desfechos, mas somente uma exposição.

TABELA 13-1. Comparações entre Estudos de Coorte e de Casos-Controle

	Estudos de coorte		Estudos de casos-controle
	Prospectivos	*Retrospectivos*	
A. Grupo de estudo	Pessoas expostas: $(a + b)$	Pessoas expostas: $(a + b)$	Pessoas com doença (casos): $(a + c)$
B. Grupo de comparação	Pessoas não expostas: $(c + d)$	Pessoas não expostas: $(c + d)$	Pessoas sem doença (controles): $(b + d)$
C. Medidas dos desfechos	Incidência nos expostos $\left(\dfrac{a}{a+b}\right)$ e Incidência nos não expostos $\left(\dfrac{c}{c+d}\right)$	Incidência nos expostos $\left(\dfrac{a}{a+b}\right)$ e Incidência nos não expostos $\left(\dfrac{c}{c+d}\right)$	Proporção de casos expostos $\left(\dfrac{a}{a+c}\right)$ e Proporção de controles expostos $\left(\dfrac{b}{b+d}\right)$
D. Medidas de risco	Risco absoluto / Risco relativo / *Odds ratio* / Risco atribuível	Risco absoluto / Risco relativo / *Odds ratio* / Risco atribuível	— / — / *Odds ratio* / Risco atribuível[†]
E. Relação temporal entre exposição e doença	Fácil de estabelecer	Algumas vezes é difícil estabelecer	Algumas vezes é difícil estabelecer
F. Múltiplas associações	Possibilidade de estudar associações de uma exposição a diversas doenças*	Possibilidade de estudar associações de uma exposição a diversas doenças*	Possibilidade de estudar associações de uma doença a diversas exposições ou fatores
G. Tempo necessário para o estudo	Geralmente longo, pela necessidade de acompanhamento das pessoas	Pode ser curto	Relativamente curto
H. Custos do estudo	Caro	Geralmente mais barato que um estudo prospectivo	Relativamente barato
I. Tamanho de população necessária	Relativamente grande	Relativamente grande	Relativamente pequeno
J. Potenciais vieses	Determinação do desfecho	Suscetível a vieses tanto na determinação da exposição quanto do desfecho	Determinação da exposição
K. Vantagens	Exposição é rara	Exposição é rara	Doença é rara
	Doença é frequente entre expostos	Doença é frequente entre expostos	Exposição é frequente entre os doentes
L. Problemas	Seleção do grupo de não expostos para comparação é, frequentemente, difícil	Seleção do grupo de não expostos para comparação é, frequentemente, difícil	Seleção de controles apropriados é, frequentemente, difícil
	Mudanças ao longo do tempo em métodos e critérios	Mudanças ao longo do tempo em métodos e critérios	Informações incompletas sobre exposição

*Também é possível estudar múltiplas exposições quando a população estudada for selecionada com base em um fator não relacionado com a exposição.
[†]Informação adicional deve estar disponível.

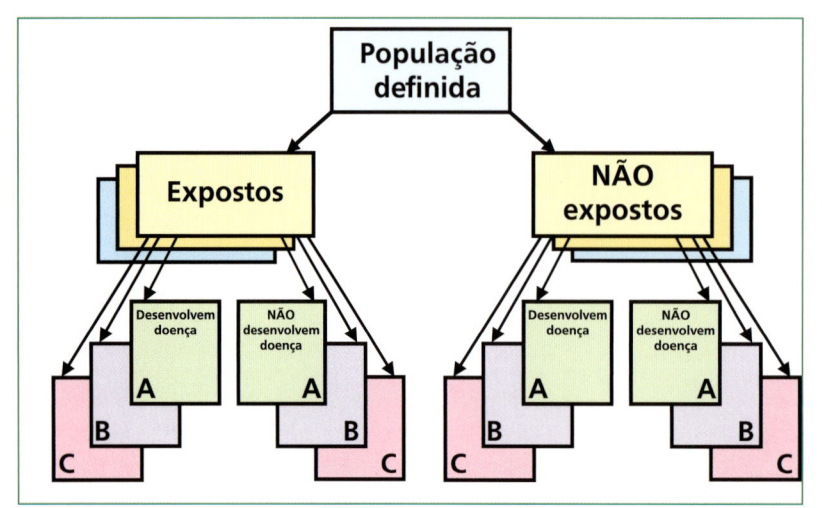

Figura 13-4. Em um estudo de coorte que começa com uma população definida, podemos estudar tanto múltiplas exposições quanto múltiplos desfechos.

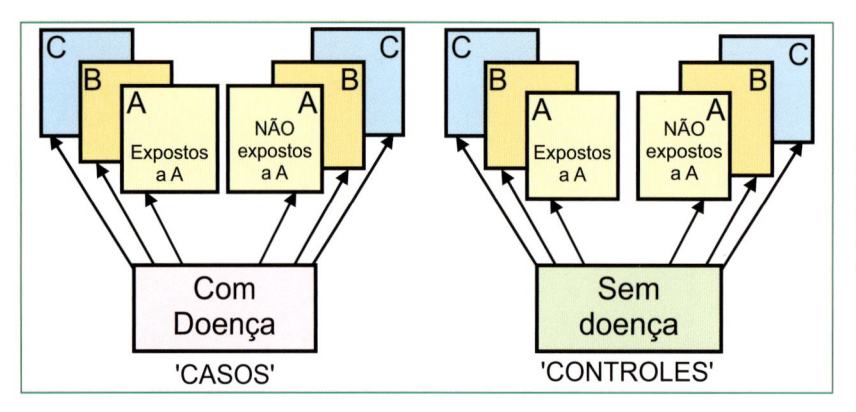

Figura 13-5. Em um estudo de casos-controle que começa identificando casos e controles, podemos estudar múltiplas exposições, mas somente um desfecho.

fecho são coletados simultaneamente em cada sujeito. A Tabela 13-1 é limitada aos estudos de coorte e casos-controle; estudos transversais foram discutidos no Capítulo 10. Os dados de um estudo transversal podem ser analisados pela comparação das prevalências de doença em indivíduos expostos e não expostos, ou pela comparação da prevalência de exposição em pessoas com e sem a doença (ver p. 210). Embora os dados de estudos Transversais sejam frequentemente obtidos em pesquisas e possam ser muito úteis, geralmente não permitem ao investigador determinar a relação temporal entre exposição e desenvolvimento de doença. Como resultado, seu valor para a derivação de inferências causais é limitado. No entanto, podem fornecer direcionamentos importantes para pesquisas adicionais utilizando-se delineamentos de coorte, casos-controle e casos-controle aninhados.

Capítulo 14

Da Associação à Causa: Inferências Causais em Estudos Epidemiológicos

Nem tudo que pode ser contado conta, e nem tudo o que conta pode ser contado
— Willian Bruce Cameron, 1963.[1]

Objetivos de aprendizagem

- Descrever a sequência usual dos delineamentos de estudos utilizados para abordar questões de etiologia em populações humanas
- Diferenciar associações falsas (espúrias) e reais em estudos observacionais
- Definir fator necessário e fator suficiente no contexto das relações causais
- Apresentar diretrizes para julgar se uma associação é causal, baseada nos manuais elaborados pelo "U.S. Surgeon General", e discutir a aplicação dessas diretrizes em questões mais amplas sobre inferências causais
- Descrever como os manuais de causalidade originalmente propostos pelo "U.S. Surgeon General", foram modificados e utilizados pelo Serviço de Saúde Pública dos EUA (U.S. Public Health Service) e Força Tarefa para Serviços Preventivos dos EUA, (U.S. Preventive Services Task Force)

Nos capítulos anteriores, discutimos os delineamentos dos estudos epidemiológicos utilizados para determinar a existência de associação entre exposição e doença (Fig. 14-1A). Abordamos diferentes tipos de medidas de risco utilizadas para expressar, quantitativamente, um excesso no risco. Se determinarmos que uma exposição esteja associada a uma doença, a pergunta seguinte é: a associação observada reflete uma relação causal? (Fig. 14-1B).

Embora a Figura 14-1A e B se refira a uma exposição ambiental, ela poderia, também, apresentar uma ou mais características genéticas específicas ou uma combinação entre elas. Como veremos no Capítulo 16, estudos etiológicos de uma doença geralmente abordam as contribuições tanto de fatores ambientais quanto genéticos e suas interações.

Este capítulo discute a derivação de inferências causais em epidemiologia. Vamos começar perguntando: "Que abordagens estão disponíveis para o estudo da etiologia de uma doença?"

ABORDAGENS PARA O ESTUDO DA ETIOLOGIA DE UMA DOENÇA

Se estivermos interessados em saber se certa substância é carcinogênica em humanos, um primeiro passo para o estudo dos efeitos dessa substância pode ser expor animais ao carcinógeno em ambientes laboratoriais controlados. Embora esses estudos com animais permitam o controle da dose de exposição e de outras condições ambientais e genéticas de maneira precisa, além de manter mínimas perdas no acompanhamento, ao final do estudo encontramos dificuldades em extrapolar dados de diferentes espécies, de populações animais para populações humanas. Certas doenças

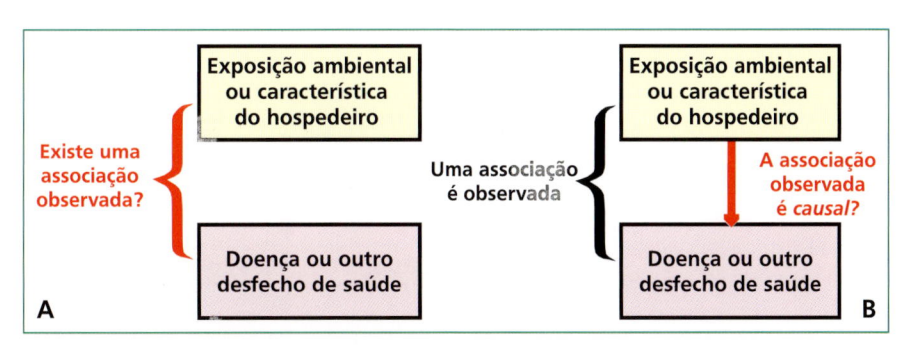

Figura 14-1. A. Observamos uma associação entre exposição e doença? **B.** A associação observada entre exposição e doença é causal?

observadas em humanos não ocorrem nem podem ser produzidas em animais. Também é difícil extrapolar doses utilizadas em animais para humanos, e as espécies diferem em suas respostas. Assim, embora tais estudos toxicológicos possam ser muito úteis, eles deixam muitas incertezas sobre a generalização dos achados em animais para seres humanos.

Podemos, também, utilizar sistemas *in vitro*, como culturas de células ou de órgãos. Entretanto, como são sistemas artificiais, enfrentamos novamente as dificuldades em extrapolar seus dados para organismos humanos.

Em vista dessas limitações, se quisermos ser capazes de chegar a uma conclusão sobre o fato de uma substância causar doença em humanos, necessitamos fazer *observações em populações humanas*. Como não podemos, na prática, eticamente randomizar seres humanos para a exposição a um carcinógeno suspeito, dependemos de observações não randomizadas, como as feitas em estudos de coorte e casos-controle.

Abordagens Etiológicas em Populações Humanas

A epidemiologia se vale do que tem sido denominado de experimentos "não planejados" ou "naturais". (Alguns consideram essa frase contraditória, pois a palavra "experimento" implica em uma exposição planejada.) O significado de experimentos *não planejados* ou *naturais* é que aproveitamos grupos de pessoas que foram expostas não por motivos de estudo, como coortes ocupacionais em indústrias específicas ou pessoas expostas a produtos químicos tóxicos. Exemplos incluem pessoas afetadas pelo vazamento de um gás venenoso em uma indústria de pesticidas em Bhopal, na Índia, em 1984 e os residentes de Hiroshima e Nagasaki, no Japão, expostos à radiação das bombas atômicas em 1945. Cada um desses grupos expostos pode ser comparado a um grupo de não expostos para determinar se há aumento de risco de certo efeito adverso entre eles.

Na condução de um estudo com seres humanos, a sequência mostrada na Figura 14-2 geralmente é seguida:

O passo inicial pode consistir em *observações clínicas* à beira do leito. Por exemplo, quando o cirurgião Alton Ochsner observou que praticamente todos os pacientes que operava por câncer de pulmão relatavam histórias de tabagismo, ele esteve entre os primeiros a sugerir uma possível relação causal.[2] Um segundo passo é tentar identificar *dados rotineiramente disponíveis* e analisar o que pode esclarecer a questão. Podemos então conduzir *novos estudos,* como de coorte e casos-controle, discutidos nos Capítulos 9 e 10, que são especificamente designados a determinar se há associação entre exposição e doença, e se existe relação causal entre elas.

O primeiro e usual passo na realização de novos estudos para explorar a relação é, em geral, um *estudo de casos-controle*. Por exemplo, se Ochsner quisesse explorar melhor sua sugestão de que o tabagismo estaria associado ao câncer de pulmão, poderia comparar estórias de tabagismo em grupos com e sem câncer de pulmão – um estudo de casos-controle.

Se um estudo de casos-controle evidencia que certa exposição é suspeita, devemos, em seguida, realizar *um estudo de coorte* (p. ex., comparando fumantes e não fumantes e determinando a taxa de câncer de pulmão em cada grupo ou comparando trabalhadores expostos a uma toxina industrial com trabalhadores não expostos). Embora, teoricamente, um ensaio clínico randomizado seja o passo seguinte, como discutido anteriormente, quase nunca são utilizados para estudar os efeitos de supostas toxinas ou carcinó-

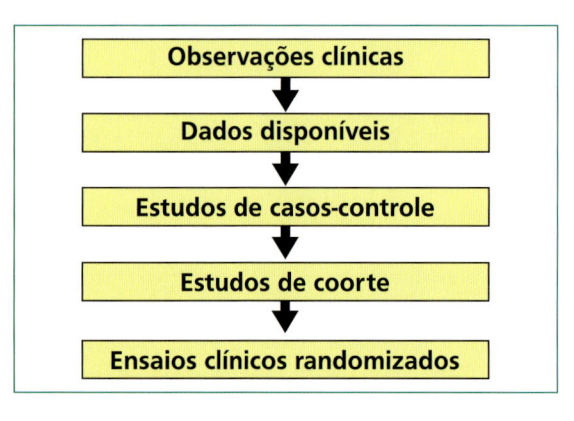

Figura 14-2. Sequência frequente de estudos em populações humanas.

Observações clínicas → Dados disponíveis → Estudos de casos-controle → Estudos de coorte → Ensaios clínicos randomizados

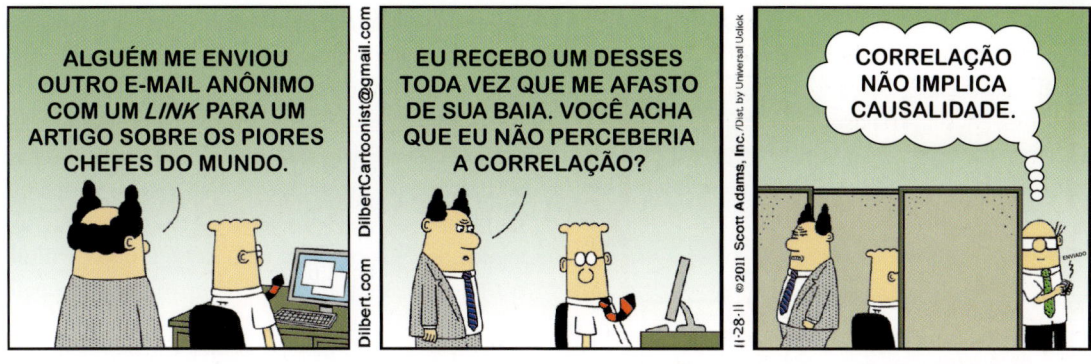

Figura 14-3. Outro exemplo de associação ou causalidade. (DILBERT © 2011 Scott Adams. Usada com permissão da UNIVERSAL UCLICK. Todos os direitos reservados.)

genos, sendo geralmente usados apenas para agentes potencialmente benéficos.

Conceitualmente, um processo de dois passos é seguido na realização de estudos e avaliação de evidências. Entretanto, na prática, este processo frequentemente se torna interativo e escapa de uma sequência fixa:

1. Determinamos se há associação ou correlação entre uma exposição ou característica e o risco de doença (Fig. 14-3). Para isso, utilizamos:
   a. Estudos de características coletivas: estudos ecológicos (discutidos no Capítulo 10, página 208).
   b. Estudos de características individuais: estudos de casos-controle, coorte e outros tipos.
2. Se uma associação é demonstrada, determinamos se ela tem probabilidade de ser causal.

TIPOS DE ASSOCIAÇÕES

Associações Reais ou Falsas

Vamos tratar dos tipos de associações que podem ser observadas em estudos de coorte ou casos-controle. Se observarmos uma associação, a primeira questão é: "A associação é verdadeira (real) ou falsa (espúria)?" Por exemplo, se delineamos um estudo para selecionar controles que tendam a não ser expostos, podemos observar uma associação entre exposição e doença (*i.e.*, mais exposição nos casos do que controles). Essa não seria uma associação verdadeira, mas resultante do delineamento do estudo. Lembre que esse assunto foi tratado no Capítulo 10, como no estudo de consumo de café e câncer de pâncreas. A possibilidade sugerida foi de que os controles selecionados para o estudo tinham uma taxa menor de consumo de café do que a encontrada na população em geral.

Interpretação de Associações Reais

Se a associação observada for real, ela é causal? A Figura 14-4 apresenta duas possibilidades. A Figura 14-4A mostra uma associação causal: observamos associação entre exposição e doença, como indicado pela chave, e a exposição induz o desenvolvimento da doença, como indicado pela seta. A Figura 14-4B mostra a mesma associação observada entre exposição e doença, mas estão associadas, somente, por estarem ambas ligadas a um terceiro fator, aqui denominado de *fator*

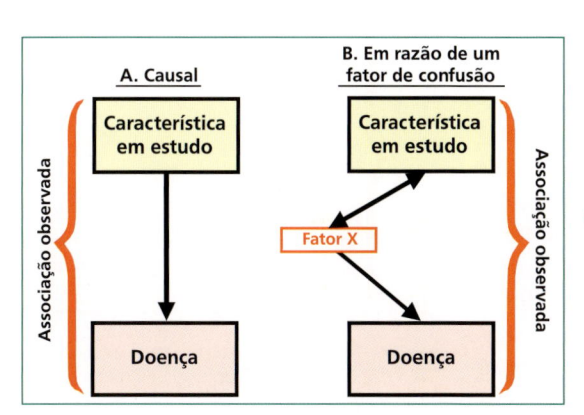

Figura 14-4. Tipos de associações.

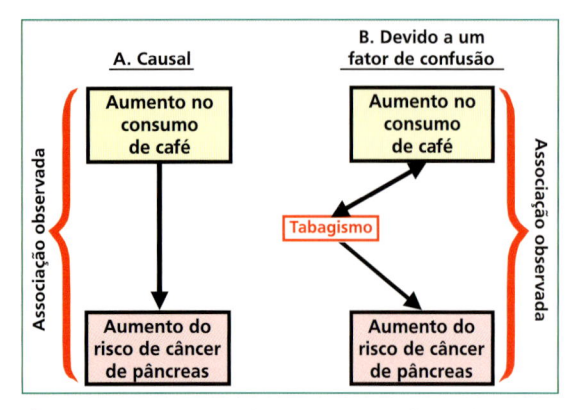

Figura 14-5. Interpretação de uma associação observada entre o aumento no consumo de café e o aumento do risco de câncer de pâncreas.

portante sermos capazes de distinguir entre uma associação causada por uma relação causal de outra que se deve a um fator de confusão (não causal).

Vamos ver outro exemplo. Há muitos anos sabe-se que o tabagismo em gestantes está associado ao nascimento de bebês com baixo peso. Como visto na Figura 14-7, o efeito não é apenas o nascimento de alguns bebês com baixo peso nesse grupo de mulheres. Além disso, toda curva de distribuição de peso é desviada para a esquerda em bebês cujas mães eram fumantes. A redução do peso ao nascer também não é um resultado de gestações mais curtas. Os bebês das fumantes são menores do que os das não fumantes em todas as idades gestacionais (Fig. 14-8). Também deve ser observada uma relação dose-resposta (Fig. 14-9). Quanto mais a mulher fuma, maior é o risco de ter um bebê com baixo peso. Por muitos anos, a interpretação dessa associação foi motivo de grande controvérsia. Muitos acreditavam que a associação refletia uma relação causal, enquanto outros, incluindo um importante estatístico, Jacob Yerushalmy, acreditavam que se devia a um fator de confusão e não era causal. Ele escreveu:

> Uma comparação entre fumantes e não fumantes mostra que os grupos diferem marcadamente em relação a muitas variáveis ambientais, comportamentais e biológicas. Por exemplo, as fumantes usam menos contraceptivos e planejam menos suas gestações. É mais provável que as fumantes bebam café, cerveja e uísque e as não fumantes, chá, leite ou vinho. As fumantes tendem a apresentar esses hábitos em excesso. Geralmente as não fumantes são mais moderadas do que as fumantes, que apresentam comportamentos extremos e sem cuidados com o estilo de vida. Notam-se algumas diferenças biológicas entre elas: em fumantes há maiores taxas de gêmeos, somente em mulheres brancas, e a menarca ocorre mais precocemente do que em não fumantes.[3]

X. Essa associação é resultado de um fator de confusão e não é causal. Os fatores de confusão serão discutidos detalhadamente no Capítulo 15.

No Capítulo 10, discutimos essa questão em relação ao estudo de McMahon sobre café e câncer de pâncreas. McMahon observou associação entre consumo de café e risco de câncer de pâncreas. A associação entre tabagismo e câncer de pâncreas já era conhecida, e consumo de café e hábito de fumar estão intimamente relacionados (poucos fumantes não tomam café) (Fig. 14-5). Portanto, a associação observada entre consumo de café e câncer de pâncreas seria uma relação causal, ou a associação seria decorrente de café e tabagismo estarem relacionados, e que o tabagismo é um conhecido fator de risco para o câncer de pâncreas?

O mesmo tema é exemplificado pela associação observada entre aumento do nível de colesterol sérico e risco de doença arterial coronariana (CHD) (Fig. 14-6). O aumento do colesterol é fator causal para aumento do risco de CHD, ou a associação observada se deve a um fator de confusão? Isso é, estamos observando uma associação do aumento do colesterol e CHD, pois ambos estão associados a um fator X (como um perfil genético em particular), que pode causar um aumento tanto de colesterol quanto do risco de CHD?

Essa distinção é realmente importante? Que diferença faz? A resposta é que faz uma diferença tremenda, tanto do ponto de vista clínico, quanto de saúde pública. Se a relação é causal, teremos sucesso na redução do risco de CHD se conseguirmos reduzir os níveis de colesterol. No entanto, se a relação se deve ao fator de confusão, então o risco aumentado de CHD é causado pelo fator X. Portanto, mudanças nos níveis de colesterol sérico não terão efeitos sobre o risco de CHD. Dessa maneira, é extremamente im-

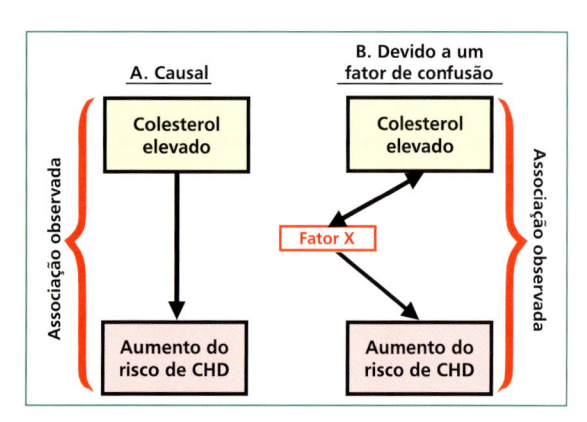

Figura 14-6. Interpretação de uma associação observada entre nível de colesterol elevado e aumento do risco de doença arterial coronariana (CHD).

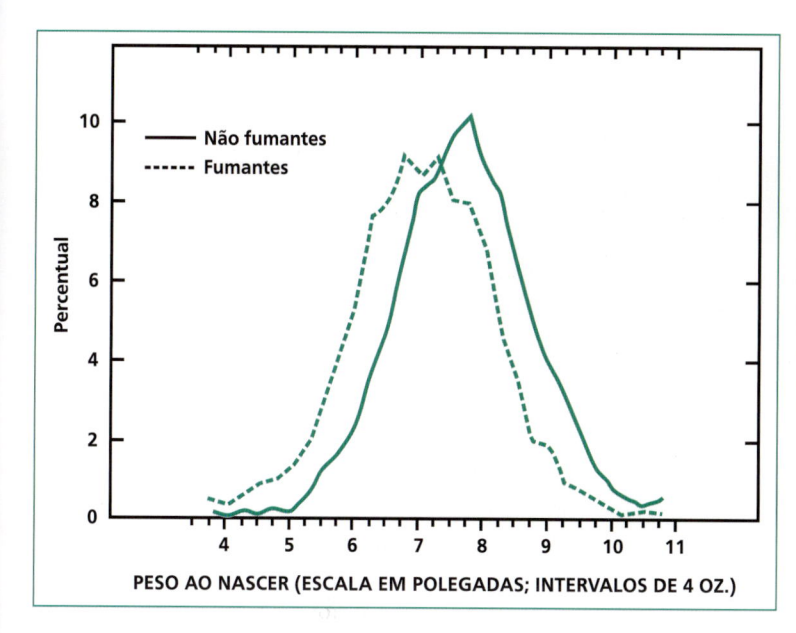

Figura 14-7. Distribuição percentual do peso ao nascer de bebês de mães que não fumaram durante a gestação e das que fumaram 1 ou mais maços de cigarro por dia. (Dados do U.S. Department of Health, Education, and Welfare: The Health Consequences of Smoking. Washington, DC, Public Health Service, 1973, p. 105.)

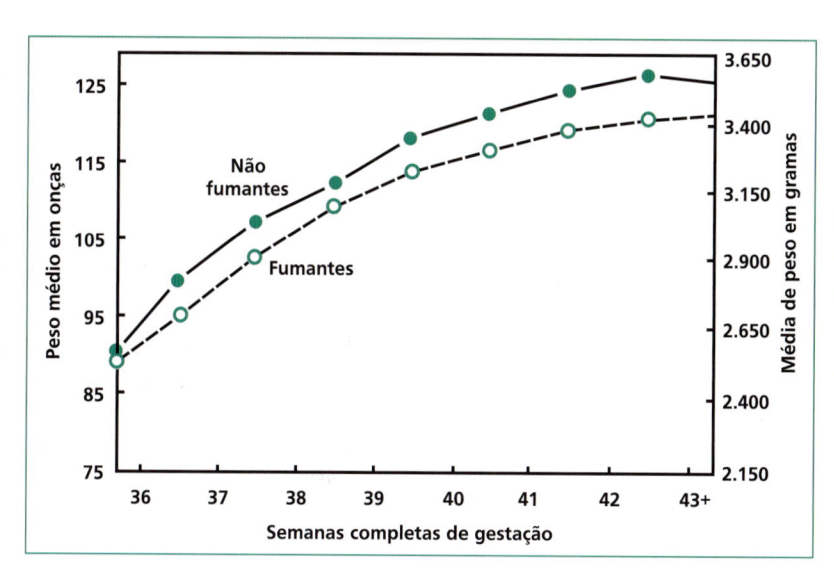

Figura 14-8. Média de peso ao nascer por semanas de gestação, de acordo com o tabagismo materno. (Dados do U.S. Department of Health, Education, and Welfare: The Health Consequences of Smoking. Washington, DC, Public Health Service, 1973, p. 104.)

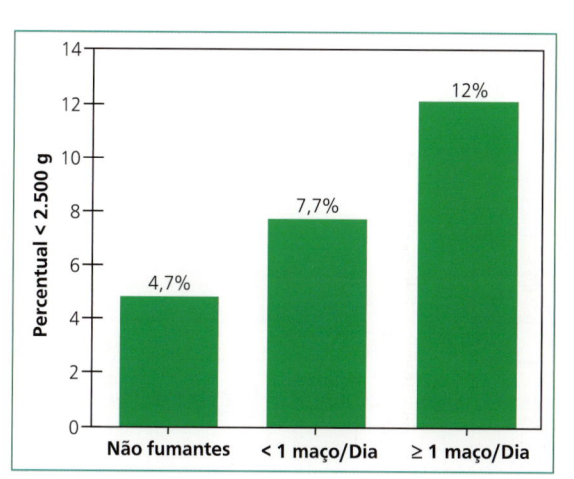

Figura 14-9. Percentual de gestações ($n = 50.267$) de bebês com menos de 2.500 gramas, por categoria de tabagismo materno. (Adaptada de Ontario Department of Health: Second Report of the Perinatal Mortality Study in Ten University Teaching Hospitals. Toronto, Ontario, Department of Health, Ontario Perinatal Mortality Study Committee, Vol. I, 1967, p. 275.)

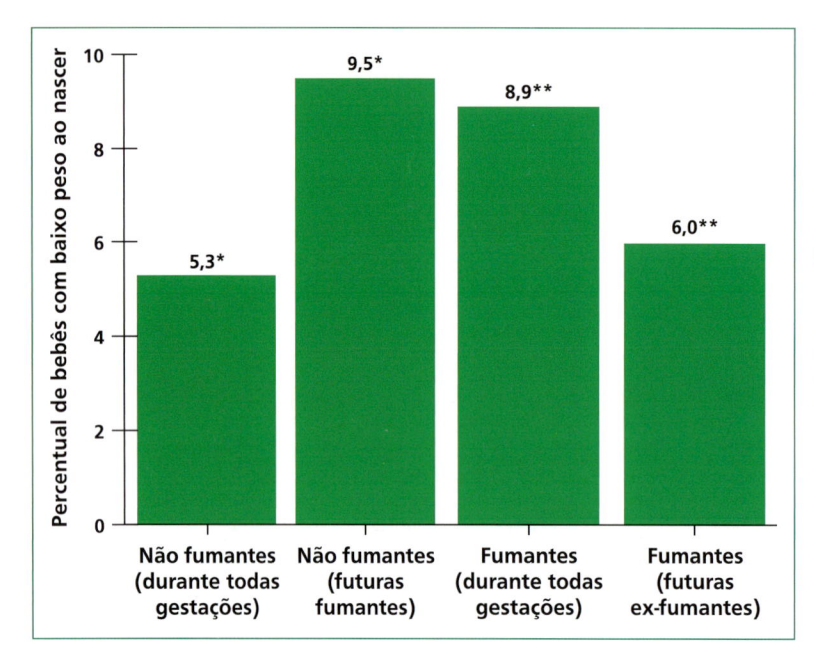

Figura 14-10. Percentual de baixo peso ao nascer pelo *status* de tabagismo materno (*P < 0,01; **P < 0,02). (Adaptada de Yerushalmy J: Infants with low birth weigth born before their mothers started to smoke cigarrettes. Am J Obstet Gynecol 112:277-284, 1972.)

Em vista dessas muitas diferenças entre fumantes e não fumantes, Yerushalmy acreditou que não era o hábito de *fumar* que causava baixo peso ao nascer, mas o atribuía a *outras características das fumantes*. É interessante examinar o estudo que Yerushalmy conduziu para suportar sua posição naquela época. (Fig. 14-10).[3]

Ele examinou os resultados de uma gravidez (estudo da gravidez) em uma população de mulheres que tiveram várias gestações. A taxa de baixo peso ao nascer no estudo foi de 5,3% para as que não fumavam em *todas as* gestações. No entanto, se fumassem em *todas* as suas gestações, a taxa era de quase 9%. Quando examinou gestações de mulheres que não fumaram durante o estudo, mas que posteriormente se tornaram fumantes constatou que a taxa de baixo peso ao nascer de seus bebês, no estudo da gravidez, foi similar a das mulheres que fumaram em todas as gestações. Quando examinou gestações de fumantes na vigência do estudo, mas que logo após pararam de fumar, encontrou que sua taxa no estudo foi similar à das mulheres que não fumaram em todas as gestações.

Com base nesses dados, Yerushalmy concluiu que não era o fato de fumar, mas algumas características das fumantes que causavam o baixo peso. Hoje, porém, é universalmente aceito que o fumo é uma causa de nascimento de bebês com baixo peso. A natureza causal dessa relação também foi demonstrada em ensaios clínicos randomizados que reduziram a frequência de nascimentos de bebês com baixo peso através de programas de interrupção do tabagismo em gestantes. Embora essa questão esteja amplamente resolvida, é esclarecedor revisar a controvérsia e o estudo, para exemplificar as razões necessárias para se distinguir interpretações causais das não causais em associações observadas.

TIPOS DE RELAÇÕES CAUSAIS

A trajetória da relação causal pode ser *direta* ou *indireta* (Fig. 14-11). Quando é direta, o fator causa a doença diretamente, sem nenhum passo intermediário. Quando é indireta, um fator causa a doença, mas somente através de um ou mais passos intermediários.

Figura 14-11. Causas de doenças diretas *versus* indiretas.

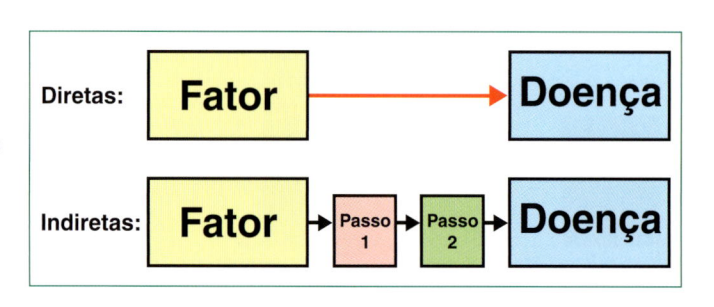

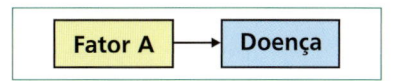

Figura 14-12. Tipos de relações causais: I. Um fator é tanto necessário quanto suficiente.

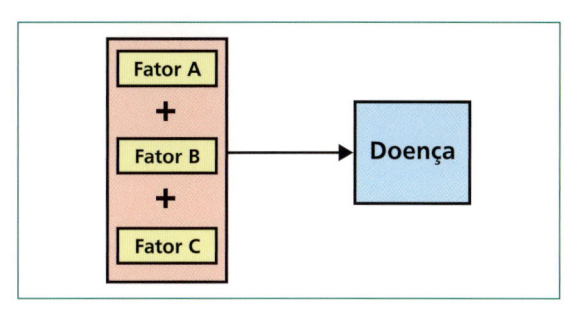

Figura 14-13. Tipos de relações causais: II. Cada fator é necessário, mas não suficiente.

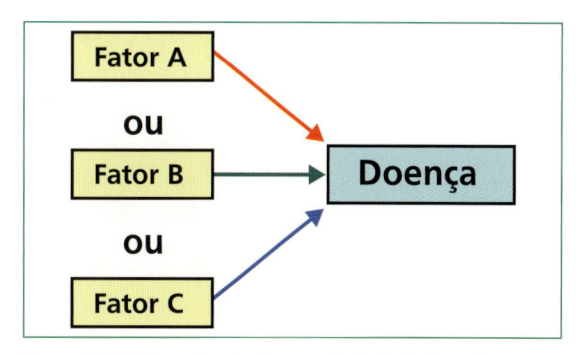

Figura 14-14. Tipos de relações causais: III. Cada fator é suficiente, mas não necessário.

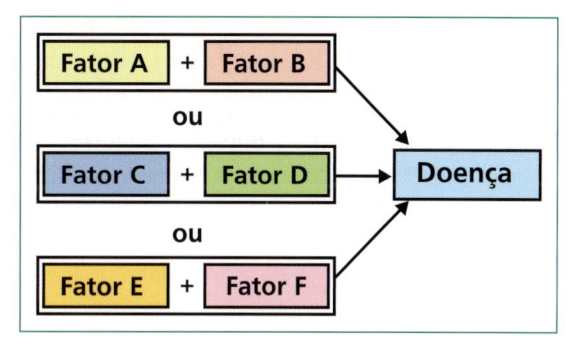

Figura 14-15. Tipos de relações causais: IV. Cada fator não é nem suficiente nem necessário.

Na biologia humana, passos intermediários estão sempre, quase presentes, em qualquer processo causal.

Se uma relação é causal, é possível que seja de quatro tipos: (1) necessária e suficiente; (2) necessária, mas não suficiente; (3) suficiente, mas não necessária; e (4) nem suficiente nem necessária.

Necessária e Suficiente

No primeiro tipo de relação causal, um fator é tanto necessário quanto suficiente para a produção da doença. Sem o fator, a doença nunca se desenvolve (o fator é necessário), e na presença do fator a doença sempre se desenvolve (o fator é suficiente) (Fig. 14-12). Essa situação muito raramente ou nunca ocorre. Por exemplo, na maioria das doenças infecciosas, um número de pessoas é exposto, algumas manifestarão a doença e outras não. Membros da família de uma pessoa com tuberculose não contraem, uniformemente, a doença. Se a dose de exposição for considerada a mesma, provavelmente há diferenças no sistema imunológico, susceptibilidade genética, ou outras características que determinam quem desenvolverá ou não a doença. Uma relação "um para um" de exposição à doença, que é a consequência de uma relação necessária e suficiente, raramente ocorre.

Necessária, mas Não Suficiente

Em outro modelo, cada fator é necessário, mas não suficiente, por si só, para causar a doença (Fig. 14-13). Dessa forma, são necessários múltiplos fatores, frequentemente em uma sequência temporal específica. Por exemplo, a carcinogênese é considerada um processo de vários estágios envolvendo iniciação e promoção. Para ocorrer o câncer, um promotor deve agir após um iniciador ter atuado. A ação isolada do iniciador ou promotor, não produzirá o câncer.

Novamente, na tuberculose, o bacilo de Koch é, claramente, um fator necessário, porém, mesmo sua presença pode não ser suficiente para produzir a doença em todos os indivíduos infectados.

Suficiente, mas Não Necessário

Neste modelo, o fator, isoladamente, pode produzir a doença, mas outros fatores atuando sozinhos também podem (Fig. 14-14). Assim, as exposições à radiação ou ao benzeno podem cada um, sem a presença do outro, causar leucemia. Mesmo nessa situação, entretanto, o câncer não se desenvolve em todos os expostos à radiação ou ao benzeno, portanto, ambos os fatores não são necessários, outros cofatores provavelmente o são. Assim, o critério de *suficiente* raramente é encontrado em um único fator.

Nem Suficiente, Nem Necessário

No quarto modelo, um fator por si só não é suficiente nem necessário para produzir doença (Fig. 14-15). Esse é um modelo mais complexo que, provavelmente, representa de maneira mais precisa a relação causal existente na maioria das doenças crônicas.

EVIDÊNCIA PARA UMA RELAÇÃO CAUSAL

Muitos anos atrás, quando as principais doenças enfrentadas pelo homem tinham origem infecciosa, a questão era saber que evidências seriam necessárias para provar que um organismo causava a doença. Em 1840, Henle propôs alguns postulados para o estabelecimento de causas, que foram expandidos por Koch nos anos 1880.[4] Os postulados para causar a doença eram:

1. O organismo é *sempre* encontrado com a doença.
2. O organismo *não* é encontrado em nenhuma outra doença.
3. O organismo, isolado de alguém que tenha a doença, e cultivado através de várias gerações, produz a doença (em experimentos com animais).

Koch acrescentou que "mesmo quando uma doença infecciosa não pode ser transmitida para animais, a presença 'regular' e 'exclusiva' do organismo [postulados 1 e 2] prova que há uma relação causal."[4]

Esses postulados, apesar de não serem perfeitos, provaram ser muito úteis para doenças infecciosas. Entretanto, como aparentemente doenças não infecciosas, assumiram grande importância a partir da metade do século 20, a questão que surgiu foi o que poderia representar uma evidência causal forte, em doenças geralmente não infecciosas em sua origem. Nelas não havia qualquer organismo a ser cultivado e que crescesse em animais. Especificamente, com a atenção direcionada à possível relação entre tabagismo e câncer de pulmão, o U.S Surgeon General selecionou um Comitê especializado para revisar a evidência. O Comitê estabeleceu um conjunto de diretrizes[5], que foram revisadas através dos anos. As próximas páginas apresentam uma lista modificada dessas diretrizes (Tabela 14-1) com alguns breves comentários.

TABELA 14-1. Diretrizes para Julgar se uma Associação é Causal

1. Relação temporal
2. Força da associação
3. Relação dose-resposta
4. Reprodutibilidade dos achados
5. Plausibilidade biológica
6. Consideração de explicações alternativas
7. Interrupção da exposição
8. Consistência com outros conhecimentos
9. Especificidade da associação

DIRETRIZES PARA JULGAR SE UMA ASSOCIAÇÃO OBSERVADA É CAUSAL

1. Relação Temporal. Está claro que quando se acredita que um fator seja causa de uma doença, a exposição deve ter ocorrido antes de a doença se desenvolver. A Figura 14-16 mostra o número de mortes por dia e a concentração média de partículas atmosféricas em Londres no início de Dezembro de 1952.[6] O padrão de aumento na concentração de partículas acompanhou o aumento na mortalidade e seu subsequente declínio foi também seguido pelo declínio da mortalidade, o achado sugeriu, fortemente, que o aumento da mortalidade foi ocasionado pelo aumento da poluição do ar. Esse exemplo demonstra o uso de dados ecológicos para explorar uma relação temporal. Maiores investigações revelaram que a mortalidade aumentada consistia, quase que totalmente, em mortes por causas respiratórias e cardiovasculares, sendo maior entre os idosos.

Em geral, é mais fácil estabelecer uma relação causal em um estudo de coorte prospectivo do que em um estudo de casos-controle ou de coorte retrospectivo. Nos dois últimos, pode ser necessário obter ou recriar, as informações sobre exposições em registros do passado e, portanto, o tempo pode ser impreciso.

A relação temporal entre exposição e doença é importante não apenas para esclarecer a ordem de suas ocorrências, mas também em relação à

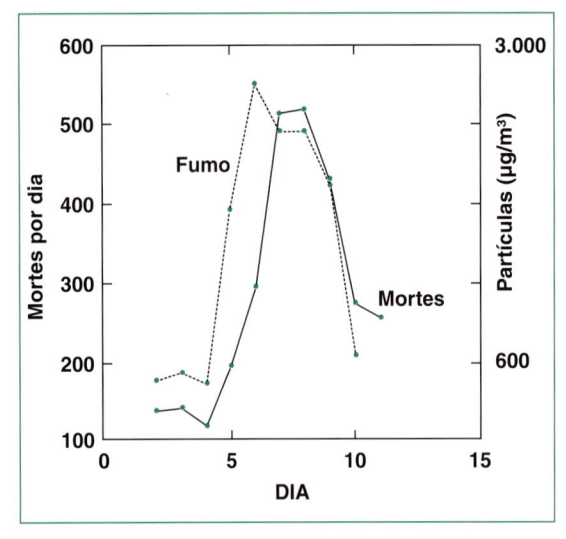

Figura 14-16. Concentração média de partículas atmosféricas (μg/m³) de quatro estações de monitorização em Londres e a contagem das mortes diárias pelo London Administrative County durante o início de Dezembro de 1952. (De: Schwartz J: Air pollution and daily mortality: A review and meta analysis. Environ Res 64:36-52, 1994.)

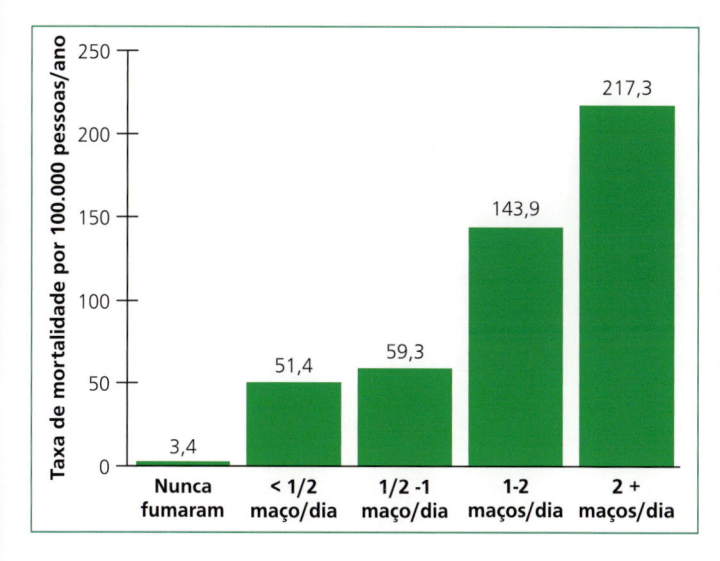

Figura 14-17. Taxas de mortalidade padronizadas por idade em razão de casos confirmados de carcinomas broncogênicos (exclusivo de adenocarcinoma) pela quantidade atual de consumo de cigarros. (Adaptada de Hammond EC, Horn D: Smoking and death rates: Report on 44 months of follow-up of 187.783 men: II. Death rates by cause. JAMA 166:1294-1508, 1958. Copyright 1958, American Medical Association.)

duração do intervalo entre elas. Por exemplo, o amianto tem sido claramente associado ao aumento do risco de câncer de pulmão, mas o período de latência entre a exposição e o aparecimento do tumor é de, no mínimo, 15 a 20 anos. Portanto, se, por exemplo, um câncer de pulmão se desenvolver somente 3 anos após a exposição ao amianto, é seguro concluir que não resultou dessa exposição.

2. *Força da Associação.* A força da associação é medida pelo risco relativo (ou *odds ratio*). Quanto mais forte for a associação, maior será a probabilidade de ser causal.
3. *Relação Dose-Resposta.* Conforme aumenta a dose de exposição, o risco de doença também aumenta. A Figura 14-17 mostra um exemplo da relação dose-resposta entre consumo de cigarros e câncer de pulmão. Se a relação dose-resposta está presente, há forte evidência de relação causal, entretanto, sua ausência não exclui, necessariamente, uma relação causal. Em alguns casos, nos quais possa existir um limiar, nenhuma doença se desenvolve até que certo nível de exposição seja atingido (seu limiar); acima desse nível, a doença poderá se desenvolver.
4. *Reprodutibilidade dos Achados.* Se a relação é causal, esperamos encontrá-la consistentemente em diferentes estudos e populações. A reprodutibilidade dos achados é particularmente importante em epidemiologia. Se uma associação é observada, esperaríamos que também fosse encontrada em subgrupos da população e em diferentes populações, a menos que haja uma razão clara para resultados diferentes.
5. *Plausibilidade Biológica.* Plausibilidade biológica diz respeito à coerência com o nível atual de conhecimentos biológicos. Muitos exemplos podem ser citados para demonstrar que observações epidemiológicas algumas vezes precedem o conhecimento biológico. Dessa forma, como foi discutido em capítulos anteriores, as observações de Gregg sobre rubéola e catarata congênita precederam qualquer conhecimento sobre vírus teratogênicos. Igualmente, a implicação da alta concentração de oxigênio na causa de fibroplasia retrolental, uma forma de cegueira em bebês prematuros, precedeu qualquer conhecimento biológico que sugerisse essa relação. No entanto, procuramos consistência nos achados epidemiológicos com o conhecimento biológico existente, e quando não é esse o caso, interpretar o significado da associação observada pode ser difícil. Precisamos, então, ser mais exigentes com os requisitos sobre o tamanho e significado de quaisquer diferenças observadas e ver nosso estudo reproduzido por outros investigadores em outras populações.
6. *Consideração de Explicações Alternativas.* Discutimos o problema da interpretação de uma associação observada em relação ao quanto ela é causal ou resultado de fator(es) de confusão. Ao julgar se a associação relatada é causal, o quanto os investigadores consideraram ou rejeitaram outras explicações possíveis são importantes temas a serem avaliados.
7. *Eliminação da Exposição.* Se um fator for causa de uma doença, esperaríamos que o risco de desenvolver essa doença diminuísse quando ocor-

Figura 14-18. Efeitos de exposição terminal: taxas de mortalidade do câncer de pulmão, padronizadas por idade e quantidade de cigarros, entre homens que continuaram a fumar e que pararam por diferentes períodos. A taxa correspondente para não fumantes foi 0,07 por 1.000. (Adaptada de Doll R, Hill AB: Mortality in relation to smoking: Ten years' observations of British doctors. BMJ 1:1399-1410, 1964.)

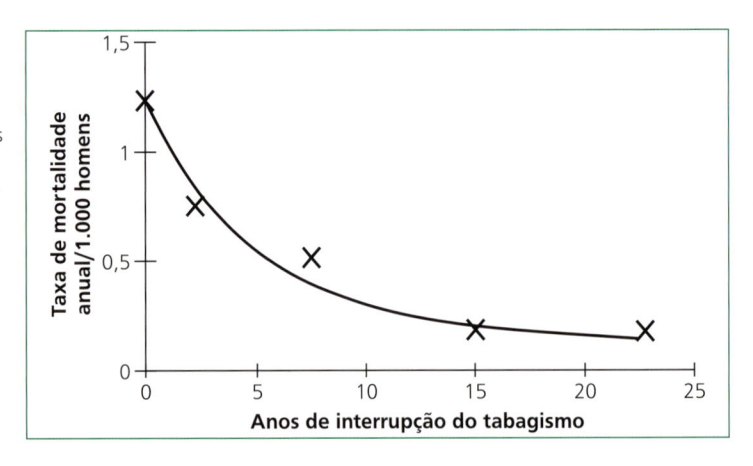

resse a redução ou eliminação da exposição. A Figura 14-18 mostra tais dados para tabagismo e câncer de pulmão.

A síndrome eosinofilia-mialgia (EMS) tomou proporções epidêmicas em 1989. Caracterizada por dor muscular severa e elevada contagem sanguínea de eosinófilos, a síndrome foi associada a preparações manufaturadas de L-triptofano. Em novembro de 1989, um recall em nível nacional das preparações de L-triptofano do mercado, feita pela Food and Drug Administration, foi seguido de uma dramática redução no número de casos de EMS reportados a cada mês (Fig. 14-19). Esse é outro exemplo de redução na incidência relacionada com eliminação da exposição, que reforça a inferência de causalidade.

Quando dados de eliminação de exposição estão disponíveis, auxiliam no fornecimento de evidências para associações causais. Entretanto, em certos casos, o processo patogênico pode ter sido irreversivelmente iniciado, e a ocorrência da doença já ter sido determinada quando da remoção da exposição. Um enfisema não será revertido com a interrupção do fumo, mas sua progressão será reduzida.

8. **Consistência com Outros Conhecimentos.** Se uma relação é causal, espera-se que os achados sejam condizentes com outros dados. Por exemplo, a Figura 14-20 mostra dados de taxas de câncer de pulmão e tabagismo em homens e mulheres.

Observa-se consistência na direção das curvas, com o aumento nas taxas de câncer de pulmão acompanhando o aumento da venda de cigarros tanto para homens quanto para mulheres. Esses dados são consistentes com o que esperaríamos se a relação entre fumo e câncer de pulmão fosse estabelecida como causal. Embora, por exemplo, a ausência de tal consistência, não deveria excluir completamente esta hipótese, se observássemos aumento nas taxas câncer de pul-

Figura 14-19. Dados sobre início da doença por mês e ano para casos de síndrome de eosinofilia-mialgia, reportadas ao Centers for Disease Control and Prevention, Atlanta, em 10 de julho de 1990. (Adaptada de Swygert LA, Maes EF, Sewell LE, et al.: Eosinophilia-myalgia syndrome: Results of national surveillance. JAMA 264:1698-1703, 1990. Copyright 1990, American Medical Association.)

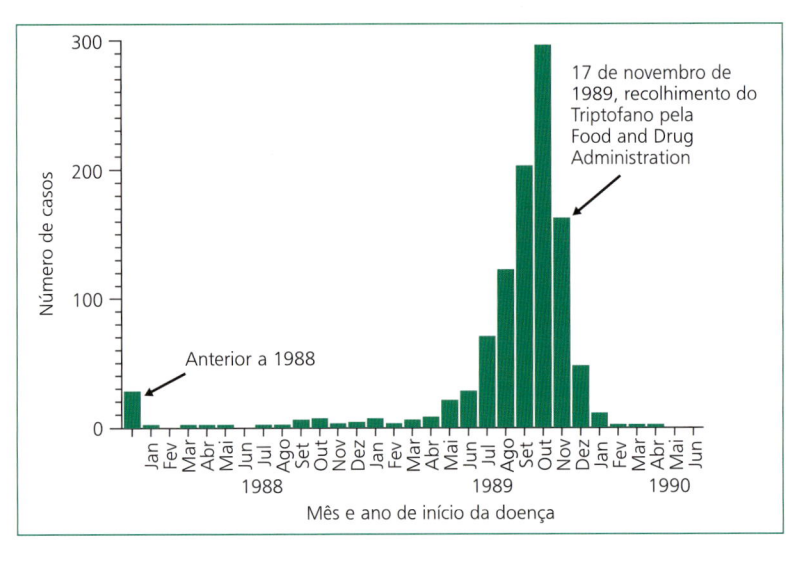

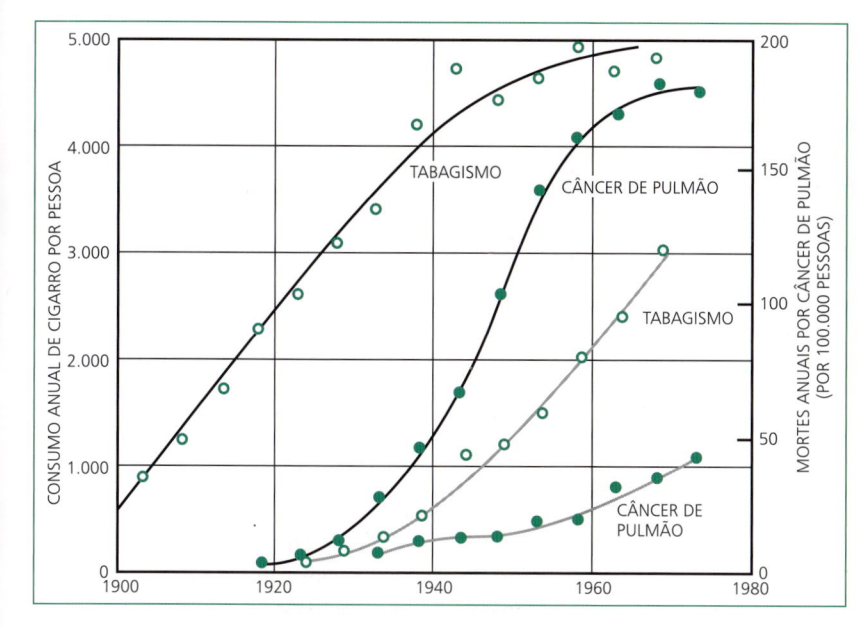

Figura 14-20. Tendências paralelas entre consumo de cigarro e câncer de pulmão em homens (curvas à esquerda) e mulheres (curvas à direita), na Inglaterra e País de Gales. (De: Cairns J: The cancer problem. Sci Am 233:64-72, 77-78, 1975.)

mão após um período de declínio de vendas de cigarros, porém, necessitaríamos explicar como essa observação poderia ser consistente com uma hipótese causal.

9. *Especificidade da Associação.* Uma associação é específica quando certa exposição está associada somente a uma doença; essa é a mais fraca de todas as diretrizes e deveria, provavelmente, ser deletada da lista. Fabricantes de cigarros afirmaram que as doenças atribuídas ao tabagismo não se encaixavam em todos os requisitos dessa lista, pois o uso de cigarros foi relacionado com o câncer de pulmão, pâncreas, e vesícula, doenças coronarianas, enfisema e outras condições.

A possibilidade de tais efeitos múltiplos de um único fator não é, de fato, surpreendente: independentemente do tecido, todas as células têm características em comum, incluindo DNA, RNA e várias estruturas subcelulares, portanto, um único agente poderia ter efeitos em múltiplos tecidos. Além disso, cigarro não é um fator único, mas constitue uma mistura de diversos componentes; em consequência, um grande número de efeitos pode ocorrer.

Quando a especificidade de uma associação é encontrada, fornece apoio adicional à inferência causal. No entanto, como na relação dose-resposta, a ausência de especificidade, de forma alguma, descarta a relação causal.

Qualquer conclusão quanto a uma associação ser causal é fortemente reforçada quando diferentes tipos de evidências, de variadas fontes, suportam tal argumentação. Além disso, o mais relevante para uma inferência causal, não é o número de diretrizes da lista, mas a determinação do *padrão total de evidências observadas* que pode ser consistente com uma ou mais das diretrizes. Sir Austin Bradford Hill eloquentemente expressou este sentimento em um ensaio escrito em 1965:

Aqui, então, estão nove diferentes pontos de vista (diretrizes) sobre todas as quais devemos estudar primeiramente a associação antes de clamar por causalidade. O que eu não acredito – e isto tem sido sugerido – que podemos estabelecer algumas regras rápidas e diretas que deveríamos obedecer antes de aceitar a causa e efeito. Nenhum dos meus nove pontos de vista pode fornecer evidência inequívoca contra ou a favor da hipótese de causa e efeito, e nenhum deles pode ser exigido como uma condição "sine qua non". O que eles podem fazer, em maior ou menor extensão, é ajudar-nos a manter nossas mentes focadas sobre a questão fundamental – existe alguma outra maneira de explicar o conjunto de fatos diante de nós, existe alguma outra maneira igualmente ou mais provável que causa e efeito?[7]

DERIVAÇÃO DE INFERÊNCIAS CAUSAIS: DOIS EXEMPLOS

Úlceras Pépticas e Câncer Gástrico em Relação à Infecção por *Helicobacter pylori*

Apesar de as diretrizes prévias não permitirem estimar quantitativamente se uma associação é ou não causal,

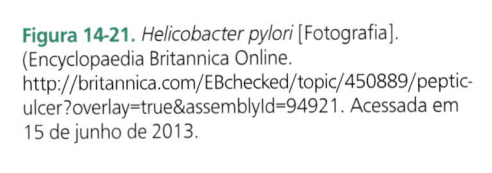

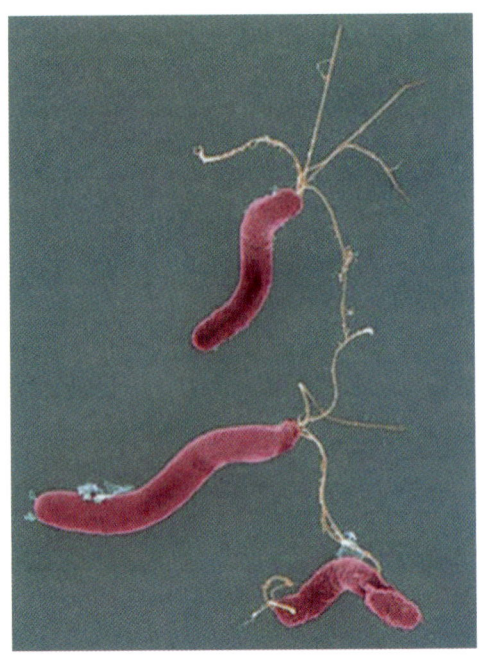

Figura 14-21. *Helicobacter pylori* [Fotografia]. (Encyclopaedia Britannica Online. http://britannica.com/EBchecked/topic/450889/peptic-ulcer?overlay=true&assemblyId=94921. Acessada em 15 de junho de 2013.

pode, ainda assim, ser muito úteis, como visto nos seguintes exemplos:

Até os anos 80, estresse e fatores relacionados com o estilo de vida, incluindo o fumo, eram considerados as principais causas das úlceras pépticas. A doença ulcerosa péptica foi, por muito tempo, atribuída aos efeitos do ácido gástrico. A susceptibilidade ao ácido gástrico foi relacionada com o consumo de álcool, cigarros e uso de agentes anti-inflamatórios não esteroides. A terapia foi, inicialmente, direcionada à inibição da secreção ácida e proteção das superfícies da mucosa contra o ácido. Embora essas terapias auxiliarem na cura, as recidivas eram bastante comuns.

Em 1984, os médicos australianos Barry J. Marshall e J. Robin Warren reportaram ter observado pequenas bactérias curvas colonizando a porção inferior do estômago em pacientes com gastrites e úlceras pépticas.[8] Após diversas tentativas, Marshall obteve sucesso no cultivo de uma espécime bacteriana, até então desconhecida, (posteriormente denominada *Helicobacter pylori*) a partir de várias dessas biópsias (Fig. 14-21). Juntos, eles descobriram que o organismo estava presente em quase todos os pacientes com inflamação gástrica ou úlcera péptica. Muitos desses pacientes passaram por biópsias que mostraram evidências de inflamação presente na mucosa gástrica, próximo do local onde a bactéria foi vista. Com base nesses resultados, eles propuseram que o *Helicobacter pylori* estava envolvido na etiologia dessas doenças. Posteriormente foi demonstrado que a úlcera, com frequência, não ficava curada enquanto o *Helicobacter pylori* não fosse eliminado.

Atualmente, está muito bem estabelecido que o *Helicobacter pylori* causa mais de 90% das úlceras duodenais e mais de 80% das gástricas. A conexão entre a infecção por *Helicobacter pylori*, gastrites e úlceras pépticas foi bem estabelecida por estudos com voluntários humanos, estudos de tratamentos com antibióticos e estudos epidemiológicos. Assim, muitos dos delineamentos discutidos nos capítulos anteriores e muitas das diretrizes para inferências causais apresentadas nesse capítulo, estiveram envolvidos na elucidação do papel do *Helicobacter pylori* nas úlceras pépticas e gastrites. Em 2005, o Prêmio Nobel de Fisiologia ou Medicina foi dividido pelos Drs. Marshall e Warren, "por sua descoberta da bactéria *Helicobacter pylori* e seu papel nas gastrites e doenças ulcerosas pépticas".

A Tabela 14-2 categoriza as evidências conforme várias das diretrizes de causalidade já discutidas. Assim, como visto aqui, as diretrizes podem ser extremamente úteis na caracterização de evidências para uma relação causal.

Outras evidências, agora, também suportam a associação da infecção por *Helicobacter pylori* e o desenvolvimento de câncer gástrico. Uemura et al.[9] estudaram, prospectivamente, 1.526 pacientes japoneses que tiveram úlceras gástricas ou duodenais, hiperplasia gástrica ou dispepsia não ulcerosa. Desse grupo, 1.246 apresentavam infecção por *Helicobacter pylori* e 280 não. O período médio de acompanhamento foi de 7,8

TABELA 14-2. Avaliação da Evidência Sugerindo o *Helicobacter pylori* como Agente Causal das Úlceras Duodenais

1. Relações temporais
- O *Helicobacter pylori* está claramente ligado a gastrites crônicas. Cerca de 11% dos pacientes com gastrites crônicas terão úlceras duodenais num período de 10 anos
- Em um estudo com 454 pacientes submetidos à endoscopia 10 anos antes, 34 dos 321 pacientes que tiveram resultado positivo para *Helicobacter pylori* (11%) tiveram úlceras duodenais comparados a apenas 1 dos 133 negativos (0,8%)

2. Força da associação
- O *Helicobacter pylori* é encontrado em, pelo menos, 90% dos pacientes com úlceras duodenais. Em uma tribo aborígine do norte da Austrália que não apresentava úlceras duodenais vivendo isolada de outras pessoas, o *Helicobacter pylori* nunca foi encontrado

3. Relação dose-resposta
- A densidade de *Helicobacter pylori*, por milímetro quadrado de mucosa gástrica, é maior em pacientes com úlceras duodenais Veja também o item 2

4. Reprodutibilidade dos achados
- Muitas das observações relacionadas com o *Helicobacter pylori* foram reproduzidas repetidamente

5. Plausibilidade biológica
- Apesar de, originalmente, ser difícil ver uma bactéria que infecta a cavidade estomacal causando úlceras no duodeno, reconhece-se agora que o *Helicobacter pylori* tem locais de ligação nas células estomacais e pode seguir essas células até o duodeno
- O *Helicobacter pylori* também induz mediadores de inflamação
- A mucosa infectada pelo *Helicobacter pylori* fica enfraquecida e está susceptível a efeitos danosos de ácidos

6. Consideração de explicações alternativas
- Dados sugerem que o fumo pode aumentar o risco de úlcera duodenal em pacientes infectados por *Helicobacter pylori*, mas não é um fator de risco em pacientes nos quais o *Helicobacter pylori* foi erradicado

7. Interrupção da exposição
- A erradicação do *Helicobacter pylori* cicatriza úlceras duodenais na mesma taxa que receptores histamínicos antagonistas
- A taxa de recidiva de úlceras, a longo prazo, foi de zero, após a erradicação do *Helicobacter pylori*, com o uso de terapia antimicrobiana tripla, comparada com 60 a 80% das recidivas frequentemente encontradas em pacientes com úlceras duodenais tratadas com anti-histamínicos

8. Consistência com outros conhecimentos
- A prevalência da infecção por *Helicobacter pylori* é a mesma em homens e mulheres. A incidência de úlceras duodenais, que em anos anteriores acreditava-se ser maior em homens, tem sido igual nos últimos anos
- Acredita-se que a prevalência de úlceras teve seu pico no fim do século 19, e a prevalência de *Helicobacter pylori* pode ter sido muito maior naquela época em razão das más condições de vida. Essa afirmação também se baseia em observações atuais que mostram prevalências de *Helicobacter pylori* muito maiores em países em desenvolvimento

9. Especificidade da associação
- A prevalência de *Helicobacter pylori* em pacientes com úlceras duodenais é de 90 a 100%. Entretanto, o *Helicobacter pylori* também é encontrado em alguns pacientes com úlcera gástrica e mesmo em indivíduos assintomáticos

Dados de Megraud F, Lamouliatte H: *Helicobacter pylori* and duodenal ulcer. Evidence suggesting causation. Dig Dis Sci 37:769-772, 1992; e DeCross AJ, Marshall BJ: The role of *Helicobacter pylori* in acid-peptica disease. Am J Med Sci 306:381-392, 1993.

---

anos. Dos pacientes infectados, 36 (2,9%) desenvolveram câncer gástrico, enquanto que nenhum dos não infectados apresentou o tumor. Indivíduos que possuem anticorpos para o *Helicobacter pylori* podem ter de 2 a 3 vezes mais risco de desenvolver câncer de estômago em comparação aos que não possuem (Fig. 14-22). O risco de câncer de estômago também parece estar relacionado com o tipo de cepa do *Helicobacter pylori* que está infectando a pessoa. Evidências se acumulam confirmando a ideia de que a terapia contra o *Helicobacter pylori* pode prevenir o câncer gástrico. No futuro, o câncer gástrico poderá ser visto como um câncer de origem infecciosa amplamente prevenível.

Idade de Início do Uso e Tempo de Abuso do Consumo de Álcool

Em 1997, Grant e Dawson[10] apresentaram dados sobre a relação entre idade de início do uso de álcool e prevalência do tempo de duração de dependência e abuso de álcool. Eles analisaram dados de 27.616 pessoas, atuais e antigos consumidores de álcool que foram entrevistadas como parte do Inquérito Epidemiológico Nacional Longitudinal sobre Álcool (National Longitudinal Alco-hol Epidemiologic Survey) de 1992. As taxas de duração da dependência diminuíram em mais de 40% entre os indivíduos que começaram a beber aos 14 anos ou menos e cerca de 10% entre os que iniciaram aos 20

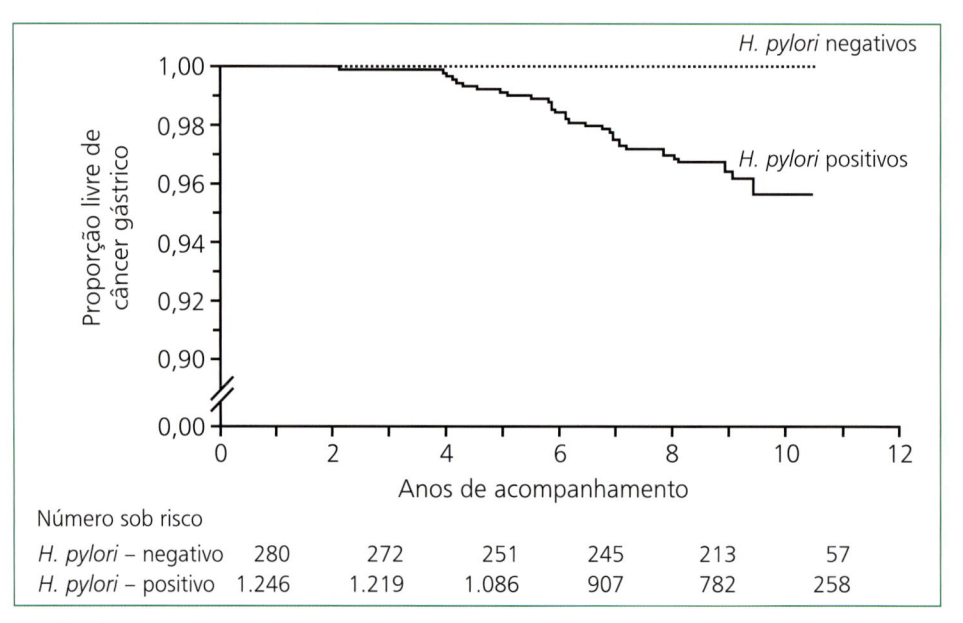

Figura 14-22. Análise de Kaplan-Meier da proporção de pacientes com *Helicobacter pylori* positivo e negativo que permaneceram livres de câncer gástricos. Durante o acompanhamento, o câncer gástrico se desenvolveu em 36 dos 1.246 pacientes infectados por *H. pylori* (2,9%), mas em nenhum dos 280 pacientes não infectados ($P < 0,001$). (De: Uemura N. Okamoto S. Yamomoto S, *et al*: Helicobacter pylori infection and the development of gastric cancer. N Engl J Med 345:784-789, 2001.)

Figura 14-23. Relação entre idade no início do uso de álcool e prevalência do abuso do álcool ao longo da vida. (Adaptada de Grant BF, Dawson DA: Age at onset of alcohol use and its association with DSM-IV alcohol abuse and dependence: Results from the National Longitudinal Alcohol Epidemiologic Survey. J Subst Abuse 9:103-110, 1997.)

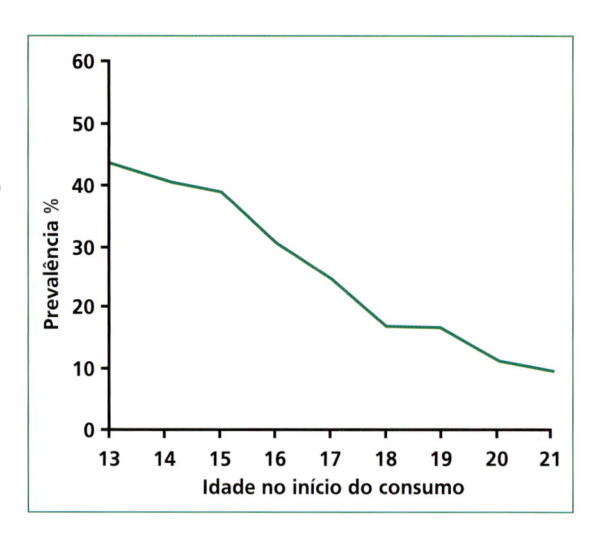

anos ou mais (Fig. 14-23). A configuração da curva na Figura 14-23 sugere uma relação dose-resposta, como a observada para longa duração do hábito de fumar e maior risco de câncer de pulmão. Entretanto, os dados também podem apontar um período particular de alta susceptibilidade, isto é, os períodos da pré-adolescência e início da adolescência são os de maior risco para o desenvolvimento de transtornos pelo uso de álcool. Portanto, intervenções deveriam focalizar esses grupos na esperança retardar o início do consumo de álcool. Contudo, ao adotar-se essa abordagem, assume-se a relação causal entre início precoce do uso de álcool e o subsequente abuso durante a vida, portanto, retardar o início do consumo poderia reduzir o risco de dependência. Outra possível explicação é que aqueles que são destinados à dependência alcoólica tendem a começar a beber mais cedo, mas, a idade precoce de início não é, necessariamente, causa da posterior dependência. Pesquisas adicionais são necessárias para explicar essa intrigante associação observada. Retornaremos a esse exemplo no Capítulo 16.

MODIFICAÇÕES NO ESTABELECIMENTO DE DIRETRIZES PARA INFERÊNCIAS CAUSAIS

Em 1986, o Serviço de Saúde Pública dos Estados (U.S. Public Health Service) reuniu um grupo de 19 especialistas para examinar as bases científicas do conteúdo dos cuidados no período de pré-natal e para responder a questão: Quais as medidas implementadas durante esse período demonstraram estar, verdadeiramente, associadas a melhores desfechos? Os resultados foram apresentados em um painel em 1989 e serviram de base para um relatório completo.[11] Assim que se iniciaram as deliberações, ficou claro que questões sobre causalidade eram as principais, e que eram necessárias diretrizes para avaliar a relação entre medidas do período pré-natal e consequências à saúde. Um subcomitê revisou as atuais diretrizes (já enumeradas) e definiu um processo para uso de evidências, que inclui (1) categorização da evidência pela qualidade de

---

TABELA 14-3. O Processo para Uso da Evidência no Desenvolvimento de Recomendações sobre a Efetividade de Intervenções no Período Pré-Natal

Estágio 1: Categorização da Evidência pela Qualidade de suas Fontes. (*Em cada categoria, os estudos são listados em ordem descendente de qualidade*)

1. Ensaios clínicos (intervenções planejadas com designação de tratamento e não tratamento)
    a. Randomizados, duplo-cegos, placebo-controlados com suficiente poder para análise apropriada
    b. Randomizados, mas sem cegamento
    c. Ensaios não randomizados com bom controle de fatores de confusão, bem conduzidos em outros aspectos
    d. Randomizados, mas com deficiências na execução ou análise (poder insuficiente, grandes perdas durante o acompanhamento, randomização suspeita, análises com exclusões)
    e. Ensaios não randomizados com deficiências na execução ou análise
2. Estudos de coorte e de casos-controle
    a. Hipóteses especificadas antes da análise, bons dados, controle para fatores de confusão
    b. Idêntico ao anterior, mas com as hipóteses não especificadas antes da análise
    c. *Post hoc*, com problema(s) nos dados ou análises
3. Estudos de séries temporais
    a. Análises que levam em consideração fatores de confusão
    b. Análises que não levam em consideração fatores de confusão
4. Estudos de séries de casos: relato de séries de casos sem qualquer grupo de comparação específico

Entre outros assuntos que devem ser considerados na revisão de evidências estão a precisão da definição do desfecho que está sendo medido, grau da descrição metodológica, adequação do tamanho da amostra, grau em que as características da população estudada e da intervenção avaliada estão sendo descritas

Um estudo pode ser bem delineado e conduzido de um modo exemplar (validade interna), mas se a população estudada não é usual ou for altamente selecionada, os resultados podem não ser generalizáveis (validade externa)

Estágio II: Diretrizes para Avaliação de Evidências de uma Relação Causal. (*Em cada categoria, os estudos são listados em ordem descendente de prioridade*)

1. Principal critério
    a. Relação temporal: Uma intervenção pode ser considerada evidência de redução de risco de doença ou anormalidade somente se a intervenção for aplicada antes de a doença ou anormalidade se desenvolver
    b. Plausibilidade biológica: Um mecanismo biologicamente plausível deveria ser capaz de explicar porque se esperaria que tal relação ocorresse
    c. Consistência: Estudos únicos raramente são definitivos. Os achados de estudos que são reproduzidos em diferentes populações e por diferentes investigadores apresentam maior relevância que os que não o são. Se os achados dos estudos são inconsistentes, essa inconsistência deve ser explicada
    d. Explicações alternativas (fatores de confusão): A extensão do quanto as explicações alternativas foram exploradas é um critério importante no julgamento da causalidade
2. Outras considerações
    a. Relação dose-resposta: Se um fator é, de fato, a causa de certa doença, usualmente (mas não invariavelmente) quanto maior a exposição, maior o risco de desenvolvimento da doença. Tal relação dose-resposta pode não ocorrer sempre, pois muitas relações biológicas importantes são dicotômicas, e apresentam um limiar para que os efeitos sejam observados
    b. Força da associação: A força da associação geralmente é medida pela extensão em que o risco relativo ou *odds ratio* distanciam-se da unidade, tanto acima de 1 (no caso de exposições que causam doenças) ou abaixo de 1 (no caso de intervenções preventivas)
    c. Interrupção dos efeitos: Se uma intervenção tem um efeito benéfico, então o benefício deveria cessar quando for retirado de uma população (a menos que o efeito cumulativo esteja operante)

Adaptada de Gordis L, Kleinman JC, Klerman LV, *et al.*: Criteria for evaluating evidence regarding the effectiveness of prenatal interventions. In Merkatz IR, Thompson JE (eds): New Perspectives on Prenatal Care. New York, Elsevier, 1990, pp. 31-38.

suas fontes, e (2) avaliação da evidência de relação causal pelo uso de diretrizes padronizadas.[12] Essas recomendações estão na Tabela 14-3. Embora as diretrizes modificadas, claramente utilizem os componentes originais, elas estabelecem prioridades sensatas ao ponderarem seus pesos. Definem, então, abordagens para busca de causalidade que possam ser aplicadas para além das questões de efetividade de medidas no período pré-natal.

Uma abordagem similar, ordenando estudos por suas qualidades e evidências, é utilizada pela Força-Tarefa para Serviços Preventivos (U.S Preventive Services Task Force) a qual é responsável por desenvolver diretrizes para práticas clínicas preventivas e de rastreamento (Tabela 14-4).[13] A Força-Tarefa é um Comitê independente de especialistas apoiado pelo Governo Norte-Americano. Seus membros são especialistas em cuidados primários, prevenção, medicina com base em evidências e metodologia de pesquisa. Diversas áreas clínicas, medicina preventiva, saúde pública e de políticas de saúde também estão representadas.

Para cada tópico considerado, a Força-Tarefa define as questões a serem avaliadas, identifica e restabelece as evidências relevantes. A qualidade de cada estudo é avaliada individualmente e, posteriormente, a força total da evidência disponível é julgada. São feitas estimativas a partir do balanço entre benefícios e prejuízos, o resultado é expresso pelo benefício resultante (diferença entre benefícios e prejuízos). A Força-Tarefa prepara recomendações para intervenções preventivas baseadas nessas considerações.

A Figura 14-24 mostra um exemplo genérico do plano analítico preparado pela Força-Tarefa como uma estrutura para avaliação de evidências para um programa de rastreamento. As setas mais estreitas mostram os possíveis caminhos de benefícios, e as setas curvas azuis mostram possíveis efeitos adversos em diferentes estágios. A primeira questão (questão 1 na figura) geralmente é se o rastreamento é efetivo na redução do risco de um desfecho adverso, como mortalidade, e em qual extensão.

De forma geral, poucos estudos foram examinados dessa maneira, as deliberações da Força-Tarefa frequentemente lidam com diferentes passos ou conexões que compreendem esses caminhos em geral. A seta roxa na figura (passo 5) mostra a relação entre tratamento e desfecho. As setas vermelhas na Figura,

TABELA 14-4.	Níveis de Certeza* da Força Tarefa para Serviços Preventivos dos EUA (U.S. Preventive Services Task Force) com Relação ao Benefício Resultante
ALTA	A evidência disponível geralmente inclui resultados consistentes de estudos bem delineados e bem conduzidos em populações representativas dos cuidados aos quais se aplicam. Esses estudos avaliam os efeitos da prática preventiva sobre os desfechos de saúde. Essa conclusão é, então, improvável de ser fortemente afetada pelos resultados de estudos futuros
MODERADA	A evidência disponível é suficiente para determinar os efeitos da prática preventiva sobre os desfechos de saúde, mas a confiança nesta estimativa é limitada por fatores como: • Número, tamanho ou qualidade dos estudos individuais • Inconsistência de achados entre os estudos individuais • Limitada possibilidade de generalização dos achados à prática rotineira • Falta de coerência na cadeia de evidência À medida que mais informações se tornem disponíveis, a magnitude ou direção do efeito observado pode mudar, e esta mudança pode ser grande o suficiente para alterar a conclusão
BAIXA	A evidência disponível é insuficiente para avaliar os efeitos nos resultados para a saúde porque: • Há número ou tamanho limitado dos estudos • Importantes limitações nos delineamentos dos estudos ou em seus métodos • Inconsistência de achados entre os estudos individuais • Falhas na cadeia de evidência • Os achados não são generalizáveis para a prática rotineira • Falta de informação sobre importantes resultados para a saúde Mais informações podem permitir estimativas de efeitos nos desfechos para a saúde

*A Força-Tarefa (USPSTF) define certeza como a "probabilidade de que a avaliação pela USPSTF do benefício líquido de uma prática preventivo é correta". O benefício resultante é definido como o benefício menos o dano da prática da forma como é implementado em uma população geral. A USPSTF atribui um nível de certeza com base na natureza geral da evidência disponível para avaliar o benefício resultante de uma prática preventiva.
Dados de U.S. Preventive Services Task Force Procedure Manual. AHRQ Publication No. 08-05118-EF, July 2008.
http://www.uspreventiveservicestaskforce.org/uspstf08/methods/procmanual.htm/. Acessada em 15 de agosto de 2013.)

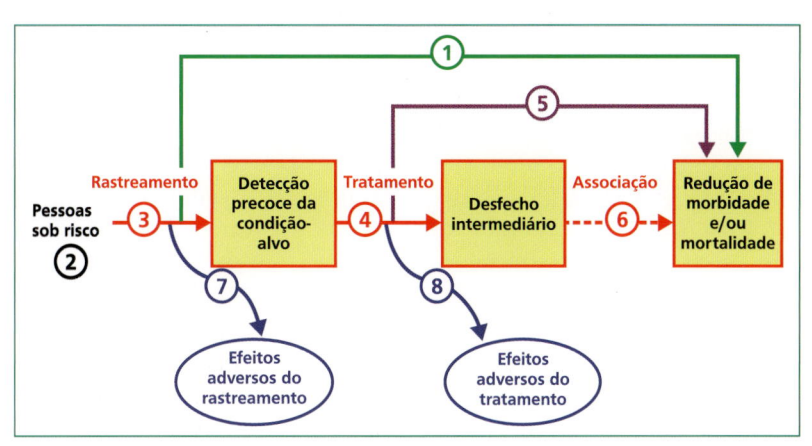

Figura 14-24. Quadro geral para análise de tópicos de rastreamentos utilizados pela Força-Tarefa para Serviços Preventivos dos EUA (U.S. Preventive Services Task Force). Os números se referem às questões-chave na figura. (1) Há evidência direta de que o rastreamento reduz morbidade e/ou mortalidade? (2) Qual a prevalência da doença na população-alvo? (3) O rastreamento pode detectar a condição-alvo com precisão? (4) O tratamento reduz a incidência de desfechos intermediários? (5) O tratamento melhora os desfechos para as pessoas diagnosticadas clinicamente? (6) A incidência reduzida do desfecho intermediário está associada à morbidade e/ou mortalidade reduzidas? (7) O rastreamento resulta em efeitos adversos? (8) O tratamento resulta em efeitos adversos? (Adaptada de U.S. Preventive Services Task Force Procedure Manual. AHRQ Publication No. 08-05118-EF, July 2008. http://www.uspreventiveservicestaskforce.org/uspstf08/methods/procmanual.htm. Acessado em 15 de agosto de 2013.)

Estimativas do benefício resultante (benefícios menos prejuízos)	Força total da evidência de efetividade			
	Substancial	Moderada	Pequena	Zero/negativa
Alta	A	B	C	D
Moderada	B	B	C	D
Baixa	Evidência insuficiente			

Figura 14-25. Grade utilizada pela Força-Tarefa para Serviços Preventivos dos EUA (U.S. Preventive Services Task Force) para combinar a certeza de benefício e a magnitude do benefício resultante na determinação de suas recomendações. (Adaptada de U.S. Preventive Services Task Force Procedure Manual. AHRQ Publication No. 08-05118-EF, July 2008. http://www.uspreventiveservicestaskforce.org/uspstf08/methods/procmanual.htm. Acessado em 15 de agosto de 2013.)

passos 3, 4 e 6, mostram componentes individuais da questão 1. Essas avaliações geralmente dependem da revisão de ensaios clínicos randomizados relevantes, para que se prepare uma corrente de evidências que sirvam de base para responder a questão 1. A avaliação de cada conexão é resumida na revisão das evidências e, então, sumarizada por diferentes conexões para fornecer uma avaliação geral de todas as evidências de suporte para o serviço preventivo que está sendo avaliado.

A qualidade da evidência total é graduada em uma escala de 3 categorias: boa, regular, ou pobre (ver Tabela 14-4). As recomendações da Força-Tarefa são baseadas em uma consideração combinada da qualidade da evidência e da magnitude do benefício resultante, como mostrado na Figura 14-25, em que é utilizado um sistema de grades A, B, C, D, e I. O significado de cada letra é explicado na Tabela 14-5.

A Força-Tarefa tem-se ocupado com rastreamentos de muitas doenças e condições. Alguns exemplos ilustrarão a amplitude de suas atividades. Foram revisadas as evidências de rastreamentos para diferentes cânceres, doenças cardiovasculares incluindo hipertensão, doenças coronarianas, aneurisma da aorta abdominal, doenças infecciosas, como gonorreia, clamídia e hepatites B e C, condições mentais como demência, depressão e risco de suicídio, glaucoma e diabetes do tipo 2. Revisaram também evidências sobre efetividade de campanhas de conscientização para diversas condições, como as de aconselhamento para redução do fumo e doenças relacionadas com cigarro, prevenção do abuso de álcool, promoção de dietas saudáveis e atividades físicas. Essas questões foram avaliadas em adultos, mas também foram estudadas condições de crianças como prevenção de cáries dentais em pré-escolares, rastreamento de escoliose em adolescentes, audição em recém-nascidos e deficiências visuais em menores de 5 anos. Essas e muitas outras revisões de evidências e recomendações da Força-Tarefa podem ser encontradas no *site* da Agency for Health Care Research and Quality (www.ahrq.gov). As deliberações e recomendações da Força-Tarefa propiciam um modelo altamente útil para avaliação da força de uma evidência e mudanças em inferências causais para recomendações de políticas.

TABELA 14-5. O que as Recomendações da Força-Tarefa para Serviços Preventivos dos EUA (U.S. Preventive Services Task Force) (USPSTF) Significam e Sugestões para a Prática

Nível de evidência	Definição	Sugestões para a prática
A	A Força-Tarefa recomenda o serviço. Existem boas evidências de que os benefícios são substanciais	Oferecer/prover o serviço
B	A Força-Tarefa recomenda o serviço. Existem boas evidências de que os benefícios são moderados ou existem moderadas evidências de que os benefícios são substanciais	Oferecer/prover o serviço
C	A Força-Tarefa não recomenda o serviço rotineiramente. Podem haver considerações que suportam prover o serviço em determinados indivíduos. Existe pelo menos uma evidência moderada de que os benefícios são pequenos	Oferecer/prover esse serviço apenas se existam outras considerações que suportem o oferecimento do serviço em determinados indivíduos
D	A Força-Tarefa não recomenda o fornecimento do serviço. Existem boas ou moderadas evidências de que não existem benefícios ou de que os riscos superam os benefícios	Desencorajar o uso do serviço
I	A Força-Tarefa conclui que a evidência é insuficiente para se posicionar a favor ou contra o fornecimento rotineiro do serviço. A evidência é insuficiente, de qualidade pobre ou conflitante e o balanço entre benefícios e prejuízos não pode ser determinada	Ler a seção "Considerações Clínicas" do documento da Força-Tarefa. Se o tratamento for oferecido, os pacientes devem estar cientes da incerteza do balanço entre benefícios e riscos

Dados de U.S. Preventive Services Task Force Procedure Manual. AHRQ Publication No. 08-05118-EF, July 2008.
http://www.uspreventiveservicestaskforce.org/uspstf08/methods/procmanual.htm. Acessado em 15 de agosto de 2013.)

CONCLUSÃO

Mesmo que as diretrizes causais discutidas nesse capítulo, frequentemente sejam tratadas como *critérios*, o termo não parece ser completamente apropriado. Embora seja uma meta desejável realizar inferências causais fundamentadas em sólidos princípios quantitativos e estruturais, no presente momento, nem sempre temos todas as informações necessárias para isso. A lista anterior deveria, portanto, ser considerada somente como um conjunto de diretrizes que podem ser de muito valor quando acompanhadas de julgamentos racionais sobre a avaliação global da evidência disponível ao se tomar decisões relativas à causalidade.

No próximo capítulo, avaliaremos vários temas adicionais que devem ser considerados na derivação de inferências causais de estudos epidemiológicos.

REFERÊNCIAS

1. Cameron WB: Informal Sociology: A Casual Introduction to Sociological Thinking. New York, Random House, 1963, p 13. (This quotation was also attributed to Albert Einstein some years later.)
2. Ochsner A, DeBakey M: Primary pulmonary malignancy. Surg Gynecol Obstet 68:435, 1939.
3. Yerushalmy J: Infants with low birth weight born before their mothers started to smoke cigarettes. Am J Obstet Gynecol 112:277-284, 1972.
4. Evans AS: Causation and Disease: A Chronological Journey. New York, Plenum, 1993, pp 13-39.
5. U.S. Department of Health, Education and Welfare: Smoking and Health: Report of the Advisory Committee to the Surgeon General. Washington, DC, Public Health Service, 1964.
6. Schwartz J: Air pollution and daily mortality: A review and meta analysis. Environ Res 64:36-52, 1994.
7. Hill AB: The environment and disease: Association or causation? Proceedings of the Royal Society of Medicine, 58:295-300, 1965.
8. Marshall BJ, Warren JR: Unidentified curved bacilli in the stomachs of patients with gastritis and peptic ulceration. Lancet 1:1311-1315, 1984.
9. Uemura N, Okamoto S, Yamamoto S, et al: *Helicobacter pylori* infection and the development of gastric cancer. N Engl J Med 345:784-789, 2001.
10. Grant BF, Dawson DA: Age at onset of alcohol use and its association with DSM-IV alcohol abuse and dependence: Results from the National Longitudinal Alcohol Epidemiologic Survey. J Subst Abuse 9:103-110, 1997.
11. Merkatz IR, Thompson JE (eds): New Perspectives on Prenatal Care. New York, Elsevier, 1990.
12. Gordis L, Kleinman JC, Klerman LV, et al: Criteria for evaluating evidence regarding the effectiveness of prenatal interventions. In Merkatz IR, Thompson JE (eds): New Perspectives on Prenatal Care. New York, Elsevier, 1990, pp 31-38.
13. U.S. Preventive Services Task Force Procedure Manual. AHRQ Publication No. 08-05 1 1 8-EF, July 2008. http://www.uspreventiveservicestaskforce.org/uspstf08/methods/procmanual.htm. Accessed August 15, 2013.

QUESTÕES DE REVISÃO DO CAPÍTULO 14

1. Em amplo estudo de casos-controle em pacientes com câncer de pâncreas, descobriu-se que 17% eram diabéticos no momento do diagnóstico, comparados a 4% de um grupo-controle adequadamente emparelhado (por idade, sexo, grupo étnico e diversas outras características) que foram examinados para diabetes no mesmo período em que os casos foram diagnosticados. Concluiu-se que o diabetes teve papel causal no câncer de pâncreas. Essa conclusão:
   a. Está correta
   b. Pode estar incorreta, pois não há grupo-controle ou de comparação
   c. Pode estar incorreta porque falha no estabelecimento da sequência temporal entre o início do diabetes e o diagnóstico do câncer de pâncreas
   d. Pode estar incorreta por uma averiguação menos completa da presença do diabetes nos casos de câncer de pâncreas
   e. Pode estar incorreta por uma averiguação mais completa do câncer de pâncreas em pessoas não diabéticas

2. Um pesquisador examinou casos de morte fetal em 27.000 gestações e classificou as mães de acordo com o fato de terem mantido relações sexuais um mês antes do parto. Descobriu-se que 11% das mães dos fetos que morreram e 2,5% das mães dos que sobreviveram haviam mantido relações sexuais nesse período. Concluiu-se que relações sexuais no mês anterior ao parto causavam as mortes dos fetos. Esta conclusão:
   a. Pode estar incorreta, pois as mães que mantiveram relações sexuais no mês anterior ao parto podem diferir das demais em outras características importantes
   b. Pode estar incorreta, pois não há grupo de comparação
   c. Pode estar incorreta, pois as taxas de prevalência são utilizadas quando, na verdade, taxas de incidência seriam necessárias
   d. Pode estar incorreta, pois falha em atingir alto nível de significância estatística
   e. Tanto *b* quanto *c*

3. Todos os critérios seguintes são importantes quando se estabelecem inferências causais, *exceto*:
   a. Concordância com o conhecimento existente
   b. Relação dose-resposta
   c. Concordância de associação a diversos estudos
   d. Força de associação
   e. Valor preditivo

As questões 4 e 5 são baseadas na informação que segue.

Os fatores A, B, ou C podem, cada um, individualmente, causar certa doença sem a presença dos outros dois fatores, mas somente quando acompanhadas da exposição ao fator X. A exposição ao fator X, por si só, não é seguida da doença, mas a doença jamais ocorre na ausência da exposição ao fator X.

4. O fator X é:
   a. Uma causa necessária e suficiente
   b. Uma causa necessária, mas não suficiente
   c. Uma causa suficiente, mas não necessária
   d. Nem necessária nem suficiente
   e. Nenhuma das alternativas acima

5. O fator A é:
   a. Uma causa necessária e suficiente
   b. Uma causa necessária, mas não suficiente
   c. Uma causa suficiente, mas desnecessária
   d. Nem necessária nem suficiente
   e. Nenhuma das alternativas acima

Capítulo 15

Mais Informações sobre Interferências Causais: Viés, Fator de Confusão e Interação

> **Objetivos de aprendizagem**
> - Rever alguns possíveis vieses em estudos epidemiológicos, incluindo viés de seleção e viés de informação
> - Definir fator de confusão e discutir as possíveis maneiras de lidar com o fator de confusão na concepção e/ou análise de um estudo observacional (não randomizado)
> - Definir interação e apresentar um quadro para detectar se (e em que extensão) dois fatores interagem para influenciar o risco de uma doença

Neste capítulo, continuamos a discussão sobre causalidade, iniciada no Capítulo 14. Aqui, nossa discussão focaliza três importantes questões para as interferências causais: (1) viés, (2) fator de confusão, e (3) interação. Essas três questões são importantes para qualquer tipo de delineamento de estudos, embora a elaboração de um estudo randomizado, de forma apropriada, minimize vieses e fatores de confusão. Exemplos de cada uma dessas questões são descritos no contexto de delineamentos de estudos específicos, mas deve-se ter em mente que estas questões podem afetar todos os tipos de delineamento de estudos, e não estão limitadas aos tipos de estudos que foram selecionadas como exemplo neste capítulo.

VIÉS

O viés tem sido mencionado em muitos dos capítulos anteriores, pois é um assunto importante em, praticamente, qualquer tipo de delineamento de estudos epidemiológicos. Portanto, apenas alguns comentários adicionais são feitos aqui.

O que entendemos por *viés*? O viés tem sido definido como "qualquer erro sistemático no delineamento, condução ou análise de um estudo que resulta em uma estimativa equivocada do efeito de determinada exposição sobre o risco de doença".[1]

Viés de Seleção

Que tipos de vieses encontramos em estudos epidemiológicos? O primeiro é o *viés de seleção*. Se a maneira pela qual casos e controles, ou indivíduos expostos e não expostos, forem selecionados de tal modo que seja observada uma associação aparente – mesmo que, na realidade, exposição e doença não estejam associadas – a associação será resultante de um viés de seleção.

Uma forma de viés de seleção pode resultar da não resposta de potenciais sujeitos do estudo. Por exemplo, se estudamos uma possível relação entre exposição e doença e a taxa de resposta dos potenciais sujeitos é maior nas pessoas com a doença que foram expostas do que nos doentes que não foram expostos, uma aparente associação poderia ser observada mesmo que, na realidade, não houvesse a associação.

Em geral, pessoas que não respondem em um estudo quase sempre diferem daquelas que o fazem, em relação a muitas características demográficas, socioeconômicas, culturais, estilo de vida e características médicas. Um estudo que tentou caracterizar os não respondentes foi feito por Ronmark *et al.* em 1999.[2] No curso de um estudo sobre prevalência de asma, bronquite crônica, e sintomas respiratórios, foram estudadas as características dos não respondentes e as razões para essa não resposta. Nesse estudo, 9.132 pessoas que viviam na Suécia foram convidadas a participar. Os dados foram obtidos por questionários enviados por correio, e a taxa de respostas foi de 85%. Uma amostra de não respondentes foi contatada por telefone e entrevistada usando o mesmo questionário. Os autores encontraram uma proporção significativamente maior de fumantes e trabalhadores braçais entre os não respondentes do que entre os respondentes. Além disso, as taxas de prevalência de respiração ofegante, tosse crônica, produção de pigarro, falta de ar, asma e uso de medicamentos para asma foi significativamente maior entre os não respondentes do que entre os respondentes.

Já que em muitos estudos nenhuma informação é obtida sobre os não respondentes, a não resposta pode introduzir um sério viés, difícil de ser avaliado. Assim, é importante manter o mínimo possível de não respostas. Além disso, os não respondentes deveriam ser caracterizados da melhor maneira possível, pelo uso de qualquer informação disponível, para determinar como eles diferem dos respondentes e determinar o provável impacto de suas não respostas nos resultados do estudo.

É importante ter em mente a diferença entre *seleção de sujeitos para um estudo e viés de seleção*. Praticamente todo estudo conduzido em populações humanas seleciona *sujeitos* ao estudo a partir de uma grande população. A natureza dessa seleção afeta potencialmente a *generalização* ou *validade externa* do estudo, mas não afeta, necessariamente, a validade das comparações estabelecidas durante o estudo, ou sua *validade interna*. Por outro lado, quando ocorrer erro sistemático na seleção de um ou mais grupos do estudo, que serão comparados, o *viés de seleção* pode ocorrer. Assim, o viés pode alterar os *odds ratios* ou riscos relativos que não estariam corretos e, consequentemente, levar a inferências não válidas no que diz respeito a associações de exposição e doença. O viés de seleção é, portanto, um erro na seleção de um ou mais grupos em estudo e podem ter um impacto principal na validade interna do estudo e na legitimidade da conclusão. Mas a necessidade, quase universal, que surge no delineamento e implementação de qualquer estudo, em selecionar uma população a ser estudada, a partir de uma população de referência maior, não deve ser confundida com o viés de seleção, que resulta de um erro sistemático na seleção de indivíduos, em um ou mais dos grupos de estudo, como expostos ou não expostos, casos ou controles.

Um exemplo interessante de viés de seleção foi demonstrado em 1974 com a publicação de dados que pareciam sugerir uma relação entre o uso de reserpina (agente anti-hipertensivo comumente utilizado) e o incremento no risco de câncer de mama. Três artigos suportando essa associação foram publicados na mesma edição do *Lancet* em setembro de 1974.[3-5] Os três artigos reportavam três estudos conduzidos em Boston, Grã Bretanha, e Helsinki, respectivamente.

Vamos considerar um desses artigos, para exemplificar o problema que estamos discutindo. Heinonen *et al.*[5] relataram um estudo emparelhado de casos-controle, conduzido em pacientes cirúrgicos em um hospital de Helsinki. Mulheres com câncer de mama foram comparadas à mulheres sem câncer de mama, em relação ao uso da reserpina. Mulheres com câncer de mama, recém-diagnosticados, foram identificadas nos arquivos de cirurgias realizadas do registro de altas do hospital. Elas serviram como "casos", sendo o grupo-controle, emparelhado por idade e ano da cirurgia, constituído por mulheres admitidas para cirurgias eletivas de alguma condição benigna. Um total de 438 pares de casos e controles estiveram disponíveis para as análises. Como visto na Tabela 15-1, existiam 45 pares, nos quais o caso usou reserpina e o controle não, e 23 pares em que o controle usou reserpina e o caso não. O resultado do *odds ratio* para os pares foi 45/23 ou 1,96.

Um problema foi reconhecido, entretanto, no método usado na seleção dos controles. Na seleção dos controles, os autores excluíram mulheres com as seguintes cirurgias: colecistectomia, tireoidectomia por tireotoxicose, para doenças renais, cirurgias cardíacas, simpatectomia ou transplante vascular. Elas foram excluídas, porque, no momento em que o estudo foi conduzido, a reserpina era um dos agentes frequentemente utilizados no tratamento dessas condições. Os autores estavam preocupados, que se os pacientes com estas condições fossem incluídos, no estudo de casos-controle, a prevalência do uso de reserpina nos controles seria artificialmente alta, assim, mesmo que seu uso fosse maior nos casos de câncer de mama, esse aumento poderia não ser detectado.

Infelizmente, ao tentar resolver essa preocupação, os autores criaram um problema diferente, pois essas exclusões não foram aplicadas aos casos. Ao ex-

TABELA 15-1. Resultados da Análise (Emparelhada por Pares) de um Estudo de Casos-Controle sobre Uso de Reserpina e Câncer de Mama

Casos de câncer de mama	Controles	
	Usou reserpina	Não usou reserpina
Usou reserpina	8	45
Não usou reserpina	23	362

Odds ratio emparelhado = $\frac{45}{23}$ = 1,96

cluir pacientes com essas condições, criaram um grupo controle no qual a prevalência de reserpina era artificialmente menor, uma vez que um grande grupo de potenciais usuárias fora excluído. Deste modo, mesmo que, na realidade, o uso de reserpina não fosse aumentado em mulheres que desenvolveram câncer de mama, o estudo poderia mostrar diferenças no seu uso entre os casos e controles, apenas em decorrência do modo como os controles foram selecionados.

Esse tipo de viés de seleção tem sido chamado *viés de exclusão*,[6] que resulta de diferentes critérios de elegibilidade aplicado para casos e controles em relação às condições clínicas do passado, que permitiriam a inclusão no estudo e serviriam como base para exclusão. Horwitz and Feinstein[6] tentaram reproduzir o estudo da reserpina em 257 mulheres com câncer de mama e 257 controles, calculando o *odds ratio* de duas formas: primeiro, incluindo todas as mulheres e, segundo, depois de excluir dos controles as mulheres com história de doenças cardiovasculares. O *odds ratio* incluindo todas as mulheres foi de 1,1, mas quando mulheres com doenças cardiovasculares foram excluídas, o *odds ratio* aumentou para 2,5. Os achados sustentam a hipótese de que a aparente relação do uso de reserpina com o câncer de mama no estudo de Helsinki resultou de um viés de seleção, devido aos diferentes critérios de seleção de controles do estudo. Outro estudo que avaliou a associação do café com o câncer de pâncreas teve um problema similar e foi discutido no Capítulo 10.

Viés de Informação

O viés de informação pode ocorrer quando os meios de obtenção de informações sobre os sujeitos do estudo são inadequados, assim, como resultado, algumas informações obtidas em relação às exposições e/ou doenças estão incorretas.

Essas incorreções nos métodos de obtenção de dados podem, algumas vezes, nos levar a classificar erroneamente indivíduos e dessa forma induzir a um *viés de erro de classificação*. Por exemplo, em um estudo de casos-controle, algumas pessoas que apresentam a doença (casos) podem ser mal classificadas como controles, e algumas sem a doença (controles) podem ser mal classificadas como casos. Isso pode resultar, por exemplo, da sensibilidade e especificidade limitadas dos testes de diagnóstico envolvidos ou da inadequação das informações provenientes dos registros médicos ou de outras fontes. Outra possibilidade é que podemos classificar, incorretamente, a exposição de uma pessoa: podemos acreditar que a pessoa foi exposta quando esse não é o caso, ou acreditamos que a pessoa não foi exposta quando, de fato, a exposição ocorreu. Se os dados de exposição são baseados em entrevistas, por exemplo, os sujeitos talvez não tenham consciência dela, ou podem erroneamente pensar que ela não ocorreu. Se a determinação da exposição é baseada em arquivos antigos, os dados podem estar incompletos ou imprecisos.

O erro de classificação pode ocorrer de duas maneiras: diferencial e não diferencial. No *erro de classificação diferencial*, a taxa de erros de classificação é diferente entre os grupos estudados. Por exemplo, erro de classificação de exposição pode ocorrer quando casos são mal classificados como sendo expostos mais frequentemente que controles. Isso foi observado no exemplo hipotético do viés de memória, apresentado na discussão de estudos de casos-controle (Capítulo 10). Mulheres que tiveram bebês com malformação tendiam a lembrar mais, de infecções leves, que ocorreram durante a gravidez, do que mães de crianças normais. Por isso, existia a tendência para o erro de classificação diferencial em relação às infecções no período do pré-natal, em que mais casos não expostos foram erroneamente classificados como expostos do que controles não expostos. O resultado foi uma aparente associação das malformações com infecções, ainda que nenhuma existisse. Assim, um viés de erro de classificação pode levar tanto a uma aparente associação mesmo que ela realmente não exista, como a uma aparente falta de associação que de fato existe.

Em contraste, o *erro de classificação não diferencial* resulta do grau de inexatidão que caracteriza como as informações são obtidas de qualquer grupo de estudo – tanto em casos e controles ou expostos e não expostos. Dessa maneira, o *erro de* classificação não está relacionado ao nível de exposição ou ao *status* de casos ou controles; sendo apenas um problema inerente aos *métodos de coleta de dados*. O efeito usual do erro de classificação não diferencial é que o risco relativo ou *odds ratio* tendem a serem diluídos, em direção a 1. Em outras palavras, temos menor possibilidade de detectar uma associação, mesmo que ela realmente exista.

Isto pode ser observado intuitivamente. Digamos que na realidade exista uma forte associação entre exposição e doença – isso é, pessoas sem a doença são muito menos expostas do que pessoas com a doença. Por engano, incluímos algumas pessoas doentes no grupo controle e algumas não doentes no grupo caso. Temos, em outras palavras, erros de classificação para alguns indivíduos em relação ao diagnóstico. Nesta situação, nossos controles não terão uma taxa de exposição tão baixa, porque algumas pessoas doen-

TABELA 15-2. Alguns Tipos e Fontes de Viés de Informação
Viés na obtenção de informações de prontuários
Viés na entrevista
Viés de entrevistas com terceiros
Viés de diagnóstico
Viés de memória
Viés de relato

tes foram incluídas, por engano, nesse grupo e nossos casos não terão uma taxa alta de exposição, pois algumas pessoas não doentes foram, erroneamente, incluídas nesse grupo. Como resultado, uma diferença menor na exposição será encontrada entre os casos e controles do que realmente existe entre as pessoas doentes e não doentes.

Alguns dos tipos e fontes de viés de informação em estudos epidemiológicos são mostrados na Tabela 15-2.

O viés pode ser introduzido na medida em que as informações são obtidas em prontuários médicos, registros de empregos e outros, ou a partir da maneira pela qual os entrevistadores formulam suas perguntas. O viés também pode resultar de *entrevistas com terceiros*. O que isto quer dizer? Suponha que estamos conduzindo um estudo de casos-controle de câncer de pâncreas. A letalidade dessa doença é muito alta e o tempo de sobrevivência muito curto. Quando nos preparamos para entrevistar os casos, descobrimos que vários deles já morreram e que muitos dos sobreviventes estão muito debilitados para serem entrevistados. Podemos, então, abordar um membro da família para obter informações sobre o histórico de trabalho do caso, dieta, outras exposições e características. A pessoa entrevistada é, frequentemente, o cônjuge ou um filho. Muitos problemas surgem ao obter informações de terceiros. Primeiro, eles podem não ter informações acuradas sobre a história do caso. Um cônjuge pode não saber das exposições relacionadas com o trabalho do caso e filhos, frequentemente, sabem ainda menos do que os cônjuges. Segundo, existem evidências de que quando uma esposa relata o trabalho e estilo de vida de seu marido depois de sua morte, ela tende a elevar seu nível ocupacional e estilo de vida. Ela pode atribuir-lhe um cargo mais elevado que o ocupado realmente bem como transformá-lo, postumamente, em abstêmio ou não fumante, ou ambos.

Se uma população for monitorada por um período de tempo, a confirmação da doença pode ser melhor na população monitorada do que na população geral, e introduzir um *viés de diagnóstico*, o qual leva a uma estimativa errada do risco relativo ou *odds ratio*. Por exemplo, alguns anos atrás havia enorme interesse na possível relação entre o uso de contraceptivos orais e tromboflebites. Foi sugerido que os médicos monitorassem suas pacientes para as quais tinham prescrito o uso de contraceptivos orais com muito mais atenção do que monitoravam as outras pacientes. Assim, estavam mais aptos a identificar casos de tromboflebites que se desenvolveram nas pacientes que tomavam contraceptivos orais (e que estavam sendo monitoradas mais atentamente) do que nas outras que não eram tão bem monitoradas. Como resultado, pela melhor confirmação de tromboflebites em mulheres que tomavam contraceptivos orais, foi observada uma aparente associação de tromboflebites ao uso de contraceptivos orais, mesmo não existindo uma real associação.

No Capítulo 10, discutimos o *viés de memória* em estudos de casos e controles. Este viés atua aumentando a memória nos casos quando comparados aos controles. Dessa forma, um fragmento da informação, como uma exposição potencialmente relevante, pode ser recordado por um caso, mas esquecido por um controle. Um tipo semelhante de viés relatado é o *viés de recordação*, em que um indivíduo pode relutar em declarar uma exposição que está consciente, em razão de suas atitudes, crenças e percepções. Se essa falta de relato for mais frequente entre casos ou controles, um viés pode surgir. Um exemplo é apresentado abaixo.

O termo *viés do desejo* foi cunhado por Wynder et al.[7] para denotar o viés introduzido por indivíduos que desenvolveram uma doença e que, na tentativa de responder à pergunta "Por que eu?" Buscam mostrar, muitas vezes sem intenção, que a doença não é sua culpa. Assim, podem negar certas exposições relacionadas com o estilo de vida (como fumar e beber); se estiverem interpondo alguma causa trabalhista, poderão exagerar as exposições relacionadas com o local de trabalho. O viés do desejo pode ser considerado um tipo de viés de informação.

Um ponto a ser lembrado é que *viés é o resultado de um erro no delineamento ou condução de um estudo*. Portanto, esforços deveriam ser feitos para reduzir ou eliminar o viés ou, pelo menos, reconhecê-lo e levá-lo em consideração ao se interpretar os achados de um estudo. Entretanto, os dados necessários para documentar e avaliar o tipo e extensão do viés podem nem sempre estar disponíveis.

Vamos analisar um exemplo. A relação entre aborto induzido e risco de câncer de mama tem sido assunto de considerável interesse nos anos recentes. Embora, em geral, nenhuma associação tenha sido relatada para aborto *espontâneo* e risco de câncer de mama, os dados foram misturados em relação à possível relação entre aborto *induzido* e câncer de mama. Foi sugerido que o viés de relato pode ter desempenhado um papel naqueles estudos de casos-controle que relataram uma associação positiva: controles saudáveis podem ter sido mais relutantes em relatar que tinham induzido aborto do que as mulheres com câncer de mama.

Um estudo de aborto induzido e risco de câncer de mama proporcionou uma oportunidade para investigadores avaliarem a extensão e possível papel desse viés de relato que é um tipo de viés de informação. Rookus e van Leeuwen[8] relataram um estudo de casos-controle na Holanda no qual o risco relativo ajustado geral foi de 1,9 para aborto induzido e câncer de mama em mulheres que já haviam tido filhos. (Nenhuma associação foi encontrada em nulíparas.) Eles, então, compararam os achados em duas regiões do país – o Sudeste, que tem um número maior de católicos, população mais conservadora, e o Oeste, incluindo Amsterdam, que é mais liberal nas atitudes com relação ao aborto. Essa diferença de atitudes é refletida no fato de que as taxas de abortos induzidos no Sudeste foram sempre mais baixas do que no Oeste. Como visto na Tabela 15-3, os autores observaram que a associação entre aborto induzido e câncer de mama era muito mais forte no sudeste conservador (risco relativo ajustado = 14,6) do que no oeste liberal (risco relativo ajustado = 1,3), sugerindo que o achado geral de associação entre câncer de mama e aborto induzido, nesse estudo, foi, em grande parte, atribuído ao subrelato de abortos pelos controles, no Sudeste. Além disso, como o estudo feito era de casos-controle de base populacional sobre o uso de contraceptivos orais e risco de câncer de mama, foi possível suspeitar da possibilidade do viés de sub-relato como uma explicação para as diferenças regionais. Quando as respostas das mulheres foram comparadas às prescrições de seus médicos, verificou-se que os controles da região sudeste sub-relataram a duração do uso de contraceptivos orais em mais de seis meses do que os da região oeste.

FATORES DE CONFUSÃO

Um problema apresentado em muitos estudos epidemiológicos é que ao observarmos uma verdadeira associação, somos tentados a realizar uma interferência causal quando, de fato, a relação pode não ser causal.

TABELA 15-3. Riscos Relativos* (RR) e Intervalos de Confiança de 95% (IC 95%) para o Desenvolvimento de Câncer de Mama nas Idades de 20-45 Anos, em Relação a Abortos Induzidos Anteriormente Reportados por Mulheres Multíparas em Todas Regiões, Oeste e Sudeste da Holanda

	RR não ajustado	RR ajustado**	CI 95%
Todas as regiões	1,8	1,9	1,1-3,2
Região Oeste	1,2	1,3	0,7-2,6
Região Sudeste	12,3	14,6	1,8-120

*Riscos relativos estimados usando o método de regressão logística condicional emparelhada por pares.
**Ajustado para aborto espontâneo ou induzido, idade na primeira gestação completa, número de gestações completas, semanas de amamentação, história familiar de câncer de mama, e uso de contraceptivos injetáveis.
Adaptada de Rookus MA, van Leeuwen FE: Induced abortion and risc for breast cancer: Reporting (recall) bias in a Dutch case-control study. J Natl Cancer Inst 88:1759-1764,1996.

Isto nos traz a questão dos *fatores de confusão*, um dos mais importantes problemas em estudos epidemiológicos observacionais.

O que entendemos por *fator de confusão*? Em um estudo sobre o fator A ser a causa da doença B, dizemos que um terceiro fator, X, é um fator de confusão se o seguinte for verdadeiro:

1. O fator X é um fator de risco conhecido para doença B.
2. O fator X está associado ao fator A, mas não é resultado do fator A.

Relembre o exemplo discutido no Capítulo 10 sobre a relação entre café e câncer de pâncreas. O hábito de fumar foi um fator de confusão, pois embora estivéssemos interessados numa possível relação entre consumo de café (fator A) e câncer de pâncreas (doença B), o seguinte é verdadeiro sobre o hábito de fumar (fator X):

1. O hábito de fumar é um risco conhecido para câncer de pâncreas.
2. O hábito de fumar está associado ao consumo de café, mas não é resultado do consumo de café.

Portanto, se uma associação for observada entre consumo de café e câncer de pâncreas, pode ser (1) que o café realmente cause câncer de pâncreas, ou (2) que a associação observada entre consumo de café e câncer

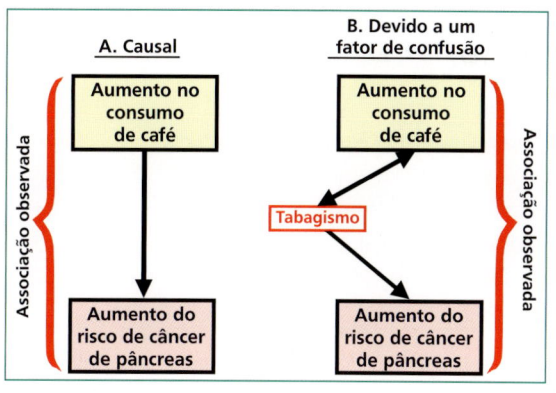

Figura 15-1. A Associação entre consumo de café e câncer de pâncreas.

TABELA 15-5. Exemplo Hipotético de Fator de Confusão em um Estudo de Casos-Controle Não Emparelhado: II. Distribuição de Casos-Controle por Idade

Idade (anos)	Casos	Controles
< 40	50	80
≥ 40	50	20
Total	100	100

de pâncreas pode ser resultado do fator de confusão hábito de fumar (*i.e.*, observamos associação entre o consumo de café e câncer de pâncreas porque o fumo é um fator de risco para câncer de pâncreas e está associado ao consumo de café) (Fig. 15-1).

Quando observamos uma associação perguntamos se ela é causal (ver Fig.15-1A) ou resultado de confusão, por um terceiro fator, que é um fator de risco para a doença e está associado à exposição em questão (ver Fig. 15-1B).

Vejamos um exemplo hipotético: Tabela 15-4 mostra dados de um estudo de casos-controle não emparelhado de uma exposição e uma doença, no qual 100 casos e 100 controles foram estudados.

Calculamos o *odds ratio* de 1,95. A questão é "A associação da exposição com a doença é causal ou poderia ser resultado de diferenças nas distribuições de idade?" Em outras palavras, a relação observada foi confundida pela idade? A primeira questão a ser feita é se idade está relacionada com o fato de vir a ser um caso ou um controle. Esta questão é respondida pela análise da Tabela 15-5.

Observamos que 80% dos controles têm menos que 40 anos, comparados com apenas 50% dos casos. Portanto, a idade maior está associada ao fato de ser um caso (ter doença), e a idade menor com ser um controle (não ter doença).

A próxima questão é se a idade está relacionada com o fato de a pessoa ter sido exposta ou não.

A Tabela 15-6 avalia a relação da idade com a exposição de todos os 200 sujeitos estudados, independentemente de seu status de casos ou controles. Vemos que 130 pessoas tinham menos que 40 anos (50 + 80 na linha superior da Tabela 15-5), e dessas, 13 (10%) foram expostas. Entre os 70 sujeitos que tinham mais de 40 anos, 35 (50%) foram expostos. Assim, a idade está claramente relacionada com a exposição, então, nesse ponto sabemos que a idade está relacionada com o fato de ser um caso (os casos eram mais velhos que os controles); também sabemos que estar exposto tem relação com idades maiores.

Como mostrado na Figura 15-2, a questão é: a associação da exposição com a doença é causal (Fig. 15-2A), ou poderíamos estar vendo uma associação de exposição com doença apenas por existir diferença de idade entre casos e controles, e a maior idade também está relacionada como o fato de ser exposto (Fig.15-2B)? Em outras palavras, a exposição causa a doença (*i.e.*, a pessoa é um caso ou um controle), ou a

TABELA 15-4. Exemplo Hipotético de Fator de Confusão em um Estudo de Casos-Controle Não Emparelhado: I. Número de Casos-Controle Expostos e Não Expostos

Expostos	Casos	Controles
Sim	30	18
Não	70	82
Total	100	100

$$\text{Odds ratio} = \frac{30 \times 82}{70 \times 18} = 1,95$$

TABELA 15-6. Exemplo Hipotético de Fator de Confusão em um Estudo de Casos-Controle Não Emparelhado: III. Relação da Exposição com Idade

Idade (anos)	Total	Expostos	Não expostos	% expostos
< 40	130	13	117	10
≥ 40	70	35	35	50

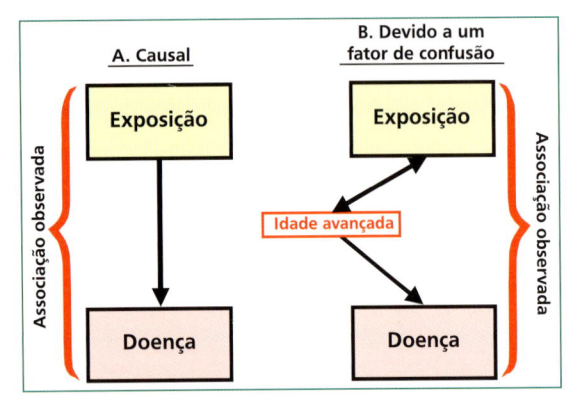

Figura 15-2. Representação esquemática da questão do potencial fator de confusão.

TABELA 15-8. Abordagens para Lidar com Fatores de Confusão

No delineamento e condução do estudo:
1. Emparelhamento individual
2. Emparelhamento por grupos

Na análise dos dados:
1. Estratificação
2. Ajuste

TABELA 15-7. Exemplo Hipotético de Fator de Confusão de um Estudo de Casos-Controle não Emparelhado: IV. Cálculos dos *Odds Ratios* após a Estratificação por Idade

Idade (anos)	Expostos	Casos	Controles	Odds ratio
< 40	Sim	5	8	$\frac{5 \times 72}{45 \times 8} = \frac{360}{360} = 1,0$
	Não	45	72	
	Totais	50	80	
≥ 40	Sim	25	10	$\frac{25 \times 10}{25 \times 10} = \frac{250}{250} = 1,0$
	Não	25	10	
	Totais	50	20	

observação resulta de um fator de confusão ocasionado por um terceiro fator (nesse caso, idade)?

Como podemos esclarecer este assunto? Uma abordagem é apresentada na Tabela 15-7. Podemos realizar uma análise estratificada com indivíduos em dois grupos etários: com menos e mais de 40 anos. Entre cada estrato cria-se uma tabela 2 × 2, e calcula-se um *odds ratio* para cada um. Quando calculamos os *odds ratios* separadamente para os indivíduos mais jovens e mais velhos, seu resultado é 1 para cada estrato. Assim, a única razão para que originalmente tivéssemos um *odds ratio* de 1,95 na Tabela 15-4, era porque havia uma diferença na distribuição etária entre casos e controles. Logo, nesse exemplo idade é um fator de confusão.

Como podemos lidar com o problema dos fatores de confusão? Como visto na Tabela 15-8, a questão dos fatores de confusão pode ser tratada tanto no delineamento e condução de um estudo quanto na análise dos dados. *No delineamento e condução do estudo*, podemos emparelhar casos e controles, como discutimos no Capítulo 10 (emparelhando tanto por grupos quanto individualmente), para o que suspeitamos possa ser um fator de confusão. Nesse exemplo, poderíamos emparelhar por faixa etária para eliminar qualquer diferença de idade entre casos e controles. Se, depois do emparelhamento, observássemos associação entre exposição e doença, saberíamos que não seria possível atribuir a associação à diferença de idade.

Alternativamente, podemos enfrentar o problema dos fatores de confusão na *análise dos dados* de duas formas: estratificação ou ajuste. Vamos discutir brevemente a estratificação, que foi demonstrada no exemplo hipotético (ver Tabela 15-7). Digamos que estamos interessados na relação entre hábito de fumar e câncer de pulmão. Queremos saber se o maior risco de câncer de pulmão, observado em fumantes, poderia ser um resultado de confusão pelo ar poluído e/ou urbanização. Talvez estejamos observando uma relação entre o fumo e câncer de pulmão, não porque o fumo cause câncer de pulmão, mas sim porque a poluição do ar causa câncer de pulmão e o hábito de fumar é mais frequente em áreas poluídas (isto é, áreas urbanas). Talvez seja coincidência que os fumantes vivam nas cidades.

Como podemos resolver esta questão? Uma abordagem seria estratificar os dados por grau de urbanização – rural, cidades pequenas ou grandes. Calculamos, então, as taxas de câncer de pulmão em fumantes e não fumantes em cada estrato de urbanização (Tabela 15-9).

Se a relação do câncer de pulmão se deve ao hábito de fumar, e não ao efeito confundidor da poluição e/ou urbanização, em *cada estrato de urbanização* a incidência de câncer de pulmão deveria ser maior entre os fumantes. Ficaria claro, então, que a associação observada entre fumo e câncer de pulmão poderia não ser devida ao grau de urbanização.

Podemos preferir não apenas dicotomizar grupos de fumantes em fumantes e não fumantes, mas incluir na análise o número de cigarros fumados.

Capítulo 15 ■ MAIS INFORMAÇÕES SOBRE INTERFERÊNCIAS CAUSAIS: VIÉS, FATOR DE ...

TABELA 15-9. Exemplo de Estratificação: Taxas de Câncer de Pulmão pela Condição de Fumante e Grau de Urbanização

Grau de urbanização	Taxas de câncer	
	Não fumantes	Fumantes
Nenhum		
Leve		
Cidade pequena		
Cidade grande		
Totais		

TABELA 15-10. Exemplo de Estratificação: Taxas de Câncer de Pulmão por Nível de Fumo e Grau de Urbanização

Grau de urbanização	Taxas de câncer			
	Não fumantes	Fumantes		
		< 1 maço/ dia	1 maço/ dia	> 1 maço/ dia
Nenhum				
Leve				
Cidade pequena				
Cidade grande				
Total				

Na Tabela 15-10, expandimos o fumo em categorias de quantidade de cigarros fumados. Novamente, podemos calcular a incidência em cada célula da tabela. Se a associação observada do fumo com o câncer de pulmão não for devida a fatores de confusão da urbanização ou poluição ou ambas, observaríamos um padrão dose-resposta *em cada estrato de urbanização*.

A Figura 15-3 mostra as atuais taxas de mortalidade por câncer de pulmão, ajustadas por idade por 100.000 homens/ano, classificação urbana/rural e categorias de fumo. Para cada grau de urbanização, as taxas de mortalidade por câncer de pulmão em fumantes são mostradas pelas barras azuis, e as de não fumantes, indicadas pelas barras verdes. Podemos ver que, em cada nível (ou estrato) de urbanização, a mortalidade por câncer de pulmão é maior em fumantes do que em não fumantes. Portanto, a associação observada entre fumo e câncer de pulmão não pode ser atribuída ao nível de urbanização. Examinando cada estrato em separado, estamos, efetivamente, mantendo constante a urbanização, e ainda encontramos que a mortalidade por câncer de pulmão é muito maior em fumantes do que em não fumantes.

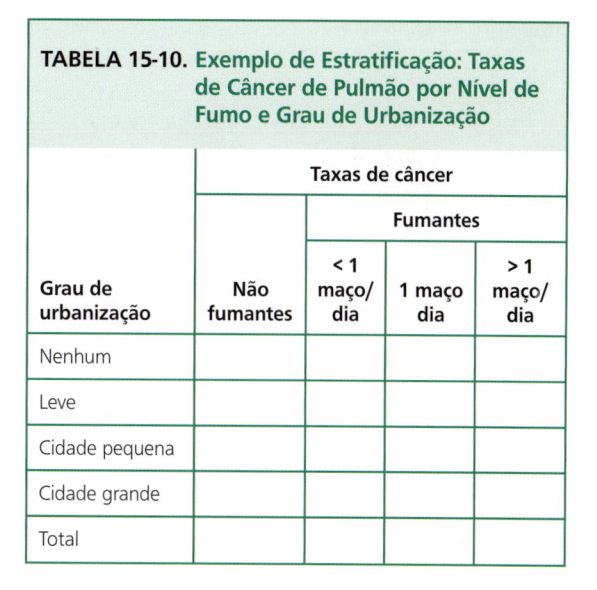

Ao mesmo tempo, é interessante examinar os dados dos não fumantes (barras verdes). Se traçarmos

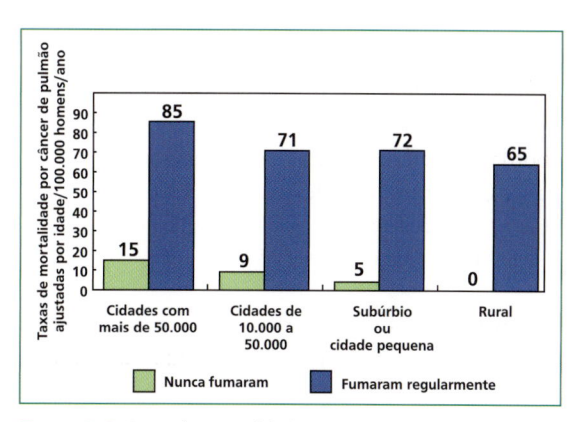

Figura 15-3. Taxas de mortalidade por câncer de pulmão ajustadas por idade por 100.000 homens/ano, por classificação urbana/rural e por categoria de fumo. (Adaptada de Hammond EC, Horn D: Smoking and death rates: Report on 44 months of follow-up of 187,783 men: II. Death rates by cause. JAMA 166:1294-1308,1958. Copyright 1958, American Medical Association.)

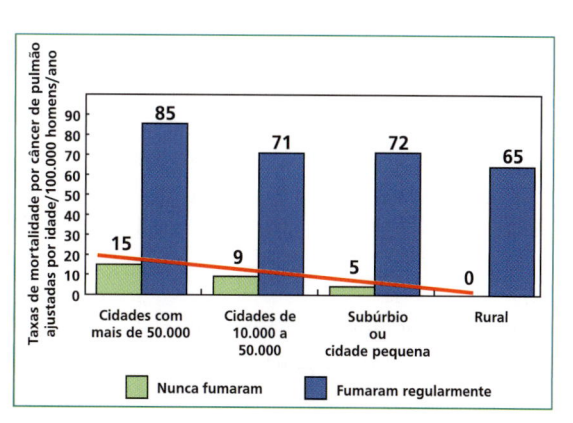

Figura 15-4. Relação entre grau de urbanização com taxas de mortalidade por câncer de pulmão em não fumantes. A linha decrescente liga as taxas de mortalidade por câncer de pulmão ajustadas por idade por 100.000 homens/ano pela classificação urbana/rural em não fumantes. (Adaptada de Hammond EC, Horn D: Smoking and death rates: Report on 44 months of follow-up of 187,783 men: II. Death rates by cause. JAMA 166:1294-1308,1958. Copyright 1958, American Medical Association.)

uma linha ligando os topos dessas barras, observamos que, quanto maior o nível de urbanização, mais alta será a incidência de câncer de pulmão em não fumantes (Fig. 15-4). Assim, existe uma relação dose-resposta de câncer de pulmão e urbanização em não fumantes. Entretanto, como vimos, essa relação não pode explicar a associação do câncer de pulmão com o fumo, pois essa se mantém em cada nível de urbanização.

A Figura 15-5 mostra a relação entre fumo, álcool e câncer de esôfago. Quatro estratos (níveis) de quantidade de cigarros fumados são mostrados. Dentro de cada estrato de fumo, o risco de câncer de esôfago é indicado em relação à quantidade de álcool consumido.

O que observamos? Quanto mais a pessoa fuma, mais altos são os níveis de câncer de esôfago. Entretanto, dentro de cada estrato de fumo, existe uma relação dose-resposta de câncer de esôfago e quantidade de álcool consumido. Dessa forma, não podemos atribuir ao fumo os efeitos do consumo de álcool em relação ao câncer de esôfago. Tanto fumo quanto álcool apresentam efeitos separados no risco de câncer de esôfago.

É interessante notar que, nessa apresentação de dados, não podemos comparar fumantes com não fumantes, ou bebedores com não bebedores, pois os autores uniram o grupo que fuma de 0 a 9 g de tabaco por dia, bem como não bebedores com bebedores de quantidades mínimas. Assim, não temos taxas para as pessoas *não expostas* ao álcool ou tabaco. Seria preferível manter os dados dos não expostos em separado, de modo que os riscos relativos poderiam ser calculados com base nas taxas das pessoas não expostas.

Duas questões finais sobre fatores de confusão: Primeira, quando identificamos um fator de confusão, geralmente o consideramos um problema e queremos encontrar maneiras de resolvê-lo. Mas, algumas vezes, encontrar uma relação devida a um fator de confusão pode ser muito útil. Mesmo se a aparente associação entre o fator A (fator no qual estamos interessados) e a doença B for realmente devida a algum terceiro fator de confusão X, de modo que o fator A não esteja relacionado de forma causal com a doença B, o rastreamento do fator A pode, apesar disso, ser útil, uma vez que permitiria identificar pessoas com alto risco para doença e sugerir intervenções preventivas e terapêuticas apropriadas a elas. Assim, uma relação com um fator de confusão poderá ser um guia útil no rastreamento de populações, mesmo quando não identificamos o agente etiológico específico envolvido.

Segundo, o fator de confusão não é um erro do estudo, mas um fenômeno verdadeiro que foi identificado e precisa ser compreendido. O viés é resultante de um erro na maneira como o estudo foi conduzido, mas o fator de confusão é um achado válido que descreve a natureza da relação entre vários fatores e o risco da doença. Entretanto, *se não considerarmos o fator de confusão na interpretação dos resultados de um estudo,* cometeremos um erro em sua condução que pode enviesar as conclusões do estudo.

INTERAÇÃO

Até aqui nossa discussão assumiu, de modo geral, a presença de um único fator causal na etiologia da do-

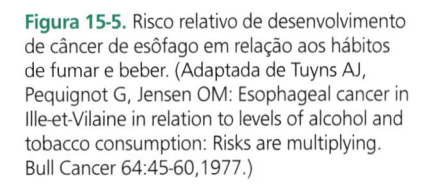

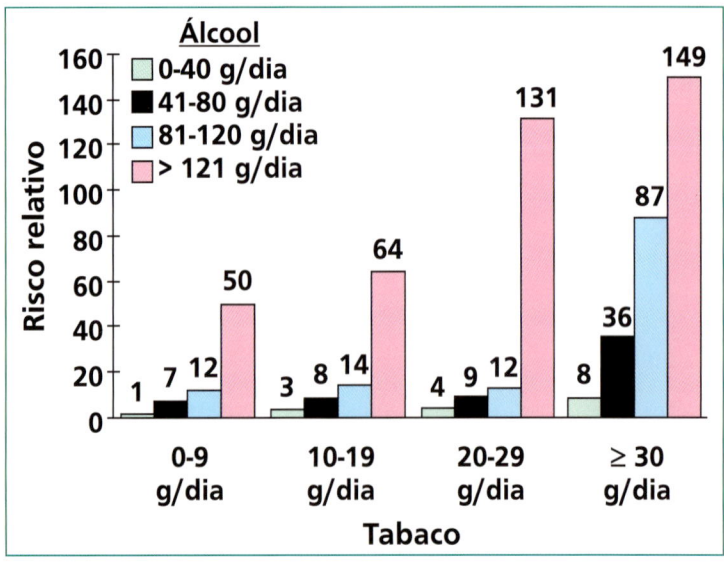

Figura 15-5. Risco relativo de desenvolvimento de câncer de esôfago em relação aos hábitos de fumar e beber. (Adaptada de Tuyns AJ, Pequignot G, Jensen OM: Esophageal cancer in Ille-et-Vilaine in relation to levels of alcohol and tobacco consumption: Risks are multiplying. Bull Cancer 64:45-60,1977.)

ença. Embora esta abordagem seja útil para fins de discussão, na vida real raramente lidamos com causas isoladas. Nos exemplos anteriores da relação entre câncer de pulmão fumo e urbanização e da relação entre câncer de esôfago com bebidas e cigarro, vimos mais de um fator envolvido na etiologia de doenças. Neste tópico, perguntamos: "Como múltiplos fatores interagem na causa de uma doença?"

O que entendemos por *interação*? MacMahon[9] definiu interação da seguinte forma: "Quando a taxa de incidência de uma doença na presença de dois ou mais fatores de risco difere da esperada como resultado de seus efeitos individualmente". O efeito pode ser maior do que esperaríamos (interação positiva, sinergismo) ou menor (interação negativa, antagonismo). O problema é determinar os resultados esperados dos efeitos individuais das exposições.

A Figura 15-6 mostra um algoritmo para explorar a possibilidade de interação.

Examinando nossos dados, a primeira questão é se foi observada associação entre exposição e doença. Se sim, se deve ao fator de confusão? Se decidirmos que não se deve ao fator de confusão – ou seja, é causal – então perguntamos se a associação é igualmente forte em cada um dos estratos formados com base em alguma terceira variável. Por exemplo, a associação do fumo com o câncer de pulmão é igualmente forte no estrato formado com base no grau de urbanização? Se a associação é igualmente forte em todos os estratos, não há interação. Mas se a associação apresentar intensidades diferentes nos diversos estratos formados com base na idade, por exemplo (se a associação é mais forte em pessoas mais velhas do que em pessoas mais jovens), uma interação foi observada entre idade e exposição na produção da doença. Se não houver interação, poderíamos esperar que associação fosse da mesma intensidade em cada estrato.

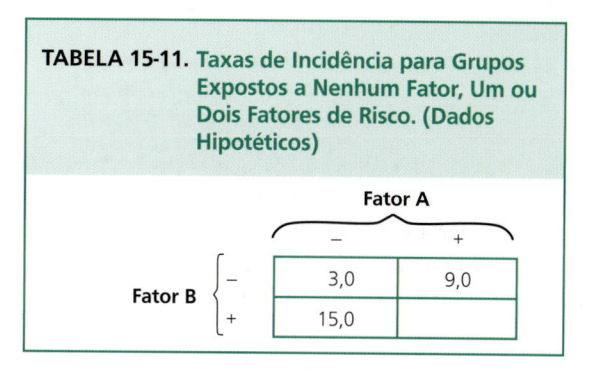

TABELA 15-11. Taxas de Incidência para Grupos Expostos a Nenhum Fator, Um ou Dois Fatores de Risco. (Dados Hipotéticos)

		Fator A	
		−	+
Fator B	−	3,0	9,0
	+	15,0	

Analisaremos a interação com mais detalhes. A Tabela 15-11 mostra a incidência em pessoas expostas a um de dois fatores de risco (A ou B), a ambos ou nenhum, em um exemplo hipotético.

Nas pessoas com nenhuma exposição, a incidência é 3. Nas expostas apenas ao fator A e não ao B, a incidência é 9. Nas expostas ao fator B apenas e não ao A, a incidência é 15. Esses são os efeitos individuais de cada fator considerado separadamente.

Que incidência esperaríamos nas pessoas que foram expostas aos fatores A e B (a célula inferior direita da tabela) se elas tiveram o risco resultante das contribuições independentes de ambos os fatores? A resposta depende do tipo de modelo que propusermos. Vamos assumir que quando houver duas exposições, o efeito de uma delas é *somado* ao efeito da segunda – isto é, o modelo é aditivo. O que, então, esperaríamos ver na célula inferior direita da tabela? Usaremos como exemplo as pessoas que não têm nenhuma exposição, cujo risco na ausência de ambas as exposições é 3. Como a exposição ao fator A afeta seu risco? Ela soma 6 ao risco 3, totalizando um risco de 9. Se o fator A soma um risco de 6 ao que existe sem o fator A, ele teria o mesmo efeito nas pessoas expostas e não expostas

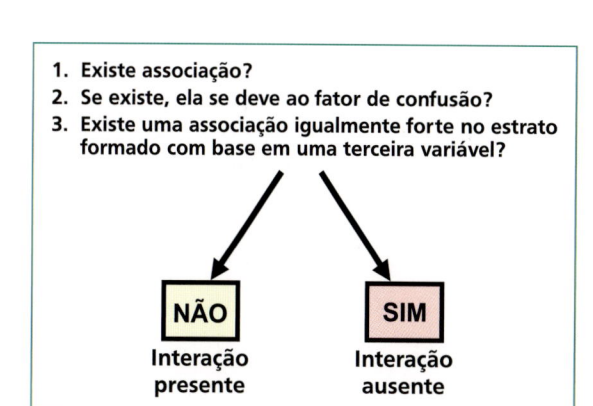

1. Existe associação?
2. Se existe, ela se deve ao fator de confusão?
3. Existe uma associação igualmente forte no estrato formado com base em uma terceira variável?

NÃO → Interação presente
SIM → Interação ausente

Figura 15-6. Questões a responder em relação à natureza da relação entre exposição e desfecho.

TABELA 15-12. Taxas de Incidência e Riscos Atribuíveis para Grupos Expostos a Nenhum, Um ou Dois Fatores de Risco (Dados Hipotéticos em um Modelo Aditivo: I)

		Taxas de incidência		Riscos atribuíveis	
		Fator A −	Fator A +	Fator A −	Fator A +
Fator B	−	3	9	0	6
	+	15	21	12	

TABELA 15-13. Taxas de Incidência e Riscos Atribuíveis para Grupos Expostos a Nenhum, Um ou Dois Fatores de Risco (Dados Hipotéticos em um Modelo Aditivo: II)

		Taxas de incidência		Riscos atribuíveis	
		Fator A −	Fator A +	Fator A −	Fator A +
Fator B	−	3	9	0	6
	+	15	21	12	18

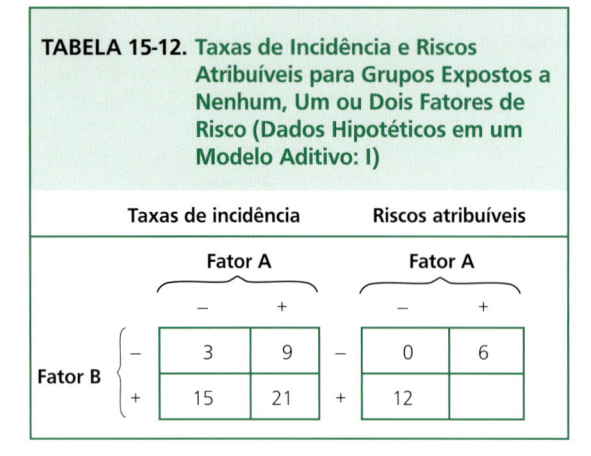

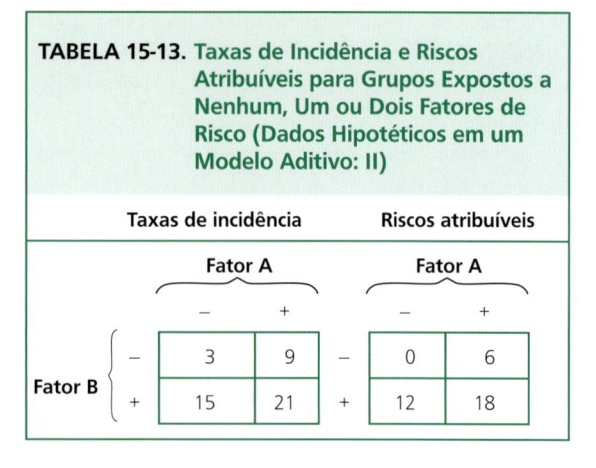

ao fator B. Como o fator A soma 6 ao valor 3, seria também esperado que some 6 à taxa de 15 às pessoas expostas ao fator B quando também estiverem expostos ao fator A. Desse modo, esperaríamos que os efeitos das exposições a ambos os fatores totalizassem uma incidência de 21.

Também podemos considerar a questão como se segue: se o fator B somar 12 à incidência de 3 das pessoas sem exposição esperaríamos que somasse 12 a qualquer grupo, incluindo os expostos apenas ao fator A, cuja incidência é de 9. Por essa razão, esperaríamos que o efeito da exposição a A e B fosse igual a 9 mais 12 ou 21. (Lembre que 3 é o risco inicial, presente na ausência tanto de A quanto de B. Quando calculamos o efeito combinado dos fatores A e B, não podemos simplesmente somar 9 e 15 – devemos ter certeza de não contarmos o risco inicial [3] duas vezes). O lado esquerdo da Tabela 15-12 mostra os dados completos, a partir dos parcialmente apresentados na Tabela 15-11.

Lembre-se que, quando discutimos diferenças em riscos estamos falando de riscos atribuíveis. Isto é mostrado no lado direito da Tabela 15-12. Se examinarmos as pessoas sem exposição, elas têm um risco inicial, mas o risco atribuível – isto é, o risco atribuível à exposição ao fator A ou B – é zero. Como dito antes, exposição apenas ao fator A acrescenta 6, e exposição apenas ao fator B acrescenta 12. Qual seria o risco atribuível para ambas as exposições? A resposta é 18, *i.e.*, 18 a mais do que o risco inicial. O modelo aditivo é sintetizado na Tabela 15-13.

E se um modelo aditivo não descrever corretamente o efeito da exposição a dois fatores independentes? Talvez uma segunda exposição não se some ao efeito da primeira, mas em vez disso, multiplique seu efeito. Se a presença de certa exposição duplicasse o risco de uma pessoa, poderíamos esperar que duplicasse esse risco, independentemente de a pessoa ter tido ou não a outra exposição. Por exemplo, se o efeito do álcool duplica o risco de uma pessoa desenvolver certo câncer, poderíamos esperar que duplicasse o risco tanto para fumantes quanto para não fumantes. O modelo apropriado para os efeitos de dois fatores independentes seria, portanto, um *multiplicativo* em vez de um aditivo.

Vamos retornar aos nossos dados originais sobre riscos resultantes de nenhuma exposição, ou ao fator A ou B. Estes dados são mostrados novamente na Tabela 15-14.

Vemos que a exposição ao fator A triplica o risco, comparado com o observado quando o fator A está ausente (9 comparado com 3). O que esperaríamos encontrar na célula inferior direita da tabela quando ambas as exposições estiverem presentes? Como, na ausência do fator B, o A triplicou o risco de 3, esperaríamos também que ele multiplicasse o risco de 15, observado quando a exposição ao fator B estiver pre-

TABELA 15-14. Taxas de Incidência para Grupos Expostos a Nenhum, Um ou Dois Fatores de Risco. (Dados Hipotéticos)

		Fator A −	Fator A +
Fator B	−	3	9
	+	15	

TABELA 15-15. Taxas de Incidência e Riscos Relativos para Grupos Expostos a Nenhum, Um ou Dois Fatores de Risco. (Dados Hipotéticos em um Modelo Multiplicativo: I)

	Taxas de incidência		Riscos atribuíveis	
	Fator A −	Fator A +	Fator A −	Fator A +
Fator B −	3	9	1	3
Fator B +	15	45	5	

TABELA 15-16. Taxas de Incidência e Riscos Relativos para Grupos Expostos a Nenhum, Um ou Dois Fatores de Risco. (Dados Hipotéticos em um Modelo Multiplicativo: II)

	Taxas de incidência		Riscos atribuíveis	
	Fator A −	Fator A +	Fator A −	Fator A +
Fator B −	3	9	1	3
Fator B +	15	45	5	15

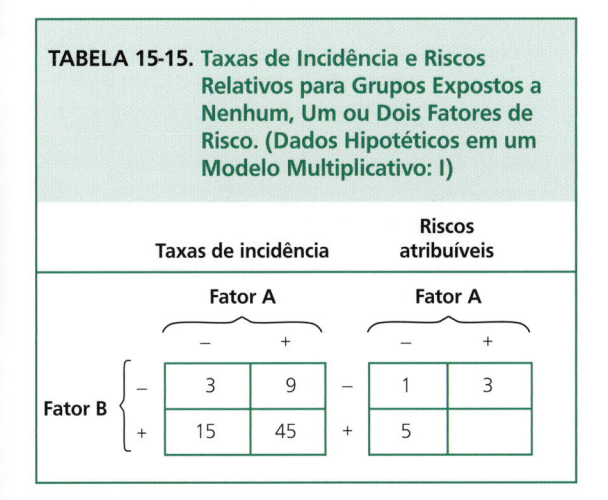

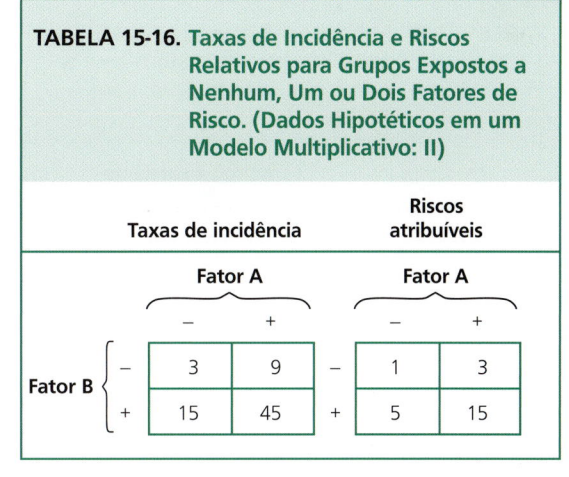

sente. Se for isso, o efeito da exposição a ambos os fatores seria de 45. Novamente, podemos calcular isso de forma diferente. O fator B multiplica o risco por 5 (15 comparado a 3) quando o fator A está ausente. Esperaríamos, portanto, que tivesse o mesmo efeito quando o fator A estivesse presente. Como o risco, quando o fator A está presente é de 9, esperaríamos que a presença do fator B produzisse um risco de 45 (9 × 5) (Tabela 15-15).

O lado esquerdo da Tabela 15-15 mostra a tabela de taxas de incidência completa. Nossa discussão de um modelo multiplicativo é, na verdade, de um modelo de *risco relativo*. Isso é mostrado no lado direito da tabela. Que valor esperaríamos encontrar na célula em branco?

Se agora atribuirmos ao risco inicial (3) o valor 1, contra o qual comparamos os outros valores da tabela, a exposição ao fator A triplica o risco, totalizando um Risco Relativo de 3 para o fator A na ausência do fator B. O Fator B multiplica o risco por 5, totalizando um risco relativo 5 para a exposição ao fator B na ausência do fator A. Quando os fatores A e B estão atuando, esperaríamos ver um risco relativo de 15–(45/3) como visto à esquerda ou 3 × 5 como visto à direita na Tabela 15-16.

Consideramos dois modelos: aditivo e multiplicativo. A questão permanece, "O que esperaríamos como resultado dos efeitos independentes de dois fatores de risco? Esperamos um modelo aditivo ou multiplicativo?"

As respostas podem não ser óbvias. Se dois fatores estiverem atuando e a incidência for de 21, o resultado será consistente com um modelo aditivo. Se a incidência for de 45, o resultado será consistente com um modelo multiplicativo. Entretanto, se a incidência resultante de dois fatores for, por exemplo, de 60, valor de um modelo multiplicativo estará, claramente, sendo superado, e haverá uma interação – isso é, um efeito maior do que seria esperado dos efeitos independentes dos dois fatores separados.

Se, entretanto, a incidência for 30,0, é menor que a esperada de um modelo multiplicativo e maior que a de um modelo aditivo. A questão novamente é, "Isso é mais do que esperaríamos dos efeitos independentes dos dois fatores?" É difícil conhecer a resposta sem mais informações sobre a biologia da doença, mecanismos envolvidos em sua patogênese e como os fatores operam nos níveis celulares e moleculares. A maioria dos especialistas aceita qualquer efeito maior do que o aditivo como evidência de interação positiva, que também é chamada de sinergismo. Entretanto, essa opinião é quase sempre baseada em considerações estatísticas, enquanto a validade do modelo deveria, idealmente, tomar como base o conhecimento biológico. O modelo pode diferir de uma doença para outra e de uma exposição para outra.

Vamos considerar alguns exemplos. Em um estudo de coorte sobre fumo e câncer de pulmão, Hammond et al.[10] estudaram o risco de câncer de pulmão em 17.800 trabalhadores com amianto nos Estados Unidos e em 73.763 homens não expostos, em relação ao hábito de fumar. A Tabela 15-17 mostra os achados para mortes por câncer de pulmão em relação à exposição. Se a relação entre fumo e amianto fosse aditiva, esperaríamos que o risco nos expostos a ambos os fatores (célula inferior direita) fosse de

TABELA 15-17. Mortes por Câncer de Pulmão (por 100.000) entre Indivíduos com e sem Exposição ao Fumo e ao Amianto

Fumo	Exposição ao amianto	
	Não	Sim
Não	11,3	58,4
Sim	122,6	601,6

Adaptada de Hammond EC, Selikoff IJ, Seidman H: Asbestos exposure, cigarette smoking and death rates. Ann NY Acad Sci 330:473-490, 1979.

TABELA 15-19. Riscos Relativos* para Câncer de Boca de acordo com o Nível de Exposição ao Álcool e ao Fumo – I

Consumo de álcool (onças/dia)	Equivalente em cigarros por dia			
	0	< 20	20-39	≥ 40
0	1,00	1,52	1,43	2,43
< 0,4	0,40	1,67	3,18	3,25
0,4-1,5	1,60	4,36	4,46	8,21
> 1,5	2,33	4,13	9,59	15,50

*Os riscos são expressos em relação ao risco de 1,00 para pessoas que nunca fumaram ou consumiram álcool.
De: Rothman K, Keller A: The effect of joint exposure to alcohol and tobacco on risk of cancer of the mouth and pharynx. J Chronic Dis 25:711-716, 1972.

58,4 + 122,6–11,3, ou 169,7. (O risco basal de 11,3 é subtraído para evitar que conte duas vezes.) Claramente, o valor observado de 601,6 é muito maior do que o valor aditivo esperado. Na verdade, os dados dessa tabela estão muito próximos de um modelo multiplicativo e sugerem um forte sinergismo entre as exposições ao amianto e ao fumo.

Um segundo exemplo é visto na Tabela 15-18, que mostra o risco relativo de câncer de boca pela presença ou ausência de duas exposições: fumo e consumo de álcool. O risco 1,00 foi atribuído às pessoas sem nenhuma das exposições. Existe evidência de interação? Que risco esperaríamos se o efeito fosse multiplicativo? Esperaríamos 1,53 × 1,23, ou 1,88. Evidentemente, o efeito observado de 5,71 é maior que o multiplicativo e indica presença de interação.

Vamos observar mais detalhadamente essas relações usando dados de doses para consumo de álcool e fumo (Tabela 15-19).

TABELA 15-18. Riscos Relativos* para Câncer de Boca de acordo com a Presença ou Ausência de Duas Exposições: Fumo e Consumo de Álcool

		Fumo	
		Não	Sim
Álcool	Não	1,00	1,53
	Sim	1,23	5,71

*Os riscos são expressos em relação ao risco de 1,00 para pessoas que nunca fumaram ou consumiram álcool.
De: Rothman K, Keller A: The effect of joint exposure to alcohol and tobacco on risk of cancer of the mouth and pharynx. J Chronic Dis 24:711-716, 1972.

Novamente, o risco entre os que não bebem e não fumam foi fixado em 1. Naqueles com os maiores níveis de consumo de álcool e cigarro, o risco é 15,50. Existe interação evidente? Os dados parecem suportar isso. Os valores mais altos em fumantes que não bebem e em consumidores de álcool que não fumam são de 2,43 e 2,33, respectivamente; o valor de 15,5, claramente, excede o resultado de 5,66 que seria esperado com um efeito multiplicativo.

Entretanto, um problema com esses dados deve ser mencionado. Note que cada categoria de fumo e bebida tem limites superiores e inferiores, exceto para a categoria mais alta, que não tem limite superior. Por essa razão, o alto risco de 15,5 poderia resultar da presença de um ou alguns poucos valores extremos – tanto para fumantes quanto bebedores extraordinariamente pesados.

Existe maneira de eliminar esse problema e continuar usando os dados mostrados aqui? Poderíamos ignorar a coluna da direita e a linha inferior e analisarmos apenas a tabela 3 × 3 que restou (Tabela 15-20). Agora, todas as categorias têm limites superiores e inferiores. Se o modelo fosse multiplicativo, esperaríamos ver 1,43 × 1,60, ou 2,29, diferente dos 4,46 efetivamente observados. Assim, ainda observamos evidência de interação, porém, muito mais fraca do que a observada na tabela completa, com suas categorias de alta exposição indefinidas. Isso sugere que o problema da falta de limites superiores das categorias contribuiu, de fato, para o alto valor de 15,50 visto na tabela 4 × 4.

Como dissemos, a decisão de considerar se um modelo aditivo ou multiplicativo é mais relevante em determinada situação, deveria depender da biologia

TABELA 15-20.	Riscos Relativos* para Câncer de Boca de acordo com o Nível de Exposição ao Álcool e ao Fumo – II			
Consumo de álcool (onças/dia)	Equivalente em cigarros por dia			
	0	< 20	20-39	≥ 40
Nenhum	1,00	1,52	1,43	2,43
< 0,4	0,40	1,67	3,18	3,25
0,4-1,5	1,60	4,36	4,46	8,21
> 1,5	2,33	4,13	9,59	15,50

*Os riscos são expressos em relação ao risco de 1,0 para pessoas que nunca fumaram ou consumiram álcool.
De: Rothman K, Keller A: The effect of joint exposure to alcohol and tobacco on risk of cancer of the mouth and pharynx. J Chronic Dis 25:711-716, 1972.

da doença. A Tabela 15-21 mostra dados interessantes em relação aos riscos de câncer por radiação e fumo em duas populações diferentes: trabalhadores com urânio (esquerda) e sobreviventes da bomba atômica (direita). Cada tabela mostra altos e baixos níveis de fumo e radiação.

Que tipo de modelo é sugerido pela tabela da esquerda? Claramente, uma relação multiplicativa é sugerida; 146,8 está próximo do produto de 7,7 × 18,2. A tabela da direita sugere um modelo aditivo; 14,2 está próxima da soma de 9,7 + 6,2 – 1. Portanto, embora os dados tratem de radiação e fumo em duas populações, em uma delas as exposições são relatadas de forma aditiva e, na outra, de forma multiplicativa. Não se sabe se esse é o resultado de diferenças na exposição à radiação nas minas de urânio comparadas com a das bombas atômicas. Essa hipótese não é irracional; sabemos que houve diferença entre as radiações emitidas pelas bombas atômicas de Hiroshima e Nagasaki e que as curvas dose-resposta para câncer foram diferentes nas duas cidades. De qualquer maneira, o fato de que as duas exposições foram ostensivamente as mesmas (ou, pelo menos, similares) possa ter diferentes relações em cenários diferentes é uma observação intrigante que requer maiores investigações.

Finalmente, um exemplo dramático de interação é observado na relação da aflatoxina com infecção por hepatite B crônica no risco de câncer de fígado (Tabela 15-22). Nesse estudo, infecção por hepatite B, sozinha, multiplicou o risco de câncer de fígado para 7,3 e a exposição à aflatoxina sozinha multiplicou o risco para 3,4. Entretanto, quando ambas as exposições estavam presentes, o risco relativo subiu para 59,4, muito mais do que poderíamos esperar em um modelo aditivo. Essa observação de sinergismo não é apenas do maior interesse clínico e de saúde pública, mas também sugere direções importantes para mais pesquisas laboratoriais na etiopatogenia do câncer de fígado.

Os achados de interação ou sinergismo poderão, também, ter implicações na prática de políticas, envolvendo questões como quem é responsável pela doença e quem deveria pagar indenizações às vítimas. Por exemplo, neste capítulo, discutimos a relação do fumo e exposição ao amianto na produção de câncer, uma relação que, sem dúvida, é fortemente interativa ou sinérgica. Processos contra fabricantes

TABELA 15-21. Riscos Relativos para Câncer de Pulmão de Acordo com Exposição ao Fumo e Radiação em Duas Populações				
	Trabalhadores com urânio (nível de fumo)		Sobreviventes do bombardeio atômico (nível de fumo)	
Nível de radiação	Baixo	Alto	Baixo	Alto
Baixo	1,0	7,7	1,0	9,7
Alto	18,2	146,8	6,2	14,2

De Blot WJ, Akiba S, Kato H: Ionizing radiation and lung cancer: A review including preliminary results from a case-control study among A-bomb survivors. In Prentice RL, Thompson DJ (eds): Atomic Bomb Survivor Data: Utilization and Analysis. Philadelphia, Society for Industrial and Apllied Mathematics, 1984, p. 235-248.

TABELA 15-22. Riscos* para Câncer de Fígado para Pessoas Expostas a Aflatoxina ou Infecção Crônica por Hepatite B: Um Exemplo de Interação		
	Aflatoxina negativa	Aflatoxina positiva
HBsAg[†] negativa	1,0	3,4
HBsAg positiva	7,3	59,4

*Ajustado para o fumo.
[†]HBsAg, antígeno de superfície para hepatite B.
Adaptada de Qian GS, Ross RK, Yu MC, et al.: A follow-up study of urinary markers of aflatoxina exposure and liver cancer risk in Shanghai, People's Republic of China. Cancer Epidemiol Biomarkers Prev 3:3-10, 1994.

de amianto ocorrem desde os anos 1970 e muitas indenizações foram concedidas em tribunais. Em 1998, época do aumento de ações legais contra companhias de tabaco, alianças de algumas das vítimas da exposição ao amianto com fabricantes de amianto juntaram forças para exigir que o congresso determinasse que uma grande quantidade de verba fosse disponibilizada por qualquer empresa nacional de fumo, para compensar pessoas cujo câncer fosse causado pela exposição combinada do amianto com o tabaco, uma reivindicação que justificaram apontando a relação sinérgica dessas exposições. Os acusados dessa ação objetaram que os reclamantes, ao fazerem essa demanda, estariam na realidade, liberando os fabricantes de amianto do pagamento de suas obrigações e que estariam fazendo isso por acreditarem ser mais fácil obter indenizações significativas das empresas de fumo do que dos fabricantes de amianto. Assim, estariam forjando uma aliança com os fabricantes de amianto, que anteriormente foram responsabilizados por suas doenças. A base dessa abordagem foi o bem documentado sinergismo de amianto e fumo na causa do câncer.

CONCLUSÃO

Este capítulo revisou os conceitos de viés, fator de confusão e interação relacionados com a derivação de interferências causais. Os vieses refletem inadequações no delineamento ou condução de um estudo e, claramente, afetam a validade dos achados. Por essa razão precisam ser avaliados e, se possível, eliminados. Os fatores de confusão e interação, por outro lado, descrevem a realidade das inter-relações entre certos fatores e desfechos. Eles caracterizam praticamente todas as situações em que se objetiva avaliar etiologia, pois a maioria das questões causais envolve relações de múltiplas exposições e múltiplos possíveis fatores etiológicos. Tais relações são particularmente importantes na investigação dos papéis de fatores genéticos e ambientais na causalidade de doenças e determinação de responsabilidades para desfechos adversos à saúde de exposições ambientais. A avaliação das contribuições relativas de fatores genéticos e ambientais é discutida no Capítulo 16.

REFERÊNCIAS

1. Schlesselman JJ: Case-Control Studies: Design, Conduct, and Analysis. New York, Oxford University Press, 1982.
2. Ronmark E, Lundqvist A, Lundback B, et al.: Non-responders to a postal questionnaire on respiratory symptoms and diseases. Eur J Epidemiol 15:293-299, 1999.
3. Boston Collaborative Drug Surveillance Program: Reserpine and breast cancer. Lancet 2:669-671, 1974.
4. Armstrong B, Stevens B, Doll R: Retrospective study of the association between use of *Rauwolfia* derivatives and breast cancer in English women. Lancet 2:672-675, 1974.
5. Heinonen OP, Shapiro S, Tuominen L, et al: Reserpine use in relation to breast cancer. Lancet 2:675-677, 1974.
6. Horwitz RI, Feinstein AR: Exclusion bias and the false relationship of reserpine and breast cancer. Arch Intern Med 145:1873-1875, 1985.
7. Wynder EL, Higgins IT, Harris RE: The wish bias. J Clin Epidemiol 43:619-621, 1991.
8. Rookus MA, van Leeuwen FE: Induced abortion and risk for breast cancer: Reporting (recall) bias in a Dutch case-control study. J Natl Cancer Inst 88:1759-1764, 1996.
9. MacMahon B: Concepts of multiple factors. In Lee DH, Kotin P (eds): Multiple Factors in the Causation of Environmentally Induced Disease. New York, Academic Press, 1972.
10. Hammond EC, Selikoff IJ, Seidman H: Asbestos exposure, cigarette smoking and death rates. Ann NY Acad Sci 330:473-490, 1979.

QUESTÕES DE REVISÃO DO CAPÍTULO 15

1. Qual(is) da(s) seguinte(s) opções é/são uma abordagem para lidar com fatores de confusão?
   a. Emparelhamento individual
   b. Estratificação
   c. Emparelhamento por grupos
   d. Ajuste
   e. Todas as anteriores

2. Foi sugerido que médicos devem examinar mulheres que usam contraceptivos orais com maior frequência ou mais intensamente do que as que não usam. Então, se uma associação for observada entre flebites e uso de contraceptivos orais, a associação pode ser devida a:
   a. Viés de seleção
   b. Viés do entrevistador
   c. Viés de diagnóstico
   d. Viés de não resposta
   e. Viés de memória

As questões de 3 a 6 são baseadas na informação abaixo:

	Fator A −	Fator A +
Fator B −	3	7
Fator B +	8	

3. Preencha a célula em branco na primeira tabela usando o modelo aditivo de interação: _____

4. Preencha a célula em branco na primeira tabela usando o modelo multiplicativo de interação: _____

Converta os números da tabela acima em riscos atribuíveis para o modelo aditivo (abaixo, esquerda) e riscos relativos para o modelo multiplicativo (abaixo, direita).

MODELO ADITIVO

	Fator A −	Fator A +
Fator B −	0	
Fator B +		

MODELO MULTIPLICATIVO

	Fator A −	Fator A +
Fator B −	1	
Fator B +		

5. Preencha a célula inferior direita da coluna esquerda para risco atribuível para ter ambos os fatores A e B (modelo aditivo): _____

6. Preencha a célula inferior direita da coluna esquerda para risco relativo para ter ambos os fatores A e B (modelo multiplicativo): _____

Questão 7 é baseada na informação abaixo:

Em um estudo de casos-controle sobre a relação da exposição à radiação e câncer de tireoide, foram estudados 50 casos com câncer de tireoide e 100 "controles", admitidos durante o mesmo período, para tratamento de hérnias. Apenas os casos foram entrevistados, e, com base nas entrevistas e nos arquivos médicos, 20 deles foram considerados expostos à terapia com raios X no passado. Os controles não foram entrevistados, mas uma revisão em seus arquivos hospitalares de internação para cirurgia de hérnia revelaram que apenas 2 deles foram expostos à terapia com raios X no passado.

7. Com base na descrição apresentada acima, que fonte de viés é menos provável de estar presente nesse estudo?
   a. Viés de memória
   b. Viés causado por controles não serem representativos da população sem a doença
   c. Viés causado por uso de métodos diferentes de confirmação da exposição em casos e controles
   d. Viés causado por perda de indivíduos do grupo controle durante o período
   e. Viés de seleção para a exposição à terapia de raios X no passado

8. Em 1990, um estudo casos-controle foi conduzido para investigar a associação positiva entre o uso de adoçantes artificiais e câncer de bexiga. Os controles foram selecionados de uma amostra hospitalar de pacientes diagnosticados com condições relacionadas com a obesidade. As condições relacionadas com a obesidade foram associadas positivamente ao uso de adoçantes artificiais. Como poderia o uso desses pacientes como controles afetar a estimativa da associação entre uso de adoçantes artificiais e câncer de bexiga?

a. A associação estimada refletiria exatamente a verdadeira associação entre o uso de adoçantes artificiais e condições relacionadas com obesidade
b. A associação tenderia a subestimar a verdadeira associação
c. São necessárias maiores informações para se avaliar a força da associação entre uso de adoçantes artificiais e condições relacionadas com obesidade antes que qualquer julgamento seja feito
d. A associação tenderia a superestimar a verdadeira associação
e. São necessárias maiores informações para se avaliar a força da associação entre uso de adoçantes artificiais e câncer de bexiga antes que qualquer julgamento seja feito

Capítulo 16

Identificação do Papel de Fatores Genéticos e Ambientais na Causa das Doenças

Para produzir outro Wolfgang Amadeus Mozart, seriam necessários não somente o genoma de Wolfgang, mas o útero de sua mãe, das lições de música de seu pai, de seus próprios amigos, bem como os de seus pais, do estado da música no século 18 na Áustria, da ajuda de Haydn e assim por diante. Sem os genes de Mozart, o resto não seria suficiente; ou seja, Wolfgang Amadeus Mozart é único. Não se tem a certeza da suposição inversa: de que seu genoma, cultivado em outro mundo, outra época, resultaria no mesmo gênio musical. Se uma espécie particular de trigo rende diferentes colheitas sob diferentes condições de clima, solo e cultivo, como poderemos assumir que um genoma tão mais complexo, como o de um ser humano, possa produzir a mesma safra de óperas, sinfonias e câmara musical sob diferentes circunstâncias de criação?[1]

– Leon Eisenberg, MD, DSc, psiquiatra infantil e social e educador médico (1922-2009)

Objetivos do aprendizado

- Ilustrar como a ocorrência de doenças reflete uma interação entre fatores ambientais e genéticos
- Mostrar como os marcadores genéticos são usados no acesso à genética básica de diferentes doenças
- Examinar como os delineamentos epidemiológicos, como estudos sobre a idade de início da doença, estudos familiares e estudos de migração, podem ajudar a esclarecer os papéis dos fatores genéticos e ambientais na causa de doenças
- Discutir como combinar métodos epidemiológicos inovadores e de biologia molecular podem ajudar a definir, incluindo o mapeamento do genoma humano, as funções etiológicas do ambiente e fatores genéticos, além de, potencialmente, permitir o desenvolvimento de tratamentos individualizados de doenças para pessoas com sérios problemas de saúde

Nos capítulos anteriores, discutimos os delineamentos de estudos destinados a identificar as causas das doenças com foco, principalmente, no possível papel etiológico dos fatores ambientais. Contudo, com o objetivo de prevenir doenças, deve-se ter em conta os fatores genéticos e avaliar a interação da suscetibilidade genética com a exposição a fatores ambientais. Os seres humanos claramente são diferentes uns dos outros em suas características físicas, de personalidade e outros fatores. Eles também diferem geneticamente, determinando a suscetibilidade às doenças. Quando se investiga a etiologia de uma doença, está implícita a questão: quanto da incidência de uma doença se deve a fatores genéticos, quanto é devido a fatores ambientais e como esses fatores interagem para aumentar ou diminuir o risco de uma doença?

Claramente, uma doença não se desenvolve, necessariamente, em qualquer indivíduo exposto a um fator de risco ambiental. Mesmo que o risco relativo para um fator específico a uma doença seja muito alto, a noção de risco atribuível transmite a mensagem de que nem todas as ocorrências de doença se devem apenas à exposição específica em questão. Por exemplo, a relação entre tabagismo e câncer de pulmão tem sido claramente demonstrada. Contudo, o câncer de pulmão não se desenvolve em todos os fumantes e alguns não fumantes também podem desenvolvê-lo. Desta forma, é necessário outro cofator ambiental em acréscimo ao fumo ou diferenças individuais na suscetibilidade genética ou ambos.

Frequentemente as pessoas adotam uma visão fatalista quando uma doença é genética em sua origem. Mas, mesmo em doenças primariamente genéticas, muitas interações ambientais ocorrem com frequência. Por exemplo, fenilcetonúria é caracterizada por uma deficiência genética determinada pela fenilalanina hidroxilase em que a criança afetada não metaboliza o aminoácido essencial fenilalanina, e o resultado de seu acúmulo é o retardo mental irreversível. Pode-se prevenir a anormalidade genética? Não, não é possível. Pode-se reduzir a probabilidade de que uma criança com essa anormalidade genética manifeste retardo mental? Sim, é possível fazer isso, reduzindo ou eliminando a exposição da criança à fenilalanina, fornecendo-lhe uma dieta pobre em fenilalanina. Nesse exemplo, os fatores adversos de uma doença genética, podem ser prevenidos pelo controle ambiental da pessoa afetada para que sua manifestação não seja expressa. Deste modo, do ponto de vista clínico e de saúde pública, é importante ter em mente a inter-relação entre genética e fatores ambientais na causa de uma doença e sua expressão.

Outro exemplo é a Síndrome de Down, em que uma trissomia do cromossomo 21 pode ocorrer de duas formas: uma não disjunção – isto é, o cromossomo não se separa durante a durante a divisão celular, ou a translocação do cromossomo 21 é transmitida juntamente com um cromossomo 21 normal. A não disjunção é mais comum em mulheres mais velhas. Deste modo, a Síndrome de Down por não disjunção é mais comum em bebês que nascem de mulheres com mais de 35 anos. Por que há maior probabilidade da não disjunção do cromossomo 21 em bebês de mulheres acima dos 30 anos do que aquelas mulheres com 20 anos? Algo deve acontecer para aumentar o risco – provavelmente um acúmulo de injúrias ambientais ou alguma outra manifestação biológica do envelhecimento. Dizer que a Síndrome de Down é genética não explica as alterações relacionadas com o risco associado à idade, o que reflete a inter-relação entre genética e fatores ambientais.

Em 2012, Kong *et al.* reportou os resultados de uma pesquisa que foi parte de um grande estudo de sequenciamento de genoma completo na Islândia. Nesse estudo, no qual foram incluídos 78 Islandeses com parentesco, os homens mais velhos foram mais propensos a ter descendentes que desenvolveram transtornos do espectro autista (ASD) ou esquizofrenia do que os homens mais jovens, como resultado da acumulação de mutações aleatórias, que são mais frequentes em indivíduos mais velhos. Os pesquisadores foram capazes de quantificar o aumento do risco com a idade, de um pai passar tais mutações para seus descendentes. Eles também encontraram que a idade das mães não influenciou na frequência de esquizofrenia ou ASD em crianças.[2]

A interação da genética com fatores ambientais foi sucintamente descrita muitos anos atrás por Lancelot Hogben, que escreveu:

As diferenças individuais que homens e mulheres apresentam são, em parte, devidas ao fato de que eles recebem genes de seus pais e, em parte, ao fato de que os mesmos genes habitam diferentes casas.[3]

Neste capítulo, serão discutidas algumas abordagens usadas por epidemiologistas para distinguir a relativa contribuição da genética e fatores ambientais na causa de uma doença. A discussão envolve o uso dos métodos clássicos da epidemiologia e também introduz algumas das mais novas abordagens que se tornaram possíveis em razão do mapeamento do genoma humano e avanços relacionados com laboratórios de genética e biologia molecular.

ASSOCIAÇÃO A DOENÇAS GENÉTICAS CONHECIDAS

Se houver o interesse em saber se determinada condição ou doença tem um forte componente genético, uma questão que se pode fazer é se aquela condição está associada a outra doença que é conhecida por ter fortes componentes genéticos. Vários exemplos são vistos na Tabela 16-1. Sabe-se que crianças com Síndrome de Down têm alto risco para leucemia. Síndrome de Down também tem mostrado associação à doença de Alzheimer. Câncer de mama é conhecido por ter alta incidência em homens com Síndrome de Klinefelter (Síndrome XXY). A polipose adenomatosa familiar é associada ao câncer de cólon e a homocistinúria está associada à trombose e aterosclerose. Se tais associações forem identificadas entre a condição de interesse e uma doença que tem conhecida etiologia genética, isso não prova que a doença é geneticamente determinada. Contudo, indica que, pelo menos, alguns componentes da cadeia causal dessa condição ou alguns casos dessa doença, sejam, provavelmente, devidos a fatores genéticos.

Uma abordagem utilizada em doenças que ocorrem tanto de forma hereditária quanto não hereditária é tentar identificar os genes responsáveis pela forma hereditária, na esperança de que essa identificação forneça uma pista do papel dos fatores genéticos nos casos não hereditários. Em 1994, Miki *et al.* identificaram um gene designado BRCA1 (*Câncer de Mama 1*) que, quando sofria mutação, parecia ser responsável pela maioria dos casos hereditários de câncer de mama, bem como dos casos de câncer no ovário.[4]

Estudos da linhagem do câncer de mama não relacionado com BRCA1, subsequentemente, conduziram à descoberta do gene BRCA2. Enquanto o risco relativo do câncer de mama precocemente instalado é aumentado em mulheres com mutação do BRCA2, ele é menor em mulheres com mutação no BRCA1.

TABELA 16-1. Exemplo de Condições Associadas a Doenças de Origem Genética Conhecida
Leucemia e Síndrome de Down
Doença de Alzheimer e Síndrome de Down
Câncer de mama e Síndrome de Klinefelter (síndrome XXY)
Câncer de cólon e polipose adenomatosa familiar
Aterosclerose e homocistinúria

Embora o risco para o câncer de ovário também seja alto, parece ser menor em mulheres com *BRCA2* do que nas mulheres com mutações no *BRCA1*. Pequenos aumentos nos cânceres de próstata e pâncreas também foram observados na linhagem do *BRCA2*. Cerca de metade dos casos de câncer de mama hereditários (5% de todos os casos) parecem resultar de mutações do *BRCA1* ou *BRCA2*. Em mulheres judias Ashkenazi, duas mutações no *BRCA1* e uma no *BRCA2* parecem contribuir com cerca de 25% dos tumores de mama instalados precocemente.

Com o isolamento desses genes potenciais, a possibilidade de melhorar a compreensão sobre o papel dos fatores genéticos em casos não hereditários de câncer de mama parece bastante reforçada. No entanto, em contraste com mutações em outros genes supressores de tumor, mutações do *BRCA1* e *BRCA2* raramente são observadas nas formas não hereditárias de câncer de mama, sugerindo que os caminhos genéticos ou os mecanismos de herança genética do câncer de mama poderão ser diferentes dos que atuam em casos não hereditários.

Estima-se que o risco de vida nos casos de câncer de mama em mulheres com mutações *BRCA1* ou *BRCA2* varie entre 50 e 85%, comparados aos 12% da população em geral. Mais de 40% daquelas mulheres com mutação no *BRCA1* e 20% das com mutação no *BRCA2* desenvolverão câncer de ovário, comparadas com 1,5% da população em geral. Os achados em relação a *BRCA1* e *BRCA2* sugerem a possibilidade de que testes genéticos poderiam ser recomendados para certos subgrupos da população de alto risco como por exemplo, as mulheres Ashkenazi. Entretanto, muitas questões éticas e políticas surgem em relação à possibilidade de pesquisas genéticas em tais grupos, e podem ser ainda mais complicadas pelo fato de que, com o passar do tempo, o risco estimado para essas mutações tende a diminuir em relação ao que foi originalmente relatado, provavelmente porque as estimativas originais foram geradas em famílias de alto risco com forte histórico familiar. Vários membros da família eram afetados, frequentemente com idades precoces no início da doença. Estimativas recentes menores derivam de estudos em populações menos selecionadas e de um estudo de base populacional em Washington, DC.[5] Assim, recomendações definitivas em relação ao rastreamento dessas mutações em mulheres Ashkenazi não selecionadas pela história familiar de câncer de mama devem aguardar melhores dados em relação ao nível de risco associado a essas mutações em populações não selecionadas com base na história familiar.

Em 1995, Savitsky *et al.*, trabalhando em uma equipe liderada por Shiloh, descobriram um gene que quando sofre mutação causa séria e rara doença autossômica recessiva, ataxia-telangiectasia (AT).[6] O gene chamado ATM (para AT que sofreu mutação) também pode ser a mais importante causa de câncer de mama hereditário. Essa possibilidade é baseada numa evidência epidemiológica de estudos de parentes de pacientes com AT que sugerem que o risco para câncer de mama é cinco vezes maior em mulheres portadoras do gene ATM. A identificação do gene ATM permite estudar seu papel em casos de câncer de mama hereditário que não tenham sido vinculados a outros genes de câncer de mama, como o *BRCA1*. Embora AT seja uma doença rara, cerca de 0,5 a 1,4% da população porta um gene defeituoso, de maneira que esse gene poderia representar cerca de 8% de todos os cânceres de mama.[7] Em 2008, Beeg *et al.* reportaram que mulheres portadoras da mutação do gene *BRCA1* e *BRCA2, apresentavam ampla variação no risco de câncer de mama.*[8]

AVANÇOS GENÉTICOS E SUA RELAÇÃO COM ABORDAGENS EPIDEMIOLÓGICAS

O Projeto Genoma Humano

O principal avanço recente é o Projeto Genoma Humano (HGP), que tem produzido uma vasta quantidade de informações a respeito da sequência do DNA do genoma humano. O objetivo do HGP foi gerar uma sequência de referência de alta qualidade para o genoma humano de 3 bilhões de pares base, a fim de identificar todos os genes humanos. O projeto foi iniciado em 1990 e seus principais elementos foram concluídos em 2003. O primeiro projeto de todo o genoma humano foi publicado em abril de 2003, no 50º aniversário da publicação original da estrutura do DNA (Watson e Crick). Em maio de 2006, pesquisadores do HGP anunciaram o sequenciamento completo do DNA para todos os cromossomos humanos. No sequenciamento do DNA, a exata ordem das bases foi determinada. Essas bases, (também chamadas de nucleotídeos) são abreviadas como A (Adenina), T (Timina), C (Citosina) e G (Guanina). A, T, C e G são blocos de DNA no cromossomo humano (Fig. 16-1). O genoma humano consiste em aproximadamente 22.000 genes.

A sequência inicial do genoma humano foi obtida de grupos relativamente pequenos de pessoas das quais amostras de sangue e sêmen foram agrupadas de modo que possibilitasse uma caracterização global da população humana. Desde que o projeto começou há anos, muitas melhorias têm ocorrido em laboratórios de metodologia e junto com outras técnicas avançadas, elas têm permitido o sequenciamento do DNA humano de maneira mais rápida e com menores custos do que anteriormente. Como resultado, somente nos últimos anos foi possível realizar um detalhado sequenciamento de muitos indivíduos que podem, por exemplo, ter certas doenças, certas histórias familiares, ou certas exposições ambientais. Seus sequenciamentos podem, então, ser comparados com os de indivíduos sem essas características.

Uso de Marcadores Genéticos

Marcadores genéticos são genes ou sequências de DNA que podem ser avaliados por métodos laboratoriais. Observa-se a transmissão de marcadores do pai para seus descendentes e a localização cromossômica dos marcadores genéticos. Muitos tipos de marcadores genéticos podem, hoje, ser testados em laboratórios como resultado direto dos avanços revolucionários da biologia molecular. Pequenas regiões do DNA que variam de um indivíduo para outro são chamadas de polimorfismos, a maioria das quais são o chamado polimorfismo de nucleotídeo simples (SNPs). A maioria dos SNPs não parece ter efeitos fisiológicos importantes, mas uma pequena minoria pode afetar a suscetibilidade individual para doenças e a resposta pessoal a tratamentos medicamentosos. Pesquisas para identificar padrões de grupos de SNPs (também chamados de haplótipos ou "haps") continuam sendo realizadas pelo "International HapMap Project".

Adicionalmente ao estudo dos marcadores genéticos, uma segunda abordagem para investigar doenças genéticas em laboratórios é analisar os produtos genéticos, conhecidos como, proteínas – códigos de DNA para a produção de aminoácidos e proteínas.

A síntese proteica compreende duas etapas: (1) transcrição e (2) tradução. No primeiro passo, transcrição, uma fita de dupla-hélice de DNA serve como modelo para a síntese de um RNA mensageiro (RNAm) por uma enzima, a RNAm polimerase. No segundo passo, tradução, o RNAm determina a síntese das proteínas

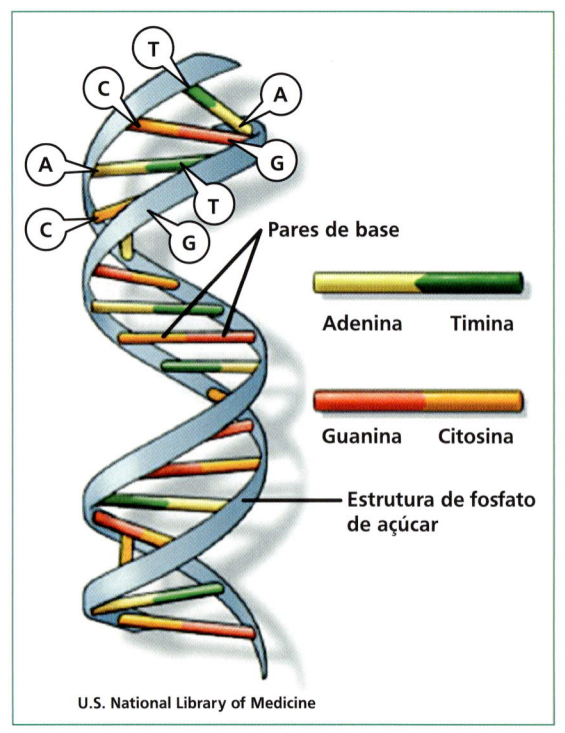

Figura 16-1. Desenho da dupla-hélice do DNA. A informação genética é codificada na sequência de 4 pares de base: Adenina (A), Timina (T), Guanina (G) e Citosina (C). (Cortesia da National Library of Medicine.)

pela adição de aminoácidos um a um, como originalmente determinado pela sequência de DNA e representado pelo RNA mensageiro.[9] Se a mutação genética no DNA resultar em uma proteína que não funcionará bem ou mesmo numa sem função, uma doença genética pode ocorrer.

Expressão Genética

Outra importante questão sobre diferenças na estrutura é como os genes são ligados e desligados. Virtualmente, cada célula no corpo tem um conjunto completo de cromossomos e genes idênticos, mas em qualquer tipo específico de célula, somente um pequeno subconjunto desses genes se tornará ligado. Esses genes "expressos" conferem uma propriedade única em cada tipo de célula. A expressão de gene é regulada tanto por um interruptor "liga e desliga" quanto por um "controle de volume" que aumenta ou diminui a expressão de vários genes quando necessário. Pelo estudo dos tipos e quantidades de RNAm produzidos pela célula, pode-se expressar quais tipos de genes são expressos e até que ponto cada um é expresso. Nesse sentido, pode-se melhorar a compreensão de como a célula responde aos desafios demandados, incluindo aqueles resultantes de desafios ambientais.

Estudos de Associação Genômica Ampla (GWAS)

A possibilidade de estudar todo o genoma e identificar associações genéticas, sob a forma de estudos Associação Genômica Ampla (Genome-Wide Association Studies, GWAS), mudou a abordagem geral para se estudar as associações entre marcadores genéticos (SNPs na maioria das vezes) e doenças. Antes do GWAS, uma abordagem comum era baseada na identificação de genes candidatos, ou pré-especificados que se hipotetisava estarem relacionados com uma determinada doença com base na função conhecida da proteína codificada por esses genes. Em 2010, Siontis *et al.* relataram um estudo delineado para determinar se a associação, que havia sido originalmente reportada em milhares de estudos de associação genética, que haviam sido feitos nos anos anteriores, seriam posteriormente confirmados pelos estudos de Associação Genômica Ampla. Os autores concluíram que alguns poucos estudos de associação genética que tinham sido realizados se confirmaram quando replicados pelo método de Associação Genômica Ampla. Contudo, aqueles que têm sido replicados parecem ter grandes efeitos genéticos, aos quais os autores recomendam maior atenção em razão de sua potencial importância.[10]

A Promessa do Projeto Genoma Humano

O Projeto Genoma Humano, discutido acima, é particularmente estimulante em razão de sua promessa de aprofundamento do entendimento da origem de muitas doenças e também por seu potencial de facilitar o desenvolvimento do chamado "tratamento individualizado" nos cuidados de pacientes. No Capítulo 8 foram discutidas algumas limitações dos ensaios clínicos randomizados no desenvolvimento de novas modalidades de tratamento, uma vez que os ensaios clínicos randomizados geralmente estudam grupos em vez de indivíduos. Como ressaltado no Capítulo 8, os achados dos estudos frequentemente são baseados nos resultados de um grupo, deixando o profissional de saúde responsável pelo tratamento, sem informações sobre a probabilidade de um determinado indivíduo, que está sendo tratado, ser beneficiado com a nova droga, ou se o paciente irá desenvolver efeitos colaterais graves. Com o advento da nova era na genética humana, contudo, a esperança tem sido a de que seremos capazes de desenvolver terapias feitas sob medida para o paciente individual, com base nas características de seu próprio genoma. Infelizmente, até agora, o progresso científico para os cuidados individualizados tem sido extremamente lento e, na maioria das situações, ainda é uma esperança para o futuro.

A IMPORTÂNCIA DAS ABORDAGENS EPIDEMIOLÓGICAS NA APLICAÇÃO DE MÉTODOS GENÉTICOS ÀS DOENÇAS

Os métodos discutidos acima são potencialmente importantes e sua ligação com o pensamento e as abordagens epidemiológicas é, frequentemente, muito clara. Por exemplo, um interesse considerável tem sido dirigido aos tipos de Antígenos Leucocitários Humanos (HLA), que são geneticamente determinados. Certas doenças têm sido associadas a certos HLA, como visto na Tabela 16-2. Por exemplo, a espondilite anquilosante (uma doença inflamatória que pode resultar na fusão de vértebras da coluna) tem uma forte associação com o HLA tipo B27. O interesse nessa associação é forte por duas razões: primeira, tal associação pode melhorar o entendimento sobre o mecanismo patogênico envolvido e, segundo, a possibilidade de usar os antígenos leucocitários humanos como marcadores para identificar subgrupos da população que podem ter risco aumentado para tal doença. Além disso, se a espondilite anquilosante estiver associada a certos antígenos leucocitários humanos conhecidos por serem

TABELA 16-2. Doenças Associadas a HLA

Doença e tipo de HLA	Raça	Pacientes (% positivo)	Controles (%)	*Odds ratio**
Espondilite anquilosante				
B27	Branco	89	9	69,1
B27	Asiático	85	15	207,9
B27	Negro	58	4	54,4
Hemocromatose idiopática				
A3	Branco	72	28	6,7
B7	Branco	48	26	2,9
B14	Branco	19	6	2,7
Diabetes melito insulino-dependente				
B8	Branco	40	21	2,5
B15	Branco	22	14	2,1
DR3	Branco	52	22	3,8
DR4	Branco	74	24	9,0
DR2	Branco	4	29	0,1
Artrite reumatoide				
DR4	Branco	68	25	3,8
Doença celíaca				
B8	Branco	68	22	7,6
DR3	Branco	79	22	11,6
DR7	Branco	60	15	7,7
Esclerose múltipla				
B7	Branco	37	24	1,8
DR2	Branco	51	27	2,7
Narcolepsia				
DR2	Branco	100	22	129,8
DR2	Asiático	100	34	358,1

*Os valores de *odds ratio* são estimativas combinadas de um número de estudos e não podem ser diretamente calculados a partir da tabela. Dados retirados de Tiwari JL, Terasaki PI: HLA and Disease Associations. New York, Springer-Verlag, 1985; e de Thomson G, Robinson WP, Kuhner MK, et al.: Genetic heterogeneity, modes of inheritance, and risk estimates for a joint study of Caucasians with insulin-dependent diabetes mellitus. Am J Genet 43:799-816, 1988 (conforme citado em Thomson G: HLA disease associations: Models for insulin-dependent diabetes mellitus and the study of complex human genetic disorders. Ann Rev Genet 22:31-50, 1988.)

geneticamente determinados, poderia ser a espondilite anquilosante por si só também determinada geneticamente?

Alguns dos problemas na metodologia e interpretação dos resultados que foram abordados nos capítulos anteriores, usados para identificar associações entre doenças e produtos de genes particulares. Por exemplo, câncer no pâncreas tem sido associado a grupo sanguíneo do tipo A. Como se poderia delinear um estudo para determinar se o câncer de pâncreas tem, de fato, associação ao grupo sanguíneo do tipo A? Poderíamos determinar a distribuição do grupo sanguíneo em pacientes com câncer de pâncreas (casos), mas como obteríamos uma "taxa esperada" da prevalência de sangue do grupo A na população geral da qual esses casos foram extraídos? Este é, novamente, o difícil problema da seleção de controles, como foi discutido anteriormente no Capítulo 10. Pesquisadores têm usado doadores em bancos de sangue para tal comparação, mas há décadas isso foi reconhecido como um dos principais vieses de seleção, uma vez que o grupo de pessoas que doam sangue não são representativos da população. Hoje, com vírus da imunodeficiência humana (HIV) e a síndrome da imunodeficiência adquirida (AIDS) representando um importante problema, existe um grande viés de seleção naqueles que doam sangue quando tal grupo é usado como controle.

Outra forma de estudar a possível associação de certo grupo sanguíneo com o câncer de pâncreas é conduzir um estudo de casos-controle de câncer pancreático, no qual o grupo sanguíneo seja uma das "exposições" estudadas. Em tal estudo, o problema da apropriada seleção dos controles é importante. Quando apresentado com uma lista de associações a grupos sanguíneos, deveríamos perguntar como se chegou às conclusões em relação a tais associações e quais os grupos de comparação foram utilizados para gerar as taxas esperadas? Assim, as questões metodológicas que foram discutidas nos capítulos anteriores, no contexto de diferentes tipos de delineamentos epidemiológicos são altamente relevantes não somente quando examinado o papel das exposições ambientais na causa das doenças humanas, mas também quando se investiga os caminhos pelos quais os fatores genéticos se relacionam com estas doenças.

IDADE NO INÍCIO DA DOENÇA

As observações epidemiológicas podem ser úteis na elucidação ou confirmação biológica ou mecanismos genéticos. Um exemplo é a idade no início da doença. Considere o retinoblastoma, um tumor de olho em crianças que ocorre de duas formas: uni e bilateral. A forma unilateral (cerca de 60% dos casos) geralmente apresenta baixa taxa de hereditariedade com pequeno padrão familiar, enquanto que a forma bilateral (40% dos casos) tem forte predisposição familiar e normalmente é transmitida dos pais para as crianças.

As crianças que sobrevivem ao retinoblastoma têm maior risco de desenvolverem um segundo tumor primário em outro local, geralmente o sarcoma osteogênico (um tumor ósseo). Em um grande número de pacientes que sobreviveram ao retinoblastoma hereditário, mais de 50% desenvolveram um segundo tumor primário durante os 30 anos subsequentes, e a maioria desses tumores foi de sarcomas osteogênicos. Embora tenha sido, inicialmente, sugerido que esses tumores possam ser resultado da radioterapia aplicada, ficou posteriormente demonstrado que esses tumores podem ocorrer em locais distantes do campo de radiação, o que sugere uma suscetibilidade implícita ao desenvolvimento do sarcoma osteogênico. Além do mais, algumas famílias de pacientes com retinoblastoma têm parentes com sarcoma osteogênico que nunca tiveram retinoblastoma. Essas observações sugerem a presença de um padrão determinado geneticamente de suscetibilidade que é específica para esse tipo de tumor. Obviamente, essas considerações tornam-se muito importantes quando delineamos estudos para investigar a etiologia de tais condições.

Quando se observa a idade de início do retinoblastoma familiar e não familiar, vê-se que o tumor não familiar é distribuído por toda a infância, com maior ocorrência no início da infância, enquanto quase todos os tumores familiares tendem a ocorrer muito cedo, somente na primeira infância (Fig. 16-2).

Este padrão relacionado com a idade é comumente observado em outras doenças. Quando a doença ocorre em ambas às formas, genética e não genética, a forma genética desenvolve-se em pacientes muito mais jovens do que as formas não genéticas. Essa observação parece razoável, pois uma doença que não é primariamente genética em sua origem exige um acúmulo de agressões ambientais ou exposições que somente podem acumular-se com o passar do

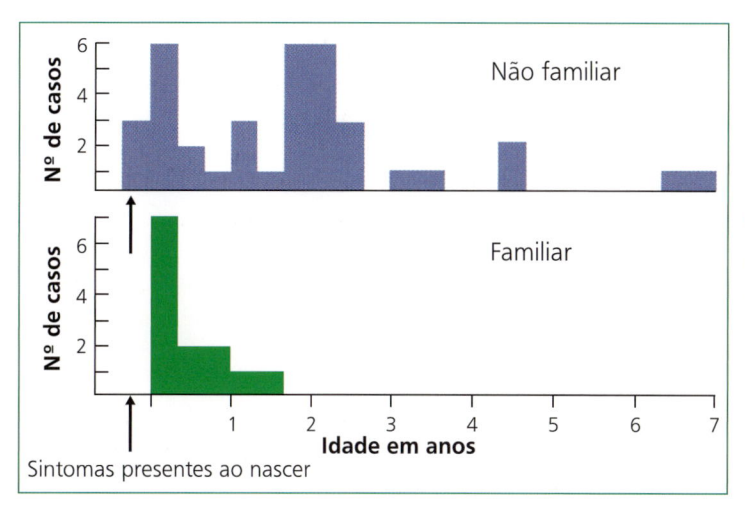

Figura 16-2. Retinoblastoma: idade no início dos sintomas. (De: Aherne GE, Roberts DF: Retinoblstoma: A clinical survey and its genetic implications. Clin Genet 8:275-290, 1975.)

tempo. Consequentemente, demora mais para que essas doenças se desenvolvam do que para aquelas que são primariamente genéticas em sua origem.

O retinoblastoma tem sido amplamente estudado. Em 1971, Knudson analisou informações clínicas e epidemiológicas referentes ao retinoblastoma – especificamente, a distribuição etária do tumor – com base em um modelo estatístico, propôs o que ficou conhecido como a hipótese de "dois resultados" para o desenvolvimento do retinoblastoma (Fig. 16-3).[11]

De acordo com esse modelo, são necessárias duas mutações na mesma célula da retina, para o desenvolvimento do câncer. Na forma geneticamente determinada de retinoblastoma, uma criança nasce com uma mutação nas células primárias. Portanto, apenas mais uma mutação (somática) é necessária para que o câncer se desenvolva. Contudo, na forma não familiar, uma criança nasce sem nenhuma mutação nas células primárias. Consequentemente, para desenvolver retinoblastoma, são necessárias duas mutações em uma célula somática da retina. Como esses eventos são muito raros, os casos de retinoblastoma determinados geneticamente ocorrem em idades mais precoces do que os casos não genéticos. Assim, observações epidemiológicas, referentes à idade no início da doença, podem ser ligadas às hipóteses atuais sobre mecanismos biológicos no desenvolvimento do câncer.

O retinoblastoma tem mostrado associação à supressão de uma banda simples no braço longo do cromossomo 13 (13q14). Em 1983, Cavenee et al. sugeriram que homozigosidade para um alelo mutante nessa banda é, provavelmente, necessária para o desenvolvimento de retinoblastoma. Isto constituiria na perda da atividade supressora normal do tumor em seu lócus.[12] Um gene responsável pelo desenvolvimento tanto do retinoblastoma quanto do sarcoma osteogênico, foi identificado e isolado em 1988.[13]

A Figura 16-4 mostra outro exemplo da diferente distribuição etária nas formas genética e não genética de uma doença. As distribuições cumulativas por idade são mostradas para pacientes com câncer de pele basal e espinocelular na população dos Estados Unidos e em 84 pessoas com carcinoma basocelular que também tinham uma condição determinada geneticamente – xeroderma pigmentoso – onde um defeito no reparo do DNA predispõe ao câncer. A idade de seu início é bastante precoce em pacientes com a forma geneticamente determinada da doença.

Outro exemplo relata a idade de início da doença. Evidências têm confirmado um papel para a lipoproteína APO E (APOE) localizada no cromossomo 19 no início tardio da doença de Alzheimer. APOE tem três alelos: APOE-ε2, APOE-ε3 e APOE-ε4. O APOE-ε4 está implicado na etiologia de, pelo menos, metade dos casos da doença de Alzheimer. Num estudo de 42 famílias com início tardio do Alzheimer, Corder et al.[14] encontraram que o risco para o Alzheimer aumentou, com o número de alelos APOE-ε4, de 20% em indivíduos sem os alelos APOE-ε4, para 47% nos indivíduos com um alelo e para 91% naqueles com dois alelos (o genótipo 4/4).

A Figura 16-5 mostra a idade no início da doença para pessoas com zero, 1 e 2 alelos APOE-ε4. Mais alelos estão presentes naqueles com idades mais precoces no início da doença. Por exemplo, aos 75 anos, cerca de 24% de indivíduos sem alelos APOE-ε4 foram diagnosticados com Alzheimer, comparados com 61% daqueles com um alelo e 86% dos com 2 alelos APOE-ε4.

Childs e Scriver analisaram a idade no início de várias doenças genéticas e não genéticas e também encontraram um padrão precoce de idade no início das doenças genéticas.[15] Presumivelmente, as doenças se desenvolvem relativamente rápido, em pessoas gene-

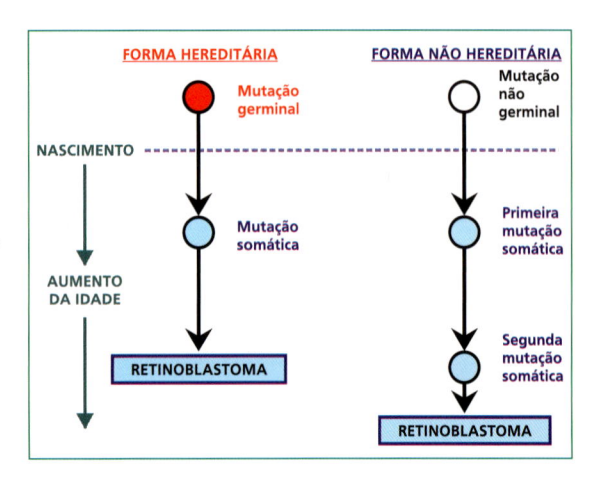

Figura 16-3. Modelo de dois resultados para o desenvolvimento de retinoblastoma. (Adaptada de Knudson AG Jr: The genetics of childhood cancer. Cancer 35 [Suppl 3]:1022-1026, 1975. Copyright © 1975 American Cancer Society. Adaptada com permissão de Wiley-Liss, Inc., subsidiária de John Wiley & Sons, Inc.)

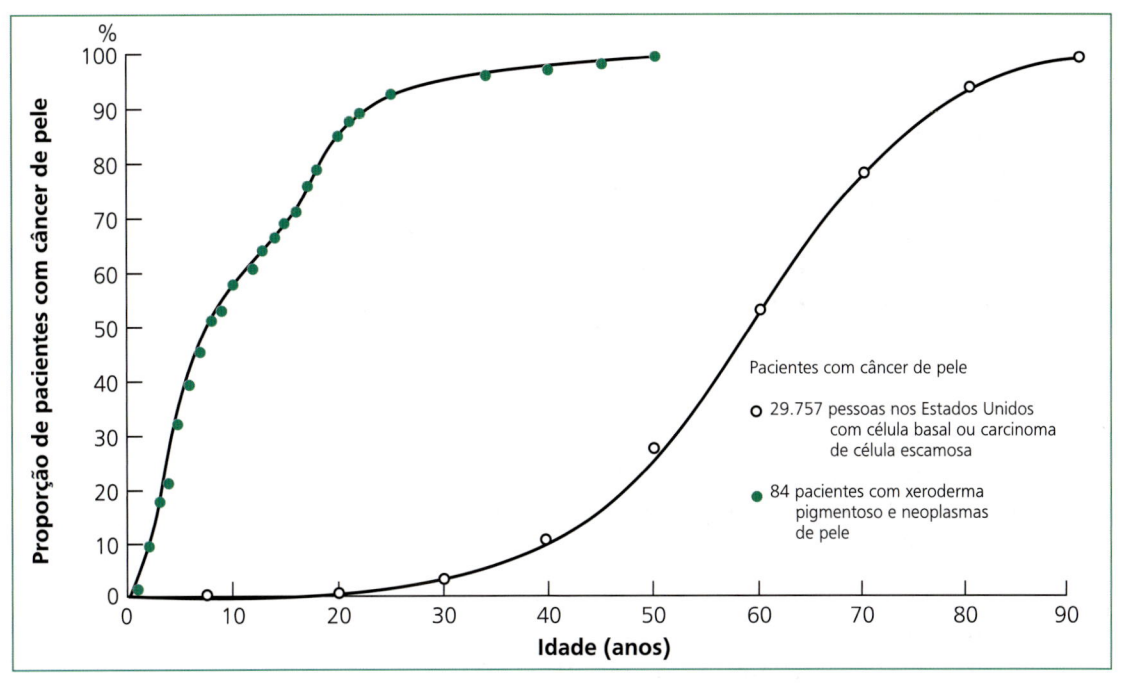

Figura 16-4. Distribuição cumulativa por idade de pacientes com câncer de pele. (De: Kraemer KH, Lee MM, Scotto J: Early onset of skin and oral cavity neoplasms in xeroderma pigmentosum [letter]. Lancet 1:56-57, 1982.)

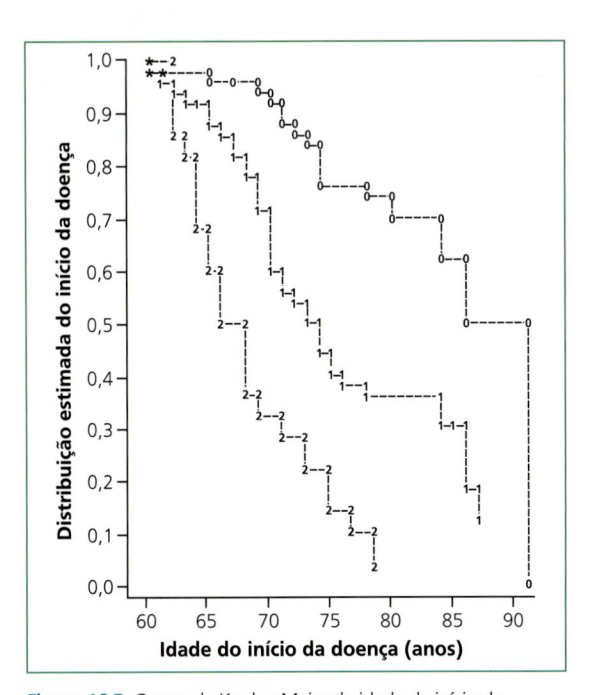

Figura 16-5. Curvas de Kaplan-Meier da idade de início da doença de Alzheimer para sujeitos com 0, 1 e 2 alelos APO-ε4. Cada curva é classificada com o número de 0, 1 e 2 para indicar o número de alelos. (De: Corder EH, Saunders AM, Strittmatter WJ et al.: Gene dose of apolipoprotrein E type 4 allele and the risk of Alzheimer's disease in late onset families. Science 261:921-923, 1993.)

ticamente suscetíveis; por isso a idade precoce de seu início. É necessário um acúmulo de agressões ambientais, ao longo do tempo, para o desenvolvimento das outras doenças.

ESTUDOS FAMILIARES

Quando uma doença acomete famílias, o que isso diz sobre a contribuição relativa de fatores genéticos e ambientais que a causam? Esse acometimento familiar da doença poderia ser o resultado de determinação genética. Mas um acometimento familiar pode ser observado se uma doença for determinada ambientalmente? Sim, porque certas exposições ambientais também são compartilhadas por famílias. Vamos examinar os métodos usados para estudo de acometimento familiar e as abordagens utilizadas para interpretar os dados desses estudos.

Risco de Doença no Primeiro Grau de Parentesco

Quando uma pessoa é identificada com determinada doença, é importante examinar seus parentes de primeiro grau para avaliar uma prevalência maior do que a esperada da doença. A observação de um excesso po-

Figura 16-6. Genealogia familiar reportada com retinoblastoma ocorrendo em 4 gerações sucessivas. Quadrados, homens; círculos, mulheres. (De: Migdal C: Retinoblastoma occurring in four successive generations. Br J Ophthalmol 60:151-152, 1976.)

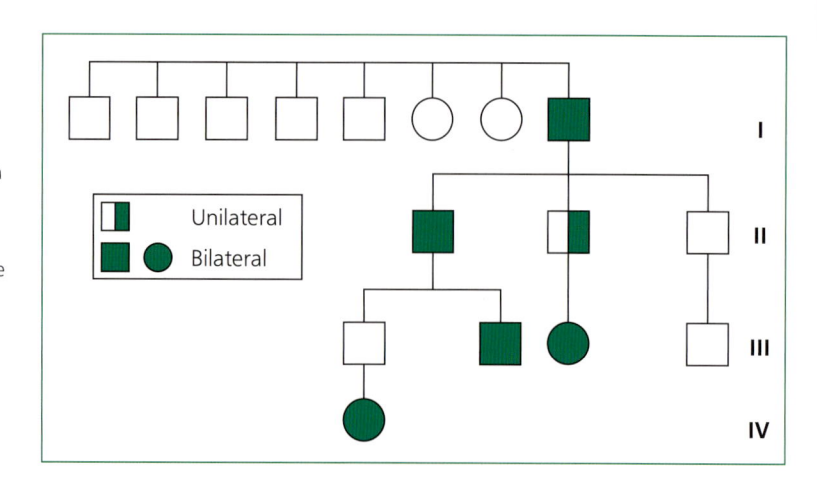

deria sugerir, embora não seja uma prova, um componente genético. Também é possível examinar a genealogia de uma família como mostra a Figura 16-6, que mostra uma família com retinoblastoma em quatro gerações sucessivas. Essa genealogia não dá apenas um quadro do impacto familiar da doença, mas também pode ser usada para estimar o componente genético na investigação causal da doença. Essa genealogia também demonstra que a doença, ou a suscetibilidade a ela, pode pular gerações e ser transmitida por indivíduos, que não são afetados, pois outros fatores podem influir na expressão.

Quando uma pessoa tem a doença e seu parceiro também – isto é, maridos e esposas da pessoa com a doença também tendem a ter a doença – fatores ambientais estão implicados, parceiros não são, geralmente, ligados geneticamente (exceto em uma população excepcionalmente endogâmica).

Aplicação de Métodos de Biologia Molecular aos Estudos Familiares

Se o acometimento familiar de uma doença é observado, as técnicas epidemiológicas podem ser associadas às de biologia molecular para determinar se há um gene transmitido dos pais para a criança que esteja associado a maior risco de doença. As técnicas envolvem a exploração do acometimento familiar observada com o uso de análises de segregação e análises de ligação.

As *análises de segregação* testam se o padrão familiar de uma doença em uma família é compatível com um modelo mendeliano de hereditariedade (p. ex., hereditariedade autossômica dominante). Isto é feito, estatisticamente, por testes de modelos concorrentes.[16]

As *análises de ligação* buscam determinar se os alelos de dois locais segregados juntos em uma família são transmitidos conjuntamente dos pais para as crianças. Genes fisicamente próximos uns dos outros no mesmo cromossomo tendem a ser transmitidos juntos. A ligação pode apenas ser identificada através de estudos familiares. Contudo, quando a ligação é demonstrada, não necessariamente implica uma relação causal.

O objetivo final dessas análises é identificar e isolar os genes associados à suscetibilidade à doença, a fim de aumentar o entendimento sobre sua patogênese e facilitar o desenvolvimento de estratégias preventivas apropriadas. A busca de suscetibilidade genética à doença usa duas abordagens:

1. Pesquisa para associação entre um alelo e uma doença usando os métodos para estudo de marcadores discutidos nos capítulos anteriores:
   a. Análise do polimorfismo do DNA
   b. Análise dos produtos dos genes ou de sua expressão fenotípica

   Esses dois passos (**a** e **b**) deveriam ser vistos no contexto da progressão do genótipo para o fenótipo, mostrados esquematicamente na Figura 16-7. Como discutido anteriormente nesse capítulo, o polimorfismo de DNA (p. ex., SNPs) pode ser usado para identificar a contribuição genética para uma doença, mesmo antes do produto específico do gene subjacente à doença ser conhecido.

2. Uso de estudos em famílias para identificar um efeito de *ligação* ou *cossegregação* entre um determinado lócus e um possível lócus da doença.[16] A coeditariedade dos marcadores genéticos e doenças é usada para localizar genes defeituosos para um local específico no cromossomo.

A ligação quase sempre esclarece os mecanismos biológicos subjacentes à transmissão e patogênese da doença. A ligação pode ser demonstrada com o uso de

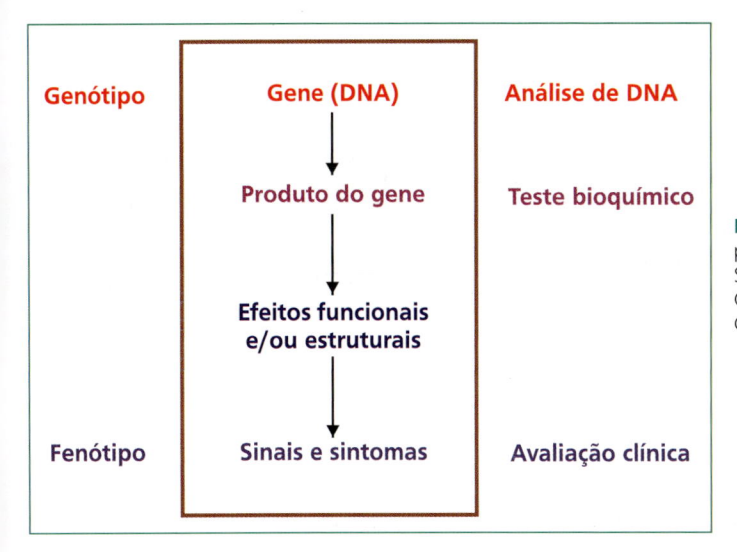

Capítulo 16 ▪ IDENTIFICAÇÃO DO PAPEL DE FATORES GENÉTICOS E AMBIENTAIS NA CAUSA ...

Figura 16-7. Abordagens usadas para acessar cada passo do genótipo para o fenótipo. (De: Taylor HA, Schroer RJ, Phelan MC, et al.: Counseling Aids for Geneticists, 2nd ed. Greenwood, SC, Greenwood Genetic Center, 1989.)

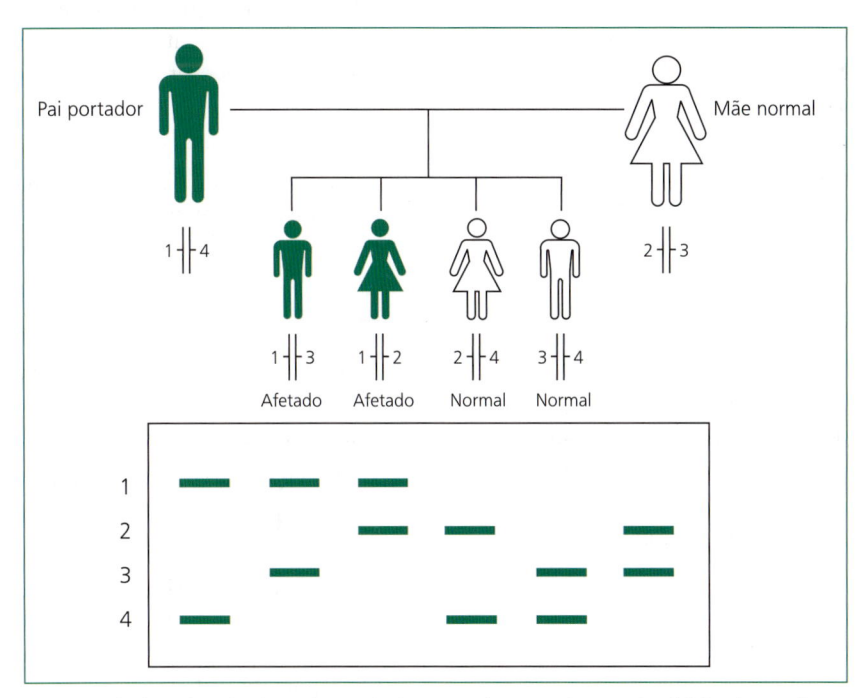

Figura 16-8. Análise de DNA de desordem dominante autossômica. Exemplo: Desordem renal policística. (De: Taylor HA, Schroer RJ, Phelan MC, et al.: Counseling Aids for Geneticists, 2nd ed. Greenwood, SC, Greenwood Genetic Center, 1989.)

métodos estatísticos de análise de ligação ou de várias técnicas laboratoriais.

Por exemplo, foi caracterizado o gene do distúrbio do rim policístico, uma doença autossômica dominante. Como se observa na família apresentada na Figura 16-8, foi demonstrado que o alelo 1 estava vinculado com o aparecimento da condição, sendo observado no pai e em dois descendentes, todos eles afetados, no caso de fibrose cística (Fig. 16-9), condição autossômica recessiva, a combinação 1/4 é necessária para expressão da doença e deve ser herdada tanto do pai quanto da mãe. Deste modo, a doença não é observada em nenhum dos progenitores, mas somente na criança que tem ambos os alelos.

Estudos em Gêmeos

Estudos em gêmeos têm sido de grande valor, enriquecendo nosso entendimento das contribuições relativas dos fatores genéticos e ambientais no processo causal de doenças em humanos. Há dois tipos de gêmeos: monozigóticos (idênticos) e dizigóticos. Gêmeos monozigóticos vêm do mesmo óvulo fertilizado e compartilham 100% de seus materiais genéticos. Contudo, gêmeos dizigóticos são como quaisquer irmãos,

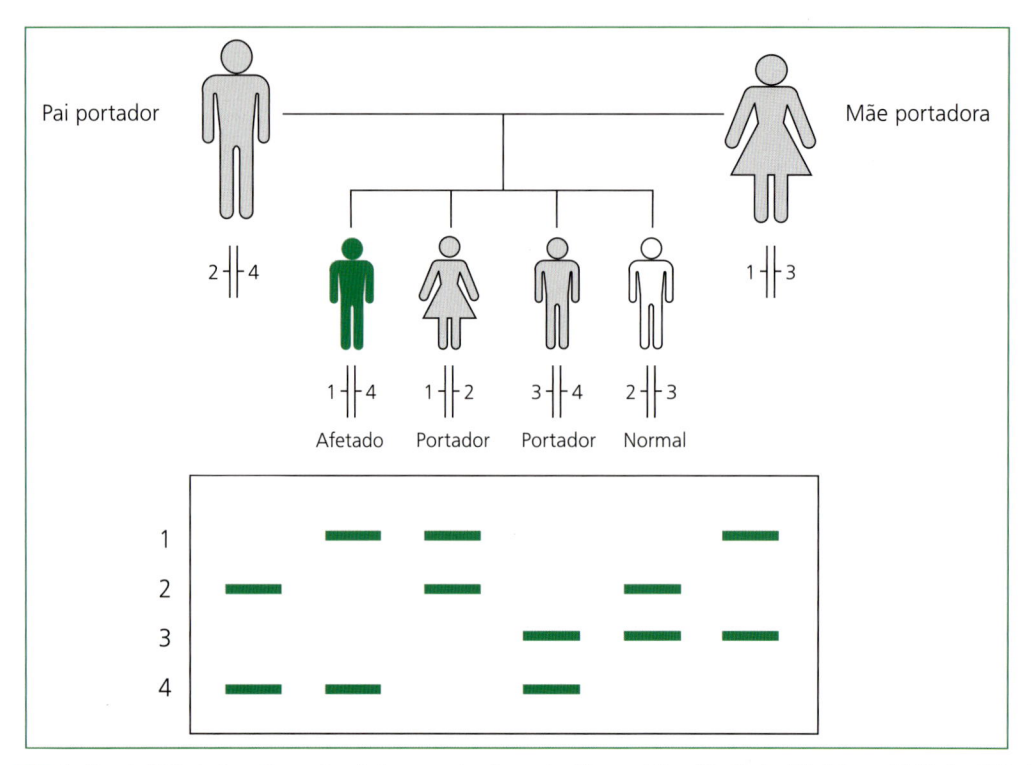

Figura 16-9. Análise de DNA de desordem autossômica recessiva. Exemplo: Fibrose cística. (De: Taylor HA, Schroer RJ, Phelan MC, *et al.*: Counseling Aids for Geneticists, 2nd ed. Greenwood, SC, Greenwood Genetic Center, 1989.)

pois apenas se desenvolvem no útero ao mesmo tempo. Como todos os irmãos, compartilham, em média, 50% de material genético.

Se observarmos a ocorrência de doenças em gêmeos idênticos – que, na verdade, tem materiais genéticos idênticos – quais são os possíveis achados? Ambos os gêmeos (gêmeo A e gêmeo B) podem ter ou não a doença, – isto é, o par pode ser concordante para a doença. Também é possível encontrarmos que o gêmeo A tem a doença e o B não, ou o B tem a doença e o A não, nesse caso, os gêmeos são discordantes para a doença.

Se gêmeos monozigóticos são concordantes, o que isso nos diz sobre o papel dos fatores genéticos? A doença poderia ser genética? Sim, porque os gêmeos têm material genético idêntico. Ela poderia ser ambiental? Sim, pois se sabe que os pais, normalmente, criam gêmeos idênticos de forma similar, de modo que estarão expostos, na maioria das vezes, aos mesmos fatores ambientais. Assim, uma concordância observada em gêmeos monozigóticos não indica, claramente, se a doença é de origem genética ou ambiental.

E se os gêmeos monozigóticos são discordantes para certa doença; isto é, um tem a doença e o outro não? Essa observação é consistente com uma hipótese genética? Não, porque os gêmeos discordantes compartilham o mesmo material genético, mas têm diferentes experiências de doenças, a doença poderia ser, principalmente, de origem ambiental.

Em gêmeos dizigóticos, ambos os fatores, genéticos e ambientais, estão operantes. Se uma doença é genética, poder-se-ia esperar menor concordância em gêmeos dizigóticos do que em monozigóticos.

Como calcular as taxas de concordância e discordância em gêmeos? A Figura 16-10 mostra uma tabulação cruzada de gêmeos 1 e 2. Os números em cada célula são números de pares de gêmeos: deste modo, no par a (os gêmeos 1 e 2 têm a doença); no par d (nenhum dos gêmeos têm a doença); no par b (o gêmeo 1 não tem a doença, mas o 2 sim) e no par c (o gêmeo 1 tem a doença e o 2 não).

Para calcular a taxa de concordância em gêmeos, a maioria estará na categoria d – isto é, nenhum terá a doença. Portanto, habitualmente, observam-se as outras três células – os pares nos quais pelo menos um deles tem a doença. Pode-se calcular a taxa concordância em pares de gêmeos, em que no mínimo um deles tenha a doença, da seguinte forma:

$$\text{Taxa de concordância} = \frac{a}{a+b+c}$$

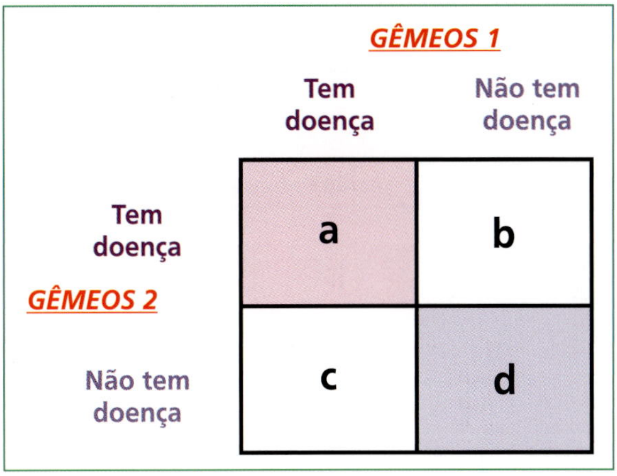

Figura 16-10. Concordância em gêmeos para uma variável dicotômica, como leucemia.

Também podemos calcular a taxa de discordância em todos os pares de gêmeos, nos quais pelo menos um deles tenha a doença como:

$$\text{Taxa de discordância} = \frac{b+c}{a+b+c}$$

A Tabela 16-3 mostra dados de concordância para leucemia em gêmeos mono e dizigóticos. Observa-se que o percentual de pares concordantes é notavelmente alto para leucemia congênita, o que sugere, fortemente, um componente causal genético, quando a doença ocorre próxima à época do nascimento.

Como são usados os dados de concordância? A Tabela 16-4 mostra taxas de concordância para alcoolismo em gêmeos mono e dizigóticos relatadas em muitos estudos.[17-20] Quase todos os estudos mostram taxas mais altas de concordância para gêmeos monozigóticos do que para dizigóticos, os resultados de apenas um estudo, com números relativamente baixos de gêmeos, não estão consistentes com os demais. Deste modo, em geral, os dados relatados na literatura sugerem, com ênfase, um componente genético na etiologia do alcoolismo.

A Tabela 16-5 mostra taxas de concordância no Estado de Nova Iorque para defeitos do tubo neural (anencefalia e espinha bífida). Nota-se que a tabela se refere apenas a gêmeos e não distingue entre mono e dizigóticos. A razão para isso é que os dados foram obtidos em certidões de nascimento, nas quais esses dados, em geral, não estão disponíveis. Nenhum contato foi feito com os indivíduos ou familiares.

Como visto nesse estudo, dados rotineiramente disponíveis podem ser úteis para certos estudos, mas como não foram coletados para fins de estudo, quase sempre são limitados nos detalhes necessários para responder a questões específicas. Deve-se salientar que geralmente não se obtém boas evidências da formação zigótica em muitos estudos sobre gêmeos, e quando examinados os dados como os apresentados nas Tabelas 16-2 e 16-3, deve-se perguntar, em que base os pares de gêmeos foram classificados como monozigóticos ou dizigóticos? (Lembre-se da adver-

TABELA 16-3. Distribuição por Idade em Relatos Clínicos Publicados de Leucemia na Infância em Gêmeos, 1928-1974

	PARES MONOZIGÓTICOS		PARES DIZIGÓTICOS	
	Concordantes	Discordantes	Concordantes	Discordantes
Perinatal-congênito	14	1	1	1
Idade 2-7 anos	6	13	3	5
Idade 7-12 anos	1	8	–	1
Idade 12 anos ou mais	5	14	0	3
Total	26	36	4	10

De: Keith L, Brown ER, Ames B, et al.: Leukemia in twins: Antenatal and postnatal factors. Acta Genet Med Gemellol 25:336-341, 1976.

TABELA 16-4. Concordância para Alcoolismo em Pares de Gêmeos Monozigóticos (MZ) e Dizigóticos (DZ) Identificados por um Membro Alcoolista

Autor (ano)	Número de pares de gêmeos	MZ (%)	DZ (%)	Razão de concordância entre MZ:DZ
Kaij (1960)	174	71	32	2,2
Hrubec et al. (1981)	15.924	26	13	2,0
Murray et al. (1983)	56	21	25	0,8
Pickens et al. (1991)	86 (M)	59	36	1,6
	44 (F)	25	5	5,0

Adaptada de Lumeng L, Crabb DW: Genetic aspects and risk factors in alcoholism and alcoholic liver disease. Gastroenterology 107:572-578, 1994.

TABELA 16-5. Taxa de Concordância de Anencefalia e Espinha Bífida (ASB) no Estado de Nova Iorque, 1955-1974

Incidência de ASB	1,3/1.000
Taxa de concordância	
Entre cogêmeos	4/59 (6,8%)
Entre irmãos	19/1.037 (1,8%)
Entre meio-irmãos	1/133 (0,8%)

De: Janerich DT, Piper J: Shifting genetic patterns in anencephaly and spina bifida. J Med Genet 15:101-105, 1978.

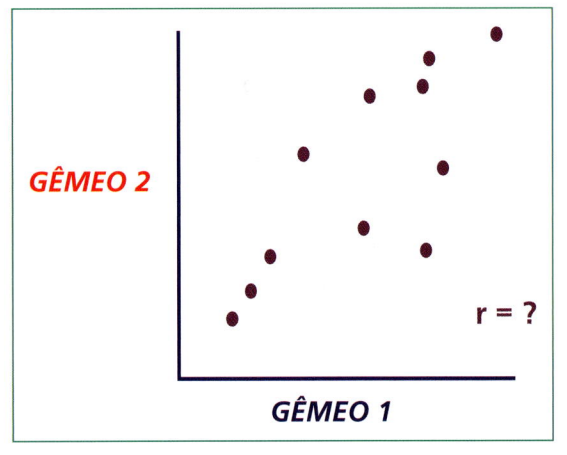

Figura 16-11. Concordância em gêmeos para uma variável contínua, como a pressão arterial sistólica.

tência discutida anteriormente: são mostradas diferenças entre os grupos ou mudanças ao longo do tempo, a primeira pergunta a ser feita é: são reais? Se você está convencido de que a diferença ou mudança são reais e não artificiais então, e apenas então, você deveria proceder na interpretação dos achados).

Um problema na interpretação dos dados de concordância é o *viés* de *publicação* – isto é, um viés de seleção relacionado com quais os casos que foram reportados e quais foram ultimamente aceitos para publicação em periódicos científicos. A observação de uma doença infrequente ou incomum em ambos os membros de um par de gêmeos é, em geral, clinicamente admirável. Um clínico, entretanto, mais provavelmente relatará um par de concordantes do que um de discordantes. Os periódicos possivelmente também aceitarão relatos de pares de gêmeos concordantes, para publicação, ao invés dos de pares de gêmeos discordantes. Portanto, muitos pares discordantes que nunca foram relatados, provavelmente não aparecem nas tabelas que resumem os dados da literatura.

Até agora, foi discutido a concordância para variáveis binárias, como leucemia ou esquizofrenia, condições presentes ou ausentes. Contudo, há frequentemente, o interesse em determinar concordância para variáveis contínuas, como pressão sanguínea. Nesse caso, por exemplo, serão distribuídos os dados para o gêmeo 1, comparando-os aos dados do gêmeo 2, para todos os pares, permitindo o cálculo do coeficiente de correlação (r), como visto na Figura 16-11.

O coeficiente de correlação pode variar de -1 a $+1$. Um coeficiente de correlação de $+1$ indica a correlação positiva máxima, o zero indica que não há correlação e -1 indica a correlação negativa máxima. Ao discutir esses dados para pares de gêmeos mono e dizigóticos, conforme mostra a Figura 16-12, seria esperado encontrar-se uma correlação mais forte para gêmeos monozigóticos do que para dizigóticos, se a doença ou característica fosse geneticamente determinada.

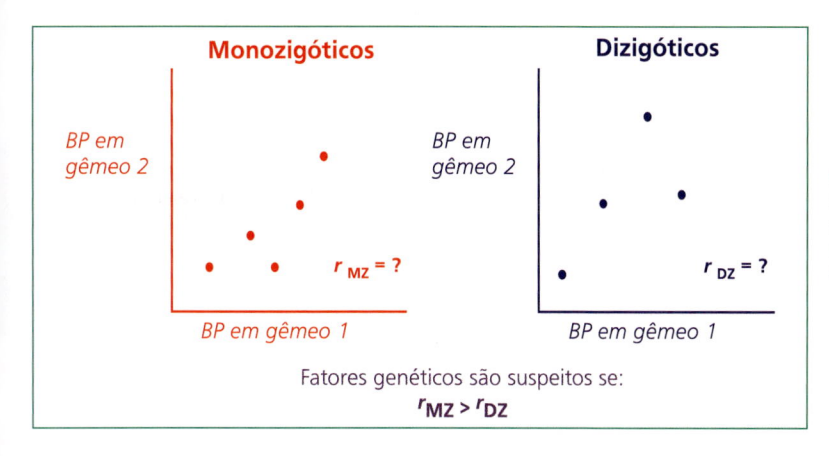

Figura 16-12. Uso de taxas de concordância para variáveis contínuas, como, por exemplo, pressão arterial (BP), para explorar o papel da etiologia dos fatores genéticos.

A Tabela 16-6 demonstra os coeficientes de correlação para pressão arterial sistólica entre familiares. O coeficiente mais alto é observado em gêmeos monozigóticos, sendo que os valores para dizigóticos e irmãos são semelhantes. Também é interessante notar que praticamente não há correlação entre cônjuges. Uma forte correlação entre cônjuges (que não são biologicamente relacionados) sugeriria a ação de fatores ambientais. (Contudo, uma sugestão alternativa seria a de que as pessoas procuram indivíduos parecidos com elas mesmas para se casarem. Assim, as pessoas com personalidade do tipo A, por exemplo, poderiam procurar parceiros com personalidade do tipo A para o casamento. Nesta situação, haveria alta correlação entre cônjuges mesmo para condições que não são determinadas pelo ambiente.)

Outro exemplo da importância de estudos familiares e de gêmeos na avaliação da contribuição relativa de fatores genéticos e ambientais para a causalidade de doenças é observado no caso de doença de Hodgkin (linfoma de Hodgkin). Anos atrás, a incidência da doença de Hodgkin era considerada bimodal em relação à idade: um pico ocorria aos 20 anos e um segundo pico se dava próximo aos 70 anos (Fig. 16-13).[21] Dados sugerem que o tipo histológico da doença varia de acordo com a idade: a forma da doença em adultos jovens é, principalmente, a de esclerose nodular e a do tipo com células mistas cresce com o aumento da idade.[22]

Com o passar dos anos, um grande número de estudos tem implicado tanto fatores genéticos quanto ambientais. Ambientalmente, um menor número de irmãos e nível socioeconômico mais alto mostraram-se associados ao aumento do risco da doença de Hodgkin, sugerindo que possa ser uma sequela rara de uma infecção comum da infância,[23] em que a infecção pelo vírus Epstein-Barr estaria associada. Da mesma forma, aglomerados familiares e o aumento do risco da doença entre irmãos de pacientes com Hodgkin têm sugerido um forte componente genético. Em 1995, Mack et al. publicaram um estudo de concordância para doença de Hodgkin em pares de gêmeos mono e dizigóticos que tiveram um dos irmãos com a doença identificada.[24] Conforme indicado na Tabela 16-7, 6% dos pares de gêmeos monozigóticos foram concordantes para doença de Hodgkin comparados a 0% dos pares dizigóticos.

A mediana da idade quando do diagnóstico dos pares concordantes foi de 25,5 anos, e a maior parte dos casos nos pares concordantes, para os quais a informação estava disponível, era do subtipo histológico esclerose nodular. A maioria dos irmãos, anteriormente relatados com casos múltiplos, também pertencia a este subtipo histológico. Embora estes resultados sugiram susceptibilidade genética para doença de Hodgkin, esta susceptibilidade, por si só, parece não justificar todos os casos da doença. Portanto, estes achados também são consistentes com o papel genético da doença e sua possível interação com fatores ambientais, como infecções.

TABELA 16-6. Correlação entre Parentes para Pressão Sanguínea Sistólica

Parentes comparados	Coeficiente de correlação
Gêmeos monozigóticos	0,55
Gêmeos dizigóticos	0,25
Irmãos	0,18
Pais e descendentes	0,34
Cônjuges	0,07

Adaptada de Feinleib M, Garrison MS, Borhani N, et al.: Studies of hypertension in twins. In Paul O (ed): Epidemiology and Control of Hypertension. New York, Grune & Stratton, 1975, p. 3-20.

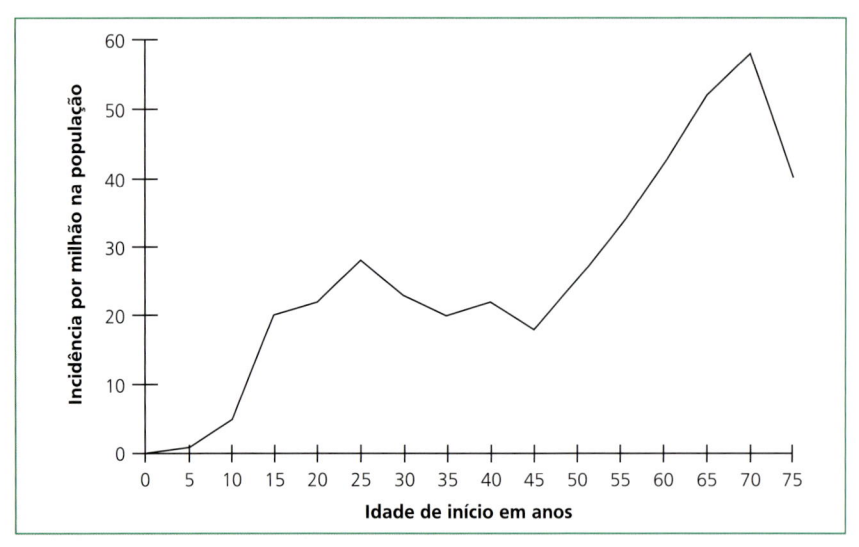

Figura 16-13. Incidência da doença de Hodgkin na população branca do Brooklyn, 1943-1957. (De: MacMahon B: Epidemiological evidence of the nature of Hodgkin's disease. Cancer 10:1045-1054, 1957. Copyrigth © 1957 American Cancer Society. Reproduzida com permissão de Willey-Liss, Inc., a subsidiary of Willey & Sons, Inc.)

TABELA 16-7. Taxa de Concordância para Doença de Hodgkin em Pares de Gêmeos com um Membro Afetado

Tipo de pares	Número de pares	PARES CONCORDANTES	
		Número	%
Monozigóticos	179	10	6
Dizigóticos	187	0	0

Adaptada de Mack TM, Cozen W, Shibata DK, et al.: Concordance for Hodgkin's disease in identical twins suggesting genetic susceptibility to the Young-adult form of the disease. N Engl J Med 332:413-418, 1995.

Outro exemplo é a pesquisa acerca da Doença de Parkinson (PD), uma doença neurodegenerativa que afeta de meio a um milhão de adultos nos Estados Unidos. Aproximadamente 90% dos casos desenvolvem-se após os 50 anos de idade. A etiologia não é conhecida, nem a contribuição relativa de fatores ambientais e genéticos. Um estudo intrigante foi publicado em 1999, por Tanner *et al.*, que investigaram as taxas de concordância e discordância para PD em gêmeos mono e dizigóticos.[25] Em torno de 20.000 gêmeos do gênero masculino e raça branca foram arrolados na Academia Nacional de Ciências e Registro de Gêmeos do Conselho Nacional de Pesquisas da Segunda Guerra Mundial (National Academy of Science/National Research Council World War II Veteran Twins Registry) e rastreados quanto à PD por exames físicos e questionários. A formação zigótica foi estabelecida por análises laboratoriais ou questionários. Como todos os gêmeos listados no registro foram avaliados, a possibilidade de viés de seleção foi reduzida ou eliminada.

Em 161 pares de gêmeos, pelo menos um tinha Doença de Parkinson; 71 destes pares eram monozigóticos e 90 dizigóticos. Como se observa na Tabela 16-8 (*topo*), a taxa de concordância foi de 15,5% para os monozigóticos e 11,1% para os dizigóticos. Contudo, a partir da estratificação dos pares de gêmeos de acordo com a idade no início da doença, uma diferença interessante foi encontrada: Quando o primeiro gêmeo desenvolvia *PD* antes dos 50 anos, 100% dos pares de monozigóticos eram concordantes, comparados com apenas 16,7% dos pares dizigóticos (Tabela 16-8, *meio*). Por outro lado, quando o primeiro gêmeo desenvolvia *PD* após os 50 anos,

TABELA 16-8. Taxa de Concordância para Doença de Parkinson em Pares de Gêmeos, com pelo Menos um Membro Afetado

Tipo de pares	Número de pares	PARES CONCORDANTES Número	%
Todos os pares de gêmeos			
Monozigóticos	71	11	15,5
Dizigóticos	90	10	11,1
Início antes dos 50 anos			
Monozigóticos	4	4	100,0
Dizigóticos	12	2	16,7
Início depois dos 50 anos			
Monozigóticos	65	7	10,8
Dizigóticos	76	8	10,5

De: Tanner CM, Ottman R, Goldman SM, et al.: Parkinson disease in twins: An etiologic study. JAMA 281:341-346, 1999.

não havia diferença na taxa de concordância entre monozigóticos e dizigóticos (veja Tabela 16-8, *acima*). O número de pares de gêmeos afetados foi pequeno, portanto o estudo ainda necessita ser reproduzido e seus achados confirmados. Todavia, os resultados sugerem que fatores genéticos podem desempenhar um papel significativo na Doença de Parkinson que se desenvolve antes dos 50 anos, entretanto, nos casos que acontecem depois dos 50, os fatores genéticos podem ser menos importantes e o papel dos fatores ambientais deveria ser explorado.

Um amplo estudo sobre gêmeos foi reportado por Lichtenstein *et al.*, em 2000.[26] O estudo foi conduzido para estimar as contribuições relativas de fatores ambientais e hereditários na causa de câncer. Dados de 44.788 pares de gêmeos listados nos registros da Suécia, Dinamarca e Finlândia, foram usados para avaliar o risco de câncer em 28 sítios anatômicos em gêmeos de pessoas com câncer. Gêmeos de pessoas com câncer de estômago, colorretal, pulmão, mama e próstata tiveram aumentos nos riscos de desenvolverem o mesmo tipo de câncer. O grande efeito da hereditariedade para esses locais (p. ex., fatores hereditários contribuíram em 42% no risco de câncer de próstata) contrastou com o quadro da maioria dos cânceres, em que os fatores genéticos tiveram uma contribuição relativamente menor para a susceptibilidade. Os achados deste e de outros estudos enfatizam a necessidade em considerar os efeitos tanto dos fatores genéticos quanto ambientais e suas interações na busca da etiologia de diferentes cânceres.

Estudos de Adoção

Dissemos que um problema na interpretação de achados de estudos de gêmeos é que mesmo os monozigóticos que compartilham similar constituição genética, também compartilham o mesmo ambiente. Nestes estudos, isso dificulta o desvendar das contribuições de fatores genéticos e ambientais para a causa de doença. Uma abordagem para resolver este problema seria identificar gêmeos em que um deles tenha sido adotado por outra família, assim, não teriam compartilhado um mesmo ambiente. Essa é a base para os estudos de adoção. Contudo, em decorrência da dificuldade de se encontrar esses gêmeos, uma abordagem frequentemente utilizada é comparar diferentes grupos de crianças adotadas.

Supondo que o interesse seja saber se a esquizofrenia tem origem primariamente genética ou ambiental, e considerando a realização de um estudo com crianças adotadas (Tabela 16-9). Pode-se examinar filhos de pais biológicos normais que foram adotados e criados por pais esquizofrênicos. Se a doença é de origem genética, qual seria o risco de esquizofrenia nessas crianças? Deve aproximar-se do observado na população, porque o ambiente não teria efeito no aumento do risco. Se a doença fosse, principalmente, ambiental, seria de se esperar que, sendo criadas em um ambiente com pais adotivos esquizofrênicos, aumentaria o risco de esquizofrenia nessas crianças. Ainda, se poderia examinar os descendentes de pais biológicos normais criados por pais adotivos também normais e se esperaria que eles apresentassem a taxa usual de esquizofrenia.

Ou então, examinar crianças de pais biológicos com esquizofrenia que tenham sido adotadas e criadas por pais sem a doença. Neste caso, se a doença

TABELA 16-9. Tipos de Indivíduos Comparados em Estudos de Esquizofrenia em Descendentes Adotados

1. Descendentes de pais biológicos normais criados por pais adotados com esquizofrenia
2. Descendentes de pais biológicos normais criados por pais adotados normais
3. Descendentes de pais biológicos com esquizofrenia criados por pais adotados normais

TABELA 16-10. Esquizofrenia em Parentes Adotivos e Biológicos de Adotados que se Tornaram Esquizofrênicos (Estudo Nacional de Adotados na Dinamarca)

	PARENTES BIOLÓGICOS			PARENTES ADOTADOS		
		Esquizofrênico			Esquizofrênico	
	Número total	Número	%	Número total	Número	%
Adotivos que se tornaram esquizofrênicos (N = 34)	275	14	5,0	111	0	0
Adotivos controles (sem doença mental importante) (N = 34)	253	1	0,4	124	0	0

De: Kety SS, Ingraham LJ: Genetic transmission and improved diagnosis of schizoprenia from pedigrees of adoptees. J Psychiatr Res 26:247-255, 1992.

fosse genética, esperaríamos que as crianças tivessem risco aumentado de esquizofrenia. Se a doença fosse ambiental, esperaríamos que tivessem taxas normais de esquizofrenia.

Quando da interpretação dos dados de estudos de adoção, certos fatores precisam ser considerados. O primeiro é a idade em que foi realizada a adoção. Por exemplo, se a adoção ocorreu no final da infância, parte do ambiente da criança pode ter sido o dos pais biológicos. Idealmente, seria melhor estudar crianças que foram adotadas no nascimento. Outra complicação é que, após a adoção, algumas crianças mantêm relação com seus pais biológicos, incluindo visitas ou outras exposições ao ambiente, de maneira que a separação entre os ambientes dos pais biológicos e adotivos não é completa.

Muitos estudos de adoção foram realizados nos países escandinavos, os quais têm excelente registro de doenças e sistemas vinculados, e registros de adoção e prontuários psiquiátricos. Como exemplo, a Tabela 16-10 mostra dados de um estudo de esquizofrenia conduzido por Kety e Ingraham em que avaliaram taxas de esquizofrenia em parentes biológicos e adotivos de crianças adotada.[27] Usando os registros de adoção e psiquiátricos, foram identificadas 34 crianças adotadas, que mais tarde apresentaram esquizofrenia e 34 sem sérias doenças mentais. A seguir, os autores examinaram as taxas de esquizofrenia em parentes biológicos e adotivos dos esquizofrênicos adotados e nos adotados do grupo-controle. A taxa de esquizofrenia em parentes biológicos de adotados esquizofrênicos foi de 5%, comparada a 0,4% em parentes biológicos de adotados controles, sem sérias doenças mentais. Os achados sugerem haver forte e significativo componente genético na causa da esquizofrenia.

TABELA 16-11. Coeficiente de Correlação para Agregação Familiar de Pressão Sanguínea

	ENTRE PAIS E	
	Filho biológico	Filho adotado
Sistólica	0,32 ($P < 0,001$)	0,09 (NS)
Diastólica	0,37 ($P < 0,001$)	0,10 (NS)

NS, não significativo.
Adaptada de Biron P, Mongeau JG, Bertrand D: Familial aggregation of blood pressure in 558 adopted children. Can Med Assoc J 115:773-774, 1976.

A Tabela 16-11 apresenta coeficientes de correlação da agregação de pressão arterial entre pais e filhos, comparando filhos biológicos com adotivos. Claramente, as correlações são muito mais fracas (próximas de zero) entre pais e filhos adotados do que entre os pais e filhos biológicos. Os resultados sugerem enfaticamente um componente genético na determinação da pressão arterial.

TENDÊNCIAS TEMPORAIS NA INCIDÊNCIA DA DOENÇA

Se observarmos as tendências temporais nas doenças, com a incidência aumentando ou diminuindo em um período de tempo, e esta tendência for considerada real, a observação implica na existência de fatores ambientais para a causalidade da doença. Obviamente, características genéticas das populações humanas, em geral não se alteram em períodos relativamente curtos. Assim, as mudanças na mortalidade por doenças coronarianas em homens de 1979 a 2004, vistas na Figura 16-14 são, primariamente, atribuídas às alterações na exposição aos fatores ambientais.

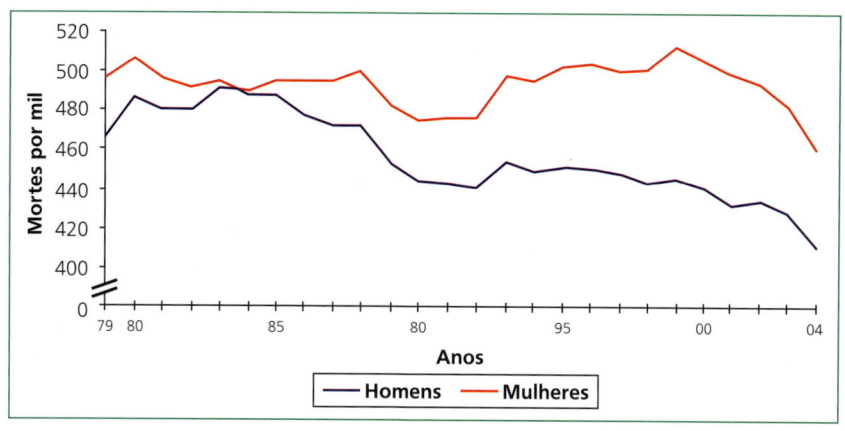

Figura 16-14. Mortalidade por doença cardiovascular para homens e mulheres, Estados Unidos: 1979-2000. (De: CDC e NCHS. Citada pela American Heart Association: Heart Disease and Stroke Statistics, 2003 Update. Dallas, American Heart Association, 2002.)

ESTUDOS INTERNACIONAIS

A Figura 16-15 mostra as taxas de mortalidade ajustadas por idade para câncer de estômago em homens de vários países. A taxa mais alta é observada no Japão e as taxas, nos Estados Unidos, são bastante baixas. Estas diferenças são reais? Poderiam ser atribuídas a diferenças na qualidade ou acesso aos cuidados médicos nos diferentes países? Poderiam ser devido a diferenças na emissão dos atestados de óbito em cada local? Resultados de outros estudos sugerem que essas diferenças são reais.

A Figura 16-16 mostra dados comparativos de câncer de mama em mulheres. Observa-se que uma das taxas mais baixas do mundo é a do Japão. Estas diferenças entre países se devem a fatores ambientais ou genéticos? A resposta é: provavelmente a ambos.

Como podemos separar as contribuições relativas de fatores genéticos e ambientais para diferenças de ordem internacional no risco à doença? Podemos fazer isso estudando os imigrantes de maneira análoga àquela descrita anteriormente para estudos de adoção.

Estudos de Migração

Supondo que um japonês que more no Japão, país com alto risco de câncer no estômago, se mude para os Estados Unidos, um país com baixa taxa de risco para essa doença. O que aconteceria com o risco desta pessoa quanto ao câncer de estômago? Se a doença tivesse origem primariamente genética, esperaríamos que o alto risco para câncer de estômago fosse mantido mesmo com a mudança de uma área de alto risco para outra de baixo risco. Contudo, se a doença tivesse origem

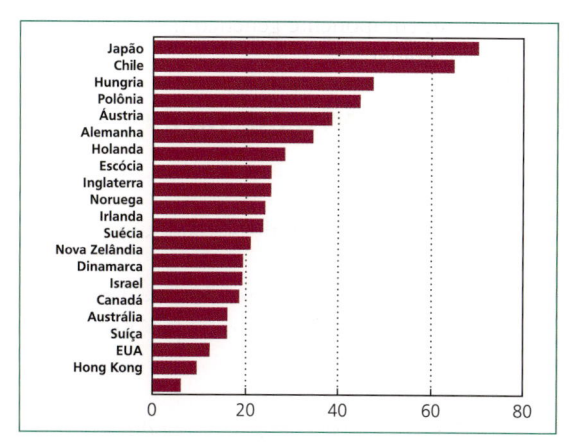

Figura 16-15. Taxas de mortalidade ajustadas por idade, por 100.000, para câncer de estômago em 20 países, em homens, 1976-1977. (Dados de Page HS, Asire AJ: Cancer Rates and Risks, 3rd ed. Washinton, DC, NIH pubication No. 85-691, 1985.)

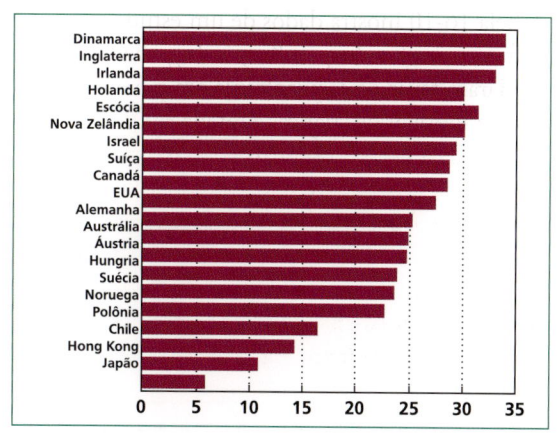

Figura 16-16. Taxas de mortes ajustadas por idade por 100.000 para câncer de estômago em 20 países, mulheres, 1976-1977. (Dados de Page HS, Asire AJ: Cancer Rates and Risks, 3rd ed. Washinton, DC, NIH pubication No. 85-691, 1985.)

ambiental, esperaríamos que, ao longo do tempo, o risco do grupo de imigrantes passasse a ser tão baixo como o do país adotado.

A Tabela 16-12 mostra taxas de mortalidade padronizada (SMRs) para câncer de estômago em homens japoneses que moram no Japão, homens japoneses que migraram para os Estados Unidos (Isseis) e seus filhos (Nisseis) nascidos nos Estados Unidos, comparado com taxas de homens brancos norte-americanos. Podemos observar que as taxas caem progressivamente, aproximando-se das baixas taxas dos norte-americanos. Estes dados sugerem, com ênfase, o envolvimento de um significativo componente ambiental.

Deve-se considerar que quando pessoas migram para o país adotado, elas e seus familiares não deixam para trás imediatamente o ambiente de seu país de origem. Muitos aspectos da cultura original são mantidos, incluindo certas preferências alimentares. Deste modo, o microambiente do imigrante, particularmente características ambientais relacionadas com o estilo de vida, são, geralmente, uma combinação daqueles do país de origem com o do país de adoção. Outro aspecto a ser considerado na interpretação dos achados de estudos de migração é a idade com que a pessoa migrou, ou seja, é importante saber quanto tempo de vida a pessoa passou no país de origem e quanto passou no país de adoção.

O risco de esclerose múltipla tem sido relacionado com a latitude: quanto maior a distância da linha do Equador, maior o risco. Esta observação é muito intrigante e tem estimulado diversas pesquisas. Entretanto, perguntas continuam a ser respondidas acerca da extensão em que a relação da latitude seja resultado de fatores ambientais, e sobre como pode-se determinar quais os fatores ambientais envolvidos.

Estudos com pessoas que migraram de áreas de alto risco para outras de baixo risco seriam os mais adequados para responder algumas destas questões. Um país que se prestou muito bem para estudo foi Israel, que, pela latitude, é de baixo risco para esclerose múltipla. Israel recebeu ondas sucessivas de imigração durante o século 20. Alguns dos imigrantes vieram de áreas de alto risco, como as latitudes do norte dos Estados Unidos, Canadá e Europa, enquanto outros vieram de áreas de baixo risco, próximas à linha do Equador, como áreas do norte da África e da península Arábica.

A Tabela 16-13 mostra dados da incidência de esclerose múltipla em imigrantes europeus, africanos e asiáticos em Israel. Como a doença não é comum, as amostras são pequenas.

Primeiramente, avaliou-se as taxas para imigrantes africanos e asiáticos que se mudaram de uma área de baixo risco para outra. O risco permaneceu baixo. Examinou-se os dados dos europeus que migraram de áreas de alto risco para áreas de baixo risco em Israel. Os europeus que migraram antes dos 15 anos de idade (linha superior) demonstraram uma taxa baixa, similar a dos africanos e asiáticos. Entretanto, os europeus que migraram depois dos 15 anos mantiveram as altas taxas de seus países de origem. Estes achados sugerem que o risco para esclerose múltipla é determinado na infância e que o fator crítico é viver a infância em áreas de alto ou baixo risco. Uma pessoa que viveu os anos de sua infância em uma área de baixo risco permanece com baixo risco;

TABELA 16-12. Taxas de Mortalidade Padronizadas para Câncer de Estômago em Homens Japoneses, Issei, Nisei e Americanos

Grupo	Taxas de mortalidade padronizadas
Japoneses	100
Issei*	72
Nisei*	38
Homens brancos Norte americanos	17

*Issei e Nisei são a primeira e segunda geração de imigrantes japoneses, respectivamente.
De: Haenszel W, Kurihara M: Studies of Japanese migrants: I. Mortality from cancer and other disease among Japanese in the United States. J Natl Cancer Inst 40:43-68, 1968.

TABELA 16-13. Incidência de Esclerose Múltipla (MS), por 100.000, entre Imigrantes Europeus, Africanos e Asiáticos para Israel por Idade na Imigração

| Idade na imigração | INCIDÊNCIA DE ESCLEROSE MÚLTIPLA EM IMIGRANTES ||
	Europeu	Africano e asiático
< 15 anos	0,76	0,65
15-29 anos	3,54	0,40
30-34 anos	1,35	0,26

Adaptada de Alter M, Leibowitz U, Speer J: Risk of multiple sclerosis related to age at immigration to Israel. Arch Neurol 15:234-237, 1966.

TABELA 16-14. Problemas na Interpretação dos Resultados de Estudos de Adoção e de Migração

Estudos de adoção	Estudos de migração
• Adotivos são altamente selecionados • Idade na adoção varia • Adotados podem manter vários graus de contato com seu(s) pai(s) biológico(s)	• Imigrantes são altamente selecionados • Idade na imigração varia • Imigrantes podem manter muitos elementos do seu ambiente original, particularmente aqueles relacionados a cultura e estilo de vida

outra, que passou os anos de sua infância em uma área de alto risco mantém o risco elevado mesmo após algum tempo da migração para uma área de baixo risco. Tal fato sugere que algum evento na infância, possivelmente de origem infecciosa, pode ser importante na causa da esclerose múltipla, e isto levou à pesquisa sobre uma infecção viral lenta como um possível agente etiológico da doença.

Quais são os problemas nos estudos de migração? Primeiro, migrantes não são representativos das populações de seus países de origem. Portanto, a pergunta deveria ser: quais fatores levaram certas pessoas a emigrar (fatores de seleção?). Por exemplo, pessoas que estão seriamente doentes ou incapacitadas não emigram. Outros fatores, incluindo características socioeconômicas e culturais também estão relacionados com as pessoas que poderiam ou não emigrar. Consequentemente, a partir deste problema de seleção, a pergunta deveria ser: seria legítimo comparar taxas de câncer de estômago em Isseis e Nisseis com as de japoneses nativos, dado esse problema de seleção? Segundo, qual a idade no momento da migração, quantos anos a pessoa viveu em seu país de origem e quantos no país adotado? Terceiro, vale considerar que imigrantes não perdem completamente o ambiente de seus países de origem depois que emigram.

Todos esses fatores devem ser considerados na interpretação dos resultados dos estudos de migração. Há um paralelo lógico com os estudos de adoção, e como demonstrado na Tabela 16-14, muitas das questões que surgem na interpretação dos achados são similares para os dois tipos de estudo.

INTERAÇÃO ENTRE FATORES GENÉTICOS E AMBIENTAIS

Quando tanto os fatores genéticos quanto ambientais, desempenham papéis no desenvolvimento da doença, a natureza da relação dos dois fatores deve ser elucidada. Certas doenças são principalmente ambientais, enquanto outras são essencialmente genéticas. O eminente geneticista e pediatra Dr. Barton

Childs tem ressaltado que nas doenças em que a maioria dos casos são determinados pelo meio ambiente, a hereditariedade da doença é baixa. Quando as causas ambientais são abordadas e controladas com sucesso, no entanto, ficamos com um núcleo de casos nos quais os fatores genéticos desempenham o papel principal?[28] Este autor cita o câncer de pulmão como exemplo. Muitos casos de câncer de pulmão acometem fumantes e são, então, determinados pelo ambiente, sendo assim, em geral, a hereditariedade do câncer de pulmão é baixa. A incidência de câncer de pulmão tem diminuído uma vez que efetivas medidas têm sido colocadas em prática para a redução do hábito de fumar. Com o passar do tempo, os casos remanescentes serão amplamente concentrados em aglomerados familiares e a hereditariedade do câncer de pulmão como visto em novos casos parecerão estar aumentando com o tempo.

Entretanto, a questão da suscetibilidade genética para fatores ambientais e a possibilidade de interação entre eles também devem ser avaliadas. No Capítulo

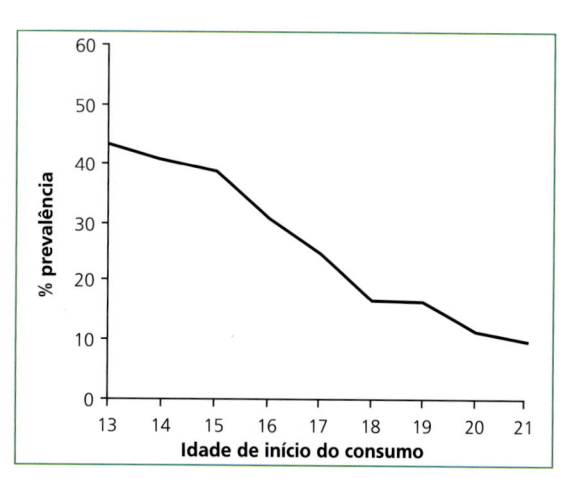

Figura 16-17. Prevalência de tempo de vida em dependentes de álcool pela idade de início do consumo. (Adaptada de Grant BF, Dawson DA: Age at onset of alcohol use and its association with DSM-IV alcohol abuse na dependence: Results from the Nacional Longitudinal Alcohol Epidemiologic Survey. J Substance Abuse 9:103-110, 1997.)

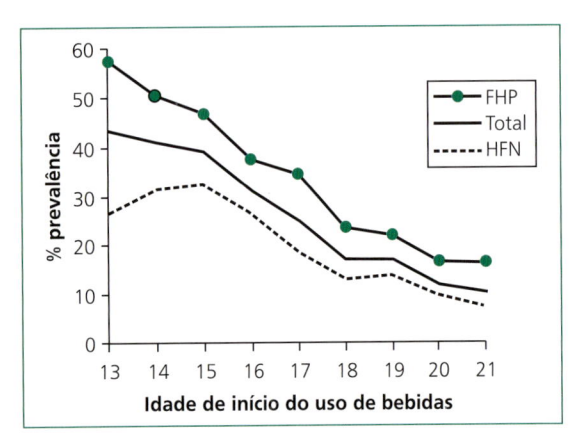

Figura 16-18. Prevalência de tempo de vida em dependentes de álcool pela idade de início do consumo e história familiar de alcoolismo. História familiar negativa (FHN); História familiar positiva (FHP). (Adaptada de Grant BF: The impact of a family history of alcoholism on the relationship between age at onset of alcohol use and DSM-IV alcohol dependece: Results from the Nacional Longitudinal Alcohol Epidemiologic Survey. Alcohol Health Res World 22:144-147, 1998.)

14, foi discutido o estudo realizado por Grant e Dawson, que descrevia uma associação entre a idade precoce do início do consumo de álcool à prevalência de abuso de álcool por toda a vida (Fig. 16-17). Como visto na Figura 16-18, quando os sujeitos são divididos entre aqueles com história familiar positiva de alcoolismo e aqueles com história negativa, a relação persiste, embora a prevalência aumente quando a história familiar é positiva e diminua quando é negativa.[29] Essa observação indica que, mesmo que seja observada uma relação do risco de abuso de álcool por toda a vida, com a idade no início de seu consumo refletindo influências ambientais, o efeito da história familiar pode sugerir tanto uma interação com fatores genéticos quanto a influência da educação da criança relacionado com o histórico familiar de abuso de álcool.

Os avanços na biologia molecular vêm facilitando a integração da epidemiologia com laboratórios genéticos. Por exemplo, o uso de contraceptivos orais, como se sabe, aumenta o risco de trombose venosa em mulheres. Vandenbroucke *et al.* estudaram a mutação do fator V de Leiden, que é conhecida por aumentar a suscetibilidade à trombose, podendo aumentar o risco de trombose em mulheres que usam contraceptivo oral.[30] Eles conduziram um estudo de casos-controle com 155 mulheres no período pré-menopausa que desenvolveram severa trombose venosa e 169 controles de base populacional.

Conforme pode ser visualizado na Tabela 16-15, o risco de trombose entre os portadores de mutação foi de 7 a 9 vezes maior do que as que não tinham mutação. Comparado com mulheres não portadoras da mutação do fator V de Leiden e que não usavam contraceptivos orais, as portadoras e usuárias tiveram o risco aumentado em quase 30 vezes. Como os achados excedem levemente o que seria esperado em um modelo multiplicativo, foi sugerida a ocorrência de interação.

Em 1995, Brennan *et al.* reportaram um estudo sobre o tabagismo e carcinoma epidermoide de cabeça e pescoço.[31] Foi verificado que em pacientes com câncer invasivo de cabeça e pescoço, o fumo estava associado a marcante aumento nas mutações no gene p^{53}, normalmente um supressor de tumores. Tais mutações provavelmente contribuem tanto para a instalação quanto para o crescimento de cânceres. Os investigadores estudaram amostras do tumor de 127 pacientes com câncer de cabeça e pescoço e encontraram mutações no p^{53} em 42% (54 de 127) dos pacientes. Dentre os que fumavam, no mínimo, um maço de cigarros por dia, por pelo menos 20 anos, tiveram mais que o dobro da possibilidade de ter mutações no p^{53} do que os não fumantes. Os pacientes que fumavam e ingeriam mais de 0,30 decilitros de álcool por dia tinham 3,5 vezes mais possibilidade de mutações no p^{53} que os pacientes que não fumavam nem ingeriam álcool. Como visto na Figura 16-19, as mutações do p^{53} foram encontradas em 58% de pacientes que

TABELA 16-15. Incidência Populacional Estimada por 10.000 Pessoas-Ano de Trombose Venosa Primária em Mulheres com Idade entre 15 e 49 Anos, de acordo a Presença da Mutação do Fator V de Leiden e Uso de Contraceptivos Orais

	MUTAÇÃO DO FATOR V DE LEIDEN	
	Ausente	Presente
Não usam contraceptivos orais	0,8	5,7
Usam contraceptivos orais	3,0	28,5

Adaptada de Vandenbroucke JP, Koster T, Briët E, *et al.*: Increased risk of venous thrombosis in oral contraceptive users who are carriers of factor V Leiden mutation. Lancet 344:1453-1457, 1994.

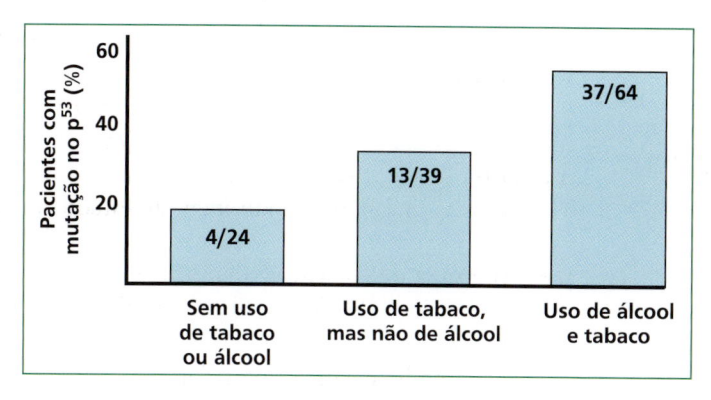

Figura 16-19. Associação da mutação do gene p^{53} com consumo de cigarro e álcool em 129 pacientes com carcinoma de células escamosas de cabeça e pescoço. (De: Brennan JA, Boyle JO, Koch WM, et al.: Association between cigarette smoking and mutation of the p^{53} gene in squamous cell carcinoma of the head and neck. N Engl J Med 332:712-717, 1995.)

fumavam e bebiam, em 33% dos pacientes que fumavam, mas não bebiam, e em 17% dos pacientes que não fumavam nem bebiam. Além disto, o tipo de mutação encontrada em pacientes que não fumavam nem bebiam parecia ser de natureza endógena, em vez de exógena, ou seja, causados por mutações ambientais. Os achados sugerem que fumo tende a inativar o gene supressor de tumor p^{53}, e assim, fornecer uma base molecular para a relação amplamente conhecida do tabagismo com o câncer de cabeça e pescoço.

Uma etapa adicional dessa abordagem é a identificação de um defeito em gene específico que está associado a determinada exposição ambiental. Um exemplo são os achados que vinculam um defeito específico no gene p^{53} com a exposição à aflatoxina em pacientes com carcinoma hepatocelular (HCC). No Capítulo 15, foi discutido o sinergismo positivo da exposição ao vírus da hepatite B (HBV) com a exposição à aflatoxina B_1 no aumento do risco de HCC. Para determinar se a frequência de uma mutação específica no gene supressor de tumor p^{53} (uma mutação no códon 249) estava relacionada com o risco de exposição à aflatoxina, Bressac et al. rastrearam amostras de HCC em 14 países.[32] A mutação foi encontrada em 17% (12/72) das amostras de tumor de quatro países do sul da África e costa sudeste da Ásia, mas em nenhuma das 95 amostras de outras localizações geográficas, incluindo América do Norte, Europa, Oriente Médio e Japão. Os quatro países nos quais as mutações foram encontradas, China, Vietnam, África do Sul e Moçambique, tiveram a maioria dos casos de HCC no mundo e compartilham um mesmo clima quente e úmido, o que favorece o crescimento dos fungos que produzem a aflatoxina. A taxa de portadores do vírus da hepatite B foi alta, mas não variou significativamente entre os países estudados. Contudo, o risco de exposição à aflatoxina variou entre esses países e a presença de mutação esteve correlacionada com o risco de exposição à aflatoxina.

Esses achados foram corroborados por Aguilar et al. que estudaram amostras de fígado normal de três áreas geográficas que variavam em relação ao risco de exposição à aflatoxina: níveis insignificantes (Estados Unidos), níveis baixos (Tailândia) e níveis altos (Qidong, China).[33] A frequência da mutação foi paralela ao nível de exposição à aflatoxina B1, sugerindo que aflatoxina tem papel causal e, provavelmente, no desenvolvimento de tumores de fígado.

Desse modo, os estudos que combinam métodos epidemiológicos e moleculares podem ser valiosos na confirmação do papel etiológico de certos agentes ambientais, demonstrando seus efeitos específicos sobre os genes. Além do mais, esses estudos também podem sugerir caminhos e mecanismos biológicos que podem estar envolvidos no desenvolvimento de certos cânceres ou outras doenças. Entretanto, os estudos que combinam os métodos epidemiológicos e moleculares também podem ajudar a determinar a probabilidade de que a doença seja primariamente causada por fatores ambientais. Por exemplo, Harris afirmou que a natureza exata da mutação p^{53} pode ser valiosa na indicação de que um determinado câncer não resulta de um carcinógeno ambiental, mas, ao contrário, tenha sido causado por mutagênese endógena, como a observada no estudo descrito anteriormente, em pacientes com câncer de cabeça e pescoço que não bebiam nem eram fumantes.[34] As mutações bacterianas no p^{53}, podem também indicar que uma pessoa apresenta aumento de suscetibilidade para câncer, como foi originalmente proposto por Knudson em 1971 (e discutido previamente nesse capítulo).[11]

PERSPECTIVAS PARA O FUTURO

Apesar do entusiasmo que acompanha os resultados dos estudos, como os descritos neste capítulo, na maioria das situações em que ambos os fatores, genéticos e ambientais, estão implicados, as informações disponíveis ainda não são suficientes para delimitar a natureza específica dessas relações no processo de causalidade da doença, particularmente para doenças crônicas multifatoriais. Um maior entendimento das alterações moleculares, em tumores de estudos de alterações genéticas em células cancerosas, poderia aumentar o conhecimento da suscetibilidade individual para o desenvolvimento dos tumores e, facilitar a criação de terapias específicas para seus diferentes tipos. Estas terapias têm sido chamadas "terapias direcionadas". Buscar o percurso molecular específico envolvido nos diferentes tumores, bem como os pontos nos quais as células tumorais podem ser particularmente vulneráveis a certas intervenções, poderiam tornar essas terapias mais efetivas. Também poderiam apresentar efeitos colaterais menores e menos graves que a maioria das muitas terapias disponíveis atualmente, as quais não são suficientemente específicas em seus efeitos citotóxicos, afetando tanto células anormais quanto normais.

Childs articulou um conceito que engloba não apenas as distintas características de tumores histologicamente diferentes ou outras doenças, mas também a única característica genética e ambiental de diferentes seres humanos que pode acarretar em vulnerabilidade aos tumores ou doenças.[35] Como resultado, o que pode aparecer à primeira vista é a mesma doença estar ocorrendo em diferentes indivíduos, sendo, talvez, considerada uma doença diferente com o mesmo fenótipo, pois a doença é um "pacote" de anormalidades físicas e laboratoriais, entre outras, combinado com um único cenário de determinação genética e ambiental do hospedeiro suscetível. Estas suscetibilidades podem, frequentemente, incluir fatores sociais e psicológicos em adição aos fatores ambientais que são estudados rotineiramente. Esses fatores podem atuar ao nível do indivíduo, família, comunidade ou algum outro grupo social. Embora essa combinação venha a ser diferente de um indivíduo para outro, pelas atuais definições e classificações da doença, muitos parecem ter a mesma doença. A integração do conhecimento em todas essas áreas divergentes poderá proporcionar os fundamentos para detecção precoce dos indivíduos de alto risco, levando a medidas mais efetivas de prevenção precoce nos próximos anos.

Em 2000, Childs e Valle escreveram:

Os sinais e sintomas de um paciente hoje podem muito bem terem ficado esquecidos no desenvolvimento e maturação da matriz do passado. E, em se fazendo as caracterizações, discernimos a individualidade e heterogeneidade das quais damos o nome a uma doença...

Em medicina, temos problemas em aceitar esse tipo de individualidade. Quando vemos um paciente, pensamos primeiro no nome de uma doença e então na variação que se expressa no paciente. Esse é um caminho típico de raciocínio, sendo muito conhecido na "população" que diz que pacientes com a "mesma" doença compreendem variações individuais.[36]

Dalton e Friend publicaram uma apresentação esquemática da natureza cíclica do processo de incorporação de novos conhecimentos em terapias que são individualizadas para cada paciente, e o processo é descrito na legenda da Figura 16-20.[37] Embora esta abordagem tenha grande potencial, em geral, seus benefícios ainda não têm sido extensivamente realizados no tratamento de pacientes. Contudo, nos próximos anos, novas tecnologias, como as dos níveis moleculares e genéticos, terão efeitos profundos na atenção à saúde e no desenvolvimento de cuidados personalizados, que incluirão novas abordagens para a prevenção de doenças que serão possíveis pelos avanços tecnológicos e pela integração de novas informações derivadas de diferentes disciplinas biológicas e sociológicas.

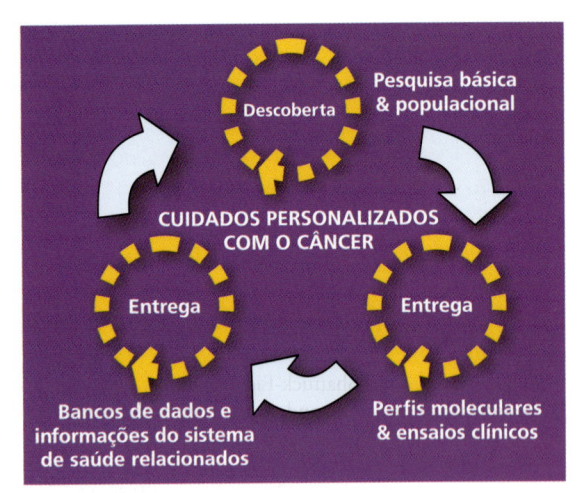

Figura 16-20. Cuidados personalizados do indivíduo com câncer como um ciclo contínuo. O ciclo inicia com a descoberta de alterações moleculares específicas em tumores que estão ligados a resultados de pacientes em ensaios clínicos. A habilidade de conhecer perfil molecular e informação clínica no nível do indivíduo permite a translação de informação para dentro de cuidados personalizados de pacientes com câncer.
A disponibilidade de banco de dados relacionados e informação aos sistemas de saúde garantem o conhecimento de maiores informações sobre terapias de tratamento do câncer em futuros pacientes e podem também servir de guia de descoberta para novos tratamentos. (De: Dalton WS, Friend SH: Cancer biomarkers – An invitation to the table. Science 312:1165-1168, 2006.)

CONCLUSÃO

Neste capítulo, foram descritas algumas das abordagens epidemiológicas usadas para avaliar a contribuição relativa dos fatores genéticos e ambientais no processo causal das doenças humanas. A interação da epidemiologia com a genética tem sido cada vez mais reconhecida, surgindo até mesmo um campo denominado epidemiologia genética.[16]

Excelentes discussões têm sido publicadas em relação ao impacto da era dos genes na pesquisa epidemiológica.[38,39]

A maioria dos estudos epidemiológicos é direcionada para a identificação de fatores ambientais nas doenças, mas quando do delineamento, condução e interpretação dos resultados, é importante ter em mente que as pessoas, que são sujeitos nestes estudos, diferem não somente nas exposições ambientais, mas também em suas susceptibilidades genéticas. Quando apropriado, os estudos epidemiológicos de fatores de risco, incluindo os casos-controle e outros tipos, deveriam ser expandidos para incluírem a história familiar e obterem amostras biológicas, se possível. Avanços feitos no Projeto Genoma Humano e marcadores genéticos de suscetibilidade, desenvolvidos em laboratórios, têm provado cada vez mais seu valor para os estudos epidemiológicos. Estes estudos são cada vez mais importantes para a melhoria da prevenção das doenças no futuro.

REFERÊNCIAS

1. Eisenberg L: Would cloned humans really be like sheep? N Engl J Med 340:471-475, 1999.
2. Kong A, Frigge ML, Masson G, et al: Rate of *de-novo* mutations and the importance of father's age to disease risk. Nature 488:471-475, 2012.
3. Hogben L: Nature and Nurture. New York, WW Norton, 1939.
4. Miki Y, Swensen J, Shattuck-Eidens D, et al: A strong candidate for the breast and ovarian cancer susceptibility gene BRCA1. Science 266:66-71, 1994.
5. Struewing JP, Hartge P, Wacholder S, et al: The risk of cancer associated with specific mutations of BRCA1 and BRCA2 among Ashkenazi Jews. N Engl J Med 336:1401-1408, 1997.
6. Savitsky K, Bar-Shira A, Gilad S, et al: A single ataxia telangiectasia gene with a product similar to PI-3 kinase. Science 268:1749-1753, 1995.
7. Nowak R: Discovery of AT gene sparks biomedical research bonanza. Science 268:1700-1701, 1995.
8. Begg CB, Haile RW, Borg A, et al: Variation of breast cancer risk among BRCA1/2 carriers. JAMA 299:194-201, 2008.
9. ESTs: Gene discovery made easier. In Just the Facts: A Basic Introduction to the *Science* Underlying NCBI Resources. National Center for Biotechnology Information, March 29, 2004. http://www.ncbi.nlm.nih.gov/About/primer/est.html. Accessed March 1, 2013.
10. Siontis KCM, Patsopoulos NA, Ioannidis JPA: Replication of past candidate loci for common diseases and phenotypes in 100 genome-wide association studies. Eur J Human Genet 18:832-837, 2010.
11. Knudson AG Jr: Mutation and cancer: Statistical study of retinoblastoma. Proc Natl Acad Sci USA 68:820-823, 1971.
12. Cavenee WK, Dryja TP, Phillips RA, et al: Expression of recessive alleles by chromosomal mechanisms in retinoblastoma. Nature 305:779-784, 1983.
13. Benedict WF, Fung YK, Murphree AL: The gene responsible for the development of retinoblastoma and osteosarcoma. Cancer 62:1691-1694, 1988.
14. Corder EH, Saunders AM, Strittmatter WJ, et al: Gene dose of apolipoprotein E type 4 allele and the risk of Alzheimer's disease in late onset families. Science 261:921-923, 1993.
15. Childs B, Scriver CR: Age at onset and causes of disease. Perspect Biol Med 29:437-460, 1986.
16. Khoury MJ, Beaty TH, Cohen BH: Fundamentals of Genetic Epidemiology. New York, Oxford University Press, 1993.
17. Kaij L: Studies on the Etiology and Sequels of Abuse of Alcohol. Lund, Hakan Ohlssons Boktryckeri, 1960.
18. Hrubec Z, Omenn GS: Evidence of genetic predisposition to alcoholic cirrhosis and psychosis: Twin concordances for alcoholism and its biological end points by zygosity among male veterans. Alcohol Clin Exp Res 5:207-215, 1981.
19. Murray RM, Clifford C, Gurlin HM: Twin and alcoholism studies. In Galanter M (ed): Recent Developments in Alcoholism, Vol. 1. New York, Plenum, 1983, pp 25-47.
20. Pickens RW, Svikis DS, McGue M, et al: Heterogeneity in the inheritance of alcoholism: A study of male and female twins. Arch Gen Psychiatry 48:19-28, 1991.
21. MacMahon B: Epidemiology of Hodgkin's disease. Cancer Res 26:1189-1201, 1966.
22. Diehl V, Tesch H: Hodgkin's disease: Environmental or genetic? N Engl J Med 332:461-462, 1995.
23. Gutensohn N, Cole P: Childhood social environment and Hodgkin's disease. N Engl J Med 304:135-140, 1981.
24. Mack TM, Cozen W, Shibata DK, et al: Concordance for Hodgkin's disease in identical twins suggesting genetic susceptibility to the young-adult form of the disease. N Engl J Med 332:413-418, 1995.
25. Tanner CM, Ottman R, Goldman SM, et al: Parkinson disease in twins: An etiologic study. JAMA 281:341-346, 1999.
26. Lichtenstein P, Holm NV, Verkasalo PK, et al: Environmental and heritable factors in the causation of cancer: Analyses of cohorts of twins from Sweden, Denmark, and Finland. N Engl J Med 343:78-85, 2000.
27. Kety SS, Ingraham LJ: Genetic transmission and improved diagnosis of schizophrenia from pedigrees of adoptees. J Psychiatr Res 26:247-255, 1992.
28. Childs B: The entry of genetics into medicine. J Urban Health: Bull NY Acad Medicine 76:497-508, 1999.
29. Grant BF: The impact of a family history of alcoholism on the relationship between age at onset of alcohol use and DSM-IV alcohol dependence: Results from the National Longitudinal Alcohol Epidemiologic Survey. Alcohol Health Res World 22:144-147, 1998.

30. Vandenbroucke JP, Koster T, Bríët E, et al: Increased risk of venous thrombosis in oral-contraceptive users who are carriers of factor V Leiden mutation. Lancet 344:1453-1457, 1994.
31. Brennan JA, Boyle JO, Koch WM, et al: Association between cigarette smoking and mutation of the p^{53} gene in squamous-cell carcinoma of the head and neck. N Engl J Med 332:712-717, 1995.
32. Bressac B, Puisieux MS, Kew M, et al: p^{53} mutation in hepatocellular carcinoma after aflatoxin exposure. Lancet 338:1356-1359, 1991.
33. Aguilar F, Harris CC, Sun T, et al: Geographic variation of psi mutational profile in nonmalignant human liver. Science 264:1317-1319, 1994.
34. Harris C: p^{53}: At the crossroads of molecular carcinogenesis and risk assessment. Science 262:1980-1981, 1993.
35. Childs B: Genetic Medicine—A Logic of Disease. Baltimore, Johns Hopkins University Press, 1999.
36. Childs B, Valle D: Genetics, biology and disease. Annu Rev Genom Human Genet 1:1-19, 2000.
37. Dalton WS, Friend SH: Cancer biomarkers—An invitation to the table. Science 312:1165-1168, 2006.
38. Millikan R: The changing face of epidemiology in the genomics era. Epidemiology 13:472-480, 2002.
39. Willett WC: Balancing life-style and genomics research for disease prevention. Science 296:695-698, 2002.

QUESTÕES PARA REVISÃO DO CAPÍTULO 16

1. Se uma proporção maior de pares de gêmeos monozigóticos for concordante para determinada doença do que em pares de gêmeos dizigóticos, a observação sugere que a doença será, mais provavelmente, causada por:
    a. Exclusivamente fatores ambientais
    b. Exclusivamente fatores hereditários
    c. Fatores quase que exclusivamente hereditários, com algum papel para fatores não hereditários
    d. Fatores ambientais e genéticos quase em igual proporção
    e. Diferenças de gênero nos gêmeos monozigóticos

2. Quando a incidência de uma doença em crianças adotadas é estudada e comparada com a sua incidência em parentes biológicos e parentes adotivos, todos os seguintes são preocupações relevantes, *exceto*:
    a. Idade de início da doença
    b. Quantidade de contato mantido pelo adotado com os seus pais biológicos
    c. O estado civil dos pais biológicos
    d. Fatores de seleção relativos ao que é adotado e a quem não é
    e. *c* e *d*

A questão 3 está baseada nas informações abaixo:

Em um estudo familiar de esquizofrenia, foram observadas as seguintes taxas de concordância entre vários pares de parentes:

Pares	Taxa de concordância (%)
Marido – esposa	5
Pais – criança	40
Gêmeos monozigóticos	65
Gêmeos dizigóticos	42
Demais irmãos	40

3. Uma conclusão razoável, que pode ser retirada desses dados, é:
    a. Fatores genéticos não são importantes na etiologia da esquizofrenia
    b. Os dados sugerem um componente genético potencialmente importante
    c. A incidência da esquizofrenia entre os pares de parentes é maior nos gêmeos monozigóticos
    d. A prevalência da esquizofrenia em pares de parentes é maior nos gêmeos monozigóticos
    e. Os gêmeos têm menor probabilidade de desenvolver esquizofrenia do que outros irmãos

A pergunta 4 está baseada nas informações abaixo:

Em um estudo de emigrantes japoneses para os Estados Unidos, foram encontradas as seguintes taxas de mortalidade padronizadas (TMPs) para a doença X:

Grupo	Taxa de mortalidade padronizada
Japoneses nativos vivendo no Japão	100
Japoneses emigrantes	105
Crianças de ancestrais japoneses	108
Brancos dos Estados Unidos	591

4. Esses achados sugerem que:
   a. Os fatores ambientais são os principais determinantes dessas taxas de mortalidade padronizadas
   b. Os fatores genéticos são os principais determinantes dessas taxas de mortalidade padronizadas
   c. Os fatores ambientais associados à cultura dos emigrantes estão, provavelmente, envolvidos
   d. Os emigrantes são altamente selecionados e não representativos da população de seu país de origem
   e. As diferenças internacionais na codificação dos atestados de óbito para a doença X são determinantes importantes dessas taxas de mortalidade padronizadas

5. Se for encontrada uma associação entre a incidência de uma doença e uma certa característica geneticamente determinada:
   a. A doença é claramente genética em sua origem
   b. Os fatores genéticos estão implicados em todos os casos da doença
   c. Os fatores genéticos estão implicados, pelo menos, em alguns casos da doença
   d. O papel para os fatores ambientais está excluído
   e. A expressão da doença é, provavelmente, inevitável

Seção III

Aplicação da Epidemiologia para Avaliação e Políticas

Na Seção III, revisamos os principais tipos de delineamento de estudo utilizados em epidemiologia e examinamos como os resultados destes estudos são usados para demonstrar associações e inferir relações causais. Mesmo que os aspectos metodológicos discutidos sejam interessantes e intrigantes, grande parte da empolgação com a epidemiologia vem do fato de que seus resultados têm aplicação direta em problemas que envolvem a saúde humana. Os desafios que estão envolvidos, entretanto, incluem realizar inferências válidas dos dados gerados por estudos epidemiológicos, assegurar a apropriada comunicação desses achados e suas interpretações pelos responsáveis por políticas e o público geral, tendo cuidado com os problemas éticos que surgem da estreita ligação da epidemiologia com a saúde humana, com a prática clínica e políticas de saúde pública.

Esta seção discute o uso da epidemiologia na avaliação tanto de serviços de saúde (Capítulo 17) quanto programas para rastreamento e detecção precoce de doenças (Capítulo 18). Esses dois capítulos também abordam alguns dos desafios metodológicos e conceituais que surgem em ambos. Posteriormente, voltamo-nos à outras questões envolvidas na aplicação da epidemiologia para o desenvolvimento de políticas (Capítulo 19), incluindo a relação da epidemiologia com a prevenção, avaliação de risco, a epidemiologia nos tribunais e as origens e o impacto da incerteza.

No capítulo final, discutimos as principais considerações éticas e profissionais que surgem tanto da condução de investigações epidemiológicas e utilização dos resultados desses estudos para melhorar a saúde da comunidade. Estudos epidemiológicos são uma das principais abordagens para o aumento da efetividade do cuidado clínico e de intervenções de saúde pública. Algumas das principais questões nesse capítulo incluem as obrigações do investigador para com os sujeitos em estudo, conflitos de interesse e a interpretação dos achados de estudos epidemiológicos e como são aplicados nos processos de desenvolvimento e aprimoramento das políticas de saúde pública em diferentes comunidades (Capítulo 20).

Capítulo 17

Uso da Epidemiologia na Avaliação de Serviços de Saúde

Objetivos de aprendizagem

- **Diferenciar medidas de processo de medidas de desfecho e discutir possíveis medidas de desfecho em pesquisa sobre serviços de saúde**
- **Definir eficácia, efetividade e eficiência no contexto dos serviços de saúde**
- **Comparar e confrontar estudos epidemiológicos sobre etiologia de doenças com estudos epidemiológicos de avaliação de serviços de saúde**
- **Discutir pesquisa de desfechos no contexto de dados ecológicos, e apresentar alguns dos potenciais vieses de estudos epidemiológicos que avaliam serviços de saúde utilizando dados em nível de grupos**
- **Descrever possíveis delineamentos de estudos que podem ser utilizados para avaliar serviços de saúde utilizando dados individuais, incluindo delineamentos randomizados e não randomizados**

Talvez o exemplo mais antigo de uma avaliação seja a descrição da criação feita pelo livro do Gênesis, 1:1-4, apresentada no seu original em hebreu na Figura 17-1. Traduzida, com o acréscimo de alguns subtítulos, ela diz o seguinte:

DADOS INICIAIS
No princípio, Deus criou o céu e a terra. A terra era sem forma e vazia e havia trevas sobre a face das profundezas.

IMPLEMENTAÇÃO DO PROGRAMA
E disse Deus: "Faça-se a luz." E a luz foi feita.

AVALIAÇÃO DO PROGRAMA
E Deus viu a luz, que estava boa.

OUTRAS ATIVIDADES DO PROGRAMA
E Deus separou a luz das trevas.

Esse trecho inclui todos os componentes básicos do processo de avaliação: dados iniciais (de base), implementação do programa, avaliação do programa e implementação de novas atividades do programa baseadas em resultados da avaliação. No entanto, dois problemas surgem nessa descrição. Primeiro, não temos os critérios exatos usados para determinar se o programa foi "bom"; somente disseram que Deus o achou bom. Segundo, essa avaliação exemplifica um problema frequentemente observado: o diretor do programa está avaliando seu próprio programa. Vieses tanto conscientes quanto subconscientes podem surgir na avaliação. Adicionalmente, mesmo que o diretor administre o programa maravilhosamente, ele pode não ter as habilidades específicas necessárias para conduzir uma avaliação metodologicamente rigorosa do programa.

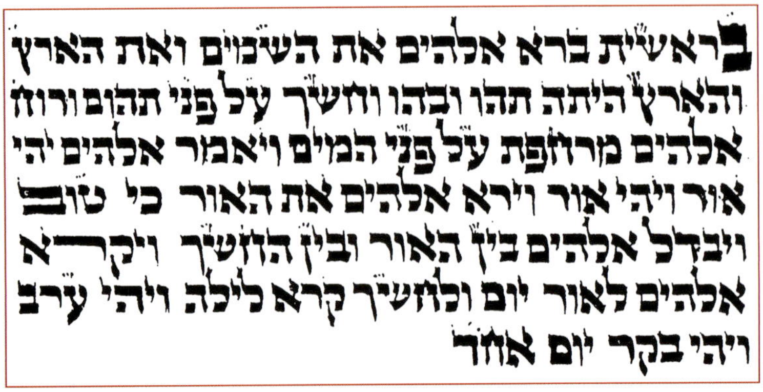
בראשית ברא אלהים את השמים ואת הארץ
והארץ היתה תהו ובהו וחשך על פני תהום ורוח
אלהים מרחפת על פני המים ויאמר אלהים יהי
אור ויהי אור וירא אלהים את האור כי טוב
ויבדל אלהים בין האור ובין החשך ויקרא
אלהים לאור יום ולחשך קרא לילה ויהי ערב
ויהי בקר יום אחד

Figura 17-1. A primeira avaliação conhecida (Gênesis 1:1-4).

O Dr. Wade Hampton, uma autoridade em epidemiologia no início do século 20, abordou o uso da epidemiologia na avaliação de programas de saúde pública em uma apresentação à "*American Public Health Association*" (Associação Americana de Saúde Pública) em 1925.[1] Ele escreveu, em parte, o seguinte:

> O gestor de saúde ocupa a posição de um agente a quem o povo confia alguns de seus recursos, em dinheiro público e cooperação, para que sejam investidos de maneira que rendam os melhores resultados em saúde; e no emprego das responsabilidades de sua posição espera-se que ele siga os mesmos princípios gerais de procedimento que um agente fiscal em circunstâncias semelhantes...
>
> Como seu capital vem inteiramente do público, é razoável esperar que ele esteja preparado para explicar ao público os motivos que o levaram a fazer cada investimento e dar alguma estimativa do retorno esperado. Ele também não pode considerar despropositado se o público quiser uma prestação de contas periodicamente, para ficar sabendo que retornos de fato estão sendo recebidos e como eles se alinham com as estimativas dadas. Certamente, qualquer agente fiscal esperaria ter seu discernimento dessa forma avaliado, bem como esperaria ganhar ou perder a confiança de seus clientes na proporção de que suas estimativas se verificassem ou não.
>
> No entanto, para tal prestação de contas, o gestor de saúde se encontra em uma situação difícil e, possivelmente, constrangedora, posto que por mais que ele tenha um registro razoavelmente exato de quanto dinheiro e esforço dedicou a cada uma de suas muitas atividades, ele raramente será capaz de contabilizar com exatidão e simplicidade similares os retornos desses investimentos, considerados separada e individualmente. Isso, seguramente, não é de todo sua culpa. É, primariamente, devido ao caráter dos dividendos provindos dos empreendimentos em saúde pública, e da maneira com que eles estão distribuídos. Eles não são recebidos em prestações separadas de uma moeda uniforme, cada uma sumarizada à sua fonte e registrada quando do recebimento; mas vêm irregularmente dia após dia, distribuídas a indivíduos sem identificação através da comunidade, que não estão individualmente conscientizados de que os receberam. Eles são benefícios positivos para o prolongamento da vida e melhoria da saúde, mas o único registro normalmente feito nas estatísticas de morbidade e mortalidade é o registro parcial e negativo de morte e de enfermidade de determinados tipos bem definidos de doenças, principalmente as doenças transmissíveis mais agudas, que representam somente uma fração da morbidade total.[1]

O Dr. Charles V. Chapin comentou sobre a apresentação de Frost:

> A séria reivindicação do Dr. Frost, para que os procedimentos da medicina preventiva sejam colocados em um *firme embasamento científico é oportuna. Realmente, ela teria sido oportuna em qualquer momento, durante os últimos 40 anos, e, teme-se, será igualmente necessária nos próximos 40.*

Chapin claramente subestimou o número de anos; essa necessidade continua tão crucial ainda hoje, quase 90 anos depois, como era em 1925.

ESTUDOS DE PROCESSO E DESFECHO

Estudos de Processo

De início, devemos distinguir estudos de processo de estudos de desfecho. *Processo* significa que decidimos o que constitui os componentes do bom cuidado em saúde. Tal decisão é frequentemente tomada por um painel de especialistas. Podemos, então, avaliar um clínico ou prestador de serviços de saúde, pela análise de registros relevantes ou observação direta e determinar em que extensão o serviço prestado preenche os critérios estabelecidos e aceitos. Por exemplo, podemos determinar que percentual de pacientes teve sua pressão arterial verificada. O problema de tais medidas de processo é que elas não indicam se o paciente melhorou ou não; por exemplo, a monitorização da pressão arterial não garante que a pressão arterial do paciente esteja sob controle. Segundo, como as avaliações de processo estão baseadas na opinião de especialistas, os critérios usados nas avaliações de processo poderão mudar com o tempo, à medida que mudem as opiniões desses especialistas. Por exemplo, nos anos 40, o padrão aceito de cuidados para bebês prematuros exigia que essas crianças fossem colocadas em 100% de oxigênio. As incubadoras eram monitoradas para se ter a certeza de que esses níveis seriam mantidos. Entretanto, quando pesquisas demonstraram que altas concentrações de oxigênio desempenham um papel importante na produção de uma forma de cegueira em bebês nascidos prematuramente, condição chamada de retinopatia da infância, essa alta concentração de oxigênio foi posteriormente considerada inaceitável.

Estudos de Desfecho

Dadas as limitações dos estudos de processo, o restante deste capítulo focalizará as medidas de desfecho. *Desfecho* denota se um paciente se beneficia do cuidado médico oferecido ou não. Desfechos em saúde são o domínio da epidemiologia. Embora essas medidas tenham sido tradicionalmente mortalidade e morbidade, o foco da pesquisa de desfechos nos últimos anos expandiu-se, e as medidas de interesse in-

> **TABELA 17-1. Alguns dos Possíveis Desfechos para Avaliação de Sucesso de um Programa de Vacinação**
>
> 1. Número (ou proporção) de pessoas imunizadas
> 2. Número (ou proporção) de pessoas sob (alto) risco imunizadas
> 3. Número (ou proporção) de pessoas imunizadas que apresentam resposta sorológica
> 4. Número (ou proporção) de pessoas imunizadas e posteriormente expostas, nas quais a doença em fase clínica não se desenvolveu
> 5. Número (ou proporção) de pessoas imunizadas e posteriormente expostas, nas quais a doença em fase clínica ou subclínica não se desenvolveu

cluem satisfação do paciente, qualidade de vida, grau de dependência e incapacidade e medidas similares.

EFICÁCIA, EFETIVIDADE E EFICIÊNCIA

Três termos frequentemente encontrados na literatura que aborda avaliação de serviços de saúde são *eficácia*, *efetividade* e *eficiência*.

Eficácia

O agente ou intervenção "funcionam" nas condições ideais "de laboratório"? Testamos novas drogas em grupos de pacientes que concordaram em ser hospitalizados e que são observados enquanto recebem a terapia. Ou uma vacina é testada em um grupo de sujeitos de comum acordo. Assim, eficácia é uma medida em uma situação em que todas as condições são controladas para maximizar o efeito do agente.

Efetividade

Se administrarmos o agente em uma situação da "vida real", ele será efetivo? Por exemplo, quando uma vacina é testada em uma comunidade, muitos indivíduos podem não comparecer à vacinação. Ou, ainda, uma medicação oral pode ter um sabor tão indesejável que ninguém a toma (o que a torna não efetiva), apesar do fato de que em condições controladas, quando a cooperação está garantida, a droga se mostra eficaz.

Eficiência

Se um agente se mostra eficaz, qual a relação custo-benefício? É possível alcançar nossas metas de uma maneira melhor e mais barata? Custo inclui não apenas dinheiro, mas também desconforto, dor, absenteísmo, incapacidade e estigma social.

Se uma medida de cuidado à saúde não se mostrar efetiva, não há muito sentido em se observar a eficiência porque, se ela não for efetiva, a alternativa mais barata é não usá-la de forma nenhuma. Às vezes, é claro, pressões políticas e sociais podem sustentar um programa que não é efetivo. No entanto, o enfoque desse capítulo se dará unicamente na ciência da avaliação, especificamente na questão da efetividade na avaliação de serviços de saúde.

MEDIDAS DE DESFECHO

Se a eficácia de uma medida tiver sido demonstrada - isso é, se os métodos de prevenção e intervenção de interesse demonstrarem que funcionam, podemos então nos voltar para a avaliação da efetividade. Que diretrizes devemos usar na seleção de uma medida de

> **TABELA 17-2. Alguns dos Possíveis Desfechos para Avaliação de Sucesso de um Programa de Cultura de Garganta**
>
> 1. Número de culturas coletadas (sintomáticas ou assintomáticas)
> 2. Número (ou proporção) de culturas positivas para infecção por estreptococos
> 3. Número (ou proporção) de pessoas com culturas positivas para as quais foi obtida assistência médica
> 4. Número (ou proporção) de pessoas com culturas positivas para as quais o tratamento apropriado foi prescrito e realizado
> 5. Número (ou proporção) de culturas positivas seguidas de recidiva
> 6. Número (ou proporção) de culturas positivas seguidas de febre reumática

desfecho adequada, que sirva como índice de efetividade? Primeiro, a medida deve ser claramente quantificável; isto é, devemos poder expressar seu efeito em termos quantitativos. Segundo, a medida de desfecho deve ser relativamente fácil de definir e diagnosticar. Se a medida for usada em um estudo populacional, certamente não queremos depender de um procedimento invasivo para avaliar qualquer benefício. Terceiro, a medida selecionada deve ser padronizável para o propósito do estudo. Quarto, a população estudada (e a de comparação) devem estar sob risco para a mesma condição para qual a intervenção está sendo avaliada. Por exemplo, obviamente não faria nenhum sentido testar a efetividade de um programa de detecção de anemia falciforme na população branca da América do Norte.

O tipo de desfecho final que selecionarmos deverá depender da pergunta que estamos fazendo. Embora isso possa parecer óbvio, não é sempre imediatamente aparente. A Tabela 17-1 mostra possíveis desfechos na avaliação da efetividade de um programa de vacinas. Qualquer desfecho que selecionarmos deve ser explicitado de maneira que os leitores do relato de nossos achados possam fazer seu próprio juízo sobre a adequação da medida selecionada e a qualidade dos dados. A medida selecionada realmente será adequada, dependendo dos aspectos clínicos e de saúde pública da doença em questão.

A Tabela 17-2 mostra possíveis escolhas de medidas para avaliar a efetividade de um programa de cultura de garganta em crianças. Medidas do volume de serviços fornecidos, culturas coletadas e número de consultas clínicas são tradicionalmente as favoritas porque elas são relativamente fáceis de contar e úteis na justificativa de pedidos para aumento de verbas para o programa no ano seguinte. No entanto, essas medidas são de processo e não nos dizem nada sobre a efetividade da intervenção. Devemos, portanto, buscar outras possibilidades listadas nesta tabela. Novamente, as medidas mais adequadas dependem da pergunta que está sendo feita. A questão deve ser específica. Não é o suficiente apenas perguntar o quão bom é o programa.

COMPARAÇÃO DOS ESTUDOS EPIDEMIOLÓGICOS DE ETIOLOGIA DE DOENÇAS E A PESQUISA EPIDEMIOLÓGICA NA AVALIAÇÃO DA EFETIVIDADE DE SERVIÇOS DE SAÚDE

Em estudos epidemiológicos clássicos de etiologia de doença, examinamos a possível relação entre uma suposta causa (variável independente) e um ou mais efeitos adversos à saúde (variável dependente). Fazendo isso, levamos em consideração outros fatores, incluindo os cuidados em saúde, que podem modificar ou confundir essa relação (Fig. 17-2A). Na pesquisa de serviços de saúde, focamos o serviço como varável independente, com a redução nos efeitos adversos à saúde como o desfecho previsto (variável dependente), caso a modalidade de cuidado seja efetiva. Nesta situação, fatores ambientais ou outros que podem influenciar a relação, também são levados em conta (Fig. 17-2B). Assim, tanto a pesquisa etiológica em epidemiologia como a pesquisa de serviços de saúde avaliam a possível relação entre uma variável independente e uma variável dependente e a influência de outros fatores nessa relação. Portanto, não é surpresa que muitos dos delineamentos discutidos sejam comuns tanto à pesquisa epidemiológica quanto à pesquisa de serviços de saúde, assim como são os problemas metodológicos e os potenciais vieses que podem vir a caracterizar esses tipos de estudo.

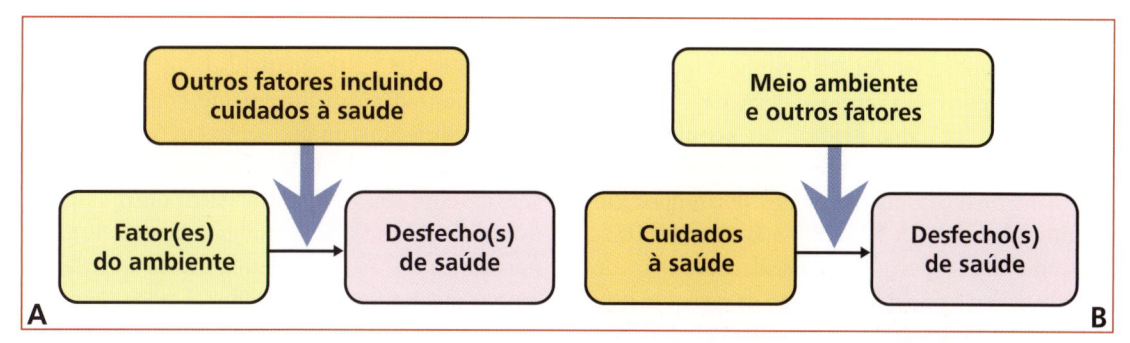

Figura 17-2. A. Pesquisa epidemiológica clássica sobre etiologia, levando em conta a possível influência de outros fatores, incluindo cuidados à saúde. **B.** Pesquisa clássica em serviços de saúde sobre efetividade, considerando a possível influência do meio ambiente e outros fatores.

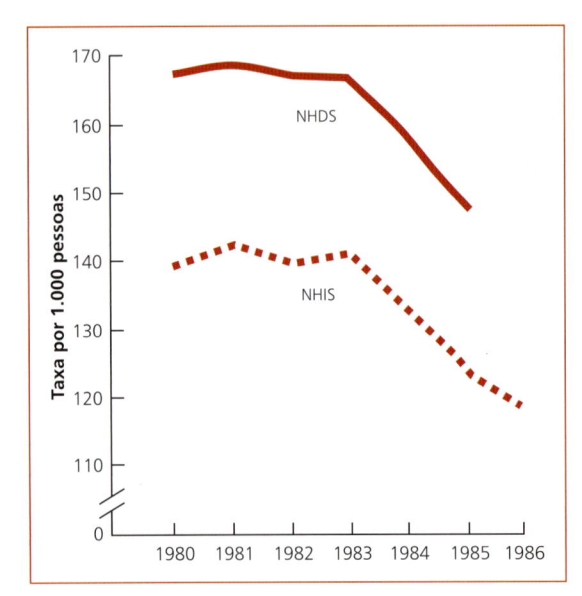

Figura 17-3. Pesquisa Nacional de Altas Hospitalares (NHDS) e Pesquisa Nacional de Entrevistas em Saúde (NHIS), taxas de altas hospitalares de curta duração, Estados Unidos, 1980-1986. (De: Moss AJ, Moien MA: Recent declines in hospitalization, United Sates, 1982-1986. Dados de National Health Interview Survey and the National Hospital Discharge Survey. NCHS. Advance Data, Vital and Health Statistics of the National Center for Health Statistics, No. 140, p. 2, 1987.)

AVALIAÇÃO UTILIZANDO DADOS DE GRUPOS

Dados disponíveis regularmente, como os de mortalidade e hospitalização, são frequentemente utilizados em estudos de avaliação. Tais dados podem ser obtidos de diferentes fontes e essas fontes podem diferir de forma significativa. Por exemplo, a Figura 17-3 mostra taxas de altas hospitalares de curta permanência nos Estados Unidos da América, a partir de duas fontes: a Pesquisa Nacional de Altas Hospitalares (NHDS) e a Pesquisa Nacional de Entrevistas de Saúde (NHIS).

Embora as tendências sejam similares, a magnitude das taxas é diferente. A NHDS usa registros de pacientes internados por curta duração que tiveram alta de hospitais não federais. A NHIS usa entrevistas pessoais e as pessoas tendem a esquecer muitas de suas hospitalizações passadas. A NHIS também inclui altas de hospitais federais, a maioria deles da "Veterans Administration" (Administração de Veteranos). A NHDS inclui pacientes que morrem no hospital bem como os internados oriundos de asilos, dois grupos não incluídos pela NHIS. A NHDS – mas não a NHIS – conta como alta as pessoas hospitalizadas por menos de um dia. A questão é que, na avaliação de qualquer modalidade de cuidado em saúde, devemos identificar e entender as características de cada fonte de dados que serão utilizados, tais como quem e o que está incluído ou excluído, de que variáveis os dados são obtidos e como são categorizados. Avaliamos então o impacto dessas características e a validade dos dados obtidos, bem como examinamos possíveis vieses que possam ser introduzidos. Se estivermos interessados somente nas mudanças ao longo do tempo – tendências – as questões podem não ser críticas, mas se estivermos interessados em valores absolutos, talvez sejam importantes.

Pesquisa de Desfecho

O termo *pesquisa de desfechos* tem sido cada vez mais usado nos últimos anos para denotar estudos que comparam efeitos de duas ou mais intervenções ou modalidades de atendimento, como tratamentos, formas de organização dos cuidados em saúde ou tipo e extensão da cobertura de seguro e reembolso do provedor, sobre os desfechos em saúde ou econômicos. Os desfechos em saúde podem incluir morbidade e mortalidade, bem como medidas de qualidade de vida, estado funcional, percepções do paciente sobre seu estado de saúde, incluindo reconhecimento de sintomas e satisfação. Medidas econômicas podem refletir custos diretos ou indiretos e incluir taxas de hospitalização, atendimentos na sala de emergência e de pacientes ambulatoriais, dias de trabalho perdidos, atendimento infantil e dias de restrição de atividade. Consequentemente, a epidemiologia é uma das várias disciplinas necessárias na pesquisa de desfechos.

A pesquisa de desfecho frequentemente utiliza grandes bancos de dados, derivados de grandes populações. Embora, nos últimos anos, alguns desses grandes conjuntos de dados tenham sido desenvolvidos a partir de coortes originalmente estabelecidas para diferentes propósitos de pesquisa, muitos dos bancos usados eram frequentemente iniciados para propósitos administrativos ou fiscais, em vez de objetivos de pesquisa. Frequentemente, vários desses grandes bancos de dados, cada um com informações sobre variáveis diferentes, podem ser conectados para explorar uma questão de interesse.

As vantagens de usar grandes bancos são de que os dados se referem à população do mundo real, e que as questões de "representatividade" e "generalização" são minimizadas. Adicionalmente, como os bancos já estão estabelecidos no momento em que a pesquisa é iniciada, a análise pode ser concluída e os resultados gerados com relativa rapidez. Além disso, posto que os bancos utilizados são grandes, o tamanho amostral normalmente não é problema, exceto quando subgrupos menores são examinados. Dadas essas considerações, os custos para utilizar bancos de dados existentes são geralmente mais baixos do que os custos de coleta de dados primários.

As desvantagens são que, como os dados foram frequentemente coletados para fins tributários e administrativos e talvez não sejam adequados para fins de investigação nem mesmo para responder à questão de pesquisa específica do estudo. Mesmo quando os dados forem originalmente coletados para pesquisa, talvez nosso atual conhecimento sobre o assunto, seja agora mais completo, e novas questões de pesquisa podem ter surgido, que podem não ter sido consideradas quando a coleta dos dados originais foi iniciada. Em geral, os dados podem estar incompletos. Dados sobre as variáveis independentes e dependentes podem ser muito limitados, além de que informações sobre detalhes clínicos podem estar ausentes, incluindo gravidade da doença, dados sobre detalhes das intervenções e a codificação de diagnósticos pode ser inconsistente. Os dados relacionados com possíveis fatores de confusão poderão estar inadequados ou ausentes, uma vez que a pesquisa que está sendo realizada era, com frequência, impossível quando os dados foram gerados. Como algumas variáveis que hoje são consideradas relevantes, não foram incluídas no banco de dados original, pesquisadores podem, em algum momento, criar variáveis substitutas para as faltantes, usando certas variáveis que estão incluídas no banco, mas que podem não refletir diretamente a variável de interesse. No entanto, tais variáveis substitutivas diferem no quanto seriam medidas adequadas para a variável de interesse faltante. Por todas essas razões, a validade das conclusões obtidas pode ser, portanto, duvidosa.

Outro problema importante que pode surgir com grandes bancos de dados é que as variáveis necessárias podem estar ausentes no banco disponível e o pesquisador pode, consciente ou inconscientemente, mudar a questão original que gostaria de abordar, por uma menos interessante para ele, mas para a qual as variáveis necessárias para o estudo estejam presentes. Assim, ao invés de o pesquisador decidir qual questão de pesquisa deveria ser avaliada, o conjunto de dados pode vir a determinar as perguntas a serem feitas na pesquisa.

Finalmente, usando grandes conjuntos de dados, os pesquisadores tornam-se progressivamente mais afastados dos indivíduos estudados. Com o passar dos anos, entrevistas diretas e revisão de prontuários de pacientes têm sido substituídos por grandes bancos de dados computadorizados. Usando essas fontes de dados, muitas características pessoais dos sujeitos nunca são exploradas e sua relevância para as questões abordadas nunca são virtualmente avaliadas.

Uma área na qual as fontes de dados existentes são frequentemente usadas em estudos de avaliação é o cuidado no período do pré-natal. Os problemas discutidos acima são exemplificados com o uso de certidões de nascimento. Esses documentos são normalmente utilizados, pois são de fácil acesso e fornecem determinados dados de atendimento médico, como o trimestre no qual o atendimento pré-natal começou. No entanto, certidões de nascimento de mulheres com gestações de alto risco apresentam dados perdidos ou faltantes com maior frequência do que as de mulheres com gestações de baixo risco. A qualidade dos dados proporcionados por certidões de nascimentos pode também apresentar variações regionais e internacionais, que complicam qualquer comparação a ser realizada.

Um exemplo de pesquisa de desfechos usando grande conjunto de dados é o estudo feito por Gornick *et al.*, sobre os beneficiários da Medicare nos Estados Unidos da América.[2] Desde que a cobertura de saúde da Medicare é proporcionada a praticamente todos os idosos do país, assume-se que se um estudo populacional se limita àqueles cobertos pela Medicare, os obstáculos financeiros ao atendimento e outras variáveis sejam constantes através de diferentes grupos, como subpopulações étnicas. Entretanto, grandes disparidades ainda persistem entre negros e brancos na utilização de muitos de seus serviços. Os autores estudaram os efeitos da raça e da renda sobre mortalidade e uso de serviços entre os beneficiários da Medicare. Para isso, relacionaram dados do censo de 1990 sobre a mediana de renda em cada Código de Endereçamento Postal (CEP) com dados administrativos de 1993 sobre 26,3 milhões de beneficiários da Medicare com 65 anos ou mais. Calcularam taxas de mortalidade ajustadas por idade e taxas ajustadas por idade e sexo para vários diagnósticos e procedimentos, de acordo com raça e renda e calcularam a razão de negros para brancos.

Como observado na Figura 17-4, a mortalidade ajustada por idade foi maior para homens negros do que para brancos (razão de mortes de negros:brancos = 1,19) e para mulheres negras comparadas às brancas (razão de mortes de negras:brancas = 1,16). Em cada um desses subgrupos, exceto mulheres negras, o grupo de maior renda apresentava as menores taxas de mortalidade e o de menor renda, as mais altas taxas de mortalidade.

Foram examinados muitos procedimentos e diagnósticos. O uso de mamografias, por exemplo, variava substancialmente por raça e renda (Fig. 17-5). As mulheres brancas tinham maiores taxas de mamografia, mas tanto brancas como negras, as mais pobres faziam menos mamografias do que as mais ricas. As taxas de amputação, parcial ou total de extremidades inferiores eram significativamente maiores entre negros do que entre brancos (razão de negros:brancos = 3,64) (Fig. 17-6). Tanto entre negros quanto

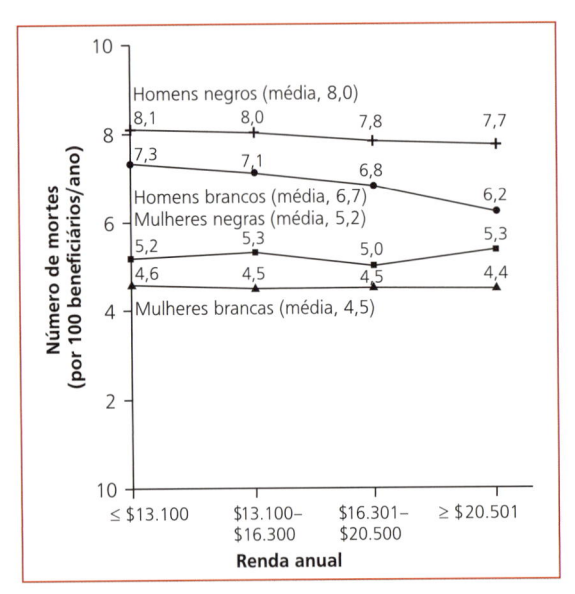

Figura 17-4. Taxas de mortalidade de acordo com raça, sexo, e renda entre os beneficiários da Medicare, com 65 anos ou mais, 1993. As taxas estão ajustadas para idade para toda a população da Medicare. (De: Gornick ME, Eggers PW, Reilly TW, et al.: Effects of race and income on mortality and use of services among Medicare beneficiaries. N Engl J Med 335:791-799, 1996. Copyright © 1996 Massachusetts Medical Society. Todos os direitos reservados.)

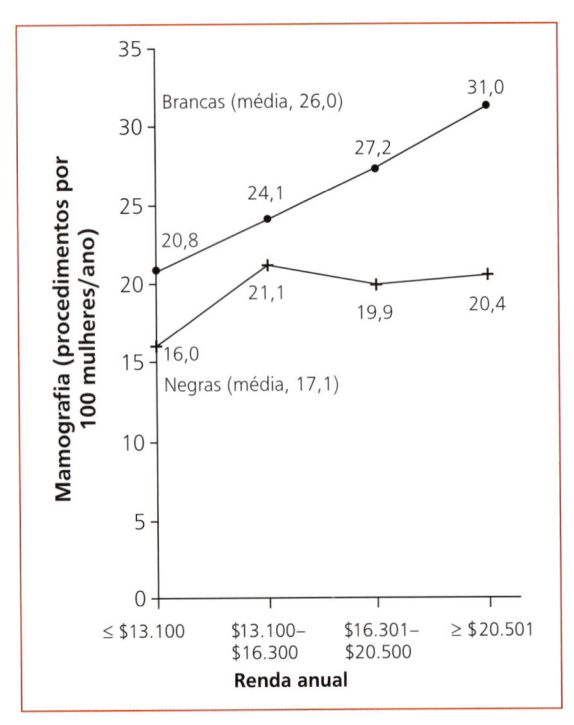

Figura 17-5. Taxas de mamografias de acordo com raça e renda entre beneficiárias da Medicare do sexo feminino, com 65 anos ou mais, 1993. As taxas estão ajustadas para a idade da população total da Medicare do sexo feminino. (De: Gornick ME, Eggers PW, Reilly TW, et al.: Effects of race and income on mortality and use of services among Medicare beneficiaries. N Engl J Med 335:791-799, 1996. Copyright © 1996 Massachusetts Medical Society. Todos os direitos reservados.)

brancos, as taxas de amputação foram maiores entre os mais pobres. Os dados sugerem que esses grupos de beneficiários apresentam maior risco para procedimentos associados a atendimentos abaixo do ideal para condições crônicas, como o diabetes.

Os autores afirmaram que o conjunto de dados utilizado não fornece informações sobre o estado de saúde dos indivíduos e condições médicas dos beneficiários e sugeriram que a falta de tais dados pode limitar algumas das inferências que possam vir a serem realizadas. De qualquer maneira, concluíram que raça e renda afetam substancialmente a mortalidade e o uso de serviços, entre os beneficiários do Medicare, e que sua cobertura apenas não é suficiente para promover padrões efetivos de uso de todos os beneficiários. (Ver também a seção "Raça e Etnia nos Estudos Epidemiológicos", no Capítulo 20.)

Potenciais Vieses na Avaliação de Serviços de Saúde com o Uso de Dados de Grupo

Estudos que avaliam serviços de saúde utilizando dados de grupos são suscetíveis a muitos dos vieses que caracterizam os estudos etiológicos, como discutido no Capítulo 15. Além disso, certos vieses são particularmente relevantes para áreas e tópicos de pesquisa específicos. Por exemplo, os estudos da relação dos cuidados no período pré-natal com desfechos do nascimento são propensos a diversos e importantes potenciais vieses. Nesses estudos, a questão frequentemente avaliada é se o atendimento do período pré-natal, medido pelo número de consultas, reduz o risco de prematuridade e baixo peso ao nascer. Vários vieses em potencial podem ser introduzidos nesse tipo de análise. Por exemplo, outros fatores sendo iguais, uma mulher que dá a luz prematuramente terá menos consultas de pré-natal (isso é, a gestação foi mais curta, assim, houve menos tempo de estar "sob risco" de consultas pré-natais). O resultado seria uma relação artificial entre o menor número de consultas e a prematuridade, somente porque o período gestacional foi mais curto. Entretanto, o viés também pode operar na direção oposta. Uma mulher que inicia o atendimento pré-natal no último trimestre da gravidez não terá um parto muito precoce, uma vez que já chegou ao seu último trimestre. Isto levaria a uma observação de associação entre menos consultas de pré-natal e uma menor probabilidade de parto muito prematuro. Adicionalmente, mulheres que tiveram complicações médicas no passado também podem estar sob maior risco de um desfecho adverso. Assim, os vieses em potencial podem se dar nas duas direções. Se

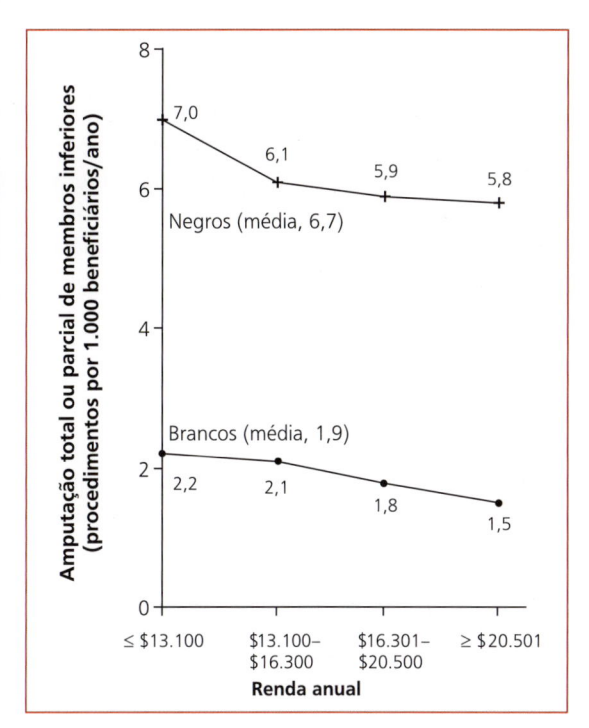

Figura 17-6. Taxas de amputação total ou parcial de membros inferiores, de acordo com raça e renda, entre beneficiários da Medicare, com 65 anos ou mais, 1993. As taxas de amputação estão ajustadas para idade e sexo para a população total da Medicare. (De: Gornick ME, Eggers PW, Reilly TW et al.: Effects of race and income on mortality and use of services among Medicare beneficiaries. N Engl J Med 335:791-799, 1996. Copyright © 1996 Massachusetts Medical Society. Todos os direitos reservados.)

essas mulheres estiverem sob alto risco que não possa ser amenizado através da prevenção, uma associação aparente entre mais consultas de pré-natal e o desfecho adverso pode ser observada.

Finalmente, esses estudos são, frequentemente, enviesados por autosseleção – isto é, as mulheres que escolhem começar o cuidado pré-natal precocemente na gravidez são, com frequência, mais bem-educadas, oriundas de um estrato socioeconômico mais alto e tem mais atitudes positivas para com o cuidado em saúde. Assim, uma população de mulheres, já inicialmente sob menor risco para desfechos adversos no parto, faz uma auto seleção para cuidado pré-natal precoce. O resultado é um potencial para uma associação aparente de pré-natal precoce com um menor risco de desfechos adversos na gravidez, mesmo que o cuidado em si não traga nenhum verdadeiro benefício à saúde.

Dois Índices Utilizados em Estudos Ecológicos de Serviços de Saúde

Um índice usado na avaliação de serviços de saúde através de estudos ecológicos é a mortalidade evitável. Análises de *mortalidade evitável* pressupõem que a taxa de "mortes evitáveis" deve variar inversamente à disponibilidade, acessibilidade e qualidade do cuidado médico em diferentes regiões geográficas. Assim, idealmente, mortalidade evitável serviria como uma medida da adequação e efetividade do cuidado em uma área. Mudanças através do tempo poderiam ser acompanhadas e comparações poderiam ser feitas com outras áreas. Infelizmente, os dados necessários não estão disponíveis para muitas das condições sugeridas para análise de mortalidade evitável. Além do mais, dados sobre fatores de confusão podem não estar disponíveis, portanto as inferências resultantes podem ser questionadas.

Uma segunda abordagem é o uso de *indicadores de saúde*. Com essa abordagem, pressupõe-se que certas condições sentinelas refletem o estado geral do cuidado em saúde e mudanças na incidência dessas condições são acompanhadas através do tempo e comparadas com dados de outras populações. As mudanças e diferenças que forem encontradas são então relacionadas a mudanças no setor de serviços de saúde e usadas para derivar inferências causais. No entanto, é difícil de saber quais os critérios precisam ser satisfeitos para que uma determinada condição seja aceitável como um indicador de saúde válido.

AVALIAÇÃO UTILIZANDO DADOS INDIVIDUAIS

Em razão das limitações inerentes aos estudos que utilizam dados de grupo, isto é, estudos em que não temos dados sobre o atendimento à saúde (exposição) e o desfecho de saúde para cada indivíduo, são geralmente preferíveis os estudos que usam dados individuais. Se desejarmos comparar duas populações, uma que receba o atendimento que está sendo avaliado e outra que não o receba, devemos levantar as duas questões seguintes para podermos derivar inferências sobre sua efetividade:

1. As características dos dois grupos são comparáveis – médica, demograficamente e em termos de fatores relacionados ao prognóstico?
2. Os métodos de mensuração são comparáveis (p. ex., métodos diagnósticos e a maneira como a doença é classificada) em ambos os grupos?

Ambas as questões foram discutidas nos capítulos anteriores, pois também se aplicam a aspectos de etiologia, prevenção e terapia e devem, portanto, ser consideradas em qualquer tipo de delineamento de estudo.

Uma questão importante no uso da epidemiologia no estudo de desfechos para a avaliação de serviços de saúde é a necessidade de abordar a estratificação de prognósticos. Se uma mudança em um determinado desfecho de saúde é observada após um certo tipo de cuidado ser oferecido, podemos necessariamente concluir que a mudança se deve ao cuidado provido, ou pode ser ela um resultado de diferenças em prognóstico baseadas em comorbidades – doenças preexistentes que podem ou não estar especificamente relacionadas com a doença em estudo, em severidade ou em outras condições associadas que afetam o prognóstico? Para avaliar essas questões, os estudos de desfechos devem realizar uma estratificação de prognósticos, analisando a mistura de casos e caracterizando cuidadosamente os indivíduos estudados com base na severidade da doença.

Agora, *vamos* nos voltar para alguns *delineamentos de estudos* utilizados na avaliação de serviços de saúde.

Delineamentos Randomizados

A randomização elimina o problema do viés de seleção que resulta tanto da autosseleção pelo paciente ou da seleção do paciente pelo provedor de cuidado. Normalmente, os participantes do estudo são arrolados para receber um tipo de atendimento *versus* outro, em vez de "com e sem" atendimento (Fig. 17-7). Por diversos motivos, tanto éticos quanto práticos, a randomização de pacientes para não receberem cuidados, frequentemente não é considerada.

Consideremos um estudo que usou um delineamento randomizado para avaliar diferentes abordagens de cuidado em saúde. Manejo precoce, organizado e baseado em hospitalização tem sido fortemente recomendado para o cuidado de pacientes que sofreram acidente vascular encefálico (AVE). No entanto, poucos dados de estudos bem conduzidos e controlados estão disponíveis para comparar cuidado hospitalar com cuidado especializado em casa (cuidado domiciliar). Adicionalmente, uma alternativa para unidades de AVE no hospital é uma equipe especializada em AVE que possa prover cuidado em qualquer local no hospital em que pacientes que sofreram AVE estejam sendo tratados. Essa consideração tem importância prática porque pode não ser possível para todos os hospitais oferecer cuidado em unidade especializada para todos os pacientes que tiverem AVE, devido a limitações de espaço ou outras questões administrativas ou financeiras.

De maneira a identificar a melhor estrutura organizacional para o cuidado de pacientes de AVE, Kalra e colegas[3] conduziram um ensaio clínico randomizado e controlado para comparar a eficácia de três formas de cuidado (Fig. 17-8). Pacientes foram aleatoriamente designados a um dos seguintes grupos: (1) cuidado oferecido em uma unidade de AVE hospitalar, (2) cuidado oferecido por uma equipe multidisciplinar especializada em manejo de AVE, (3) cuidado em casa (cuidado domiciliar) oferecido por uma equipe especializada. O desfecho foi mortalidade ou institucionalização, sendo avaliado em 3,6 e 12 meses após o AVE. Os dados foram analisados por intenção de tratar. Em cada um dos três momentos, pacientes tratados na unidade de AVE tiveram menor probabilidade de morrer ou serem institucionalizados do que o grupo sendo tratado pela equipe de AVE ou o grupo recebendo cuidado domiciliar. A sobrevida cumulativa dos três grupos é apresentada na Figura 17-9. O estudo defende o uso de unidades especializadas em AVE para o cuidado de pacientes que sofreram AVE.

Como apresentado na Figura 17-9, um achado interessante, e até certo ponto surpreendente, desse estudo é que a sobrevida foi melhor em pacientes que foram randomizados para receber cuidado domiciliar do que aqueles que foram randomizados para receber cuidados no hospital pela equipe de AVE.

Uma possível explicação para essa observação é que pacientes, no grupo de cuidado domiciliar, cuja condição se deteriorou ou que desenvolveram novos problemas foram removidos do cuidado domiciliar e admitidos em uma unidade de AVE. Estes pacientes ainda foram analisados com o grupo de cuidado domiciliar devido à análise por intenção detratar, que preconiza a análise do desfecho de acordo com o grupo original de randomização. Estes pacientes podem ter se beneficiado do cuidado na unidade de AVE, e se assim for, o seu desfecho tenderia a melhorar os resultados para o grupo de cuidado domiciliar devido a análise por intenção de tratar.

Drummond *et al.*[4] conduziram um ensaio randomizado controlado com acompanhamento de 10 anos, de cuidados em uma unidade de reabilitação de

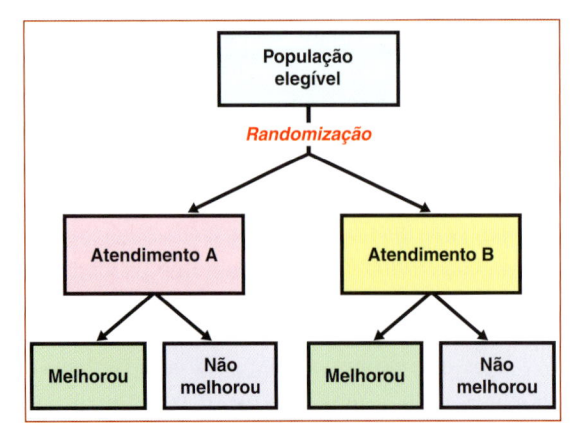

Figura 17-7. Delineamento de um estudo randomizado comparando os atendimentos A e B.

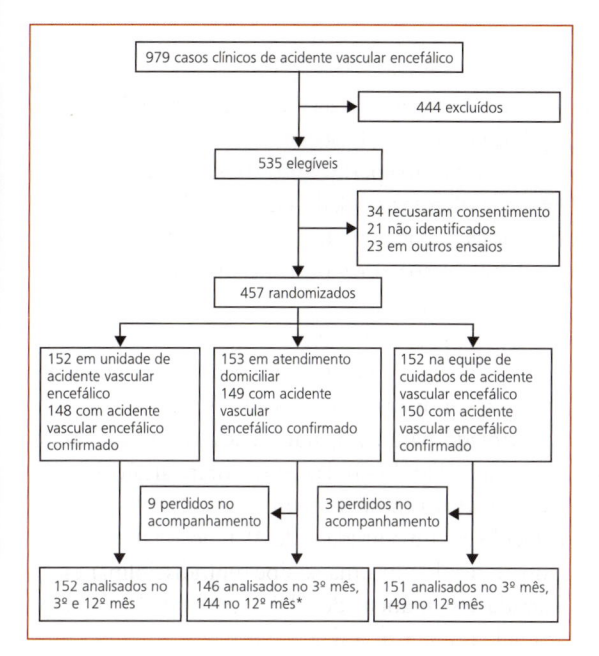

Figura 17-8. Perfil de um ensaio randomizado de estratégias para atendimento de acidente vascular encefálico. *Cinquenta e um pacientes nesse grupo foram admitidos no hospital no período de 2 semanas de randomização, mas são incluídos na análise por intenção de tratar. (Adaptada de Kalra L, Evans A, Perez I, et al.: Alternative strategies for stroke care: A prospective randomized controlled trial. Lancet 356:894-899, 2000.)

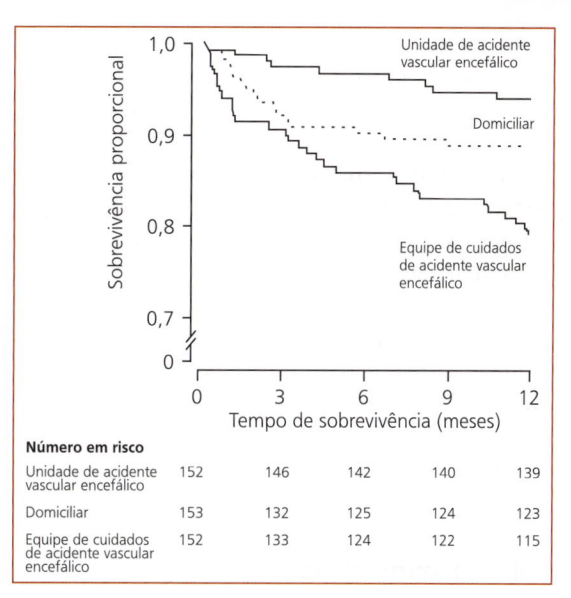

Figura 17-9. Curvas de sobrevida de Kaplan-Meier para diferentes estratégias de atendimento após acidentes vasculares encefálicos agudos. (De: Kalra L, Evans A, Perez I, et al.: Alternative strategies for stroke care: A prospective randomized controlled trial. Lancet 356:894-899, 2000.)

AVE. Eles constataram que o manejo em uma unidade de reabilitação para AVE conferiu benefícios na sobrevida mesmo até 10 anos após o AVE. As razões exatas não são claras, mas os autores sugerem que uma explicação possa ser que a sobrevida em longo prazo esteja relacionada com a redução precoce da incapacidade.

Delineamentos Não Randomizados

Nem todas as intervenções de cuidados em saúde podem ser submetidas a ensaios randomizados, por diversas razões. Primeiro, estes ensaios são com frequência logisticamente complexos e extremamente caros. Como inúmeras medidas diferentes de cuidados à saúde estão em uso a cada momento, não é factível submetê-las todas à avaliações randomizadas. Segundo, problemas éticos podem ocorrer em estudos que avaliam serviços de saúde. Especificamente, a randomização pode ser vista como um processo inaceitável, tanto por pacientes quanto por provedores de cuidados em saúde. Terceiro, ensaios randomizados frequentemente levam um longo tempo para serem finalizados, e como programas e problemas de saúde mudam com o passar do tempo, quando os resultados do estudo forem finalmente obtidos e analisados podem não ser mais inteiramente relevantes. Por essas razões, muitos pesquisadores de cuidados em saúde buscam abordagens alternativas que possam, pelo menos, resultar em algumas informações. Uma dessas abordagens, discutida acima – pesquisas de desfechos – geralmente se referem ao uso de dados de estudos não randomizados, que frequentemente utilizam grandes conjuntos de dados existentes.

Delineamentos Antes e Depois (Controles Históricos)

Se a randomização não for possível ou não for utilizada por alguma razão, um possível delineamento de estudo para avaliar um programa é comparar pessoas que receberam atendimento antes do programa ser estabelecido (ou antes da medida de cuidado em saúde se tornar disponível) com os que receberam atendimento depois do programa ser estabelecido ou após a medida tornar-se disponível. Quais são os problemas com esse delineamento antes e depois? Primeiro, os dados obtidos em cada um dos dois períodos frequentemente não são comparáveis em termos de qualidade ou integralidade. Comumente, quando uma nova forma de prestação de serviço em saúde é desenvolvida, uma decisão é tomada para avaliar o programa através do estudo das pessoas que foram tratadas no passado, antes de o programa começar, como um grupo de comparação. Como resultado, os dados disponíveis para as pessoas após o programa começar possivelmente são coletados usando um instrumento de pesquisa bem projetado, ao passo que os dados dos pacientes anteriores talvez estejam disponíveis apenas através de registros de cuidados em saúde que foram desenvolvidos apenas para uso clínico ou administrativo. Por isso, se observarmos uma diferença no resultado, não poderemos saber se é resultado do efeito do programa ou das diferenças de qualidade dos dados entre os dois períodos.

Segundo, se observamos uma diferença – por exemplo, a mortalidade é menor após o início do programa, em comparação com o período anterior ao programa – não saberemos se a diferença se deve ao próprio programa ou a outros fatores que possam ter mudado com o tempo, tais como habitação, nutrição, outros aspectos do estilo de vida ou ainda a outros serviços de saúde.

Terceiro, existe um problema de seleção. Frequentemente é difícil saber se a população estudada após o estabelecimento de um programa é de fato parecido àquela observada anteriormente ao programa, em termos de outros fatores que possam afetar o desfecho.

Isso significa que estudos *antes e depois* não tem valor? Não, não significa. Mas significa que tais estudos somente oferecem uma sugestão – são raramente conclusivos – da demonstração de efetividade de um serviço de saúde.

O delineamento *Antes e Depois* foi utilizado em um estudo para avaliar o impacto do sistema de pagamento prospectivo (PPS) da Medicare nos Estados Unidos da América na qualidade do cuidado[5]. O estudo foi estimulado pelo receio de que o PPS, com sua forte regulação do tempo de estadias em hospital e seus incentivos aos cortes de custo, pudesse estar afetando a qualidade do cuidado de maneira adversa. O delineamento *antes e depois* foi selecionado porque o PPS foi instituído nacionalmente, de forma que não poderia ser usado um delineamento de coorte prospectivo. Dados de quase 17.000 pacientes da Medicare que foram hospitalizados em 1981-1982, antes da instituição do PPS, foram comparados com dados dos pacientes hospitalizados em 1985-1986, após o PPS ser instituído. A qualidade do atendimento foi avaliada para cinco doenças: (1) insuficiência cardíaca congestiva, (2) infarto do miocárdio, (3) pneumonia, (4) acidente vascular encefálico e (5) fratura de quadril. Os achados dos desfechos foram ajustados para o nível de doença do paciente no momento da baixa hospitalar. Embora o PPS não parecesse estar associado com um aumento na mortalidade em 30 dias ou em 6 meses, foi observado aumento na instabilidade da alta (definida como a presença de condições, na alta, que os médicos concordam deveriam ser corrigidas antes, ou monitoradas após alta e que poderiam resultar em desfechos ruins, se não fossem corrigidas).[6] Os autores apontam que outros fatores também podem ter mudado durante o período anterior e posterior à instituição do PPS. Embora o delineamento *antes e depois* fosse provavelmente o único possível para a questão abordada nesse estudo, ele está, de qualquer maneira, suscetível a alguns dos problemas desse tipo de delineamento discutidos anteriormente.

Delineamento Simultâneo Não Randomizado (Programa – Sem Programa)

Uma opção para evitar o problema das mudanças que podem ocorrer ao longo do tempo é conduzir uma comparação simultânea de duas populações que não foram randomizadas, na qual uma população é servida pelo programa e a outra não. Esse tipo de delineamento é, na verdade, um estudo de coorte no qual o tipo de cuidado à saúde estudado representa a "exposição". Como em qualquer estudo de coorte, surge o problema de como selecionar os grupos expostos e não expostos.

Recentemente, interesse considerável foi dado à questão de se os altos volumes de procedimentos hospitalares e do cirurgião têm relação com melhores desfechos de pacientes e muitos estudos têm focalizado esses assuntos. Um exemplo de estudo simultâneo não randomizado de capacidade hospitalar é o relatado por Jollis *et al.*[7] Esse estudo avaliou se as diferenças nos desfechos de pacientes em diferentes hospitais estavam associadas ao volume de procedimentos hospitalares realizados. Os autores estudaram a hospitalização de pacientes que se submeteram a angioplastia coronária transluminal percutânea. Eles examinaram a relação da mortalidade no hospital e a necessidade de cirurgia de revascularização não planejada durante a hospitalização com o volume de angioplastias realizadas pelo hospital.[7] Como se observa na Tabela 17-3, foi encontrada uma relação dose-resposta: com maiores taxas de mortalidade no hospital e de cirurgias de revascularização não planejadas em hospitais que tinham menor volume de angioplastias anuais. O resultado de que, hospitais que realizam mais angioplastias têm menor mortalidade em curto prazo, tem implicações políticas potenciais importantes e reforça o argumento da regionalização dos serviços de angioplastia.

É possível que os achados que relacionam altos volumes de procedimentos hospitalares com melhores desfechos em pacientes, sejam devidos ao maior volume de procedimentos realizados pelos cirurgiões desses hospitais, mais do que ao volume geral de procedimentos realizados nesses hospitais. Birkmeyer e colegas abordaram esse tema.[8] Utilizando dados de reclamações da Medicare de 1998 e 1999, examina-

TABELA 17-3. Taxas de Mortalidade no Hospital e de Cirurgias de Revascularização durante a Hospitalização de acordo com o Volume de Procedimentos de Angioplastias Hospitalares a Cada Ano

	NÚMERO DE PROCEDIMENTOS		
	< 50/ano	50-100/ano	> 100/ano
Mortalidade no hospital (%)	3,7	3,2	2,7
Cirurgia de revascularização durante a hospitalização (%)	5,3	4,6	3,5

ram a mortalidade entre todos os 474.108 pacientes submetidos a um de quatro procedimentos cardiovasculares ou quatro procedimentos de ressecção de câncer (Fig. 17-10). Eles encontraram que, para a maioria dos procedimentos, a taxa de mortalidade foi maior em pacientes operados por cirurgiões com baixo volume de procedimentos do que naqueles operados por cirurgiões com alto volume. Essa relação foi indiferente ao volume de procedimentos cirúrgicos do hospital em que a cirurgia foi realizada.

Comparação entre Usuários e Não Usuários

Uma abordagem para um estudo não randomizado simultâneo é comparar um grupo de pessoas que utiliza um serviço de saúde com um grupo que não o utiliza (Fig. 17-11).

Os problemas de autosseleção inerentes a esse tipo de delineamento foram há muito reconhecidos. Muitos anos atrás, Stine *et al.* relataram os resultados de um estudo de atendimento no período de pré-natal à mulheres com menos de 17 anos de idade que tiveram bebês em Baltimore, de 1960 a 1961 (Tabela 17-4).[9]

Nesse estudo, 1.397 jovens receberam atendimento pré-natal e 315 não. A taxa de mortalidade neonatal foi de 30,1 por 1.000 para mulheres que receberam o atendimento e de 88,9 por 1.000 para as que não receberam. As pacientes não foram randomizadas, mas decidiram, elas mesmas, se queriam ou não buscar o atendimento. Como os autores salientaram, na ausência de randomização, não podemos concluir que o atendimento reduziu a mortalidade neonatal. Como temos um problema de seleção: aquelas que procuraram o atendimento, provavelmente estavam mais motivadas em relação a uma ampla gama de questões de melhoria da saúde e prevenção, comparadas com as que não procuraram. Consequentemente, a diferença observada na mortalidade neonatal pode ser devida mais às características dos dois grupos do que ao atendimento fornecido.

Embora possamos tentar abordar o problema da seleção caracterizando o perfil prognóstico daqueles que usam e daqueles que não usam o atendimento, como os grupos não são randomizados, ficamos com uma incerteza corrosiva sobre o quanto alguns fatores não identificados no estudo poderiam ter diferenciado os usuários dos não usuários e, portanto, afetaram o desfecho de saúde.

Comparação entre Populações Elegíveis e Não Elegíveis

Em razão do problema de possíveis vieses de seleção na comparação de grupos de usuários e não usuários, outra abordagem compara pessoas elegíveis para o atendimento avaliado com um grupo de pessoas não elegíveis (Fig. 17-12).

A suposição feita aqui é que a elegibilidade ou não elegibilidade não está relacionada nem com o prognóstico nem como desfecho e que nenhum viés de seleção foi introduzido que pudesse afetar as inferências do estudo. Por exemplo, os critérios de elegibilidade podem incluir o tipo de empregador ou a região de residência do recenseamento. Entretanto, mesmo com esse delineamento, deve-se estar alerta a fatores que possam introduzir um viés de seleção. Por exemplo, a região de residência do recenseamento pode, claramente, estar relacionada com a condição socioeconômica. A questão de encontrar uma população não elegível apropriada para comparação pode ser crítica.

Combinação de Delineamentos

A Figura 17-13 mostra resultados hipotéticos de um estudo não randomizado comparando os níveis de morbidade em um grupo que *não recebeu* um atendimento de saúde (Grupo X, em vermelho) com os níveis de morbidade me um grupo que *recebeu* um atendimento de saúde (Grupo Y, em preto). Como o nível de morbidade observado é mais baixo para o Grupo Y do que para o Grupo X, podemos ficar tentados a con-

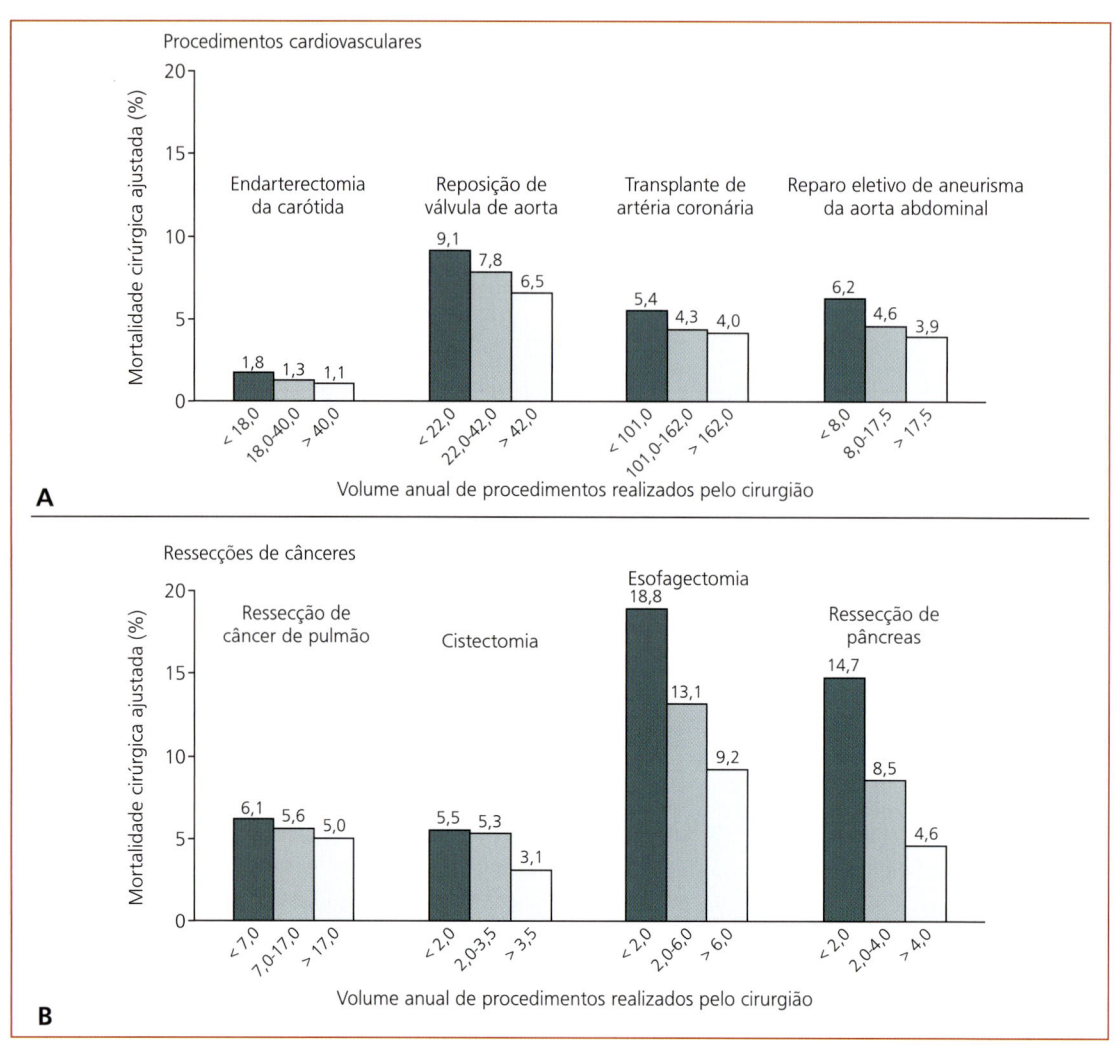

Figura 17-10. Mortalidade cirúrgica ajustada entre pacientes da Medicare em 1998 e 1999, de acordo com o volume de procedimentos realizados pelo cirurgião para 4 procedimentos cardiovasculares (painel A) e 4 procedimentos de ressecção de câncer (painel B). A mortalidade cirúrgica foi definida como a taxa de morte antes da alta hospitalar ou dentro de 30 dias após procedimento índice. O volume de procedimentos realizados pelo cirurgião se baseou no número total de procedimentos realizados. (De: Birkmeyer JD, Stukel TA, Siewers AE et al.: Surgeon volume and operative mortality in the United States. N Engl J Med 349:2117-2127, 2003.)

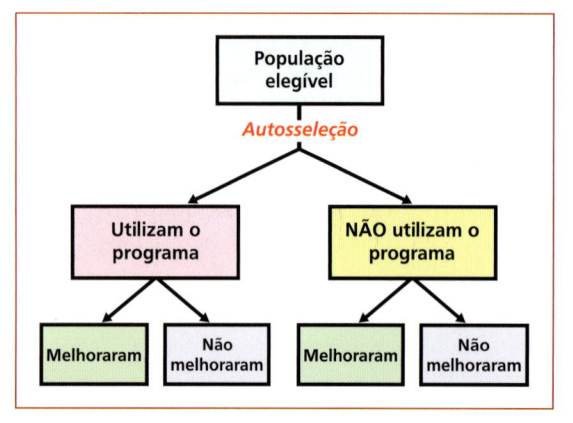

Figura 17-11. Delineamento de um estudo de coorte não randomizado comparando usuários e não usuários de um programa.

cluir, a partir desses resultados, que os serviços de saúde reduzem morbidade. Como visto na Figura 17-13 *(esquerda da figura)*, porém, para chegarmos a essa conclusão, devemos supor que os níveis originais de morbidade dos dois grupos eram comparáveis em um momento prévio à oferta de cuidados ao Grupo Y. Se os níveis de morbidade para X_1 e Y_1 fossem similares, poderíamos interpretar o achado de um nível mais baixo de morbidade no Grupo Y (Y_2) do que no Grupo X (X_2) em um momento posterior à administração do tratamento provavelmente como resultado do tratamento oferecido.

Entretanto, como observado na Figura 17-13 *(direita da figura)*, é possível que os grupos tenham sido originalmente diferentes e que seus prognósticos

Capítulo 17 ▪ USO DA EPIDEMIOLOGIA NA AVALIAÇÃO DE SERVIÇOS DE SAÚDE

TABELA 17-4. Relação entre Mortalidade Neonatal e História de Atendimento no Período de Pré-Natal, Residentes em Baltimore Menores de 17 Anos, 1960-1961

	Receberam cuidados no pré-natal	Não receberam cuidados no pré-natal
Número de nascimentos	1.397	315
Número de mortes neonatais	42	28
Mortes neonatais por 1.000 nascidos vivos	30,1	88,9

Adaptada de Stine OC, Rider RV, Sweeney E: School leaving due to pregnancy in an urban adolescent population. J Public Health 54:1-6, 1964.

diferissem naquela ocasião, mesmo antes que qualquer atendimento fosse prestado. Se esse fosse o caso, qualquer diferença na morbidade observada após o tratamento (isto é, Y_2 menor que X_2) pode somente estar refletindo as diferenças originais anteriores à administração do cuidado, e não trariam, necessariamente, esclarecimentos sobre a efetividade do tratamento oferecido. Sem dados sobre níveis de morbidade nos dois grupos antes da administração do tratamento, essa última explicação para as observações não pode ser excluída.

Tendo em vista este problema, outra abordagem para a avaliação de programas seria usar uma *combinação de delineamentos*, que envolva ambos os delineamentos: *antes – depois* e *programa – sem programa*. Essa abordagem é demonstrada no exemplo a seguir, no qual foi avaliado o atendimento ambulatorial de crianças com dor de garganta.

O estudo foi delineado para avaliar a efetividade do atendimento ambulatorial para dor de garganta em crianças determinando se as crianças elegíveis para esse tipo de atendimento tiveram menores taxas de febre reumática do que as crianças não elegíveis.[10] A lógica foi a seguinte: gargantas infeccionadas por estreptococos são comuns em crianças e se não tratadas podem levar à febre reumática. Se as gargantas infeccionadas por estreptococos forem adequadamente tratadas, a febre reumática pode ser prevenida. Portanto, se esses programas forem efetivos no tratamento de gargantas infeccionadas por estreptococos, menos casos de febre reumática deveriam ocorrer nas crianças que receberam o tratamento.

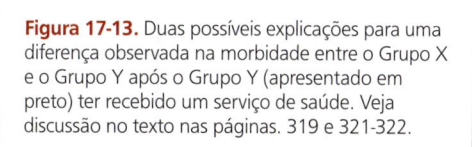

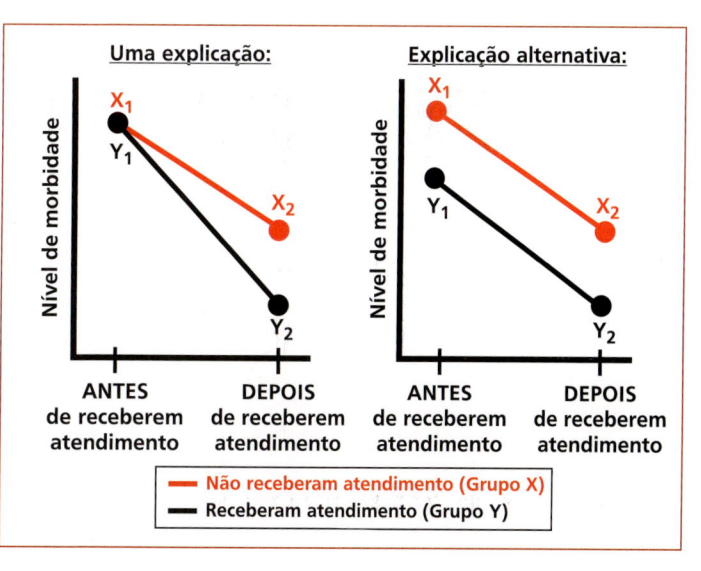

Figura 17-12. Delineamento de um estudo de coorte não randomizado comparando pessoas elegíveis com não elegíveis para um programa.

Figura 17-13. Duas possíveis explicações para uma diferença observada na morbidade entre o Grupo X e o Grupo Y após o Grupo Y (apresentado em preto) ter recebido um serviço de saúde. Veja discussão no texto nas páginas 319 e 321-322.

Na metade dos anos 60, foram estabelecidos programas abrangentes de atendimento a crianças e jovens em diversas cidades do interior, inclusive Baltimore. A elegibilidade para o atendimento nesse programa foi determinada pelo recenseamento da região de residência da criança. Um surto de febre reumática já tinha sido observado em aglomerados populacionais dos arredores da cidade de Baltimore.

Foi possível identificar e comparar diversos subgrupos de crianças e adolescentes de Baltimore e comprar suas taxas de hospitalização por episódios de febre reumática aguda com as de toda a cidade de Baltimore. Os grupos incluíam residentes das regiões de recenseamento que cumpriam os critérios de elegibilidade para o atendimento abrangente e os moradores de regiões do recenseamento não elegíveis para o atendimento. Ambos foram comparados com a cidade de Baltimore como um todo.

A Figura 17-14 mostra uma comparação programa – sem programa, de taxas de febre reumática em crianças negras. Nas crianças elegíveis para o atendimento abrangente, a taxa de febre reumática foi de 10,6 por 100.000, comparada com 14,9 por 100.000 nas crianças não elegíveis. Embora a taxa fosse menor no grupo elegível nessa comparação simultânea, a diferença não foi dramática.

A próxima análise nessa combinação de delineamentos examinou as mudanças nas taxas de febre reumática ao longo do tempo tanto em populações elegíveis quanto não elegíveis.

Como se observa na Figura 17-15, a taxa de febre reumática declinou 60% na região recenseada de 1960-1964 (antes de o programa ser estabelecido) para 1968-1970 (depois de o programa estar em funcionamento). Nas regiões não elegíveis, a incidência de febre reumática permaneceu essencialmente inalterada (+2%). Assim, ambas as partes da combinação de delineamentos são consistentes com um declínio relacionado com o atendimento disponível.

Entretanto, como muitas mudanças ocorreram nas cidades do interior durante esse período, não ficou claro se o atendimento prestado pelo programa foi realmente responsável pelo declínio da febre reumática. Por essa razão, outra análise foi realizada. Em uma criança, a infecção de garganta por estreptococos pode ser tanto sintomática quanto assintomática. Obviamente, somente uma criança com dor de garganta sintomática seria levada a uma clínica. Se fizermos a suposição de que o atendimento na clínica fosse responsável pela redução da incidência de febre reumática, esperaríamos que o declínio na incidência estivesse limitado às crianças com dor de garganta clinicamente sintomática, que buscariam atendimento e não às crianças assintomáticas que não tinham infecções clinicamente aparentes.

Como se observa na Figura 17-16, o declínio total ficou limitado às crianças com infecção anterior manifesta clinicamente; não ocorreu nenhuma alteração na incidência da febre reumática nas crianças cujas lesões de garganta eram assintomáticas. Portanto, esses achados são altamente consistentes com a sugestão de que foi o atendimento médico, ou algum fator estreitamente associado a ele, o responsável pelo declínio na incidência da febre reumática.

Estudos de Casos-Controle

O uso do delineamento de casos-controle para avaliação dos serviços de saúde, incluindo vacinas e outras formas de programas de prevenção e rastreamento, tem suscitado crescente interesse. Embora o delineamento de casos-controle tenha sido inicialmente aplicado em estudos etiológicos, quando se obtêm os dados adequados, esse delineamento pode servir como substituto útil, porém limitado, para os ensaios rando-

Figura 17-14. Atendimento abrangente e incidência de febre reumática por 100.000 pessoas, 1968-1970; Baltimore, população negra, entre 5 e 14 anos. (Adaptada de Gordis L: Effectiveness of comprehensive-care programs in preventing rheumatic fever. N Engl J Med 289:331-335, 1973.)

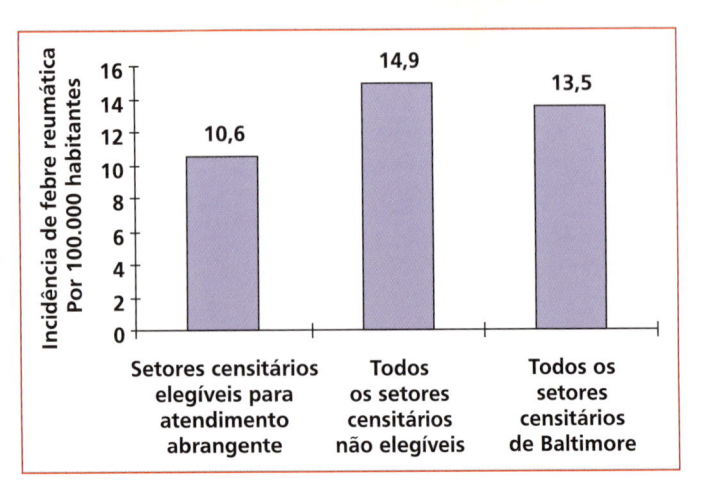

Figura 17-15. Atendimento abrangente e alterações na incidência de febre reumática por 100.000, 1960-1964 e 1968-1970; Baltimore, população negra, entre 5 e 14 anos. (Adaptada de Gordis L: Effectiveness of comprehensive-care programs in preventing rheumatic fever. N Engl J Med 289:331-335, 1973.)

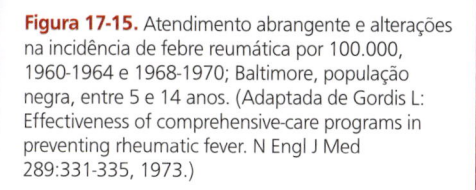

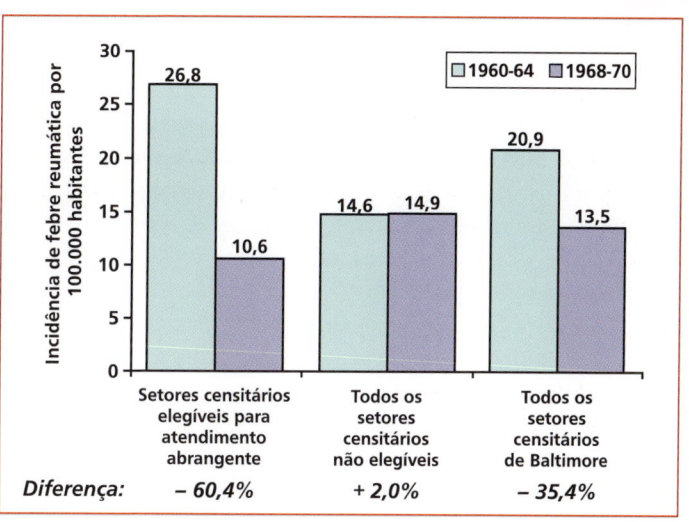

mizados. Contudo, como esse delineamento exige a definição e especificação de casos, ele se aplica mais a estudos de prevenção de doenças específicas. A "exposição" é, então, o método preventivo específico ou outra medida de saúde que está sendo avaliada. Como na maioria das pesquisas com serviços em saúde, estratificação por gravidade de doença e por outros possíveis fatores de prognóstico é essencial à interpretação apropriada dos achados. Os problemas metodológicos associados a esses estudos (discutidos extensivamente no Capítulo 10) também surgem quando o delineamento de casos-controle é utilizado para avaliar efetividade. Em particular, estes estudos devem abordar a seleção de controles e questões associadas com fatores de confusão.

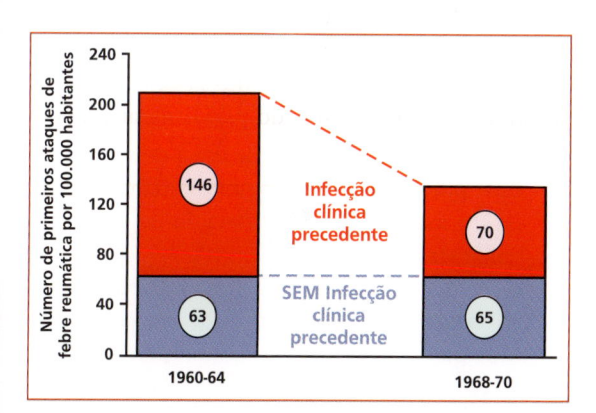

Figura 17-16. Alterações na incidência anual de primeiros ataques de febre reumática (RF) em relação à presença ou ausência infecção respiratória clinicamente sintomática precedente. Como visto na figura, todo o declínio em primeiros ataques de RF foi decorrente do declínio em primeiros ataques de RF que foram precedidos por infecções de garganta clinicamente sintomáticas. (Adaptada de Gordis L: Effectiveness of comprehensive-care programs in preventing rheumatic fever. N Engl J Med 289:331-335, 1973.)

CONCLUSÃO

Este capítulo revisou a aplicação dos delineamentos de estudos epidemiológicos básicos para a avaliação de serviços de saúde. Muitas das questões que surgem são semelhantes às dos estudos etiológicos, embora, às vezes, apresentem idiossincrasias diferentes. Em estudos etiológicos estamos basicamente interessados na possível associação de um potencial fator causal com uma doença específica e fatores, como serviços de saúde, frequentemente, representam possíveis fatores de confusão que devem ser considerados. Nos estudos de avaliação de cuidados à saúde, estamos basicamente interessados nas possíveis associações de um atendimento, medidas preventivas, desfechos e situações como uma doença preexistente, outros prognósticos e fatores de risco, se tornam potenciais fatores de confusão que devem ser levados em consideração. Consequentemente, embora permaneçam muitas das questões de delineamento, o foco da pesquisa de avaliação recai, com frequência, sobre diferentes questões de medida e avaliação. O ensaio randomizado permanece sendo o método ideal para demonstrar a efetividade de uma intervenção em saúde. Ao iniciar qualquer estudo de avaliação de cuidados à saúde, devemos perguntar, no princípio, se são biológica e clinicamente plausíveis, dado o conhecimento atual, para esperarmos um benefício específico dos cuidados que estão sendo avaliados.

Por razões práticas, observações não randomizadas são também necessárias e devem ser aproveitadas para que sejam expandidos os esforços de avaliação. Críticos de ensaios randomizados argumentam que esses estudos incluem – e somente podem incluir – uma pequena fração de todos os pacientes que receberam atendimento no sistema de cuidados à saúde, assim, a generalização dos resultados é um problema em potencial. Embora isso seja verdade, a generalização é um problema em qualquer estudo, não importando o quão grande seja a população estudada. De qualquer maneira, mesmo que possamos refinar ainda mais a metodologia dos ensaios clínicos, também precisaremos aperfeiçoar métodos para melhorar as informações que possam ser obtidas mesmo de avaliações não randomizadas de serviços de saúde.

É essencial o estudo de componentes específicos de cuidados, em vez do próprio programa de atendimento em si. Dessa forma, se um elemento efetivo puder ser identificado em uma combinação de muitas modalidades, os outros poderão ser eliminados, e a qualidade dos cuidados pode ser aumentada de forma econômica.

No próximo capítulo, a discussão da avaliação será ampliada para um tipo específico de programa de serviços de saúde: rastreamento de doenças em populações humanas.

REFERÊNCIAS

1. Frost WH: Rendering account in public health. Am J Public Health 15:394-398, 1925.
2. Gornick ME, Eggers PW, Reilly TW, et al: Effects of race and income on mortality and use of services among Medicare beneficiaries. N Engl J Med 335:791-799, 1996.
3. Kalra L, Evans A, Perez I, et al: Alternative strategies for stroke care: A prospective randomized controlled trial. Lancet 356:894-899, 2000.
4. Drummond AE, Pearson B, Lincoln NB, et al: Ten year follow-up of a randomized controlled trial of care in a stroke rehabilitation unit. BMJ 331:491-492, 2005.
5. Kahn KL, Rubenstein LV, Draper D, et al: The effects of DRG-based prospective payment system on quality of care for hospitalized Medicare patients: An introduction to the series. JAMA 264:1953-1955, 1990.
6. Kosecoff J, Kahn KL, Rogerts WH, et al: Prospective payment system and impairment at discharge: The "quicker and sicker" story revisited. JAMA 264:1980-1983, 1990.
7. Jollis JG, Peterson ED, DeLong ER, et al: The relation between the volume of coronary angioplasty procedures at hospitals treating Medicare beneficiaries and short-term mortality. N Engl J Med 331:1625-1629, 1994.
8. Birkmeyer JD, Stukel, TA, Siewers AE, et al: Surgeon volume and operative mortality in the United States. N Engl J Med 349:2117-2127, 2003.
9. Stine OC, Rider RV, Sweeney I: School leaving due to pregnancy in an urban adolescent population. J Public Health 54:1-6, 1964.
10. Gordis L: Effectiveness of comprehensive-care programs in preventing rheumatic fever. N Engl J Med 289:331-335, 1973.

QUESTÕES DE REVISÃO DO CAPÍTULO 17

1. Todas as medidas abaixo são parte do processo de cuidados à saúde em uma clínica, com exceção de:
    a. Proporção de pacientes nos quais foi aferida a pressão arterial
    b. Proporção de pacientes que tiveram complicações de uma doença
    c. Proporção de pacientes aconselhados a pararem de fumar
    d. Proporção de pacientes cuja altura e peso foram medidos
    e. Proporção de pacientes cujas contas foram reduzidas em razão de necessidades financeiras

2. A extensão em que um tratamento específico em saúde, serviço, procedimento, programa ou outra intervenção realiza o que foi planejado, quando aplicado em uma população residente em uma comunidade, é denominada:
    a. Eficácia
    b. Efetividade
    c. Modificação de efeito
    d. Eficiência
    e. Nenhuma das anteriores

3. A extensão em que um tratamento específico em saúde, serviço, procedimento, programa ou outra intervenção, produz um resultado benéfico sob condições controladas ideais, é sua:
    a. Eficácia
    b. Efetividade
    c. Modificação de efeito
    d. Eficiência
    e. Nenhuma das anteriores

4. Um dos principais problemas no uso do delineamento com controles históricos para avaliação de um serviço de saúde que usa a taxa de letalidade por caso (CF) como um desfecho é que, se ela for menor depois da prestação do serviço de saúde ser iniciado, então:
    a. A menor CF poderia ser causada pela alteração na prevalência da doença
    b. A menor CF pode ser resultado da diminuição da incidência
    c. A menor CF pode ser um efeito indireto do novo serviço de saúde
    d. A CF pode ter sido afetada por mudanças em fatores não relacionados com o novo serviço de saúde
    e. Nenhuma das anteriores

A questão 5 é baseada na informação apresentada abaixo:

Os resultados aqui apresentados são fundamentados em uma comparação entre os últimos 100 pacientes tratados antes da Unidade de Tratamento Coronariano (UTC) ser instalada e os primeiros 100 pacientes tratados na UTC. Todos os 200 pacientes foram admitidos durante o mesmo mês.

Você pode assumir que esse é o *único hospital* na cidade e que a história natural do infarto do miocárdio *não se alterou* nesse período.

Taxa de Letalidade (CF), no Hospital para 100 Homens não Tratados em uma Unidade de Tratamento Coronariano (CCU) e para 100 Homens Tratados em uma CCU, de acordo com uma Escala com Três Níveis Clínicos de Gravidade de Infarto do Miocárdio (MI)

Nível clínico	PACIENTES NÃO CCU (NO. DE PACIENTES)			PACIENTES CCU (NO DE PACIENTES)		
	Total	Morte	CF (%)	Total	Morte	CF (%)
Moderado	60	12	20	10	3	30
Severo	36	18	50	60	18	30
Choque	4	4	100	30	13	43

5. Os autores concluíram que a UTC foi muito benéfica para homens com MI severo e para aqueles em choque, pois as taxas de letalidade por caso no hospital para essas categorias eram muito menores na UTC. Essa conclusão:
   a. Está correta
   b. Pode estar incorreta, pois foram usadas taxas de letalidade em vez de taxas de mortalidade
   c. Pode estar incorreta, por um viés de referência, pelo envio de pacientes a esse hospital feita por hospitais de cidades distantes
   d. Pode estar incorreta por diferenças na atribuição do grau de gravidade na escala clínica, antes e depois da abertura da UTC
   e. Pode estar incorreta em razão de falha em reconhecer um possível decréscimo na taxa de incidência anual de MI nos últimos anos

Capítulo 18

Abordagem Epidemiológica para Avaliação de Programas de Rastreamento

For all sad words of tongue or pen
The saddest are these:
"it might have been."[1]
– J.G. Whittier, 1856

De todas as palavras tristes da língua ou pena
As mais tristes são estas:
"poderia ter sido."
If, of all words of tongue and pen,
The saddest are, "it might have been,"
More sad are these we daily see:
"It is, but hadn't ought to be."
Se, de todas as palavras da língua ou pena
As mais tristes são, "poderia ter sido,"
Mais tristes são estas que vemos todos os dias:
"É, mas não teria de ser."[2]
– Bret Harte, 1871

Objetivos de aprendizado

- Construir uma discussão da validade e confiabilidade dos testes de rastreamento introduzidos no Capítulo 5
- Revisitar a história natural da doença e introduzir os conceitos de antecipação diagnóstica (*lead time*) e ponto crítico
- Descrever as principais fontes de viés que devem ser levadas em conta na avaliação de achados de estudos que comparam populações triadas e não triadas, incluindo viés de referência, amostragem com viés de duração e viés de antecipação diagnóstica e sobrevida em 5 anos e viés do sobrediagnóstico
- Discutir diferentes delineamentos de estudos para avaliação de programas de rastreamento, randomizados e não randomizados, e os desafios na interpretação dos resultados desses estudos
- Discutir problemas na avaliação da sensibilidade e especificidade em testes de rastreamento comercialmente disponíveis
- Introduzir questões associadas a análises de custo-benefício de rastreamentos

No Capítulo 1, distinguimos entre prevenção primária, secundária e terciária. Na Seção II, discutimos o delineamento e interpretação de estudos que visam identificar fatores de risco ou fatores etiológicos para doença, de maneira que a ocorrência da doença possa ser prevenida – prevenção primária. Neste capítulo, abordaremos como a epidemiologia é utilizada para avaliar a efetividade de programas de rastreio para detecção precoce de doenças – *prevenção secundária*. Este tema é importante tanto para a prática clínica quanto para a saúde pública, pois há uma aceitação crescente da obrigação do médico de incluir a prevenção, juntamente com o diagnóstico e o tratamento, como responsabilidade principal no atendimento aos pacientes.

A validade e confiabilidade dos testes de rastreamento foram discutidas no Capítulo 5. Neste capítulo, discutiremos algumas das questões metodológicas que devem ser consideradas ao derivar quaisquer inferências sobre os benefícios que podem advir às pessoas que são submetidas a rastreamento com tais testes.

A questão sobre se os pacientes se beneficiam da detecção precoce de doenças, inclui os seguintes componentes:

1. A doença pode ser detectada precocemente?
2. Qual a sensibilidade e a especificidade do teste?
3. Qual o valor preditivo do teste?
4. Qual a gravidade do problema de resultados falsos positivos?
5. Qual o custo da detecção precoce em termos de verbas, fundos e impacto emocional?
6. Os sujeitos são prejudicados por testes de rastreamento?
7. As pessoas nas quais a doença foi detectada mais cedo, beneficiam-se do diagnóstico precoce e existe um benefício geral para aquelas que são rastreadas?

TABELA 18-1. Avaliação da Efetividade de Programas de Rastreamento Utilizando Medidas Operacionais
1. Número de pessoas rastreadas
2. Proporção da população-alvo que foi rastreada e número de vezes que foi rastreada
3. Prevalência detectada da doença em fase pré-clínica
4. Custos totais do programa
5. Custo por caso detectado
6. Custo por caso anteriormente desconhecido detectado
7. Proporção de pessoas com rastreamento positivo que receberam diagnóstico final e tratamento
8. Valor preditivo de um teste positivo na população rastreada

Adaptada de Hulka BS: Degrees of proof and practical application. Câncer 62:1776-1780, 1988. Copyright © 1988 American Cancer Society. Reimpressa com autorização de Wiley-Liss, Inc., a subsidiary of John Wiley & Sons, Inc.

TABELA 18-2. Avaliação da Efetividade de Programas de Rastreamento Utilizando Medidas de Desfecho
1. Redução de mortalidade na população rastreada
2. Redução de taxa de letalidade em indivíduos rastreados
3. Aumento na porcentagem de casos detectados em estágios mais precoces
4. Redução de complicações
5. Prevenção ou redução de recidivas ou metástases
6. Melhora na qualidade de vida em indivíduos rastreados

Nesse capítulo, vamos tratar basicamente da última pergunta. Muitas das questões da lista acima serão consideradas somente no contexto dessa pergunta.

O termo *detecção precoce de doença* significa identificar uma doença em um estágio anterior ao que ocorreria, normalmente, na prática clínica. Isso implica na detecção da doença em um estágio pré-sintomático, em cujo ponto o paciente não apresenta queixas clínicas (nenhum sintoma ou sinal) e, portanto, nenhum motivo para procurar atendimento médico para essa condição. A hipótese no rastreamento é que esteja disponível uma intervenção adequada para a doença que for diagnosticada e que essa intervenção possa ser aplicada mais efetivamente se a doença for detectada em estágio inicial.

À primeira vista, questionar se as pessoas se beneficiam da detecção precoce de doenças ou não pode parecer de certa forma surpreendente. Intuitivamente, pareceria óbvio que a detecção precoce seja benéfica e que a intervenção em um estágio anterior da doença seja mais efetiva e/ou mais fácil de implementar do que seria em um estágio mais avançado. Na realidade, essas suposições representam uma visão "cirúrgica"; por exemplo, toda lesão maligna localizada em algum estágio inicial, nesse estágio ela poderia ser removida com sucesso, antes de se espalhar pela região ou, certamente, antes que se desenvolvam metástases generalizadas. Entretanto, a atração intuitiva desses conceitos não deve nos cegar para o fato de que, pela história da medicina, as convicções mais profundas frequentemente se mostraram erradas quando não foram sustentadas por dados obtidos por estudos adequadamente delineados e rigorosamente conduzidos.

Em consequência, independentemente da atratividade da ideia de aspectos benéficos da detecção precoce de doença, tanto para médicos atuando na prevenção e terapia, como para os envolvidos em programas de prevenção comunitários, as evidências que apoiam a validade desse conceito devem ser examinadas rigorosamente.

Como na avaliação de qualquer tipo de serviço de saúde, o rastreamento pode ser avaliado através de medidas de processo ou desfecho. A Tabela 18-1 oferece uma lista de medidas operacionais que inclui medidas de processo, bem como mensurações de rendimento e informações produzidas pelo programa de rastreamento.

Estamos particularmente interessados na questão sobre os benefícios obtidos pelas pessoas submetidas a um programa de rastreamento. No entanto, como no caso da avaliação de serviços de saúde (discutido no Capítulo 17), há pouca vantagem em melhorar o *processo* de rastreamento se as pessoas rastreadas não recebem nenhum benefício. Iremos, então, examinar alguns dos problemas associados à determinação de se a detecção inicial de uma doença beneficia o indivíduo que se submete ao rastreamento (*i.e.*, se os resultados melhoram com o rastreamento).

O que entendemos por *desfecho*? Para responder se os pacientes se beneficiam, precisamos definir precisamente o que queremos dizer com benefício e qual desfecho ou desfechos são considerados como evidência de benefício ao paciente. Algumas das possíveis medidas de desfecho são apresentadas na Tabela 18-2.

HISTÓRIA NATURAL DAS DOENÇAS

Para discutirmos as questões metodológicas envolvidas na avaliação dos benefícios do rastreamento, examinemos em maiores detalhes a história natural das doenças (discutida inicialmente no Capítulo 6).

Começaremos por situar o rastreamento em sua posição adequada na cronologia da história natural da doença. Faremos isto em ralação as diferentes abordagens preventivas discutidas no Capítulo 1.

A Figura 18-1A é uma representação esquemática da história natural da doença em um indivíduo. Em um determinado ponto, se dá o início biológico da doença. Isto pode ser uma mudança subcelular, como uma alteração no DNA e, geralmente, é impossível detectá-la nesse momento. Posteriormente a doença se torna sintomática, ou sinais clínicos se desenvolvem – isto é, a doença passa para uma fase clínica. Os sinais clínicos levam o paciente a buscar cuidado, após o qual é feito um diagnóstico e é instituída a terapia adequada, sendo o seu desfecho cura, controle da doença, incapacidade ou morte.

Conforme mostra a Figura 18-1B, o aparecimento de sintomas marca um ponto importante da história natural da doença. O período em que a doença está presente pode ser dividido em duas fases: O período do momento em que se desenvolvem sinais e sintomas até o desfecho final, como possível cura, controle ou morte é a *fase clínica* da doença. O período que vai do início biológico da doença até o desenvolvimento de sinais e sintomas é chamado de *fase pré-clínica* da doença.

Como visto na Figura 18-1C e D, *prevenção primária*, isto é, prevenir o desenvolvimento da doença por redução da exposição a seus agentes causadores ou por imunização, denota uma intervenção que ocorre antes do desenvolvimento da doença. A *prevenção secundária*, isto é, detecção da doença em um estágio mais precoce que o normal, como por rastreamento, se dá na *fase pré-clínica* de uma enfermidade, isto é, após o desenvolvimento da doença, mas antes do aparecimento de sinais e sintomas. Prevenção terciária refere-se ao tratamento de indivíduos clinicamente doentes para prevenir complicações das doenças, incluindo a morte.

Se desejarmos detectar a doença antes que o usual, através de programas de educação em saúde, poderíamos encorajar as pessoas sintomáticas a procurarem atendimento médico mais cedo. No entanto, um grande desafio é identificar as pessoas com doença, mas que não apresentem sintomas. O nosso enfoque nesse capítulo está na identificação de doenças em pessoas que ainda não tenham desenvolvido sintomas e que estejam na fase pré-clínica da doença.

Vamos dar uma olhada mais de perto para a *fase pré-clínica* da doença (Fig. 18-2; veja p. 330). Em determinado ponto durante a fase pré-clínica, torna-se possível detectar a doença pela utilização de testes atualmente disponíveis (Fig. 18-2A). O intervalo deste ponto até o desenvolvimento de sinais e sintomas é a *fase pré-clínica detectável* (Fig. 18-2B). Quando a doença é detectada por rastreamento, o momento do diagnóstico é antecipado para outro mais precoce em sua história natural.

A *antecipação diagnóstica* (*lead time*) é definida como o intervalo de tempo no qual o diagnóstico da doença é antecipado pelo rastreamento e a detecção precoce da doença em comparação ao tempo usual de diagnóstico (Fig. 18-2C). O conceito de antecipação diagnóstica é inerente à ideia de rastrear e detectar uma doença antes do que ela seria normalmente encontrada.

Outro conceito importante em rastreamentos é o de *ponto crítico* na história natural de uma doença[3] (Fig. 18-3A; ver p. 331). Este é um ponto na história natural antes do qual o tratamento é mais efetivo e/ou menos difícil de ser ministrado. Se uma doença for, potencialmente curável, a cura seria possível antes desse ponto, mas não depois. Por exemplo, em uma mulher com câncer da mama, um ponto crítico seria aquele em que a doença se espalha da mama para os linfonodos axilares. Se a doença for detectada e tratada antes desse ponto, o prognóstico é muito melhor do que depois de a lesão se espalhar para os linfonodos.

Conforme mostrado na Figura 18-3B, pode haver múltiplos pontos críticos na história natural de uma doença. Por exemplo, na paciente com câncer de mama, um segundo ponto crítico pode ser aquele no qual a doença se espalha dos linfonodos axilares para outras partes do corpo. O prognóstico ainda é melhor enquanto a doença estiver confinada aos linfonodos axilares do que quando a disseminação sistêmica tiver ocorrido.

O ponto crítico é um conceito teórico, e, em certas doenças, normalmente não se pode identificar quando é atingido. No entanto, esta é uma ideia muito importante em rastreamentos, pois se não pudermos vislumbrar um ou mais pontos críticos na história natural de uma doença, certamente não haverá razão para o rastreamento e detecção precoces. Detecção precoce presume que exista um ponto biológico na história natural da doença antes do qual o tratamento beneficiará mais o paciente do que se ele ou ela receber o tratamento depois desse momento.

PADRÃO DE PROGRESSÃO DA DOENÇA

Podemos esperar potenciais benefícios oriundos de rastreamento e detecção precoce se as duas seguintes suposições forem verdadeiras:

1. Todos ou a maioria dos casos clínicas de uma doença passem, inicialmente, por uma fase pré-clínica detectável.

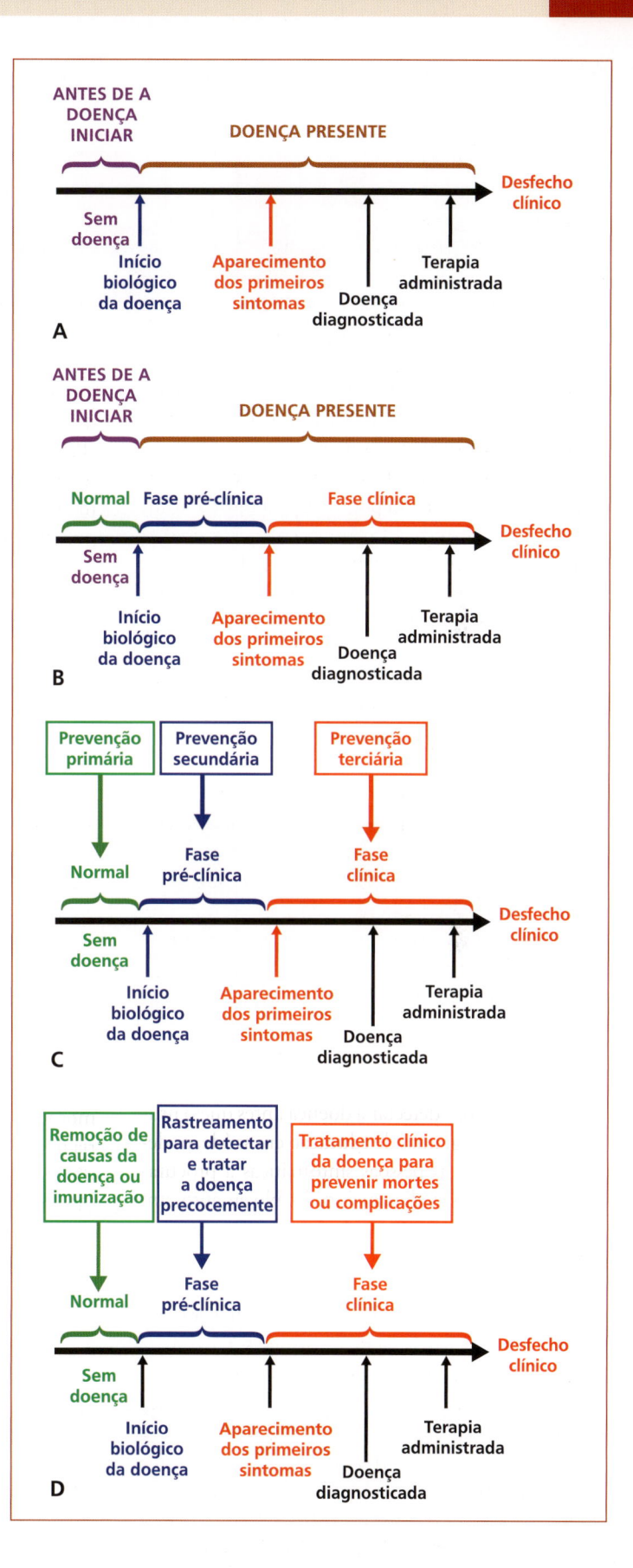

Figura 18-1. A. História natural de uma doença. **B.** História natural de uma doença com fases pré-clínica e clínica. **C.** História natural de uma doença com pontos para prevenção primária, secundária e terciária. **D.** História natural de uma doença com medidas específicas de prevenção primária, secundária e terciária.

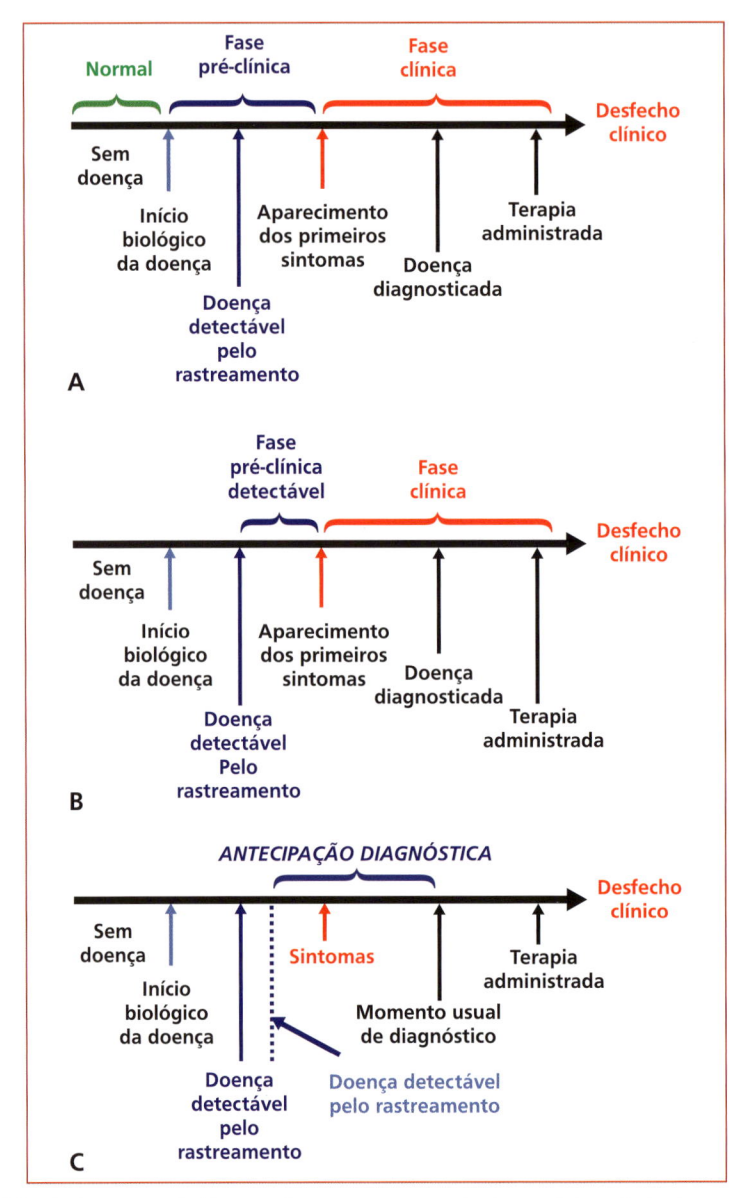

Figura 18-2. Fase pré-clínica da doença. **A.** História natural com o ponto no qual a doença é detectável pelo rastreamento. **B.** História natural com fase pré-clínica detectável. **C.** História natural com antecipação diagnóstica.

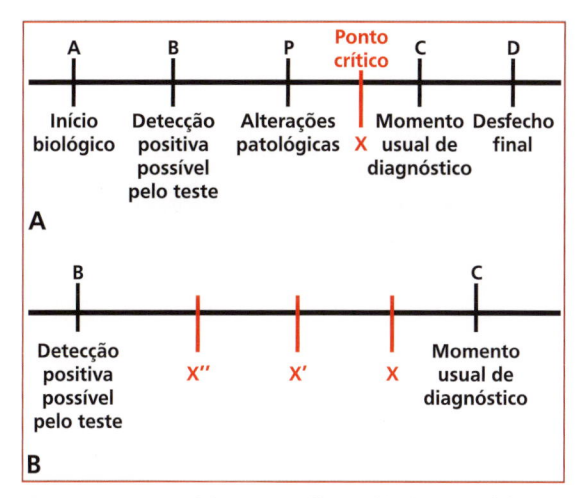

Figura 18-3. A. Um único ponto crítico na história natural da doença. **B.** Múltiplos pontos críticos na história natural da doença. Veja texto na p. 328. (Adaptada de Hutchison GB: Evaluation of preventive services. J Chronic Dis 11:497-508, 1960.)

co durante o qual a doença poderia ser detectada por rastreamento. Adicionalmente, estudos de quantificação de DNA nuclear sugerem que anormalidades intraepiteliais cervicais podem existir tanto em estado reversível quanto como um precursor irreversível para o câncer invasivo. Há dados que também sugerem que alguns casos de neoplasia cervical intraepitelial detectadas pelo teste de Papanicolaou regridem espontaneamente, particularmente nos estágios mais precoces, mas também na fase posterior (carcinoma *in situ*). Em um estudo, 36% das mulheres com esfregaços de Papanicolaou anormais que recusaram qualquer intervenção tiveram exame posterior sem alteração. Além disso, dados recentes sugerem que a maioria, se não todas, as neoplasias cervicais *in situ* estão associadas a diferentes tipos de papilomavírus. Apenas neoplasias associadas a certos tipos de papilomavírus progridem para um câncer invasivo, dessa forma, podemos estar lidando com uma heterogeneidade do agente causal e da doença.

Assim, enquanto o modelo simples de progressão de colo de útero normal para um câncer de colo de útero invasivo, mostrado na Figura 18-4A, sugeriria que a detecção precoce seguida pela intervenção efetiva poderia se refletir em uma redução proporcional do número de lesões invasivas que se desenvolveriam subsequentemente, uma apresentação mais precisa da história natural pode ser vista na Figura 18-4B. A extensão de ambos os fenômenos, regressão espontânea e progressão extremamente rápida, claramente influenciam a dimensão do decréscimo de doença invasiva que seria de se esperar como resultante da detecção precoce e intervenção e deve, portanto, ser considera-

2. Na ausência de intervenção, todos ou a maioria dos casos em fase pré-clínica progridem para a fase clínica.

Ambas as suposições são razoavelmente autoevidentes. Por exemplo, se nenhum dos casos pré-clínicos progredir para clínico, não há razão para a realização de testes de rastreamento. Alternativamente, se nenhum dos casos clínicos passar pela fase pré-clínica, também não há razão para realizar testes de rastreamento. Assim, ambas as suposições são importantes na avaliação do eventual benefício do rastreamento.

No entanto, ambas as suposições estão abertas a questionamentos. Em certas situações, a fase pré-clínica pode ser tão curta que é improvável que a doença seja detectada por qualquer programa de rastreamento periódico. Também existem evidências crescentes de que podem ocorrer regressões espontâneas em algumas doenças; portanto, nem todos os casos pré-clínicos progredirão, inexoravelmente, para uma fase clínica.

Por exemplo, a Figura 18-4A mostra a progressão de um colo de útero normal até o câncer de colo de útero. Podemos esperar que a detecção de mais casos no estágio *in situ* (não invasivo) iria se refletir em uma redução proporcional no número de casos que progridem para a doença invasiva.

Entretanto, a avaliação dos benefícios do rastreamento para câncer de colo do útero se complica pelo fato de que alguns casos progridem através do estágio *in situ* tão rapidamente, e o estágio pré-clínico ser tão curto, que na prática, não há um estágio pré-clíni-

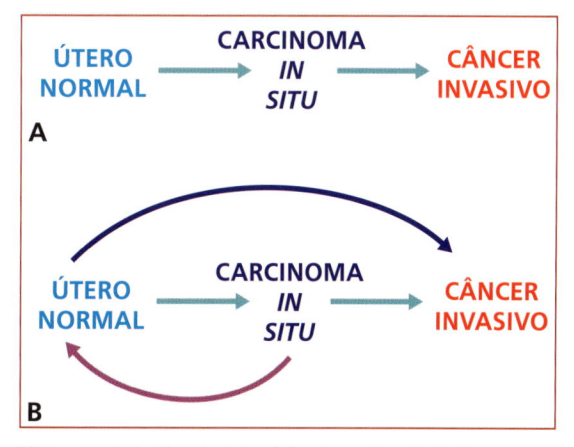

Figura 18-4. A. História natural do câncer de colo de útero: I. Progressão de cérvice normal para câncer invasivo. **B.** História natural do câncer de colo de útero: II. Progressão extremamente rápida e regressão espontânea.

da na avaliação dos benefícios do rastreamento. Apesar de essas questões terem sido demonstradas para o câncer colo de útero, elas são claramente relevantes para avaliar os benefícios do rastreamento para muitas doenças.

QUESTÕES METODOLÓGICAS

Para interpretar os achados de um estudo delineado para avaliar os benefícios de um rastreamento, certos problemas metodológicos devem ser considerados. A maioria dos estudos de programas de rastreamento já realizados não eram ensaios randomizados, pelas dificuldades de se randomizar populações para rastreamento. A pergunta é, portanto, porque não podemos simplesmente examinar um grupo de pessoas rastreadas e comparar sua mortalidade com a de um grupo de pessoas que não foi rastreada – isto é, usar um delineamento de coorte para avaliar a efetividade do rastreamento?

Vamos supor que comparamos uma população de pessoas que foram rastreadas para uma doença com uma população de pessoas que não foram rastreadas para essa doença. Vamos assumir ainda que um tratamento está disponível e que ele será utilizado naqueles em que a doença for descoberta. Se encontrarmos menor mortalidade naqueles em quem a doença foi detectada através do rastreamento do que naqueles em que não foi detectada dessa maneira, não podemos concluir que o rastreamento e a detecção precoce da doença foram benéficos? Vamos nos voltar a algumas das questões metodológicas envolvidas.

Vieses de Seleção

Viés de Referenciamento (Viés dos Voluntários)

Para se chegar a uma conclusão sobre os benefícios do rastreamento, a primeira questão que poderemos fazer é se não houve viés na seleção de quem foi ou não rastreado. Gostaríamos de poder presumir que aqueles que foram rastreados tinham as mesmas características que aqueles que não o foram. Entretanto, há muitas diferenças nas características entre os que participam de um rastreamento ou outros programas de saúde e os que não participam. Muitos estudos mostraram que voluntários são mais saudáveis que a população em geral e que são mais propensos a seguir recomendações médicas. Se, por exemplo, as pessoas cujas doenças tinham melhor prognóstico desde o início, fossem referenciadas para o rastreamento ou se autocandidatassem, poderíamos observar uma taxa de mortalidade menor no grupo rastreado, mesmo que a detecção precoce não tenha tido nenhum papel na melhoria do prognóstico. É

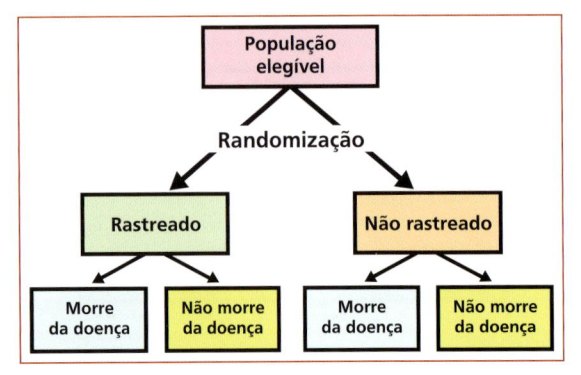

Figura 18-5. Delineamento de um ensaio randomizado sobre benefícios do rastreamento.

claro que também é possível que, dentre os voluntários, houvesse pessoas de alto risco e que seriam voluntárias para o rastreamento em razão de suas ansiedades com base em uma história familiar de predisposição ou características de estilo de vida. O problema é que não sabemos em que direção o viés de seleção operaria e como poderia afetar os resultados do estudo.

O problema do viés de seleção que mais significativamente afeta nossa interpretação dos achados é melhor abordado pela realização de comparação com um estudo experimental randomizado em que há cuidado para que os dois grupos tenham perfis inicias de prognóstico comparáveis (Fig. 18–5).

Amostragem com Viés de Duração (Seleção por Prognóstico)

O segundo tipo de problema de seleção que surge na interpretação de resultados de uma comparação entre um grupo rastreado e outro não rastreado é um possível viés de seleção; isto não tem relação com quem comparece ao rastreamento, mas sim com o tipo de doença que é detectada pelo rastreamento. A pergunta é: O rastreamento identifica seletivamente os casos da doença que tem melhor prognóstico? Em outras palavras, os casos encontrados através do rastreamento têm uma história natural melhor independentemente do quão cedo se inicia a terapia? Se o desfecho daqueles em quem a doença é detectada pelo rastreamento se mostra melhor do que o desfecho daqueles que não foram rastreados, e em quem a doença foi identificada durante o curso normal do cuidado clínico, seria possível que esse melhor desfecho entre os que são rastreados resulte de identificação seletiva em razão do rastreamento de pessoas com melhor prognóstico? Poderia o melhor desfecho não estar relacionado com o tempo de diagnóstico e tratamentos de intervenções?

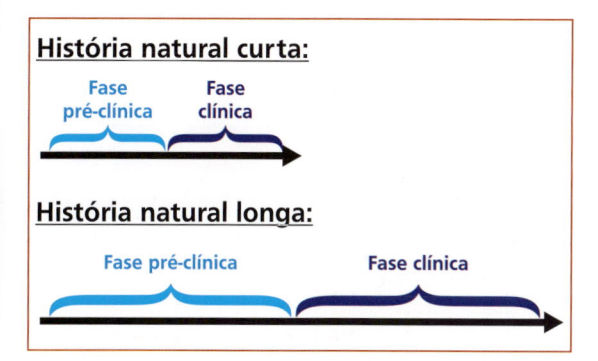

Figura 18-6. História natural curta e longa de doença: relação entre durações das fases clínica e pré-clínica.

Como isso acontece? Lembre-se da história natural da doença, com as fases clínica e pré-clínica, mostradas na Figura 18-1B. Sabemos que a fase clínica da doença varia em sua duração em diferentes pessoas. Por exemplo, alguns pacientes com câncer de cólon morrem logo após o diagnóstico, enquanto outros sobrevivem por muitos anos. O que aparenta ser a mesma doença pode ter uma fase clínica de duração diferente em indivíduos diferentes.

E quanto à fase pré-clínica da doença nesses indivíduos? Na realidade, a doença de cada paciente tem uma história natural única e contínua, que dividimos nas fases pré-clínica e clínica (Fig. 18-6) com base no momento em que os sinais e sintomas se desenvolvem. Em alguns, a história natural é breve e em outras ela é prolongada. Isso sugere que se uma pessoa tem uma história natural que progride lentamente, com uma fase clínica longa, a fase pré-clínica também será longa. Em contraste, se uma pessoa tem uma doença que progride rapidamente e uma história natural curta, a fase clínica provavelmente será curta, e seria razoável concluir que a fase pré-clínica também será curta. De fato, há dados que sustentam a noção de que uma fase clínica longa está associada a uma fase pré-clínica longa e que uma fase clínica curta está associada a uma fase pré-clínica curta.

Lembre que o nosso propósito para o rastreamento é detectar a doença durante a fase pré-clínica, pois durante a fase clínica o paciente tem consciência do problema e buscará atendimento médico para os sintomas mesmo sem o rastreamento. Se montarmos um programa uma única vez em uma comunidade, que grupo de pacientes provavelmente identificaremos: aqueles com uma fase pré-clínica curta ou os com uma fase pré-clínica longa?

Para responder a essa pergunta, consideremos uma população pequena que é rastreada para uma certa doença (Fig. 18-7). Como mostrado aqui, cada caso tem uma fase pré-clínica e uma fase clínica. A figura é desenhada de maneira que cada fase pré-clínica tenha a mesma duração de sua fase clínica associada. Os pacientes na fase clínica serão identificados no curso normal do atendimento médico, sendo o propósito do rastreamento identificar casos no seu estado pré-clínico e pré-sintomático. Note que a duração das fases pré-clínicas dos casos aqui representados varia. Quanto maior for essa fase, mais provável será que o programa de rastreamento detecte o caso enquanto ainda estiver na fase pré-clínica. Por exemplo, se rastrearmos uma vez por ano para uma doença cuja fase pré-clínica dure apenas 24 horas, claramente não encontraremos a maioria dos casos durante a fase pré-clínica. Se, no entanto, a fase pré-clínica durar um ano, casos serão identificados naquele período. O rastreamento tende a identificar seletivamente aqueles casos que tenham as fases pré-clínicas mais longas. Consequentemente, mesmo que a terapia subsequente não surta efeito, o rastreamento ainda identificaria seletivamente pessoas com uma fase pré-clínica longa e, consequentemente, uma fase clínica longa (isto é, aqueles com melhor prognóstico). Estas pessoas teriam melhor prognóstico mesmo se não houvesse um programa de rastreamento ou mesmo que o rastreamento não trouxesse nenhum benefício.

Este problema pode ser abordado de diversas maneiras. Uma abordagem é o uso de um delineamento experimental randomizado em que se tome cuidado para manter os grupos comparáveis em termos de duração da fase pré-clínica detectável da doença. No entanto, isto pode não ser fácil. Adicionalmente, a sobrevida deve ser examinada em todos os membros de cada grupo – isto é, os rastreados e os não rastreados. No grupo rastreado, a sobrevida deve ser calculada

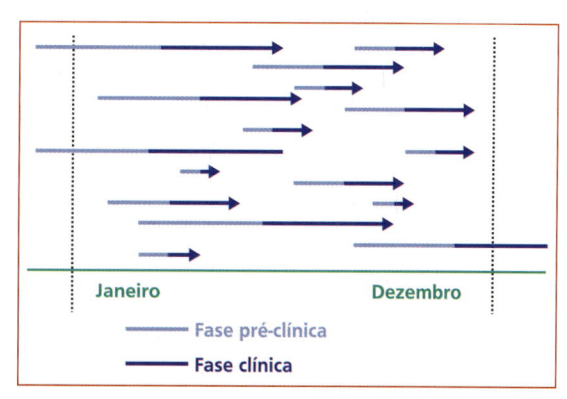

Figura 18-7. População hipotética de indivíduos com história natural longa e curta.

para aqueles em quem a doença é detectada pelo rastreamento e para aqueles em quem a doença é detectada entre exames de rastreamento, os assim chamados casos de intervalo. Retornaremos à importância dos casos de intervalo mais adiante neste capítulo.

Viés da Antecipação Diagnóstica

Outro problema que surge ao se examinar a sobrevida em pessoas que são rastreadas comparando-se com a daquelas que não foram rastreadas é um viés associado à antecipação do diagnóstico (inicialmente introduzido na p. 328 e ilustrado na Fig. 18-2C) – quanto tempo de antecipação pode haver para o diagnóstico se a doença for detectada por rastreamento em comparação com o tempo normal de diagnóstico, se o rastreamento não for realizado?

Considere quatro indivíduos com certa doença representados pelas 4 linhas de tempo apresentadas na Figura 18-8. A parte mais grossa de cada linha horizontal denota a sobrevida aparente observada. A primeira linha de tempo (A) mostra o tempo normal de diagnóstico e o tempo normal de morte. A segunda linha de tempo (B) mostra um diagnóstico mais precoce, mas o mesmo tempo de morte. A sobrevida *parece* melhor porque o intervalo entre diagnóstico e morte é mais longo, mas o paciente não se beneficiou, pois a morte não foi retardada. A terceira linha de tempo (C) mostra diagnóstico precoce e um retardo na morte pela doença – claramente um benefício para o paciente (supondo que a qualidade de vida seja boa). Por fim, a quarta linha de tempo (D) mostra um diagnóstico precoce com subsequente prevenção da morte causada pela doença.

Os benefícios que buscamos são o retardo ou a prevenção da morte. Apesar de termos optado por enfocar a mortalidade neste capítulo, poderíamos também ter usado morbidade, recidivas, qualidade de vida ou satisfação do paciente, como medidas de desfecho válidas.

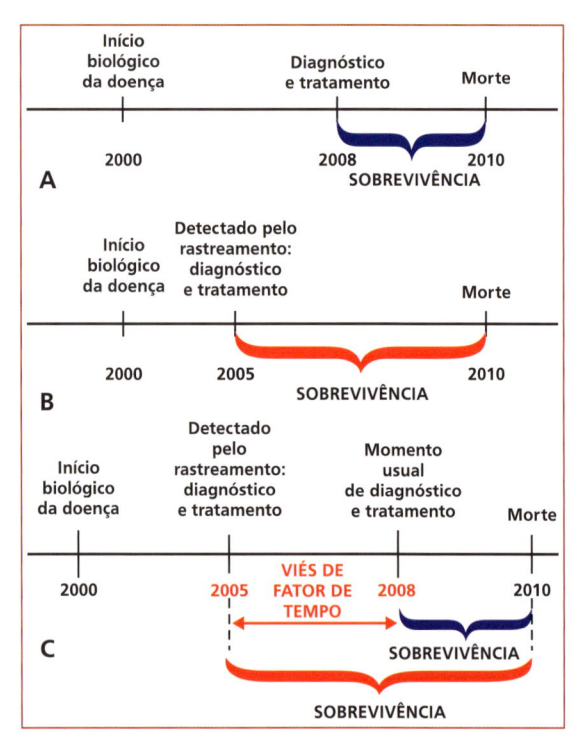

Figura 18-9. A. História natural de um paciente com câncer de cólon sem rastreamento. Doença diagnosticada e tratada em 2008. **B.** Doença detectada pelo rastreamento 3 anos antes, em 2005 (antecipação diagnóstica). **C.** Viés de antecipação diagnóstica resultante do rastreamento realizado 3 anos mais cedo.

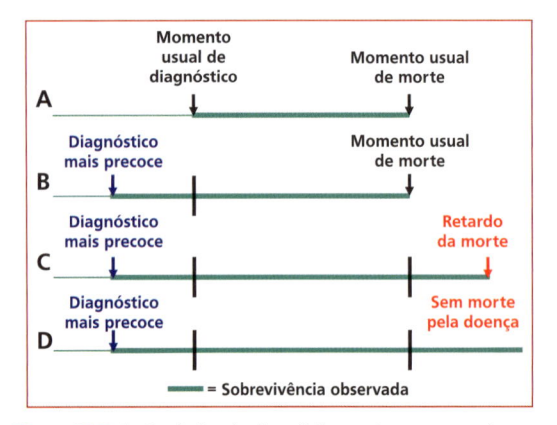

Figura 18-8. A. Desfecho do diagnóstico no tempo normal, sem rastreamento. **B-D.** Três possíveis desfechos de um diagnóstico mais precoce resultando de um programa de rastreamento.

Antecipação Diagnóstica e Sobrevida em Cinco Anos

A sobrevida em cinco anos é uma medida de avaliação de sucesso terapêutico frequentemente utilizada, particularmente no tratamento do câncer. Examinemos o possível efeito da antecipação diagnóstica na aparente sobrevida em 5 anos.

A Figura 18-9A apresenta a história natural da doença em um paciente hipotético com câncer de cólon, que foi diagnosticado no contexto clínico usual, sem nenhum tipo de rastreamento. O início biológico da doença foi no ano 2000, o paciente tomou conhecimento dos sintomas em 2008 e submeteu-se a uma investigação que levou ao diagnóstico de câncer de cólon. A cirurgia foi realizada em 2008, mas o paciente morreu do câncer em 2010. Este paciente sobreviveu por 2 anos (2008 a 2010) e certamente não foi um sobrevivente após 5 anos. Se utilizarmos a sobrevida após 5 anos como um índice para sucesso do tratamento, para esse paciente pode ser considerado um fracasso.

Considere o que poderia acontecer com o paciente se ele residisse em uma comunidade na qual um programa de rastreamento tivesse início (ver Fig. 18-9B). Apenas para esse exemplo hipotético, suponhamos que não há benefício na detecção precoce – isto é, a história natural do câncer de cólon não é afetada pela intervenção precoce. Neste caso, o paciente está assintomático, mas se submete a um teste de rastreamento de rotina em 2005, cujo resultado é positivo. A cirurgia é realizada em 2005, mas o paciente morre em 2010. Agora ele claramente é um sobrevivente em 5 anos. Porém, ele é um sobrevivente em 5 anos não porque a morte foi retardada, mas porque o diagnóstico foi realizado mais precocemente. Ao compararmos este cenário de rastreamento com outro sem rastreamento (Fig. 18-9A), parece que o paciente não se beneficiou da detecção precoce para viver mais. De fato, o paciente pode ter sido prejudicado quanto à qualidade de vida, pois a detecção precoce da doença pelo rastreamento lhe deu 3 anos a mais de pós-operatório e outros tratamentos médicos e pode tê-lo privado de 3 anos de uma vida normal. Esse problema de ilusão de uma sobrevivência melhor, devida a uma detecção precoce, se chama de viés *de antecipação diagnóstica,* conforme mostra a Figura 18-9C.

Assim, mesmo que não haja qualquer benefício verdadeiro na detecção precoce da doença, vai parecer haver benefício associado ao rastreamento, mesmo que a morte não seja postergada, em razão de um diagnóstico mais precoce a partir do qual a sobrevida é medida. Isso não significa dizer que a detecção precoce não possua benefícios, ao contrário, mesmo sem benefício algum, a antecipação diagnóstica causada

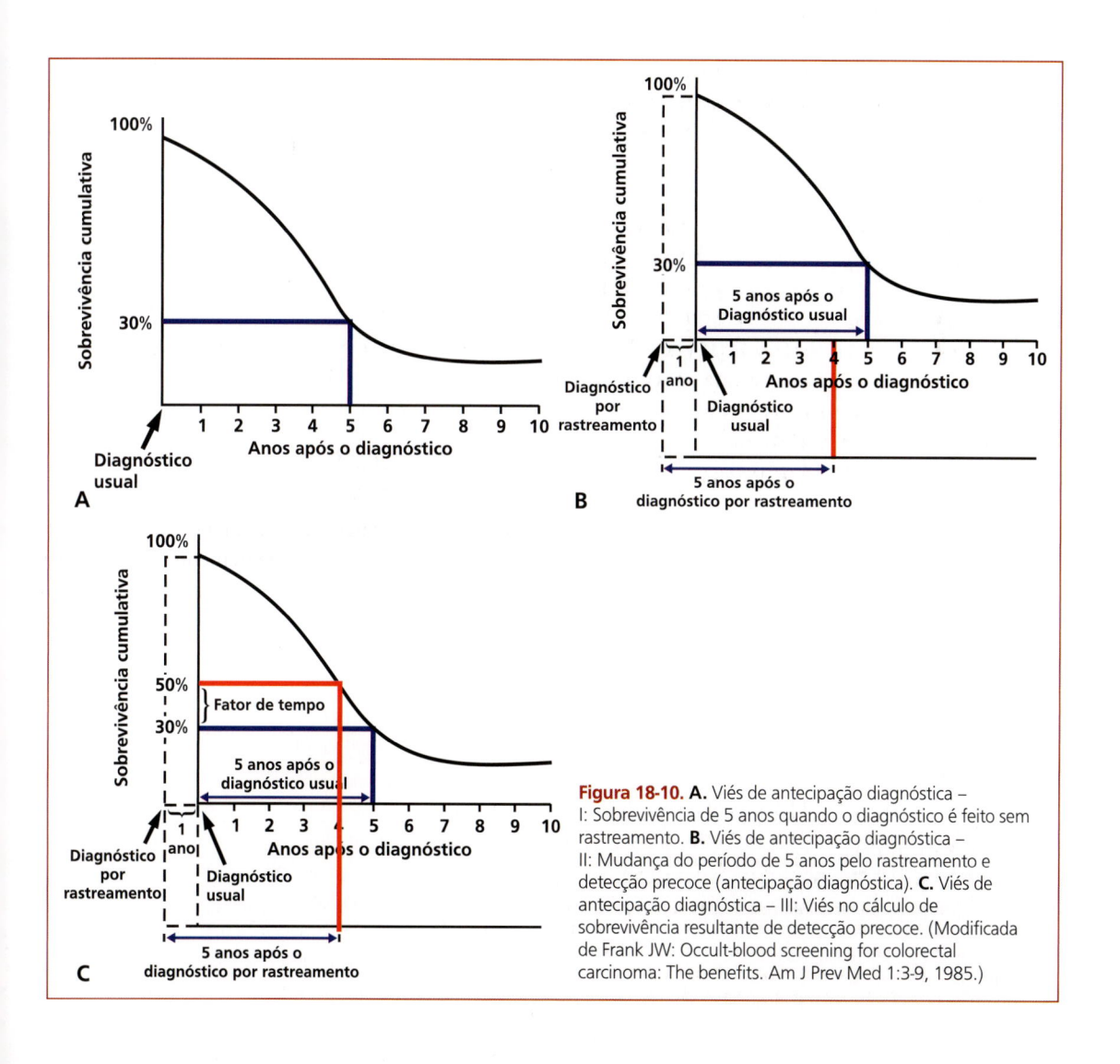

Figura 18-10. A. Viés de antecipação diagnóstica – I: Sobrevivência de 5 anos quando o diagnóstico é feito sem rastreamento. **B.** Viés de antecipação diagnóstica – II: Mudança do período de 5 anos pelo rastreamento e detecção precoce (antecipação diagnóstica). **C.** Viés de antecipação diagnóstica – III: Viés no cálculo de sobrevivência resultante de detecção precoce. (Modificada de Frank JW: Occult-blood screening for colorectal carcinoma: The benefits. Am J Prev Med 1:3-9, 1985.)

pela detecção precoce sugere uma melhora na forma de sobrevida prolongada. A antecipação diagnóstica deve, portanto, ser considerada na interpretação dos resultados de avaliações não randomizadas.

A Figura 18-10 mostra o efeito do viés resultante da antecipação diagnóstica em estimativas quantitativas de sobrevida.

A Figura 18-10A apresenta uma situação em que nenhuma atividade de rastreamento está sendo realizada. Passados 5 anos do diagnóstico, a sobrevida é de 30%. Se instituirmos um programa de rastreamento com antecipação diagnóstica de 1 ano, todo o quadro é deslocado para a esquerda (ver Fig. 18-10B). Se agora calcularmos a taxa de sobrevida em 5 anos a partir do novo momento de diagnóstico (ver Fig. 18-10C), a sobrevida aparenta ser de 50%, no entanto isto se dá apenas em razão do viés de antecipação diagnóstica. O problema é que a sobrevida aparentemente melhor

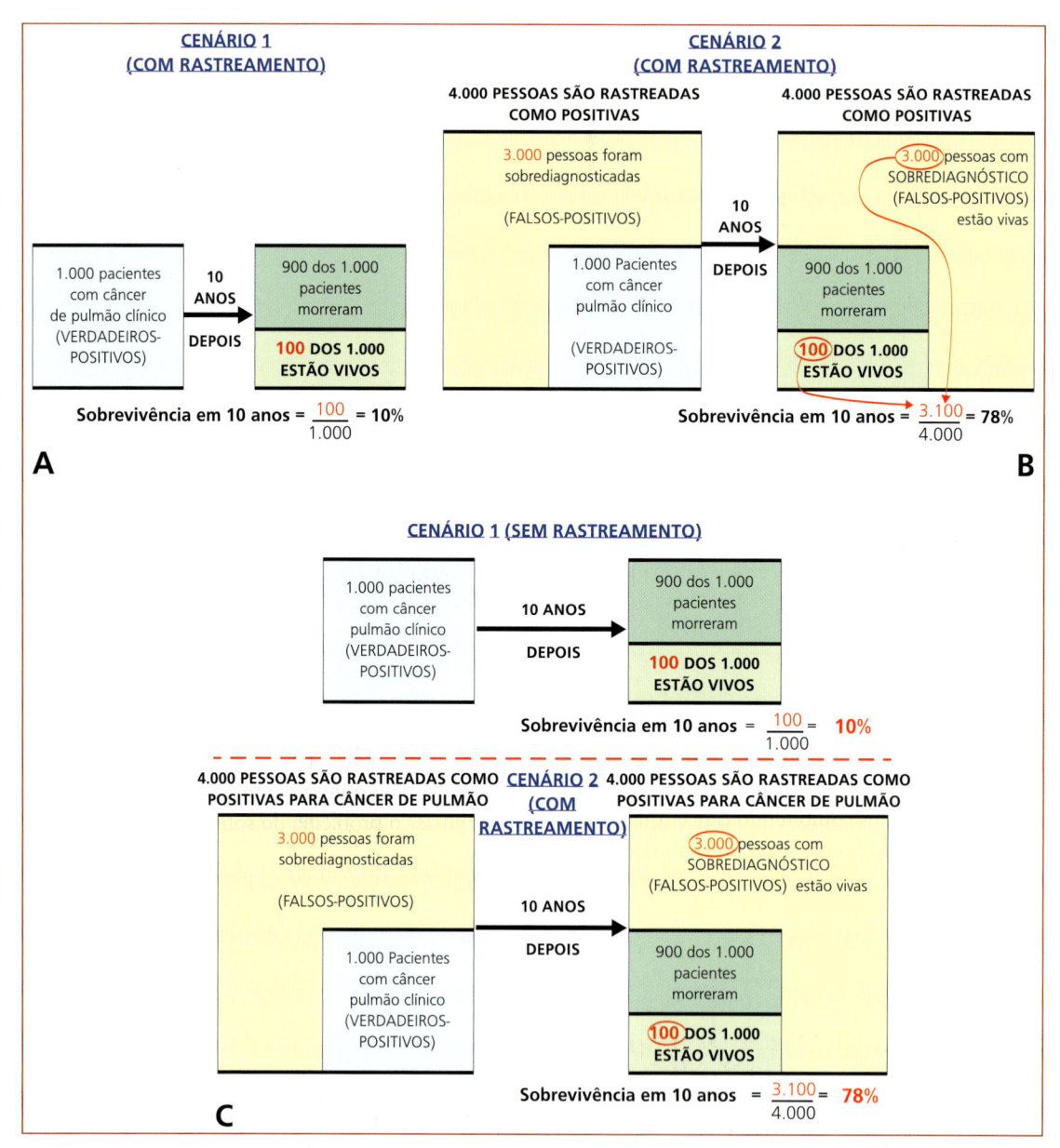

Figura 18-11. O impacto do sobrediagnóstico resultante do rastreamento na estimativa de sobrevivência. (Veja discussão no texto a seguir do subtítulo "Viés de sobrediagnóstico" na p. 337.) **A.** Cenário 1 – sobrevivência sem rastreamento. **B.** Cenário 2 quando o rastreamento resulta em sobrediagnóstico: sobrevivência após 10 anos. **C.** Comparação da sobrevivência de 10 anos dos Cenários 1 e 2. (Adaptada de Welch HG, Woloshin S, Schwartz LM: Overstating the evidence for lung cancer screening: The International Early Lung Cancer Action Program {I-ELCAP} study. Arch Intern Med 167:2289-2295, 2007.)

não é resultado de as pessoas submetidas ao rastreamento viverem mais, mas sim o resultado do diagnóstico ter sido feito em um momento anterior na história natural de sua doença.

Consequentemente, em qualquer comparação entre populações rastreadas e não rastreadas, devemos fazer uma concessão para uma antecipação diagnóstica estimada como uma tentativa de identificar qualquer prolongamento da sobrevida acima e além daquela resultante do artefato de antecipação diagnóstica. Se a detecção precoce estiver realmente associada à melhor sobrevida, a do grupo rastreado deveria ser maior do que aquela no grupo de controle *mais a antecipação diagnóstica*. Portanto, devemos gerar alguma estimativa da antecipação diagnóstica para a doença em estudo.

Outra estratégia seria comparar a mortalidade pela doença em todo o grupo rastreado com a do grupo não rastreado, em vez de apenas comparar o índice de mortalidade nos que a doença tenha sido detectada por rastreamento.

Viés de Sobrediagnóstico

Outro viés em potencial é o de sobrediagnóstico. Por vezes, as pessoas que iniciam um programa de rastreamento têm um entusiasmo quase ilimitado pelo programa. Mesmo citopatologistas que leem os esfregaços de Papanicolaou para câncer de colo de útero podem ficar tão entusiasmados que eles podem que ocorre uma tendência de sobre interpretarem os esfregaços (*i.e.*, leituras falso positivas). Se eles de fato sobre interpretarem, algumas mulheres normais serão incluídas no grupo das com esfregaços de Papanicolaou supostamente positivos. Consequentemente, o grupo anormal ficará diluído por mulheres que não tem o câncer. Se indivíduos normais, no grupo rastreado, tiverem mais probabilidades de um diagnóstico positivo errôneo do que indivíduos normais do grupo não rastreado (*i.e.*, identificados como tendo câncer quando, na realidade, não o têm), pode-se ter uma falsa impressão de que o aumento na taxa de detecção e diagnóstico de câncer em estágio inicial seja resultado do rastreamento. Adicionalmente, em razão do fato de que muitas pessoas com diagnóstico de câncer no grupo rastreado na realidade não teriam câncer, e por isso teriam boa sobrevivida, os resultados representariam uma estimativa inflada da sobrevida após o rastreamento em pessoas que se pensa terem câncer. Isto resultaria na conclusão equivocada de que o rastreamento se mostrou capaz de melhorar a sobrevida para o câncer nessa população.

O possível impacto quantitativo do sobrediagnóstico resultante do rastreamento é demonstrado em um exemplo hipotético apresentado na Figura 18-11. A Figura 18-11A mostra o Cenário 1, onde não há rastreamento. Neste cenário, 1.000 pacientes com câncer de pulmão em estágio clínico são acompanhados por 10 anos. Neste ponto, 900 morreram e 100 estão vivos. A taxa de sobrevivência em 10 anos para os 1.000 pacientes é, portanto: $\frac{100}{1.000}$ ou 10%.

A Figura 18-11B apresenta o Cenário 2, em que o rastreamento resulta em sobrediagnóstico. Neste cenário, 4.000 pessoas têm rastreamento positivo para câncer de pulmão. Destes, 1.000 são os mesmos pacientes com câncer de pulmão clínico, vistos na Figura 18-11A, 3.000 são pessoas que não têm câncer de pulmão, mas foram sobrediagnosticadas pelo teste de rastreamento como sendo positivas (falsos positivos).

Após 10 anos, estas 3.000 pessoas ainda estão vivas, como estão as 100 que tiveram câncer de pulmão clínico e sobreviveram, conforme a Figura 18-11A. O resultado é que das 4.000 que tiveram o rastreamento positivo inicialmente, 3.100 sobreviveram por 10 anos. Como mostra a comparação do Cenário 1 com o Cenário 2, na Figura 18-11C, a taxa de sobrevida em 10 anos no Cenário 2 é de 78%, comparada com 10% no Cenário 1 na população original de 1.000 pacientes que tinham câncer de pulmão em estágio clínico. No entanto, a sobrevida aparentemente "melhor" que vimos no Cenário 2 se dá, inteiramente, devida à inclusão de 3.000 pessoas que não tinham o câncer, mas formas sobrediagnosticadas pelo rastreamento.

De fato, este é um viés de erro de classificação, como discutido no Capítulo 15. Neste exemplo, 3.000 pessoas sem câncer de pulmão foram classificadas erroneamente pelo teste de rastreamento como tendo câncer de pulmão. Consequentemente, é essencial que nesses estudos de sobrevida, o processo diagnóstico seja rigorosamente padronizado, a fim de minimizar o problema do sobrediagnóstico.

DELINEAMENTOS DE ESTUDO PARA A AVALIAÇÃO DO RASTREAMENTO: ESTUDOS NÃO RANDOMIZADOS E ESTUDOS RANDOMIZADOS

Estudos Não Randomizados

Na discussão dos problemas metodológicos envolvidos em estudos não randomizados de rastreamento, estivemos essencialmente discutindo estudos observacionais não randomizados de pessoas rastreadas e não rastreadas – um delineamento de coorte (Fig. 18-12).

Em anos recentes, o delineamento de casos-controle tem recebido atenção crescente como um método

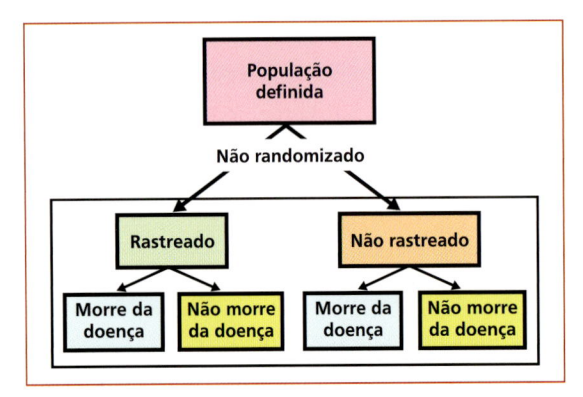

Figura 18-12. Delineamento de um estudo de coorte não randomizado dos benefícios do rastreamento.

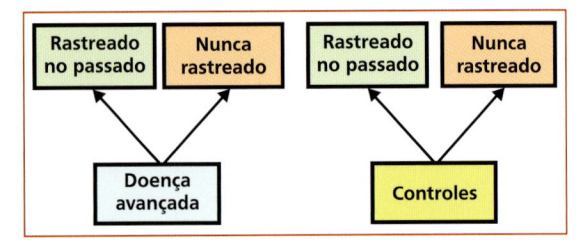

Figura 18-13. Delineamento de um estudo de casos-controle dos benefícios do rastreamento.

para avaliar a efetividade do rastreamento (Fig. 18-13). Neste delineamento, os "casos" são pessoas com a doença em estágio avançado – o tipo que esperamos prevenir com o rastreamento. Várias propostas já foram feitas para se ter controles apropriados para tais estudos. Claramente eles devem ser "não casos" – isto é, pessoas sem a doença avançada. Apesar de os "controles" usados em estudos iniciais de casos e controles para a avaliação do rastreamento terem sido pessoas com a doença nos estágios iniciais, muitos agora acreditam que as pessoas selecionadas da população da qual os casos derivaram seriam melhores controles. Determinamos, então, a prevalência de história de rastreamento entre casos e controles, de maneira que o rastreamento seja visto como "exposição". Se o rastreamento for efetivo, esperaríamos encontrar uma prevalência maior de história de rastreamento entre os controles do que naqueles com a doença já avançada, e um *odds ratio* (razão de chance) pode ser calculado, que será menor que 1 se o rastreamento for efetivo.

Estudos Randomizados

Neste tipo de estudo, uma população é randomizada, metade para rastreamento e metade para não rastreamento. Tal estudo é difícil de montar e realizar. Talvez o mais conhecido ensaio randomizado de rastreamento seja o de rastreamento para câncer de mama utilizando mamografia, que foi realizado no Health Insurance Plan (HIP) de Nova Iorque.[4] Shapiro e colegas conduziram um ensaio randomizado em mulheres inscritas no programa pré-pago do HIP. Esse estudo se tornou um clássico da literatura por relatar a avaliação dos benefícios de rastreamento através de um ensaio randomizado e serve de modelo para estudos futuros desse tipo.

O estudo teve início em 1963. Foi delineado para determinar se o rastreamento periódico, usando exames clínicos e mamografia, reduziria a mortalidade por câncer de mama em mulheres com idades entre 40 e 64 anos. Aproximadamente 62.000 mulheres foram randomizadas em um grupo de estudo e um grupo-controle, com cerca de 31.000 em cada (Fig. 18-14). Ao grupo de estudo foram oferecidos exames de rastreamento; 65% apareceram para o primeiro exame e foram sugeridos exames adicionais em intervalos anuais. A maioria dessas mulheres fez pelo menos um dos três exames de rastreamento anuais oferecidos. O rastreamento consistia em exames físicos, mamografia e entrevista. As mulheres do grupo controle receberam a atenção médica normal do programa pré-pago. Muitas referências foram publicadas sobre esse destacado estudo e examinaremos aqui apenas alguns de seus resultados.

A Figura 18-15 apresenta o número de mortes por câncer de mama e taxas de mortalidade tanto no grupo de estudo (mulheres a quem foi oferecida a mamografia) e o grupo-controle após 5 anos de acompanhamento.

Observe que os dados do grupo de estudo incluem mortes entre mulheres rastreadas e que recusaram o rastreamento. Lembre que, no Capítulo 7, discuti-

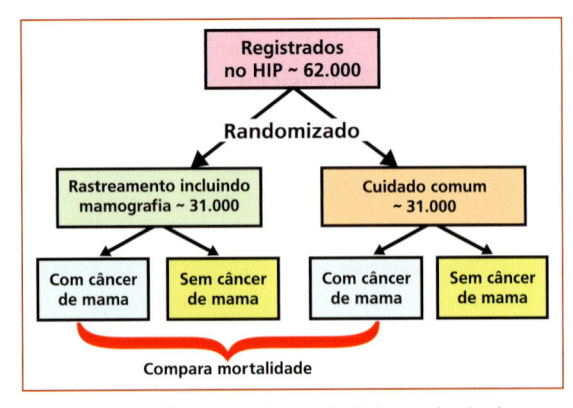

Figura 18-14. Delineamento do ensaio clínico randomizado controlado do Health Insurance Plan (HIP) iniciado em 1963 para estudar a eficácia do rastreamento por mamografia. (Dados de Shapiro S, Venet W, Strax P, Venet L (eds): Periodic Screening for Breast Cancer: The Health Insurance Plan Project and Its Sequelae,1963-1986. Baltimore, Johns Hopkins University Press, 1988.)

Figura 18-15. Números de mortes e taxas de mortalidade por câncer de mama nos grupos de controle e estudo; 5 anos de acompanhamento após a entrada no estudo. Dados do grupos de estudo incluem mortes de mulheres rastreadas e que recusaram rastreamento. (Dados de Shapiro S, Venet W, Strax P, *et al.*: Selection, follow-up and analysis in the Health Insurance Plan Study: A randomized trial with breast cancer screening. Natl Cancer Inst Monogr 67: 65-74,1985.)

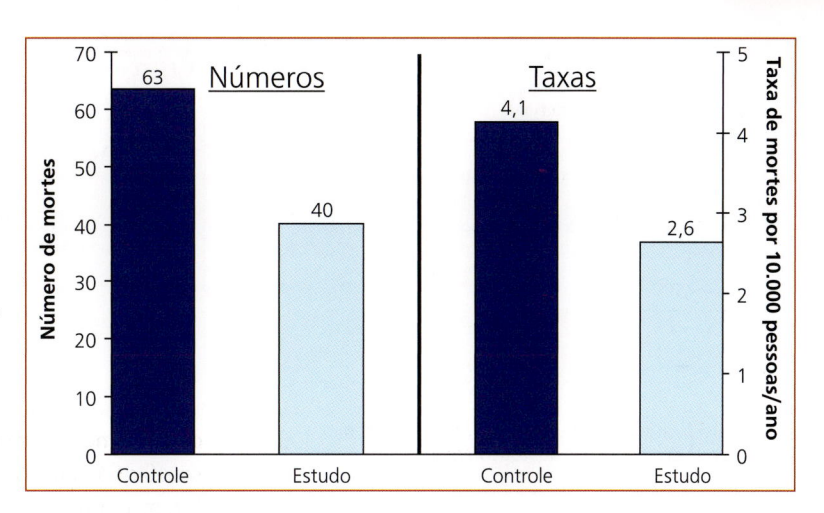

mos o problema do cruzamento não planejado em ensaios randomizados. Naquele contexto, foi apontado que o procedimento padrão na análise de dados era realizar a análise de acordo com a randomização original – uma abordagem conhecida como "intenção de tratar". Isso é, precisamente, o que foi feito aqui. Uma vez que uma mulher fosse randomizada para a mamografia, ela seria mantida naquele grupo para fins de análise, mesmo que depois recusasse o rastreamento. Podemos ver que o número de mortes por câncer de mama é muito maior no grupo controle do que no grupo de estudo.

A Figura 18-16 apresenta a taxa de letalidade em 5 anos nas mulheres que desenvolveram câncer de mama nos dois grupos. A taxa de letalidade no grupo controle foi de 40%. No grupo de estudo *total* (mulheres que foram randomizadas para receber mamografia, independentemente de terem sido rastreadas ou não) a taxa de letalidade foi de 29%. Shapiro e seus colaboradores, então, dividiram esse grupo naquelas que receberam rastreamento e nas que recusaram. Nas que recusaram, a taxa de letalidade foi de 35% e nas que receberam rastreamento, a taxa

de letalidade foi 23%. Shapiro *et al.* então compararam a sobrevida nas mulheres que o câncer de mama foi detectado no exame de rastreamento com as cujos cânceres foram identificados entre os exames de rastreamento – isto é, nenhum câncer de mama foi identificado no rastreamento e, antes do exame seguinte um ano depois, a mulher apresentava sintomas que levaram ao diagnóstico do tumor. Se o câncer tivesse sido detectado por mamografia, a taxa de letalidade seria de apenas 13%. No entanto, se o câncer fosse um *caso de intervalo*, isto é, diagnosticado entre exames, a taxa de letalidade seria de 38%. O que poderia explicar essa diferença nas taxas de letalidade? A explicação mais provável é que a doença encontrada entre os exames de mamografia regulares era rapidamente progressiva. Não detectável na mamografia regular, porém, identificada antes do próximo exame agendado regularmente, um ano depois, por ser tão agressiva.

Essas observações também apoiam a noção, discutida anteriormente neste capítulo, de que uma fase clínica longa provavelmente está associada a uma fase pré-clínica longa. Mulheres nas quais os tumores fo-

Figura 18-16. Taxas de letalidade em 5 anos entre pacientes com câncer de mama. Taxas para aquelas nas quais a detecção se deu por rastreamento proporcionaram um ano de antecipação diagnóstica. (Dados de Shapiro S, Venet W, Strax P, *et al.*: Ten-to 14-year effect of screening on breast cancer mortality. J Natl Cancer Inst 69:349-355, 1982.)

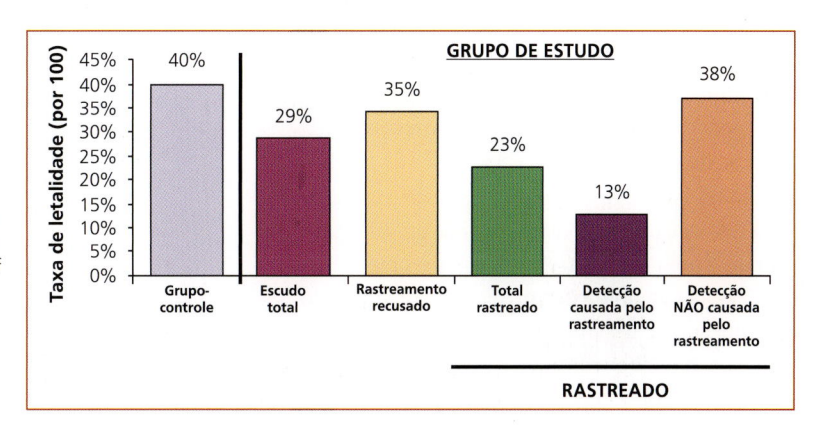

Figura 18-17. Mortalidade por todas as causas, exceto câncer de mama por 10.000 pessoas/ano. Health Insurance Plan (HIP). (Dados de Shapiro S, Venet W, Strax P, et al.: Selection, follow-up, and analysis in the Health Insurance Plan Study: A randomized trial with breast cancer screening. Natl Cancer Inst Monogr 67:65-74,1985.)

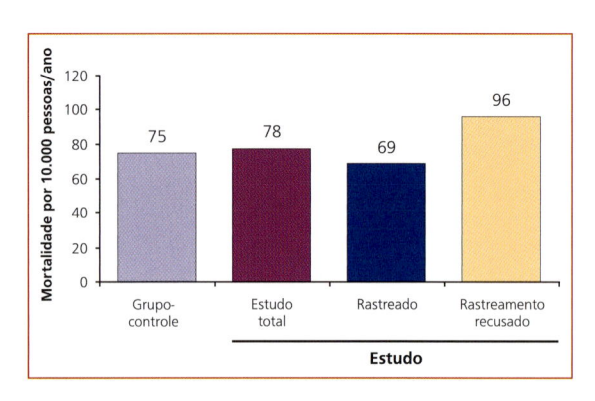

ram detectados pelo rastreamento tinham uma longa fase pré-clínica e taxa de letalidade de apenas 13%, indicando uma fase clínica longa também. As mulheres que apresentaram mamografias normais e cujas doenças se tornaram clinicamente aparentes antes do exame seguinte tinham uma fase pré-clínica curta e, dado a alta taxa de casos fatais do grupo, também tinham uma fase clínica curta.

A Figura 18-17 mostra mortes por causas que *não o câncer de mama* em ambos os grupos, após 5 anos. A mortalidade foi muito mais alta naquelas que não compareceram para o rastreamento do naquelas que compareceram. Como o rastreamento estava direcionado apenas para câncer de mama, por que aquelas que se apresentaram ou não para o rastreamento apresentaram diferentes taxas de mortalidade por outras causas que não o câncer de mama? A resposta é, claramente, viés de voluntariado – a observação bem documentada de que pessoas que participam de programas de saúde diferem de muitas maneiras daquelas que não o fazem: no seu estado de saúde, atitudes, níveis educacionais e socioeconômicos e outros fatores. Essa é mais uma demonstração de que, para o propósito de avaliação de um programa de saúde, a comparação entre participantes e não participantes não é uma abordagem válida.

Antes de deixarmos nossa discussão sobre o estudo HIP, poderíamos fazer uma digressão e mencionar uma aplicação interessante desses dados coletados por Shapiro et al.[5] A Figura 18-18 mostra que, nos Estados Unidos da América, as taxas de sobrevida em 5 anos para câncer de mama são melhores em mulheres brancas do que em negras.

Já foi levantada a questão seguinte: isso se deve a uma diferença na biologia da doença em brancas e negras ou a uma diferença entre negras e brancas quanto ao acesso ao atendimento médico, que poderia atrasar o diagnóstico e tratamento nas pacientes negras? Shapiro *et al.* reconheceram que o ensaio randomizado de mamografia oferecia uma oportunidade incomum para abordar essa questão. Os achados estão apresentados na Figura 18-19. Vamos primeiro observar apenas as curvas de sobrevida para o grupo controle, negras e brancas (Fig. 18-19A). Os dados são consistentes com os da Figura 18-18: negras e hispânicas tiveram um prognóstico pior do que as brancas. Agora, vamos observar também as curvas para brancas e negras no grupo estudo de mulheres que foram rastreadas e para quem, portanto, não há diferença entre acesso ou utilização do cuidado, uma vez que o rastreamento foi realizado de forma programada (Fig. 18-19B). Vemos uma importante sobreposição nas duas curvas: essencialmente não há diferença. Isso sugere, fortemente, que o rastreamento havia eliminado a diferença racial na sobrevida, e que a diferença no prognóstico de câncer de mama normalmente observada entre as raças é, de fato, resultado de um pior acesso ou uso do atendimento entre negros, com o consequente atraso no diagnóstico e tratamento.

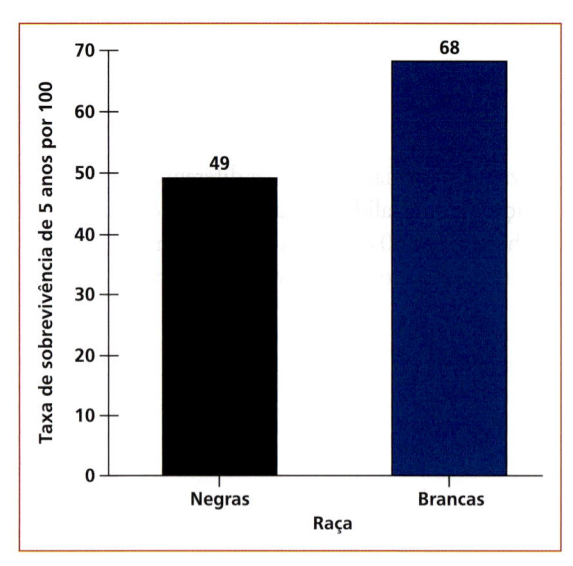

Figura 18-18. Taxa de sobrevivência relativa em 5 anos, por raça, entre mulheres com câncer de mama diagnosticadas entre 1964-1973 (programa SEER). (Dados de Shapiro S, Venet W, Strax P, et al.: Prospects for eliminating racial differences in breast cancer survival rates. Am J Public Health 72:1142-1145,1982.)

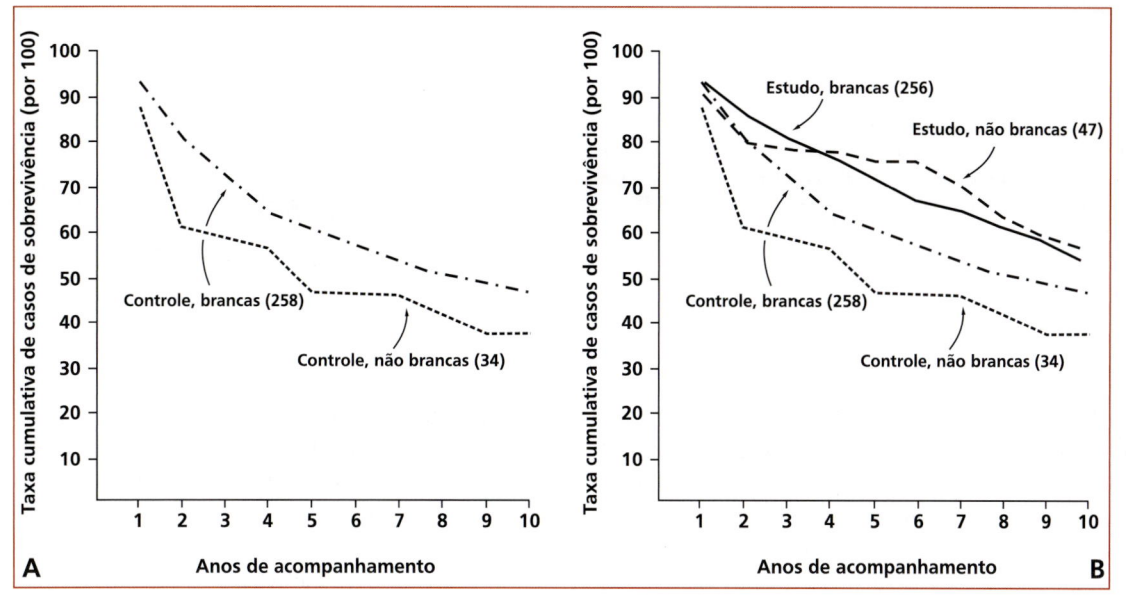

Figura 18-19. A. Taxa cumulativa de casos de sobrevivência, primeiros 10 anos após o diagnóstico por raça. Health Insurance Plan (HIP) grupos-controle. **B.** Taxa cumulativa de casos de sobrevivência, primeiros 10 anos após diagnóstico por raça. Health Insurance Plan (HIP) grupos de estudo e controle. (De: Shapiro S, Venet W, Strax P, *et al.*: Prospects for eliminating racial differences in breast cancer survival rates. Am J Public Health 72:1142-1145, 1982.)

Outros Exemplos de Estudos Avaliando Rastreamento

Mamografia para Mulheres entre 40 e 49 Anos

Uma grande controvérsia em anos recentes centrou-se na questão de se a mamografia deveria ser universalmente recomendada para mulheres entre 40 e 49 anos. Os dados do estudo de Shapiro, assim como os de outras investigações, estabeleceram o benefício de mamografias regulares para mulheres com mais de 50 anos. No entanto, os dados são menos claros para mulheres nos seus 40 anos. Muitos problemas surgem na interpretação dos achados de ensaios randomizados realizados em várias populações diferentes. Apesar de a redução de mortalidade estar estimada em 17% para mulheres entre 40 e 49 anos que realizam mamografias anuais, os dados disponíveis são normalmente oriundos de estudos que não foram especificamente delineados para avaliar possíveis benefícios nesse grupo etário. Além do mais, muitos dos estudos recrutaram mulheres com idades mais próximas dos 50 anos, o que sugere a possibilidade de que, mesmo que ocorram os benefícios observados, eles poderiam ter resultado de mamografias realizadas em mulheres de 50 anos ou mais.

Um aspecto relacionado é apresentado na Figura 18-20. Quando a mortalidade através do tempo é comparada em mulheres rastreadas e não rastreadas com *50 anos de idade ou mais,* (Fig. 18-20A) as curvas de mortalidade divergem em cerca de 4 anos após o recrutamento no estudo, com o grupo da mamografia apresentando menor mortalidade, que persiste com o passar do tempo. No entanto, quando mulheres rastreadas e não rastreadas *entre 40 e 49 anos* são comparadas (Fig. 18-20B), as curvas de mortalidade não sugerem qualquer diferença por pelo menos 11 a 12 anos após o recrutamento. Um maior acompanhamento seria necessário para determinar se a divergência observada nas curvas de mortalidade iriam de fato persistir e se representariam um verdadeiro benefício para as mulheres que tenham feito mamografias com idades entre 40 e 50 anos. Entretanto, a interpretação dessas curvas é complexa, uma vez que as mulheres que tiveram acompanhamento por 10 anos ou mais nesses estudos passaram dos 50 anos de idade. Consequentemente, mesmo que a mortalidade nas mulheres rastreadas diminua após 11 anos, qualquer benefício observado poderia ser fruto das mamografias realizadas após os 50 anos, e não daquelas realizadas antes dessa idade. Maiores acompanhamentos das mulheres incluídas em muitos desses estudos, e em novos estudos que estão recrutando mulheres entre 40 e 49 anos, podem ajudar a esclarecer esses problemas.

Em 1997, um Painel de Consenso foi criado no Instituto Nacional de Saúde dos Estados Unidos da América (National Institutes of Health – NIH) para revisar a evidência científica dos benefícios da mamo-

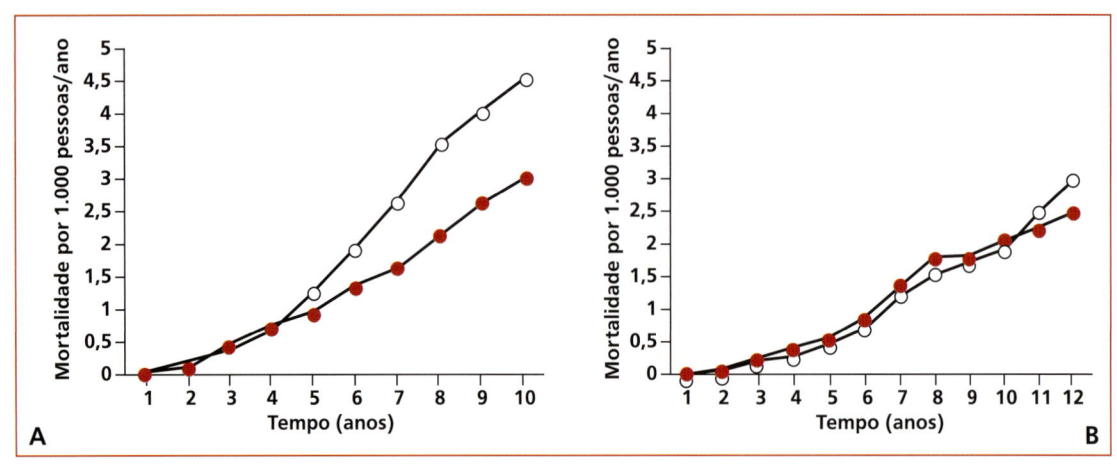

Figura 18-20. Taxa de mortalidade cumulativa por câncer de mama em mulheres rastreadas e não rastreadas (**A**) idades 50 a 69 anos e (**B**) idades 40 a 49 anos. ● = rastreada; ○ = não rastreada. (De Kerlikowske K: Efficacy of screening mammography among women aged 40 to 49 years and 50 to 69 years: Comparison on relative and absolute benefit. Natl Cancer Inst Monogr 22:79-86,1997. **A.** Adaptada de Tabar L, Fagerberg G, Duffy SW, *et al.*: Update of the Swedish two-county program of mammographic screening for breast cancer. Radiol Clin North Am 30:187-210,1992. **B.** Adaptado de Nystrom L, Rutqvist LE, Wall S, *et al.*: Breast cancer screening with mammography: Overview of Swedish randomized trials. Lancet 341:973-978,1993.)

grafia em mulheres entre 40 e 49 anos. O painel concluiu que os dados disponíveis não justificam a recomendação de mamografia para todas as mulheres entre 40 e 49 anos. O painel recomendou que cada mulher deve decidir por conta própria se deseja submeter-se à mamografia.[6] Sua decisão pode ser baseada não apenas em uma análise objetiva das evidências científicas e considerações de sua própria história médica, mas também em como percebem e avaliam cada potencial de riscos e benefícios, a valorização de cada um e como lidam com suas incertezas. Dada a importância e complexidade dos aspectos envolvidos na avaliação das evidências, a mulher deve ter acesso às melhores e mais relevantes informações possíveis a respeito, tanto dos riscos quanto dos benefícios, apresentadas de maneira inteligível e útil.

A maioria das mulheres dependerá muito do conhecimento e sabedoria de seus médicos; um problema importante a este respeito é que muitos médicos não têm conhecimento suficiente das estatísticas de rastreamento de câncer para oferecer o suporte demandado pelas mulheres e suas respectivas famílias para examinar cuidadosamente os resultados e conclusões, bem como a validade, de estudos sobre mamografia em mulheres na quarta década de vida. Um estudo recente de Wegwarth *et al.* apresentou resultados de uma pesquisa nacional com médicos da atenção primária nos Estados Unidos da América, tendo encontrado que a maioria deles interpretou erroneamente a melhoria na sobrevida e o aumento na detecção com o rastreamento como evidência de que o mesmo salva vidas. Poucos reconheceram corretamente que a redução da mortalidade em um ensaio randomizado constitui evidência do benefício do rastreamento.[7]

O painel de consenso acrescentou que para as mulheres na quarta década de vida que decidissem por fazer mamografias, os custos dos exames deveriam ser reembolsados pelos seguros de saúde, empregadores ou órgãos de atenção à saúde, de forma que a condição financeira não influencie na decisão da mulher em fazer ou não as mamografias. As recomendações do painel foram rejeitadas pelo Instituto Nacional do Câncer dos Estados Unidos (National Cancer Institute), que havia originalmente requerido a criação do painel, e por outras agências. Havia indicações claras de que forças políticas importantes estavam operando a favor da mamografia para mulheres entre 40 e 49 anos de idade.

A controvérsia sobre a mamografia se ampliou em 2001, com a publicação de uma revisão feita por Olsen e Gøtzsche, da evidência sustentando a mamografia em *qualquer idade*.[8] Entre as questões levantadas pelos investigadores estavam receios sobre possível inadequação das randomizações, possível falta de confiabilidade da avaliação da causa da morte dos sujeitos, o achado de que em alguns ensaios, as exclusões se deram após a randomização e que mulheres com câncer preexistente forma excluídas apenas do grupo rastreado e sua avaliação de que os dois melhores ensaios não mostraram benefício algum.

Um editorial na revista *Lancet*, no número em que a revisão foi publicada, conclui que: "No presente, não há evidência confiável oriunda de grandes ensaios randomizados para suportar programas de rastreamento por mamografia".[9] Um artigo de 2004 rebateu os argumentos de Olsen e Gøtzsche e concluiu que o consenso anterior estava correto.[10]

No entanto, a controvérsia não diminuiu. Em 2002, o Comitê da Força Tarefa de Serviços Preventivos dos Estados Unidos (U.S. Preventive Services Task Force) revisou a evidência e recomendou o rastreamento com mamografias a cada 1 ou 2 anos para mulheres com 40 anos ou mais. Usando uma versão anterior da metodologia que descrevemos no Capítulo 14, eles classificaram a evidência como "regular" em uma escala de "boa", "regular" ou "pobre".[11] Em 2009, este comitê revisou novamente a questão da mamografia na quarta década de vida e recomendou que as mulheres entre 50 e 74 anos deveriam fazer rastreamento mamográficos a cada 2 anos. Mas eles também concluíram o seguinte: "Para rastreamento bienal em mulheres entre 40 e 49 anos, existe uma certeza moderada de que o benefício resultante é pequeno". O comitê deu a sua recomendação um conceito "C" e apontou que essa nota é uma recomendação contra ao rastreamento de rotina em mulheres entre 40 e 49 anos. Foi acrescentado: "O Comitê encoraja que se tome uma decisão informada e individual sobre quando [em que idade] começar a fazer rastreamento por mamografia".[12]

Em 2007, o Colégio Americano de Médicos (American College of Physicians) publicou novas diretrizes sobre mamografia para mulheres na quarta década de vida, baseadas em uma extensa revisão sistemática que abordou tanto benefícios quanto potenciais danos.[13,14] O grupo concluiu que as evidências de benefícios gerais são menos claras para mulheres dessa faixa etária do que para mulheres com mais de 50 anos e que a mamografia traz riscos significativos, dizendo: "Não achamos que as evidências suportem uma recomendação que se estenda uniformemente a todas as mulheres". Em 2011, o Serviço Nacional de Saúde do Reino Unido (National Health Service) emitiu suas orientações recomendando que mulheres com idade entre 47 e 73 anos se submetam a mamografias a cada três anos.[15]

Assim, a controvérsia entre proponentes e críticos continua, e provavelmente não será resolvida através de pronunciamentos de especialistas de maneira a satisfazer todos os envolvidos. Os problemas metodológicos e de interpretação são complexos e provavelmente não serão resolvidos por novos ensaios mais amplos. Esses estudos são difíceis de serem iniciados e conduzidos, e devido ao tempo necessário para completá-los, estes ensaios também são limitados no sentido de que os achados frequentemente não refletem as mais recentes tecnologias em mamografia. No entanto, com tamanha proporção dos dados ambíguos e alvo de controvérsia, o progresso provavelmente virá de novas tecnologias para detecção do câncer de mama. Enquanto isso, as mulheres são deixadas com o desafio da tomada de decisão a respeito das próprias escolhas sobre mamografia, dadas as grandes incertezas das evidências disponíveis.

Rastreamento para Câncer de Colo de Útero

Talvez não haja teste de rastreamento de câncer mais amplamente usado do que o esfregaço de Papanicolaou. Portanto, seria de se presumir que há evidência esmagadora da sua efetividade na redução da mortalidade causada por câncer de colo de útero invasivo. Infelizmente, nunca houve um estudo devidamente delineado, randomizado e controlado para seu rastreamento; e provavelmente nunca haverá, pois já foi aceito como efetivo tanto pelas autoridades de saúde quanto pelo público. Esta é uma situação incrível, dados os imensos recursos investidos ao redor do mundo no rastreamento para câncer de colo de útero.

Nesse momento, não seria possível eticamente realizar um estudo randomizado com esfregaços de Papanicolaou, em que pese a falta de evidência conclusiva de sua efetividade. Na ausência de ensaios randomizados, várias abordagens alternativas têm sido usadas. Talvez o delineamento de avaliação mais frequentemente utilizado seja a comparação das taxas de incidência e mortalidade nas populações com diferentes proporções de rastreamento. Uma segunda abordagem tem sido examinar mudanças nas taxas de diagnóstico de carcinoma in situ com o passar do tempo. Uma terceira abordagem tem sido estudos de casos e controles nos quais mulheres com câncer de colo de útero invasivo são comparadas com controles e a frequência de realização de testes Papanicolau ou realizados em ambos os grupos. Todos esses estudos são geralmente afetados pelos problemas metodológicos levantados anteriormente nesse capítulo.

Apesar dessas reservas, a evidência indica que muitos, ou a maioria, dos carcinomas in situ provavelmente progridem para câncer invasivo; consequentemente, a detecção precoce do câncer de colo de útero no estágio in situ resultaria em um salvamento significativo de vidas, mesmo que seja inferior a muitas estimativas otimistas. Muito da incerteza sobre o rastreamento para câncer de colo de útero vem do fato de que inicialmente não foi realizado nenhum ensaio randomizado bem delineado. Essa observação ressalta que, nos Estados Unidos da América, uma série de padrões devem ser atingidos antes que novos agentes farmacológicos sejam liberados para uso em humanos, mas outros padrões, menos restritos, são utilizados para novas tecnologias ou novos programas em saúde. Nenhuma droga seria licenciada nos Estados Unidos da América sem ser avaliada através de ensaios randomizados e controlados, mas infelizmente, mas não há nenhuma avaliação exigida antes da introdução de rastreamentos ou outros tipos de programas e procedimentos.

Rastreamento de Neuroblastomas

Algumas das questões recém-discutidas são encontradas no rastreamento para neuroblastoma, um tumor que ocorre em crianças pequenas. A razão para o rastreamento de neuroblastomas foi fundamentado por Tuchman e colegas[16]: (1) Os desfechos apresentaram pequenas melhoras nas últimas décadas. (2) O prognóstico é sabidamente melhor em crianças que manifestam a doença antes de 1 ano de idade. (3) Em qualquer idade, as crianças nos estágios mais avançados da doença têm pior prognóstico do que aquelas em estágios mais iniciais. (4) Mais de 90% dos que apresentam sintomas clínicos de neuroblastoma excretam quantidades mais altas que o normal de catecolaminas na urina. (5) Esses metabólitos podem facilmente ser medidos nas amostras de urina coletadas das fraldas.

Esses fatos constituem uma forte razão para o rastreamento de neuroblastomas. A Figura 18-21 mostra dados do Japão, onde se deu um grande esforço para o rastreamento de neuroblastomas. Os percentuais de crianças menores que 1 ano nas quais o neuroblastoma foi detectado foram comparados antes e depois do início do rastreamento em Sapporo, uma cidade em Hokkaido, e esses dados foram comparados aos de nascimentos no resto de Hokkaido, onde não havia nenhum programa de rastreamento. Após o início do rastreamento, foi detectado maior percentual de casos de neuroblastomas em crianças menores de 1 ano de idade em Sapporo do que no resto de Hokkaido.

No entanto, vários problemas sérios surgem na avaliação dos benefícios do rastreamento para neuroblastoma. Hoje está claro que o neuroblastoma é uma doença biologicamente heterogênea, e há claramente melhor prognóstico inicial em alguns casos do que em outros. Muitos tumores tem um bom prognóstico porque regridem espontaneamente, mesmo sem tratamento. Além do mais, o rastreamento tende a detectar tumores de crescimento lento e menos malignos do que os de crescimento rápido e agressivo.

Assim, fica difícil demonstrar que o rastreamento para neuroblastomas seja benéfico de fato. Na realidade, dois amplos estudos de rastreamento de neuroblastoma foram publicados em 2002. Woods e colegas[17] estudaram 476.654 crianças em Quebec, Canadá. O rastreamento foi oferecido a todas as crianças de 3 semanas e de 6 meses. A mortalidade por neuroblastoma até 8 anos de idade entre as crianças rastreadas em Quebec não era menor do que em quatro coortes não rastreadas, (Tabela 18-3), do que no resto do Canadá exceto Quebec ou do que em duas coortes históricas (Tabela 18-4). Schilling *et al.*[18] estudaram

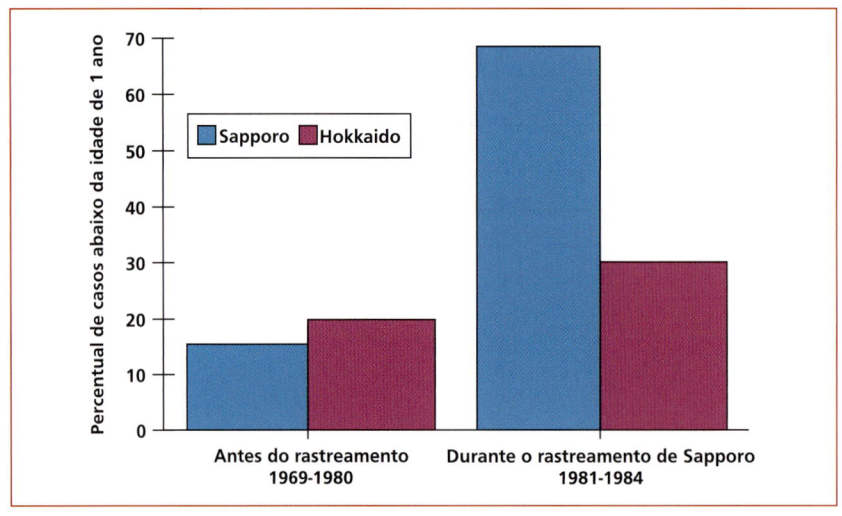

Figura 18-21. Porcentagem de casos de neuroblastoma antes de 1 ano de idade em Sapporo e Hokkaido, Japão antes e depois de rastreamento. (Adaptada de Goodman SN: Neuroblastoma screening data: An epidemiologic analysis. Am J Dis Child 145:1415-1422, 1991; baseada em dados de Nishi M, Miyake H, Takeda T, *et al.*: Effects on the mass screening of neuroblastoma in Sapporo City. Cancer 60:433-436, 1987. Copyright © 1987 American Cancer Society. Reimpressa sob a permissão de Wiley-Liss, Inc uma subsidiária de John Wiley & Sons, Inc.)

TABELA 18-3. Taxa de Morte por Neuroblastoma aos 8 Anos de Idade na Coorte Rastreada de Quebec, Comparada com as Taxas em Quatro Coortes Não Rastreadas*

Coorte-controle	Número de mortes esperadas em Quebec com base na coorte-controle	Taxa de mortalidade padronizada para Quebec (CI 95%)
Ontário	19,8	1,11 (0,64-1,92)
Minnesota	24,4	0,90 (0,48-1,70)
Flórida	15,7	1,40 (0,81-2,41)
Grande Vale de Delaware	22,8	0,96 (0,56-1,66)

*Houve 22 mortes por neuroblastoma na coorte rastreada de Quebec.
CI, intervalo de confiança.
De: Woods WG, Gao R, Shuster JJ, et al.: Screening of infants and mortality due to neuroblastoma. N Engl J Med 346:1041-1046, 2002.

2.581.188 crianças na Alemanha para as quais foi oferecido rastreamento com 1 ano de idade. Eles descobriram que o rastreamento não reduziu a incidência da doença disseminada e não parece reduzir a mortalidade pela doença, ainda que o acompanhamento da mortalidade não estivesse completo. Assim, os dados atualmente disponíveis não suportam o rastreamento para neuroblastoma. Os achados desses estudos demonstram a importância de se entender a biologia e história natural da doença e a necessidade de se obter evidência relevante e rigorosa sobre os potenciais benefícios, ou falta deles, quando o rastreamento para qualquer doença está sendo considerado. A capacidade em detectar uma doença pelo rastreamento não pode ser equacionada com a demonstração dos benefícios para os rastreados.

PROBLEMAS NA AVALIAÇÃO DA SENSIBILIDADE E ESPECIFICIDADE DE TESTES

Repetidamente, novos programas de rastreamento são iniciados logo depois que um teste se torna disponível. Quando tais testes são desenvolvidos, frequentemente são feitas afirmações – pelos fabricantes de *kits* de teste, pesquisadores ou outros – de que o teste possui alta sensibilidade e alta especificidade. No entanto, como veremos, de um ponto de vista prático, isso pode, muitas vezes, ser difícil de demonstrar.

A Figura 18-22A mostra uma tabela 2 × 2, como já vimos em capítulos anteriores, tabulando a realidade (presença ou ausência de doença) contra os resultados do teste (positivo ou negativo).

Para se calcular sensibilidade e especificidade, são necessários dados nas quatro células. No entanto, frequentemente aqueles com resultados positivos *(a + b)* (apresentados na *linha superior* da figura) são encaminhados para mais testes. Os dados para quem tem resultado negativo *(c + d)* são frequentemente indisponíveis, por que estes pacientes não foram testados novamente. Por exemplo, como mostra a Figura 18-22B, o teste de Western-Blot serve como padrão ouro para a detecção da infecção por vírus da imunodeficiência humana (HIV), sendo que aqueles positivos para o ensaio imunoenzimático (ELISA) são encaminhados para testagem com o método Western-Blot.

TABELA 18-4. Taxa de Morte por Neuroblastoma aos 8 Anos de Idade na Coorte Rastreada de Quebec, Comparada com as Taxas de Coortes Canadenses Não Rastreadas*

Coorte-controle	Número de mortes esperadas em quebec com base na coorte-controle	Taxa de mortalidade padronizada para Quebec (CI 95%)
Coortes históricas		
Quebec	22,5	0,98 (0,54-1,77)
Canadá	21,2	1,04 (0,64-1,69)
Coorte atual		
Canadá excluindo Quebec	15,8	1,39 (0,85-2,30)

*Houve 22 mortes por neuroblastoma na coorte rastreada. Todos os dados foram coletados por Statistics Canada.
CI, intervalo de confiança.
De: Woods WG, Gao R, Shuster JJ, et al.: Screening of infants and mortality due to neuroblastoma. N Engl J Med 346:1041-1046, 2002.

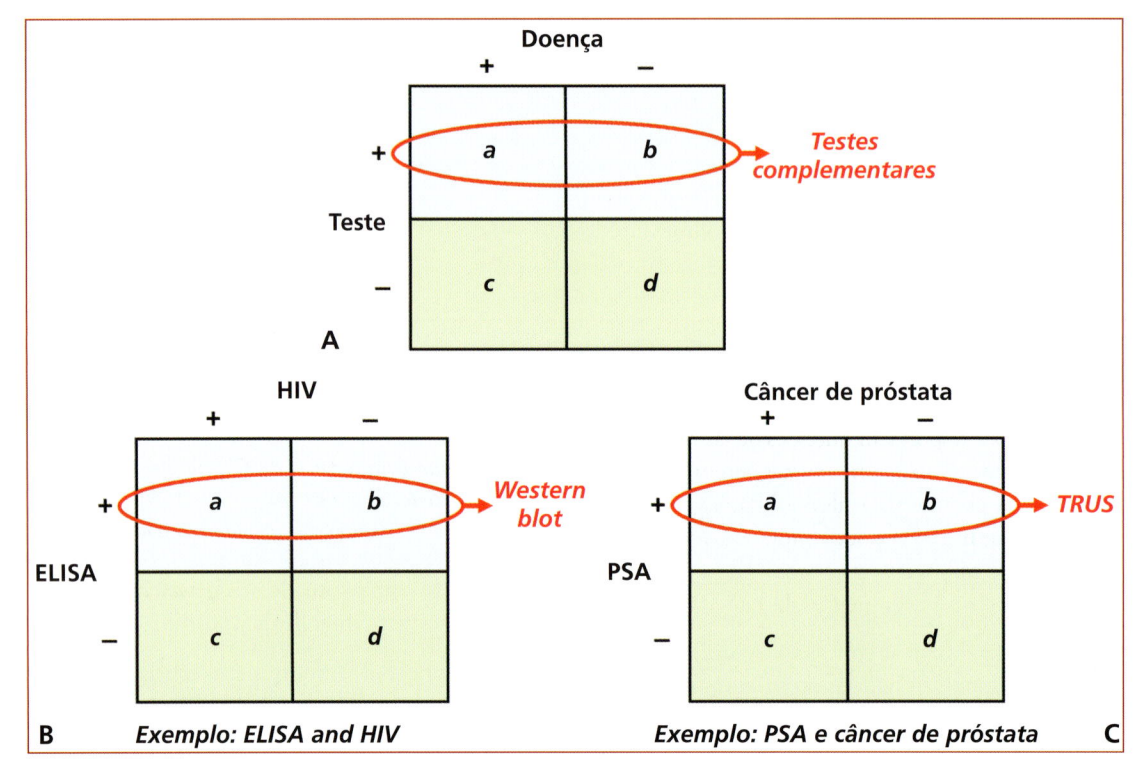

Figura 18-22. A. Problema para estabelecer sensibilidade e especificidade em razão de acompanhamento limitado daqueles com resultados de teste negativos. **B.** Problema para estabelecer sensibilidade e especificidade em razão de acompanhamento limitado daqueles com resultados de teste negativos para HIV usando teste imunoenzimático (ELISA). **C.** Problema para estabelecer sensibilidade e especificidade em decorrência de acompanhamento limitado daqueles com resultados de teste negativos usando teste de antígeno prostático específico (PSA) para câncer de próstata. TRUS, ultrassonografia transretal.

No entanto, como os resultados negativos para ELISA geralmente não são testados novamente, os dados necessários na linha inferior da tabela para o cálculo da sensibilidade e especificidade do ELISA normalmente não estão disponíveis, a partir de testes de rotina. Para obter estes dados, é essencial que alguns espécimes negativos para ELISA também sejam encaminhados para novos testes, juntamente com os resultados positivos.

A situação do teste do antígeno prostático específico (PSA) é ainda mais difícil, conforme mostrado na Figura 18-22C. Este teste foi originalmente utilizado para monitorar a resposta de pacientes com câncer de próstata ao tratamento, mas tem sido crescentemente usado para detectar o câncer de próstata. Mas qual a sensibilidade e a especificidade desse teste na detecção do câncer de próstata?

Homens com níveis de PSA elevados (resultado positivo para o teste) são frequentemente encaminhados para realizar mais exames, incluindo a ultrassonografia transretal (TRUS) e biópsia da próstata. Estes procedimentos são caros e estão associados à dor e desconforto. Novamente, *apenas* aqueles com o PSA elevado *(a + b)* são encaminhados para mais testes e ficam faltando os dados para os com resultados negativos *(c + d)*. Nesse caso, porém, ao contrário da situação com o ELISA e o Western-blot, é difícil de conceber que uma pessoa com níveis baixos de PSA (resultados normais) seja enviada para TRU ou biópsia somente para completar os dados das duas células inferiores. Portanto, o estabelecimento de sensibilidade e especificidade do teste PSA é, no mínimo, difícil.

INTERPRETAÇÃO DOS RESULTADOS DE ESTUDOS QUE NÃO MOSTRAM BENEFÍCIOS DO RASTREAMENTO

Neste capítulo, até agora, enfatizamos a interpretação de resultados que mostram diferenças entre grupos rastreados e não rastreados. Se, no entanto, não conseguirmos demonstrar benefícios da detecção precoce de doenças, qualquer uma das interpretações abaixo seriam possíveis.

1. A aparente falta de benefícios pode ser inerente à história natural da doença (p. ex., a doença não tem uma fase pré-clínica detectável ou tem a fase pré-clínica detectável extremamente curta).

2. A terapêutica disponível pode não ser mais eficiente quando aplicada precocemente do que quando aplicada no momento do diagnóstico normal.
3. A história natural e as terapias disponíveis podem ter o potencial de acentuar benefícios, mas inadequações do atendimento fornecido àqueles com resultados positivos podem explicar a ausência de benefícios observada (*i.e.*, há eficiência, mas não há efetividade).

TABELA 18-5. Critérios Usados pela Sociedade Americana do Câncer em Suas Recomendações para Exames de Câncer

1. Devem haver boas evidências de que cada teste ou procedimento recomendado é medicamente efetivo na redução da morbidade ou mortalidade
2. Os benefícios médicos devem superar os riscos
3. O custo de cada teste ou procedimento deve ser razoável comparado com os benefícios esperados
4. As ações recomendadas devem ser práticas e factíveis

ANÁLISE DE CUSTO-BENEFÍCIO DOS RASTREAMENTOS

Algumas pessoas respondem questões de custo-benefício concentrando-se apenas nos custos perguntando: se o teste é barato, por que não realizá-lo? Porém, apesar de o teste de sangue nas fezes, por exemplo, no rastreamento do câncer de cólon, custar poucos dólares para o *kit* de filtro de papel e processamento laboratorial, para calcular o custo total desse teste, devemos incluir o custo de colonoscopias realizadas após o teste inicial, bem como o custo das complicações que, ainda que com pouca frequência, acompanham a colonoscopia.

O balanço de custo-efetividade inclui não somente os custos financeiros, mas também os não financeiros para o paciente, incluindo ansiedade, angústia e incômodo. O teste em si é invasivo? Mesmo que não seja, se o resultado for positivo, a terapia invasiva seria justificada pelo resultado? Qual é a proporção de resultados falsos positivos desse teste, isto é, que percentual de pessoas serão submetidas a testes invasivos ou em quem será gerada uma ansiedade apesar de os indivíduos não terem a doença em questão? Assim, o "custo" de um teste não é apenas o do procedimento, mas também o do processo completo de acompanhamento, que é deflagrado por um resultado positivo, mesmo que, no final, revele-se um falso positivo. Essas considerações estão refletidas nos critérios usados pela Sociedade Americana de Câncer (American Cancer Society) na revisão de suas diretrizes para o rastreamento de câncer, publicada em 2000 (Tabela 18-5).[19]

Outra visão do custo-benefício foi apresentada por Elmore e Choe (2007). Discutindo a mamografia para rastreamento em mulheres de 40 a 49 anos, eles escreveram o seguinte:

> Aqui está uma maneira de explicar a evidência (com a ressalva de que os números estão arredondados e simplificados): para cada 10.000 mulheres que recebem mamografias em rastreamentos de rotina a partir dos 40 anos, 6 delas podem-se beneficiar de uma diminuição do risco de morte em razão do câncer de mama. Porém mesmo esse benefício modesto requer múltiplos exames e acompanhamento para todas as 10.000 mulheres por mais de uma década. Dito de outra forma, 9.994 mulheres não recebem qualquer benefício, porque a maioria delas não desenvolverá câncer e algumas terão o câncer detectado apenas quando for tarde demais para a cura.[20]

CONCLUSÃO

Este capítulo revisou algumas das principais fontes de viés que devem ser consideradas na avaliação dos achados de estudos que comparam populações rastreadas e não rastreadas. Os vieses de seleção para rastreamento e prognóstico podem ser abordados, amplamente, pelo uso de delineamentos de ensaios clínicos controlados e randomizados. Estimativas razoáveis da antecipação diagnóstica podem ser feitas se as informações apropriadas estiverem disponíveis. Poucos métodos atualmente utilizados para detectar precocemente doenças foram submetidos à avaliação através de ensaios clínicos randomizados e controlados, e a maioria provavelmente está destinada a não receber este tipo de avaliação. Isso resulta de diversos fatores, incluindo dificuldade e gastos associados à condução de tais estudos e questões éticas inerentes à randomização de uma população para receber ou não modalidades de tratamento amplamente utilizadas e consideradas efetivas, mesmo na ausência de evidências. Consequentemente, ficamos obrigados a maximizar nosso uso de evidências oriundas de abordagens não randomizadas e, para tal, os potenciais vieses e problemas discutidos nesse capítulo devem ser considerados.

Ao abordar programas de detecção precoce de doenças, devemos ser capazes de identificar os grupos de alto risco. Isso incluiria não apenas aqueles sob risco de desenvolver a doença em questão, mas também aqueles "sob risco" de se beneficiarem da intervenção. Esses são os grupos para os quais os cálculos de custo-benefício favorecerão a vantagem. Devemos ter em mente que, mesmo que o teste de rastreamento, como o esfregaço de Papanicolaou, não seja invasivo em si, a intervenção indicada por um resultado positivo do teste de rastreamento pode ser altamente invasiva.

A questão primordial é como tomar decisões quando nossos dados são inconclusivos, inconsistentes ou incompletos. Deparamo-nos com esse dilema regularmente, tanto na prática clínica quanto no desenvolvimento de políticas de saúde pública. Essas decisões devem primeiramente considerar o corpo de evidências científicas relevantes existente. Em última análise, porém, a decisão de realizar ou não um rastreamento para uma doença é um julgamento de valor, que deve considerar a incidência e gravidade da doença, a viabilidade de detectar a doença precocemente, viabilidade de intervir efetivamente nos que apresentam resultados positivos do rastreamento e o cálculo do custo-benefício geral de um programa de detecção precoce.

Para melhorar a nossa capacidade de tomar decisões apropriadas, são necessárias pesquisas adicionais quanto à história natural da doença e, especificamente, a respeito das características dos indivíduos que estejam sob risco de desfechos adversos. Antes da introdução de novos programas de rastreamento, devemos defender fortemente os ensaios randomizados e controlados bem conduzidos, de modo que não fiquemos atuando em uma atmosfera de incertezas em um futuro no qual tais estudos tenham se tornado quase impossíveis de serem realizados. Contudo, dado o fato de que a maioria das práticas médicas e de saúde pública – incluindo a detecção precoce de doenças – não foram submetidas a ensaios randomizados e de que as decisões quanto a detecção precoce devem ser tomadas com base em dados incompletos e ambíguos é essencial que, como profissionais de saúde, apreciemos e compreendamos as questões metodológicas envolvidas, de modo que possamos fazer o uso mais sábio dos conhecimentos disponíveis em nome dos nossos pacientes. Mesmo a melhor das intenções e a pregação apaixonada não podem substituir a evidência rigorosa que apoie os benefícios do rastreamento ou a ausência desses.

REFERÊNCIAS

1. Whittier JG, from Maud Muller: The Panorama, and Other Poems. Boston, Ticknor and Fields, 1856.
2. Harte B, from "Mrs. Judge Jenkins: Sequel to Maud Muller" East and West Poems. Boston, James R. Osgood and Company, 1871.
3. Hutchison GB: Evaluation of preventive services. J Chronic Dis 11:497-508, 1960.
4. Shapiro S, Venet W, Strax P, Venet L (eds): Periodic Screening for Breast Cancer: The Health Insurance Plan Project and Its Sequelae, 1963-1986. Baltimore, Johns Hopkins University Press, 1988.
5. Shapiro S, Venet W, Strax P, et al: Prospects for eliminating racial differences in breast cancer survival rates. Am J Public Health 72:1142-1145, 1982.
6. Breast Cancer Screening for Women Ages 40-49. NIH Consensus Statement Online, 1997 January 21-23, cited 15:1-35, 2007.
7. Wegwarth O, Schwartz LM, Woloshin S, et al: Do physicians understand cancer screening statistics? A national survey of primary care physicians in the United States. Ann Intern Med 156:340-349, 2012.
8. Olsen O, Gøtzsche C: Cochrane review on screening for breast cancer with mammography. Lancet 358:1340-1342, 2001.
9. Horton R: Screening mammography: An overview revisited. Lancet 358:1284-1285, 2001.
10. Freedman DA, Petitti DB, Robins JM: On the efficacy of screening for breast cancer. Int J Epidemiol 33:43-55, 2004.
11. U.S. Preventive Services Task Force: Breast cancer screening: A summary of the evidence for the U.S. Preventive Services Task Force. Ann Intern Med 137:347-360, 2002.
12. Screening for Breast Cancer, Topic Page, July 2010. U.S. Preventive Services Task Force website: http://www.uspreventiveservicestaskforce.org/uspstf09/breastcancer/brcanrs.htm. Accessed June 14, 2013.
13. Brewer NT, Salz T, Lillie SE: Systematic review: The longterm effects of false-positive mammograms. Ann Intern Med 146:502-510, 2007.
14. Qaseem A, Snow V, Sherif K, et al: Screening mammography for women 40 to 49 years of age: A clinical practice guideline from the American College of Physicians. Ann Intern Med 146:511-515, 2007.
15. Warner E: Breast-cancer screening. N Engl J Med 365:1025-1032, 2011.
16. Tuchman M, Lemieux B, Woods WG: Screening for neuroblastoma in infants: Investigate or implement? Pediatrics 86:791-793, 1990.
17. Woods WG, Gao R, Shuster JJ, et al: Screening of infants and mortality due to neuroblastoma. N Engl J Med 346:1041-1046, 2002.
18. Schilling FH, Spix C, Berthold F, et al: Neuroblastoma screening at one year of age. N Engl J Med 346:1047-1053, 2002.
19. Smith RA, Mettlin CJ, David KJ, et al: American Cancer Society guidelines for the early detection of cancer. CA Cancer J Clin 50:34-49, 2000.
20. Elmore JG, Choe JH: Breast cancer screening for women in their 40s: Moving from controversy about data to helping individual women. Ann Intern Med 146:529-531, 2007.

QUESTÕES DE REVISÃO DO CAPÍTULO 18

As questões 1 a 4 são baseadas nas informações abaixo:

Um novo programa de rastreamento foi instituído em certo país. O programa usava um teste de rastreamento efetivo para detectar câncer Z em estágio inicial. Suponha que não haja um tratamento efetivo para esse tipo de câncer e, portanto, os resultados do programa não alterem, de forma alguma, o curso normal da doença. Presuma, também, que as taxas observadas sejam calculadas a partir de todos os casos conhecidos de câncer Z e que não houve alterações na qualidade de certificações de óbito para esta doença.

1. O que acontecerá com a taxa de incidência aparente de câncer Z naquele país durante o primeiro ano deste programa?
   a. A taxa de incidência aumentará
   b. A taxa de incidência diminuirá
   c. A taxa de incidência permanecerá constante

2. O que acontecerá com a aparente taxa de prevalência de câncer Z naquele país durante o primeiro ano deste programa?
   a. A taxa de prevalência aumentará
   b. A taxa de prevalência diminuirá
   c. A taxa de prevalência permanecerá constante

3. O que acontecerá com a taxa de letalidade aparente de câncer Z naquele país durante o primeiro ano deste programa?
   a. A taxa de letalidade aumentará
   b. A taxa de letalidade diminuirá
   c. A taxa de letalidade permanecerá constante

4. O que acontecerá com a taxa de mortalidade aparente de câncer Z no país como resultado do programa?
   a. A taxa de mortalidade aumentará
   b. A taxa de mortalidade diminuirá
   c. A taxa de mortalidade permanecerá constante

5. O(s) melhor(es) índice(s) para se concluir que um programa de detecção precoce de câncer de mama verdadeiramente melhora a história natural da doença, 15 anos após o seu início, seria(m).
   a. Menor mortalidade proporcional por câncer de mama 15 anos após o início do programa de detecção precoce, em comparação com a mortalidade proporcional antes do seu início
   b. Taxas de sobrevida melhoradas para pacientes com câncer de mama (ajustadas para antecipação diagnóstica)
   c. Uma diminuição na incidência de câncer de mama
   d. Uma diminuição na prevalência de câncer de mama
   e. Nenhuma das anteriores

6. Em geral, o rastreamento deve ser realizado para doenças com a(s) seguinte(s) característica(s):
   a. Doenças com baixa prevalência em subgrupos identificáveis da população
   b. Doenças cujas taxas de letalidade são baixas
   c. Doenças com uma história natural que possa ser alterada por intervenção médica
   d. Doenças que são prontamente diagnosticadas e para as quais a eficácia do tratamento tem se mostrado ambígua por evidências de vários ensaios clínicos
   e. Nenhuma das anteriores

A pergunta 7 é baseada nas informações dadas abaixo:

O diagrama abaixo mostra a história natural da doença X:

7. Suponha que a detecção precoce da doença X através de rastreamento melhora seu prognóstico. Para que um programa de rastreamento seja o mais efetivo, em qual o ponto da história natural da doença, no diagrama, deve ser o ponto crítico?
   a. Entre A e B
   b. Entre B e C
   c. Entre C e D
   d. Em qualquer ponto entre A e C
   e. Em qualquer ponto entre A e D

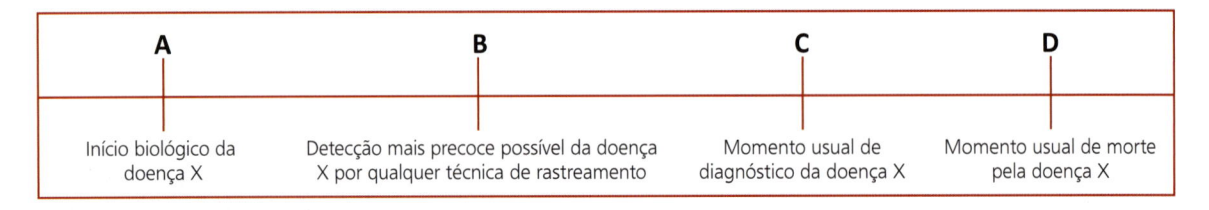

A	B	C	D
Início biológico da doença X	Detecção mais precoce possível da doença X por qualquer técnica de rastreamento	Momento usual de diagnóstico da doença X	Momento usual de morte pela doença X

8. Qual das seguintes não é uma medida de desfecho possível que poderia ser usada como indicador do benefício de programas de rastreamento voltados para a detecção precoce de doenças?
   a. A redução da taxa de letalidade nos indivíduos rastreados
   b. A redução da mortalidade na população rastreada
   c. A redução da incidência na população rastreada
   d. A redução de complicações
   e. Melhora na qualidade de vida dos indivíduos rastreados

Capítulo 19

Epidemiologia e Políticas Públicas

Todo trabalho científico é incompleto – seja observacional ou experimental.
Todo trabalho científico é passível de ser revisado ou modificado pelo avanço do conhecimento.
Isso não nos dá a liberdade de ignorar os conhecimentos que já possuímos, ou de adiar a ação que eles parecem demandar em determinado momento.[1]
  – Sir Austin Bradford Hill, Discurso do Presidente,
    Royal Society of Medicine, 14 de janeiro, 1965

A experiência é uma coisa maravilhosa que lhe permite reconhecer um erro quando você o comete novamente.[2]
  – Franklin P. Jones, lendário humorista americano (1908-1980)

Objetivos de aprendizagem

- Revisar o papel da epidemiologia na prevenção de doenças e comparar duas possíveis estratégias para prevenção: dirigida a grupos de alto risco para doença comparada com as focadas na população em geral
- Definir determinação de risco e discutir o papel da epidemiologia em sua determinação, incluindo a mensuração da exposição
- Discutir como a epidemiologia pode fundamentar as políticas públicas nos Estados Unidos da América do Norte através dos tribunais
- Introduzir a revisão sistemática e a metanálise como ferramentas para sumarizar a evidência epidemiológica usada para criar políticas públicas e discutir como o viés de publicação pode impactar esses estudos
- Identificar possíveis fontes de incerteza quando os resultados dos estudos epidemiológicos são usados como base para a formulação de políticas públicas

O principal papel da epidemiologia é servir de base para o desenvolvimento de políticas que influenciam a saúde das populações, incluindo prevenção e controle de doenças. Como visto em capítulos anteriores, os resultados dos estudos epidemiológicos podem ser relevantes tanto para aspectos da prática clínica e saúde comunitária quanto para abordagens populacionais voltadas à prevenção de doenças e promoção da saúde. As aplicações práticas da epidemiologia, já discutidas no Capítulo 1, frequentemente estão tão integradas à disciplina que se incorporam às suas várias definições. Historicamente, as pesquisas epidemiológicas iniciaram com o objetivo de abordar desafios emergentes relativos às doenças humanas e na saúde pública. De fato, uma das maiores fontes de inspiração na epidemiologia é a aplicabilidade direta de seus achados, no sentido de diminuir os problemas de saúde nas populações. Este capítulo apresenta uma revisão de algumas questões e problemas relacionados com a epidemiologia e suas aplicações na elaboração e avaliação de políticas públicas.

EPIDEMIOLOGIA E PREVENÇÃO

A importância da epidemiologia na prevenção foi enfatizada em vários capítulos anteriores. A identificação de populações com aumento de risco, verificando a causa desse aumento e analisando custos e benefícios da eliminação ou redução da exposição ao fator ou fatores causais requerem um entendimento dos conceitos básicos da epidemiologia e da possível interpretação dos achados de estudos epidemiológicos. Além disso, conhecer a força da evidência e identificar os limites das inferências ou generalizações originadas pelos achados é de suma importância. Assim, a epidemiologia pode ser considerada a "ciência básica" da prevenção.

Quantos dados epidemiológicos necessitamos para justificar um esforço preventivo? Certamente não há uma resposta fácil para essa dúvida. Algumas das questões envolvendo diferenças no papel da prevenção primária ou secundária estão sendo consideradas. Se estamos discutindo prevenção primária, a resposta depende de uma série de condições, custos envolvidos (em termos de dólares, sofrimento das populações e perda de qualidade de vida), magnitude da evidência, que implica determinado fator causal ou fatores da etiologia da doença em estudo e a dificuldade de reduzir ou eliminar a exposição ao fator específico.

Em relação à prevenção secundária, as questões são diferentes. A gravidade da doença em estudo deve ser considerada. Também, por outro lado, devemos perguntar se podemos detectar a doença, mais precocemente do que o usual, com os rastreamentos tradicionais, o quanto invasiva e onerosa será a detecção, se a pessoa que tem a doença terá benefícios, se o tratamento foi iniciado em um estágio mais precoce do que o habitual e se existem efeitos colaterais associados ao rastreamento. A epidemiologia, certamente, é um excelente método para resolver muitas dessas questões.

Nos últimos anos, uma atenção considerável foi destinada a ampliar o que tem sido chamado de modelo tradicional de fator de risco da epidemiologia, no qual exploramos a relação de um fator independente, como uma exposição a um fator dependente, como um desfecho (doença) (Fig. 19-1). Sugere-se que essa abordagem deveria ser expandida de duas maneiras: primeiro, deveria ser incluída a medida não só do desfecho adverso – a doença em si – mas também os impactos econômicos, sociais e psicológicos resultantes da doença no indivíduo, em sua família e na comunidade. Segundo, está claro que a exposição a um suposto agente causal não é, geralmente, distribuída de modo uniforme na população. Os fatores que determinam o quanto uma pessoa se torna exposta necessitam ser explorados se a prevenção for efetiva na redução da exposição (Fig. 19-2). O modelo completo é ainda mais complexo, como mostra a Figura 19-3: a relação é influenciada por *determinantes de susceptibilidade* do indivíduo à exposição; esses incluem fatores genéticos associados, juntamente com influências ambientais e sociais. Embora tal abordagem ampliada seja intuitivamente atrativa e forneça um excelente quadro no sentido de permitir a análise dos problemas de saúde pública, ainda permanece a necessidade de se demonstrar se determinadas exposições ou outras variáveis independentes estão associadas a aumento do risco de doenças específicas.

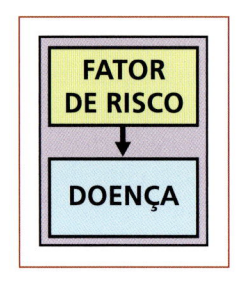

Figura 19-1. Diagrama do fator de risco clássico em epidemiologia.

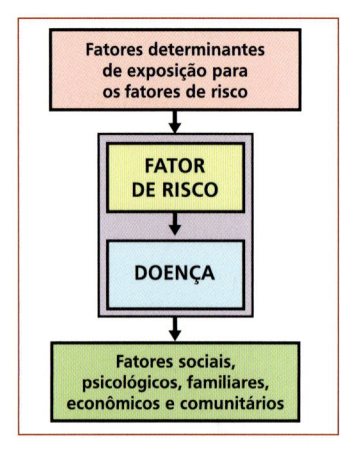

Figura 19-2. Diagrama ampliado do modelo epidemiológico de fator de risco, para incluir determinantes de exposição, como fatores sociais, econômicos, psicológicos e efeitos familiares da doença.

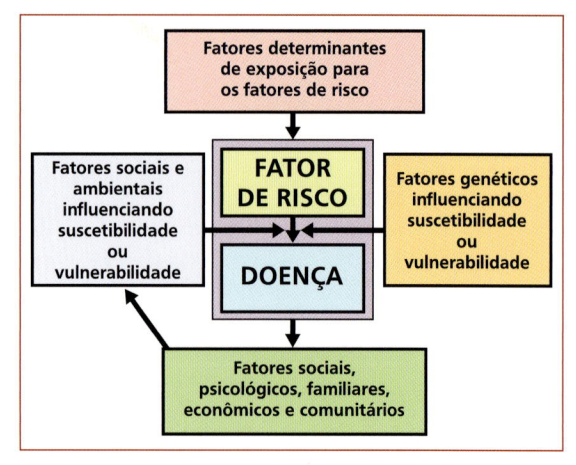

Figura 19-3. Diagrama do modelo epidemiológico ampliado de fator de risco, incluindo as inter-relações dos fatores que determinam susceptibilidade ou vulnerabilidade.

De qualquer modo, a decisão do número e do tipo de dados que necessitamos para prevenção será determinada socialmente, de dependendo dos valores e prioridades de uma sociedade. A epidemiologia, em conjunto com outras disciplinas, pode fornecer muitos dos dados científicos necessários que são relevantes para questões de risco e de prevenção. Porém, a decisão final para estabelecer o início de um programa de prevenção será determinada, principalmente, por considerações econômicas e políticas, bem como pelos valores da sociedade. Ao mesmo tempo, espera-se que tais decisões também sejam fundamentadas em evidências científicas de bases sólidas, fornecidas pela epidemiologia e outras disciplinas relevantes.

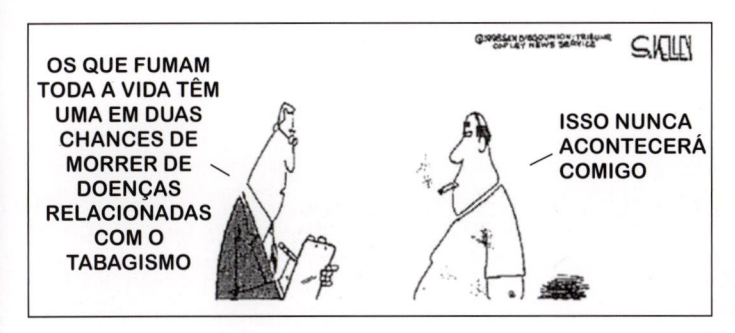

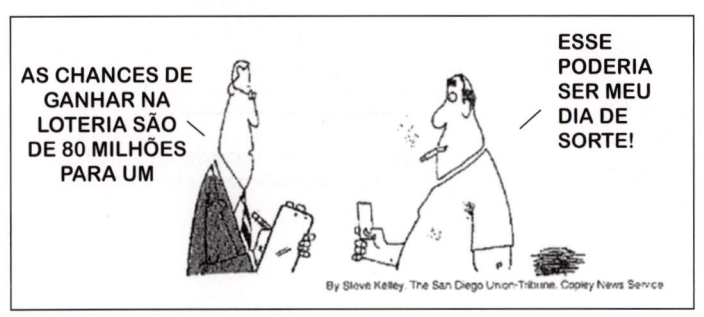

Figura 19-4. Risco do quê? Como a questão final pode afetar a percepção de risco do indivíduo e sua disposição em agir. (S. Kelley. © 1998 San Diego Union Tribune. Copley News Service.)

É importante distinguir entre exposições *macro* e *microambientais*. As exposições macroambientais referem-se a exposições como poluição do ar, que afeta populações ou comunidades inteiras. As exposições microambientais referem-se a fatores ambientais que afetam determinado indivíduo, como sua dieta, consumo de tabaco e álcool. Do ponto de vista da prevenção, os fatores macroambientais são muito mais facilmente controlados e modificados uma vez que podem ser realizados pela legislação e regulamentação (p. ex., definições de padrões ambientais para poluentes). Já as modificações dos fatores microambientais, ao contrário, dependem da modificação de hábitos individuais e estilo de vida, que, frequentemente, são desafios muito maiores.

Em relação aos fatores microambientais, o estabelecimento da evidência científica e da estimativa de risco não é, de modo geral, suficiente para induzir os indivíduos a modificarem seus estilos de vida para a efetiva prevenção. Frequentemente, os indivíduos diferem entre si, na medida em que estão dispostos a correr riscos em muitos aspectos de suas vidas, inclusive na saúde. Além disso, os comportamentos individuais podem ser divergentes, dependendo da existência do confronto com o risco de um desfecho adverso ou do "risco" de um evento positivo (Fig. 19-4). Também, os indivíduos podem colocar a culpa de seus problemas de saúde em outros fatores e não em seus próprios estilos de vida. Assim, a transmissão da informação sobre fatores de risco, mencionada anteriormente, deve ir além do comunicado dos achados sobre tais riscos aos responsáveis pela elaboração de políticas. Deve, também, estar de acordo com a informação dada à população, de uma maneira que seja compreensível, dentro do contexto das percepções das pessoas quanto a seus riscos, de modo que os indivíduos sejam motivados a aceitar responsabilidades e agir, da melhor maneira possível, em nome de sua própria saúde. Os epidemiologistas deveriam, portanto, trabalhar com educadores em saúde para a educação efetiva da população, no que se refere às questões de risco.

ABORDAGENS POPULACIONAIS *VERSUS* ABORDAGENS DE ALTO RISCO PARA PREVENÇÃO

Uma questão importante em prevenção é se nossa abordagem deveria ser voltada para grupos-alvo que, sabidamente, são de alto risco, ou se deveríamos estender os esforços de prevenção primária à população geral como um todo. Essa questão foi debatida por Rose, em 1985,[3] e mais tarde foi ampliada por Whelton em 1994,[4] em uma discussão sobre prevenção da hipertensão e prevenção de mortes por doenças coronarianas (CHD).

Os estudos epidemiológicos têm demonstrado que o risco de morrer por CHD aumenta progressivamente com o aumento tanto da pressão sanguínea sistólica quanto da diastólica; mas não há um limiar conhecido. A Figura 19-5A mostra a distribuição da

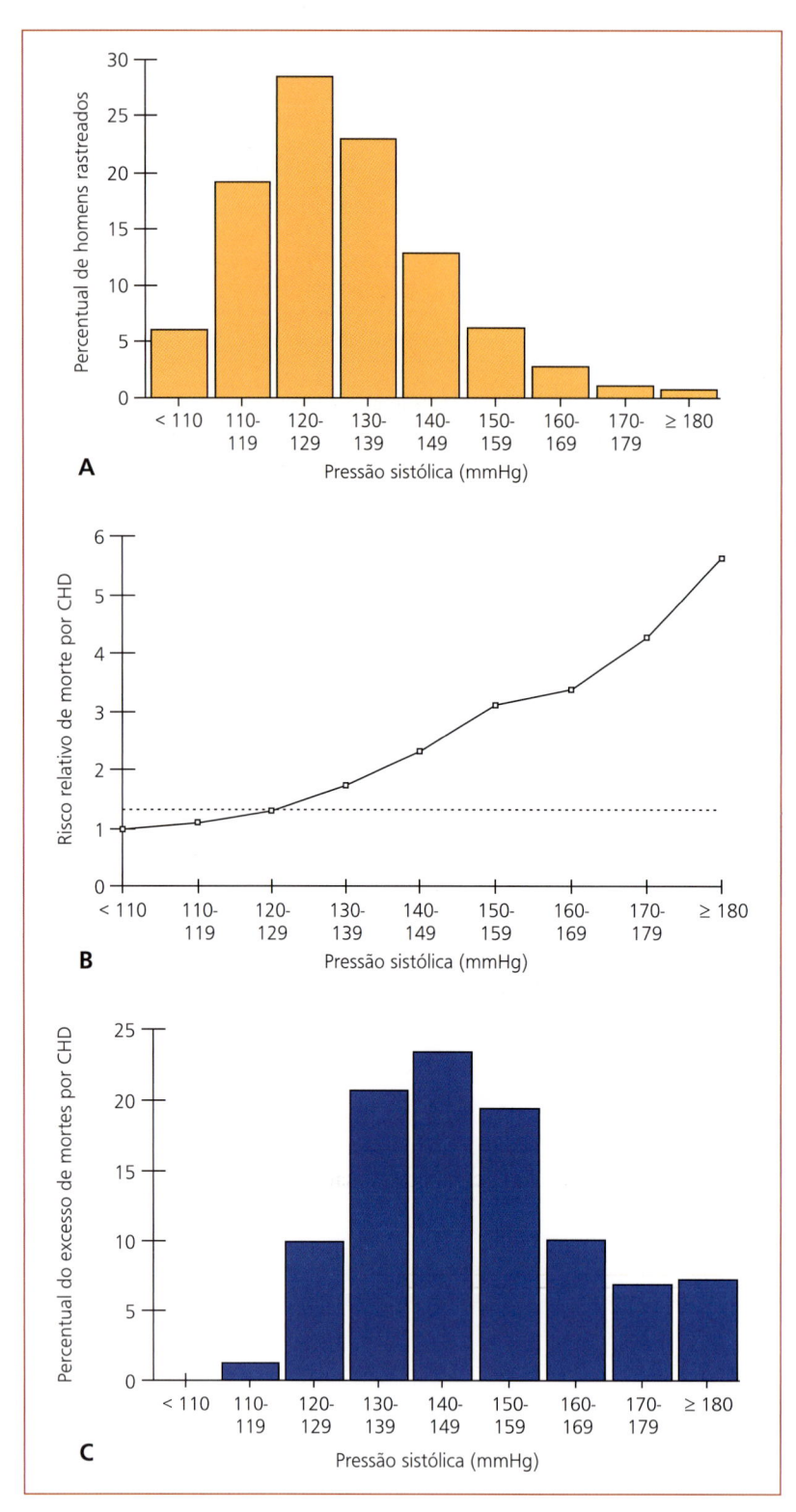

Figura 19-5. A. Distribuição percentual do valor de referência da pressão sanguínea sistólica de homens rastreados para o Estudo de Intervenção de Múltiplos Fatores de Risco (MRFIT). **B.** Risco relativo de mortalidade por doença coronariana (CHD) em relação ao nível da pressão sistólica em homens rastreados pelo MRFIT. **C.** Distribuição percentual do excesso de mortes por CHD pelo nível de pressão sistólica para homens rastreados pelo MRFIT. (Adaptada de Stamler J, Dyer AR, Shekelle RB, *et al.*: Relationship of baseline major risk factors to coronary and all-cause mortability, and to longevity: Findings from long-term follow-up of Chicago cohorts. Cardiology 82:191-222, 1993.)

pressão sanguínea sistólica em 347.978 homens que foram rastreados para o Estudo de Intervenção para Múltiplos Fatores de Risco (MRFIT).

A Figura 19-5B mostra o risco de morte por CHD em relação à pressão sanguínea sistólica nesse grupo; o risco aumenta progressivamente com os níveis mais elevados de pressão sanguínea. Indivíduos com pressão sanguínea de 180 mmHg ou superior tinham 5,65 vezes mais risco de morrer por CHD quando comparados àqueles cuja pressão sanguínea estava abaixo de 110 mmHg. A Figura 19-5C mostra os percentuais de excesso de mortes por CHD em decorrência de de hipertensão em cada nível de pressão sanguínea. (Aqueles com pressão sanguínea abaixo de 110 mmHg são definidos como não tendo excesso de mortes.) Embora menos de um quarto de todos os indivíduos apresentassem hipertensão, eles somaram mais de dois terços do excesso de mortes por CHD. Essas observações sugerem um direcionamento dos esforços preventivos para os indivíduos que apresentem valores mais altos de pressão sanguínea sistólica, aqueles que têm o risco relativo mais elevado.

Contudo, quase 80% dos indivíduos hipertensos apresentaram pressão sanguínea na faixa de 140 a 159 mmHg (Estágio 1). A hipertensão no Estágio 1 contabilizou cerca de 43% no excesso do risco de mortes por CHD na população em geral e quase 64% entre os indivíduos hipertensos. Desse modo, se pretendemos abordar o impacto geral das mortes por CHD associadas à pressão sanguínea aumentada, não é suficiente direcionar medidas preventivas àqueles com valores extremos de elevação da pressão sanguínea. Se, estamos prevenindo a maior parte das mortes excedentes associadas a aumento da pressão sanguínea, também devemos dar enfoque àqueles com menores elevações verificadas na pressão sanguínea.

Assim, parece razoável associar as abordagens de alto risco e populacional: um conjunto de medidas preventivas destinadas àqueles com risco particularmente elevado e outro direcionado à prevenção primária de hipertensão para a população em geral.

Tais análises podem ter implicações significativas para os programas de prevenção. Os tipos de medidas preventivas que poderiam ser utilizadas para indivíduos de alto risco diferem daqueles aplicáveis à população em geral. Os indivíduos que são de alto risco, e sabem que são de alto risco, apresentam maior probabilidade de tolerar procedimentos mais caros, desconfortáveis e até mais invasivos. Entretanto, quando se aplica uma medida preventiva para a população em geral, ela deve ser de baixo custo e minimamente invasiva; associadas a pouca dor ou desconforto, para que sejam aceitas pela população em geral.

A Figura 19-6 apresenta o objetivo de uma estratégia de base populacional, que é o deslocamento da curva de distribuição de pressão sanguínea para baixo quando é aplicada uma intervenção para diminuir a pressão sanguínea de uma comunidade inteira. Como a pressão sanguínea da maioria dos integrantes da população está acima dos menores níveis considerados ideais, mesmo uma pequena alteração para baixo (deslocando-se para esquerda) na curva, provavelmente teria grandes benefícios para a saúde pública. De fato, tal deslocamento para baixo deveria prevenir mais infartos na população do que um tratamento de sucesso limitado aos indivíduos de "alto risco". Além disso, Rose[3] verificou que a estratégia de "alto risco" seria um expediente temporário necessário à proteção de indivíduos susceptíveis. Ultimamente, no entanto, nossa expectativa é entender as causas básicas da incidência da doença – neste caso, pressão sanguínea elevada – desenvolver e

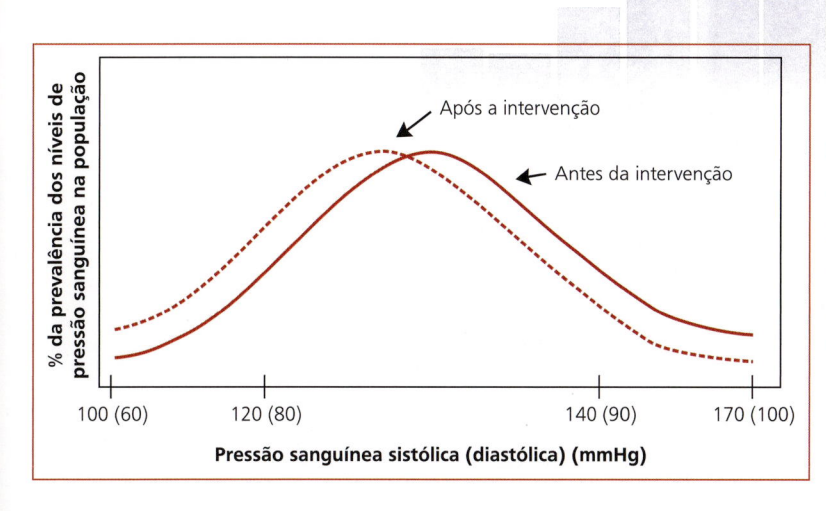

Figura 19-6. Representação dos efeitos de uma estratégia de intervenção de base populacional na distribuição da pressão sanguínea. (De: National Institutes of Health: Working Group Report on Primary Prevention of Hypertension. NIH Publication No. 93-2669, p. 8. Washington, DC, National Heart, Lung, and Blood Institute, 1993.)

implementar medidas necessárias para sua prevenção (primária). Rose concluiu que:

> Na verdade, muitas doenças continuarão por um longo tempo a exigir tais abordagens e, felizmente, a competição entre elas normalmente é desnecessária. Ainda assim, a principal preocupação deveria ser sempre a identificação e o controle das causas de sua incidência.[3]

EPIDEMIOLOGIA E MEDICINA CLÍNICA: TERAPIA DE REPOSIÇÃO HORMONAL EM MULHERES NA PÓS-MENOPAUSA

A epidemiologia pode ser considerada a ciência básica da investigação clínica. Dados obtidos em estudos epidemiológicos são essenciais à tomada de decisão clínica em muitas situações. Um entendimento da epidemiologia é decisivo para o desenvolvimento de estudos significativos na história natural de uma doença, qualidade dos diferentes métodos de diagnóstico, e efetividade das intervenções clínicas. A epidemiologia é altamente relevante para o esclarecimento de muitas incertezas e dilemas das políticas clínicas, e muitas delas não podem ser sempre facilmente resolvidas.

Um exemplo dramático é o uso da terapia de reposição hormonal (HRT) por mulheres no período pós-menopausa. Em 1966, o médico Robert Wilson publicou um livro intitulado *"Feminine Forever"* (Feminino para sempre), que defendia a terapia de reposição hormonal para mulheres no período pós-menopausa. Depois da publicação deste livro, milhares de mulheres no período pós-menopausa começaram a tomar estrógenos na expectativa de manterem-se jovens e atraentes, além de evitar os frequentes sintomas desagradáveis da menopausa, como calores intensos, sudorese noturna e secura vaginal. A comunidade médica aceitou amplamente a recomendação de Wilson para a reposição do estrógeno, e até mesmo livros-textos de ginecologia concordavam com isso. No entanto, no ano de 1970, um aumento no risco de câncer uterino foi relatado em mulheres que faziam reposição hormonal. Como resultado, o estrógeno foi, subsequentemente, combinado com progesterona, que atua contra o efeito do estrógeno na parede uterina endometrial. Esta combinação permite que, mensalmente, o sangramento uterino assemelhe-se ao do período menstrual normal.

Alguns estudos observacionais não randomizados apareceram posteriormente com relatos de outros benefícios à saúde, como a diminuição de ataques cardíacos e acidentes vasculares encefálicos, menos osteoporose e fraturas de quadril. Considerando o corpo de evidências acumuladas, a constatação da proteção do estrógeno às mulheres com doença coronariana passou a ser vista de forma forte e geralmente consistente. As mulheres foram alertadas para que, quando chegassem aos 50 anos de idade, discutissem com seus médicos se deveriam começar a HRT para protegerem-se de doenças coronarianas e outras condições associadas à idade.

Reconhecendo que havia pouca evidência de ensaios clínicos randomizados usando como desfecho as doenças coronarianas, como o risco de infarto do miocárdio, dois ensaios clínicos randomizados foram iniciados: Estudo sobre o Coração e a Reposição Estrógeno/Progesterona (*Heart and Estrogen/Progestin Replacement Study – HERS*) e a Iniciativa Saúde da Mulher (*Women's Health Initiative – WHI*). O estudo HERS[5] incluiu 2.763 mulheres com doença coronariana (CHD) reconhecida. Os resultados encontrados mostraram que, ao contrário do que se acreditava, a combinação da HRT aumentou o risco de infarto do miocárdio em mulheres, durante os primeiros anos do tratamento. O estudo falhou em encontrar evidência de que a HRT oferecia proteção durante o período de acompanhamento de quase 7 anos (Fig. 19-7).

O estudo WHI[6] foi um ensaio clínico randomizado, controlado com placebo, de 16.608 mulheres selecionadas em 1991 e 1992, para avaliar o HRT como fator de prevenção primária para doenças coronarianas e outras condições comuns na terceira idade. A duração prevista do ensaio foi de 8,5 anos. Uma parte do estudo (ramificação) foi um ensaio randomizado com um grupo placebo, como controle para estrógeno, mais progesterona em mulheres pós-menopausa que tinham o útero intacto. Esta parte do estu-

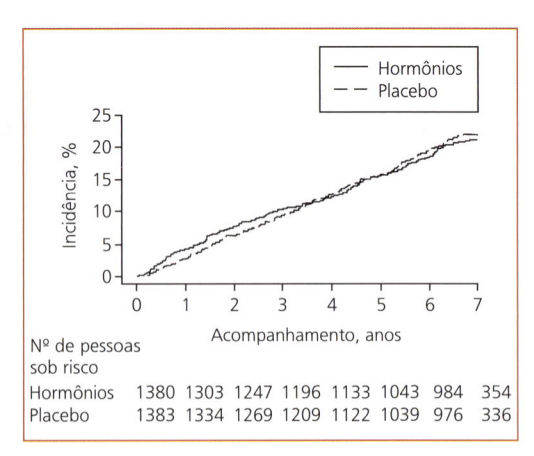

Figura 19-7. Estimativas de Kaplan-Meier para incidência cumulativa dos eventos de doenças coronarianas (morte e infartos do miocárdio não fatais). (De: Grady D, Herrington D, Bittner V, et al. for the HERS Research Group: Cardiovascular disease outcomes during 6.8 years of hormone theraphy: Heart and estrogen/progestin replacement study follow-up (HERS II). JAMA 288:49-57, 2002.)

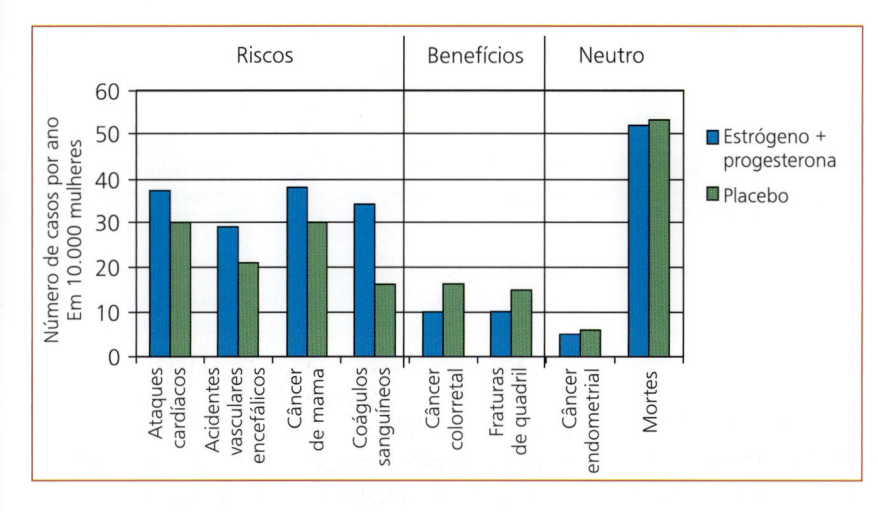

Figura 19-8. Taxas de doença para mulheres com estrógeno mais progesterona ou placebo no estudo Women's Health Initiative (WHI). (WHI online: Available at http://www.nhlbi.nih.gov/health/women/upd2002.htm. Acessado em 14 de Junho de 2013.)

do foi encerrada 3 anos mais cedo, pois, nesse período, os resultados mostraram aumento dos riscos de ataque cardíaco, acidente vascular encefálico, câncer de mama e coágulos sanguíneos (Fig. 19-8). Apesar da redução na incidência de osteoporose, fraturas ósseas, e câncer colorretal demonstrada no estudo, de modo geral, os riscos da HRT superavam esses benefícios.

Apenas cerca de 2,5% das mulheres selecionadas tiveram efeitos adversos. Com base nos resultados desse estudo, foi estimado que, em 1 ano, para cada 10.000 mulheres que tomaram estrógeno mais progesterona, esperaríamos que mais 7 mulheres tivessem ataques cardíacos (37 mulheres tomando estrógeno mais progesterona teriam ataques cardíacos comparadas com 30 mulheres tomando placebo), 8 mulheres a mais teriam acidentes vasculares encefálicos, 8 a mais com câncer de mama, e 18 mais teriam coágulos sanguíneos. Ao mesmo tempo, deveríamos esperar menos 6 casos de câncer colorretal e 5 de fraturas no quadril.

Muitas mulheres que fizeram uso da HRT estavam chocadas com os resultados desse estudo. Os achados mais significativos indicam que, em mulheres que tomavam estrógeno mais progesterona para proteção contra doenças coronarianas, os riscos de desfecho cardiovascular estavam, na verdade, aumentados. Estas mulheres sentiram-se inseguras, sem saber se deveriam continuar com a HRT ou buscar alternativas. Muitas, também, acreditaram terem sido enganadas pela comunidade médica, pois, por muitos anos, foram tranquilizadas sobre a eficácia e segurança da HRT por seus médicos, apesar da ausência de dados claros oriundos de Ensaios Clínicos Randomizados controlados com grupos-placebo. Pela dificuldade das mulheres quanto ao processo de tomada de decisão, na época da menopausa, é que o grupo de Iniciativa à Saúde da Mulher (WHI) não abordou a questão enfrentada por muitas que, frequentemente, tomavam a combinação da HRT, por curtos períodos, para prevenir e aliviar os sintomas pós-menopausa, como calores excessivos.

A principal questão metodológica é porque havia tanta discrepância entre os resultados do ensaio clínico randomizado controlado com placebo da WHI em relação ao risco de doenças coronarianas e os resultados de grande número de estudos observacionais, não randomizados que, anteriormente, sustentavam o efeito positivo de proteção da combinação da HRT. Esta questão é de suma importância já que, em muitas áreas da medicina e saúde pública, dependemos dos resultados de estudos observacionais, não randomizados, pois os custos dos ensaios clínicos randomizados podem-se tornar proibitivos e não serem factíveis por outras razões.

Várias explicações têm sido oferecidas.[7-9] Nos estudos observacionais, as mulheres que estavam recebendo a TRH eram, frequentemente, mais saudáveis e tinham um perfil de risco cardiovascular melhor. As mulheres que faziam uso da HRT eram, frequentemente, mais educadas, mais magras, fisicamente mais ativas, com menor probabilidade de serem fumantes, eram mais conscientes de sua saúde e de nível socioeconômico mais alto do que as mulheres que não faziam esse tratamento. Muitas vezes as mulheres que eram indicadas para a HRT foram consideradas colaboradoras e comprometidas tendo, muitas vezes, outros padrões de comportamento saudáveis. Assim, fatores de confusão causados pelo estilo de vida e outros fatores podem ter ocorrido nos estudos observacionais. Além disso, em estudos observacionais, quando ocorrem efeitos adversos imediatos que levam à descontinuidade da HRT, esses eventos nem sempre podem ser identificados nas avaliações seccionais utiliza-

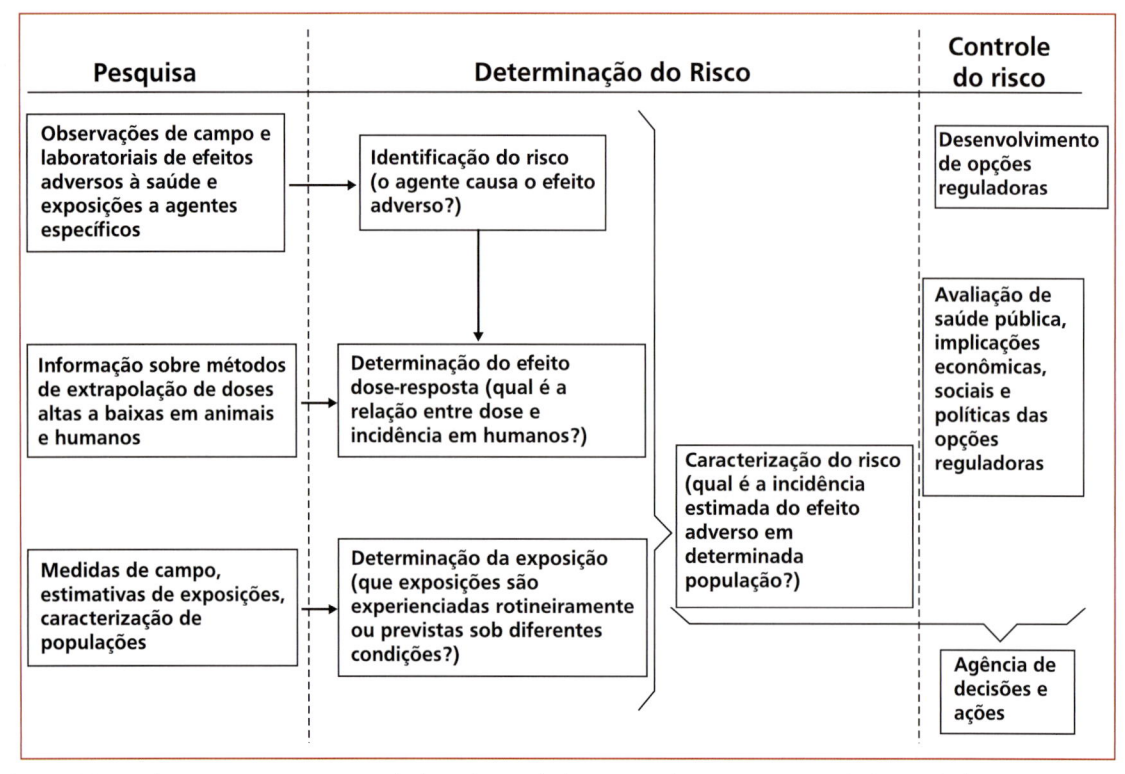

Figura 19-9. Associações entre as quatro etapas de determinação do risco, e entre determinação e controle do risco. (Adaptada de Committee on the Institutional Means for Assessment of Risks to Public Health, Commission on Life Sciences, National Research Council: Risk Assessment in the Federal Government: Managing the Process. Washington, DC, National Academy Press, 1983, p. 21.)

das. Claramente, no futuro serão imprescindíveis para avaliarmos essas questões quando estudos observacionais, não randomizados forem utilizados como base para a clínica e políticas de saúde pública.

DETERMINAÇÃO DO RISCO

O principal uso da epidemiologia em relação às políticas públicas é a determinação do risco. A determinação do risco foi definida como a caracterização dos possíveis efeitos adversos à saúde das exposições da população aos perigos ambientais. A determinação do risco é parte de um processo amplo que decorre da pesquisa sobre a avaliação e controle desse risco, como mostra a Figura 19-9. Samet *et al.*[10] realizaram uma revisão sobre a relação da epidemiologia para a determinação do risco e afirmaram que o controle do risco envolve a avaliação de ações de regulamentação alternativas e a seleção da estratégia a ser aplicada. O controle do risco é seguido pela comunicação desse risco, que pode ser conceituada como a transmissão dos resultados finais da determinação do risco para aqueles que necessitam saber deles a fim de participarem da definição de políticas e tornarem adequadas as ações de seu controle.

O *National Research Council* (Conselho Nacional de Pesquisa), em 1983 estabeleceu quatro etapas no processo de determinação do risco:[11]

1. *Identificação do Risco*: Identificar se determinada substância química tem relação causal com certos efeitos sobre a saúde.
2. *Determinação do Efeito Dose-Resposta*: Determinar a relação entre a magnitude da exposição e a probabilidade de ocorrência dos efeitos à saúde.
3. *Determinação da Exposição*: Determinar a extensão da exposição da população antes ou após a aplicação da regulamentação de meios de controle.
4. *Caracterização do Risco*: Descrição da natureza – e, frequentemente, da magnitude – do risco populacional, incluindo incertezas nos atendimentos.

Certamente, dados epidemiológicos são essenciais em cada uma dessas etapas, porém, a epidemiologia não é a única disciplina de relevância científica no processo de determinação do risco. De modo especial, a toxicologia também desempenha papel importante e um grande desafio permanece sendo conciliar os dados epidemiológicos e toxicológicos quando os resultados das respectivas disciplinas não forem coincidentes.

TABELA 19-1. Fontes de Dados de Exposição
1. Entrevistas
a. Sujeito
b. Representante/substituto
2. Emprego ou outros registros
3. Prontuários médicos
4. Prontuários hospitalares
5. Registro de doenças notificadas (p. ex., registros de câncer)
6. Atestados de óbito

Um número importante de problemas metodológicos afeta o uso da epidemiologia na determinação do risco. Como os estudos epidemiológicos geralmente abordam a relação entre uma exposição ambiental e o risco de uma doença, a determinação criteriosa de cada variável é decisiva. Talvez o problema mais significativo seja o da determinação da exposição.

Determinação da Exposição

Os dados relativos à exposição geralmente se originam de vários tipos de fontes (Tabela 19-1). Cada tipo de fonte apresenta vantagens e desvantagens; entre essas últimas incluem-se o fato de serem, muitas vezes, incompletas e existirem vieses nos estudos. Com frequência, os pesquisadores usam várias fontes de informações relativas à exposição, mas geralmente problemas aparecem quando diferentes fontes fornecem informações divergentes.

Outro problema na determinação da exposição são os fatores macroambientais, que geralmente afetam muitos indivíduos, simultaneamente, de modo que se torna difícil de mensurar as exposições individuais. Como resultado, são usadas, na maior parte das vezes, abordagens ecológicas, que utilizam medidas coletivas em vez de individuais, e a avaliação, geralmente, é realizada em grandes áreas. As características da comunidade, portanto, são atribuídas aos seus residentes, mas a validade da caracterização da exposição individual por esse processo geralmente deixa margem a questionamentos. Além disso, fica difícil obter as histórias das exposições individuais, retrospectiva ou prospectivamente. Também, o longo período de latência ou indução entre a exposição e o desenvolvimento da doença torna necessária a verificação de exposições em um passado distante, o que é particularmente difícil.

Observa-se um conjunto paralelo de problemas, quando tentamos caracterizar exposições ocupacionais individuais de um trabalhador e associar essa exposição no trabalho a um desfecho adverso à saúde.

Primeiro, como um trabalhador está exposto a muitos agentes diferentes em um ambiente industrial, isso, em geral, dificulta a identificação do risco que pode ser atribuído a uma única exposição específica. Segundo, como frequentemente existe um longo período de latência entre a exposição e o posterior desenvolvimento da doença, os estudos de associação entre exposição e doença apresentam dificuldades; por exemplo, a memória pode não ser adequada e os registros da exposição podem ter sido perdidos. Terceiro, o aumento dos riscos de doenças pode ocorrer entre aqueles que moram próximo a uma área industrial, de modo a dificultar a avaliação de quanto o risco de um trabalhador resulta do fato de residir próximo à área e quanto é causado por exposição ocupacional no próprio local de trabalho.

Talvez o maior problema na mensuração das exposições em estudos epidemiológicos seja que todas as fontes e medidas discutidas até agora são indiretas. Por exemplo, nos últimos anos tem surgido grande interesse nos possíveis efeitos dos campos eletromagnéticos (EMF) sobre a saúde. Esse interesse surgiu a partir de um artigo de Wertheimer e Leeper, em 1979,[12] que relatou aumento dos níveis de leucemia em crianças que moravam perto de linhas de transmissão de alta voltagem. Em seguida, muitas incertezas quanto à metodologia foram levantadas e a questão de o quanto tais campos estariam associados a efeitos adversos à saúde permanece não esclarecida.

No estudo dos EMF, várias abordagens metodológicas são usadas para se medir a exposição, incluindo a configuração da fiação elétrica na casa, medições de momento ou de 24 horas nos campos ou autorregistros do uso de equipamentos elétricos. Porém, os resultados de estudos quanto ao risco de doenças diferem, dependendo do tipo de medida de exposição utilizado. De fato, atualmente, as mensurações de campos magnéticos, mesmo as de 24 horas, geram associações mais fracas com leucemia infantil do que aquelas relacionadas com os códigos de configuração da fiação elétrica. Essa observação levanta a questão da possibilidade de relação causal entre exposição a campos magnéticos e ocorrência da doença.

Mesmo a melhor medida de exposição indireta, muitas vezes, deixa questões críticas sem resposta. Primeiro, a exposição geralmente não é dicotômica; portanto, são necessários dados quanto à *dose* de exposição para se explorar um possível efeito dose-resposta para a associação. Segundo, é importante saber se a exposição foi contínua ou periódica. Por exemplo, na patogênese do câncer, uma exposição contínua com períodos alternados de não exposição pode permitir que o DNA seja reparado durante os períodos de não exposição; já em uma exposição periódica não ocorreria tal reparo. Por fim, as informações sobre a latência são decisivas: Qual a duração do período de latência e qual é sua amplitude? Isso é essencial, também, para que possamos direcionar esforços na determinação da exposição em um período de tempo que parece ser aquele no qual uma exposição causal possa ter ocorrido.

Por causa desses problemas de mensuração da exposição utilizando abordagens indiretas, o uso de marcadores biológicos de exposições tem despertado muito interesse. (O uso desses biomarcadores tem sido chamado de *epidemiologia bioquímica* ou *epidemiologia molecular*.) A vantagem do uso de biomarcadores é que podem superar o problema de memória limitada ou falta de consciência de uma exposição. Além disso, os biomarcadores podem superar erros resultantes da variação individual de absorção ou metabolismo ao enfocar um passo posterior na cadeia causal.

Os biomarcadores podem ser marcadores de exposição, mudanças biológicas resultantes de exposições ou, ainda, marcadores de risco ou susceptibilidade. A Figura 19-10 exemplifica, esquematicamente, os diferentes tipos de exposição que podemos optar por mensurar.

Poderíamos mensurar níveis ambientais de substâncias possivelmente tóxicas em um ambiente comum, os níveis a que um indivíduo específico é exposto, a quantidade de substância ou metabólito que são absorvidos e atingem o tecido-alvo. Os biomarcadores nos aproximam da possibilidade de mensurar uma exposição em um estágio específico no processo pelo qual ela está associada às doenças humanas. Por exemplo, podemos medir não somente os níveis ambientais de uma substância, mas também adutos de DNA que refletem o efeito da substância no processo biológico corporal após a absorção.

Contudo, apesar dessas vantagens, os biomarcadores geralmente fornecem uma resposta dicotômica – a pessoa foi exposta ou não. Os biomarcadores geralmente não esclarecem várias questões importantes, como:

- Qual foi a dose total de exposição?
- Qual foi a duração da exposição?
- Há quanto tempo a exposição ocorreu?
- A exposição foi contínua ou periódica?

As respostas a essas questões são cruciais para a correta interpretação da possível importância biológica de determinada exposição. Por exemplo, na determinação da plausibilidade biológica de uma inferência causal realizada a partir de observações da exposição e desfecho, precisamos de dados relevantes que nos permitirão determinar o quanto o intervalo observado entre a exposição e o desenvolvimento da doença é consistente com o que conhecemos de outros estudos sobre o período de incubação da doença.

Deve-se mencionar que o uso de biomarcadores não é novidade em epidemiologia. No Eclesiastes está escrito: "Não há nada de novo sob o sol".[13] Mesmo antes de ocorrer a revolução na biologia molecular, as técnicas de laboratório já eram essenciais em muitos estudos epidemiológicos; incluindo isolamento de bactérias e culturas, tipagem de bacteriófagos de organismos, isolamento viral, estudos serológicos e exames de frações de lipoproteínas do colesterol. Com os espantosos avanços feitos na biologia molecular, uma nova variedade de biomarcadores estão disponíveis, o que é relevante para áreas como a da carcinogênese. Esses biomarcadores não só identificam os indivíduos expostos como também dão uma nova luz ao processo patogênico da doença.

METANÁLISES

Várias questões de natureza científica surgem quando os dados epidemiológicos são usados para a formulação de políticas públicas:

1. Os métodos epidemiológicos conseguem detectar pequenos aumentos no risco?
2. Como podemos resolver as inconsistências entre dados de animais e de humanos?
3. Como podemos usar dados epidemiológicos incompletos ou incertos?
4. Como os resultados podem ser interpretados quando os achados dos estudos epidemiológicos são discordantes?

Muitos dos riscos com os quais estamos lidando podem ser muito pequenos, mas, possivelmente, são de grande importância para a saúde pública, pois há um grande número de pessoas expostas resultando em efeitos adversos para muitos. Porém, um pequeno aumento observado no risco relativo acima de 1 pode, facilmente, resultar de um viés ou de outras limitações metodológicas, e tais resultados devem, portanto, ser interpretados com grande cautela, a menos que te-

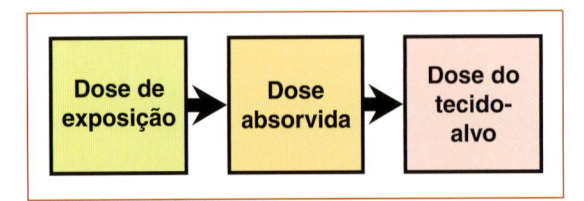

Figura 19-10. Quais exposições estamos tentando medir?

nham sido reproduzidos e outras evidências sejam obtidas.

Uma vez que os resultados de diferentes estudos epidemiológicos podem não ser consistentes, e por vezes possam ser dramaticamente discordantes, tem havido tentativas no sentido de se sistematizar o processo de revisão da literatura epidemiológica para um determinado tópico. Esse processo, chamado de revisão sistemática, utiliza metodologia padronizada para selecionar e avaliar artigos revisados por pares com o objetivo de sintetizar a literatura a respeito de um tópico específico de saúde.[14] Um processo semelhante, chamado de metanálise, pode ser definido como "a análise estatística de uma grande coleção de resultados de análises de estudos individuais com o objetivo de integrar os achados".[15] Ao contrário da revisão sistemática, a metanálise permite a agregação de resultados de uma série de estudos, com peso apropriado para cada um, pelo número de sujeitos amostrados e outras características. Isso pode ajudar a dar ampla perspectiva a uma questão quando os resultados dos estudos forem divergentes.

Porém, há muitos problemas e questionamentos associados à metanálise. Primeiro, a análise deveria incluir todos os estudos disponíveis, ou apenas os publicados? Segundo, como podemos lidar com o problema de que os estudos revisados e agregados podem variar consideravelmente em qualidade? Terceiro, quando os riscos relativos e *odds ratios* de vários estudos diferirem, a metanálise poderia mascarar diferenças importantes entre os estudos individuais. Portanto, é essencial que a metanálise não substitua uma observação criteriosa de cada estudo incluído nas análises, o que engloba uma investigação minuciosa dos resultados e as limitações metodológicas de cada estudo. Quarto, os próprios resultados da metanálise nem sempre são reproduzíveis por outros pesquisadores. Por fim, a metanálise está sujeita ao problema do viés de publicação (discutido mais adiante nesse capítulo). A Figura 19-11 mostra o tipo de apresentação que frequentemente é utilizada para mostrar os resultados de estudos individuais bem como os da metanálise.

A metanálise geralmente é aplicada em ensaios randomizados, mas está sendo cada vez mais empregada para agregar estudos observacionais, não randomizados, incluindo estudos de casos e controles e de coorte. Nesses casos, os estudos não necessariamente compartilhavam um delineamento comum. Por esta razão, surge a questão de o quão similar devem ser esses estudos, para que possam ser legitimamente incluídos em uma metanálise. Além disso, o controle adequado dos vieses (como o de seleção e classificação) é essencial, mas geralmente apresenta-se como um grande desafio à metanálise. Em vista dessas considerações discutidas, a metanálise permanece um tema de controvérsia considerável.

Um problema final da metanálise é que, diante de todas as dificuldades discutidas, a quantificação da estimativa de um único risco relativo ou *odds ratio*, a partir de todos os estudos, pode levar a uma falsa certeza quanto à magnitude do risco. Muitas vezes as pessoas tendem a acreditar intensamente na validade dos resultados quando há um número incorporado a eles e, com isso, muitas das dificuldades que surgem da metanálise podem, às vezes, ser ignoradas.

VIÉS DE PUBLICAÇÃO

O Capítulo 16 discutiu o uso dos estudos em gêmeos como um meio de distinguir as contribuições de fatores ambientais e genéticos na causa de doenças. Naquela discussão foi mencionado que o grau de concordância e discordância nesses estudos é um fator importante para conclusões sobre o papel dos fatores genéticos, mas que as estimativas de concordância relatadas na literatura podem ser distorcidas pelo viés de publicação, que é a tendência de publicar artigos que relatem concordância de doenças raras em pares de gêmeos.

O viés de publicação não se limita aos estudos em gêmeos; podendo ocorrer em qualquer área. É um fenômeno particularmente importante na publicação de artigos relativos a riscos ambientais e na publicação dos resultados de ensaios clínicos. O viés de publicação pode acontecer, pois os pesquisadores não submetem os resultados de seus estudos quando os achados não encontram associações "positivas" e riscos aumentados. Além do mais, os periódicos podem selecio-

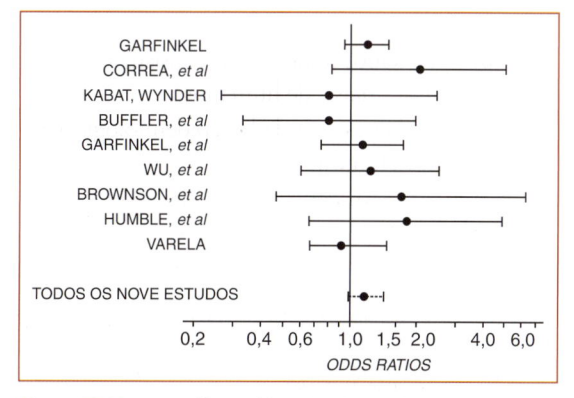

Figura 19-11. Metanálise: *odds ratios* e intervalos de confiança de 95% para nove estudos epidemiológicos dos Estados Unidos, de associação hipotética entre a exposição ambiental ao tabaco e câncer de pulmão. (De: Fleiss JL, Gross AJ: Meta-analysis in epidemiology, with special reference to studies of the association between exposure to environmental tobacco smoke and lung cancer: A critique. J Clin Epidemiol 44:127-139, 1991. Reproduzida com a permissão de Elsevier Science.)

nar para publicação os estudos que acreditam ser de maior interesse, e podem não considerar aqueles que não relatem associações que se enquadrem nessa categoria. Como resultado, uma revisão de literatura que se limite a artigos publicados poderia identificar, preferencialmente, os estudos que relatem um risco aumentado. Claramente, tal revisão seria altamente seletiva por natureza e omitiria muitos estudos que encontraram os considerados resultados "negativos" (p. ex., resultados que não mostraram efeitos) e que podem não ter sido publicados.

O viés de publicação, portanto, tem um efeito marcante na metanálise. Uma abordagem para esse problema é procurar identificar os estudos não publicados e incluí-los na análise. A dificuldade, porém, é que os estudos não publicados, em geral, não passam por revisores de periódicos, sendo questionável a adequação de sua inclusão em uma metanálise. Independentemente de estarmos discutindo uma revisão de literatura tradicional ou uma metanálise estruturada, o problema de um possível viés de publicação deve ser considerado.

EPIDEMIOLOGIA NOS TRIBUNAIS

Conforme já mencionado, a ação judicial se tornou um dos principais meios para a criação de políticas nos Estados Unidos. A epidemiologia está ganhando uma importância crescente no campo jurídico. Particularmente na área de danos tóxicos, ela fornece um dos principais tipos de evidência científica, relevante às questões envolvidas. Questões como os efeitos da dioxina, implantes de mama de silicone e campos eletromagnéticos são apenas alguns exemplos recentes.

Porém, o uso de dados de estudos epidemiológicos não está livre de problemas. A epidemiologia responde a questões sobre *grupos*, enquanto os tribunais normalmente exigem informações sobre *indivíduos*. Além do mais, deve-se considerar com cautela as interpretações realizadas pelos tribunais sobre as evidências de causalidade. Enquanto o critério legal, muitas vezes, é "mais provável do que não provável" – isto é, que a substância ou a exposição em questão seja a causa "mais provável" da doença de uma pessoa – a epidemiologia depende muito das Diretrizes do "U.S. Surgeon General's" para inferências causais.[16] Já foi sugerido que um risco atribuível maior do que 50% poderia constituir uma evidência de "mais provável do que não provável".[17]

Até pouco tempo, evidências epidemiológicas eram aceitas com relutância pelos tribunais, mas isso já mudou, a ponto de dados epidemiológicos serem citados, muitas vezes, como a única fonte de evidência relevante em casos de danos tóxicos. Por muitos anos, a referência para o uso da evidência científica nos tribunais dos Estados Unidos foi o teste de Frye, que estabelecia que, para um estudo ser considerado, "ele deve ser suficientemente constituído para alcançar uma aceitação geral no campo ao qual pertence".[18] Apesar de termos como "aceitação geral" e "no campo ao qual pertence" não terem sido definidos, levaram ao entendimento de que a opinião científica expressa por perito na condição de testemunha seria, geralmente, aceita por outros profissionais da disciplina.

Em 1993, no caso de Daubert *vs.* Merrell Dow Pharmaceuticals,[19] em que a acusação alegava que uma malformação congênita de membro tinha sido causada pela ingestão da droga Bendectin durante a gestação, a Suprema Corte dos EUA promoveu uma grande alteração nos critérios para a determinação de evidência. O tribunal decidiu que "aceitação geral" não seria uma condição necessária à admissão de evidências científicas nos tribunais. Em vez disso, agora, o juiz do processo seria considerado um "avaliador" e teria a função de assegurar que o testemunho de um perito se baseie em uma fundamentação confiável e relevante para a "situação apresentada". Portanto, o juiz "deve fazer uma avaliação prévia para determinar se a metodologia ou o fundamento do raciocínio da testemunha é cientificamente válido e pode ser devidamente aplicado aos fatos em questão". Das considerações citadas pelo tribunal estão se a teoria ou técnica em questão pode ser ou já foi testada e se a metodologia foi submetida à revisão pelos pares e à publicação.

Diante de suas novas responsabilidades, os juízes que presidam os processos, em que a epidemiologia é a principal fonte de evidências, precisarão ter conhecimentos básicos dos conceitos epidemiológicos, incluindo, por exemplo, o delineamento do estudo, os vieses, fatores de confusão e inferências causais, para que sejam capazes de agir padronizadamente quando a abordagem usada pelos peritos seguir o "método científico" aceito. Reconhecendo essa necessidade, o "*Federal Judicial Center*" (Centro Judiciário Federal) publicou um *Manual de Pesquisa sobre Evidência Científica* para juízes que inclui uma seção sobre epidemiologia.[20] Apesar de ser muito cedo para se saber o impacto real sobre a regra de Daubert, dado o tremendo aumento no uso da epidemiologia nos tribunais, a decisão, nitidamente, exigirá maior conhecimento da disciplina pelas muitas partes envolvidas nos procedimentos legais que utilizam evidências decorrentes de estudos epidemiológicos.

FONTES E IMPACTO DE INCERTEZAS

Em 1983, o "National Research Council" (Conselho Nacional de Pesquisa) nos Estados Unidos escreveu:

> A dificuldade analítica dominante [na condução da determinação do risco para a tomada de decisões políticas] está impregnada pela incerteza... os dados podem ser incompletos e existem, muitas vezes, incertezas na estimativa dos tipos, probabilidade e magnitude dos efeitos à saúde associados a um agente químico, dos efeitos econômicos de uma ação regulatória proposta, e da extensão das exposições humanas atuais e, possivelmente, futuras.[21]

Este pensamento permanece relevante hoje tanto como quando foi originalmente escrito. A incerteza é uma realidade que devemos aceitar e que deve ser controlada. A incerteza é parte integrante da ciência. O que acreditamos ser "verdade" hoje, frequentemente, torna-se transitória. Amanhã, um estudo pode publicar o que pode contrariar ou invalidar a melhor informação científica disponível hoje.

A incerteza é relevante não somente para a determinação de risco, mas também para questões de tratamento, prevenção, rastreamento e questões econômicas de saúde. Claramente, esse é um aspecto importante no cenário legal anteriormente discutido (Fig. 19-12).

Algumas das possíveis fontes de incerteza encontram-se na Tabela 19-2. Como visto nessa tabela, as fontes de incerteza podem estar no delineamento do estudo, na condução e implementação do estudo, ou resultar da apresentação e interpretação de seus resul-

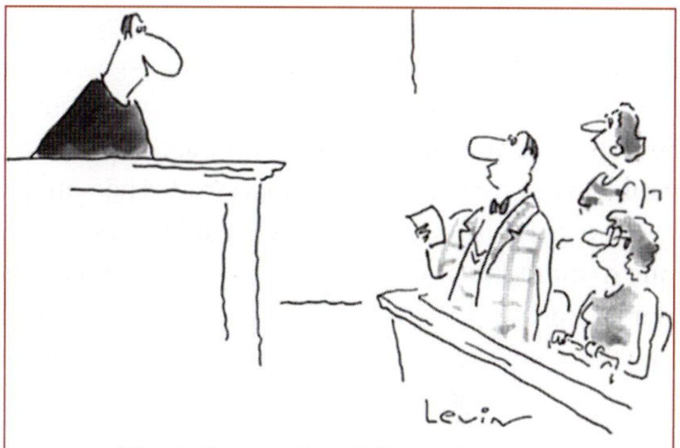

Figura 19-12. Uma abordagem jurídica para a incerteza. (© The New Yorker Collection 1996. Arnie Levin do cartoonbank.com. Todos os direitos reservados.)

TABELA 19-2. Exemplos de Possíveis Fontes de Incerteza em Epidemiologia

1. **Incerteza resultante do delineamento do estudo**
   a. O estudo pode não ter sido delineado para fornecer uma resposta relevante à questão de interesse
   b. Os vieses não foram identificados ou adequadamente contemplados
      i. Viés de seleção
      ii. Viés de informação
   c. Erros de medida que podem ter levado a classificações errôneas
   d. Tamanho amostral inadequado
   e. Escolha inadequada de métodos de análise
   f. Incapacidade de controlar potenciais fatores de confusão
   g. Uso de alternativas que podem não mensurar corretamente os desfechos e principais variáveis dependentes de interesse
   h. Problemas de validade externa (generalização para a população de interesse): as conclusões em relação às possíveis intervenções podem não ser generalizáveis para a população-alvo

2. **Incerteza resultante de dificuldades na condução e implementação do estudo**
   a. As observações podem ser enviesadas se os avaliadores não forem "cegos"
   b. Baixa qualidade dos métodos de pesquisa ou laboratoriais
   c. Grande proporção de não participantes e/ou não respondentes
   d. Falha na identificação das razões e características dos não respondentes

3. **Incerteza resultante da apresentação e interpretação dos resultados do estudo**
   a. Como os resultados foram apresentados?
   b. Se o estudo determinou risco e possível etiologia, os fatores envolvidos foram descritos como fatores de risco ou fatores causais?
   c. Se o estudo determinou a efetividade de uma medida preventiva proposta, seu benefício foi expresso como redução de risco relativo ou redução de risco absoluto? Por que ele foi escolhido para ser expresso como foi, e como os resultados foram interpretados?

tados. Muitas dessas fontes foram discutidas em capítulos anteriores.

Uma questão apresentada na tabela é se em um estudo sobre a efetividade de uma medida preventiva, os resultados são apresentados como redução de risco relativo ou de risco absoluto. Frequentemente, uma redução do risco relativo, como o percentual de redução de mortalidade, é escolhida por dar uma visão mais otimista da eficácia da medida preventiva. Porém, se for utilizada a redução do risco absoluto, como o *número* de indivíduos por 1.000 cujas vidas seriam salvas, o resultado parece ser menos expressivo. Se a taxa de eventos adversos, como a mortalidade da doença observada sem rastreamento, é baixa, a redução do risco relativo será sempre mais expressiva do que a redução do risco absoluto, pois o *número* de eventos que poderiam ser potencialmente prevenidos é sempre pequeno, mesmo se a redução *percentual* for alta.

Outra questão que contribui para a incerteza na elaboração de políticas, mas geralmente não é informada em estudos epidemiológicos específicos, é como lidamos com evidências anedóticas, ou não científicas, oriundas de relatos de casos, como o de uma pessoa afirmando que foi rastreada para câncer de mama 10 anos atrás, recebeu tratamento precoce e está viva e aparentemente bem 10 anos após o rastreamento. Frequentemente existe uma tendência a aceitar tal evidência como suporte à efetividade do rastreamento na redução da mortalidade pela doença. No entanto, a evidência de relatos de casos tem dois grandes problemas: primeiro, ela não leva em conta o crescimento lento dos tumores que poderiam ter sido detectados pelo rastreamento, mas não afetando a sobrevida mesmo que o paciente não fosse rastreado; e, segundo, não leva em conta o crescimento muito rápido dos tumores que o rastreamento teria perdido e a pessoa não receberia o tratamento precoce. Assim, para essas evidências de sobrevida após o rastreamento, não há grupo de comparação de indivíduos que foram rastreados, mas não sobreviveram. Como disse um sábio desconhecido, "O plural de relatos de casos é a inexistência de 'dados'." Apesar disso, falando dessas limitações principais, a evidência de relatos de casos fornecida pelos pacientes que sobreviveram a doenças graves tem grande impacto emocional que podem influenciar significativamente os responsáveis pela elaboração de políticas.

Ultimamente, o impacto da incerteza científica na formulação de políticas públicas dependerá de como os principais interessados vão lidar com ela. Entre os diferentes grupos de interessados estão os cientistas (incluindo os epidemiologistas), os que elaboram as políticas, políticos e o público (ou populações-alvo). Cada um desses grupos tem diferentes níveis e tipos de conhecimento, interesses e podem avaliar de formas diferentes os dados, além de serem influenciados de maneira distinta por colegas, amigos e diversos componentes da sociedade. Além disso, as pessoas têm personalidades diferentes, com distintos níveis de tolerância ao risco e diferentes formas de lidar com a incerteza. Ademais, um mediador importante é o conjunto de valores que cada indivíduo tem relativo a cada questão, como o valor da vida humana e os princípios que deveriam orientar a locação dos limitados recursos na sociedade. O resultado é uma complexa interação da incerteza resultante das características de um estudo, interagindo com uma rede de relações relativas aos elementos acima descritos. Um esquema de algumas das inter-relações que influenciam o efeito da incerteza nas políticas públicas é apresentado na Figura 19-13. Esses fatores são, claramente, as principais preocupações para a elaboração apropriada de políticas públicas e clínicas de saúde. É importante que esses fatores sejam considerados, se um plano de ações está sendo desenvolvido e implementado com sucesso em relação às questões de saúde na população.

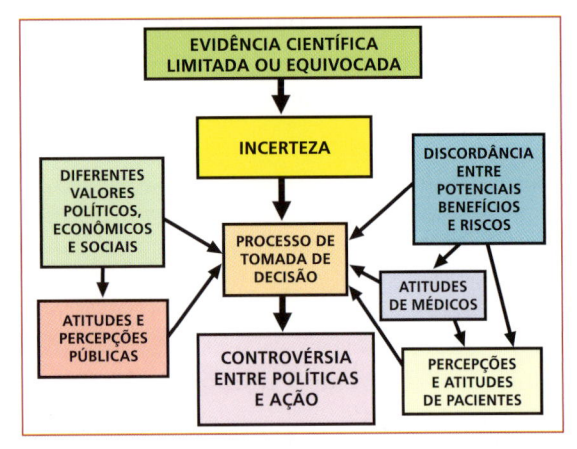

Figura 19-13. Representação esquemática de alguns fatores envolvidos no impacto da incerteza no processo de tomada de decisão para políticas de saúde.

QUESTÕES POLÍTICAS RELATIVAS AO RISCO: QUAIS SERIAM OS OBJETIVOS?

As políticas públicas são, com frequência, reconhecidas por serem amplamente realizadas através de processos de legislação e regulamentação. Conforme discutido anteriormente, nos Estados Unidos, o litígio judicial também se tornou um importante instrumento para o desenvolvimento e implementação de políticas públicas. Idealmente, cada um desses processos deveria refletir valores e aspirações sociais.

Algumas das principais questões sociais devem ser consideradas ao se tomar decisões sobre risco. Dentre as perguntas que devem ser confrontadas estão as seguintes:

1. Qual percentual da população deveria ser protegido pela política?
2. Qual nível de risco que a sociedade está disposta a tolerar?
3. Qual nível de controle de risco a sociedade está disposta a pagar?
4. Quem deveria tomar decisões a respeito do risco?

À primeira vista, pode parecer atraente proteger toda a população de qualquer risco, mas, na realidade, isso é difícil – se não impossível – de se conseguir. Independente do que aprendemos com os dados de risco sobre populações, certamente há casos raros de indivíduos que são extremamente sensíveis a concentrações mínimas de certos produtos químicos. Se a quantidade permitida de um produto químico deve ser definida em certo nível que proteja a *todos* os trabalhadores, é possível que todos os processos de manufatura venham a ser interrompidos. Da mesma forma, se demandarmos risco zero para trabalhadores ou outras pessoas que possam estar expostas, a base econômica de muitas comunidades poderia ser destruída. A definição de políticas, portanto, exige um equilíbrio entre o que *pode* e o que *deveria* ser feito. O grau de prioridade vinculado à eliminação total do risco e a decisão de qual percentual de risco deveria ser eliminado, certamente não são decisões científicas, mas dependentes de valores sociais. Espera-se que tais decisões sociais sejam amparadas no conhecimento epidemiológico disponível e em outros conhecimentos científicos no contexto de considerações políticas, econômicas, éticas e sociais.

CONCLUSÃO

Os objetivos da epidemiologia são aumentar nossos conhecimentos da biologia e patogenia das doenças para melhorar a saúde das populações humanas, prevenindo e tratando doenças. Um entendimento aprofundado das questões metodológicas que surgem é essencial para a correta interpretação dos resultados de estudos epidemiológicos, como base para a formulação tanto de políticas voltadas à prática clínica quanto para as de saúde pública. O uso apropriado e criterioso dos resultados de estudos epidemiológicos é fundamental para a determinação do risco à saúde humana e controle desses riscos. Tal uso, portanto, é importante tanto para a prevenção primária quanto para a secundária. Os responsáveis pela elaboração de políticas são, frequentemente, obrigados a desenvolvê-las a partir de dados científicos incompletos ou equivocados. Na clínica médica, tanto nos processos diagnósticos quanto terapêuticos, as decisões geralmente são realizadas com dados incompletos ou equivocados; isso, talvez, tenha sido mais uma das evidentes dificuldades em saúde pública e medicina comunitária. Nenhum conjunto simples de regras pode eliminar essa dificuldade. Como escreveu H. L. Mencken: "Sempre há uma solução fácil para cada problema humano – clara, plausível, e errada".[22] Permanece o principal desafio para se desenvolver o melhor processo de formulação de políticas racionais sob tais circunstâncias, tanto na clínica médica quanto na saúde pública.

REFERÊNCIAS

1. Hill AB: The environment and disease: Association or causation? Proc R Soc Med 58:295-300, 1965.
2. Jones FB: Saturday Evening Post, November 29, 1953.
3. Rose G: Sick individuals and sick populations. Int J Epidemiol 14:22-38, 1985.
4. Whelton PK: Epidemiology of hypertension. Lancet 344: 101-106, 1994.
5. Grady D, Herrington D, Bittner V *et al.*, for the HERS Research Group: Cardiovascular disease outcomes during 6.8 years of hormone therapy: Heart and estrogen/progestin replacement study follow-up (HERS II). JAMA 288:49-57, 2002.
6. The Women's Health Initiative: Risks and benefits of estrogen plus progestin in healthy postmenopausal women: Principal results. The Women's Health Initiative randomized controlled trial. JAMA 288:321-333, 2002.
7. Grodstein F, Clarkson TB, Manson JE: Understanding the divergent data on postmenopausal hormone therapy. N Engl J Med 348:645-650, 2003.
8. Michels KB: Hormone replacement therapy in epidemiologic studies and randomized clinical trials-Are we checkmate? Epidemiology 14:3-5, 2003.
9. Whittemore AS, McGuire V: Observational studies and randomized trials of hormone replacement therapy: What can we learn from them? Epidemiology 14:8-10, 2003.
10. Samet JM, Schnatter R, Gibb H: Epidemiology and risk assessment. Am J Epidemiol 148:929-936, 1998.
11. National Research Council Committee on the Institutional Means for Assessment of Risks to Public Health: Risk Assessment in the Federal Government: Managing the Process. Washington, DC, National Academy Press, 1983, p 21.
12. Wertheimer N, Leeper E: Electrical wiring configurations and childhood cancer. Am J Epidemiol 109:273-284, 1979.
13. Ecclesiastes 1:9.
14. Porta M: A Dictionary of Epidemiology, 5th ed. New York, Oxford University Press, 2008.
15. Glass GV: Primary, secondary and meta-analysis of research. Educ Res 5:3-8, 1976.

16. U.S. Department of Health, Education and Welfare: Smoking and Health: Report of the Advisory Committee to the Surgeon General. Washington, DC, Public Health Service, 1964.
17. Black B, Lilienfeld DE: Epidemiology proof in toxic tort litigation. Fordham Law Rev 52:732-785, 1984.
18. *Frye v. United States,* 293 F. 1013 (D. C. Cir. 1923).
19. *Daubert v. Merrell Dow Pharmaceuticals, Inc.,* 113 S. Ct. 2786 (1993).
20. Green M, Freedman M, Gordis L: Reference Guide on Epidemiology. In: Reference Manual on Scientific Evidence, 3rd ed. Washington, DC, The National Academies Press, 2011,
21. National Research Council Committee on the Institutional Means for Assessment of Risks to Public Health: Risk Assessment in the Federal Government: Managing the Process. Washington, DC, National Academy Press, 1983, p 11.
22. Mencken HL: The divine afflatus. The New York Evening Mail, Nov 16, 1917. (Essay reprinted in Mencken HL: Prejudices, series 2. New York, Alfred A. Knopf, 1920.)

Capítulo 20

Questões Éticas e Profissionais em Epidemiologia

*"Nenhum homem é uma ilha inteira de si mesmo;
cada homem é um pedaço do Continente, uma parte do todo...
a morte de qualquer homem diminui-me, porque estou envolvido na humanidade;
E, portanto, nunca sabemos por quem os sinos dobram;
Eles dobram por ti.*
— John Donne, Clérigo e poeta (1572-1631), meditação XVII

Objetivos de aprendizado

- Discutir as obrigações éticas que os investigadores têm para com as pessoas que se voluntariam para participar estudos epidemiológicos
- Considerar como a privacidade e a confidencialidade dos registros de saúde são protegidos em um estudo epidemiológico e como o acesso aos dados epidemiológicos é gerenciado
- Descrever as implicações éticas e científicas da classificação racial e étnica em estudos epidemiológicos
- Apresentar questões associadas ao conflito de interesses
- Revisar como as descobertas de um estudo epidemiológico são interpretadas e comunicadas ao público

Nas linhas acima, John Donne enfatizou a interconexão de todas as pessoas. A epidemiologia também nos ensina importantes lições sobre conexões e relacionamentos. Os capítulos anteriores demonstraram que as doenças não surgem do vácuo. Muitas doenças contagiosas dependem, claramente, do contato humano para transmissão e propagação de epidemias. Além disso, nos últimos anos, mais e mais doenças, que por longo período se pensou não terem etiologia infecciosa, estão sendo identificadas como sendo de origem infecciosa em diversos graus. Por exemplo, o microrganismo *Helicobater pylori* tem sido implicado na etiologia da úlcera péptica e do câncer gástrico (ver Capítulo 14). Muitos casos de câncer de colo de útero estão associados ao papilomavírus humano (HPV), especialmente os tipos 16 e 18, assim, existe embasamento para o desenvolvimento de programas de prevenção e imunização contra o HPV.

Além disso, um dos principais focos da epidemiologia é o impacto do meio ambiente no risco de doenças em seres humanos. Isso reflete uma combinação de fatores: primeiro, estamos sob risco dos efeitos da natureza, incluindo inundações e outros desastres naturais como o do terremoto no oceano Índico que gerou o tsunami que afetou Indonésia, Thailandia e Sri Lanka, em 2004, e do furacão Katrina, que assolou Nova Orleans, Louisiana e regiões arredores nos Estados Unidos, em 2005. Segundo, estamos também vulneráveis aos danos ambiental e ecológico resultantes de certas atitudes humanas, estilos de vida e comportamentos. Com frequência o impacto negativo que as atividades humanas têm em nosso planeta não é adequadamente considerado. Essas atividades e efeitos incluem poluição do ar, destruição da camada de ozônio, aquecimento global, poluição dos reservatórios naturais de águas, desmatamento florestal, superdesenvolvimento, entre muitos outros. Os efeitos negativos de todos esses problemas só agora estão sendo completamente entendidos e a herança dos estragos ambientais deixada às futuras gerações está sendo cada vez mais reconhecida. Na medida em que são estudados, torna-se necessário maior entendimento das variações individuais da definição genética da vulnerabilidade humana aos agentes ambientais.

Outro aspecto de interdependência relevante para epidemiologistas é a necessidade de desenvolver relações de colaboração com outros epidemiologistas, assim como com profissionais de outras áreas. Aprendemos que muitas investigações epidemiológicas requerem abordagens multidisciplinares, pois, profissionalmente, epidemiologistas não podem ser mais produtivos e eficazes como "ilhas". Assim, a lição de "interconexão" expressa nas palavras de John Donne parece servir tanto para a dinâmica das doenças e condições investigadas pelos epidemiologistas, quanto para a prática da epidemiologia. Isso também se aplica à participação de epidemiologistas na formulação e implementação de políticas relacionadas com a saúde, como demonstrado pela história de Semmelweis apresentada no Capítulo 1, página 8.

Atualmente, vivemos em uma era despersonalizada, em que indivíduos frequentemente consideram seu próprio progresso como o maior objetivo de suas vidas. O sentindo coletivo e de preocupação com os outros frequentemente é esquecido. A visão de mundo de John Donne, salientando a interdependência das pessoas, às vezes parece estranha para algumas das atuais formas de visão de mundo, uma delas é representada humoristicamente na Figura 20-1. Uma das melhores articulações sobre a necessidade de equilibrar, simultaneamente, interesses de competição e necessidades do indivíduo e da comunidade foi dada por Hyllel, um sábio do Talmude que viveu há 2.000 anos. Ele disse: "Se eu não for por mim mesmo [Se eu não cuidar de mim mesmo], quem o será, porém, se eu for só para mim mesmo [i.e., se eu cuidar apenas de mim mesmo], o que eu valho? E se não agora, quando?"

Outro fator impactante na epidemiologia e em epidemiologistas é a rápida marcha em que ocorrem mudanças na sociedade e o progresso tecnológico. Uma história é contada sobre Adão e Eva no Jardim do Éden. Após serem expulsos do Éden, Adão virou-se para Eva, e disse, "Eva minha querida, estamos vivendo em tempos de mudanças".[1] No século 21, estamos também vivendo em tempos de mudanças drásticas. O rápido desenvolvimento do contexto social e científico no qual pesquisas epidemiológicas estão sendo conduzidas, levou a novos desafios para aqueles que trabalham com epidemiologia, para os que usam os resultados de estudos epidemiológicos e para o público em geral. Somam-se a isso grandes avanços tecnológicos, incluindo enormes aumentos na capacidade de computadores e avanços de tecnologias laboratoriais, que permitem, rapidamente, analisar grandes números de amostras e o armazenamento de enormes quantidades de dados. Com isso, tornaram possíveis muitos estudos de base populacional que não seriam concebíveis uma ou duas décadas atrás. Ao mesmo tempo, esses avanços tecnológicos também introduziram novos e diferentes temas relacionados com privacidade, confidencialidade e com o indivíduo. Com base na discussão anterior, esse capítulo revisa, resumidamente, algumas questões éticas e profissionais, que são cruciais para pesquisas epidemiológicas e para aplicação de seus resultados na melhoria da saúde humana. As questões a serem discutidas incluem várias relacionadas com a condução dos estudos epidemiológicos e outras dizem respeito a questões sociais amplas, além da própria pesquisa epidemiológica propriamente dita.

QUESTÕES ÉTICAS EM EPIDEMIOLOGIA

Claramente, em qualquer busca científica, fraude, engano ou deturpação geram desaprovação universal e condenação por parte dos colegas de profissão, profissionais de outras áreas, bem como do público leigo. Tais questões não são discutidas nesse capítulo. Atualmente, alguns dos mais difíceis dilemas éticos em epidemiologia são, provavelmente, mais delicados, envolvendo julgamentos, filosofias, atitudes e opiniões, para as quais pode ser mais difícil obter-se consenso.

A epidemiologia difere de outras disciplinas científicas em relação às questões éticas? Apesar de a epidemiologia compartilhar muitas características com outras disciplinas científicas, ela difere em alguns aspectos importantes. Ela é uma disciplina que, em grande parte, surgiu da medicina e da saúde pública, e mesmo nos seus primórdios, seus achados tiveram implicações políticas imediatas para o tratamento clínico ou ação de saúde pública. Os estudos de John Snow sobre cólera em Londres (ver Capítulo 1, p. 13), e a remoção, por ele proposta, do cabo da bomba de água da Broad Street, à qual seu estudo implicara ao surto (seja antes ou após o auge da epidemia), refletiu a clara implicação política de seu trabalho.

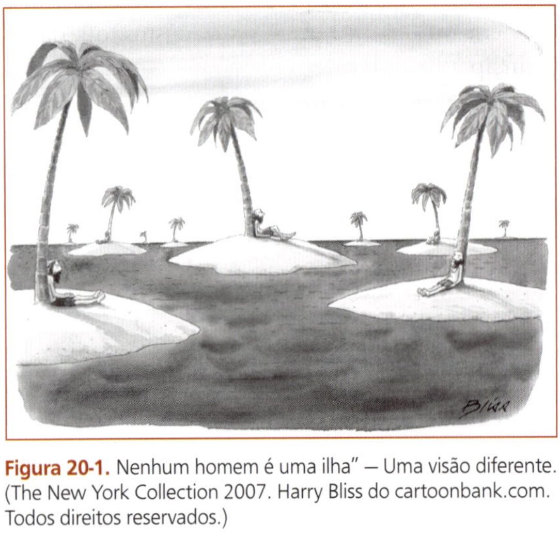

Figura 20-1. Nenhum homem é uma ilha" — Uma visão diferente. (The New York Collection 2007. Harry Bliss do cartoonbank.com. Todos direitos reservados.)

O objetivo máximo da epidemiologia é melhorar a saúde humana; a epidemiologia é a ciência básica da prevenção de doenças. Consequentemente, o relacionamento da epidemiologia com o desenvolvimento de políticas públicas é parte integrante da disciplina. Como resultado, as questões éticas e profissionais vão além daquelas aplicáveis a uma disciplina científica, como biofísica ou fisiologia, e devem ser vistas em um contexto mais amplo. Primeiro, os achados epidemiológicos têm relevância social direta e, frequentemente, imediata. Segundo, estudos epidemiológicos geralmente são financiados por recursos públicos. Terceiro, a pesquisa epidemiológica envolve seres humanos de alguma forma e os sujeitos que participam dos estudos geralmente não obtêm qualquer benefício pessoal com seus resultados.

OBRIGAÇÕES DOS INVESTIGADORES PARA COM OS SUJEITOS DO ESTUDO

Quais são as obrigações dos investigadores para com os sujeitos de estudos observacionais não randomizados com os quais a maioria dos epidemiologistas normalmente lida? Primeiro, até onde for possível, um consentimento verdadeiramente informado, consistente com o princípio da autonomia individual, deve ser obtido de cada sujeito. Porém, pode um consentimento verdadeiramente informado ser obtido de um sujeito em um estudo epidemiológico? Se acreditarmos que o completo esclarecimento aos indivíduos, dos objetivos e hipóteses do estudo introduzirá um viés de resposta, ou outro viés, claramente o consentimento não será totalmente "informado". Outra questão em relação ao consentimento diz respeito à privacidade e à confidencialidade. Por muitos anos, em sã consciência, epidemiologistas asseguravam aos indivíduos que seus dados seriam mantidos confidenciais, e que este comprometimento era irrevogável. Entretanto, dados de pesquisa têm estado sujeitos a intimações judiciais nos últimos anos, com poucas exceções. Portanto, a garantia de confidencialidade fornecida em consentimentos informados deve, agora, incluir modificações para permitir quebras de confidencialidade, que podem ser legalmente obrigatórias e que poderiam, portanto, estar além do controle do investigador. Novas regulações de privacidade entraram em vigor nos Estados Unidos em 2003, o que afetou, significativamente, os direitos de pacientes em relação às informações de saúde. Voltaremos ao assunto de privacidade e confidencialidade mais tarde, neste capítulo.

Outra questão é concernente ao equilíbrio entre os direitos do indivíduo e o bem-estar da sociedade. Em um estudo sobre homens com grande risco de infecção por HIV, foi garantida confidencialidade aos participantes. Nas entrevistas realizadas posteriormente, foi perguntado aos sujeitos se haviam doado sangue nos 2 anos anteriores. Vários dos diagnosticados como HIV positivos afirmaram terem doado sangue 2 anos antes do teste de HIV. A preocupação que surgiu foi a de que o sangue doado pudesse ter sido usado em transfusões. Apesar de o sangue, possivelmente, ter sido descartado no banco de sangue, não existia qualquer maneira de se checar isso sem a quebra de confidencialidade ou violação do compromisso original com os indivíduos. Talvez os investigadores devessem ter antecipado tal problema no momento em que a entrevista foi planejada, antes de se obter o consentimento informado dos indivíduos. Mas mesmo com precaução, tais problemas surgem. Nesse caso, como equilibrar o compromisso original com os sujeitos com a necessidade de determinar se alguém havia recebido sangue desses doadores, de modo que novas transmissões de HIV possam ser prevenidas?

Uma terceira obrigação com os sujeitos se refere à comunicação dos achados dos estudos aos participantes. Nossa abordagem para esse assunto pode diferir se o sujeito tiver desenvolvido um problema de saúde relacionado com a exposição estudada, ou se estiver apenas com maior risco de desenvolvimento futuro da doença como resultado da exposição. Em ambos os casos, a comunicação dos resultados relativos ao risco para os sujeitos pode ser vista como uma possível expressão do princípio ético da beneficência — a obrigação do investigador de ajudar os indivíduos a promoverem seus interesses legítimos importantes, como prevenção e controle de doenças, para eles próprios e para suas famílias. Contudo, de acordo com esse princípio, devemos não apenas fornecer os benefícios como a prevenção das doenças, mas também balancear benefícios e custos ou danos (princípio da utilidade).

Se, por exemplo, um sujeito tiver sido exposto a um fator, que algum estudo tenha mostrado ser um forte fator de risco para o câncer de pâncreas, deveria ser dada a ele essa informação? Assim, uma vez que não existe um tratamento efetivo para o câncer do pâncreas e não há fortes evidências de que o diagnóstico precoce seja benéfico, poderíamos estar aumentando a ansiedade da pessoa ao transmitir essa informação sem prover algum benefício a ela? Por outro lado, poderíamos argumentar que um participante de qualquer estudo tem o direito de saber seus resultados, mesmo que os achados não tenham influência direta na saúde da pessoa ou mesmo que possam levar a um aumento da ansiedade. De fato, muitos epidemiologistas atualmente oferecem a todos os participantes do estudo a opção de solicitar um relatório dos achados quando o estudo estiver concluído.

PROTEGENDO A PRIVACIDADE E A CONFIDENCIALIDADE

Preocupações sobre privacidade e confidencialidade, em nossa sociedade, cresceram com o aumento da perda da privacidade individual através de registros computadorizados. A proteção da privacidade e confidencialidade dentro da estrutura da investigação médica, incluindo a pesquisa epidemiológica, tem-se tornado uma questão importante. As origens de tais preocupações são muito antigas. Hipócrates escreveu, em seu comumente utilizado juramento médico:

> *"Tudo que eu veja ou escute...das vidas de homens e mulheres...que não seja conveniente falar...manterei segredo inviolável."*

Como Hipócrates qualificou "tudo que eu veja ou escute" com a frase "que não seja conveniente falar", ele aparentemente considerou certos tipos de informação como de natureza de "que não seja conveniente falar". Presumivelmente, então, sob algumas circunstâncias, Hipócrates teria advogado a monitorização cuidadosa do compartilhamento de informações pessoais com interesse no benefício social. Por exemplo, se um caso de varíola fosse reportado em uma cidade americana, Hipócrates, provavelmente, defenderia o seu relato às autoridades sanitárias. Assim, a autonomia individual relativa à privacidade e confidencialidade são princípios importantes, porém, não ilimitados.

Em relação à privacidade e à confidencialidade em estudos epidemiológicos, tem-se dado atenção ao uso de prontuários médicos. Perguntemos, primeiramente, porque prontuários médicos são necessários em estudos epidemiológicos. Esses registros são necessários para dois propósitos principais:

1. Agregar dados ou validar informações obtidas por outros meios, sem contato com pacientes.
2. Identificar pacientes individuais para o subsequente acompanhamento, usando recursos como entrevistas ou exames de sangue.

Como os objetivos da epidemiologia para melhoria da saúde humana são claramente salutares, pode haver a tentação, num primeiro instante, de repudiar qualquer bom uso de dados de prontuários médicos e de invasão da privacidade individual por epidemiologistas. Entretanto, as palavras do Juiz Louis D. Brandeis, da Suprema Corte de Justiça, soam tão verdadeiras ainda hoje como quando foram escritas em 1928:

> *A experiência deveria nos ensinar a estarmos mais atentos à proteção da liberdade quando os propósitos do Governo são beneficentes. Os homens nascidos para a liberdade estão naturalmente alertas para repelir a invasão de sua liberdade por governantes mal-intencionados. As maiores ameaças à liberdade ocultam-se na usurpação insidiosa de homens zelosos e bem-intencionados, mas sem conhecimento.[2]*

O princípio ético da autonomia defende fortemente o consentimento informado em várias áreas ligadas à pesquisa, incluindo privacidade e confidencialidade. Portanto, inquietações sobre a proteção da confidencialidade no cenário das pesquisas são válidas. Com o tempo, elas levaram a duas importantes propostas legislativas, que, a princípio, pareciam sensatas, mas, atualmente, prejudicariam seriamente a pesquisa epidemiológica e impediriam o progresso tanto da saúde pública quanto da prática clínica. As duas propostas são as seguintes:

1. O consentimento do paciente deveria ser solicitado antes que os pesquisadores tivessem permissão de acesso aos prontuários médicos.
2. Dados de prontuários médicos deveriam estar disponíveis aos investigadores sem qualquer informação que pudesse identificar um indivíduo.

Ambas propostas são coerentes com os princípios éticos de *não maleficência* – não causar qualquer dano – para os sujeitos participantes de uma pesquisa. Entretanto, se a sociedade tem profundo interesse nos achados epidemiológicos e outros estudos biomédicos, é necessário encontrar um equilíbrio entre os interesses individuais e os comunitários.

Consideremos essas duas propostas separadamente. Por que a primeira, que exige o consentimento do paciente antes de os pesquisadores terem acesso aos prontuários médicos, impossibilitaria muitos estudos?

- Como um primeiro passo, os prontuários devem ser revisados para identificar quais pacientes atendem aos critérios do estudo (p. ex., quais têm a doença em questão e seriam, portanto, elegíveis para inclusão em um estudo de casos-controles).
- Muitos estudos são concebidos somente muitos anos após um paciente ter sido hospitalizado; assim, o consentimento informado do paciente não poderia ser obtido naquele momento. Quando, mais tarde, o estudo for desenvolvido, muitos pacientes poderão ter morrido ou não serão localizados.

- Certos pacientes se recusam a ser entrevistados em estudos epidemiológicos, todavia, os não participantes podem ser caracterizados usando as informações de seus prontuários médicos, de modo que qualquer viés resultante de sua não participação pode ser avaliado. Se os prontuários não estiverem disponíveis pela recusa dos pacientes, um potencial viés de seleção seria introduzido, não sendo possível avaliar sua magnitude e direção.

Voltando para a segunda proposta, por que a informação dos registros médicos que identificam os indivíduos é essencial à maioria dos estudos epidemiológicos?

- A revisão dos prontuários médicos é, geralmente, o primeiro passo para identificar um grupo de pessoas com a doença que serão acompanhadas na sequência.
- A identificação da informação é essencial à vinculação dos registros de indivíduos específicos de diferentes fontes (como prontuários hospitalares, médicos, registros de empregados e certidões de óbito em estudos de câncer ocupacional).

Como visto na Figura 20-2, a articulação dos registros é importante para gerar informações completas e não enviesadas a respeito de cada sujeito, não apenas em estudos ocupacionais (como mostrado aqui), mas em muitos tipos de investigações epidemiológicas.

Assim, vemos que o uso de prontuários médicos é essencial para estudos epidemiológicos. De fato, muitos avanços significativos na proteção da saúde humana resultaram de estudos epidemiológicos que não poderiam ter sido feitos se o acesso aos prontuários médicos tivesse sido restrito.[3]

Ao mesmo tempo, entretanto, devemos nos preocupar com a proteção da privacidade e confidencialidade individuais. Por muitos anos, os estudos epidemiológicos têm usado os seguintes procedimentos designados à proteção da confidencialidade dos sujeitos:

- O consentimento livre e esclarecido é exigido dos participantes do estudo em todas as fases da pesquisa, exceto revisão de prontuários médicos.
- Todos os dados obtidos são armazenados e trancados a chave.
- Apenas números são usados nos formulários de coleta de dados. O código para relacionar esses números com os nomes dos indivíduos é mantido em separado sob total sigilo.
- Identificação individual de cada indivíduo é destruída ao final do estudo, a menos que exista uma justificativa específica para a retenção desta informação Tal manutenção deve ser aprovada pelo *Institutional Rewiew Board (IRB)*, no Brasil, Comissão Nacional de Ética em Pesquisa (CONEP).
- Todos os resultados são publicados apenas de forma agregada ou em grupos, assim os indivíduos nunca são identificados.
- A menos que seja essencial ao estudo, as informações que identificam os indivíduos não são armazenadas em arquivos de computador, e as identificações individuais não são incluídas nas tabulações de rotina geradas por dados computadorizados.

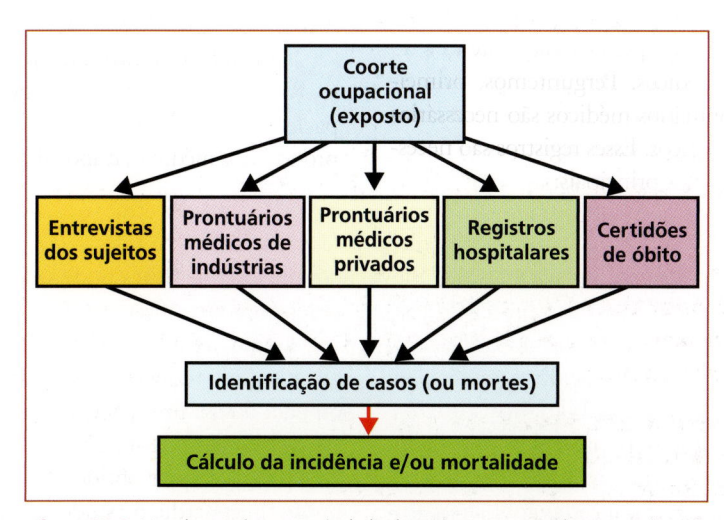

Figura 20-2. Uso de um sistema articulado de registros em estudos ocupacionais.

- A importância da manutenção da privacidade e confidencialidade é regularmente enfatizada para a equipe de pesquisa.

Quando as pessoas consentem em participar de estudos epidemiológicos, concordam voluntariamente, com alguma invasão de suas privacidades para o bem comum da sociedade, esperando que resultem em avanços na promoção de saúde e prevenção de doenças, nos estudos que estão tornando possíveis. Desse modo, os pesquisadores têm uma obrigação ética de proteger, o máximo possível, a privacidade e a confidencialidade dos indivíduos nesses estudos. As políticas descritas anteriormente, atualmente em vigor, têm tido grande êxito em atingir esse objetivo.

Reconhecendo a importância do uso de prontuários médicos na pesquisa epidemiológica e efetividade das atuais medidas de proteção da privacidade e confidencialidade, a *Privacy Protection Study Commission* (Comissão de Proteção e Privacidade) recomenda que o consentimento do paciente não seja exigido para uso de prontuários médicos em pesquisas epidemiológicas.[4] Entretanto, em 14 de abril de 2003, o quadro mudou drasticamente nos Estados Unidos, quando novas regulamentações federais de privacidade passaram a vigorar conforme o *Health Insurance Portability and Accountability Act* (HIPAA)[5] de 1996.

A ação foi introduzida em resposta à crescente preocupação pública sobre a falta de controle referente à informação médica e perda da privacidade individual nos Estados Unidos. Transferência eletrônica de informação médica e medo do potencial mau uso de informações genéticas disponíveis pelos novos métodos laboratoriais também levaram ao desenvolvimento dessas novas regulamentações.

As regulamentações do HIPAA forneceram a primeira proteção de privacidade sistemática em âmbito nacional para informação de saúde nos Estados Unidos. As regulamentações dão aos pacientes mais controle sobre suas informações de saúde e definem limites para o uso e divulgação de prontuários médicos. Com algumas exceções, é solicitada autorização individual assinada para divulgar as informações de saúde confidenciais. A informação de saúde protegida por sigilo pode ser revelada às autoridades de saúde com propósitos de saúde pública, incluindo – porém não limitada – a vigilância de saúde pública, investigações e intervenções. A informação protegida por sigilo também pode ser revelada para pesquisas em saúde sem a autorização individual sob certas condições, incluindo as seguintes: (1) se o Institutional Review Board (IRB) proporcionar uma liberação, (2) para atividades preparatórias de iniciação à pesquisa, e (3) para pesquisar informações de descendentes.[6] As regulamentações são extremamente complexas. Levará algum tempo antes que se avalie seu impacto total nas investigações clínicas, de saúde pública e pesquisa epidemiológica. Inúmeras discussões sobre essas regulamentações têm sido publicadas.[7-9]

ACESSO AOS DADOS

Quando um estudo estiver completo, quem "detém" os dados? Quem teria acesso aos dados – tanto "não preparados" quanto parcialmente "preparados" – e sob que condições? Vivemos em uma era em que podemos estar certos que quase qualquer dado gerado em pesquisa, que lida com assuntos controversos, serão reanalisados por verdadeiros ou supostos especialistas que defendem diferentes posições. Dentre as questões relevantes em relação a compartilhar dados, estão as seguintes:

- Em que ponto o estudo está realmente finalizado?
- A política de compartilhar dados de pesquisa deveria depender de quem financiou o estudo?
- A política deveria depender de quem está solicitando os dados ou das possíveis motivações pessoais em fazer o pedido?
- Sob que condições identificadores deveriam ser incluídos nos dados?
- Como podem ser protegidos os interesses dos pesquisadores?
- Quem pagará pelas despesas envolvidas?

O desafio é encontrar um ponto de equilíbrio entre os interesses, de um lado, do pesquisador, de outro, os da sociedade, pois eles não são, inevitavelmente, coincidentes.

RAÇA E ETNIA EM ESTUDOS EPIDEMIOLÓGICOS

Uma questão importante que tem recebido atenção crescente nos últimos anos é o uso de designações para raça e classificação étnica em estudos epidemiológicos. Elas são usadas para descrever populações e testar hipóteses em que a raça pode servir como uma variável independente.

Como descritor, raça geralmente é usada para caracterizar os indivíduos estudados em ensaios clínicos ou para descrever inclusões e exclusões de populações em diferentes tipos de estudos epidemiológicos. As variáveis raça e etnia podem ser muito úteis para esse propósito e importantes para avaliação do potencial de generalização dos achados para além das populações estudadas.

Quando as variáveis que designam raça ou etnia são incluídas no delineamento de estudos, para teste de hipóteses, o foco está, frequentemente, em possíveis associações de raça com certos desfechos em saúde. Porém, conforme Bhopal e Donaldson[10] evidenciaram, do ponto de vista biológico, raça está mal definida e pobremente entendida e pode ser de validade questionável. Pesquisas de DNA indicam que a diversidade genética é contínua e não possui intervalos claros que possam representar grupos raciais.[11]

Raça tem sido descrita como "um sistema arbitrário de classificação visual" que não demarca subgrupos distintos da população humana.[12] A partir do censo Norte-americano de 2000, novas diretrizes permitem aos respondentes identificarem-se com mais de um grupo racial. No futuro, esta política pode complicar o uso de dados censitários sobre raça em estudos epidemiológicos. Uma abordagem alternativa é o uso da etnia em vez de raça. Entretanto, a classificação de pessoas por etnia também não é simples. A etnia é uma variável complexa que implica compartilhar origens e antecedentes sociais; cultura e tradições compartilhadas que são particulares, mantidas através de gerações e que levam a um senso de identidade e grupo, ou em comum o idioma ou tradição religiosa.[13] Quais têm sido os resultados do uso das designações raciais em pesquisas epidemiológicas?

Muitos acreditam que, dadas às ambiguidades envolvidas na definição de raça, pesquisas usando taxas de doenças de acordo com a raça não têm avançado significativamente em nossa compreensão fundamental das causas e patogênese das doenças humanas.[14] Entretanto, alguns argumentam que mesmo tais designações não contribuíram para incrementar nosso entendimento dos mecanismos biológicos das doenças, o uso de variáveis raciais nas pesquisas tem auxiliado a identificar subgrupos – particularmente minoritários e imigrantes – aos quais devem ser direcionados recursos adicionais de cuidados em saúde. Por exemplo, as taxas de mortalidade específica por raça, nos Estados Unidos, demonstraram que:[15]

- Um bebê negro tem probabilidade, mais de duas vezes maior, de morrer em seu primeiro ano de vida do que um bebê branco.
- As taxas de mortalidade para a maioria das causas são muito mais altas entre negros do que entre brancos.

Nos estudos relativos a necessidades e prioridades de cuidados em saúde de diversas populações, a raça de um grupo populacional pode ser descrita, uma comparação explícita pode ser feita com outros grupos raciais e étnicos, ou uma comparação pode ser incluída, mas não explicitamente declarada. As taxas de mortalidade por raça são frequentemente usadas para definir objetivos de saúde nacionais e estaduais. O Centro de Controle e Prevenção de Doenças (Centers for Disease Control and Prevention, CDC) declarou que "as taxas de mortalidade por raça e origem hispânica são importantes para a monitorização do estado de saúde desses grupos populacionais e para políticas de informação e programas direcionados à redução de desigualdades".[15]

Um dos problemas do uso de variáveis raciais é que, ao fazê-lo, mesmo pesquisadores bem-intencionados poderiam estigmatizar, inadvertidamente, certos subgrupos populacionais. Como resultado, certas designações raciais podem, realmente, virem a ser substituídas por características indesejáveis do estilo de vida, como comportamento criminoso e abuso de drogas. Conforme destacou Bhopal "pela ênfase de aspectos negativos em saúde de grupos étnicos minoritários, a pesquisa pode ter prejudicado seu posicionamento social e desviado a atenção de suas prioridades de saúde."[14]

Que conclusões podemos tirar? Nenhuma variável, inclusive raça, deveria ser incluída, sem critério, como rotina em qualquer estudo epidemiológico. Talvez a melhor abordagem no planejamento de um estudo epidemiológico, no qual a raça será avaliada, seja fazer certas questões, incluindo as seguintes:

- "Por que a raça está sendo estudada?"
- "Com que base os participantes do estudo serão classificados por raça?"
- "Qual a validade das designações de raça e como elas contribuirão para aumentar nosso conhecimento biológico da doença em questão ou para incrementar atividades preventivas em certos grupos desfavorecidos?"
- "Se raça estiver sendo usada em substituição a fatores de estilo de vida, como dieta, poderiam as informações sobre dieta ou outros fatores de estilo de vida serem obtidas diretamente, sem o uso de raça como alternativa?" Ao mesmo tempo, deveríamos perguntar se qualquer prejuízo ocorreria com o uso de designações raciais em determinado estudo e se tais designações poderiam servir, não intencionalmente, como substitutos virtuais para estilos de vida ou características indesejáveis.

Em qualquer estudo, as variáveis raciais utilizadas deveriam ter um propósito definido que seja precisamente articulado e satisfazer os mesmos padrões de validade esperados de qualquer outra das variáveis estudadas. O benefício potencial do uso de tais variáveis em um estudo deveria, claramente, exceder qualquer eventual prejuízo que possa resultar. Raça pode ser uma variável apropriada e potencialmente valiosa a ser abordada em estudos epidemiológicos, desde que as questões acima tenham sido adequadamente consideradas e avaliadas.

CONFLITO DE INTERESSES

Os vieses reais e percebidos podem resultar de conflitos de interesses. Tal conflito pode surgir em cada estágio de um estudo, desde a decisão de o quanto um estudo específico deveria ser entendido no primeiro momento através da análise e interpretação dos dados e divulgação dos resultados. Hoje, a maioria do trabalho epidemiológico nos Estados Unidos é feita por epidemiologistas que trabalham no meio acadêmico, indústrias ou governo. Esses três ambientes diferem em vários aspectos. O financiamento para pesquisas epidemiológicas no governo e na indústria geralmente é interno, enquanto que epidemiologistas acadêmicos devem buscar fontes de suporte financeiro externo. Como resultado disso, pesquisas feitas por epidemiologistas acadêmicos geralmente são sujeitas a uma revisão mais rigorosa, como parte do processo de concessão de fundos. O mais importante, contudo, é que o empregador do epidemiologista acadêmico geralmente não está investido de interesse nos resultados do estudo. Isso contrasta com outros cenários, nos quais o financiador pode ser afetado significativamente – política, econômica ou legalmente – pela natureza dos achados. Consequentemente, a pressão explícita ou sutil por um empregador para não iniciar um estudo ou de prolongar o processo que conduz ao relato dos resultados pode introduzir um sério viés nas revisões de literatura concernentes a questões como riscos ocupacionais. Além disso, pode ser impossível a avaliação desses vieses.

O potencial viés resultante de estudos que não foram conduzidos e que poderiam ter revelado associações entre exposições específicas com desfechos adversos ainda não foi classificado. Nesse contexto, alguns podem recordar de um diálogo na história "Labareda de Prata", das aventuras de Sherlock Holmes escritas por Sr. Arthur Conan Doyle, na qual Holmes investiga o desaparecimento de um cavalo de corrida chamado Labareda de Prata e o assassinato de seu treinador. Quando Holmes está prestes a deixar a aldeia durante a investigação, o inspetor local vira para ele e pergunta:

"Existe algum detalhe para o qual você deseja chamar a minha atenção?"

"Ao curioso incidente como o cão na madrugada." [respondeu Holmes]

"O cão não fez nada na madrugada."

"Esse foi o incidente curioso," comentou Sherlock Homes.[16]

(Mais tarde, Holmes descreveu como identificou o vilão com sucesso. Ele explicou que quando o intruso entrou no estábulo "O cão não fez nada na madrugada" e até não latiu muito, indicando "obviamente,

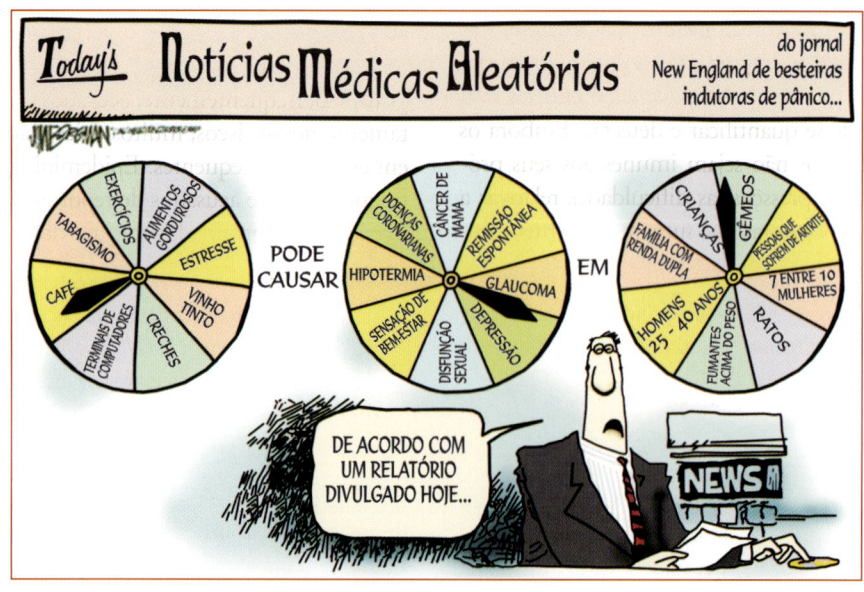

Figura 20-3. Uma visão do aparentemente interminável fluxo de riscos relatados confrontando o público. (Jim Borgman. The Cincinnati Enquirer. 1997. Republicada com permissão especial do King Features Syndicate.)

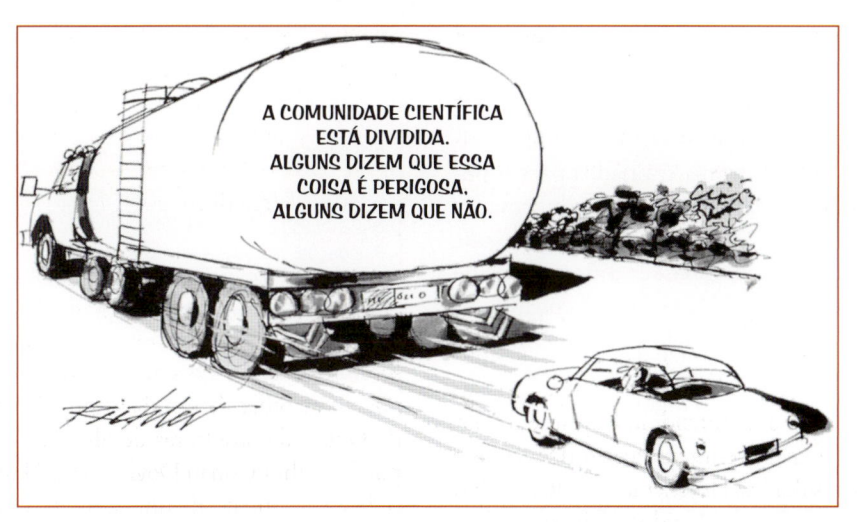

Figura 20-4. Lidando com a incerteza científica. (© The New Yorker Collection 1988: Mischa Richter, from cartoonbank.com. Todos os direitos reservados.)

que o visitante da meia-noite era alguém que o cão conhecia bem.")

Com o diálogo anterior em mente, o potencial viés introduzido por estudos não realizados pode ser chamado de viés da *Labareda de Prata*. Holmes entendeu porque o cão falhou em agir e foi capaz de aplicar esse conhecimento para solucionar o problema em suas mãos. De forma similar, há muito o que aprender quando um fabricante deixa de estudar, o que parece ser claramente necessário, em um produto, sobre seus possíveis efeitos adversos. Porém, quando uma associação foi sugerida é, frequentemente, difícil determinar se certos estudos epidemiológicos não foram iniciados devido a interesses e preocupações com os potenciais resultados do estudo. Na ausência de evidências documentadas ou decisão explícita de não conduzir um determinado estudo, esse tipo de viés geralmente é difícil ou impossível de se quantificar e detectar. Embora os cenários acadêmicos não sejam imunes aos seus próprios problemas e pressões, as dificuldades relativas a pesquisas epidemiológicas que surgem nesse meio têm menores probabilidades de estarem ligados ao impacto potencial dos achados específicos do estudo. Entretanto, a possibilidade de conflito de interesses relacionados com qualquer estudo epidemiológico deve ser considerada, independente do cenário onde a pesquisa foi conduzida. De fato, tal conflito pode estar mais relacionado com as fontes de financiamento do que com o cenário da pesquisa em si. Contudo, deve-se reconhecer a possibilidade de que, mesmo não frequentemente, conflitos de interesse institucionais e individuais podem influenciar a publicação e divulgação dos resultados. Esforços deveriam ser despendidos para garantir que os resultados dos estudos – quaisquer que venham a ser – sejam publicados em periódicos indexados de forma adequada. Requerimentos para o registro de estudos clínicos são um grande passo nessa direção (ver discussão no Capítulo 8, página 172). Os financiadores/patrocinadores deveriam estar claramente indicados no artigo que relata os resultados do estudo, assim como qualquer interesse financeiro ou de outra natureza, de pesquisadores ou suas famílias, que possam ser afetados pelos resultados do estudo.

INTERPRETAÇÃO DOS RESULTADOS

Muitas das questões mais críticas, relacionadas com o modo como os estudos epidemiológicos são conduzidos, surgem ligadas à adequação do delineamento, interpretação e divulgação dos achados. Os epidemiologistas são, frequentemente, acusados de relatar infinitamente novos riscos, muitos deles, não confirmados em estudos subsequentes. Epidemiologistas têm sido frequentemente acusados de reportar novos riscos de forma intedeterminada, muitos dos quais não são confirmados em estudos subsequentes. O resultado é que o público encontra muitos relatos de riscos na mídia, frequentemente não confirmados, o que leva ao ceticismo em relação aos riscos recém-relatados, pois são incapazes de distinguir os verdadeiros e importantes de outros não confirmados ou triviais (Fig. 20-3). Geralmente as pessoas relutam em assumir a responsabilidade por seus próprios cuidados com a saúde.[17] A questão surge novamente: Como podemos avaliar a importância de um único estudo que mostra aumento de risco? Quantos estudos são necessários para confirmar isso?

Um problema adicional é que, nos anos anteriores, os achados epidemiológicos iniciais ou controvérsias científicas geralmente eram abordados e frequentemente resolvidos dentro da comunidade científica, antes que fossem disseminados para o público. Hoje, tanto os relatos iniciais não confirmados quanto as controvérsias científicas são usualmente divulgados nos jornais ou televisões, antes mesmo de serem publicados em periódicos científicos indexados (Fig. 20-4). O dilema é que, embora a melhora do nível educacional e de conscientização do público seja louvável, em relação a questões científicas, os níveis de ansiedade normalmente são aumentados de forma injustificada por estudos isolados que são amplamente divulgados e que podem ser, mais tarde, refutados. O problema é exacerbado pelo viés ser noticiado nos jornais com resultados de estudos que não mostram nenhum efeito.[18]

Além disso, uma incerteza significativa está associada às conclusões sobre certas questões como se a mamografia é benéfica para as mulheres na faixa dos 40 anos, se o teste do antígeno prostático específico é benéfico para homens com câncer de próstata localizado, e se a terapia de reposição hormonal na menopausa é benéfica. Lidar com incertezas é difícil – e usualmente doloroso – para as pessoas que estão se debatendo para tomar uma decisão sobre qualquer dessas intervenções. Os epidemiologistas deveriam auxiliar o público no entendimento de incertezas e enfrentamento do desafio de tomar decisões em relação a informações equivocadas e incompletas. Outras questões relacionadas com incertezas são discutidas no Capítulo 19.

Uma questão adicional é: "Até que ponto um risco considerado trivial aumenta em proporção, mesmo sendo estatisticamente significativo, se torna um risco biologicamente importante que mereça preocupação pública?"

Essa pergunta está relaciona com a questão ampla de percepção pública de risco. Essas percepções estão apresentadas nas Tabelas 20-1 e 20-2. Para muitos dos riscos listados, o grau de preocupação pública e mudanças no comportamento não parecem ser compatíveis com a magnitude do risco.

Se o risco absoluto for baixo, mesmo se o risco relativo para indivíduos expostos estiver significativamente aumentado, o risco real dos expostos ainda será muito baixo. É interessante que o público prefira abordar temas "quentes" (risco relatado de Alar e daminozide em maçãs) para os quais a evidência pode ser tênue enquanto ignora fatores de risco bem-estabelecidos como fumo, consumo de álcool e exposição ao sol, para os quais mudanças no estilo de vida, dependentes de iniciativas individuais, foram claramente afiançadas por evidências disponíveis.

Os epidemiologistas têm uma importante função na divulgação dos riscos à saúde e interpretação dos dados epidemiológicos para o público; se os mesmos não desempenharem essas atividades, a função será realizada por outros que apresentam menor treinamento e capacidade. Esta é uma parte essencial do processo de definição de políticas. Estudos sobre populações humanas geralmente produzem diferentes achados, e epidemiologistas frequentemente hesitam em tirar conclusões com base nos dados existentes. Nos cenários acadêmicos, os epidemiologistas podem criticar estudos e recomendar pesquisas adicionais para resolver uma questão. Entretanto, os formuladores de políticas que trabalham na linha de frente não podem se dar ao luxo de protelar; eles precisam tomar decisões imediatas (de regulamentar ou não). Mesmo uma decisão de não regulamentar naquele momento representa uma decisão política. Tais decisões deveriam, idealmente, basear-se em informações epidemiológicas. Entretanto, os formuladores de políticas não podem agir de forma meramente racional esperando por achados de futuros estudos para direcionar suas ações em relação a questões atuais e urgentes em saúde. Epidemiologistas devem, então, tirar as melhores

TABELA 20-1. Riscos Involuntários

Risco involuntário	Risco de morte por pessoa/ano
Atingido por automóvel (Estados Unidos)	1 em 20.000
Atingido por automóvel (Reino Unido)	1 em 16.600
Inundações (Estados Unidos)	1 em 455.000
Terremoto (Califórnia)	1 em 588.000
Tornados (Centro-Oeste)	1 em 455.000
Raios (Reino Unido)	1 em 10 milhões
Queda de aeronave (Estados Unidos)	1 em 10 milhões
Queda de aeronave (Reino Unido)	1 em 50 milhões
Vazamento de usina atômica	
No local (Estados Unidos)	1 em 10 milhões
A 1 km do local (Reino Unido)	1 em 10 milhões
Inundação de represa (Holanda)	1 em 10 milhões
Mordidas de criaturas venenosas (Reino Unido)	1 em 5 milhões
Leucemia	1 em 12.500
Gripe	1 em 5.000
Meteorito	1 em 100 bilhões

De: Dinman BD: The reality and acceptance of risk. JAMA 244:1226, 1980. Copyright 1980, American Medical Association.

TABELA 20-2. Riscos Voluntários

Risco voluntário	Risco de morte por pessoa/ano
Tabagismo: 20 cigarros/dia	1 em 200
Alcoolismo: 1 garrafa de vinho/dia	1 em 13.300
Futebol, futebol americano	1 em 25.500
Corrida de automóveis	1 em 1.000
Conduzir automóveis (Reino Unido)	1 em 5.900
Motociclismo	1 em 50
Alpinismo	1 em 7.150
Tomar pílula anticoncepcional	1 em 5.000
Lanchas a motor	1 em 5.900
Canoagem	1 em 100.000
Corrida de cavalos	1 em 740
Boxe amador	1 em 2 milhões
Boxe profissional	1 em 14.300
Esquiar	1 em 430.000
Gravidez (Reino Unido)	1 em 4.350
Aborto: Legal < 12 semanas	1 em 50.000
Aborto: Legal > 14 semanas	1 em 5.900

De: Dinman BD: The reality and acceptance of risk. JAMA 244:1226, 1980. Copyright 1980, American Medical Association.

conclusões possíveis com base nos dados à sua disposição, entendendo que um melhor estudo, ou até um estudo perfeito, pode aparecer no dia seguinte e contradizer as conclusões de hoje.

Os epidemiologistas têm diversos papéis no processo de criação de políticas, incluindo a geração e interpretação de dados, apresentação de opções específicas de políticas, projeção do impacto de cada opção, desenvolvimento de propostas específicas de políticas e avaliação dos efeitos das políticas depois de sua implementação. Um epidemiologista deve ser tanto um pesquisador quanto um defensor para uma política específica? Defender uma posição implica em perder objetividade e credibilidade científica? Essas são perguntas difíceis, entretanto, muitas questões claras, como riscos à saúde resultantes do tabagismo, necessitam, urgentemente, da participação de epidemiologistas na luta para eliminar a fonte de perigo para a saúde pública. A questão, então, não é apenas se é ético para um epidemiologista ser um defensor, mas se seria ético não ser quando a evidência de risco é tão convincente. Assim, os epidemiologistas devem servir tanto como educadores quanto pesquisadores. Seus esforços como educadores são dirigidos para muitas populações-alvo, incluindo outros pesquisadores, profissionais de saúde, legisladores, formuladores de políticas, advogados, juízes e público em geral. Cada grupo deve ser tratado diferentemente, dependendo de suas necessidades específicas e direção dos objetivos do esforço educacional. Epidemiologistas devem aprender a trabalhar com a mídia, incluindo rádio, televisão, revistas e jornais, a fim de promover seus esforços educacionais. Devem, também, familiarizar-se, eles próprios, com o que é conhecido e de que forma isso é percebido pelos pacientes, trabalhadores da área de cuidados à saúde e público em geral, para que assim possam auxiliar a esses grupos a lidarem com os achados de estudos epidemiológicos e suas implicações para medidas preventivas, incluindo mudanças de estilo de vida.[19]

CONCLUSÃO

As questões éticas e profissionais enfrentadas pela epidemiologia, primeiramente, refletem obrigações de epidemiologistas para com os participantes de estudos epidemiológicos e clínicos e dos importantes desafios resultantes da posição ocupada pela disciplina na interface da ciência e políticas públicas. As questões são complexas e, frequentemente, delicadas, sem respostas simples. Dada a posição de importância fundamental da epidemiologia no desenvolvimento tanto de políticas de saúde pública quanto clínicas e suas implicações para regulamentações ambientais, mudanças individuais de estilo de vida e alterações da prática clínica, os achados dos estudos epidemiológicos atraem atenção generalizada e têm alta visibilidade pública. Enquanto novas questões são abordadas pela epidemiologia no futuro, os dilemas éticos e profissionais frente à disciplina também continuarão a evoluir. Entretanto, existe necessidade crítica de diálogo contínuo entre epidemiologistas e aqueles que usam os resultados de estudos epidemiológicos, incluindo médicos e formuladores de políticas, bem como aqueles que serão afetados por novas políticas de saúde e prevenção nos próximos anos.

REFERÊNCIAS

1. Cited in Strong WS: Copyright in a time of change. J Electronic Pub 4(3), 1999. Available at http://quod.lib.umich.edu/j/jep/3336451.0004.302/—copyright-in-a-time-of-change?rgn=main;view=fulltext. Accessed August 20, 2013.
2. Brandeis L: Dissenting opinion in *Olmstead v. United States,* 277 U.S. 438 (1928).
3. Gordis L, Gold E: Privacy, confidentiality, and the use of medical records in research. Science 207:153-156, 1980.
4. The Report of the Privacy Protection Study Commission: Personal Privacy in an Information Society. Washington, DC, US Government Printing Office, 1977.
5. Health Insurance Portability and Accountability Act of 1996. Pub. L. No. 104-191, 110 Stat. 1936 (1996).
6. Centers for Disease Control and Prevention: HIPAA Privacy Rule and public health: Guidance from CDC and

the U.S. Department of Health and Human Services. MMWR 52(Suppl):1-20, 2003.
7. Gostin LO: National health information privacy: Regulations under the Health Insurance Portability and Accountability Act. JAMA 285:3015-3021, 2001.
8. Gostin LO, Hodge JG Jr: Personal privacy and common goods: A framework. Minnesota Law Review 86:1439-1480, 2002.
9. Kulynych J, Korn D: The new federal medical-privacy rule. N Engl J Med 347:1133-1134, 2002.
10. Bhopal R, Donaldson L: White, European, Western, Caucasian, or what? Inappropriate labeling in research on race, ethnicity and health. Am J Public Health 88:1303-1307, 1998.
11. Marshall E: DNA studies challenge the meaning of race. Science 282:654-655, 1998.
12. Fullilove MT: Abandoning "race" as a variable in public health research—An idea whose time has come. Am J Public Health 88:1297-1298, 1998.
13. Senior PA, Bhopal R: Ethnicity as a variable in epidemiological research. BMJ 309:327-330, 1994.
14. Bhopal R: Is research into ethnicity and health, racist, unsound or important science? BMJ 314:1751-1756, 1997.
15. Rosenberg HM, Maurer KD, Sorlie PD, et al: Quality of death rates by race and Hispanic origin: A summary of current research, 1999. National Center for Health Statistics. Vital Health Stat 2(128):1-13, 1999.
16. Doyle AC: Silver Blaze. In: The Complete Sherlock Holmes. New York, Doubleday, 1930.
17. Taubes G: Epidemiology faces its limits. Science 269:164169, 1995.
18. Koren G, Klein N: Bias against negative studies in newspaper reports of medical research. JAMA 13:1824-1826, 1991.
19. Klein MP, Stefanek ME: Cancer risk elicitation and communication: Lessons from the psychology of risk perception. CA Cancer J Clin 57:147-167, 2007.

Respostas para as Questões de Revisão

Capítulo 1
Sem questões de revisão.

Capítulo 2
1. b
2. a
3. b
4. d
5. c

Capítulo 3
1. e
2. 10%
3. c
4. c
5. d
6. b
7. c

Capítulo 4
1. 5/1.000
2. 30%
3. e
4. b
5. b
6. a
7. 2,5 ou 250
8. d
9. c
10. d
11. 9,6/1.000
12. e

Capítulo 5
1. 72,0%
2. 84,0%
3. 69,2%
4. d
5. d
6. b
7. 3,3%
8. b
9. 70,0%
10. 57,1%
11. 0,4
12. b

Capítulo 6
As respostas das questões 6-8 são baseadas nos cálculos e complementos da tabela fornecida (conforme demonstrado mais adiante, nesta seção).
1. 54,8%
2. c
3. c
4. b
5. c
6. 0,982 ou 98,2%
7. 0,006 ou 0,6%%
8. c

Capítulos 7 e 8
1. e
2. e
3. c
4. b
5. b
6. a
7. c
8. 57

Capítulo 9
1. d
2. a
3. c
4. a
5. c

Capítulo 10
1. c
2. a
3. c
4. b
5. c
6. d
7. e
8. d
9. c

Para as questões 6-8 no Capítulo 6:

Sobrevida de Pacientes com AIDS após o Diagnóstico

(1) Intervalo desde o início do tratamento (meses)	(2) Vivos no início do intervalo	(3) Mortes durante o intervalo	(4) Perdas durante o intervalo	(5) Número efetivo de expostos ao risco de morrer durante o Intervalo: col. 2 − ½ [col. (4)]	(6) Proporção dos que morreram durante o intervalo: col. (3) / col. (5)	(7) Proporção dos que não morreram durante o intervalo: 1 − col. (6)	(8) Proporção cumulativa dos que sobreviveram desde o arrolamento até o final do intervalo: sobrevivência cumulativa
x	l_x	d_x	w_x	l'_x	q_x	p_x	P_x
1-12	248	96	27	234,5	0,4094	0,5906	0,5906
13-24	125	55	13	118,5	0,4641	0,5359	0,3165
25-36	57	55	2	56,0	0,9821	0,0179	0,0057

Capítulo 11
1. 15,3
2. d
3. e
4. e
5. 4,5
6. 6,3
7. 1:7 (0,143)
8. e
9. e

Capítulo 12
1. b
2. 27,5/1.000
3. 84,6%
4. 3,6/1.000
5. 78,3%

Capítulo 13
Sem questões de revisão.

Capítulo 14
1. c
2. a
3. e
4. b
5. d

Capítulo 15
1. e
2. c
3. 12
4. 18,7
5. 9
6. 6,2
7. d
8. b

Capítulo 16
1. c
2. c
3. b
4. b
5. c

Capítulo 17
1. b
2. b
3. a
4. d
5. d

Capítulo 18
1. a
2. a
3. b
4. c
5. b
6. c
7. b
8. c

Capítulos 19 e 20
Sem questões de revisão.

Índice Remissivo

Números acompanhados por um *f* itálico ou **t** bold indicam figuras e tabelas, respectivamente.

A
Abordagem
  epidemiológica, 7
AIDS, 75
Ajuste direto para idade, 77
  exemplo de, **78t-79t**
Ajuste indireto por idade, 80
Amostra
  tamanho da, **159t**
Artrite reumatoide, **52t**

B
Bioterrorismo, 13
Borrelia burgdorferi, 32

C
Câncer de tireoide, 72
  características do, 72
  incidência do, *73f*
Câncer uterino
  mortalidade por, 62
Carga de doenças no futuro
  projeção da, 82
Classificação internacional de doenças, 73
Cloridrato
  mortalidade em 5 anos de pacientes tratados com, **154t**
Clofibrato
  mortalidade em 5 anos entre pacientes tratados com, **153t**
Cólera, 13
  mortes por, **14t, 15t**
Coorte
  estudos de, 179
Coqueluche
  incidência de, 31

D
Dados hospitalares
  limitações de, 54
  problemas com, 55
Declarações de óbito
  causas relatadas em, **76t**
Delineamento
  com cruzamento de casos, 206
  estudos de casos-controle e outros, 189, **190t**
  fatorial, 151
Denominadores
  problemas com, 54

Doença e intervenção
  abordagem epidemiológica para, 1
  introdução, 2
Doenças
  epidemiologia para identificar as causas das, 177
    estudos de coorte, 179
  história natural das
    maneiras de expressar o prognóstico, 116
      considerações sobre o uso de tábuas de vida, 128
      efeitos aparentes no prognóstico de aperfeiçoamento, 131
      generalização dos dados de sobrevida, 135
      mediana do tempo de sobrevida, 133
      método de Kaplan-Meier, 126
      objetivo de aprendizado, 116
      pessoas/ano, 118
      sobrevida observada, 120
      taxa de letalidade, 117
      taxa relativa de sobrevida, 133
      taxa de sobrevida em 5 anos, 119
  ocorrência de, 38
    mortalidade e outras medidas de impacto, 61
      medidas de mortalidade, 61
        anos potenciais de vida perdidos, 68
          estimativa de, **69t**
        comparação em diferentes populações, 75
        por que avaliar, 70
        proporcional, 66
        taxas de, 64
          letalidade, 65
      objetivos de aprendizado, 61
      outras medidas, 81
        qualidade de vida, 81
    vigilância e medidas de morbidade, 38
      estágios no indivíduo e em uma população, 40
      medidas de morbidade, 41
        taxa de incidência, 41
      objetivos de aprendizado, 38
      passiva e ativa, 39
  transmissão das, 19
    dinâmica da, 19
      doença clínica e subclínica, 21
      endemia, epidemia e pandemia, 22
      estado de portador, 22
      explorando a ocorrência de doenças, 30
      imunidade e suscetibilidade, 26
        coletiva, 26
      investigações de surtos, 34
      modos de transmissão, 19, **20t**

objetivos de aprendizado, 19
período de incubação, 27
risco de doença, **20t**
surto de doenças, 25
taxas de ataque, 30

E

Efeito coorte, 81
Emparelhamento
  individual, 199
  por grupo, 199
  uso de múltiplos controles, 200
Endemia, epidemia e pandemia, 22
  significado de, 37
Ensaio clínico de intervenção com múltiplos fatores de risco, 167
Ensaios clínicos randomizados
  algumas questões adicionais, 155
    objetivos de aprendizado, 155
  considerações éticas, 173
  interpretando os resultados, 162
  maneiras de expressar os resultados, 161
  para avaliação de intervenções aceitas, 169
  quatro fases na testagem de novas drogas nos EUA, 165
  recrutamento e retenção de participantes do estudo, 161
  registro dos ensaios, 172
  resultados, 163
  sumário de termos, **158t**
    tamanho da amostra, 155
      especificar para estimar o, **159t**
  três dos principais ensaios clínicos, 166
Ensaios cruzados, 148
  não planejados, 150
Ensaios randomizados
  avaliação das medidas preventivas e terapêuticas, 138
    alocação de sujeitos para grupos de tratamento sem randomização, 140
    alocação de sujeitos utilizando randomização, 142
    coleta de dados de sujeitos, 146
      cegamento, 147
      desfecho, 146
      efeitos colaterais, **148t**
      perfil prognóstico na entrada, 147
      tratamento, 146
    delineamento fatorial, 151
    ensaios cruzados, 148
    não adesão ao tratamento, 152
    objetivos do aprendizado, 138
    seleção dos sujeitos, 140
Entrevistas
  pesquisas por, **53t**
Epidemiologia, 2
  abordagem, 7
  e políticas públicas, 351
  e prática clínica, 6
  e prevenção, 5
    abordagens, 6
    primária, 5
    secundária, 5
    terciária, 5
  higienização das mãos, **11t**
  mortes por cólera, **14t**

mudando padrões na comunidade, 3
  nas causas das doenças, 177
  objetivos da, 2
  observações e ações preventivas, 8
  o que é?, 2
  prevenção e tratamento, 18
  principais causas de morte, **4t**
Esquizofrenia
  em parentes adotivos e biológicos de adotados, **296t**
Estimativa do potencial de prevenção
  informações sobre risco, 230
    objetivos de aprendizagem, 230
    risco atribuível, 230
      ao grupo exposto, 230
      cálculo de, 233, 234
        resumo, **237t**
      para a população total, 232
      risco relativo e
      comparação entre, 235
Estudos de associação genômica ampla, 283
Estudos de casos-controle
  e outros delineamentos, 189, **190t**, 206
    com base em uma coorte definida, 203
    garantia, 202
    múltiplos controles
    uso de, 200
    objetivos de aprendizagem, 189
    outras questões, 199
      emparelhamento, 199
        individual, 199
        por grupo, 199
      potenciais vieses, 192
        de informação, 197
          limitações de memória, 197
          problemas de memória, 197
        de seleção, 192
          dos controles, 192
          fonte de casos, 192
Estudo(s) de coorte, 179
  comparação com ensaios clínicos randomizados, 180
  delineamento de um, 179, **180t**
  e casos-controle
    comparação entre, 239
  exemplos, 183
    estudo Framingham, 183
    incidência de câncer de mama, 184
  garantia de um, 187
  hipotético
    fumo e doença coronariana, **218t**
  objetivos de aprendizagem, 179
  para investigar saúde e doença na infância, 185
  potenciais vieses, 186
    de informação, 186
    de seleção, 186
  resultados de um, **180t**
  tipos de, 182
Estudos epidemiológicos
  interferências causais em, 243
    abordagens da etiologia, 243
      em populações humanas, 244
    derivação de interferências causais, 253
    evidência para uma relação causal, 250
      diretrizes, 250

modificações no estabelecimento de diretrizes, 256
objetivos de aprendizagem, 243
tipos de associações, 245
    interpretação de associações reais, 245
    reais ou falsas, 245
tipos de relações causais, 248
    necessária e suficiente, 249
    necessária, mas não suficiente, 249
    nem suficiente, nem necessário, 249
    suficiente, mas não necessário, 249
Expressão genética, 283

F

Fatores genéticos e ambientais
  na causa das doenças
    identificação do papel de, 279
      associação a doenças genéticas conhecidas, 280
      avanços genéticos, 281
      estudos familiares, 287
        de adoção, 295
      estudos internacionais, 297
        de migração, 297
      idade no início, 285
      importância das abordagens epidemiológicas, 283
      interação entre fatores genéticos e ambientais, 299
      objetivos do aprendizado, 279
      perspectivas para o futuro, 301
      tendências temporais, 296
Febre puerperal, 8
Framingham
  estudo, **183t**
    hipóteses, 183

G

Gonorreia
  casos reportados, *8f*
  taxas de, 31
Grupo de apoio psicossocial
  na sobrevivência de pacientes com câncer de mama metastático, 171

H

Helicobacter pylori, 62
  derivação de interferências causais por, 253
  infecção pelo, 62
Higienização
  das mãos, **11t**

I

Imunidade
  coletiva, 26
  e suscetibilidade, 26
Incapacidades ajustadas por anos de vida
  principais causas de, **84t**
Incubação
  período de, 27
Interferências causais
  viés, fator de confusão e interação, 262
    estratificação
      exemplos de, **269t**
    fatores de confusão, 266

abordagens, **268t**
  exemplo hipotético de, **267t**
interação, 270
objetivos de aprendizagem, 262
riscos relativos, **274t-275t**
taxas de incidência, **271t-273t**
viés, 262
  de informação, 264
    tipos e fontes de, **265t**
  de seleção, 262

K

Kaplan-Meier
  método de, 126
    cálculo de sobrevivência utilizando o, **127t**
Kappa
  estatística, 107
    cálculo da, 106
    lógica da, 108
Klinefelter
  síndrome de, 280

L

Letalidade
  taxas de, 65
    numerador, 65

M

Mapas
  de casos georreferenciados, 57
Método
  de Kaplan-Meier, 126
Morbidade
  estatísticas, **52t**
Mortalidade
  avaliação da, 70
  dados de, 72
  medidas de, 61
  por idade, **77t**
  por raça, **76t**
  proporcional, 66
  tendências ou diferenças na, **83t**
    explicações para, **83t**

N

Noroviroses, 25

O

Odds ratio, 220
  definição em estudos de coorte, **220t**, 221
  em estudos de casos-controle, 222
  exemplos de cálculos, 224, **225t**
  interpretação do, 222
  quando é boa estimativa do risco relativo, 222
Organização mundial da saúde, 12, 28
Osteoartrite
  ensaio clínico de artroscopia de joelho para, 169

P

Pesquisa comparativa de efetividade, 164
Políticas públicas
    e epidemiologia, 351
        abordagens populacionais *versus* abordagens de alto risco para prevenção, 353
        determinação do risco, 358
            da exposição, 359
        e medicina clínica, 356
        fontes e impacto de incertezas, 363
        metanálises, 360
        nos tribunais, 362
        objetivos de aprendizagem, 351
        prevenção, 351
        questões políticas relativas ao risco, 364
        viés de publicação, 361
Prevenção
    abordagens para, 6
        uma visão diferente, 6
    tipos de, **5t**
Progesterona
    deficiência de, 184
Programa de detecção e acompanhamento da hipertensão, 166
    estudo multicêntrico, 166
    tratamento escalonado, 166
Programas de rastreamento
    abordagem epidemiológica para, 326
        análise de custo-benefício dos rastreamentos, 347
        delineamento de estudo, 337
            randomizados, 338
        história natural das doenças, 327
        interpretação dos resultados, 346
        objetivos de aprendizagem, 326
        padrão de progressão da doença, 328
        problemas na avaliação da sensibilidade, 345
        questões metodológicas, 332
            viés de antecipação diagnóstica, 334
            viés de sobrediagnóstico, 337
            vieses de seleção, 332
Projeto genoma humano, 281
    promessa do, 283
Prontuários de pacientes
    inclusão de notas, 54

Q

Questões de revisão
    do Capítulo 2, 37
    do Capítulo 3, 59
    do Capítulo 4, 85
    do Capítulo 5, 114
    do Capítulo 6, 136
    dos Capítulos 7 e 8, 175
    do Capítulo 9, 188
    do Capítulo 10, 213
    do Capítulo 11, 227
    do Capítulo 12, 238
    do Capítulo 14, 261
    do Capítulo 15, 277
    do Capítulo 16, 304
    do Capítulo 17, 324
    do Capítulo 18, 349

Questões éticas
    e profissionais em epidemiologia, 367
        acesso aos dados, 372
        conflito de interesses, 374
        interpretação dos resultados, 375
        objetivos de aprendizado, 367
        obrigações dos investigadores, 369
        protegendo a privacidade e a confidencialidade, 370
        raça e etnia em, 372

R

Radiação eletromagnética, 2
Randomização
    estratificada, 145
    objetivo da, 144
Rastreamento
    cálculo da sensibilidade e especificidade em exames de, **90t**
        resultados dicotômicos, 90
    diagnóstico e, 88
    resultados com testes A e B, **96t**
    testes de, 89
Relação(ões) causal(is)
    evidência para uma, 250
    tipos de, 248
Respostas para as questões de revisão, 379
Revisão
    comparação entre estudos de coorte e casos-controle, 239, **241t**
Risco atribuível, 230
    ao grupo exposto, 230
    cálculo de, 233
        na população total, 234
    comparação com risco relativo, 235
    populacional, 232
Risco estimado
    apêndice, 229
    associação, 215
    determinando doença e exposição, 216
    mais informações sobre
        potencial de prevenção, 230
    risco absoluto, 215
Risco relativo
    cálculo do, **218t**
        em estudos de coorte, 218
    conceito de, 217
    interpretação do, 217, **217t**

S

Saúde na comunidade
    mudando os padrões dos problemas de, 3
Sensibilidade líquida
    teste de, 96
Serviços de saúde
    avaliação de
        uso da epidemiologia na, 308
            avaliação utilizando dados de grupos, 312
            avaliação utilizando dados individuais, 315
                combinação de delineamentos, 319
                delineamentos não randomizados, 317
                delineamentos randomizados, 316
            comparação dos estudos, 311
            eficácia, efetividade e eficiência, 310

estudos de processo e desfecho, 309
  medidas de desfecho, 310
  objetivos de aprendizagem, 308
Síndrome respiratória aguda grave
  casos de, 28
Sobrevida
  dados de, 135
  probabilidade de, **124t**
  taxa de, 119
    relativa, 133
  tempo de
    mediana do, 133
Sujeitos
  alocação de
    para grupos de tratamento, 140
    utilizando randomização, 142
  coleta de dados de, 146
  seleção dos, 140
Surtos
  de doenças, 25
    investigação de, 30, 34
      etapas de, **35t**
  de infecção alimentar, **216t**

T

Tábua(s) de vida
  análise racional para as, 120, **122t**
  cálculo da, 124
  dados para, **125t**
  de sobrevivência
    cálculo de uma, **125t**
  uso de, 128
  exemplos de, 129
Tabulação cruzada, 35
Tamoxifeno
  estudo de prevenção do câncer de mama com uso de, 168
Taxas
  de ataque, 30
  de cura, **160t**
  de letalidade, 65, 117
  de mortalidade, 64, **67t**
    específica por idade, **82t**
    padronizada, **81t**
    por gravidez ectópica, *71f*
  de sobrevida, 119
Termos
  sumário dos, **158t**
Teste bicaudal, **176t**
Testes de diagnóstico e rastreamento
  determinação da validade e confiabilidade de, 88
    apêndices, 112
    confiabilidade, 105
    objetivos de aprendizado, 88
    relação entre validade e confiabilidade, 110
    uso de múltiplos testes, 95
      sequencial, 95
      simultâneos, 98
    validade dos testes, 89
    valor preditivo, 100
    variação biológica de populações humanas, 88
Tubo neural
  defeitos no
    cálculos de valores preditivos para, **106t**

U

Úlceras
  pépticas
    e câncer gástrico, 253
      agente causal, **255t**

V

Variação
  biológica
    de populações humanas, 88
  do observador ou instrumento, 106
  intraobservador, 105, 106
  intrassujeito, 105
  na leitura da pressão sanguínea, **106t**
Variáveis contínuas
  testes de, 92
Varíola, 11